阿尔茨海默病

Alzheimer's Disease

主　　编　崔建奇

副 主 编　田建英　陈桂生

编　　委　（按姓氏笔画排序）

牛建国（宁夏医科大学）

田建英（宁夏医科大学）

朱铃强（华中科技大学同济医学院）

李　娟（宁夏医科大学）

吴鹏飞（华中科技大学同济医学院）

张　瑞（宁夏医科大学）

陈桂生（宁夏医科大学总医院）

苗珍花（宁夏医科大学）

范学文（宁夏医科大学总医院）

顾金海（宁夏医科大学）

高志嵩（宁夏回族自治区银川市第一人民医院）

崔建奇（宁夏医科大学）

扈启宽（宁夏医科大学）

名誉主编　孙　涛（宁夏医科大学）

其他参与编写及校对人员

任双来　马　琳　颜虹杰　左　娣　丁　娜

任晓璠　袁程敏　郭姗姗　张冰莹　陈静非

谢　优　张　燕　施晓雯　杨　婧　何　静

陈景云　鲁植艳　田　盼

陕西新华出版传媒集团

陕西科学技术出版社

图书在版编目（CIP）数据

阿尔茨海默病/崔建奇主编．—西安：陕西科学技术出版社，2018.5

ISBN 978-7-5369-7214-8

Ⅰ.①阿… Ⅱ.①崔… Ⅲ.①阿尔茨海默病-诊疗 Ⅳ.①R749.1

中国版本图书馆CIP数据核字（2018）第049881号

阿尔茨海默病

A'ercihaimobing

崔建奇 主 编

田建英 陈桂生 副主编

出 版 人 孙 玲

策 划 人 朱壮涌

责任编辑 付 琨

责任校对 秦 延

封面设计 萨木文化

监 制 张一骏

出 版 者 陕西新华出版传媒集团 陕西科学技术出版社

西安北大街131号 邮编710003

电话（029）87211894 传真（029）87218236

http://www.snstp.com

发 行 者 陕西新华出版传媒集团 陕西科学技术出版社

电话（029）87212206 87260001

印 刷 陕西金和印务有限公司

规 格 889mm×1194mm 16开本

印 张 46.75

字 数 1130千字

版 次 2018年5月第1版

2018年5月第1次印刷

书 号 ISBN 978-7-5369-7214-8

定 价 480.00元

主编简介

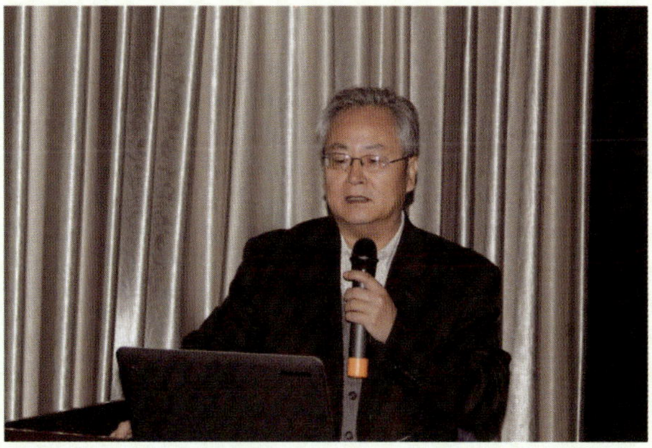

崔建奇 生物化学博士。现任宁夏医科大学宁夏颅脑疾病重点实验室、省部共建国家重点实验室培育基地教授，宁夏医科大学基础医学院生物化学和分子生物学系教授，国际杂志《 Journal of Neurology and Neuroscience 》主编及多个国际杂志的审稿人。于 1983 年毕业于西安交通大学医学院，获医学学士学位；1986 年毕业于西安交通大学医学院克山病研究室，获生物化学硕士学位；1994 年毕业于军事医学科学院基础医学研究所，获生物化学博士学位。1994 年赴美国在新泽西州立大学进行博士后深造，后分别在费城托马斯·杰弗逊大学杰弗逊肿瘤研究所、阿列格尼大学、美国费城天普大学和葛兰素史密斯克兰制药公司从事乳腺癌、糖尿病以及阿尔茨海默病的研究工作。曾在《Oncogene》《Circulation》《 Diabetes》《 American Journal of Physiology》《Cell Cycle》等杂志发表论文多篇。

2010 年 3 月回到国内，任职于宁夏医科大学基础医学院生物化学与分子生物学系和宁夏颅脑疾病重点实验室，曾担任宁夏颅脑疾病重点实验室常务副主任，主要从事人转录活性因子 Purα 蛋白对淀粉样前体蛋白表达的基因调控，Purα 蛋白在中枢神经系统 DNA 损伤与修复以及与神经变性型疾病的关系等研究工作，曾主持和参与国家自然科学基金项目以及国家重点基础研究发展计划等多项研究，回国后曾在《中国细胞生物学学报》《Journal of Neurology and Neuroscience》《Archives of Medicine》《Annals of Clinical and Laboratory Research》等杂志发表多篇研究论文，曾以副主编身份参与编写《岛叶癫痫》。

副主编简介

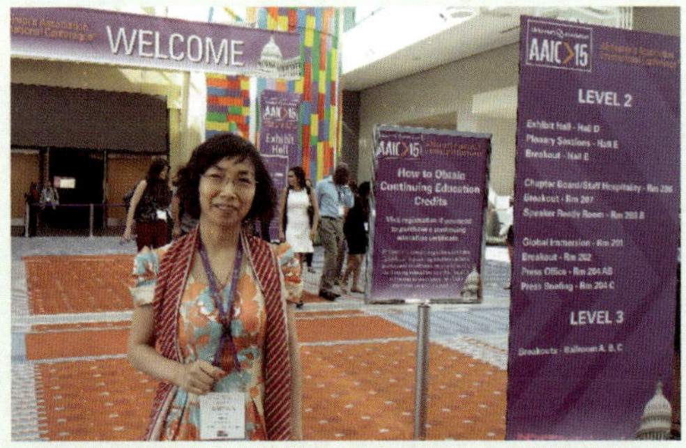

田建英 农工民主党党员，教授、硕士研究生导师。国家公派留学回国人员，国际老年性痴呆症协会(Alzheimer's Association)会员。国家自然科学基金项目评委。中国青年创业国际计划青年创业导师，中国神经科学学会会员。中国民族医药学会羌医药分会副会长。曾在在瑞典 Karolinska Institute 皇家医学科学院公派留学和英国 UCL 大学（University College London）公派留学。

长期从事脑老化、老年性痴呆的发病机制和防治方面的应用基础研究。开展了轻度记忆减退机制及早期干预研究，以及宁夏本地道地回族中药材在预防脑老化、记忆减退方面的新药成分的筛选研究。探讨学习记忆力减退致病机制和其与环境影响因素的关系。研究发现，学习记忆损伤与海马区神经干细胞的增殖分化异常，以及功能神经元 α7nAChR 表达下降、缺失，进而导致神经环路的损害有关。近年来，与国外大学合作，引进 CST 认知功能研究手段，开展了人的生活环境、行为与老年性痴呆发生的关系研究，采用脑分子影像学和 ERP 等脑功能电位研究，以及 CST 刺激疗法等技术探讨学习记忆等认知功能减退的神经功能基础和再生修复技术，开展了“Support at Home Interventions to Enhance Life In Dementia”（提高阿尔茨海默病患者生活质量的家庭干预计划）的合作交流。

近年来主持参加了国家自然科学基金项目 3 项、国家部级项目 5 项（其中国际合作交流项目 3 项、国家级大创项目 1 项、省自然科学基金项目 1 项）、宁夏高校重点项目 1 项、校级项目多项。在国内外发表论文近 40 篇，被 SCI 收录 7 篇。科研成果获宁夏回族自治区科技进步三等奖 1 项、医学科技二等奖 2 项、医学科技优秀论文一等奖 1 项、宁夏科技论文二等奖 1 项。注重指导大学生课外科技实践活动，其研究成果获得全国大学生挑战杯三等奖 3 项，宁夏省区特等奖 1 项，全国大学生基础医学创新论坛暨设计大赛二等奖 1 项、三等奖 1 项。培养硕士研究生 10 余名，3 名博士毕业。

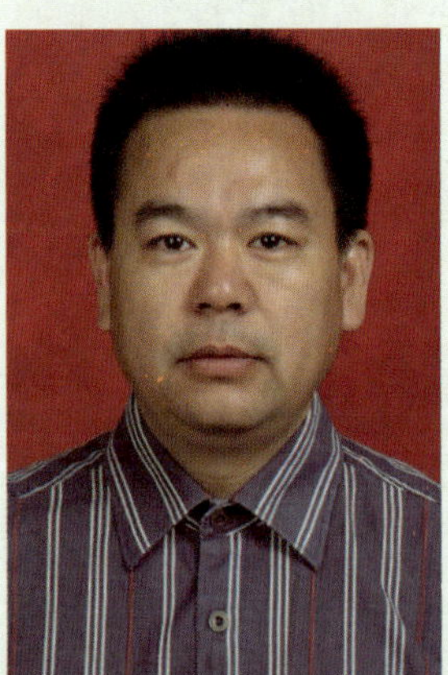

陈桂生 宁夏医科大学总医院神经病学内科主任医师，教授、博士、硕导，神经病学内科支部书记。中国卫生计生委脑卒中筛查与防治工程委员会专家，中国老年医学会脑血管病分会常委，中国医师协会神经内科分会委员，宁夏医学会神经内科分会常委，中华医学会科学普及分会第九届、第十届委员，中国医师协会科学普及分会委员。

一直从事神经内科临床工作，擅长脑血管病、癫痫、神经变性疾病的诊治，在宁夏率先开展神经介入工作。近些年关注对痴呆病的临床研究，多次参加全国与痴呆病有关的培训和学术交流活动。负责国家自然基金项目 1 项，参与国家自然基金项目 2 项。发表学术论文 10 余篇，其中被 SCI 收录 2 篇。

序

阿尔茨海默病（Alzheimer's disease，AD）是最常见的老年神经退行性疾病，该病的病理特征是在脑中形成大量的神经元纤维缠结和大量老年斑，其典型临床表现是进行性记忆丧失，最后表现为痴呆。由于对阿尔茨海默病的发病机制尚不清楚，目前不能进行早期诊断，并缺乏有效的防治措施。

根据国际阿尔茨海默病协会（ADI）发布的《2015年世界阿尔茨海默病报告》（http://www.worldalzreport2015.org），2015年全球约有4 600万的痴呆患者，其中主要是阿尔茨海默病引起的痴呆；根据阿尔茨海默病的患病率以及社会的老龄化进程，估计到2050年全球痴呆病的患病人数将逾1.3亿。此外，2010年全球用于防治痴呆病的费用约为6亿美元，2015年增加至8亿美元，估计在其后的3年内将高达万亿美元。可见，阿尔茨海默病不但严重降低了老年人的生活质量，也必将造成老年化社会家庭和社会的沉重负担，该病是医学界和社会面临的严峻挑战。

在这种情形下，宁夏医科大学颅脑疾病重点实验室、国家重点实验室培育基地的崔建奇教授组织我国从事神经生物学、老年医学、神经病学等领域的相关专家，撰写了《阿尔茨海默病》一书。本书从阿尔茨海默病的病因和发病机制、临床表现、诊断、治疗和预后等方面，对阿尔茨海默病进行了系统的描述；还介绍了阿尔茨海默病的研究历史、研究手段以及在该领域中所取得的成果和今后的研究方向；强调了阿尔茨海默病是一种疾病，它与普通的衰老之间存在本质上的区别。该书的特点是从研究历史到最新进展、从基础到临床对阿尔茨海默病进行了比较系统的介绍。

随着社会的快速老龄化，阿尔茨海默病的患病率呈急剧上升的趋势。因此，实现健康老龄化、延缓或避免阿尔茨海默病的发生是全人类的共同愿望。相信本书将增进广大医务工作者对阿尔茨海默病的了解，推动对于阿尔茨海默病的有效防治。

在本书付梓之际，承蒙主编邀请，特此作序，并向读者推荐。

华中科技大学同济医学院病理生理学系

国家万人计划教学名师

长江学者特聘教授

国家杰出青年基金获得者

王建枝

前言

自德国医生阿勒斯·阿尔茨海默首次报道阿尔茨海默病至今已经过去了100多年，这期间人们为征服阿尔茨海默病做出了不懈的努力。但遗憾的是，迄今为止，我们依旧处在黑暗与光明交汇的暮光之中，最后一道樊篱仍然横亘在我们的面前，成功看着唾手可及，然而却又是那么遥远。我们究竟还要走多远，才能看见胜利的曙光？

阿尔茨海默病被称为是老年人的杀手，在65岁以上的老年人中，每隔5年，它的发病率就会翻番。据2015年世界阿尔茨海默病年度报告，全球患阿尔茨海默病的人数已经达到了4 600万人，这个数字相当于我国云南省2011年的人口总和。新增的病例也达到了990万人，每3 s就会有1个人患上此病，这是一个多么恐怖的景象。预计到2050年，全球患阿尔茨海默病的人数将会突破1.3亿人，这个数字已经超过了目前日本全国人口的总和，差不多快赶上俄罗斯的全国人口总数了。

阿尔茨海默病对社会经济带来的冲击也是十分巨大的。2015年全球用在阿尔茨海默病上的花费是8 179亿美元，这个数值占了全球总收入的1.09%，大约相当于印度尼西亚、荷兰和土耳其这些国家的国民经济总产值，也超过了一些大型公司的市场价值，如苹果(7 420亿美元)，谷歌(3 680亿美元)，埃克森石油公司(3 570亿美元)，预计到2018年会飙升至1万亿美元，到2030年会高达2万亿美元。

然而迄今为止，我们对阿尔海默病还是束手无策。在新药的研发方面我们屡屡碰壁，目前还拿不出一种能有效延缓或者治疗阿尔茨海默病的药物。去年罗氏公司（Roche）投入巨资研发的一款单抗药物Gantenerumab在大型III期临床试验中惨遇滑铁卢，这对于罗氏公司本身乃至阿尔茨海默领域所有研发靶向β-样淀粉蛋白的药企而言都是个沉重的打击。此前业界曾有人戏言阿尔茨海默病就是个大坑，强生（Johnson & Johnson）、辉瑞（Pfizer）、礼来（Eli Lilly & Company）等著名药企均“横尸坑底”。前不久，罗氏公司的又一款新药Sambragilin在临床IIb试验中又宣告失败。

记忆力的损害是阿尔茨海默病人的主要症状，它使得患病的人完全失去了生活自理的能力，也给家庭带来了极大的心理和经济方面的负担。必须再一次强调，阿尔茨海默病是一种疾病，而非平常意义上的衰老！感谢阿尔茨海默协会已经彻底摒弃了以前的所谓“老年性痴呆”这个带有歧视性的名称，也厘清了这个名称给人们概念上造成的混淆，阿尔茨海默病是一种疾病，而不是通常意义上的衰老，尽管它的主要发病人群是在65岁以上的老年人群中。

虽然我们目前还在痛苦中徘徊、在泥泞中蹒跚，但是我们觉得有必要将人类在与阿尔茨海默病奋斗过程中的经历记录下来。透过历史的痕迹，或许会给未来的战斗提供一点经验和借鉴，于是就有了写作此书的愿望。希望通过从历史到现在、从基础到临床的总结与反思，使得人们对阿尔茨海默病有一个全面的了解，也为那些与阿尔茨海默病人一起生活的人们点亮一盏希望的烛光。

感谢本书的写作团队为本书所付出的心血，他们是我的同事和朋友，他们有的是老师、有的是临床医生，也有从事该项研究的科研人员，感谢他们在繁忙的教学、医疗和科研工作中抽出时间来撰写此书。

由于我们的水平有限，书中肯定存在着疏漏和不足，书中的观点也有可能不尽全面和正确，挂一漏万是不可避免的，还恳望同仁和读者能够批评指正！

崔建奇

2016年3月于银川

目 录

第一章
什么是阿尔茨海默病

内容提要

阿尔茨海默病多发于老年人，是一种进展性、致命的痴呆症，它影响记忆功能、思考能力以及行为功能。随着现代人寿命的增长，导致老龄化现象不断加剧，因而阿尔茨海默病的患病率进一步攀升，罹患阿尔茨海默病的人数还会越来越多。但目前依然尚不清楚阿尔茨海默病的发病病因，也还没有找到可以阻止该病发病和进展的有效的治疗方法。2015 年全球阿尔茨海默病患者为 4 680 万人，预计 2030 年将达到 7 470 万人，2050 年更会突破 1 亿 3 150 万人。在 2015 年有 990 万新增病例，平均每 3s 就有 1 人罹患阿尔茨海默病。其中大部分的新增病例出现在中低收入国家，2015 年，全球 58% 的阿尔茨海默病患者分布在现今的中低收入国家，在 2030 年将增加到 63%，2050 年则达到 68%。2015 年全球阿尔茨海默病的医疗和护理成本总计为 8 180 亿美元。短短 3 年，此金额将增加至 1 兆美元，2030 年更会高达 2 兆美元。2010—2015 年间，全球阿尔茨海默病的社会成本已增加 35%。2015 年的数据显示，全球阿尔茨海默病患者比国际阿尔茨海默病协会 2009 年全球阿尔茨海默病报告中的估计值多出 12%~13%，此状况堪忧。那么，阿尔茨海默病离我们有多远？

目　录

第一节　阿尔茨海默病的历史

什么是阿尔茨海默病（Alzheimer's disease，AD）？

1906 年 11 月 4 日在德国的图宾根举行的德国西南部精神病学者会议（ü bingen meeting of South West German Psychiatrists）上，德国精神病与神经病理学家阿洛伊斯·阿尔茨海默报道了 1 例病例报告，一位来自德国法兰克福的叫做奥古斯特的 51 岁女病人，她表现出进展性的认知障碍，出现幻觉、妄想以及明显的社会心理不全等症状。在尸检中发现有大脑萎缩、动脉粥样性变化、老年斑和神经纤维缠结等改变。这个病例报告在 1907 年以题目为“ü ber eigenartige Erkrankungen der Hirnride”（关于大脑皮层的一种奇怪的疾病）的论文而发表。基于以上事实，一般认为阿尔茨海默博士发现了一种新的疾病。在 1910 年，阿尔茨海默博士的同事，著名的神经病理学家 Emil Kraepelin 博士将这种疾病命名为“阿尔茨海默病”，以此作为对阿尔茨海默博士的纪念。

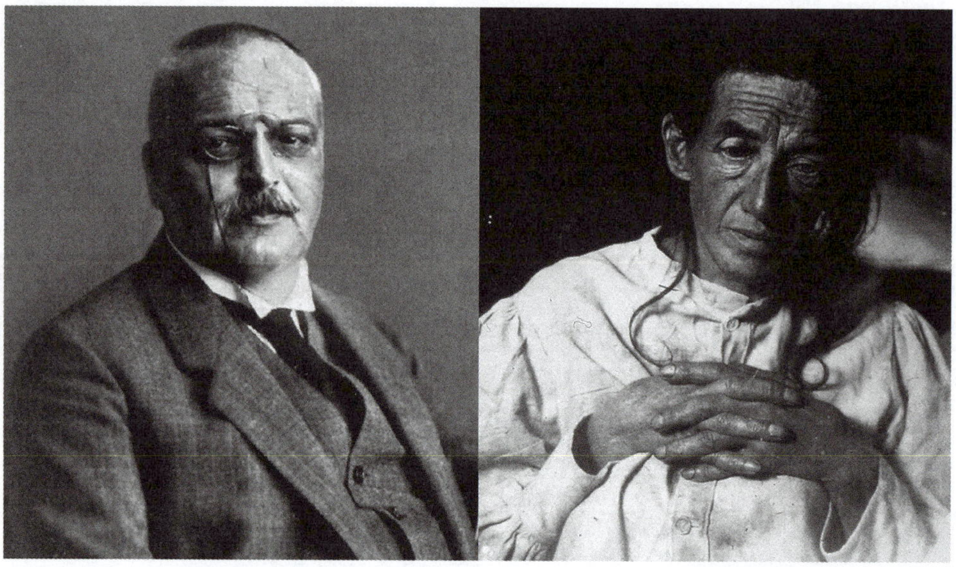

阿尔茨海默医生　　　　病人奥古斯特

图 1-1　德国的 Alois Alzheimer 医生和他所报道的第一例阿尔茨海默病患者

尽管阿尔茨海默医生发现了此病，但在他 1915 年去世后，这种疾病仿佛与他一同销声匿迹了。后来在衰老的大脑中也不断地发现了类似的神经病理改变，从而产生了“衰老”和“早老”的概念，但随着病人发病年龄的年轻化，阿尔茨海默病被列入了早老症的范畴。这样，经过了很长一段时间，人们一直将痴呆的原因归于动脉粥样硬化。直到 20 世纪 60 年代，科学家才证实了大部分痴呆是与阿尔茨海默病的神经病理学改变相关的，并且其严重程度是与痴呆评分呈线性相关的。终于，早老型痴呆和阿尔茨海默型痴呆被认为是同一种病症，而且现在认为，阿尔茨海默病是指任何出现进行性痴呆的症状，同时经过尸体解剖得到必要的神

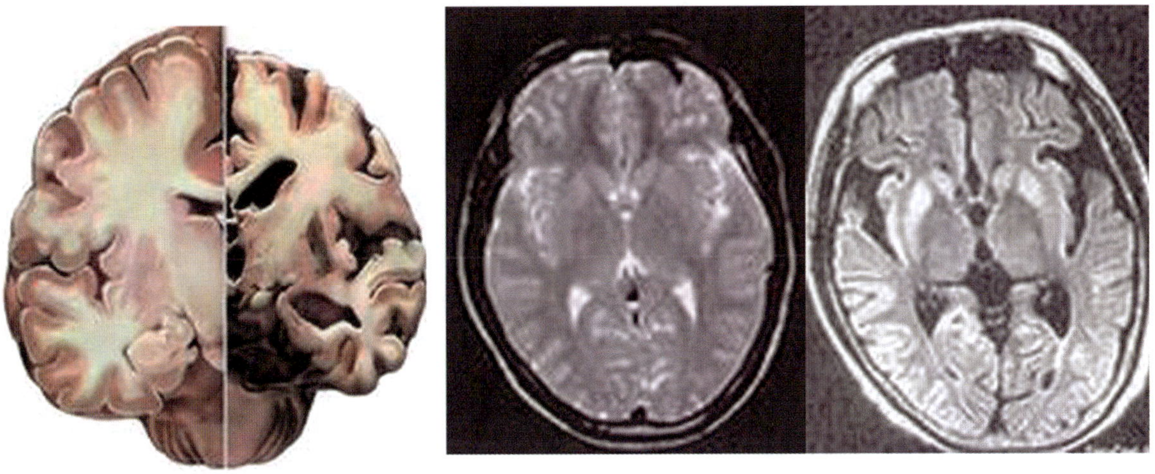

A. 左侧为正常脑部，右侧为萎缩的脑部　　B. 正常者脑部 MRI 影像　　C. 阿尔茨海默病患者脑部 MRI 影像

图 1-2　阿尔茨海默病患者较正常者脑部的脑沟加深、脑室扩大、脑体积减小、脑萎缩明显

经病理学指标的疾病。到了 70 年代，医学界才开始认识到这种疾病不单纯是一个简单的正常衰老的过程。从那以后，全世界数以万计的人都遭到了这种疾病的侵害，其中包括一些为大家熟知的名字：演员丽塔·海沃斯、查尔斯·布朗森、前英国首相哈罗德·威尔逊、美国总统雷纳德·里根、法国著名设计师路易斯·费罗等。虽然人们在危险因素的研究方面已经取得了很大的进步，并足以确诊这种疾病，全世界每年投入数万亿美元用于临床与基础医学方面的研究，以期寻找有效的治疗方法，但遗憾的是，迄今为止，并未见到明显的成效，人们对阿尔茨海默病的治疗依然是束手无策，这个可怕的疾病仍旧困扰着人类。

那么到底什么是阿尔茨海默病呢？根据目前的认识和所取得的研究结果来看，准确的定义应该是：阿尔茨海默病是一种中枢神经系统变性型疾病，是老年期痴呆中最常见的一种类型，它起病隐匿，进展缓慢，表现为记忆力和（或）其他认知功能的持续恶化，日常生活能力进行性减退，可伴有各种精神症状和行为障碍。从严格意义上讲，阿尔茨海默病并不等同于老年痴呆，2011 年美国国家衰老研究所和阿尔茨海默病协会 (The National Institute on Aging and the Alzheimer's Association，NIA-AA) 所颁布的诊断标准指出，阿尔茨海默病是一个连续的疾病过程，进入痴呆期之前还要经过临床前期阶段 (preclinical phase) 和轻度认知障碍阶段 (mild cognitive impairment, MCI)，这 2 个阶段虽然还没有达到痴呆的严重程度，但是已经具备了阿尔茨海默病的病理学基础和轻度认知功能下降的表现。研究发现，在轻度认知障碍或早期阿尔茨海默病阶段实施干预，可在一定程度上延缓疾病的进展，提高患者的生存质量。而一旦患者进展到中度或重度痴呆阶段，那时无论是药物还是其他治疗方法都无法阻止疾病的迅速进展。

第二节　阿尔茨海默病是衰老还是疾病

阿尔茨海默病是大脑自然衰老所导致的还是一种非正常衰老的病理过程？这个问题一直都是医生们所关注的焦点。什么时候是衰老？什么时候是痴呆？什么时候仅仅是失神而不是遗忘？对于衰老和疾病之间是否存在一个临界过程呢？近些年科学家们已经发现了一个叫做轻度认知障碍的阶段正是一个关键的转折点。10%~15% 的人可能会从轻度认知障碍阶段发展为阿尔茨海默病，同时也会有 5% 的人在这个阶段发生可逆性转变，从而暂停认知功能的继续恶化或者恢复并进入自然衰老过程。最重要的是，研究者们已经不再认为阿尔茨海默病是大脑衰老过程中的突发灾难，而是一种慢性的、进行性的、具有较长时间跨度的疾病，这种疾病受不同的因素影响，比如营养、教育、感染、糖尿病、身心健康等因素。这些影响因素对于大脑来说是潜移默化的，直到 60 岁、70 岁、80 岁才逐渐显现出来。同时阿尔茨海默病与衰老在相同症状时的表现是不同的。比如遗忘，大部分老人都有遗忘的经历。对于正常老龄的人来说，出门忘带钥匙和眼镜是很常见的，常常有这样一种现象，当被问及一些事情或者人名、地名时，常常觉得就在嘴边或舌头尖上，但就是说不出来。但是当给他们做记忆力和思维的相关医学测试时，他们的测试结果一般都在正常标准范围之内。正常年龄的衰老所表现的认知功能和记忆的减退是比较轻微的，一般不足以达到临床的重视程度。但是由于阿尔茨海默病所引起的认知功能改变是严重的，并呈进行性发展。区分健忘老人和痴呆所致的记忆功能减退最重要的不仅仅是痴呆引起的记忆功能减退，同时还伴有语言思维和认知功能的下降。

第三节　阿尔茨海默病与痴呆的区别

阿尔茨海默病是一种进行性发展的致命性疾病，也是一种最终可以导致痴呆的神经系统变性疾病。痴呆一直被用来描述记忆丧失和精神心理能力严重缺失，并影响到日常生活的一种疾病。阿尔茨海默病是痴呆的最常见类型，占痴呆的 60%~80%，因此有时人们将痴呆与阿尔茨海默病这 2 个词通用了。但是痴呆也有许多其他的类型，比如血管性痴呆、路易体痴呆或者额颞叶痴呆等。痴呆是指一组大脑疾病，而不仅仅是阿尔茨海默病。

此外，阿尔茨海默病区别于其他常见类型痴呆的一个主要特征就是其具有一定的家族遗传性，因此利用分子遗传学的方法可以对早发性阿尔茨海默病和家族性阿尔茨海默病患者进行检测。因其临床表现呈多样性特征，故临床上需要与其他几种常见痴呆进行鉴别。阿尔茨海默病与血管性痴呆的鉴别：血管性痴呆 (vascular dementia, VD) 是由于各种原因导致血管疾病从而引起认知功能出现障碍的一种疾病。其临床表现与阿尔茨海默病有很多相似之处，但由于两者的损伤部位不同，其临床表现也会略有差异。有研究表明阿尔茨海默病主要与以操作和执行为主的认知功能的损害有关，主要表现在右侧大脑半球的功能障碍；而众多研究表明血管性痴呆的智能损害更多与皮质下病变相关，特别是左侧大脑半球的皮质下区域。韦云飞等人通过比较阿尔茨海默病与血管性痴呆在神经心理学方面的差异，发现阿尔茨海默病的短期记忆明显低于血管性痴呆，同时发现阿尔茨海默病患者位于右侧大脑半球的操作分低于位于左侧半球的语言分，证实了两者在认知方面存在的差异。其影像表现也有相似之处，例如两者均会出现脑萎缩及脑室扩张等，但由于其发病部位的不同，故按解剖结构分类来看，血管性痴呆属于混合性痴呆，阿尔茨海默病属于皮质性痴呆。因此我们不难发现血管性痴呆的临床表现多与血管损伤部位相关，其脑萎缩及脑室扩张主要是由梗死的脑组织使得脑容积缩小所引起，血管性痴呆的患者一般会有糖尿病、高血压、心脏疾病或血液性疾病等基础诱发因素，同时该类型的痴呆会随着梗死次数的增多而加重，并且会有与损伤部位相关的神经功能缺损的临床症状。其鉴别可通过影像检查如头颅 CT 或头颅 MRI 进行鉴别，血管性痴呆影像学可见到诸多的梗死病灶或者白质改变。最后，血管性痴呆的一个重要特征就是经过积极的药物治疗或者康复治疗之后，其治疗效果能得到极大的改善。而阿尔茨海默病患者可能没有高血压、糖尿病、心脏疾病或血液型疾病等基础诱发因素，其影像学虽然也可能会出现脑萎缩表现，但无明显的梗死病灶或者白质改变，另外该种类型的痴呆没有特异性治疗药物，并且会呈渐进性加重，最终预后多不理想。

病理改变以额颞叶萎缩为主要特征所引起的痴呆称为额颞痴呆，以及与其类似的 Pick 病，其主要特征是额颞叶萎缩，基底节、海马、黑质等部位也可能受累，其病理变化与阿尔茨海默病有相似之处，但就其病变累及范围而言，阿尔茨海默病亦可累及额、颞、顶叶，但通过组织病理学可以将两者加以区别，阿尔茨海默病患者可见由各种细胞外沉积物堆积所形成的老年斑、神经元纤维缠结、神经元丢失或者血管淀粉样变，其临床表现有多种差异，特别是首发症状。阿尔茨海默病以记忆障碍为首发症状，特别是近期记忆；而额颞痴呆和 Pick 病的首发症状以额颞叶损害为主，如额叶损伤引起的行为异常、人格改变等，以及原始反射如强握及摸索反射、吸吮反射及撅嘴反射等功能改变，运动障碍会出现肢体瘫痪、面舌瘫、运动性失语、失写症等，颞叶损害可能会出现感觉性失语、命名性失语及嗅幻觉异常或者象限盲等临床表现，尤为重要的一点是额颞痴呆早期可能没有痴呆表现，而仅有上述临床症状，这是与阿尔茨海默病的一个主要区别点。此外阿尔茨海默病患者会出现计算力、空间定向力的障碍，而额颞痴呆和 Pick 病患者的记忆力及空间定向力尚保存完整。影像学检查可将两者进行区别，额颞痴呆和 Pick 病的影像学表现以额颞叶萎缩为主，而阿尔茨海默病的影像学则显示广泛性的脑萎缩。两者的治疗及预后不容易区别。此外 ^{18}F-FDG PET 被用于神经变性痴呆的诊断已有 10 余年，利用葡萄糖代谢部位的不同，可将两者加以区分，阿尔茨海默病患者葡萄糖代谢的特征性表现是双侧颞 - 顶皮质区，后扣带回和楔前叶代谢降低；额颞痴呆患者葡萄糖在大脑的代谢特点是代谢减低脑区呈不对称性，代谢区位于额叶和颞叶前部的皮质下结构。^{11}C-PIB 有助于从病理角度将两者进行区分。王颖等人利用 ^{18}F-FDG 和 ^{11}C-PIB 联合显像技术对两者进行鉴别，提高了两种疾病的鉴别效率和正确率。

路易体痴呆是一种以路易小体为病理特征的神经变性疾病，其临床表现以认知障碍、帕金森综合征及视幻觉为主。路易体痴呆的临床表现为进行性痴呆、精神障碍和锥体外系症状，可出现失语、失认及失用等。阿尔茨海默病早期亦可出现精神症状及认知功能障碍，后期可渐渐出现锥体外系症状，这与路易体痴呆的临床表现十分相像。但世界上没有两片完全相同的叶子，路易体痴呆的认知功能障碍呈波动性，而阿尔茨海默病患者则呈渐进性。路易体痴呆患者视幻觉具体生动，不承认自己所见为虚幻的，常因幻觉虚构而使得言语含糊不清。影像学鉴别方面，MRI 冠状位扫描显示路易体痴呆颞叶萎缩不明显，阿尔茨海默病则见内侧颞叶萎缩。

阿尔茨海默病患者晚期一般出现精神症状，例如抑郁、淡漠、主动性减少、自言自语、悲观、睡眠障碍等，这些临床表现与抑郁症极为相似，由于现代生活压力的增大，抑郁症极为常见，世界卫生组织预计到 2020 年抑郁症可能成为仅次于心脏病的第 2 大疾病，因此临床上容易出现误诊。早期明确诊断对于早期干预治疗及预后有着极为重要的意义。抑郁症的发生常有诱发因素，如工作、学习、家庭压力或者个人心理素质差、或个体认知扭曲等。临床表现有抑郁心境、焦虑、易激动、情绪易波动及精神活动受到抑制、食欲下降、体重减轻、做事情缺乏兴趣、性欲下降、自我贬低、不畏死亡、有自杀倾向、无认知障碍及锥体外系症状等。抑郁症是可以治疗的，经过抗抑郁治疗、心理辅导后，临床症状可明显改善，而阿尔茨海默病无特异性的治疗方法。

第四节　有关阿尔茨海默病的一些统计数据

美国阿尔茨海默病研究协会的最新统计显示：每年有超过 50 万例患者或者大于 1/3 的老年人因阿尔茨海默病死亡，是继心脏病和癌症之后位列第 3 位死因的疾病。这与 2010 年美国疾病预防与控制中心（Centers for Disease Control and Prevention，CDC）公布的因阿尔茨海默病而死亡的患者仅为 8 万例的数据相差很大。随着婴儿潮时期出生的人群已经到了阿尔茨海默病疾病发生的年龄段，老龄化人群的增加已经加大了阿尔茨海默病的发病率。一般认为阿尔茨海默病的发病年龄在 60 岁左右，60 岁人群中阿尔茨海默病的发病率为 1%，阿尔茨海默病的发病率每 5 年增加 1 倍，那么到了 85 岁时，超过 30% 人将不可避免地患上阿尔茨海默病。发病率的增加势必造成医疗费用的增多，这将会进一步加剧疾病的社会花费和我们投入疾病的研究费用之间的差距，对社会经济造成极大的负担。关于这个问题，我们将在本书的后面有专门的章节来进行讨论，这里就不再赘述。

2013 年 12 月国际阿尔茨海默病协会公布的最新统计结果表明，全球有 4400 万痴呆患者，并在 2030 年将达到 7600 万，2050 年则会达到 1.35 亿。伦敦八国集团痴呆峰会 12 月 11 日召开之前，慈善机构发布的政策简报指出，与 2009 年世界阿尔茨海默病报告中预测相比，全球预计患病人数出现了“17% 的大幅上涨”。

国际阿尔茨海默病协会指出，尽管像八国集团 (G8) 这样的高收入国家“首当其冲受到阿尔茨海默病的困扰，但是这种疾病已经成为了一种世界性问题”。而且这种情况还在发生改变，到 2050 年将有 71% 的患者来自中低收入国家。ADI 的报告指出：“不幸的是，很多政府措手不及”，只有 13 个国家实施了全国性的阿尔茨海默病防治计划。报告建议，所有政府都应该开展关于未来提供长期护理和相关资金问题的全国性对话。阿尔茨海默病协会指出，阿尔茨海默病是英国 55 岁以上人群最恐惧的疾病，每年花费 230 亿英镑，“超过了癌症、中风和心血管疾病的总和”。政府承诺到 2015 年向阿尔茨海默病的研究方面投入 6600 万英镑，“但是这也只是英国癌症研究费用的 1/8”。

基于近年报道的有关阿尔茨海默病流行病学的 5 项研究表明，人口老龄化导致了阿尔茨海默病的流行，但与年龄相关的痴呆症的发病率事实上在下降。

痴呆发病率降低主要是由于人们接受教育水平的提高、全民血管危险因素减少、中风总发病率降低、社会福利以及健康的生活方式。

在20世纪80年代早期，人们将痴呆描述为“沉默的流行病”，痴呆很快就会成为全球公共卫生专家关注的焦点。在世界绝大多数的国家，尤其是富裕的国家，高龄人群会持续增加，会占到痴呆患者的绝大部分，痴呆将会在世界范围内流行。从1946—1964年婴儿潮出生的婴儿，现在已迈入老龄化的阶段，再加上综合因素影响下使人类寿命延长，在未来几十年，痴呆将成大流行趋势。

虽然人口的因素将推动阿尔茨海默病病例数的增加，但最近基于人群为基础的社区研究或调查数据显示，特定年龄群的发病率或患病率在降低，纳入的人群为出生在20世纪前半世纪的人。我们相信这些研究报告可潜在地发现导致痴呆大流行的危险因素，并有针对性地建立预防策略。

2005年，Manton和他的同事发表了一篇有趣的文章，题为“美国老年人口痴呆患病率降低”。他们的研究基于1982—1999年全国性的国家长期护理的调查，他们报告称，在这期间痴呆的患病率从5.7%降低至2.9%，他们指出接受过更高等教育、减少中风患病率或其他因素是美国老年人口痴呆患病率减少的原因。

这份报告是基于美国健康与退休研究的分析，进行以人群为基础的纵向调查，纳入对象为全国具有代表性样本的51岁以上的成年人。在1993年，12.2%的70岁以上的老年人有认知障碍，相比之下，2002年为8.7%。结果表明，教育可以防止认知障碍。此外，目前医疗进展、生活方式、人口和社会等综合因素也会对老年人的认知功能产生积极的影响。

最近3项关于欧洲人口的研究表明，中老年人痴呆患病风险降低。鹿特丹研究中，研究人员在1990年进行了对55岁及其以上年龄段的居民的队列研究，然后在2000年再次研究了亚群，结果显示亚群发病率较低，尽管这个差异没有统计学意义。统计学强度是有限的，因为与整体队列相比，亚群较小，且随访时间较短。

研究者们观察到最有趣的现象是，2005—2006年间他们通过MRI扫描发现，与1995—1996年间未患痴呆的人相比，目前人们脑容量更大且脑内多发小血管疾病较少，这些证据支持他们发现痴呆发病率降低的论点，他们推测，这些变化是由于人们接受教育水平提高、全民血管危险因素减少、中风总发病率降低所导致的。

瑞典和英国的学者也进行了这方面的研究。瑞典的研究涉及2个横断面调查，纳入对象为1987—1989年和2001—2004年住在斯德哥尔摩中部的75岁或以上年龄段的人，并在1994年12月和2008年6月分析其死亡证明来确定他们的生存状态。年龄和性别标准化痴呆患病率在2个调查结果中相类似：1987—1989年为17.5%，而2001—2004年为17.9%。然而，在第2个队列研究中，死亡风险率较低，包括了痴呆的患者，在调查期间痴呆发病率降低，可能是由于多个风险因素和保护因素的变化，比如血管危险因素以及健康的生活方式。

最近有报告比较了认知功能和老龄化研究的关系Cognitive Function and Aging study（CFAS），认知功能和老龄化研究CFAS Ⅰ（1989—1994年）和CFAS Ⅱ（2008—2011年），2项调查的人口为65岁及其以上年龄段的老年人，CFAS Ⅰ纳入的时间为1989—1994年，

CFAS II 为 2008—2011 年之间，每个样本的大小超过 7500 人。研究结果为，标准化痴呆患病率后，CFAS I 的患病率为 8.3%，CFAS II 为 6.5%。他们得出结论表明，比起较早出生的人，后出生的人患有痴呆的风险更低一些，可能是由于其出生时社会高等教育水平的提高以及能更好地预防血管疾病等原因。

该报告认为应对此进行长期的研究，以便得到更确切的研究结果，就目前的研究而言，更佳的教育水平、更好的社会福利和预期寿命的提高，以及老年阶段患痴呆的风险因素的减少，都支持痴呆发病率减少的结论。结果还表明，在中年时期和老年早期控制血管和其他风险因素有意想不到的益处。

如果能降低阿尔茨海默病的发病率，控制个体风险因素可以使公共卫生受益更多，就如同控制了血管危险因素，就使卒中和心肌梗死的整体发生率减少。2011 年英国的 CFAS II 研究表明，全国痴呆患病率在 CFAS I 的基础上降低 24%。

这些研究同时也提醒人们痴呆是一个复杂的由多种原因导致的综合征，这类似于大多数的老年慢性疾病。实际上，以人群为基础的研究结果表明，绝大多数的阿尔茨海默病的发生是在生命的较晚阶段，这些研究也提醒我们，痴呆是一种趋近于涉及阿尔茨海默病、血管疾病，以及其他退行性因素的混合性综合征。

现在为了减少阿尔茨海默病的发病率，应在个人和社会这 2 个层面去研究。我们不知道控制哪一个危险因素可以降低痴呆的发病率，但是，现在患有肥胖症和糖尿病的中年人和青年人越来越多，已呈现一个增长的趋势，这不利于有效地减少老年痴呆的发病率。在美国和其他国家还考虑到另外一个危险因素，就是老年人口种族和族裔日益多元化的变化，在某些群体的第二代和第三代美国人中血管疾病的风险有增加趋势。

提高预期寿命肯定会导致阿尔茨海默病的净增加。仅这一事实，加上人口趋势，个人教育水平提高、良好的生活方式，以及其他风险因素将影响阿尔茨海默病的发病率。鉴于最近痴呆发病率和流行趋势的报道，可以相信，这些研究对减少痴呆的发病率有着很大的帮助。

现在大约有 500 万以上的美国人正在承受阿尔茨海默病的痛苦。而这个数字相当于新西兰或者爱尔兰整个国家的总人口数了，预计到 2050 年这个数字可能翻 2~3 倍。几乎每年就会有 100 万新增的阿尔茨海默病患者，换种说法就是每 3s 就有 1 个人被诊断为此病 (2009 年阿尔茨海默病协会的统计)。阿尔茨海默病已经成为了一个世界范围内的疾病，2006 年全世界一共有 2600 万患者，而到 2050 年将会超过 1 亿。但是这些仅是已经通过临床诊断得到的统计数字，还有许多没有得到医疗帮助的人们同时也患有阿尔茨海默病。若是将这部分人也考虑进去的话，患有阿尔茨海默病的人数将会更多。世界卫生组织有一个有趣的报道，指出相关数据统计暗示阿尔茨海默病在工业化发达的西方国家的发病率将高于亚非国家。这个是真的吗？这些数据和诊断水平及诊断标准都有关系，也有人认为它是正常的衰老表现。随着世界老龄化时代的到来，阿尔茨海默病将成为疾病中的主流，威胁着人们的健康和生活质量。在 2009 年阿尔茨海默病协会的统计报告中指出，在家中治疗的所有阿尔茨海默病患者一年的花费就高于 940 亿美元，这些患者的看护费用同样高达 210 亿美元。但谁是主要的照料者呢？大约 2/3 以上的阿尔茨海默病患者都是家人和朋友在照顾。这样的照顾是不正规的，但是是免费的，剩下的条件较好的都是在一些看护机构中。随着疾病的进展，患者需要更多的监护，这对于看护者来说也需要更多的时间。一般都是家人、夫妻之间或者是子女，有时也可能是亲戚，而对于孤寡老人，可能会有社会力量的参与及护工照顾。在美国已经有超过 1000 万的无偿义工照料这些患者，而这些人数相当于密歇根州或者是葡萄牙的人口总数了。虽然也有家人的照料，但是 10% 的家人不可能全天看护，平均每天会有超过 2h 的分开时间，而这些义工看护的时间则远远超过家人，当然这些都是不能用金钱去衡量的。2008 年，这些义务看护者们已经提供了总计达 85 亿 h 的照料时间。如果每个人 1h 给予 11 美元的工资，那么加起来也达到了 940 亿美元了，这将超过阿尔茨海默病患者的医疗费用。

在中国，由于我国这 20 多年来的低生育率和人们的平均寿命不断延长，预计到 2050 年大约 30% 的中国人都将大于 60 岁，许多人在 80 岁以上，而且 60% 的人将居住在城市中。衰老和城市健康的危险因素将成为中国医疗卫生的威胁。在全球众多需要关注的非传染性疾病中，痴呆对经济和社会的冲击力最大。中国的痴呆及阿尔茨海默病患者的数量或将成为威胁社保体系的最大挑战。痴呆患者数量急剧增加的问题在当下的中国尤为突出，而且疾病的发病率也很高，具体表现为痴呆的发病率为 9.87 例 /（1000 人・年），阿尔茨海默病的发病率为为 6.25 例 /（1000 人・年），血管性痴呆的发病率为 2.42 例 /（1000 人・年），其他罕见类型痴呆发病率为 0.46 例 /（1000 人・年）。伴随着中国的城市化进程，人口结构正发生着巨大变化。农村的年轻人群更多地向城市迁移，造成农村孤巢老人，尤其是女性孤巢老人数逐渐增加。从 1990—2010 年期间，在 1990 年 65~69 岁之间各种类型痴呆的患病率为 1.8%，而在 95 至 99 岁间患病率为 42.1%；在 2010 年，65~69 岁年龄段的患病率为 2.6%，而在 95 岁至 99 岁年龄段的患病率为 60.5%。1990 年中国的痴呆患者数为 368 万，2000 年为 562 万，而在 2010 年为 919 万。同期的阿尔茨海默病患者数 1990 年为 193 万，2000 年为 371 万，2010 年为 569 万。通过检索 1032 例痴呆患者及 20157 例健康对照者，随访 3~7 年发现，平均的标准死亡比为 1.94 : 1。此外，中国的研究及媒体关注的热点集中在高致死率的疾病，例如心血管病和肿瘤，对痴呆的关注明显不足。关注的缺乏，必然造成很多困境。诸如，痴呆患者对药物的无知，各级医疗单位也缺乏对痴呆的识别及管理培训。

第五节　关于阿尔茨海默病患者护理的一些问题

阿尔茨海默病患者因为记忆、认知功能出现障碍，可能会伴有精神症状，因此阿尔茨海默病患者必须有人照顾以防止出现意外。阿尔茨海默病患者的照顾无非就是医疗机构、社区和家庭。

目前就中国的国情而言，绝大多数的患者是在家中进行看护，阿尔茨海默病以认知功能障碍为主要特征，伴有记忆力障碍和精神症状，因此根据患者的症状及早地进行家庭干预可极大地改善患者的症状，提高患者的生活质量，对延缓病情有着重要的意义。对于确诊的阿尔茨海默病患者应有家属陪护，保证患者按时按量服药，避免患者乱吃、不吃、错吃药等现象的发生。因为药物可以在一定程度上改善患者的智力、情感和操作能力，提高患者的生活质量，控制病情发展。此外还要加强与患者的沟通，因为阿尔茨海默病患者会伴有一定的精神症状，会出现淡漠、抑郁、主动性减少、言语表达不清，与外界的沟通也少，因此在与患者沟通时说话要慢，语音要低，声音温和，不要大喊大叫，避免刺激患者情绪，对于患者要表达的愿望要耐心听取，不急躁，避免引起患者的反感情绪，平时与患者多沟通，以增进陪护与患者之间的感情，加强对患者的沟通引导，增强家庭归属感，使其感到家庭的温暖。对于患者的饮食应该定时定量，针对患者的特点进行调整，尽量以清淡、易消化食物为主，避免过食肥甘厚腻、辛辣刺激的食品，同时注意加强营养，温度适中，避免烫伤，对于进食慢的患者应缓慢进食，避免呛咳，合理膳食，预防脑血管硬化，避免病情加重或相关疾病的发生。针对患者有迷路或不认识家门的情况，应在其衣兜内放置写有患者姓名、家庭地址和家里人联系方式的卡片，或将以上信息缝制在患者的衣服上。失用、空间定向力障碍和有锥体外系症状的患者应有家人陪护，防止烫伤、摔伤、割伤、误吞或自杀等事件的发生。对于患者的居住环境应温馨舒适，尽量减少家具特别是硬质有棱角的家具的摆放，尽量将危险物品放在安全的地方，尽可能减少或避免家庭不安全事故的发生。保证患者休息规律，经常换洗被褥衣物等，注意个人卫生。对于步态异常的患者，应采用康复训练的方法，配合辅助器材，改善患者的平衡性和稳定性，并鼓励患者加强锻炼，增强身体机能。通过对任务、时间和地点的训练增强患者的定向力意识，通过视触听与外界沟通，使患者逐渐建立信心，促进定向力的改善。鼓励患者多做家务，如收拾屋子、做饭等，打理自己的日常起居。对于重度阿尔茨海默病患者特别是长年卧床的，应加强护理，勤翻身，多叩背，保持良肢体位，揉按周身肌肉，以防止萎缩和褥疮的发生。

其次是社区的护理，现阶段我国缺少针对阿尔茨海默病患者所设的专门的医疗服务机构，而 98.3% 的痴呆患者家属迫切希望能够得到专业的医护人员的指导。专业的社区护理不仅能够促进阿尔茨海默病患者生活质量的提高，延长寿命，而且能够极大地缓解家庭和社会的压力，因此加大专业社区的建设和投入势在必行。患者住院时间毕竟是短暂的，更长的时间是待在家里，但由于我国受教育程度的影响，现阶段大部分患者家属对于阿尔茨海默病患者的照顾缺乏相关知识指导，因此社区对阿尔茨海默病患者的护理及对患者家属的培训指导是必要的。社区在护理阿尔茨海默病患者时主要有 2 个方面的任务：首先就是对家庭照顾者的教育问题，其次才是对阿尔茨海默病患者的护理。为什么社区要承担起对家庭照顾者的教育问题呢？因为阿尔茨海默病患者大部分时间是在家里的，因此家庭照顾者在护理阿尔茨海默病患者方面起到了至关重要的作用，再就是在护理阿尔茨海默病患者的时候照顾者承受了很大的精神和心理压力，而照顾者的心态和身体状况对患者的预后起着至关重要的作用，因此社区要经常对家庭照顾者给予相关的专业技术和知识指导及心理疏导。对于阿尔茨海默病患者，社区要从多方面进行干预。生活方面：指导家属或照顾者掌握基本的护理技能，护理好患者的饮食、穿衣、二便、洗漱及做好床铺的整理；对于长期卧床患者，注意床铺的整洁及室内卫生，经常为患者翻身按摩，防止褥疮的发生。饮食方面：以清淡为主，加强营养，合理膳食，对于进食慢或食欲低的患者应该耐心劝导，保证营养的摄入，同时防止呛咳。由于阿尔茨海默病患者睡眠异常，因此应正确引导患者进行合理的睡眠作息。对于作息时间黑白颠倒的，要在白天让患者多参加一些脑力或体力活动，如读书、下棋、散步、打太极拳等，减少白天睡眠时间，以保证晚上睡眠时间，并且在晚上睡觉之前减少对患者的刺激，并停止任何方式的治疗。对于精神异常患者应经常带其外出散步，避免将患者关在家中隔绝其与社会的沟通，加强与患者的沟通，交流时语言要简单易懂，语速宜慢，对于听力或理解力差的患者应该耐心诉说直到他们明白为止，尽量减少患者的孤独感，增强其对社会的归属感和家人对护理人员的认同感。对于患者的认知功能障碍，应努力强化患者的记忆训练，让患者从参与日常生活开始，自己穿衣、洗漱、吃饭，做一些简单的家务，引导其参加一些户外活动，参与一些感兴趣的话题，采用电视图像及广播的形式加强对患者刺激，激活大脑皮层的兴奋性，从而提高其认知能力。加强对肢体瘫痪患者的康复训练，如肢体肌力训练、平衡性和稳定性的锻炼，防止患者因耽误早期的康复训练而丧失行动能力。

院内护理，患者在医院的住院时间是短暂的，因此我们不能做到面面俱到，我们应该有针对性地对患者进行治疗及护理，并做好对患者家属及照顾者的指导。阿尔茨海默病患者以记忆和认知障碍为主要表现，因此在住院期间应加强患者对目前生活环境中人和物的认识，让患者多看家人的图片、记忆家人的电话号码、回忆过去的事情、参与感兴趣的事情或讨论，刺激大脑皮层的活动性，教患者进行简单的加减法，锻炼其计算能力，加强其记忆功能和计算能力。对于有精神症状的患者在护理上要加强与患者的沟通，避免患者的焦虑、抑郁、妄想或精神症状进一步加重，鼓励其参与一些户外活动，转移注意力。保证病房的安静，保证患者的休息，避免激惹患者，多听患者的倾诉，诱导其诉说内心想法，避免其因想法扭曲做出过激行为。保证患者规律服药，因为药物可以有效地缓解患者症状，改善其生活质量。医院医护人员应定期下社区对社区内相关人员进行培训指导。只有医、护、患做到紧密合作才能取得良好的效果。为了提高患者的生活质量，减轻社会和家庭负担，我们整个社会应团结一致共同对抗阿尔茨海默病，让患者在良性的环境中得到有效的治疗。

《2013 年世界阿尔茨海默病报告》显示，随着世界人口的老龄化，以往由家人、朋友和社区提供的“非正式”照护将需要更多的支持。这个问题在中国显得尤其突出：中国 60 岁以上人口现已达到 1.67 亿，比法国和德国全国人口的总和还要多。

全球范围内 60 岁及以上的人群中，13% 的人需要长期护理。2010—2050 年间，需要照料的老年人数量将从 1.01 亿增加到 2.77 亿，即增加近 2 倍。长期护理实际上主要是指对阿尔茨海默病患者的照护。需要个人护理的老年人中，约有 50% 的人患有阿尔茨海默病，而养老院中 80% 的老年人都是痴呆症患者。全世界用于阿尔茨海默病患者照护的费用超过了 6 000 亿美元，约占全球 GDP 的 1%。报告指出，各国应当更加重视保障和加强阿尔茨海默病患者的生活质量，帮助患者及其家庭“面对痴呆症的困扰也能好好生活”。若想为阿尔茨海默病防治和照护工作注入新的动力，相关的研究经费还需增加。这是一笔至关重要的资金投入，各国要想减轻全球阿尔茨海默病的高发局面及对未来长期护理需求的影响并提升照护质量，成败就全在此项投资上。

该报告提出了以下建议：应构建适当的体系来监控所有场所中的阿尔茨海默病患者照护质量 ——无论是养老院还是社区。

应确保照护体系有利于患者在阿尔茨海默病程的各个阶段自主作出选择；应当优先倾听阿尔茨海默病患者及其护理人员的需求和意见，并予以处理和解决。

应当更好地整合与协调医疗和社会照护体系，从而满足人们的各种需求。

一线照护人员必须首先接受正规的培训。应建立奖酬机制来保证有偿和无偿照护人员都能得到适当的经济补偿，从而维持非正式照护系统的运转，同时招募并留住更多的有偿护理员。

对于占少数，但为数也不少的人来说，养老院照护也是一种优先选择——在养老院接受照护的生活质量并不比在家里差。此外，如果合理评估家庭护理人员的无偿劳动价值，那么在家养老的照护费用其实也与养老院不相上下。由于养老院今后仍将是长期照护体系的一个重要组成部分，因此除了例行检查外，还应通过考察养老院居民的生活质量和满意度来监控养老院的照护质量。

阿尔茨海默病患者有特殊的护理需求。相比其他需要长期照料的人群，他们需要更多的个人护理、更多的护理时间以及更多的监护，这些都增加了护理人员的压力和护理成本。他们对护理的需求从患病的早期阶段就开始了，而且随着时间的推移，这种需要会越来越多，因此提供照护服务时需要精心地规划、监控和协调。我们应该更加重视家庭照护者们做出的无偿贡献，并且向有偿护理人员提供更高的报酬。

首先要了解什么是阿尔茨海默病，以及阿尔茨海默病的早期表现。阿尔茨海默病的早期表现不易察觉，阿尔茨海默病患者的看护与其他疾病（比如癌症或者使人们丧失自理能力的重大疾病）不同，要求看护者对阿尔茨海默病有一定的了解。因为阿尔茨海默病患者以记忆困难并伴有不同程度的人格变化，同时不能够表达自己的想法和感受为主要表现。也有很少一部分阿尔茨海默病患者将自己的亲身经历和感受写成书籍供大家参考，但是这部分记载中多数都描述了患病之后的一些强烈的感受，比如异化感、孤独和恐惧。诸如这样的描述不在少数："当自己面对阿尔茨海默病时常常感到孤独与无助，外界人的无知，连自己也不知道接下来将会发生什么，感觉到只有自己得了这种病，没有人能够理解我。"阿尔茨海默病患者的意识逐渐丧失的过程，也许他们多数自己并不清楚。但有人将这种感觉描述为他们脑内存在着许多错误的记忆并一直在斗争着。但也有患者认为自己的记忆力好于其他人。门诊遇到过几个 70 岁以上的表现相似的患者，简单问答均回答流利，反应较好，注意力集中，计算力也较好，但是问及日期时间及重要纪念日时反应有些迟钝，家属说其近 1~2 个月寻物困难，有时找不到家。患者却不承认，反而举出近期发生的一些事情和家属争辩以表示自己的记忆力没有丧失。也许这是一种排斥异化，其实在心理上时常也在发生矛盾的表现，这在阿尔茨海默病的早期是比较常见的。一些患者在初期频繁询问家人某样东西的位置，某件事情的时间，并希望家人提醒自己，不少家属因此也感到有些烦心。其实有时一些肢体的接触（比如轻拍后背说句没事的，或者拉着家人的手耐心地回答与提醒）是否会比单纯的口头回答更加有效呢。肢体语言可能对于初期内心也矛盾和痛苦的患者是一种莫大的支持与安慰。在疾病时，不论是哪种疾病，人都会渴望被关爱，而阿尔茨海默病患者又何尝不是呢？一些患者的关于疾病的描述自身感受很重要。还有一些患者，由于家人对于阿尔茨海默病知识的缺乏，但是又得知已经诊断为阿尔茨海默病后没有有效的办法治疗，从而就放弃治疗的不在少数。就诊时，患者与医生交流时的一些表现会让家属觉得可笑（患者对于一些问题的回答，答非所问、反应迟钝），其实他们并没有了解阿尔茨海默病患者的心理感受，同时也缺乏相关知识，再考虑到经济条件及其他因素最终会放弃治疗。相对于发达国家而言，发展中国家缺乏经济基础和较完善的社会保障，使得许多阿尔茨海默病患者缺失应有的治疗与看护。 举个不是很恰当的例子： 许多精神疾病的患者偏向于到神经科门诊就诊，这个也侧面反映其实不管是正常人还是患者都是渴望被接纳、被认可，而不是异化。阿尔茨海默病患者同样如此，人们一直认为阿尔茨海默病就是老年痴呆（这种看法不能说完全错误，前面关于阿尔茨海默病与痴呆的异同也在第三节予以介绍了），认为“傻了”，就和正常人不一样了，但是对于阿尔茨海默病患者的预后来说，被家人和周围人的认可和接纳是很关键的一步。社会环境是很重要的，同时需要从家庭这个小的社会单位做起，才能改善大环境。要懂得阿尔茨海默病患者的真正需要，及不同时期的需要，从而才能做好护理和照料，从阿尔茨海默病患者本身出发。从接受诊断的那一刻开始，患者和家属都应该做好心理准备并开始进入角色。我国人口众多，医疗资源相对紧张，而且大多数早期的阿尔茨海默病患者并没有出现危及生命的症状，这种病是一个慢性的发展过程，所以如果经济条件不是很好的患者，早期选择在家护理的占多数，这也要求家属对阿尔茨海默病患者的护理具有一定的了解（后面对于具体的问题会详尽说明）。经济条件好些的家庭可以住院治疗，病情稳定时可以去康复机构，但是建议家属增加对患者的关注和接触，这有助于患者减轻心理上的孤独和恐惧。我国目前还没有太多的阿尔茨海默病援助机构。中国阿尔茨海默病协会（Alzheimer's Disease Chinese，ADC）是国内最大的、专门从事老年痴呆宣传教育等公益性活动的专家志愿团体，是一个非营利性、非政府的组织，筹建于 1998 年，2002 年被正式批准成立并成为国际阿尔茨海默病协会在中国的唯一的正式成员。具体信息参见 http://www.adc.org.cn/。但对于患者数目庞大的现状来说，仅仅依靠机构和志愿支援是不现实的，也呼吁今后能够有更多的机构及志愿者参与到帮助阿尔茨海默病患者及家庭的活动中来。

当患者是你的配偶时，这时需要进行重要的角色转换，也许平时很多事情都是他 / 她做主的，但此时需要你来做主，就像许多家庭琐事或者重要的事情一样，以前都要听对方的，现在完全由你决定了。当他 / 她是决定的主导时，其实也和你商量过，争取和了解了你的意见和感受。所以现在你也要通过细心的照料和观察他 / 她的反应来判断出他 / 她的想法，在询问他 / 她的想法的同时，他 / 她的肢体语言也很关键，因为随着病情的发展，他 / 她可能越发地不会表达自己的感受和对外界的反应了。有国外的学者提过，你们的关系会像一对舞者，主动方改变了，由你作为主导，记清楚每一步舞步，带动他 / 她。不过现在看来，你们的关系更加像是练习生和教练，你主导的同时也要引导练习生练习并不断启发他 / 她下一步怎么做。注意你们交流的方式，要帮助配偶接受诊断，同时鼓励对方以积极的心态面对疾病，予以强大的精神支持与安慰。同时也告诉周围人你配偶的诊断，这样自己不在其身边时周围人也可以给予适当的帮助。让他 / 她尽量和以前一样融入日常生活，如果后期行动不便则最好有轮椅协助。让患者多参加社区活动，增加与外界的交流。坚持规律健康的生活饮食习惯，进行必要的锻炼（其中包括身体的锻炼和大脑的锻炼）。越来越多的研究证实运动能够活跃大脑的脑区功能，而且在日本，许多机构采取记忆训练与运动相结合的方式，边运动边记忆，分组训练，效果有明显提升。所以，如果可行的话，在轻松运动的同时，建议给予对方卡片词汇训练或者是回忆某些情景、事件，边回忆边给予一定的提示词。2013 年“运动可能是阿尔茨海默病最好的治疗药物”的研究在马里兰大学公共卫生学院开展，结果证明患有中度认知障碍的老年人（平均年龄 78 岁）不仅能通过运动干预来帮助记忆力的恢复，并且可以改善脑功能。当然同时要有药物的辅助治疗和合理的营养补充。定期观察配偶的变化，如果病情有不好的改变，及时就诊，并定期随诊。到中晚期时候要密切关注他/她的身体变化，以防止一些紧急事件发生。除了自己，还需要将病情给子女们交代清楚，在说明相关注意点的同时，让他们多来家里聚会，多看老人，也多带小孩子们与老人参与互动，这样可以使老人感到更加温暖，有利于延缓病情发展。同时也注意疏导你自己的心境，因为难免会有消极情绪产生，而且会为配偶的病情恶化担忧痛苦，自己也可以养养宠物或者植物来转移注意力。对于防走失方面，需要准备写有患者名字和家庭电话号码及住址、家属的联系方式等信息的卡片，同时有条件者可以给老人配 GPS 跟踪仪或者是相关距离感应报警器之类的装置。如果周围的居住环境复杂，可以考虑更换地点，以方便寻找，或者从高楼层换到低楼层，等等。

当患者是你的父母，相关的注意点除了借鉴以上内容外，还需要重点提出的是角色的转换问题。对于子女来说，一直习惯了父母的管教和关爱，反过来，父母现在需要子女的关爱和指导时可能不会那么快就进入角色。在电影《风雨哈佛路》中，女主角照顾她由于吸毒身患重病的妈妈时说："以前我是她的孩子，现在她是我的孩子。"这句话可以体现出现在子女在父母患病时要做的。但是还要注意的是，虽然患者的表现可能会越发接近孩子，但是他们毕竟还是一个成年人，有着成年人的思维和经历。要给他们一定的自由，同时也要让他们时常感受到子女的温暖。如果你的父母离异了，你可能既要担任子女的照顾角色又要担任主导角色了，这个可能比较难，如果实在不能兼备，则需要其他子女或者雇佣家政服务人员来协助。对于和父母关系不好的子女，这个时候应该做好自己的工作，同时也要进行反思，还可以寻求相关机构的心理援助辅导。就算他们已经记不起你们是否是他们的子女，你们也还是能够记得他们是你们的父母吧。

当患者是你自己时，要懂得自己照顾自己，因为最"了解"患病感受的还是自己。首先要了解自己的身体状况，接受自己的诊断，尽量多了解阿尔茨海默病的相关知识，多与阿尔茨海默病患者交流经验，尽量保持一种相对积极的心态。可以看一些电视、电影训练自己如何表露情感，比如看喜剧和悲剧，锻炼自己流露喜悦和悲伤的情绪，这也是一种情商的锻炼方式。如果自己接受不了，可以申请相关的机构给予辅导。也可使得自己养成写日记的习惯，慢慢锻炼自己回忆一天的事情。如果觉得写的方式有困难，可以用简单的图画来表示，可以像讲故事一样给别人讲述和交流。适当参加社交活动，同时需要家属协助去外面旅游也可放松心态。在自己意识还清晰的时候，处理好与家人及配偶的关系，提早安排好与照料相关的费用、医疗相关费用及以后的事项，如自己不能完成，则请子女或者配偶协助完成。

阿尔茨海默病患者照顾提示：帮助他/她回忆积极的事情，比如他曾经做过什么开心的事情，获得什么荣誉等。了解他的爱好，和他一起做他喜欢的事情，比如唱歌、玩纸牌等。疾病的早期阿尔茨海默病患者的反复遗忘与反复的疑问也会给照料者带来很大的压力，所以关注阿尔茨海默病患者的同时，同样的关注度也应放到阿尔茨海默病患者的照料者身上，此时的照料者可能不同于对其他疾病患者的照顾，他们在相当长的时间内需要充当一个决策者的角色，代替患者决定和规划生活，也成为阿尔茨海默病患者不可缺少的生活帮手，所以对他们身心健康的宣教和疾病知识的宣教同等重要。随着病情的发展，患者会经常做错事情，或者对一件事情有着固执的认知甚至偏执妄想，此时不要试图去纠正他。如果他的行为对他人和自己并无伤害，那就随他。毕竟这是一个疾病状态，意识已经受到干扰，一味地纠正也将是徒劳，且对病情的发展并无益处。

第六节 医疗保健的沉重负担

“医疗保健的沉重的负担”，透过这几个词，我们不难明白阿尔茨海默病对于家庭和整个社会医疗资源造成的很沉重的负担，这不仅提示我们提高阿尔茨海默病诊治的必要性，更向我们传达出一个讯号，随着老年社会的到来，越来越多的老年病随之增多，我们在正视疾病给患者带来的痛苦的同时，必须正视其对社会造成的深远影响，阿尔茨海默病作为老年病的一种，极具代表性。

阿尔茨海默病患者影响最深也最直接的就是患者的家人和家庭，阿尔茨海默病到目前为止尚未发现有确切疗效的治疗方法，而该病又是呈渐进性加重的，阿尔茨海默病病程一般为5 ~ 10年，阿尔茨海默病是以认知功能减退为主要临床表现的，随着病情的发展患者最终因为认知的缺失和行为异常导致社会功能下降。限于我国目前社会和医疗现状，多数的阿尔茨海默病患者都是以家庭照顾为主，照顾者多是患者的配偶或者患者的子女，因此，阿尔茨海默病患者对于家庭造成的负担主要包括2个方面：其一就是为了治疗疾病本身所花费的各项费用，特别是随着现代科技的进步，出现了一批对该病有一定疗效的药物，以及现代康复技术的发展，势必增加患者家庭的经济负担。其二就是为了照顾患者间接的费用，包括照顾者因此产生的误工费，就诊时的交通费、餐饮费、住宿费，非家庭人员的陪护费及一些重症患者伴随症状可能用到的一些特殊费用，或者对于走丢的患者，家属在寻找过程中所花费的人力、物力和财力等，而且家庭的经济负担会随着患者病情的加重而增加。因为患者病情的加重，需要家人投入的时间和精力势必增加，特别是就诊所需的费用也会随之增加。Small 等研究发现阿尔茨海默病伴有身体残疾或病情重的患者所需的费用是不伴有身体残疾的阿尔茨海默病患者的2倍以上。英国的 Souetre 等人研究发现阿尔茨海默病患者直接医疗费用占24.7%，而间接医疗费用占68.6%。阿尔茨海默病患者对于家庭所造成的负担除了经济方面的，还有精神心理方面的。阿尔茨海默病患者除了会出现记忆和认知障碍外，还可能出现精神症状，例如焦躁、幻觉、欣快、神经病伴有偏执、睡眠时间颠倒、谵妄、攻击家人等，这些精神症状的出现无疑会加大照顾者的精神和心理负担，照顾者在照顾患者的时候已经很疲惫，在休息的时候还要提防患者的攻击、伤害。照顾者因为照顾患者势必会减少社会活动。

阿尔茨海默病患者在给家庭带来沉重负担的同时，也为社会和医疗资源带来了沉重的负担，特别是阿尔茨海默病患者伴有精神症状，如有幻视、情绪暴躁易激惹的，可能会给社会带来一定的负担。此外，虽然大部分患者由于认知功能的障碍而退出社会，对社会造成的直接负担不明显，但是其造成的间接负担是不可小觑的，除了欧美一些发达国家，大部分地区和国家的阿尔茨海默病患者是待在家里由家人照顾的，因此相当多一部分家属为了要照顾患者而减少工作时间，甚至因此而失去工作，从社会职能中脱离出来，这不仅加重了经济负担，更为社会增添了不少的负担。到2015年为止，中国阿尔茨海默病患者数量达到950万人，而且这个数字将继续快速增长。随着阿尔茨海默病患者的日益增多，对医疗和社会资源的需求就会日渐加大，就会给社会和医疗资源的优化配置带来极大的挑战，阿尔茨海默病患者医疗费用的增多势必增加整个社会的经济负担，特别是医疗费用将占更大的比重，其他的医疗资源相对减少，对整个医疗资源的配置提出极大的挑战。特别是现在社会上专业的护理、社区服务及养老机构的匮乏，因此为了减轻家庭及社会负担，国家应该运用宏观调控的手段来优化资源配置，增加专业的养老机构，培训专业的技术人员，加大医疗保险投入，并把医疗资源用到最需要的患者身上。此外社区还应该设立服务中心，为社区患者提供社区支持服务，设立社区康复中心，成立互助队，加强对患者的照顾等。同时应该加大教育宣传，定期对社区内阿尔茨海默病患者家属实施专业培训。对早期患者及早进行诊治，争取延缓病情加重的时间，提高生活质量，减轻家庭及社会负担。

第七节　阿尔茨海默病患者的未来

阿尔茨海默病患者的未来任重而道远，将是一段漫长但充满希望的路。毫无疑问，阿尔茨海默病是人类目前和未来所面临的最大的对全球公共卫生和社会保健挑战之一。

（1）阿尔茨海默病需要更加有效的早期诊断和筛查指标：目前 PET、MRI 系统、功能核磁的使用将会给阿尔茨海默病的早期筛查提供一定的参考，但由于阿尔茨海默病的病程长，发病年龄段广泛及其隐匿性，也很难掌握阿尔茨海默病患者的具体筛查时间。

（2）阿尔茨海默病的发病机制不明确：阿尔茨海默病的发病机制尚不明确，针对性的治疗方式研究缓慢，实验成功率低。但关于它的研究已经有许多：β－淀粉样多肽及 τ 蛋白相关机制、中枢神经递质代谢障碍、氧化应激和自由基损伤、兴奋性氨基酸（EAAs）毒性作用、钙代谢平衡失调、基因突变、内分泌失调等。

（3)阿尔茨海默病患者基数大：由于阿尔茨海默病患者可能携带遗传基因(例如:Apo E-4)，如果没有有效措施的干预，并且随着人口老龄化的加剧及生命年限的延长，这可能使得未来阿尔茨海默病的患者呈现不可估计的增长。

（4）阿尔茨海默病已经成为全球化问题：其重大的人力物力的消耗可以称之为人类的慢性灾难了。多方合作迫在眉睫，但是目前数据共享方面并不完善。

（5）针对阿尔茨海默病的可控危险因素，提高人们对阿尔茨海默病的了解与认识，将使得更多的人对于阿尔茨海默病的预防做出贡献。

（6）阿尔茨海默病的临床调查在有效性、可靠性上值得进一步完善，一些在线测试为研究做出积极贡献的同时也将会带来一些负面影响：波士顿 2013 年阿尔茨海默病协会国际会议上，某专家组发现，16 个网民可自由参与的阿尔茨海默病在线测试在整体科学有效性、可靠性和道德因素等项目上得分较低。提供上述数据的 Julie Robillard 博士说：“多达 80% 的互联网用户在线寻求健康信息和诊断，其中老年人所占比例越来越大。”另外互联网上还有许多自称是阿尔茨海默病“测试”的简单测验供网民自由参与。然而，人们并不知道这些测验是否科学有效和可靠，另外这些测试还涉及道德准则上的相关因素，包括研究与商业利益之间的冲突，保密性和是否遵守同意条款的相关规定。坦率地说，“我们在网上的发现令人揪心，这些测验可能伤害某些患者”。

随着越来越多的人进入罹患阿尔茨海默病的高风险年龄段，阿尔茨海默病患者人数预计将显著上升。特别是在这种情况下，阿尔茨海默病协会的首要任务是，提供准确、可靠和符合道德准则的信息和服务。

阿尔茨海默病的发病是多种因素综合作用的结果，概括起来可以说是内在因素和外在环境综合作用的结果。相信随着研究的不断进行，在分子生物学、遗传学、免疫学等多学科知识和物理、化学等学科技术的支持下，未来会有许多新的不同的研究成果涌现。这些都将给阿尔茨海默病这个病因未明确且尚无有效治疗方案的临床难题带来希望，目前是阿尔茨海默病研究的最艰难阶段，但是这也预示着未来将有惊喜的到来，相信未来在攻克阿尔茨海默病上一定会取得更大的突破和进展。

我国是世界上老年人口基数最大的国家，也是阿尔茨海默病患者基数最大的国家，据估计，我国已有 600 万 ~700 万的阿尔茨海默病患者，且在 65 岁及其以上年龄段的老龄人口中每年以 5% ~7% 的速度增长。由于受传统文化的影响，我国阿尔茨海默病患者照料者 96% 未经过正规培训，且医生和群众对阿尔茨海默病知晓度较低，导致阿尔茨海默病患者的低就诊率（23.3%）和低治疗率（21.3%）。随着中国进入老龄化阶段，中国的公共卫生将面临严峻的挑战。

目前中国对于阿尔茨海默病的流行病学仍有很多问题需要解决，比如阿尔茨海默病流行病学的调查方面，存在样本缺乏代表性、取样方法单一、工具缺乏一致性、各地报道的患病率差异较大、调查样本分布极不平衡等。

通过调查阿尔茨海默病流行病学来发现阿尔茨海默病的危险因素和保护因素，其危险因素目前有高龄女性、血管性疾病、遗传因素、中风和炎症、精神创伤等，保护因素有受教育水平高、积极运动、适当的体力劳动、健康因素、个人性格开朗外向、家庭和睦等。

进行阿尔茨海默病的流行病调查以便以后建立有效的干预途径和模式，形成整个社会参与和干预网络。另一方面，有利于研究与确定阿尔茨海默病的发病机制、临床表现、诊断与治疗，以便于为阿尔茨海默病的有效治疗与干预提供客观的科学依据。

（陈桂生）

参考文献

[1] Bobealk-Billewicz B, Dziewiatkowski J, Hermann M. Magnetic resonance volumetric study of the temporal lobe structures in ischemic vascular dementia. Folia Neuropathol 2001, 39(1): 15-18.

[2] Bryan D, James, Sue E, et al. Contribution of Alzheimer disease to mortality in the United States. Neurology online published, march 5th, 2014.

[3] Eric B. Larson, Kristine Yaffe, Kenneth M. Langa. New Insights into the Dementia Epidemic. The New England Journal of Medicine. November 27, 2013: 1-3.

[4] Fan W H, Li L S, Liu Z R. An animal model of vascular dementia, its pathological basis and cholinergic mechanism. Zhongguo Linchuang Kangfu (Chin J Clin Rehabil) 2002, 6(21): 3172-3173.

[5] Herholz K, Salmon E, Perani D, et al. Discrimination between Alzheimer dementia and controls by automated analysis of multicenter FDGPET [J]. Neurolmage, 2002, 17(1): 302-316.

[6] Kit Yee Chan, Wei Wang, Jing Jing Wu, et al. Epidemiology of Alzheimer's disease and other forms of dementia in China, 1990-2010: a systematic review and analysis. Lancet, 2013, 381: 2016-2023.

[7] Lin R T, Lai C L, Tai C T, et al. Cranial computed tomography in ischemic stroke patients with and without dementia–a prospective study. Kaohsiung J Med Sci, 1998, 14(4): 203–211.

[8] Luo Y Y, Yin D Y, Yi L. Cortical dementia sub–cortical dementia border dementia. Zhongguo Shiyong Neike Zaizhi (Chin J Pract Gynecol Obstet), 2000, 20(12): 710–712.

[9] Ott B R, Noto R B, Fogel. A pathy and loss of insight in Alzheimer's disease: a Spect imaging study. J Neuropsychiatry Clin Neurosci, 1996, 8(1): 41–45.

[10] Petersen, Stevens. Practice parameter: early detection of dementia: mild cognitive impairment (an evidence–based review). Report of the Quality Standards Subcommittee of the American Academy of Neurology. Neurology, 2001, 56(9): 1133–1142.

[11] Smith J C, Nielson K A, Antuono P, et al. Semantic memory functional MRI and cognitive function after exercise intervention in mild cognitive impairment. J Alzheimer's Dis, 2013, 37(1): 197–215.

[12] Small G W, McDonnell D D, Brooks R L, et al. The impact of symptom severity on the cost of Alzheimer's disease. J Am Geriatr Soc, 2002, 50 (2): 321–327.

[13] Souetre E, Thwaites R M A, Yeardley H L. Economic impact of Alzheimer's disease in the United Kingdom. Cost of care and disease severity for non–institutionalised patients with Alzheimer's disease. British Journal of Psychiatry, 1999, 174: 51–55.

[14] Yuanli Liu, Gonghuan Yang, Yixin Zeng, et al. Policy dialogue on China's changing burden of disease. Lancet, 2013, 381: 1961–1962.

[15] 李祖贵，高硕，张本絮，等 . AD 型和非 AD 型变性痴呆大脑葡萄糖代谢的 SPM 分析 . 中华核医学杂志，2008, 28（1）: 13–16.

[16] 王颖，高硕，蔡莉，等 . ″F–FDG 和 ″C–PIBPET 联合脑显像对阿尔茨海默病及额颞痴呆的鉴别诊断价值的初探 . 天津医药，2013, 41(5): 401–403.

[17] 王维治 . 神经病学 .5 版，北京：人民卫生出版社，2006：275.

[18]韦云飞，刘建荣，赵伟佳，等 . 阿尔茨海默病与血管性痴呆的临床、神经心理、影像学对比 . 中国临床康复，2003, 7（7）: 1099.

[19] 吴文源，张明园，向燕玲，等 . 老年性痴呆病人照料者的负担及其影响因素研究 . 中国心理卫生杂志，1995, 9（2）: 49.

[20] 张月华，卢少萍 . 老年性痴呆病人家属健康教育需求的研究 . 护理学杂志，2003, 18（7）: 542–543.

第二章
阿尔茨海默病的特征

内容提要

1906年11月4日在德国的图宾根举行的德国西南部精神病学者会议上，德国精神病与神经病理学家阿洛伊斯·阿尔茨海默报道了1例病例报告，一位来自德国法兰克福的叫做奥古斯特的51岁的女病人，她表现出进展性的认知障碍，出现幻觉、妄想以及明显的社会心理不全等症状，展现了阿尔茨海默病从发展到晚期的一些典型症状。阿尔茨海默病最主要的特征就是失忆，影响记忆、思考、行为与日常生活能力。通过神经病理学（通常经尸检）来确诊为阿尔茨海默病。世界阿尔茨海默病日是每年的9月21日，旨在提高公众对有关阿尔茨海默病及其他类型痴呆症的破坏性影响的认知水平，让更多的人参与到关爱阿尔茨海默病患者的行动中来，前方任务还很繁重，道路依然曲折。

目　录

阿尔茨海默病是一种老年神经系统退行性疾病，在病因、病理、临床上都具有独有的特征。临床症状以认知功能减退、生活能力下降及精神行为异常为主。

阿尔茨海默病患者的平均存活时间为8年，有的可活20年。阿尔茨海默病的进程依赖于诊断时的年龄和患者的健康状况。

（1）早期阿尔茨海默病：诊断前20年（或以上）开始变化。

（2）中期阿尔茨海默病：一般持续2~10年时间。

（3）晚期（严重）阿尔茨海默病：持续 1~5 年时间。

流行病学研究显示，65 岁以上老年人阿尔茨海默病患病率在发达国家为 4% ~ 8%，我国为 3% ~7%。依此推算，我国目前有阿尔茨海默病患者 600 万 ~800 万。在过去的 30 多年中，全世界对阿尔茨海默病研究投入了大量的人力和物力，虽然在发病机制方面的研究取得了很大的进展，但是近年来针对阿尔茨海默病发病机制在不同靶点的新药临床试验却屡屡失败，到目前为止仍然没有研发出有效的、能阻止阿尔茨海默病发生或延缓其进展的药物。究其原因，主要是目前的研究仅仅是针对阿尔茨海默病痴呆阶段患者，而在这一阶段神经元已经大量死亡，治疗已难以逆转疾病进程。因此，学者们逐渐认识到研究的重点应该转移到阿尔茨海默病痴呆前阶段。

第一节　阿尔茨海默病前期的特征

目前有些中老年人年龄过了 50 岁就觉得记忆减退，但往往会错误地归因于年龄的增长或压力的加大，如 “老了，脑子不行了” “最近工作压力太大” 等，便不太在意。其实这是痴呆前期的一个预警信号，已经给我们敲响了警钟。

阿尔茨海默病前阶段是一个新的概念，在此阶段已经发生了阿尔茨海默病的病理生理改变，无或仅有轻微的临床症状，包括轻度认知功能障碍前期（pre-mild cognitive impairment, pre-MCI）和轻度认知功能障碍期（mild cognitive impairment, MCI）。阿尔茨海默病的 MCI（MCI due to AD）是阿尔茨海默病发生前出现的轻度认知功能损害，但不影响基本的日常生活能力，还达不到痴呆的程度，是非痴呆性认知损害（cognitive impairment not dementia，CIND）中的主要类型；阿尔茨海默病的 pre-MCI 是阿尔茨海默病发生的更早期，此期没有认知障碍的临床表现，但有极轻微的记忆力减退，部分患者有家族遗传史。

目前通过详细的神经心理测试能够发现轻度认知功能困难，可以以此作为阿尔茨海默病的前期临床诊断标准。

轻度认知功能损害（mild cognitive impairment，MCI）由美国著名精神科专家 Petersen 于 1997 年率先命名，表现为选择性的认知功能损害，以记忆、执行功能和注意功能损害为主，但不影响日常生活能力的一种亚临床状态。在影像学上，2011 年的 NIA-AA 诊断标准更是将阿尔茨海默病视为一个包括轻度认知功能损害在内的连续的疾病过程，但是阿尔茨海默病的极早期阶段是否伴有轻度认知功能损害仍是一个极有争议的话题。

目前，轻度认知功能损害通常采用的诊断标准有 4 项：①主诉有记忆减退；②有记忆减退的客观检查证据（记忆下降的程度以低于年龄和教育程度匹配的对照 1.5 个标准差以上为定量标准）；③一般认知功能和日常生活能力保留；④简易精神状态检查表（MMSE）分数 ≥ 24。轻度认知功能损害患者的空间结构和连线成绩比较差，即轻度认知功能损害的患者很难完成与执行功能有关的空间结构测验和连线测验。

1999 年美国 Mayo 诊所的 Petersen 教授提出轻度认知功能障碍的概念，并制定了一套操作性较强的诊断标准：①存在由患者自己或家属提供的记忆力下降主诉；②客观记忆测试成绩低于与年龄和教育程度相匹配的正常对照 1.5 个标准差；③总体认知分级量表轻度异常，即总体衰退量表达到 2.3 级或临床痴呆评定量表（Clinical Dementia Rating Scale，CDR）达到 0.5 分；④一般认知功能正常；⑤日常生活能力保持正常；⑥排除痴呆或任何可以导致脑功能紊乱的躯体和精神疾患。这个轻度认知功能障碍诊断标准已经得到大多数研究者的认同和应用。研究表明，每年约有 10%～15% 的轻度认知功能障碍患者转变为痴呆，6 年可高达 80%，而正常老龄人每年痴呆的转变率仅为 1%～2%，因此作为痴呆前期的认知障碍，轻度认知功能障碍具有发展为痴呆的高度风险已成共识。

另外，轻度认知功能损害患者的情节记忆（情节记忆属于长时记忆的一种，是指对与一定的时间、地点及具体情境相联系的事件的识记、保持和再现），特别是口头记忆减退显著。口头记忆是指口头相传的意思，就像古代没有文字，人们就用口口相传的方法来记述发生过的事件。还有一种意思，就是像口头禅一样，在说话间那种记忆就自然而生，但是一旦出现轻度认知功能损害，那么你的口头记忆就会减退。同时有研究发现，命名障碍（即词回忆困难或找词困难）是轻度认知功能损害的一种临床表现。

同时轻度认知障碍还包括语言功能障碍，其特点是命名不能和听与理解障碍的流利性失语，口语由于找词困难而渐渐停顿，使语言或书写中断，或表现为口语空洞、缺乏实质词、冗赘而喋喋不休；如果找不到所需的词汇，则采用迂回说法或留下未完成的句子，如同命名障碍、早期复述无困难、早期保持语言理解力。

轻度认知功能障碍的神经心理学特征以记忆损害为主要表现。记忆损害的主要特点为情节记忆受损。情节记忆受损表现为词语性、视觉性情节记忆受损。词语性记忆损害是随后发展为痴呆的最早改变。而体现视觉性情节记忆的视觉再认也可有效识别轻度认知功能障碍的记忆损害，预测轻度认知功能障碍进展为痴呆的灵敏度达 85.7%，特异度为 100%。情节记忆的解剖学基础是海马结构与内嗅皮层，而结构影像研究已发现轻度认知功能障碍患者存在明显的海马和内嗅皮层萎缩，显示了形态学表现与神经心理学特征的一致。语义记忆也可受损，表现为词语流利性和命名损害，尤以动词流利性受损明显。认知功能除明显的记忆力损害外，其他如语言、注意力、视空间功能、执行功能均有不同程度的损害。Feldman 等的研究显示：59% 轻度认知功能障碍患者尚存在精神症状，如抑郁、焦虑、淡漠、易怒，尤以抑郁多见，且存在精神症状的轻度认知功能障碍患者其认知损害更为严重。此外，轻度认知功能障碍患者的日常生活能力可减退，其主要表现为复杂的日常生活能力受损，如现金管理、账单支付等财务处理能力减退。

临床前阿尔茨海默病阶段是指轻度认知功能障碍之前的阶段，包括：①症状前期的常染色体显性遗传突变的携带者；②无症状的生物学标志物阳性老年人，他们有进展为轻度认知功能障碍和阿尔茨海默病的风险；③生物学标志物阳性的个体，他们与自己的基线比较已经有轻微的认知功能下降，而且这种下降超过了正常的老龄化，但是尚未达到轻度认知功能障碍的诊断标准。请注意这仅代表阿尔茨海默病病理的临床连续性病程的假定模式，并不表示所有携带 AD-P 生物学标志物的个体都将进展为阿尔茨海默病。

记忆障碍是人在正常衰老过程中脑功能的重要改变，阿尔茨海默病的核心症状和早期特征性症状也是记忆障碍，可以说记忆障碍或者说记忆力损害（减退）贯穿了从正常老化到早期阿尔茨海默病的始终。根据所贮存信息的内容，记忆可分为情节记忆和语义记忆。前者是指个人对特定背景、特定时间的事件的记忆，该项记忆障碍多表现为如不能回忆起“钥匙放在哪里了”“刚刚说过什么话”及学习新知识困难等；后者则包括对客体、事实、概念和词及其意义的记忆，多表现为命名障碍。一般认为，情节记忆的解剖学基础是内嗅皮层区及海马结构，左半球与词语型记忆有关，右半球与视觉记忆有关；而语义记忆的解剖基础是颞叶新皮层。情节记忆损害是阿尔茨海默病中最早最普遍的认知缺陷，可表现为词语和非词语记忆损害。研究发现，无论样本的类型如何，情节记忆损害均是痴呆发生的高度危险因素和轻度认知功能障碍患者向阿尔茨海默病进展的预测指标。语义记忆损害也是早期阿尔茨海默病和轻度认知功能障碍患者的一个主要临床表现，Hodges 等人甚至认为语义记忆的减退与情节记忆损害一样是轻度认知功能障碍的核心症状。诸多影像研究表明，轻度认知功能障碍患者颞叶萎缩，海马、内嗅皮层体积明显减少，且以左侧减少更明显，因此轻度认知功能障碍患者记忆损害的特征，从临床层面进一步支持了此前轻度认知功能障碍脑结构影像变化的研究，并表明轻度认知功能障碍记忆功能的下降存在脑结构改变的解剖基础。除记忆力减退外，轻度认知功能障碍患者还伴有执行功能、知觉运动速度、视空间结构功能的损害，尤其是执行功能在非记忆功能损害中相对明显。执行功能是指大脑中央处理系统对各种任务执行的先后顺序以及对时间的合理分配与协调作用，执行功能的减退既是阿尔茨海默病早期较明显的临床特征，也是轻度认知功能障碍进展为阿尔茨海默病的重要预测指标。同时边缘系统（海马、内侧丘脑、乳头体、后扣带回）低代谢是轻度认知功能障碍的特征性表现。

记忆力的自我报告变化可能是阿尔茨海默病最早的临床标记。

越来越多的证据表明，主观认知能力下降——记忆力或认知问题的自我报告感知是一种可能有效的大脑和认知功能改变的早期临床标记，这些变化可能是阿尔茨海默病的患病迹象，这一结论也得到了 4 项研究的支持。其中一项针对认知功能正常的老年人的研究表明，自我报告认知问题与 β－淀粉样蛋白（阿尔茨海默病大脑“斑块”的主要成分）的积聚现象之间存在重大关系，这和 PET 扫描显示的结果一样。另外一项针对近 4 000 位年龄在 70 岁及以上的老年人的研究表明，对记忆力的主观担心可能是客观测量中显示记忆力下降的一个标记，特别是 ApoE-4 基因携带者。在第 3 项研究中，老年人在平均 10 年的时间内每年都接受认知能力的评估。那些在上一次评估后报告记忆力出现变化的试验对象，在接下来的随访中可能被诊断患有轻度认知功能障碍或痴呆症的概率几乎是那些没有报告这些变化的试验对象的近 2 倍。在 AAIC 2013（Alzheimer's Association International Conference 2013）上，一个由阿尔茨海默病研究人员组成的国际小组宣布开展主观认知能力下降计划，目的是要制定出一个新的认知能力下降研究框架，重点放在临床前阿尔茨海默病上。

随着对阿尔茨海默病研究的不断深入，2011 年推出了阿尔茨海默病新的诊断标准，明确提出阿尔茨海默病痴呆前阶段和痴呆阶段。阿尔茨海默病痴呆阶段是指阿尔茨海默病病理生理发展到一定程度而出现临床症状的时期，相当于传统意义上的阿尔茨海默病。阿尔茨海默病痴呆前阶段是一个新的概念，此阶段已经发生了阿尔茨海默病病理生理改变，无或仅有轻微临床症状，包括轻度认知功能障碍发生前期和轻度认知功能障碍期。阿尔茨海默病源性轻度认知功能障碍是阿尔茨海默病痴呆发生前出现的轻度认知功能损害，但不影响基本的日常生活能力，达不到痴呆的程度，是非痴呆性认知损害（cognitive impairment not dementia，CIND）中的主要类型；阿尔茨海默病的 pre-MCI 是阿尔茨海默病发生的最早期，此期没有认知障碍的临床表现或仅有极轻微的记忆力减退，部分患者有家族遗传史，可通过脑脊液或影像学如 PET 淀粉样蛋白成像检查辅助诊断。目前普遍认为，针对痴呆前阶段进行干预，有可能取得比痴呆阶段好得多的效果。

阿尔茨海默病痴呆前阶段的诊断需要注意的是，阿尔茨海默病痴呆前阶段所包括的轻度认知功能障碍主要是指其遗忘型（amnestic MCI，aMCI）。临床中，Petersen 标准可用于 aMCI 诊断。主要诊断条件为隐袭起病的记忆障碍，临床痴呆评定量表（CDR）记忆域≥ 0.5，低于与年龄和教育程度相匹配的对照 1.5 个标准差，无其他疾病可以解释记忆损害，影像学有相应表现（海马和内嗅皮质萎缩）等。当然，在临床上还有其他原因引起的轻度认知功能障碍，如脑血管病、脑炎等，但这些都不属于阿尔茨海默病痴呆前阶段。

与轻度认知功能障碍进行比较，pre-MCI 在阿尔茨海默病发病过程中处于更早时期，由于临床症状不明显，识别和诊断存在一定的困难。目前，对 pre-MCI 的识别有 2 种模式：一种模式是根据患者的主诉和知情者提供的信息，以及神经心理学检查早期发现 pre-MCI 患者。另外一种是基于携带有遗传风险的人群所建立的模式。由于可以进行早期识别和长期随访研究，以及其发展为痴呆的确定性，携带有常染色体显性遗传突变的家族性阿尔茨海默病患者为临床提供了针对疾病病程早期开展研究的可能性。Storandt 等人发现，有些患者根据主诉和知情者提供的信息，以 CDR 评分，其结果为 0，但这些患者的神经心理学检查结果并不满足轻度认知功能障碍的诊断标准，他们将这些患者定义为 pre-MCI 患者。Duara 等人对 pre-MCI 的定义为：患者可以有或者没有认知障碍主诉，经过有经验的神经科医师基于病史、简易精神状态检查（MMSE）、CDR 诊断为轻度认知功能障碍，但更为详细的客观神经心理学量表检查结果则在正常范围。Acosta-Baena 等人对 1 个包括 784 名成员的携带有 E280A PSENl 突变的家系进行了长达 15 年的随访研究，根据客观神经心理学检查和主观认知障碍主诉量表，将痴呆前阶段分为 3 个时期：无症状性 pre-MCI、症状性 pre-MCI 和 MCI。无症状性 pre-MCI 和症状性 pre-MCI 患者的认知障碍主诉量表得分不高于对照组，而轻度认知功能障碍患者的认知障碍主诉量表得分高于对照组，并可伴有轻微的工具性日常生活能力（ADL）受损。这些研究均说明阿尔茨海默病的发生是一个连续的病理过程，这一进程在明确临床诊断前多年就已经开始了。pre-MCI 实际上就是国际近期共识和标准所谈到的阿尔茨海默病临床前期（pre-clinical）。对于家族性阿尔茨海默病家系中常染色体显性遗传突变携带者，如果客观检查不够轻度认知功能障碍或痴呆的诊断条件，即使没有记忆障碍的主诉，也可初步判断为 pre-MCI，结构影像学可能会发现海马及其他结构发生改变，甚至分子影像学可发现脑内 β-淀粉样蛋白（Aβ）沉积。

第二节　阿尔茨海默病早期的特征

阿尔茨海默病的早期阶段，在症状能被检测出来之前，β-淀粉样蛋白（Aβ）沉积和神经元纤维缠结在以下区域开始形成：

（1）负责学习和记忆的区域。

（2）负责思考和制定计划的区域。

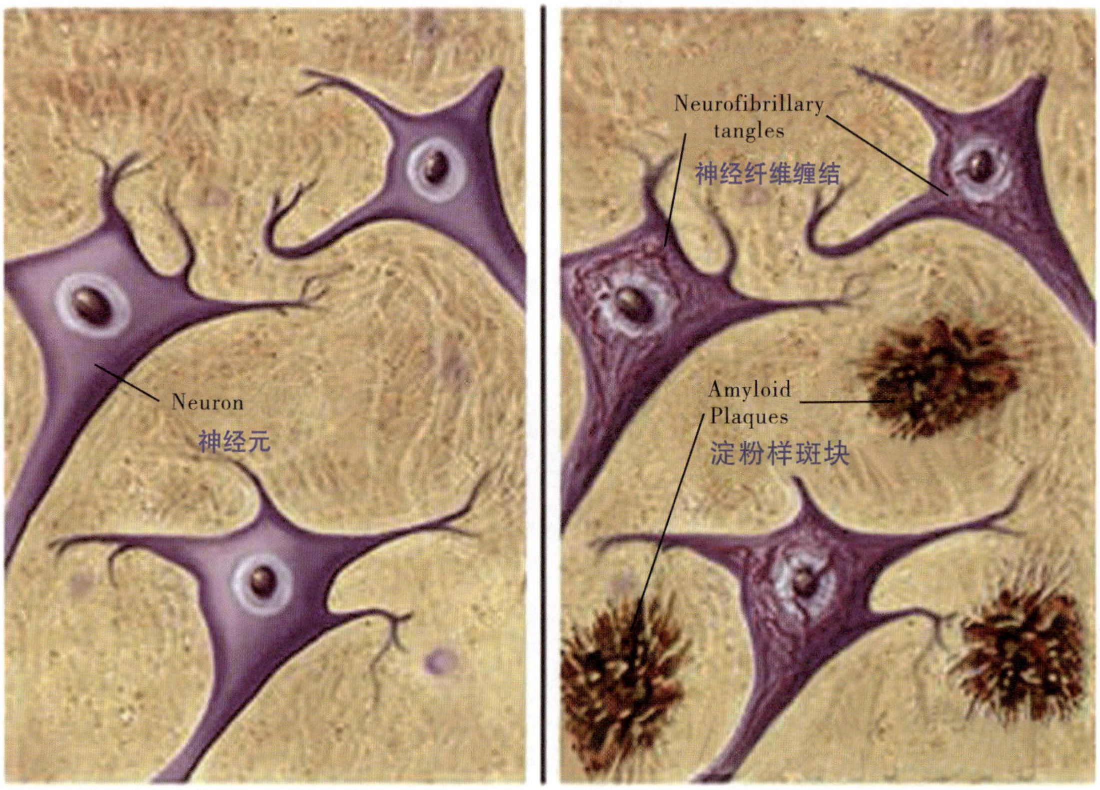

正常人脑组织　　阿尔茨海默病患者脑组织

图 2–1　正常人和阿尔茨海默病患者脑组织中 β – 淀粉样多肽形成的老年斑块和细胞内神经纤维缠结

在图 2–1 中你可以看到上面所说的 2 个罪魁祸首。位于神经细胞之间的是 β – 淀粉样斑块，呈棕色；细胞内部像混乱的线团一样的是神经纤维缠结。相比之下，正常人的脑组织都看不到这两样东西，要“干净”得多。其实导致那些斑块和缠结的蛋白质在健康的人脑内也有，不同的是，健康人体能把它们代谢掉，或者让它们保持溶解在细胞液里行使正常的功能；而患者体内这些蛋白缠成一大块沉淀出来，影响细胞的生存。

那么阿尔茨海默病的早期表现是什么？

显著的症状是记忆障碍，尤其是近记忆障碍，几小时甚至数分钟前发生的事都无法回忆。患者的日常生活表现为“丢三落四”“说完就忘”，反复提问相同的问题或反复述说相同的事情。例如老花眼镜随手一放，便回忆不起放在何处；明明要进屋拿东西，但遇到家人说了几句话后，进屋后却忘了要拿什么。

这些早期症状可影响最复杂的日常生活活动。

仅就记忆减退而言，需要将阿尔茨海默病与健忘症区别开来。

记忆是处理、贮存和回忆讯息的能力，与学习和知觉相关。记忆过程包括感觉输入→感觉记忆→短时记忆→长时记忆→贮存讯息的回忆等过程。短时记忆涉及特定蛋白质的磷酸化和去磷酸化平衡，而长时记忆除特定蛋白质的磷酸化改变外，还涉及新蛋白质的合成。在大脑皮层不同部位受损伤时，可引起不同类型的记忆障碍。健忘症是与年龄相关的记忆减退。这种记忆减退不是痴呆的早期表现，而是随着年龄的增加，记忆功能在一定程度上的减退。

阿尔茨海默病早期病变表现为轻度认知损害，轻度认知损害造成患者记忆降低的程度大于其预期发生的年龄，或者说记忆减退的程度比相同年龄的人明显加重。

轻度认知损害的记忆减退呈渐进发展趋势，早期以记不起刚刚发生的事、放错物品、忘记约会、晚上想不起早餐吃的什么等为特征，为了记起什么，常常出现虚构的情况；随后出现记不起早前发生的事件、不能辨认熟悉的人，常常在晚期出现完全性的记忆丧失。而健忘症的特点是记得发生了这件事，但部分内容回忆不起来，为部分性的记忆下降，常常在提醒后可以回忆起来。

阿尔茨海默病患者在发生近记忆障碍后常出现错构或虚构，健忘症的老年人无此症状。阿尔茨海默病是脑部疾病的表现，进行神经系统检查及头颅 CT 或 MRI 时，多数有阳性发现，CT 主要表现为皮质萎缩、脑沟增宽。MRI 主要表现为脑沟增宽加深、脑室扩大。健忘症各项检查多数在正常范围，可加以鉴别。

海马在记忆功能中有重要作用，海马萎缩被看成是与记忆损伤相关的重要指标，也是预测轻度认知损害是否转化为阿尔茨海默病的有效指标，海马萎缩越明显的轻度认知损害患者，转化为阿尔茨海默病的概率越高，并且这种预测价值不受其他因素，如神经心理测试成绩和 Apo E ε 4 基因型的影响。

美国专家采用磁共振技术分别追踪轻度认知损害和阿尔茨海默病患者 3 年后的海马萎缩速度，正常对照组每年海马萎缩的速度为 2.8%，轻度认知损害的稳定组每年海马萎缩的速度为 2.6%，轻度认知损害的下降组每年海马萎缩的速度为 3.7%，阿尔茨海默病组每年海马萎缩的速度为 3.5%。各组人群每年海马萎缩的速度呈明显的线性关系，即从正常、轻度认知损害到阿尔茨海默病人群每年的海马萎缩速度是由慢变快。

认知损害患者的海马萎缩程度与年龄无关，但与认知损害的程度呈正相关，即认知损害越重，海马萎缩的程度也越重。因此，海马体积缩小可以有效预测轻度认知损害发展成阿尔茨海默病的可能性。有文献报道采用 MRI 测查了 80 例轻度认知损害患者的双侧海马体积。平均追踪 32.6 个月后，80 人中有 27 人发展成阿尔茨海默病。初诊时海马萎缩的基线水平与轻度认知损害发展成阿尔茨海默病的概率有相关关系。轻度认知损害患者在 3 年之内发展成阿尔茨海默病的比例是：海马体积处于正常范围者为 9%，轻度萎缩者为 26%，体积小者为 50%。

一、近记忆障碍明显

患者不能记忆当天发生的日常琐事，记不得刚做过的事或讲过的话，忘记少用的名词、约会或贵重物件放于何处，易忘记不常用的名字，常重复发问，以前熟悉的名字易搞混，词汇减少。远期记忆可相对保留，早年不常用的词也会失去记忆。Albert 等人检查患者记忆重要政治事件日期和识别过去及当前重要人物的照片，发现记忆丧失在某种程度上包括整个生命期。

二、Korsakoff 遗忘状态

表现为近事遗忘，对 1~2min 前讲过的事情可完全不能记忆，易遗忘近期接触过的人名、地点和数字，为填补记忆空白，病人常无意地编造情节或远事近移，出现错构和虚构，学习和记忆新知识困难，需数周或数月重复，才能记住自己的床位和医生或护士的姓名。检查时可重复一系列数字或词，即时记忆常可保持，短时和长时记忆不完整，但仍可进行某些长时间建立的模式。

患者起病隐袭，精神改变隐匿，早期不易被家人觉察，不清楚发病的确切日期，偶遇热性疾病、感染、手术、轻度头部外伤或服药患者，因出现异常精神错乱而引起注意，也有的患者可主诉头晕、难于表述的头痛、多变的躯体症状或自主神经症状等。

（1）近期记忆力减退。近期记忆下降是阿尔茨海默病早期最常见、最突出的症状。好忘事，记不起不久前发生的事情，如记不起前几天家里来过什么客人；购物时忘记付款或付了款转身就走，忘了拿买好的物品；自己讲述的事情或告诉他人的某件事前讲后忘、变得唠叨不停；难以记住新事物，如新住址、新电话号码、刚看过的报纸或电视内容。但近期的记忆力下降不会影响远期记忆，能记起过去的事情。所以他们会常常对你讲述以往的经历来填补现在的不足，变得怀旧。常常误认为老人记忆力很好，对过去的事情都能记住，并没有“老糊涂”。这也是家属最容易忽视的地方。

（2）难以胜任家务。做事“丢三落四”。如以往烧得一手好菜，现在却经常忘了放盐或重复放盐或错将糖当作盐等，使饭菜难以下咽；常常忘了自己的眼镜、钥匙、钱包、首饰等物品放在何处而四处寻找，一旦找不到就猜疑是别人拿了，引发家庭矛盾。

（3）计算能力下降。早期主要表现是复杂的大数目的账不会算或计算速度变慢，以后逐渐出现买小物品也不会算账。

（4）语言障碍。早期主要表现为词汇减少。因忘记简单的词语，而突然中断讲话或以不常用的词语及不相关的词来代替，虽然能喋喋不休地说，但说出来的话颠三倒四、不得要领，让人无法理解。

（5）时间、地点定向障碍。偶尔记不起今天是星期几、几月几日不足为怪，但阿尔茨海默病患者甚至不知道今年是哪一年、现在是几月份，在熟悉的地方（如自己居住的街道）常走错方向，不知道回家的路，甚至迷路。

（6）理解力、判断力下降。对周围发生的事情不能做出相应的判断，但是能正确处理日常生活、工作中的琐事。在学习某项新技术时不得要领，甚至对电视或报纸内容不理解，问其问题时，不知所云。

（7）情绪和性格改变。情绪变化，有的坐立不安、易激动或淡漠、抑郁，有的主观任性，顽固、多疑，尤其是自己存放的贵重物品找不到时就怀疑被别人偷走了。

（8）主动性丧失。表现为社会活动及兴趣减少，不愿意参加原来喜欢的活动，对他人也不热情，整天呆坐在家或终日昏昏欲睡，无所事事。

以上这些症状是最常见的，但不是每个患者都会出现。这些症状相互穿插，不同的患者表现各异。一旦发现有记忆力减退或“老糊涂”现象应尽早去医院就诊，不要错过最佳时机。

执行功能是人们成功从事独立的、有目的的、自我负责的行为的能力，是指个体在实现某一特定目标时，采取灵活优化方式来计划、排序、监控目标指向性行为的认知技能。它不是一个单一的功能，可以分成抽象推理、优势抑制、定势转换、计划、流畅性和工作记忆等多个亚领域。同时目前有诸多的研究表明，雌激素水平下降与认知功能障碍密切相关。

三、视空间功能受损

由视觉原因造成物体在空间内的各种特性的认识障碍称为视觉性空间知觉障碍，简称视空间功能障碍，可早期出现，表现为严重定向力障碍，在熟悉的环境中迷路或不认家门，不会看街路地图，不能区别左、右或泊车；在房间里找不到自己的床，辨别不清上衣和裤子以及衣服的上下和内外，穿外套时手伸不进袖子，铺台布时不能把台布的角与桌子角对应；不能描述一地与另一地的方向关系，不能独自去以前常去的熟悉场所。系由于顶－枕叶功能障碍导致躯体与周围环境空间关系障碍，以及一侧视路内的刺激忽略。

（一）失认

失认是指感觉通路正常而患者不能经由某种感觉辨别熟识的物体，此种障碍并非由于感觉、言语、智能和意识障碍所引起，主要包括视觉失认、听觉失认、触觉失认、体象失认。

1. 视觉失认

患者视力能够看到物体，但不能辨认视觉对象。包括物体失认、颜色失认和面容失认等。如不能认识亲人和熟人的面孔。

2. 听觉失认

患者听力能够闻及，但不能辨别原熟悉的声音。

3. 触觉失认

患者触压觉、温度觉和本体觉正常，但不能通过触摸辨认原熟悉的物品。

4. 体象失认

患者基本感知功能正常，但对自己身体部位的存在、空间位置和各部分之间的关系认识障碍。

（二）失用

是指在意识清楚、无感觉和运动功能障碍或其不足以影响相关活动的情况下，患者丧失完成有目的复杂活动的能力。主要包括肢体运动失用、观念性失用、结构性失用、穿衣失用等。

1. 肢体运动失用

患者不能完成有目的的复杂动作，执行指令、模仿和自发动作均受影响，多见于上肢。如：前臂的屈伸、握拳、划火柴或做手势等。

2. 观念性失用

患者能够完成复杂行为中的单一或分解动作，但不能把各分解动作按逻辑顺序有机结合构成完整行为。如点火吸烟时把火柴棒放进嘴里，而将香烟当火柴棒划火柴盒。

3. 结构性失用

患者无个别动作的失用，也能理解空间排列的位置关系，但涉及空间结构关系的复杂行为能力受到损害。如：不能模仿火柴棒排列的图案、不能模仿画图和摆搭积木等，而患者能够认识自己的错误。

4. 穿衣失用

患者不能正确穿衣裤，衣裤穿得内外不分，手穿衣袖困难。

5. 计算力障碍

亦称“失算症”或“计算不能”。数学符号认识和运用障碍，患者不能应用数学符号进行计算，特别是十位数以上的四则运算，严重者甚至对个位数也不能运算，有的病人会读错数字，写错数字或写错数字的顺序和位置，常弄错物品的价格、算错账或付错钱，最后连最简单的计算也不能完成。

同时早期的特点还包括以下至少 2 个领域的认知或行为损害：①学习并记住新信息的能力受损。症状包括：重复问题或谈话，乱放个人财物，忘记重要事件或约会，在一个熟悉的路线上迷路等。②推理能力和处理复杂任务的能力受损，判断力差。症状包括：理解力差，无法管理财务，决策制定能力差，无法规划复杂或连续的活动。③视空间功能受损。症状包括：不能识别面孔或常见物品，尽管视力很好仍不能通过直接观察找到物品，不能操作简单的工具，穿衣定向障碍等。④语言功能受损（说、读、写）。症状包括：说话时找词困难、犹豫不决，语音、拼写或书写错误。⑤人格、行为或举动改变。症状包括：异常的情绪波动如激动不安、动机缺乏、主观努力减弱、淡漠、失去动力、回避社交、对以往活动的兴趣减低、失去同理心、强迫的或强迫观念行为、同社会相悖的行为等。

阿尔茨海默病早期的 CT 改变主要是皮质萎缩、脑沟增宽，海马是阿尔茨海默病累及的主要结构。在所有影像学手段中，MRI 对脑解剖结构的显示最清晰，分辨率最高，可清楚区分脑灰质和脑白质，显示痴呆患者脑沟增宽加深、脑室扩大的情况，并可在任意方向直接断层，进行脑内结构（如海马、杏仁核等）的线性、面积和体积测量，为评价患者脑萎缩状况提供精确指标。病理研究显示，内侧颞叶，包括海马和内嗅区皮质，在阿尔茨海默病早期即可出现大量神经元纤维缠结和老年斑沉积。内嗅区皮质为最早受累部位，海马萎缩可能是两者间投射纤维受影响的继发改变。

脑功能影像学检查有助于观察阿尔茨海默病患者主要的病理学特征 - 神经元丢失、神经元纤维缠结沉积、胆碱能耗竭、老年斑等，有助于理解其病理生理学机制。由于大脑局部病变早期常表现为血流及代谢活动改变，后期才有结构变化，故脑功能影像学技术有助于辨认疾病早期病理变化。

磁共振弥散加权成像（DWI）是一种对组织中水分子的微观运动较为敏感的技术。水分子的扩散能力与组织超微结构对其限制作用有关，阿尔茨海默病患者脑内淀粉样蛋白沉积、髓鞘脱失和轴突变性可引起细胞膜破坏，使水分子的扩散力增高。出现相应区域的表观弥散系数增高；同时与老年斑有关的胶质增生可以使细胞外间隙增大，从而对水分子扩散的限制力下降，使表观弥散系数增高。阿尔茨海默病患者在影像学证实海马体积减小前，就可检测出表观弥散系数的增高。因此，表观弥散系数在阿尔茨海默病早期诊断方面有一定的价值。

弥散张量成像（DTI）是在 DWI 基础上发展起来的新技术，可定向或非对称地研究组织内水的微观运动，跟踪神经纤维的走向，显示脑白质纤维束的走向，并可观察白质纤维束的空间方向性和完整性。由于 DTI 能反映阿尔茨海默病患者脑内水分子扩散的异常改变，间接指明扩散屏障，如细胞膜、轴索的病变，又能显示出 T2WI 上形态正常区域的病变，因此可作为阿尔茨海默病的早期影像学诊断方法。

第三节 阿尔茨海默病中度或中期的特征

在轻度至中度阿尔茨海默病阶段，与阿尔茨海默病早期相比，大脑负责记忆、思考和计划的区域形成的斑块和缠结更多。结果导致患者的记忆和思考能力受损，干扰了正常工作和生活。这些患者会感到困惑，在记忆、语言表达和正常思考方面出现困难。很多阿尔茨海默病患者都在这一阶段被确诊患病。

在此阶段，斑块和缠结扩散到以下区域：①负责说话和对语言理解的区域。②负责身体与周围物体联系的感觉区域。

（1）病理检查：大脑皮质萎缩，脑回变平，脑沟增宽，脑室扩大，重量减轻。萎缩于颞、顶前额和海马区最明显，以早期起病者表现更加显著。

（2）进展：随着阿尔茨海默病的进展，患者的性格和行为会发生变化，逐渐不认识朋友和身边的亲人。

他们的记忆和其他认知功能出现大的障碍，开始需要人陪护。患者有可能忘记家庭住址和电话号码，记不得在哪读的小学和中学，搞不清现在是哪个月份或什么季节，不知道自己现在在哪，需要人帮着挑选合适的衣着出门。但他们通常还是记得自己和家人的名字，吃饭如厕也能自理。

（3）重度认知功能下降：这些症状属于中偏重度或中期阿尔茨海默病。表现为患者的记忆力变得更差，性格变化开始明显，日常生活不能自理。他们可能完全忽略周围的人和事，出现睡眠障碍，吞咽困难，频繁大小便，幻听幻视，神经质地重复某个动作，无目的地闲逛并迷路。在此阶段病人仍知道自己是谁，可能叫不出家人名字，但还能分辨熟人和陌生人。

（4）精神障碍：患者出现智能障碍，计算、判断力差，概括能力丧失，注意力涣散，主动性、解决问题能力、人际交往技能、逻辑和推理都进行性受损。

患者面无表情、情感淡漠或出现抑郁症状；出现妄想症状时，妄想不系统也不固定。此外也可出现幻觉、错觉、冲动行为；大、小便失禁，失眠和性功能障碍。

（5）神经系统症状：可出现颅神经麻痹、锥体束征、震颤、步态不稳、共济失调等。约1/3患者可见癫痫发作。晚期可见肢体挛缩。

第四节 阿尔茨海默病重度或晚期的特征

在阿尔茨海默病晚期阶段，患者大部分的大脑皮层已经严重受损。神经细胞死亡而大脑严重萎缩。此时患者已经丧失与人交流、识别家人和亲密爱人、自我照顾的能力。

患者失去了对环境的感知力，说话和行动都很困难。他们可能念叨一些没有意义的词语或句子碎片，大小便失禁，要人喂食，走路要人扶，甚至坐不稳、不能抬头或微笑、肌肉僵硬、出现不正常的条件反射等等。

晚期阿尔茨海默病患者常常合并多种并发症。

一篇发表在《新英格兰医学杂志》上的前瞻性观察研究指出，阿尔茨海默病的晚期主要以肺炎、发热、进食困难、极高死亡率为特征。

研究者随访了300余例阿尔茨海默病晚期患者。其中近25%的患者在6个月内死亡，50%的患者在18个月的随访期内死亡。常见问题为感染和进食困难，一旦出现，预示着较高的死亡率。经过调整分析发现，那些至少发作过1次肺炎的患者6个月死亡率为47%；出现发热，则为44%；出现进食困难者为39%。在生命的最后3个月里，大约40%的患者背负着沉重的医疗干预（如肠外营养、住院、鼻饲等）。

1. 晚期患者的自理能力丧失

阿尔兹海默病患者在晚期已经完全丧失生活自理能力了。没有自理能力造成的后果是：

（1）不能活动，长期卧床易真菌感染；

（2）饮食量急剧减少，体重急剧下降，机体免疫系统功能大为受损。

由于免疫能力的下降，感染就可能是致命的。实际上，2/3的阿尔茨海默病患者最终死于肺炎。

2. 晚期患者被感染的概率增加

为了降低阿尔茨海默病晚期患者被感染的概率，一般的措施有：

（1）保持清洁，特别是嘴和牙齿的清洁；

（2）注意观察，及时处理伤口；

（3）每年注射流感疫苗；

（4）确保患者摄入了足够的食物和水分。

平均来说，被确诊为阿尔茨海默病的患者存活时间是4~6年，但个体差异很大，从3年到20年不等，并且估算晚期患者预期寿命十分困难。一项有关临终关怀的指南指出，预期寿命小于6个月的痴呆患者，其功能性评估分级工具评估为7c期，并伴有6种并发症中的1种。然而，已有的指南并不能准确地预测患者的生存期。

3. 预期寿命

评估痴呆患者生存期小于6个月的临终关怀指南：

（1）患者必须 > 7c期，并且具备6a~7c期患者所有的特征：

1期：无任何主观的或客观的症状；

2期：有主观的遗忘主诉；

3期：由他人证实的工作能力下降以及外出困难；

4期：进行复杂工作的能力下降（比如处理钱财，或者组织多人聚餐）；

5期：不能根据天气、季节和场合来穿合适的衣服；

6a期：无帮助情况下不能自行穿衣，偶尔或经常；

6b期：无帮助情况下不能自行洗漱，偶尔或经常；

6c期：无帮助情况下不能自行如厕，偶尔或经常；

6d期：尿失禁，偶尔或经常；

6e期：大便失禁，偶尔或经常；

7a期：自发语言减少，平均每天可使他人听懂的单词数少于6个；

7b 期：自发语言减少，平均每天可使他人听懂的单词数少于 1 个；

7c 期：不能独立行走；

7d 期：不能独坐；

7e 期：不能微笑；

7f 期：不能抬头。

（2）患者在既往 1 年内至少有以下 1 项：吸入性肺炎、肾盂肾炎或泌尿系感染、败血症、压疮（多处）、3~4 期的抗生素治疗后仍出现发热、进食障碍（进食不足以维持生命）。

值得注意的是，任何疾病的发生发展都是一个因人而异的渐进过程。实际生活中并不是每个患者都会出现那些列举的症状，症状出现的时间也有个体差异。如果怀疑自己或者身边的人患上了阿尔茨海默病，在互联网 + 的时代，切忌仅凭网上的信息自行对号入座，而应去医院找医生，让医生根据现代医学的知识和标准来诊断。

（陈桂生）

参考文献

[1] Bozzao A, Floris R, Baviera M E, et al. Diffusion and perfusion MR imaging in cases of Alzheimer's disease: correlations with cortical atrophy and lesion load. AJNR, 2001, 22: 1030–1036.

[2] Burns A. Psychiatric phenomena in dementia of the Alzheimer type. Int Psychogeriatr, 1992, 4（Suppl 1）: 43.

[3] Chui H C. Dementia, a review emphasizing clinical pathologic correlation and brain–behavior relations hips. Arc hives of Neurology, 1989, 46（7）: 806.

[4] Cummings J L, Back C. The cholinergic hypothesis of neuropsychiatric symptoms in Alzheimer's disease. Am J Geriatr Psychiatry, 1998, 6（2 Suppl 1）: S64.

[5] Delacourte A, David J P, Sergeant N, et al. The biochemical Pathway of neurofibrillary degeneration in aging and Alzheimer's disease. Neurology, 1999, 52（6）: 1185.

[6] Fox N C, Cousens S, Scahill R, et al. imaging of onset and progression of Alzheimer's disease with voxel compression mapping of serial magnetic resonance images. Lancet, 2001, 358: 201– 205.

[7] Gómez–Isla T, Price J L, McKeel D W Jr, et al. Profound loss of layer II entorhinal cortex neurons occurs in very mild Alzheimer's disease. Journal of Neuroscience, 1996, 16（14）: 4491–4500.

[8] Jagust W, Thisted R, Devous MD Sr, et al. SPECT perfusion imaging in the diagnosis of Alzheimer, s disease: a clinical pathologic study. Neurology, 2001, 56: 950– 956.

[9] Jessen F, Block W, Traber F, et al. Proton MR spectroscopy detects a relative decrease of N –acetylaspartate in the medial temporal lobe of patients with AD. Neurology, 2000, 55: 684– 688.

[10] McKhann G M, Knopman DS, Chenkow H, et al. The diagnosis of dementia due to Alzheimer's disease: recommendations from the National Institute on Aging–Alzheimer's Association workgroups on diagnostic guidelines for Alzheimer's disease. Alzheimer's Dement. 2011, 7: 263.

[11] Melhem E R, Mori S, Mukundan G, et al. Diffusion tensor MRimaging of the brain and white matter tractography. AJR, 2002, 69: 528–530.

[12] Miles L E, Dement W C. Sleep and aging. Sleep, 1980, 3（2）: 1–220.

[13] Okamura N, Arai H, Higuchi M, et al. [^{18}F] FDG-PET study in dementia with Lewy bodies and Alzheimer's disease. Prog Neuropsychopharmacol Biol Psychiatry. 2001, 25 (2) : 447–456.

[14] Pahkala K, Kesti E, Kongas-Saviaro P, et al. Prevalence of depression in an aged population in Fin l and1J21 Soc Psychia Epidemiology, 1995, 30 : 99–1061

[15] Petersen R C, Thomas R G, Grundman M. et al. Vitamin E and donepezil for the treatment of mild cognitive impairment. N Engl J Med, 2005, 352: 2379–2388.

[16] Reefer B V. Alzheimer's disease: behavioral approAChes. Int Psychogeriatr. 1996, 8 Suppl 1: 99–102.

[17] Teri L, Rabins P, Whitehouse P, et al. Management of behavior disturbance in Alzheimer's disease: current knowledge and future direct-ions. Alzheimer Dis Assoc Disord, 1992, 6 (2) : 77.

[18] Rodriguez G, Vitali P, Calvini P, et al. Hippocampal perfusion in mild Alzheimer's disease. Psychiatry Res, 2000, 100: 65– 74.

[19] Serling R A, Aisen P S, Beckett L A, et al. Toward defining the preclinical stages of Alzheimer's disease: recommendations from the National Institute on Aging. Alzheimer's Association workgroups on diagnostic guidelines for Alzheimer's disease. Alzheimer's Dement, 2011, 7: 280–292.

[20] McKhann G M, Knopman D S, Chertkow H, et al. 美国国立老化研究所与阿尔茨海默病协会诊断指南写作组：对阿尔茨海默病诊断指南的推荐和介绍 . 贾建平 , 陆璐 , 张逸弛 , 等译 . 中华神经科杂志 , 2012, 45: 352–355.

[21] 程怀东 , 尹长林 , 谢丹丹 , 等 . 阿尔茨海默病的前瞻性记忆损害 . 中华神经科杂志 , 2011, 44 (10) : 698–701.

[22] 陈晓红 , 王荫华 . 轻度认知功能损害——AD 的极早期阶段 . 中华神经科杂志，2002，35 (6) : 374–376.

[23] 贾建平 , 唐毅 , 王芬 . 重视阿尔茨海默病的痴呆前阶段 . 中华神经科杂志 , 2013, 46 (1) : 2–4.

[24] 李延峰 . 阿尔茨海默病的临床特点和诊治 . 中华老年医学杂志 , 2009, 28 (7) : 614–616.

第三章
关于阿尔茨海默病的病因

内容提要

距离人们发现阿尔茨海默病已百年有余，世界各地的研究者们始终在尝试通过多种途径探索该病病因。多年以来，多种因素曾被怀疑是阿尔茨海默病的病因，遗传因素与环境因素的相互作用也成为该病病因学研究重点。在探索阿尔茨海默病病因的过程中，β－淀粉样蛋白级联假说与 τ 蛋白假说的意义不容小觑；此外，许多其他学说也在解释该病病因方面发挥着重要作用。现在，人们已经确定了阿尔茨海默病的诸多危险因素，这对该病病因学研究具有重要的提示作用，且为疾病防治提供了理论依据与实践指导。

目　录

第一节　百年来阿尔茨海默病的病因研究

1901 年 11 月，德国外科医生 Alois Alzheimer 教授在法兰克福市市立精神疾病与癫痫研究所工作时，接诊了一名 51 岁的患者——Auguste D，她的主要临床表现为渐进性记忆障碍，并伴有幻视与幻听。Auguste D 于 1906 年 4 月死亡，当时，Alzheimer 教授转至慕尼黑大学皇家精神病解剖实验室工作，因此，Auguste D 的大脑被送往慕尼黑大学进行分析。Alzheimer 教授发现该患者存在脑皮质萎缩，银浸染色后发现，患者脑中存在老年斑（senile plaque，SP）

及神经纤维缠结（neurofibrillary tangles，NFT）。其中，老年斑已由 Blocq 与 Marinesco 在老年癫痫患者脑中观察到过，神经纤维缠结则是首次被发现。1906 年 11 月 4 日，第 37 届西南德国精神病学家会议在德国图宾根（Tübingen）举行，Alzheimer 教授报道了这一发现，此后，又有人报道了 4 例相似病例，随后 Emil Kraepelin 将该病命名为阿尔茨海默病（Alzheimer's disease，AD）。

20 世纪 80 年代人们获知这些阿尔茨海默病的病理表现——老年斑和神经纤维缠结主要由一些异常蛋白组成。这些异常蛋白首先在内嗅区皮质产生，然后扩展到海马回，最后蔓延至大脑皮质，继而导致神经元退化，直到大脑死亡（Sippl et al，2001）。虽然已经过去了百余年，但是 Alzheimer 教授所发现的这些异常病理表现至今仍被看作是阿尔茨海默病的典型病理特征（Goedert et al，2006）。

自 Alzheimer 教授发现此病至今已百余年，世界各地的研究者们始终在尝试通过多种途径探索该病的病因。有研究者发现在某些家系中阿尔茨海默病的发病率较其他家系更高，提示该病具有遗传性病因。如今，人们认为，大约有 5% 的阿尔茨海默病患者为家族型，而其余 95% 的患者则被认为是散发型阿尔茨海默病患者。回顾 20 世纪中期，研究者们则认为：阿尔茨海默病患者很可能因如病毒、神经毒素、细菌感染或者营养因素等环境因素而罹患此病。

正如本节下文所述，世界各地的研究者们曾寻找各种科学依据支持上述危险因素在痴呆症或认知功能障碍中的作用，然而这些因素并不直接导致阿尔茨海默病。

一、环境因素

（一）病毒感染

病毒曾被怀疑是阿尔茨海默病的病因。20 世纪 50 年代，在巴布亚新几内亚的东部高地上，尤其是在一个叫做 Fore 的小型部落中，居民患上一种症状与帕金森氏症和阿尔茨海默病非常相似的疾病。该病通过族内食人的习俗在个体间传播，被称为“库鲁病”。“库鲁”一词在当地的含义是“害怕地颤抖”，最初患者只是感到头疼和关节疼，数周之后出现行走困难，并伴随着肢体颤抖，疾病发展到晚期，患者会丧失记忆，认不出家人和朋友；对其脑部进行病理学观察发现，其脑部亦存在大量的老年斑。随后，研究者们发现：库鲁病与疯牛病一样，同属与克 - 雅综合征相关的病毒性痴呆，通过变异的朊病毒传播，且无法治愈。幸运的是，这种食用逝者器官的习俗已被禁止，从而使该病得到了较好的控制。这些发现促使全世界的研究者们高度重视病毒感染与阿尔茨海默病的关系，然而，人们对阿尔茨海默病患者血液中及脑脊液中几乎所有已知类型的病毒进行检测，并没有发现两者间存在关联。如今，虽然有研究表明，慢性炎症具有促进阿尔茨海默病的作用，但是如今国际学术界的共识是：阿尔茨海默病并非病毒源性疾病（Lindenbaum，2008）。

（二）神经毒物

环境中的其他生物类及非生物类毒物也曾被认为是阿尔茨海默病的病因。1987 年，在加拿大大西洋省爆发了一场以严重的认知功能障碍为特点的流行性重度痴呆。流行病学调查表明，所有患者在发病几小时或几天之前均食用过从附近某一捕鱼区域捕获的贝类。镜检发现这一区域的贝类被长链羽状硅藻感染，这种藻类可释放强烈的神经毒素软骨藻酸（Domoic acid），其

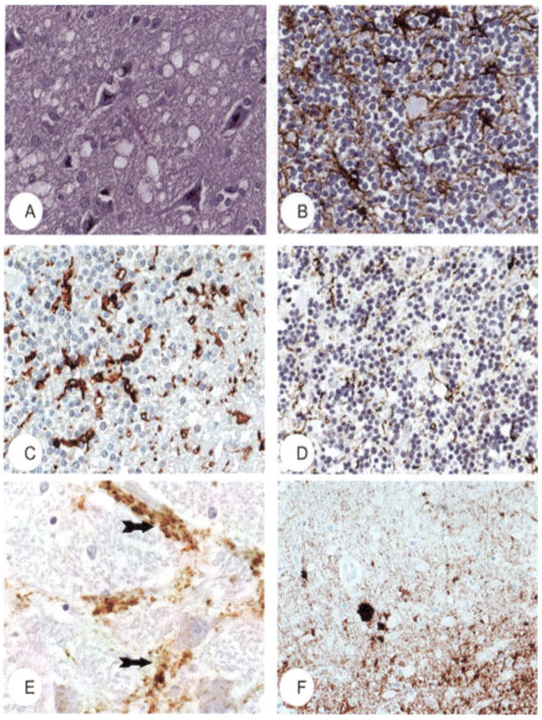

(A) 苏木素－伊红染色显示经典的海绵样变；(B) 胶质原纤维酸性蛋白免疫组织化学染色显示星形胶质细胞增生；(C) 人类白细胞抗原免疫组织化学染色显示小胶质细胞；(D) 神经纤丝蛋白免疫组织化学显示神经突起；(E) 朊蛋白免疫组织化学染色显示传染性海绵状脑病的病理学表现。箭头指示神经细胞周卫星细胞。神经突触有朊蛋白与 β 淀粉样肽富集。图 (A) 与图 (E) 为大脑皮质，图（B）～图（D）、图（F）为小脑。

库鲁病的神经病理学改变

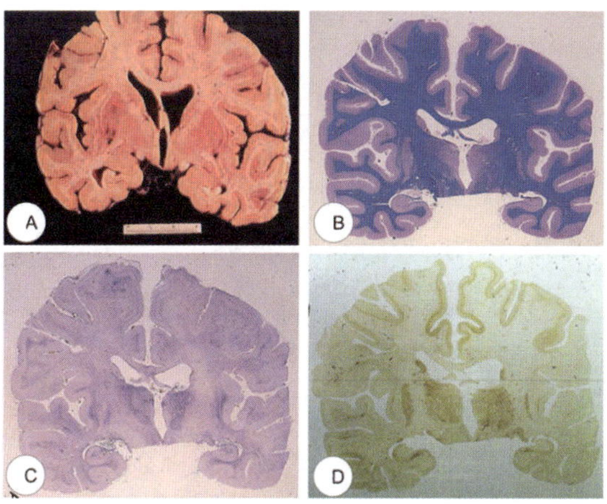

(A) 冠状切面；(B) 快蓝染色；(C) 坎茨勒染色发现星形胶质细胞增生；(D) 朊蛋白免疫组织化学染色显示库鲁病是一种传染性海绵状脑病。

库鲁病患者脑病理学切片

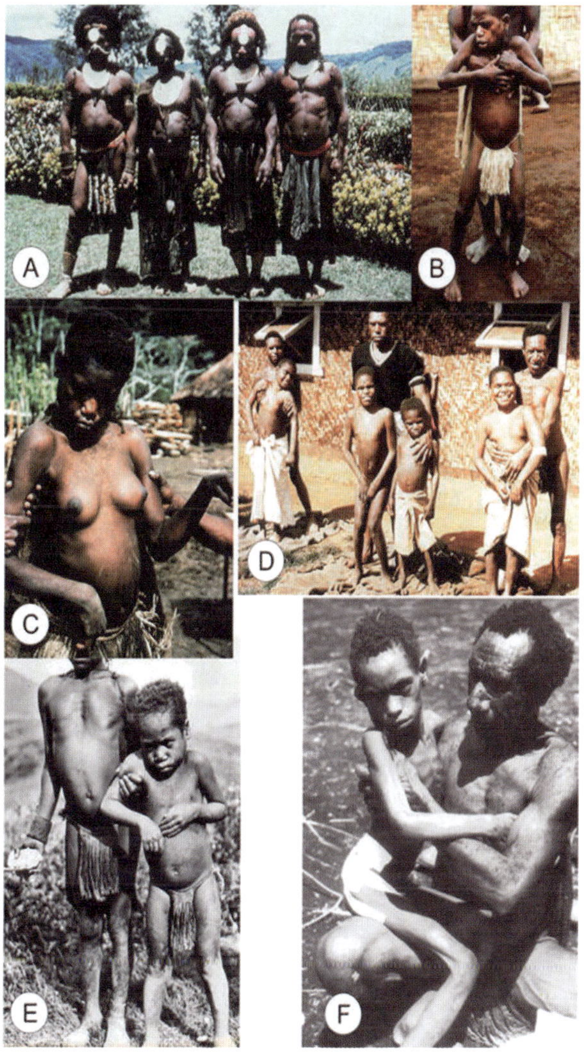

(A) Fore 岛上的居民；(B) 由其父亲搀扶着的一名患有库鲁病的男孩；(C) 患有库鲁病的妇女；(D) 几个患有库鲁病的孩子；(E) 一个由未成年人搀扶着的患有库鲁病的男孩；(F) 一位重度库鲁病患者。

库鲁病患者

图 3-1 库鲁病患者及其脑组织病理学观察

结构与红藻氨酸和谷氨酸类似，该毒素作用于海马，而海马是负责调节人类记忆编码的大脑区域，该毒素严重破坏海马区负责记忆和学习的神经元区，可引起与阿尔茨海默病相似的认知功能障碍。此次爆发事件后，加拿大政府开始监测捕鱼区软骨藻酸的浓度，当贝肉中该毒素含量超过20 μ g/g 时，将禁止捕捞。

然而，研究结果表明散发型阿尔茨海默病并非由此类神经毒素引起。此外，也没有确凿的证据表明其他神经毒素是阿尔茨海默病的确切病因。近来，已鲜有学者认为阿尔茨海默病仅仅由环境因素作用引起，更多学者越来越倾向于将研究重点放在遗传因素与环境因素的相互作用上。（参考自网页 http://www.whoi.edu）

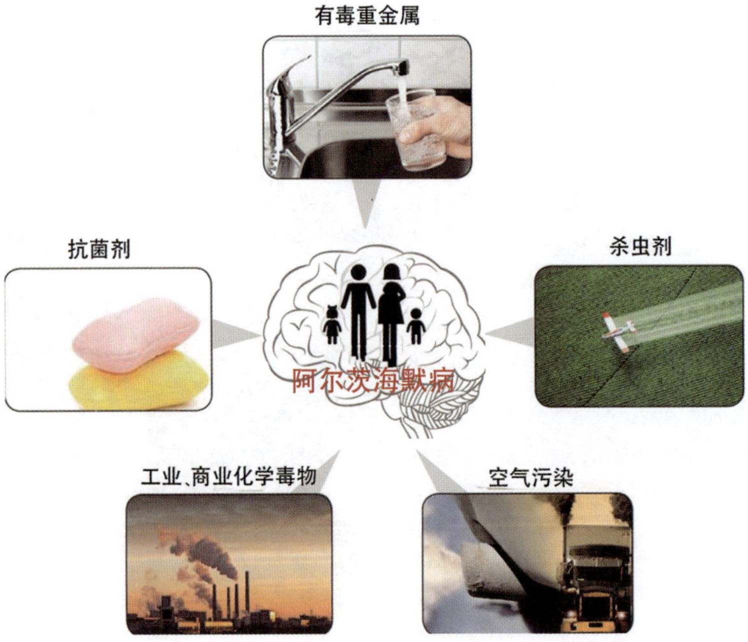

图 3-2　环境因素与阿尔茨海默病（Yegambaram et al，2015）

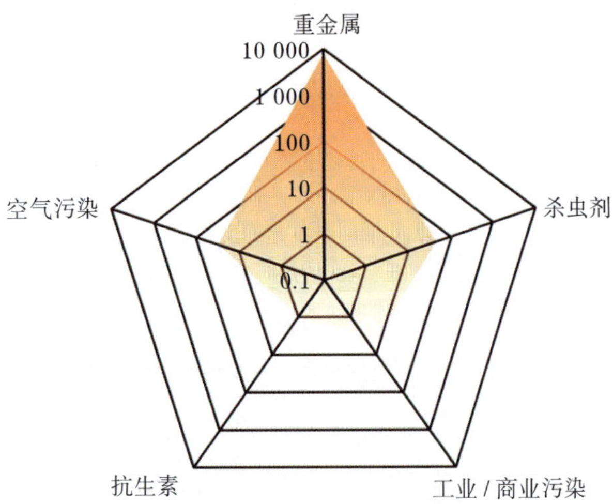

图 3-3　支持重金属与阿尔茨海默病相关的证据（Yegambaram et al，2015）

（三）重金属

在排除以上假说后，一些流行病学研究结果表明铁、铝、铜、锰等金属元素可能是阿尔茨海默病形成的危险因素，参与阿尔茨海默病的发病过程。在 40 余年的研究过程中，大量研究结果提示，铝和铁元素可能是阿尔茨海默病发病的危险因素。通过尸检发现，在阿尔茨海默病患者大脑中，铝元素集中在老年斑、神经纤维缠结和细胞核的 DNA 中，含量较正常人增高 1.5~3.0 倍；铝元素还被证实可以用于诱导阿尔茨海默病模型动物（Zhang et al，2012）。另有一些研究者

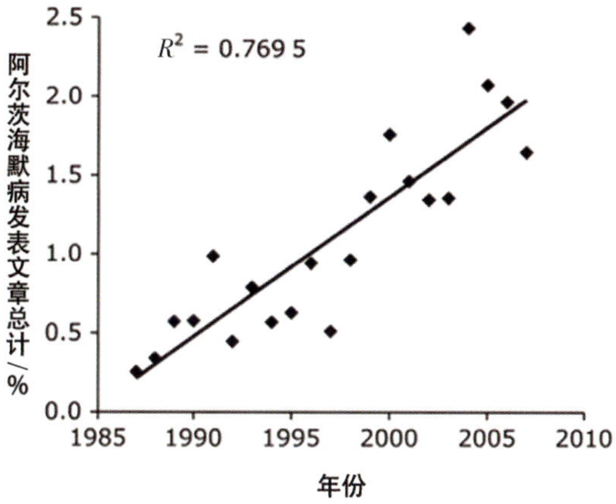

含有“阿尔茨海默病”与“锌”或“铜”关键词的文章数目

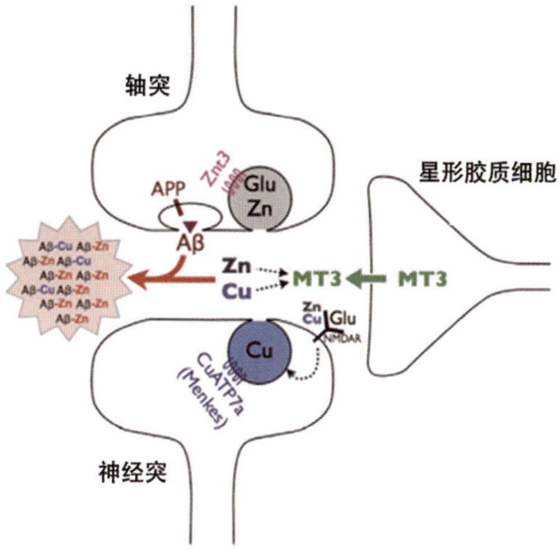

图中外文翻译：谷氨酸（Glu），锌（Zn），铜（Cu），金属转运体 3（MT3）

锌、铜与谷氨酸能神经元突触

图 3-4 锌、锌、铜与阿尔茨海默病（Barnham et al, 2003）

注：锌离子由金属转运体 3 富集于突触前膜囊泡中，与谷氨酸共表达，在突触间隙中的浓度可达 300 μM。在突触后膜，N- 甲基 -D- 天冬氨酶可激活突触后膜铜离子释放，继而引发铜 - 三磷酸遥腺苷酶转位与铜负载的囊泡向突触间隙迁移；铜离子在突触间隙的浓度可达 15 μM。铜与锌在阿尔茨海默病中的作用有 2 方面：一是它们可以阻断 N- 甲基 -D- 天冬氨酶受体。二是 β - 淀粉样多肽被释放入突触间隙，在铜离子与锌离子存在的情况下，还可被氧化并形成可溶性与非可溶性的寡聚体。邻近的星形胶质细胞可将金属转运体 3 释放入突触间隙，金属转运体 3 可以缓解阿尔茨海默病中的以上变化，但它的浓度会随阿尔茨海默病病程的加剧而降低。

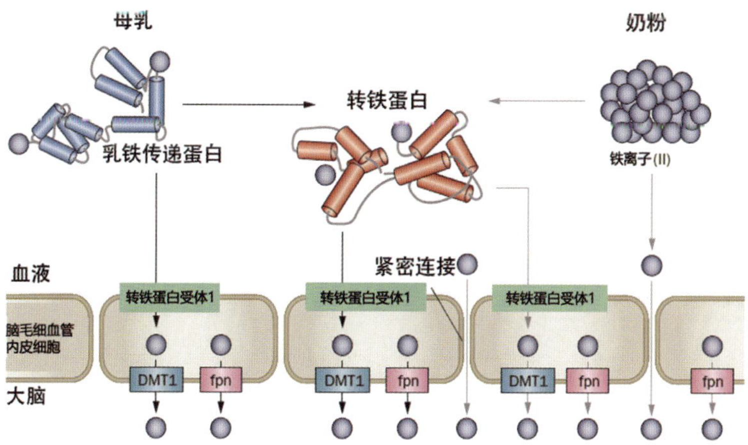

脑发育过程中铁摄取机制

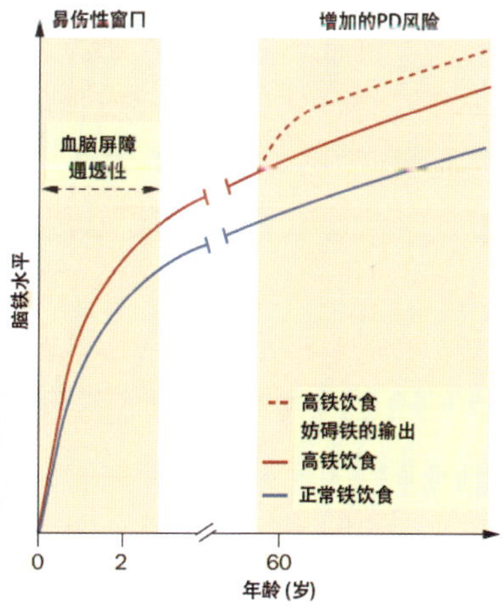

生命早期膳食铁水平与脑组织铁富集

图 3-5 铁与阿尔茨海默病（Hare et al，2015）

表明锌、铁、铅等微量元素对阿尔茨海默病的发生也有促进作用（Wang et al，2012）。然而，目前为止尚没有足够的证据表明上述金属元素与阿尔茨海默病有直接的关联。

二、遗传因素

流行病学研究表明，家族史是阿尔茨海默病的一个重要的危险因素，因此，研究者们日渐重视遗传因素在阿尔茨海默病发病中的作用。阿尔茨海默病被分为 2 个不同的类型：家族型，在每一代人之间进行遗传；散发型，在人群中的发病相对随机。

（一）家族型阿尔茨海默病

家族性阿尔茨海默病与常染色体突变相关。在阿尔茨海默病患者中，家族型阿尔茨海默病患者相对少见，他们一般会在 30~55 岁时发病，也不排除有些患者会在 65 岁之后发病。这类阿尔茨海默病患者病情进展更为迅速，而且无法预防。流行病学研究表明，在发达国家家族型阿尔茨海默病患者占所有阿尔茨海默病患者的 3%~5%，且在患者家族中，其子代有 50% 的概率发病。

老年斑是阿尔茨海默病的典型病理特征。它是由一种我们现在称之为 β－淀粉样前体蛋白的肽段组成。（β-apeptide，Aβ）β－淀粉样蛋白是由 β－淀粉样前体蛋白（amyloid precursor protein，APP）经过一系列酶解过程之后形成的，β－淀粉样蛋白单体又可形成寡聚体，表现出较强的神经毒性。β－淀粉样蛋白会在大脑中慢慢堆积数年甚至数十年，在阿尔茨海默病症状出现前即可形成老年斑，直接影响家族型阿尔茨海默病患者疾病进程。

20 世纪 80 年代，几个研究小组在加拿大和法国发现了与家族型阿尔茨海默病相关的 3 种基因突变。这 3 种基因所编码的蛋白均参与了 β－淀粉样前体蛋白的酶解，它们分别位于 1 号、14 号和 21 号染色体（George-Hyslop，2000）。研究表明，这 3 种基因并非仅仅是阿尔茨海默病的危险因素，而是确实能够引起此病发作。这一发现的贡献体现在 2 方面：一方面，它让我们对家族型阿尔茨海默病病情发展中的病理变化和生物学进程有了更好的了解；另一方面，研究者们也利用这 3 种基因的突变，制成了转基因阿尔茨海默病模型动物，以方便阿尔茨海默病的基础研究（Zhang et al，2015）。

除此之外，研究家庭型阿尔茨海默病的意义不仅仅局限于造福此类患者。家族型阿尔茨海默病患者虽然所占比例较少，但是其病理表现却更为典型。与此同时，由于不论是在家族型阿尔茨海默病还是散发型阿尔茨海默病的病程中，大脑对记忆和学习相关神经元缺失的反应是相似的。所以，研究家族型阿尔茨海默病的遗传因素不仅仅会造福家族型阿尔茨海默病患者，对研究及防治散发型阿尔茨海默病也具有积极的意义。基于以上事实，我们有可能应用家族型阿尔茨海默病模型来设计或研制新的疗法与新型药物，而这些新疗法与新药物不仅针对家族型阿尔茨海默病患者，也可以用于对散发型阿尔茨海默病患者的治疗。

（二）散发型阿尔茨海默病

相对于家族型阿尔茨海默病，散发型阿尔茨海默病则有不同的病理进程以及遗传危险因素。与家族型阿尔茨海默病不同的是，研究人员仍未发现引起散发型阿尔茨海默病的明确病因或致病基因。不过，许多遗传性危险因素已经得到了确认，这些危险因素同心血管疾病相关危险因素存在部分重叠。

20 世纪 60 年代，人们意识到不仅家族型阿尔茨海默病代代相传，其他散发型阿尔茨海默病也会出现家庭聚集性。即遗传性危险因素在家族之内传递，若个体在携带遗传性危险因素的同时又暴露在特定的环境触发因素（肥胖、高胆固醇血症等）中，遗传因素与环境因素共同作用，导致阿尔茨海默病发病，并在疾病进程中起到一定作用，这种阿尔茨海默病病因的假设被称为“基因反应学说”。借助同卵双胞胎和异卵双胞胎作为研究对象，研究者们已经能够评估遗传因素在阿尔茨海默病发病中的贡献率。

随着时间的推移，研究者们发现越来越多与阿尔茨海默病相关的基因遗传因素在阿尔茨海默病病因中的贡献率也相应地越来越高。截至 20 世纪 90 年代，大家认为遗传因素作用于阿尔茨海默病的风险概率约为 25%。21 世纪以来，大量以双胞胎为研究对象的大型流行病学研究使得研究者们将散发型阿尔茨海默病的遗传风险确定在 75%~80%（Lichtenstein et al，2015）。现在研究发现，散发型阿尔茨海默病虽然不是单纯地由某些基因突变直接导致，但遗传因素仍然在阿尔茨海默病发病及病程进展中仍起到一定作用。通过研究遗传易感性和高风险环境因素的相互作用，在未来，我们或许能更好地解释不同类型阿尔茨海默病的特定病因。

为了更好地了解遗传因素和环境因素在阿尔茨海默病发展中所起到的作用，研究者们分别对这两种危险因素在疾病发病以及不同损伤阶段的疾病发展中所起的作用进行研究。

表 3–1　不同类型阿尔茨海默病患者构成比

阿尔茨海默病类型	病例百分比
家族型 + 遗传因素	3%
家族型 + 环境因素	2%
散发型 + 遗传因素	75%
散发型 + 环境因素	20%

现发现这些基因的突变在很大程度上决定了阿尔茨海默病的遗传性风险。第一种基因，也是最重要的一个，即 4 型载脂蛋白 E（apolipoprotein E，Apo E–4）。1993 年，北卡罗莱纳大学的一个研究小组在家族型阿尔茨海默病患者中发现该基因具有多态性；同一时期，蒙特利尔的一个研究小组也将其确认为散发型阿尔茨海默病进展中的主要危险因素（Poirer et al，1993）。有趣的是，4 型载脂蛋白 E 因在心血管系统中对血胆固醇的输送起到重要作用而闻名于世，而当这篇文章发表时，其与散发型阿尔茨海默病的关系曾在科学界饱受质疑。现在，其与阿尔茨海默病的关系已得到进一步明确。

近些年来，研究者们发现了上百种常见于北美和欧洲人群中伴有遗传性变化的阿尔茨海默病易感基因，有些个体携带一种易感基因，而有些个体则同时携带几种易感基因。首先，

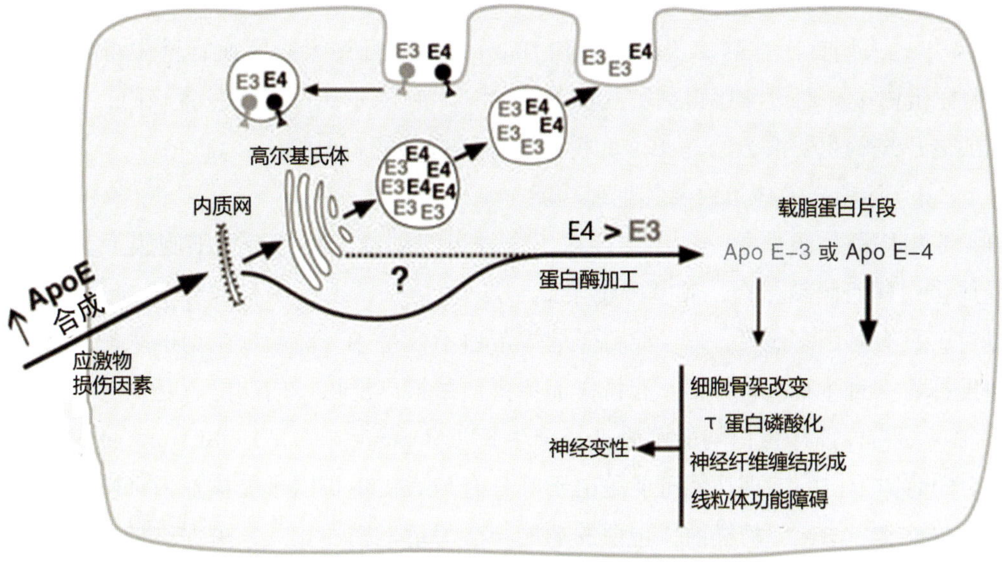

图 3–6　Apo E 作用于阿尔茨海默病的可能机制（Huang et al, 2014）

Apo E-4 纯合子（4/4 型）基因可增加阿尔茨海默病的发病风险。而携带有 Apo E-4 纯合子基因的阿尔茨海默病家族成员在 80 岁时一定会发生阿尔茨海默病。在晚发性家族型阿尔茨海默病的家族成员中，不携带 Apo E-4 者患阿尔茨海默病的危险性为 20%，携带 Apo E-4 杂合子者为 45%，携带 Apo E-4 纯合子者发生阿尔茨海默病的危险性则高达 90%。其次，相对于那些未携带 Apo E-4 缺陷基因的阿尔茨海默病患者，携带 Apo E-4 纯合子的人发病年龄提前通常在 62~68 岁间发病。再次，Apo E-4 基因可加速度病进程。近年来，研究发现在伴有轻度认知功能障碍的老年患者中，如果其不幸携带 Apo E-4 纯合子，其认知功能障碍的进展将会更快，且在他们 60 多岁时引起阿尔茨海默病发病，而常见的此型阿尔茨海默病的平均发病年龄为 75 岁。总而言之，尽管 Apo E-4 基因并不是散发型阿尔茨海默病的常见病因，但它对疾病的发病风险发病年龄及进展速度均会产生重要影响（Ledu et al，1993）。

第二节　阿尔茨海默病病因研究的里程碑

百余年来，研究者们虽然执着于探索阿尔茨海默病的真实病因，但是现在海默病的病因至今尚不清楚。不过无论怎样，β－淀粉样蛋白级联假说与 τ 蛋白假说在揭示阿尔茨海默病的病因与发病过程中的意义都不容小觑，这个学说可以称得上是阿尔茨海默病病因研究的里程碑。

一、β－淀粉样蛋白级联假说

β－淀粉样蛋白在阿尔茨海默病的发病与进展过程中发挥重要的作用。β－淀粉样蛋白级联假说在阿尔茨海默病的发病机制中占主导地位，作为各国学者研究的核心已有 20 余年，并且研究得较为成熟。

（一）β－淀粉样蛋白的产生与降解

1. β－淀粉样蛋白的产生

1984 年，人们首次在阿尔茨海默病和 Down 氏综合征患者脑膜血管壁中得到了纯化了的 β－淀粉样蛋白中并通过测序得到了其氨基酸序列。在阿尔茨海默病患者脑内，β－淀粉样蛋白是构成老年斑的主要成分，是 β－淀粉样前体蛋白的酶解产物。

（1）β－淀粉样前体蛋白及其生理功能

β－淀粉样前体蛋白是一种广泛存在于全身组织细胞，在神经元细胞膜上主要位于突触的膜受体蛋白样跨膜糖蛋白；其基因位于 21 号染色体长臂上，至少含有 19 个外显子和 19 万个碱基对，具有基因多态性。β－淀粉样前体蛋白不仅是 β－淀粉样蛋白的来源，其本身也在机体中发挥着多种生理功能。β－淀粉样前体蛋白最被广泛认可的功能就是营养作用，在各种环境下 β－淀粉样前体蛋白均能刺激神经突生长（Meziane et al，1998; Hung et al，1992）。β－淀粉样前体蛋白的生理功能可能是由于其具有与表皮生长因子受体及白细胞介数 2 受体相似的受体样结构。β－淀粉样前体蛋白的功能与学习记忆密切相关，可促进神经细胞的生长分化，增加神经突触的可塑性并参与信号转导，同时在细胞信号识别、细胞黏附与凋亡中具有重要作用，甚至参与凝血过程（Edbauer et al，2002; von Rotz et al，2004）。

在人体的生理状态下，β－淀粉样前体蛋白对细胞的氧化损伤具有神经保护作用(Multhaup et al，1996）。β－淀粉样前体蛋白是重要的金属离子调节蛋白，可调控铁蛋白的翻译水平及铁转运蛋白受体 mRNA 水平来控制细胞内铁、铜的稳态水平，从而发挥其抗氧化作用（Opazo et al，2003; Barnham et al，2003; Gorgers et al，2002; Mckie et al，2000）。

（2）β－淀粉样前体蛋白的酶解

如图 3–7 所示，β－淀粉样前体蛋白的分解途径有在细胞膜进行的“分泌酶分解途径”和在细胞内进行的“溶酶体分解途径”（Seubert et al，1993）。分泌酶分解途径涉及 3 种分泌酶：α－分泌酶、β－分泌酶、γ－分泌酶。其中，潜在的 α－分泌酶包括整合素样金属蛋白酶 9（A Disintegin–like And Metalloproteinase 9，ADAM9）、ADAM10 和 ADAM17 肿瘤坏死因子 α 转化酶（Human TNF α Converting Enzyme ，TACE）；β－分泌酶通常指 β 位内分泌酶（β–site APP Cleaving Enzyme 1，BACE1）；γ－分泌酶是由早老素 1 或早老素 2、NCSTN 等组成的复合物（Zhang et al，2011; Bergmans et al，2010）。

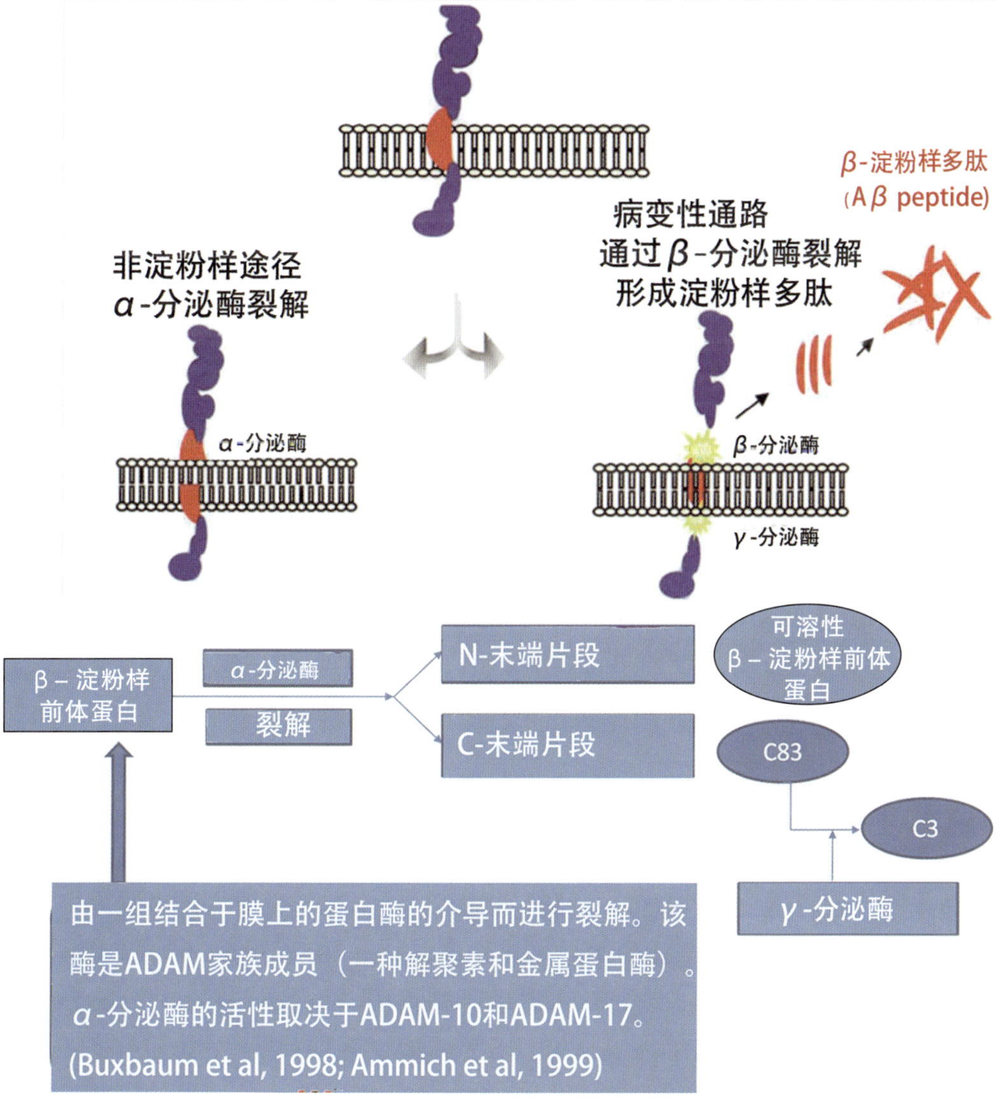

图 3–7　β－淀粉样蛋白前体蛋白降解过程

正常状态下，大部分的 β－淀粉样前体蛋白通过 α－分泌酶在 α 位点剪切，释放具有神经营养作用的可溶性 β 淀粉样前体蛋白 α（5APPα）和含有 83 个氨基酸大小的跨膜片段 C83。后者经和 γ－分泌酶切割为 P3 肽链和 γ 分泌物。由于 α 位点在 β－淀粉样蛋白分子之间，因此此过程不能产生完整的 β－淀粉样蛋白，被称为非淀粉源性酶解途径（Jorissen et al，2010; Adlerz et al，2007）。小部分 β－淀粉样前体蛋白通过 β－分泌途径酶解：β－淀粉样前体蛋白在 BACE1 的作用下在 N' 端裂解，释放一段较长的、可溶性的 β－淀粉样前体蛋白片段，产生一个含有 99 个氨基酸且含有完整 β－淀粉样蛋白的跨膜片段 C99，后者经 γ－分泌酶的裂解作用，在 β－淀粉样蛋白区的 C 端将其切开，释放具有神经毒性的 β－淀粉样蛋白，由于 γ－分泌酶的切点不同，得到的 β－淀粉样蛋白大小也不同，长度为 40~43 个氨基酸不等，以含有 40 个氨基酸的 β－淀粉样蛋白 $_{1\sim40}$ 和含有 42 个氨基酸的 β－淀粉样蛋白 $_{1\sim42}$ 为主。由于不同长度的 β－淀粉样蛋白聚合能力不同，因此，这种长度上的差异对于老年斑的形成尤为重要。此外，相较于 β－淀粉样蛋白 $_{1\sim40}$，β－淀粉样蛋白 $_{1\sim42}$ 更容易引起聚集，具有较强的神经细胞毒性（Lambert et al，1998）。

2. β－淀粉样蛋白的降解与清除

（1）β－淀粉样蛋白的降解

脑内 β－淀粉样蛋白的降解过程中有 2 个重要的蛋白水解酶：降解胞外 β－淀粉样蛋白的脑啡肽酶（neprilysin，NEP）和降解细胞内 β－淀粉样蛋白的胰岛素降解酶（insulysin degrading enzyme，IDE），此外，纤维蛋白溶酶（plasmin）、内皮素转换酶（edothelin converting enzyme，ECE）、血管紧张素转换酶（angiotensin converting enzyme，ACE）也被报道与 β－淀粉样蛋白的降解有关（Marr et al，2004; Yang et al，2013）。分述如下：

脑啡肽酶是相对分子质量为 9 万 ~11 万的一种膜蛋白，属于锌金属蛋白酶家族，其作用底物比较广泛，包括胰高血糖素、脑啡肽、内皮素、P 物质、神经紧张素、氧化毒素、缓激肽、胰岛素 β 链及 β－淀粉样蛋白等。脑啡肽酶在脑内表达水平较低，主要降解不溶性 β－淀粉样蛋白，而对可溶性 β－淀粉样蛋白的降解能力较差。研究表明，在阿尔茨海默病转基因小鼠模型最易受 β－淀粉样蛋白累及的海马区域，可以观察到脑啡肽酶表达水平随年龄增长而出现显著下降，而在不易受 β－淀粉样蛋白累及的小脑则无此现象（Caccamo et al，2005）。在脑啡肽酶基因敲除小鼠，外源性的 β－淀粉样蛋白降解受到抑制，β－淀粉样蛋白 $_{1\sim40}$、β－淀粉样蛋白 $_{1\sim42}$ 水平显著升高（Iwata et al，2001）。由此可见，脑啡肽酶对 β－淀粉样蛋白降解起关键性作用。

胰岛素降解酶是相对分子质量为 11 万的金属蛋白酶，主要识别具有 β 片层结构的蛋白质或肽类，除了胰岛素外，β－淀粉样蛋白也是其底物。它不但能够降解内源性的 β－淀粉样蛋白和人工合成的 β－淀粉样蛋白片段，也能降解 β 淀粉样前体蛋白胞内段。在胰岛素降解酶基因敲除小鼠中，内源性的 β－淀粉样蛋白 $_{1\sim40}$、β－淀粉样蛋白 $_{1\sim42}$ 水平显著升高（Miller et al，2003）。在从胰岛素降解酶基因敲除小鼠中分离培养的原代神经元中，β－淀粉样蛋白存在降解缺陷（Farris et al，2003）。由此可见，胰岛素降解酶有助于降解细胞内 β－淀粉样蛋白。

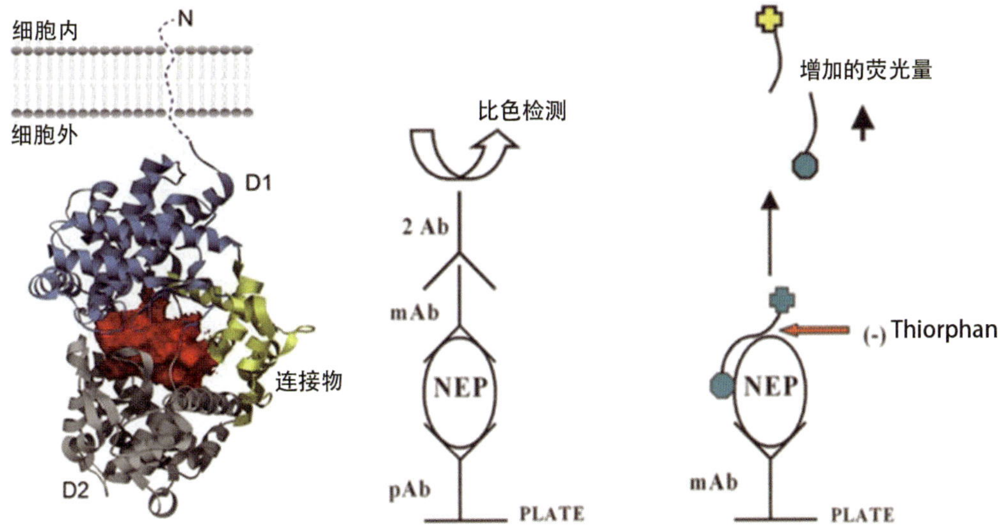

图 3-8 脑啡肽酶的三维构象及其对 β－淀粉样蛋白的作用（Malito et al，2008; Miners et al，2008）

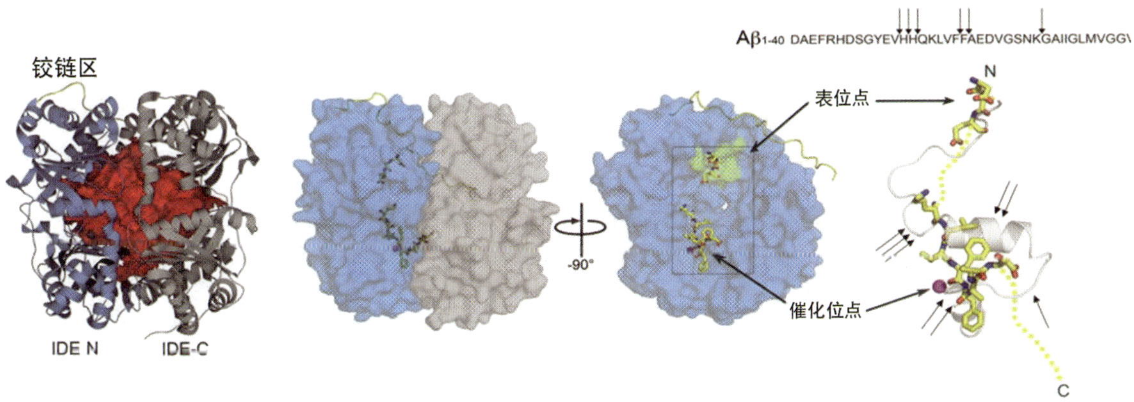

图 3-9 胰岛素降解酶与 β－淀粉样蛋白相互作用（Malito E et al，2008）

纤维蛋白溶酶介导的酶解过程除了在纤溶、细胞迁移等一系列病理生理过程中发挥重要作用外，还对 β－淀粉样蛋白清除有一定的意义。β－淀粉样蛋白 $_{1\sim40}$ 能够激活组织型纤溶酶原激活剂（tissue-type plasminogen activator，tPA）和尿激酶型纤溶酶原激活剂（urokinase-type plasminogen activator，uPA），后者再诱发纤维蛋白溶酶介导的 β－淀粉样蛋白 $_{1\sim40}$ 酶解过程。注射到纤维蛋白溶酶缺陷小鼠海马的 β－淀粉样蛋白的清除进程较野生型小鼠要慢（Melchor et al，2003），这一研究成果进一步确定了纤维蛋白溶酶在 β－淀粉样蛋白降解中的意义。但是在纤维蛋白溶酶基因敲除小鼠，并未观察到内源性 β－淀粉样蛋白的升高，因此，纤维蛋白溶酶更可能在 β－淀粉样蛋白聚集发生以后才发挥降解作用（Tucker et al，2004）。

内皮素转换酶是锌金属蛋白酶家族的一员，其底物主要是一些生物活性肽，如大内皮素（big endothelins，big ETs）、激肽、神经紧张素、P 物质等。在表达内皮素转换酶的细胞中加入金属蛋白酶抑制剂磷酰二肽后，很快观察到 β－淀粉样蛋白的聚集增加，而在内皮素转换酶沉默的细胞中则无此现象。当内皮素转换酶 1 在无内源性内皮素转换酶表达的细胞中过表达时，能减少 β－淀粉样蛋白的聚集。因此提出假设，内皮素转换酶可能具有降解 β－淀粉样蛋白的作用。

血管紧张素转换酶也是锌金属蛋白酶家族的成员，是一种相对分子质量约为 18.1 万的跨膜蛋白。其分子内的 N 端和 C 端 2 个结构域均有酶解活性，可以酶解血管紧张素 I 及激肽等。除此之外，血管紧张素转换酶能够在 β－淀粉样蛋白序列的第 8 个丝氨酸位点发挥水解作用，从而促进 β－淀粉样蛋白的降解。血管紧张素转换酶在人胚胎肾细胞 293 的瞬时表达不但能够降低 β－淀粉样蛋白 $_{1\sim40}$、β－淀粉样蛋白 $_{1\sim42}$ 水平，还能降解此作用的残余片段 β－淀粉样蛋白 $_{X\sim40/42}$（Hemming et al ,2005）。

（2）β－淀粉样蛋白的清除

脑内 β－淀粉样蛋白的清除过程主要包括 3 个方面：细胞外降解、细胞内吞和转运出脑。大量证据表明，低密度脂蛋白受体相关蛋白（LDL receptor related protein，LRP）调节 β－淀粉样蛋白由脑内到脑外的清除（Liu et al，2013）。低密度脂蛋白变体相关蛋白是一种能结合多种 β－淀粉样蛋白清除剂的受体，这些清除剂包括载脂蛋白 E、α 2– 巨球蛋白（α 2 macroglobulin，A2M）等（Yuan et al，2013）。近期研究表明，自噬也可能是清除脑内 β－淀粉样蛋白的一种途径（Pickford et al，2008）。

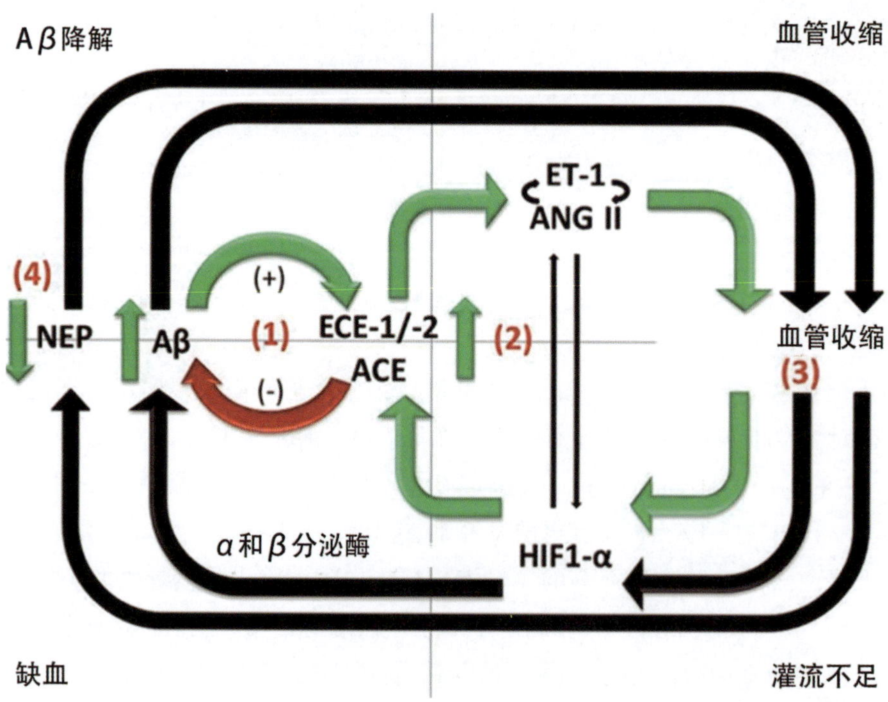

图中外文翻译：NEP：脑啡肽酶；Aβ：β－淀粉样蛋白；ECE–1/–2：内皮素转换酶 –1/–2；AEC：血管紧张素转换酶；HIF1–α：低氧诱导因子 1–α；ET–1：内皮素 –1；ANG Ⅱ：血管紧张素 Ⅱ。

图 3–10　β－淀粉样蛋白降解相关酶类（Miners et al，2014）

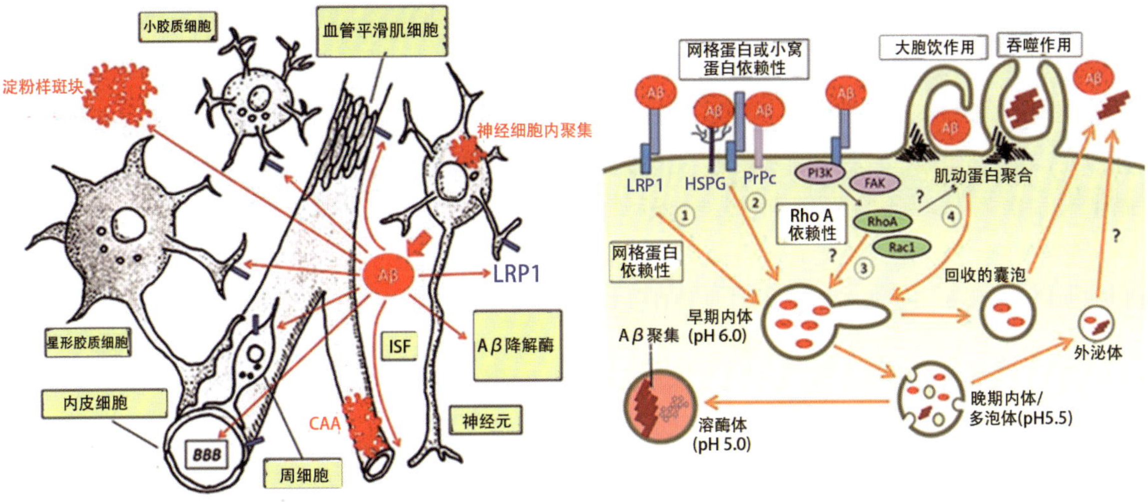

图中外文翻译：Aβ：β－淀粉样多肽；LRP1：低密度脂蛋白受体相关蛋白 1；HSPG：硫酸乙酰肝素糖蛋白；PrPc：朊蛋白分子；FAK：黏着斑激酶；Rac-1：Ras 相关的 C3 肉毒素底物；RhoA：RAS 同源基因家庭成员；ISF：组织液；CAA：淀粉样血管病。BBB：血脑屏障。

图 3-11　低密度脂蛋白受体相关蛋白参与 β－淀粉样蛋白清除的可能通路（Van Uden et al，2000）

（3）β－淀粉样蛋白的产生与降解失衡

在众多阿尔茨海默病病因学说中，β－淀粉样蛋白假说认为，阿尔茨海默病是一种由于基因缺陷直接或间接改变 β－淀粉样前体蛋白表达或蛋白酶解过程，从而影响 β－淀粉样蛋白聚集稳定性的病理综合征，β－淀粉样蛋白产生和清除之间的平衡逐渐改变，聚集态的 β－淀粉样蛋白累积引发连串的复杂反应，包括突触的变化、τ 蛋白磷酸化、递质丢失、神经胶质增生和炎症反应等，最终出现神经元功能失调、神经元死亡、斑块形成、神经纤维缠结等病理现象。目前发现的可导致阿尔茨海默病发生的 β－淀粉样前体蛋白基因突变有 5 种。除了 β－淀粉样前体蛋白基因突变造成的 β－淀粉样蛋白过量产生以外，β－淀粉样蛋白自身的清除和降解代谢障碍也是 β－淀粉样蛋白沉积的重要原因（Mortimer et al，2008）。此外，老化机体对神经生长因子（nerve growth factor，NGF）的反应性下降，外界毒素、感染等因素的参与，也能使机体对 β－淀粉样前体蛋白和 β－淀粉样蛋白的正常代谢发生紊乱，从而导致 β－淀粉样蛋白的异常大量释放和沉积（Zhang et al,2017）。

（二）β－淀粉样蛋白的毒理作用

大量证据表明，β－淀粉样蛋白是阿尔茨海默病发生和发展的关键因素，可导致神经元损伤和凋亡（Mattson，2004）。有人将微量 β－淀粉样蛋白 $_{1\sim40}$ 注射至大鼠海马 CA1 区后，利用 TUNEL 染色及透射电镜技术观察神经细胞的变化，证实 β－淀粉样蛋白 $_{1\sim40}$ 可引起神经细胞凋亡；脑室内注射 β－淀粉样蛋白 $_{1\sim28}$ 或 β－淀粉样蛋白 $_{25\sim35}$ 也均可引起动物的记忆缺失（Flood et al，1991）。β－淀粉样蛋白的神经毒性有 2 方面表现：一是直接的细胞毒性，二是放大各种伤害刺激，如低血糖、兴奋毒素、自由基等的细胞损伤效应。

1. 不同形式的 β－淀粉样蛋白毒性不同

β－淀粉样蛋白是可溶的，当达到临界浓度时会发生构象变化，单体聚集成具有稳定构象

的寡聚体或 β－淀粉样蛋白纤维。故在阿尔茨海默病患者脑中存在几种不同形式的 β－淀粉样蛋白，包括可溶性的单体、寡聚体和不可溶的纤维。但是，聚集前的可溶性 β－淀粉样蛋白有毒性还是聚集后才有毒性尚存在争议。在过去的研究中有学者发现纤维化的 β－淀粉样蛋白具有神经毒性，也有人持有相反的观点；更有人提出微摩尔级浓度的 β－淀粉样蛋白具有神经毒性，而纳摩尔级的 β－淀粉样蛋白则具是营养神经的作用，而目前大多数学者认为 β－淀粉样蛋白的神经毒性主要由其寡聚体形式表现（Sanderson et al，1997; Pallitto et al，1999; Choi，1995）。

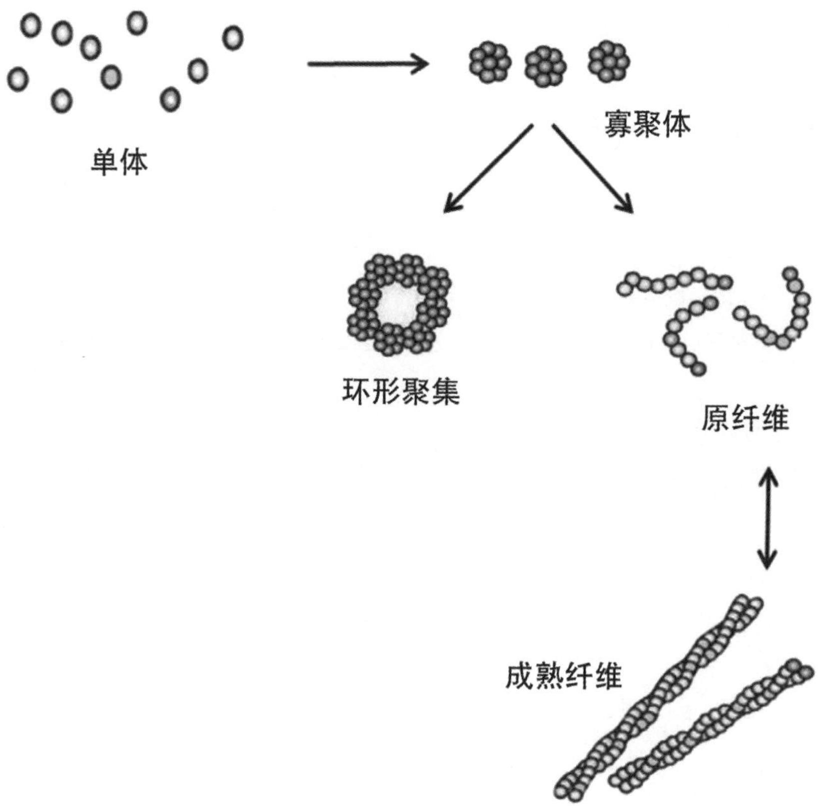

图 3–12　β－淀粉样蛋白单体及不同聚合状态（Salahuddin et al，2016）

2. β－淀粉样蛋白促进神经细胞凋亡

β－淀粉样蛋白可通过半胱氨酸天冬氨酸特异性蛋白酶（cysteiyl aspartate specific protease，Caspase）引起神经细胞凋亡。①Caspase 可使 β－淀粉样蛋白生成增多。众所周知，β－淀粉样前体蛋白被 β－分泌酶与 γ－分泌酶共同作用，可生成 β－淀粉样蛋白；研究还发现 β－淀粉样前体蛋白可被 Caspase 剪切，其水解产物聚合形成 β－淀粉样蛋白。Engidawork 等证实 β－淀粉样前体蛋白能被 Caspase-3 直接剪切，并且这种剪切能被 Caspase-3 的特异性抑制剂 Z-DEVD-CHO 抑制（Engidawork et al，2001）。在 β－淀粉样前体蛋白上存在 3 个 Caspase-3 的剪切位点，当其被诱变后，Caspase-3 不能对 β－淀粉样前体蛋白发生作用。与此同时，有研究证实，β－淀粉样蛋白又能激活 Caspase，经级联放大反应激活 Caspase-3，促进 β－淀粉样蛋白的聚集与神经细胞凋亡。② β－淀粉样蛋白$_{1\sim40}$与 β－淀粉样蛋白$_{1\sim42}$均可下调抗凋亡蛋白B淋巴细胞瘤-2（b-cell lymphoma-2，Bcl-2）水平；同时，β-淀粉样蛋白$_{1\sim42}$还可上调促凋亡蛋白Bcl-2相关X蛋白（bcl-2 associated X protein，Bax）的表达，而Bax可使细胞色素C溢出到胞浆，活化Caspase级联反应，引起细胞凋亡（Lu et al，2000）。近期研究表明，p53、c-jun、c-fos等凋亡相关蛋白和因子，也参与β-淀粉样蛋白诱导神经细胞凋亡的过程（Bennet et al，2007; Nawrot, 2004）。③β-淀粉样蛋白过量产生可能导致β-淀粉样前体蛋白非淀粉样代谢途径的减少，从而减少可溶性β-淀粉样前体蛋白，减弱神经细胞的抗损伤性（Pereira et al，1999）。

3. β-淀粉样蛋白损伤胆碱能系统

研究表明β-淀粉样蛋白可引起胆碱能神经元损害。其可能的机制主要涉及以下几个方面：①β-淀粉样蛋白可促进神经元释放胆碱到细胞外，耗竭细胞内胆碱，从而减少乙酰胆碱（acetylcholine，ACh）合成。②乙酰辅酶A是合成乙酰胆碱的原料。β-淀粉样蛋白激活τ蛋白激酶1，使丙酮酸脱氢酶磷酸化，从而减少丙酮酸转化为乙酰辅酶A，由此减少乙酰胆碱的合成，减少海马和皮质脑片释放乙酰胆碱，发挥神经毒性（Kim et al，2003）。③β-淀粉样蛋白作用于胆碱能神经元末梢，抑制神经内源性乙酰胆碱的释放及细胞对胆碱的摄取（Hirouchi,2004）。④β-淀粉样蛋白促进胆碱能神经元的细胞膜钾离子通道开放，促进钾离子外流，导致细胞死亡（Qiu et al，2003）。⑤β-淀粉样蛋白作用于L型电压依赖性钙通道，使细胞内钙离子浓度增加，导致乙酰胆碱酯酶（acetylcholinesterase，AChE）异常表达（Stéphan et al，2003）。⑥β-淀粉样蛋白损害M受体与G蛋白的偶联，阻断M受体激动后的信号转导。

4. β-淀粉样蛋白对细胞内钙离子的影响

β-淀粉样蛋白能在细胞膜上形成极小的孔道或者破坏钾离子通道，导致大量细胞外钙离子内流使细胞内钙离子超载（Walker et al，2013; Yu et al，2010; Musiek et al，2012）。研究表明β-淀粉样蛋白对高钾去极化环境下细胞内钙离子的增加有明显增强作用（Hartmann et al，1993）。细胞内钙离子超载会导致钙依赖性三磷酸腺苷酶的超常活动，导致细胞的能量不足，破坏细胞结构和功能（Muyllaert et al，2008; Galindo et al，2010）。同时，细胞内钙离子超载还促进脂质过氧化和自由基的生成，加剧细胞的损伤（Marti et al，1992）。而且，钙离子水平紊乱又可增加细胞对β-淀粉样蛋白的敏感性，从而形成恶性循环。

5. β-淀粉样蛋白对自由基的影响

脑代谢水平高、耗氧量大、细胞膜的不饱和脂肪酸含量较高，抗氧化酶相对不足，这些因素均导致脑成为最易受自由基损伤的器官。①β-淀粉样蛋白可以看作是氧化应激与阿尔茨海默病脑细胞死亡之间的偶联分子，并通过多种途径导致氧化应激（Luo et al，2003）。②β-淀粉样蛋白本身可作为氧自由基供体，产生活性氧（reactive oxygen species，ROS），从而发挥神经毒作用。③β-淀粉样蛋白通过与特异的受体结合激活小胶质细胞，产生大量活性氧，加剧氧化应激。同时，氧自由基对β-淀粉样蛋白的聚集也有重要作用，并使蛋白质分子交联，损伤神经细胞。

6. β-淀粉样蛋白对小胶质细胞的影响

阿尔茨海默病患者脑内环绕着老年斑的为变性的轴突或树突及激活的小胶质细胞。激活的小胶质细胞形态发生改变，同时，细胞表面受体上调，这可促进包括肿瘤坏死因子–α（tumor necrosis factor–α，TNF–α）、白细胞介素 –1β（interleukin–1β，IL–1β）、白细胞介素 –6（interleukin–6，IL–6）、补体 C3 等促炎因子的分泌。β–淀粉样蛋白能通过持续激活小胶质细胞将急性反应变为慢性的炎症损伤。小胶质细胞的受体复合物与沉积在神经元周围的 β–淀粉样蛋白相互作用，使小胶质细胞活化并大量分泌促炎因子，介导炎症损伤，且不同的炎性产物分别在阿尔茨海默病病理损伤的不同阶段起作用，贯穿阿尔茨海默病病理发展全程（Rovelet–Lecrux et al，2006; Steinhilb et al，2007; Bamberger et al，2003）。此外，小胶质细胞还可通过激活 Caspase 家族介导神经元丢失（Sondag et al，2006）。研究显示 β–淀粉样蛋白 $_{25\sim35}$ 在 37℃孵育 7d 后不能激活小胶质细胞，在相同条件下，β–淀粉样蛋白 $_{1\sim42}$ 却呈聚集状而能激活小胶质细胞。由此可知，小胶质细胞激活与 β–淀粉样蛋白长度有关。

7. β–淀粉样蛋白与兴奋性氨基酸

氨基酸类神经递质与神经调质作用越来越受到重视。谷氨酸即是一种锥体细胞的神经递质，参与神经元的兴奋性突触传递，调节学习与记忆能力，在中枢神经系统起重要作用。β–淀粉样蛋白能够使神经元更易受兴奋性氨基酸的损伤，其神经毒性在谷氨酸或者 N– 甲基 –D– 天冬氨酸存在时会大大加强。研究发现 β–淀粉样蛋白能逐渐增强 N– 甲基 –D– 天冬氨酸受体介导的突触电流，这表明 β–淀粉样蛋白能够在突触后与 N– 甲基 –D– 天冬氨酸受体相互作用（Townsend et al，2002）。用皮质和海马神经元作为体外模型发现用 β–淀粉样蛋白 $_{25\sim35}$ 预处理皮质神经元会显著加重神经元由谷氨酸介导的神经功能衰退（Sidell et al，2003）。

总而言之，β–淀粉样蛋白级联假说认为，作为老年斑的核心成分，β–淀粉样蛋白沉积是阿尔茨海默病发病的中心环节，阿尔茨海默病的其他 2 个病理表现——胆碱能神经元退变和细胞内神经纤维缠结也可能由它引起。β–淀粉样蛋白通过多个环节引发神经毒性作用后，体现出整体神经功能障碍和行为学的改变。同时，β–淀粉样蛋白引起阿尔茨海默病的某些具体机制尚待进一步研究，淀粉样蛋白级联学说也随研究的深入处于不断的修正和完善之中。

（三）β–淀粉样蛋白级联假说与其他学说的关联

1. β–淀粉样蛋白与胆碱能神经系统

脑内胆碱能神经系统的损伤及胆碱能神经元的丢失是阿尔茨海默病病理改变的主要原因，也是学习记忆能力下降的直接原因。β–淀粉样蛋白具有在神经元内影响突触的功能，其异常增多可形成 β–淀粉样蛋白寡聚体抑制突触的功能，同时在细胞内的信号通路、蛋白酶降解等领域发挥作用（Klein et al，2001; Walsh et al，2002）。有研究显示，向大鼠脑室内注射 β–淀粉样蛋白寡聚体能够显著抑制海马突触传递的长时程增强，快速降低大鼠的认知功能（Cleary et al，2005）。激活体外培养的 Tg2576 转基因鼠神经元突触活动会使细胞内 β–淀粉样蛋白水平下降，β–淀粉样蛋白释放增多（Takahashi et al，2004; Kamenetz et al，2003）。另有研究表明，三转基因模型鼠脑神经元内 β–淀粉样蛋白寡聚体累积区的 α–7– 烟碱型乙酰胆碱受体（α7nAChR）消失，而 α7nAChR 具有调节神经元兴奋性，维持正常的行为反应，特别是认知过程的功能（Caccamo A et al，2006）。细胞内 β–淀粉样蛋白能干扰神经元保护性信号通路和细胞的应激反应（Magrane et al，2006）。此外，β–

淀粉样蛋白可刺激脑组织产生死亡受体肿瘤坏死因子 -α 或 FAS 配体，死亡受体则可激活相应受体肿瘤坏死因子受体 - Ⅰ（TNFR- Ⅰ）与 FAS，这 2 种受体激活其相应的死亡结构域，从而激活包括 κ 基因结合因子（nuclear factor-k-gene binding，NF-κB）在内的一系列级联反应，最终导致细胞损伤与凋亡（Shen et al，2006; Akama et al，1998; Li et al，2004）。还有一种“离子通道假说”认为，β - 淀粉样蛋白在体内形成多聚体，在膜电位的作用下嵌入细胞膜中，形成类似离子通道的结构，从而引发细胞内外离子特别是钙离子的不正常流动，破坏体内离子动态平衡，最终导致神经细胞死亡（Kagan et al，2004）。

2. β - 淀粉样蛋白炎性反应

β - 淀粉样蛋白寡聚体通过炎症级联反应同样最终可导致阿尔茨海默病特征性病理改变及脑功能障碍。在阿尔茨海默病发病过程中，沉积的 β - 淀粉样蛋白可刺激小胶质细胞分泌白细胞介素 -1β、肿瘤坏死因子 -α 等炎症因子，引起中枢神经系统炎症反应。肿瘤坏死因子 -α 是一种促炎因子，能够诱导神经细胞的凋亡，干扰离子通道，影响细胞内钙稳态等。

3. β - 淀粉样蛋白氧化应激

阿尔茨海默病患者脑组织中存在广泛的氧化应激，由在特定脑区 β - 淀粉样蛋白的聚集介导（Butterfield et al，2001）。β - 淀粉样蛋白在体内和体外均可诱导氧化应激（Hensley et al，1994），氧化应激也可以增加 β - 淀粉样蛋白的产生和聚集（Tamagno et al，2008）。最近研究显示，氧化应激可促进 β - 淀粉样蛋白的产生和聚集，反过来 β - 淀粉样蛋白又可诱导氧化应激和 4- 羟基壬烯醛（4-hydroxynonenal，HNE）的产生，进而使依赖于 c-jun 氨基末端激酶（c-Jun N-terminal kinase，JNK）/c-jun 激活的 β、γ - 分泌酶活性的增加，进一步增加了 β - 淀粉样蛋白的产生，这样在氧化应激、β - 淀粉样蛋白和 β、γ - 分泌酶之间形成一种恶性循环，最终促进阿尔茨海默病的发生（Shen et al，2008）。

β - 淀粉样蛋白还可通过生成自由基的方式对细胞产生毒害。自由基的来源有 2 条主要途径：β - 淀粉样蛋白通过氧化自身第 35 位的甲硫氨酸产生自由基（Varadarajan et al，1999）；β - 淀粉样蛋白通过与变价金属离子（Fe^{3+}、Cu^{2+} 等）产生自由基，最终对细胞产生毒性（Huang et al，1999）。自由基形成后即可引起神经细胞的脂质过氧化，自由基和脂质过氧化的某些降解产物能够氧化修饰亚细胞结构并对生物大分子造成氧化损伤，影响神经细胞膜的完整性与功能，最终引起神经组织的一系列的病理变化。

总之，β - 淀粉样蛋白可通过多种途径产生神经毒性作用，这些途径又相互作用形成了复杂的网络，促使阿尔茨海默病的发展，这其中 β - 淀粉样蛋白起着核心作用。

4. β - 淀粉样蛋白级联假说面临新挑战

目前 β - 淀粉样蛋白对大脑毒性反应的确切机制有待进一步研究。长久以来，淀粉样斑块被认为是阿尔茨海默病的病因，但最近的研究显示大脑产生淀粉样斑块实际上是一种自我保护机制，而且脑组织会分离并固定淀粉样蛋白沉积使其尽可能无害。这种对阿尔茨海默病病理变化的新型解读否定了先前备受争论的斑块是此病主要起因的假说。全世界众多研究小组现正试图解释淀粉样蛋白或其碎片可能不会引起脑细胞死亡。淀粉样斑块散布在阿尔茨海默病患者脑内，但同样也会在那些没有严重记忆紊乱的老年个体中出现，这说明斑块本身并不会引起脑细胞死亡。

二、τ 蛋白假说

对于阿尔茨海默病的典型病理学改变的另一种解释是 τ 蛋白假说。神经纤维缠结是由细胞内双螺旋纤维丝（Paired helical filament, PHF）组成（Grundke-Iqbal et al，1986），可以作为临床检测阿尔茨海默病的一个重要指标（Arriagada et al，1992）。其主要成分即为异常磷酸化的 τ 蛋白。τ 蛋白是细胞内的转运系统，主要在神经元合成，也见于多数阿尔茨海默病患者和非痴呆患者的脑脊液中，在微管的合成和稳定中具有重要作用。

阿尔茨海默病的 τ 蛋白异常修饰假说认为：τ 蛋白正常状态下可促进微管蛋白组成微管，并维持已形成微管的稳定性；转化为双螺旋纤维丝 - τ 蛋白后，微管稳定性下降，微管相关的轴突运输障碍以及相应神经元的活性降低，最终导致阿尔茨海默病发病。

（一）τ 蛋白与阿尔茨海默病

在阿尔茨海默病患者脑中 τ 蛋白的异常过度磷酸化，其总数比正常对照组至少高 3~4 倍，这可能是神经纤维退变的早期事件（Köpke et al，1992）。此外，也有研究表明阿尔茨海默病患者脑脊液中的 τ 蛋白水平及磷酸化的 τ 蛋白水平亦有所升高，且与患者认知功能相关。因此，有些学者提议可将脑脊液中的 τ 蛋白水平及磷酸化的 τ 蛋白水平作为阿尔茨海默病的早期诊断指标。然而，鉴于阿尔茨海默病患者不同阶段脑脊液中的 τ 蛋白水平及磷酸化的 τ 蛋白水平变化较大，且这一水平变化不仅仅存在于阿尔茨海默病的发病及进展过程，也存在于其他退行性神经疾病（血管性痴呆、颞叶痴呆、帕金森病）发病及进展过程。因此，这一指标目前尚不能作为阿尔茨海默病的生物标记物。

此外，蛋白激酶和磷酸酯酶活性的失衡可引起 τ 蛋白的过度磷酸化（Mandelkow et al，1992）。近年来研究表明，10 种 τ 蛋白激酶中，τ 蛋白激酶 I（tau protein kinase I，TPK I）和 τ 蛋白激酶 II（tau protein kinase II，TPK II）在阿尔茨海默病患者脑中的含量均有所升高，提示了 τ 蛋白与阿尔茨海默病关系密切（López-Tobón et al，1992）。

（二）神经纤维缠结的结构特征

微管系统是神经细胞骨架成分，可参与多种细胞功能。微管系统异常时，神经元内出现神经纤维缠结。神经纤维缠结是导致神经元纤维退化的主要原因，可作为脑老化的标志，但阿尔茨海默病患者较正常老人脑内神经纤维缠结的数量更多、分布更广，在不同神经元中神经纤维缠结有不同形态，且神经纤维缠结随阿尔茨海默病的发展而增多。

神经纤维缠结的主要成分是双螺旋纤维丝，在电镜下，双螺旋纤维丝由 2 条直径为 14~18 nm 的细丝逆时针缠绕而成。双螺旋纤维丝是不可溶的、共价结合的具有高度稳定性的骨架成分，能够干扰神经元内轴突的转运和细胞骨架的代谢。双螺旋纤维丝以细丝彼此连接成混合微丝，双螺旋纤维丝表现独特的不溶解性和对蛋白酶解的抵抗性。双螺旋纤维丝的亚单位主要是过度磷酸化的 τ 蛋白和少量微管相关蛋白及泛素蛋白等。

（三）τ 蛋白及其异常修饰

1. τ 蛋白结构及功能

微管由微管蛋白及微管相关蛋白组成，是神经细胞的骨架成分，参与多种细胞功能。τ 蛋白是一种在神经系统广泛表达的微管相关蛋白，起到促进微管形成和稳定微管结构的作用，并可诱导微管成束（Forloni et al，1997; Simic et al，2016）。τ 蛋白主要分布于中枢和周围神经系统神经细胞的轴突中(Buée et al,2000),其主要生理功能是促进微管自聚集和稳定微管，这点对于神经元细胞内物质的传输至关重要（Drubin et al，1986; Mitchison et al，1988）。此外，τ 蛋白与其他结构和功能蛋白的结合也表明，τ 不止在正常的骨架结构上起重要作用，在神经元的信号转导上也扮演了重要的角色。另外有研究表明，τ 蛋白通过磷酸化也可参与细胞发育的调节。

τ 蛋白基因位于 17 号染色体长臂（17q21），全长约为 100 kb，共包含 16 个外显子，通过对外显子 2、3、10 选择性剪切而产生 6 种不同的 mRNA，表达出 6 种同源异构体，分子量在 48~67 kD 之间。τ 蛋白包含 C- 末端的微管结合区（MT-binding domain，MTBD）和 N- 末端的突出物区，微管结合区有 3~4 个相似的重复单元且包含 31~32 个氨基酸，能结合并稳定微管，这种结合可能源于带正电荷的微管结合区与带负电荷的微管蛋白 C- 末端间的静电作用。

τ 蛋白为含磷酸基蛋白，正常成熟脑中 τ 蛋白分子含 2~3 个磷酸基，而阿尔茨海默病患者脑内的 τ 蛋白则异常过度磷酸化，每分子 τ 蛋白可含 5~9 个磷酸基，并丧失正常生物功能。在阿尔茨海默病患者脑中有 3 种 τ 蛋白，细胞质中正常的磷酸化 τ 蛋白（C- τ）、可溶性异常磷酸化的 τ 蛋白（ADP- τ）、聚集成双螺旋纤维丝的异常磷酸化的 τ 蛋白（PHF- τ）（D'Abramo et al，1988）。过度磷酸化的 τ 蛋白与微管蛋白的结合能力降至正常的 1/10，丧失促进微管装配的功能，还可与微管蛋白竞争结合正常 τ 蛋白及其他大分子微管相关蛋白，并从微管上夺取这些蛋白，使正常的微管解聚，而自身聚集形成神经纤维缠结，可损伤细胞导致神经毒性（Du et al，2007）。

2. τ 蛋白异常修饰

（1）τ 蛋白磷酸化

τ 蛋白过度磷酸化可以是一个 τ 蛋白分子磷酸化位点的数量增加，也可以是多个 τ 蛋白分子同一位点磷酸化程度的改变。蛋白激酶和磷酸酯酶共同调节 τ 蛋白的磷酸化水平。内源性磷酸酯酶促进 τ 蛋白脱去磷酸基，人脑中的磷酸丝氨酰和磷酸苏氨酰蛋白磷酸酯酶（protein phosphatase，PP）主要有 4 种类型：PP-1、PP-2A、PP-2B、PP-2C。哺乳动物的丝氨酸 / 苏氨酸磷酸酯酶 PP-2A、PP-2B 在限制阿尔茨海默病患者脑 τ 蛋白异常过度磷酸化方面起关键作用。在体外实验中发现，许多蛋白激酶和磷酸酯酶共同调节 τ 蛋白的磷酸化，阿尔茨海默病患者脑中 PP-1、PP-2A、PP-2B 活性均比对照组低（Blennow et al，2013; Ahlijanian M et al，2000）。用磷酸酯酶 PP-1、PP-2A 的抑制剂可引起大鼠海马神经元突触和树突丢失，伴有 τ 蛋白的过度磷酸化。研究还发现，双螺旋纤维丝 - τ 有抵抗磷酸酯酶的作用。现在认为阿尔茨海默病患者大脑磷酸酯酶活性缺陷可能是引起 τ 蛋白异常过度磷酸化的主要原因。用 PP-2A、PP-2B 或 PP-1 使二磷酸腺苷 - τ 脱磷酸基，这一过程可在一定程度上恢复 τ 蛋白，促进微管组装作用。

（2）τ 蛋白异常糖基化

在阿尔茨海默病脑中过度磷酸化的二磷酸腺苷 - τ 或双螺旋纤维丝 - τ 还存在与糖分子有关的异常修饰，即由特异糖基转移酶催化糖基连接于 τ 蛋白，该糖基可被特异糖苷酶水解去除；另外，τ 蛋白分子富含的赖氨酸被细胞内糖分子不可逆修饰，产生不溶性抗酶解的交连体分子（AGFs）。τ 蛋白的 2 种修饰相互影响——τ 蛋白的异常磷酸化修饰与神经纤维缠结的形成和维持其稳定性有关；而糖基化修饰的作用是维持神经纤维缠结的周期性螺旋结构的稳定。在 τ 蛋白过度磷酸化后的结构性质改变更易发生糖基化修饰，2 种修饰相互作用促进神经纤维缠结结构最终形成。与此同时，τ 蛋白的糖基化导致分子间广泛交连，可引起氧自由基产生的氧化应激，后者促进 β-淀粉样蛋白的生成及细胞因子表达增加。

（3）τ 蛋白乙酰化

乙酰化是发生在蛋白质赖氨酸侧链氨基上的一种翻译后修饰。蛋白质的乙酰化与去乙酰化主要受组蛋白乙酰基转移酶（histone acetyl-transferase，HAT）与组蛋白去乙酰化酶（histone deacetylase，HDAC）的调控。乙酰化酶 p300 和去乙酰化酶 SIRT1 分别调控 τ 蛋白的乙酰化和去乙酰化。研究发现，τ 蛋白的第 280 位赖氨酸位点的乙酰化能够促进 τ 蛋白自身的磷酸化，并且在相同条件下，乙酰化的 τ 蛋白更易聚集形成纤维丝；同时，在阿尔茨海默病患者病情发展的前期和中期，τ 蛋白的乙酰化修饰已经存在（Min et al，2010）。该研究组提出假设：τ 蛋白的错误乙酰化可能降低 τ 蛋白与微管的结合力，从而导致微管稳定性下降，同时，τ 蛋白的乙酰化能加剧 τ 蛋白本身磷酸化程度。近期 Lee 研究组发现，第 280 位赖氨酸位点的乙酰化加剧了 τ 蛋白的异常聚集程度及阿尔茨海默病的进程。因此，深入研究 τ 蛋白乙酰化对其磷酸化分子的调控机制，以及 τ 蛋白自身乙酰化对蛋白聚集等性质的影响，对于进一步揭示 τ 蛋白在阿尔茨海默病发展中的作用是非常必要的。

（4）影响 τ 蛋白异常修饰的其他酶类

糖原合酶激酶 3β（glycogen synthase kinase 3β，GSK-3β）：糖原合酶激酶 3β 的第 216 个酪氨酸位点被磷酸化或自磷酸化后被激活，而第 9 个丝氨酸位点与第 389 个丝氨酸位点被磷酸化后其活性受到抑制。其主要的活性调控通路为胰岛素信号通路与 Wnt 信号通路。胰岛素激活蛋白激酶 B 后，可使磷酸化糖原合酶激酶 3β 的第 9 个丝氨酸位点发生磷酸化，从而抑制其活性，影响下游信号。Wnt 抑制糖原合酶激酶 3β 的机制虽然尚未明确，但大多数研究表明，其与氨基末端的磷酸化无关。Wnt 信号能够抑制糖原合酶激酶 3β 介导的蛋白磷酸化作用、稳定 β-连环蛋白、活化 Wnt 靶基因的转录。研究发现，Apo E 与 β-淀粉样蛋白能够提高糖原合酶激酶 3β 的活性，参与 τ 蛋白过度磷酸化炎症反应，促进神经元凋亡（Cho et al，2010; Cedazo-Minguez et al，2003）。因此，糖原合酶激酶 3β 已是阿尔茨海默病病因研究的焦点。阿尔茨海默病患者大脑 τ 蛋白有 40

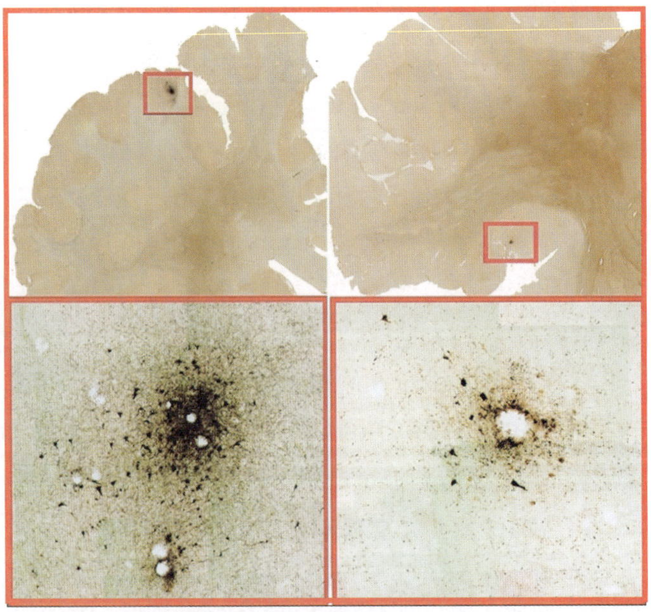

图 3-13　银浸染色显示神经纤维缠结

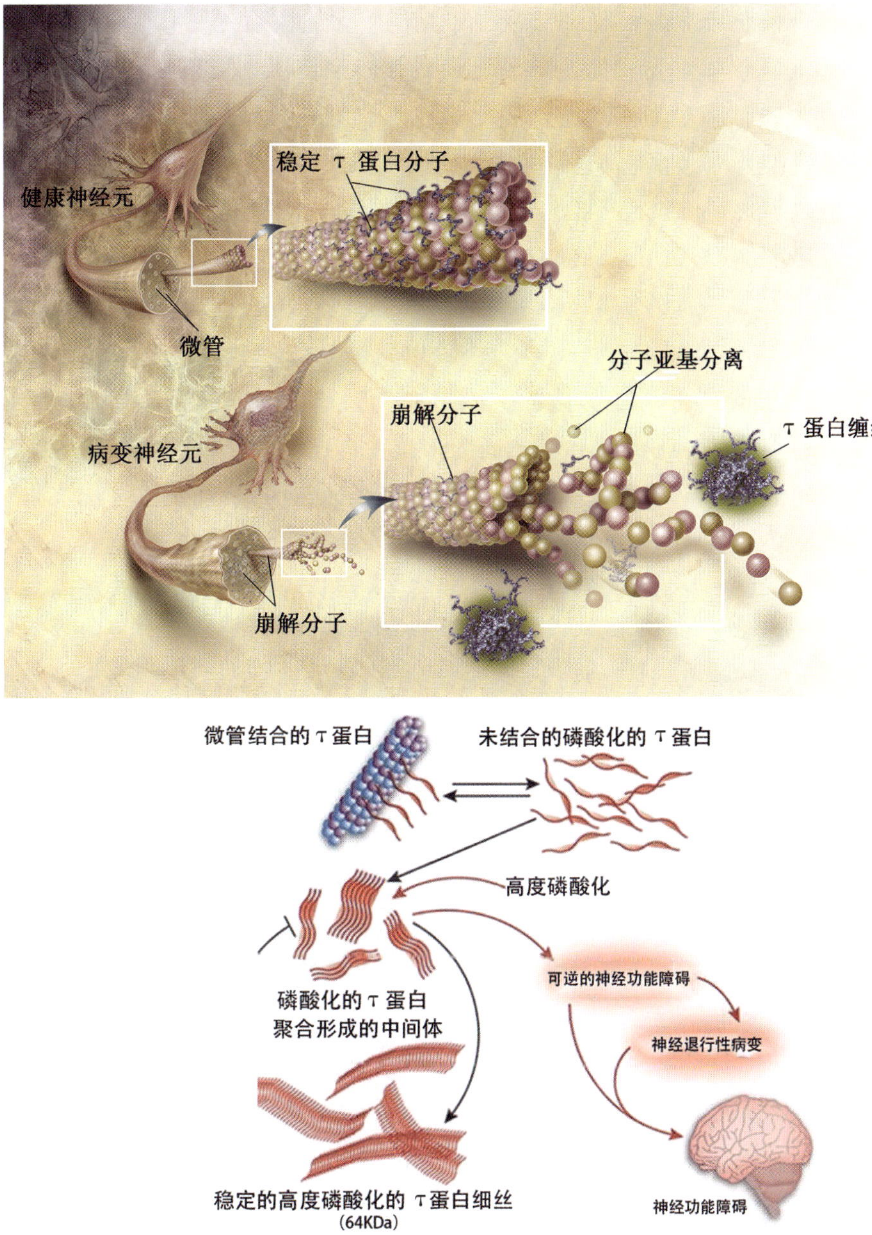

图 3-14　神经纤维缠结形成机制

个磷酸化位点，28 个丝氨酸位点，10 个苏氨酸位点和 2 个酪氨酸位点。其中，糖原合酶激酶 3β 可以磷酸化 17 个丝氨酸和 6 个苏氨酸残基，包括微管结合域周围的 19 个磷酸化位点和微管结合域内的 4 个磷酸化位点，后者在 τ 蛋白和微管分离中起关键作用。由于尸检阿尔茨海默病患者大脑糖原合酶激酶 3β 活性的研究受到限制，所以，几乎没有证据表明阿尔茨海默病中糖原合酶激酶 3β 活性增加。在过度表达散生型人类 τ 蛋白和激活的糖原合酶激酶 3β 的转基因小鼠，糖原合酶激酶 3β 活性增加为对照组的 2 倍时，出现神经病理学改变及运动障碍（Ikeda et al，2005）。

细胞周期依赖性蛋白激酶 5（cyclin-dependent kinase 5，Cdk-5）：细胞周期依赖性蛋白激酶 5 系统包括细胞周期依赖性蛋白激酶 5 及其调节蛋白 p35、p25 和 p39。单体细胞周期依赖性蛋白激酶 5 并没有催化活性，其与调节蛋白相互作用才能被活化。其活性调控方式主要包括：一方面，细胞周期依赖性蛋白激酶 5 通过与 p35 相互作用，使得转录因子 δ FOSB 促进其表达，细胞周期依赖性蛋白激酶 5 翻译后，非受体酪氨酸激酶 Abelson（c-Abl）磷酸化修饰可调节该酶的活性；另一方面，p35 磷酸化细胞周期依赖性蛋白激酶 5 并在泛素化作用下裂解，通过层粘连蛋白刺激 p35 和 p39 的转录，神经元在神经生长因子（nerve growth factor，NGF）和脑源性神经营养因子的（brain derived neurotrophic factor，BDNF）作用下诱导胞外信号调节激酶调节 p35 的表达。研究表明，阿尔茨海默病患者前额叶 / 小脑皮层细胞周期依赖性蛋白激酶 5 活性是对照组的 2 倍左右（Lee et al，1999）。与此同时，细胞周期依赖性蛋白激酶 5/p35 与正常神经元功能有关，p25 却被发现具有神经毒性作用（Cruz et al，2003）。目前认为，细胞周期依赖性蛋白激酶 5/p25 和细胞周期依赖性蛋白激酶 5/p35 对 τ 蛋白具有相同的催化活性，细胞周期依赖性蛋白激酶 5/p25 相关的神经毒性作用并不能引起细胞周期依赖性蛋白激酶 5 过度激活（Maestre et al，2008）。

双重特性酪氨酸磷酸化调节激酶（dual-specificity tyrosine-phosphorylation regulated kinase 1A，Dyrk1A）：双重特性酪氨酸磷酸化调节激酶基因位于人类 21 染色体，编码一个在唐氏综合征中负责生理功能退变的蛋白激酶。双重特性酪氨酸磷酸化调节激酶广泛表达于大脑和心脏，其基因敲除后小鼠胚胎发育普遍迟缓且易死亡，提示双重特性酪氨酸磷酸化调节激酶具有不可替代的生物功能。双重特性酪氨酸磷酸化调节激酶磷酸化 τ 蛋白的研究结果仍不一致：转基因小鼠过度表达的人类全长双重特性酪氨酸磷酸化调节激酶，能过度磷酸化 τ 蛋白的第 212 个丝氨酸位点、第 202 个苏氨酸位点和第 404 个丝氨酸位点；体外研究则表明，双重特性酪氨酸磷酸化调节激酶只磷酸化 τ 蛋白第 212 个苏氨酸位点（Ryoo et al，2007; Yoshida et al，2004）。迄今为止，研究者们已经确定了双重特性酪氨酸磷酸化调节激酶磷酸化 τ 蛋白的几个位点，然而，仍需进一步探索双重特性酪氨酸磷酸化调节激酶对 τ 蛋白的其他位点的磷酸化作用。

（四）τ 蛋白的降解

蛋白质的降解主要有 2 条途径：泛素 – 蛋白酶体系统（ubiquitin proteasome system，UPS）和自噬 – 溶酶体通路（autophagy lysosomal pathway，ALP）。正常状态下，τ 蛋白并不通过这 2 个途径降解，但是，过度磷酸化异常折叠及聚合状态的 τ 蛋白的清除则与其密切相关。泛素 – 蛋白酶体系统一般降解过磷酸化的 τ 蛋白单体及异常折叠的 τ 蛋白。研究发现，热休克蛋白 90（heat shock protein 90，HSP90）抑制物具有上调泛素—蛋白酶体系统的作用（Luo et al，2007）。动物实验表明，小分子 HSP90 抑制物可有效降低脑中的过磷酸化 τ 蛋白水平（Dickey et al，2007）。较大的 τ 蛋白聚合物需通过自噬—溶酶体通路来清除，上调该通路不仅有利于清除异常聚集的 τ 蛋白，还可直接或间接降低脑内 β – 淀粉样蛋白水平。研究发现，在阿尔茨海默病早期神经纤维缠结及老年斑出现之前，神经元内就存在自噬—溶酶体通路的异常，该通路异常可能为促进阿尔茨海默病进展的机制之一（Funderburk et al，2010）。西罗莫司（rapamycin）等化合物可通过刺激自噬—溶酶体通路降低 τ 蛋白及 β – 淀粉样蛋白水平；而在另一些实验中不恰当地刺激该通路却表现出神经毒性作用（Hung et al，2009; Ling et al，2009）。也有学者提出，在阿尔茨海默病的不同阶段，自噬发挥不同的作用。因此，如果将该通路作为阿尔茨海默病治疗的靶点，尚需要进一步研究。

（五）τ 蛋白假说的争议

τ 蛋白异常修饰假说作为阿尔茨海默病发病的经典假说最大争议在于 τ 蛋白的神经毒性形式。有研究表明，胎儿和阿尔茨海默病患者的 τ 蛋白磷酸化水平与磷酸化位点均十分相似，但是，胎儿 τ 蛋白并未出现聚合物形式或退行性病变（Seubert et al，1995）。此外，小鼠体内研究发现，过度磷酸化的 τ 蛋白通过稳定连环蛋白，能够拮抗细胞凋亡（Li et al，2007）。用果蝇研究也发现，不能磷酸化的 τ 蛋白比过度磷酸化的 τ 蛋白对突触的损伤更严重，而磷酸化作用可以延长果蝇的寿命。通过比较阿尔茨海默病患者与正常对照组大脑颞叶新皮质区，发现与神经纤维缠结相关的神经元缺失很低。Alonso 等发现过度磷酸化的 τ 蛋白转化为双螺旋纤维丝可降低其与正常 τ 蛋白的结合，从而保证正常的轴突运输（Alonso et al，2006）。因此，部分研究者认为 τ 蛋白过度磷酸化不仅无神经毒性作用，甚至有神经保护作用。

当前大多数的疾病细胞模型显示 τ 蛋白可增加细胞死亡率，同时，部分研究表明 τ 蛋白可以保护细胞。最近，有学者提出 τ 蛋白可通过抗氧化应激损伤减轻神经元凋亡，避免大脑在短时间内失去大量的神经元（Wang et al，2009）。该研究显示富含过度磷酸化 τ 蛋白的神经细胞似乎不易发生凋亡，并且 τ 蛋白细丝的形成似乎有神经保护作用。同时，还有研究表明在某些特定情况下，细胞凋亡蛋白酶活化可先于神经纤维缠结而不引起细胞凋亡。因此，认为神经纤维缠结可以保护神经元，不会诱发急性神经细胞凋亡。此外，一些特定修饰如磷酸化的 τ 蛋白也对凋亡起保护作用（de Calignon et al，2010; Spires-Jones et al，2008）。

由此可知，虽然目前大部分研究者倾向于认为 τ 蛋白过度磷酸化是促进阿尔茨海默病的一个重要原因，但是 τ 蛋白及其过度磷酸化在阿尔茨海默病发生及进展过程中的作用尚有待进一步确定。

第三节　阿尔茨海默病的其他假说

阿尔茨海默病的病因尚不清楚。目前主要有 β－淀粉样蛋白级联假说、τ 蛋白假说和神经介质学说、基因突变学说、炎性反应学说、氧化应激学说、钙平衡失调学说等。其中，β－淀粉样蛋白级联假说和 τ 蛋白假说，已在第二节中作了介绍，本节介绍其他假说。

一、神经介质学说

（一）胆碱能学说

1. 胆碱能系统的生物学特征

在正常状态下，位于基底前脑区的基底核斜角带核和内侧隔核的胆碱能神经元合成大量的乙酰胆碱，经投射纤维输送至大脑皮质及海马，在轴突末梢的轴浆内，乙酰胆碱转移酶（choline acetyltransferase，ChAT）催化乙酰辅酶 A 的乙酰基与胆碱结合生成乙酰胆碱，乙酰胆碱转运体将乙酰胆碱转运至突触囊泡内储存。当突触前神经元兴奋传到其轴突末梢时，突触前膜钙离子通透性增加，钙离子内流使突触囊泡向突触前膜移动并与之融合，以胞吐方式释放乙酰胆碱，乙酰胆碱经突触间隙与位于突触后膜上的乙酰胆碱受体结合，发挥其生物学作用，最后，乙酰胆碱被乙酰胆碱酯酶水解为胆碱和乙酰基，大部分胆碱被胆碱能神经末梢重新摄取。当基底前脑的胆碱能神经元功能受损或丢失，可造成乙酰胆碱合成、贮存和释放减少，从而导致以记忆和识别功能障碍为主的多种临床表现。应用胆碱酯酶抑制剂增加乙酰胆碱的水平，可以明显改善动物模型的认知功能，提示胆碱能神经传递在空间及联想性学习记忆过程中均起重要作用（Kronforst-Collins et al，1997）。此外，阿尔茨海默病记忆障碍以及情感异常也与不同脑区胆碱能神经元功能障碍以及胆碱能受体数目减少有关，这提示胆碱能神经传导在多种高级脑功能包括学习记忆过程中起重要作用（李熹，2013）。

2. 阿尔茨海默病患者脑中胆碱能系统的异常

基底前脑胆碱能系统包括 Meynert 基底核和内侧隔核，它们在海马和脑皮质广泛投射。阿尔茨海默病患者脑内胆碱能系统的变化最为明显——重度阿尔茨海默病患者基底前脑胆碱能神经元约有 90% 丧失（Parnetti et al，1997）。由于胆碱能神经元的大量丢失，乙酰胆碱的合成储存释放减少，从而导致产生了以记忆和认知功能障碍为主的多种临床表现。乙酰胆碱转移酶是胆碱能神经元的特殊标志，常被当作乙酰胆碱含量的间接指标，并用来研究中枢神经系统胆碱能神经元含量（Oda，1999）。阿尔茨海默病患者脑内乙酰胆碱转移酶活性下降，且与认知功能障碍的严重程度密切相关（Lopez et al，2000）。在侧脑室注射 β-淀粉样蛋白$_{25\sim35}$诱发的阿尔茨海默病小鼠模型中，其认知功能障碍同样与乙酰胆碱转移酶的活性降低密切相关（Corey-Bloom et al，1997; Yoshimasa et al，2002）。

阿尔茨海默病患者的认知功能损伤程度与新皮质区及海马中乙酰胆碱缺失程度密切相关。在阿尔茨海默病患者脑内，胆碱能神经纤维发生退行性变、胆碱能神经元丢失、乙酰胆碱酯酶与乙酰胆碱转移酶的表达水平与酶活性出现异常（Auld et al，2002）。同时，在阿尔茨海默病患者脑内乙酰胆碱的作用位点、毒蕈碱型乙酰胆碱受体（muscrinic acetylcholine receptors，M 受体）和烟碱型乙酰胆碱受体（nicotinic acetylcholine receptors，nAChRs）在大脑皮层和海马明显减少（Brenner et al，1993）。

乙酰胆碱在调节突触可塑性方面起关键作用（Engel，2012）。阿尔茨海默病尸检发现其病理变化主要是新皮层和海马等区域出现神经元丢失和神经纤维缠结，累及锥体神经元及其突触（Wurtman et al，2010）。综上所述，可以推测阿尔茨海默病患者海马和新皮层乙酰胆碱转移酶的表达及活性下降，患者早期就发现有胆碱摄取减少、乙酰胆碱释放减少、皮质下胆碱能神经元死亡、胆碱能突触消失等表现（Amenta et al，2012），而且以上几种现象与认知功能障碍程度密切相关。除此之外，拟胆碱药、乙酰胆碱酯酶抑制剂可剂量依赖性地改善患者的认知功能，并且乙酰胆碱酯酶也是美国食品药品管理局批准的为数不多的几种抗阿尔茨海默病药物。目前，胆碱能假说已逐渐被人们所接受，成为阿尔茨海默病发病机制中最重要的假说之一，并对阿尔茨海默病的治疗有一定指导意义。然而，拟胆碱能药物只能改善患者的认知障碍，不能逆转阿尔茨海默病病程及完全恢复其认知功能。

3. 支持胆碱能学说的证据

目前有 3 点证据支持胆碱能学说：①脑组织活检和尸检均显示：在阿尔茨海默病患者脑皮层乙酰胆碱转移酶活性显著降低，且乙酰胆碱转移酶水平与神经炎性斑和简易智能量表成绩相关；②广泛投射到皮层的基底前脑区 Maynert 基底核和其他皮层下神经核团中胆碱能神经

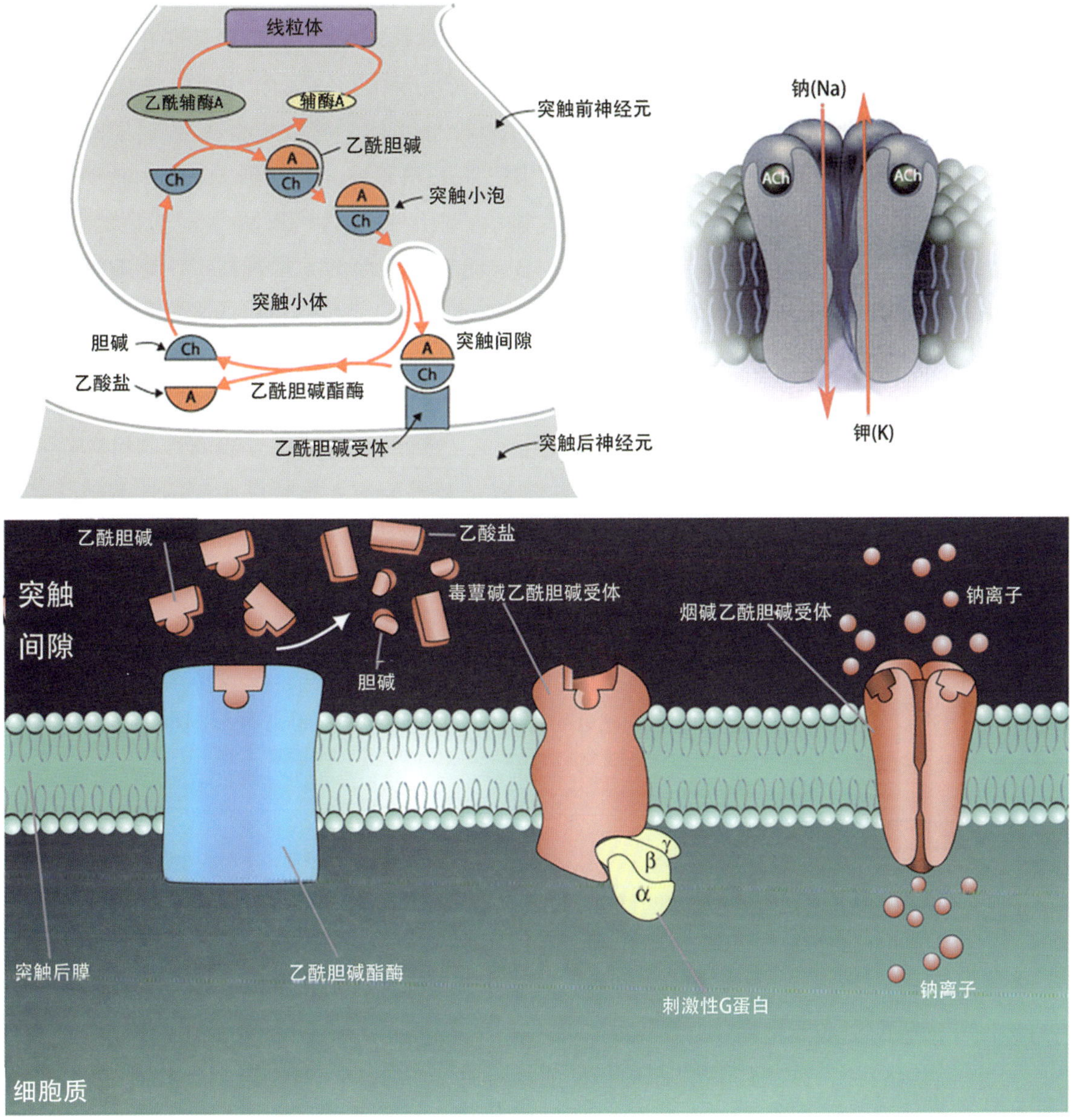

图 3-15 神经突触的乙酰胆碱代谢及乙酰胆碱的作用

元缺失，这些神经元主要起向大脑皮层供应乙酰胆碱的作用，在注意力和学习新事物方面发挥重要作用；③胆碱能拮抗剂能显著干扰学习记忆功能，而胆碱能诱导剂则能改善学习记忆功能（Gauthier，2002）。

4. 胆碱能系统对 τ 蛋白的影响

烟碱型乙酰胆碱受体与认知功能有关，可调节其他神经递质释放，保护神经元，在阻抑阿尔茨海默病的发病及进展中发挥重要的作用。目前，对阿尔茨海默病中 τ 蛋白过度磷酸化与烟碱型乙酰胆碱受体相互作用关系报道较少。体外的研究发现，通过烟碱型乙酰胆碱受体激动剂处理 SH-SY5Y 细胞，能显著增加 τ 蛋白磷酸化水平（Hellström-Lindahl et al，2000）。此外，α 烟碱型乙酰胆碱受体还可通过激动细胞外信号调节激酶和 c-jun 氨基末端激酶，促进 β-淀粉样蛋白诱导的 τ 蛋白磷酸化过程。在转基因阿尔茨海默病动物模型中，烟碱型乙酰胆碱受体激动剂的处理可使转基因阿尔茨海默病小鼠 τ 蛋白的磷酸化水平与聚集水平显著增加。同时，由于某些 M 受体与蛋白激酶 C（protein kinase C，PKC）相关，PKC 抑制糖原合酶激酶 3β 磷酸化 τ 蛋白，因此，通过激活 M 受体，可以减少 τ 蛋白磷酸化。实验结果显示，在神经元非选择性 M 受体激动剂卡巴胆碱和非神经元细胞 M1 受体激动剂能够减轻 τ 蛋白磷酸化（Fisher，2007）。以上研究显示，激活 M 受体可以减少 τ 蛋白的磷酸化。此外，也有研究表明，乙酰胆碱受体还可能对 β-淀粉样蛋白的异常蓄积产生影响。可见，乙酰胆碱受体可能通过相应机制影响 τ 蛋白的磷酸化与 β-淀粉样蛋白的异常蓄积，从而共同作用于阿尔茨海默病。

（二）谷氨酸学说

兴奋性氨基酸如谷氨酸（glutamic acid，Glu）参与阿尔茨海默病发病的机制可能有：谷氨酸的快速兴奋作用，引起去极化，氯离子、钠离子及水内流，导致细胞渗透性溶解。兴奋性氨基酸注入基底前脑区 Maynert 基底核后，能通过谷氨酸受体特异地激动胆碱能神经元，并过度兴奋致使引发钙超载等一系列反应使神经元凋亡（Zádori et al，2014）。

（三）其他神经递质学说

此外，儿茶酚胺类、γ-氨基丁酸、神经肽、阿片肽等均被证实，与阿尔茨海默病发病过程有不同程度的联系（Guzmán-Ramos et al，2012; Friedman et al，2013; Dam et al，2013; Anthony et al，2010）。

二、基因突变学说

研究发现，APP（amyloid precursor protein，淀粉样前体蛋白）基因（Postina et al，2004）、PS1 和 PS2（Presenilin，早老蛋白）基因（Gabuzda et al，1994）及载脂蛋白 E（Apo E）基因（Trommer et al，2005）与阿尔茨海默病密切相关。截 2017 年 5 月，在阿尔茨海默病与额颞叶痴呆的突变数据库（http：//www.molgen.ua.ac.be/ADmutations/）中可查到共计来自 1512 个家系的 462 个突变，其中 42 个淀粉样前体蛋白突变，205 个 PS1 突变，13 个 PS2 突变，1 个 C9ORF72 突变，4 个 SHMP2B 突变，23 个 FUS 突变，69 个 GRN 突变，44 个 MAPT 突变，33 个 TARDBP 突变，9 个 TBK 突变，19 个 VCP 突变。

淀粉样前体蛋白基因是第一个被发现与阿尔茨海默病有关的基因。淀粉样前体蛋白基因位于 21q21.1~21.3，长约 300kb，与阿尔茨海默病紧密相连，含 19 个外显子，通过选择性剪切可形成 8 种长度不等的异构体（Pierrot et al，2013）。由该基因的 16、17 外显子编码的含 695~770 氨基酸残基淀粉样前体蛋白，经 β-分泌酶和 γ-分泌酶水解产生的片断是阿尔茨海默病患者脑中老年斑的主要成分（O'Brien et al，2011）。转基因鼠研究表明，淀粉样前体蛋白过度表达及 β-淀粉样蛋白沉淀与阿尔茨海默病的发病密切相关（Nathalie et al，2008）。

PS1、PS2 基因分别定位于 14 号染色体长臂（14q24.3）和 1 号染色体长臂（1q31~42），长约 75kb 和 90kb，各自至少有 12 个外显子和 12 个内含子。PS 编码的蛋白质分子有 467、448 个氨基酸残基。其变异高发部位在外显子 8，其次是 PS1 的外显子 3 和 9（Wu et al，2012）。PS 蛋白可通过其对 γ-分泌酶的作用来调节淀粉样前体蛋白的加工，PS1 基因突变

后可选择性引起 β－淀粉样蛋白 $_{1\sim42}$ 增加（Gong et al，2010; Filali et al，2012）。

Apo E 基因定位于 19q13.2，全长 3.7kb，有 4 个外显子。Apo E 在同一基因位点上有 3 个等位基因：ε2、ε3、ε4，从而产生 3 种异构蛋白 Apo E–2、Apo E–3、Apo E–4，并由此构成 6 种不同的基因型（Zlokovic，2013）。在 3 个等位基因中，ε4 是散发性阿尔茨海默病的危险因素。ε4 等位基因与淀粉样前体蛋白基因间存在相互作用，影响其水解，增加 β－淀粉样蛋白沉积（Silva et al，2013）。

CLU 基因（聚集素）：根据 Alzgene 数据库，聚集素（clusterin，CLU）基因是目前第 3 位与阿尔茨海默病发病相关的遗传易感基因。聚集素基因是单拷贝的基因，定位于 8 号染色体 p21~p12，长度为 16kb，由 9 个外显子组成。该基因表达聚集素，又称载脂蛋白 J，是一种独特的多功能糖蛋白，具有分子伴侣的功能，能与一系列物质分子相互作用，在脂质运输和交换、调节补体、组织重塑中起重要作用。研究表明，聚集素为脑内第 2 大糖蛋白，与 Apo E 发挥十分相似的生物学作用。它们均在淀粉样蛋白斑中沉积，通过结合受体介导脑内胶质细胞对 β－淀粉样蛋白的内吞清除，参与在血脑屏障的清除。研究发现 CLU 基因有 3 个 SNP 位点：rs11136000、rs2279590、rs9331888，其中 rs11136000 遗传多态性与晚发性阿尔茨海默病有关（邢姚姚，2012）。

PICALM（磷脂酰肌醇结合网格蛋白组装蛋白）基因：也称为 CALM 基因，即网格蛋白装配淋巴粒细胞白血病蛋白，位于人类第 11 号染色体上。磷脂酰肌醇结合网格蛋白组装蛋白广泛地表达于包括神经组织在内的所有组织中，能够促进网格蛋白突触小泡的形成，参与网格蛋白介导的内吞作用。细胞培养试验表明，全长 β－淀粉样前体蛋白来自于存在细胞内吞现象的细胞表面，抑制细胞内吞过程能够减少 β－淀粉样前体蛋白的细胞内吞作用，减少 β－淀粉样蛋白的产生和释放。增加的突触活动能够提高突触囊泡蛋白的内吞作用；细胞内吞的增加使更多的 β－淀粉样前体蛋白进入胞吞后的细胞内，从而导致 β－淀粉样蛋白的产生和释放，而 β－淀粉样蛋白在脑内沉积后的毒性作用造成的神经退行性变与迟发性阿尔茨海默病有关。Harold 等人的基因相关性研究首次发现了 PICALM 基因与阿尔茨海默病有关。Harold 等对欧洲白种人的研究发现 PICALM 基因（rs3851179）G/A 多态性与阿尔茨海默病具有相关性。

此外，也有报道表明，τ 蛋白基因、α2 巨球蛋白基因、低密度蛋白受体相关蛋白基因、α–SYNUCLEIN 基因与阿尔茨海默病发病有关（Ertekin–Taner et al，2013; Rugsarash et al，2006; Carneiro et al，2012; Clinton et al，2010）。

三、炎性反应学说

许多研究者认为阿尔茨海默病发病过程中伴随着一个缓慢的炎性病理改变过程。阿尔茨海默病患者的炎性反应可能是一种脑内慢性炎症，因为阿尔茨海默病患者没有急性炎症特有的红肿热痛的症状，但是却在阿尔茨海默病患者脑内发现了急性反应蛋白及炎性细胞因子（Finch et al，2007）。在阿尔茨海默病患者脑内，发现有激活的小胶质细胞和星形胶质细胞及一系列免疫反应产物。免疫学研究发现，大量补体存在于阿尔茨海默病的病灶内，但正常血液循环中的补体并不能通过血脑屏障，说明这些存在于病灶内的补体可能来自于脑内。在成熟的老年斑周围可见大量增生和活化的小胶质细胞，现在认为 β－淀粉样蛋白沉积导致了小胶质细胞激活、增殖，并过量分泌炎性因子，介导炎性损伤。已有研究表明，注射了β-淀粉样蛋白相关肽的阿尔茨海默病动物模型可诱导小胶质细胞产生C3，表明这些脑内补体的来源主要是星形胶质细胞和小胶质细胞。小胶质细胞能表达糖基化终末产物受体（RAGE），后者与β-淀粉样蛋白结合，能增加细胞因子、谷氨酸和一氧化氮（NO）的生成，增强神经毒性作用和炎症反应，导致学习记忆能力下降。活化的胶质细胞可释放多种细胞因子、补体及其激活物、趋化因子，如白细胞介素-1、白细胞介素-3、白细胞介素-6、肿瘤坏死因子、一氧化氮、单核细胞趋化蛋白等参与炎症反应，导致非特异性炎细胞浸润，产生慢性炎症，使神经系统受损（Town et al，2005）。这种神经炎症反应是对于β-淀粉样蛋白沉积的一种正常免疫反应，这对于β-淀粉样蛋白的清除有重要作用（刘畅 等，2010; Dewapriya et al，2013）。

阿尔茨海默病患者中星形胶质细胞的激活往往继发于小胶质细胞的激活，而星形胶质细胞活化后通过β-淀粉样前体蛋白过度表达增强β-淀粉样蛋白沉积，进一步激活小胶质细胞，形成恶性循环。此外，小胶质细胞可通过释放金属蛋白酶来降解β-淀粉样蛋白，阻止阿尔茨海默病中β-淀粉样蛋白沉积，在抗体介导下小胶质细胞还可对β-淀粉样蛋白进行清除（Jordão et al，2013）。同时，在阿尔茨海默病中，白细胞介素1β（interleukin，IL-1β）的过度表达促进了β-淀粉样蛋白沉积，同时促进神经元表达β淀粉样前体蛋白、乙酰胆碱酯酶及其他斑块相关蛋白，使τ蛋白过度磷酸化，促进神经纤维缠结的形成（Li et al，2012; Zhang et al，2013）。阿尔茨海默病患者老年斑中存在大量白细胞介素-6，并且白细胞介素-6表达先于老年斑的变化，其受体白细胞介素-6受体在脑脊液中大量表达，提示白细胞介素-6上调β-淀粉样前体蛋白（Uslu et al，2012）。小胶质细胞受β-淀粉样蛋白刺激后产生神经毒素肿瘤坏死因子-α，它不仅可以激活星形胶质细胞，还可促进其释放肿瘤坏死因子-α、一氧化氮、谷氨酸等神经活性物质，通过N-甲基-D-天门冬氨酸对神经元产生毒性作用（Jia et al，2012）。在趋化因子和其他细胞因子的介导下，阿尔茨海默病患者的血脑屏障发生透过性的改变，允许外周细胞募集并跨过内皮进入脑实质（Rocha，2013）。有研究发现，小胶质细胞经β-淀粉样蛋白刺激后上调表达最明显的基因均属于趋化因子家族。同时，β-淀粉样蛋白功能补体系统直接作用激活补体的经典途径，形成攻膜复合物（Fu et al，2012）。综上所述，激活的小胶质细胞、星形胶质细胞及其分泌的炎性因子、补体等通过多种途径介导神经元死亡。

前瞻性研究发现，非甾体类消炎镇痛药可降低阿尔茨海默病的发生风险，减缓疾病的进展（Breitner，2003）。其作用机制包括选择性减少β-淀粉样蛋白$_{1\text{-}42}$生成，抑制环氧化酶-2或前列腺素E2受体，刺激小胶质细胞的吞噬作用，激活过氧化物酶体增殖物激活受体γ（Szekely et al，2008）。目前还在研究的有，肿瘤坏死因子-α和补体阻断剂的促吞噬作用，这些研究为开发更为有效的阿尔茨海默病治疗药物提供了理论基础（曹霞飞 等，2009）。

四、氧化应激学说

脑是体内氧负荷最大的器官之一，与其他组织相比，脑组织糖代谢和呼吸代谢率较高，高浓度的不饱和脂肪酸组成脑神经元的膜结构，而且高浓度的反应铁离子和低浓度的抗氧化酶水平都使得脑成为对氧化损伤最易感的器官（Szekely et al，2008）。各种来源的氧化应激因子都会对神经元造成无法逆转的氧化损伤，在阿尔茨海默病的病理进程中发挥很大的作用。另外，由于血脑屏障的存在，使得部分脑内的抗氧化物质不易透过血脑屏障被清除，因而也使得脑组织对氧化应激特别敏感（Gurgel-Giannetti et al，2013）。近年利用阿尔茨海默病患者的脑组织研究已经证实，基本上所有的胞内大分子（蛋白质、DNA、脂质）在阿尔茨海默病的脑组织中都可以发现有氧化形式的存在，且水平明显增加，其中包括丙二醛、晚期糖基化终末产物（advanced glycation end products，AGEs）、血红素加氧酶-1（heme oxygenase-1，HO-1）等。Nunomura 等（Nunomura et al，2001; Emerit et al，2004）利用 8-羟基脱氧鸟苷酸（8-hydroxy guanine，8-OHdG）作为核酸的氧化标志物，发现核酸的氧化损伤主要发生在阿尔茨海默病病人易感神经元的细胞质内。也有报道阿尔茨海默病病人中线粒体的一些酶复合物减少，如：细胞色素氧化酶（cytochrome oxidase，COX）、丙酮酸脱氢酶复合物（pyruvate dehydrogenase complex，PDHC）、β-酮戊二酸脱氢酶复合物（β-ketoglutarate dehydrogenase complex，β-KGDHC）等（Cottrell et al，2001; Maurer et al，2000）。多种证据都表明氧化应激与阿尔茨海默病发病过程密切相关。

高表达淀粉样前体蛋白突变的转基因动物大脑中显示氧化损伤直接与β-淀粉样蛋白有关，阿尔茨海默病脑组织神经元中蛋白过氧化增强，神经纤维缠结也有大量的蛋白氧化的产物蛋白羰基沉积（Breitner，2003）。阿尔茨海默病发病过程中神经细胞线粒体的异常代谢导致活性氧的产生过多，阿尔茨海默病发生的关键物质β-淀粉样蛋白能与线粒体中的乙醇脱氢酶结合从而影响该酶与受体的结合，使氧自由基产生增多（Yan et al，2005）。研究表明，氧化损伤直接参与了阿尔茨海默病等多种神经退行性疾病的病理过程。在阿尔茨海默病患者

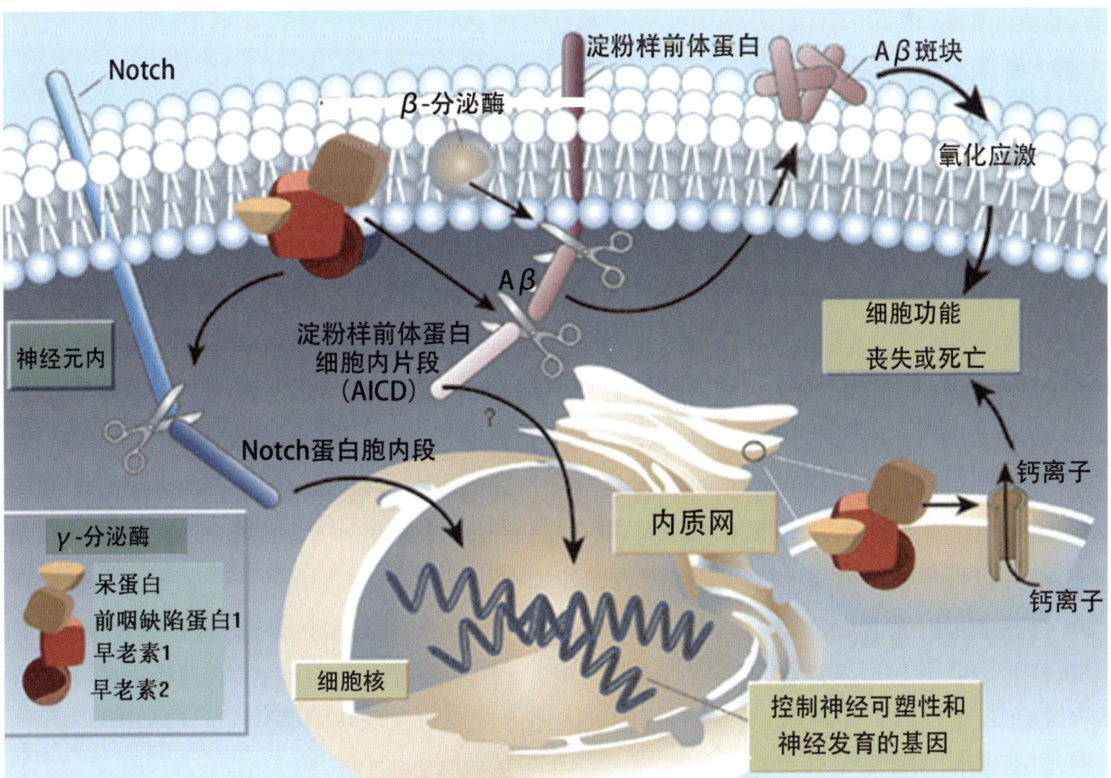

图 3-16　β-淀粉样前体蛋白引起氧化应激

出现神经元及病理变化的极早期，易感神经元中就有氧化损伤出现，说明氧化损伤是导致疾病的一个早期因素。

阿尔茨海默病患者脑部神经元中具有氧化应激标志物，这些氧化应激标志物在神经纤维缠结还未形成之前就已经可以检测到。① 8- 羟基脱氧鸟苷酸（8-OHdG）和 8- 羟基鸟苷酸（8-OHG）的水平升高标志着 DNA 和 RNA 的氧化。在阿尔茨海默病患者中，DNA 氧化导致的 DNA 修复缺陷及 DNA 断裂。②蛋白羰基水平的升高，标志着蛋白质的氧化修饰。一些特异性氧化蛋白，如肌酸激酶，其参与产生用于三磷酸腺苷合成的高能磷酸键。这些蛋白的氧化修饰可导致阿尔茨海默病患者的代谢损伤。③氧化过程可使蛋白相互交联，蛋白在高度泛素化后，无法在细胞内及胞外清除。④硫代巴比妥酸活性底物、丙二醛水平的升高及磷脂成分的改变，标志着磷脂的氧化。⑤糖基化水平的升高标志着对糖类的氧化修饰。明确氧化损伤的来源及有效的抗氧化途径，对理解阿尔茨海默病等神经退行性疾病的发病机制及发展新型的治疗方法有很重要的意义。

五、钙平衡失调学说

近年来，对于金属离子在神经科学领域的研究逐渐加强，某些金属离子如钙、铝、锌在脑部，如前脑基底、海马和大脑皮层等部位，广泛参与了 β－淀粉样蛋白的生成、神经纤维缠结以及 τ 蛋白的磷酸化等阿尔茨海默病的病理过程（Adlard et al，2006）。钙离子在神经系统基本生理及病理过程中起着十分关键的作用。生理情况下，钙离子参与神经系统发育，调节并维持神经元的兴奋；还作为第二信使介导着细胞信号转导，激活神经细胞的分化及分泌，促进神经细胞及其末梢递质的释放，激活轴浆流（自胞体向轴突末端连续流动的轴浆），参与细胞的生理性凋亡。当钙稳态被破坏，细胞就会受到功能性、器质性损伤乃至死亡。1994 年钙稳态失调学说第一次被提出，认为细胞内钙持续性紊乱是包括阿尔茨海默病在内的神经变性疾病的原因（Bojarski et al，2008）。有研究显示，动物在衰老过程中神经元内钙缓冲、钙外排和回收等机制发生改变，造成神经元内游离钙超负荷。钙代谢平衡失调将直接或间接影响神经元的长时程增强，使神经元可塑性降低，导致记忆障碍；之后的细胞培养和动物实验也证明，钙稳态失衡与阿尔茨海默病病理特点有关（Sabayann et al，2008）。

目前认为，β－淀粉样蛋白的沉积是导致阿尔茨海默病患者神经元损伤的重要原因，而钙离子可能在 β－淀粉样蛋白沉淀的形成以及 β－淀粉样蛋白神经毒性作用方面都起着重要作用。阿尔茨海默病患者神经元内钙浓度升高，刺激 β－淀粉样蛋白聚集，后者可在脂质膜上形成非电压依赖性阳离子通道，导致钙摄取增加，加重钙负荷。同时，谷氨酸沉积于突触间隙，激活电压门控钙通道，增加胞质内钙离子浓度，引起毒性反应，导致神经元损伤。早老素有调控钙稳态的作用，其基因突变可致 β－淀粉样蛋白 $_{1\sim42}$ 水平增高，使内质网内钙增多并释入胞质内，诱发早发型家族性阿尔茨海默病的发生（Nelson et al，2008）。与此同时，钙稳态的破坏会减少可溶性 β－淀粉样前体蛋白的形成，加速 β－淀粉样前体蛋白水解，产生更多的 β－淀粉样蛋白，并形成恶性循环（王洪权 等，2008）。β－淀粉样蛋白的产生与钙离子水平之间存在正反馈机制，这种相互刺激的作用极大地促进了阿尔茨海默病病理改变的快速进展。

此外，阿尔茨海默病模型动物脑内，G 蛋白介导腺苷酸环化酶（AC）系统和磷酸肌醇水解通路在调节钙平衡中发挥着重要作用。G 蛋白，即 GTP 结合蛋白，由 α、β、γ 3 种亚基构成，其中 α 亚基变异最大，决定 G 蛋白的特异性。并依据 α 亚基的不同将 G 蛋白分为 Gs、Gi、Gq、Go 等亚型。其中 Gs 通过与腺苷酸环化酶偶联，活化腺苷酸环化酶和钙离子通道，抑制钠离子通道；Gi/o 通过与腺苷酸环化酶偶联，抑制腺苷酸环化酶和钙离子、钾离子通道；Gq/11 通过激活磷脂酶 C，产生三磷酸肌醇和二酯酰甘油，进而调控细胞内钙离子的平衡。有研究发现，阿尔茨海默病患者脑内 Gs 和 Gi 水平均有不同程度的降低（O'Neill et al，1994; Young et al，1999）。因此，G 蛋白和细胞内钙离子紊乱在阿尔茨海默病致病机制中发挥重要作用。

六、其他学说

关于阿尔茨海默病的学说还有线粒体学说（Gu et al，2012）、神经血管学说（Sagare et al，2012）等，各种学说研究角度不同，内容有所交叉，又都不能独立地解释阿尔茨海默病的所有病理现象。目前的研究大多围绕 β－淀粉样蛋白产物过多为研究中心，讨论阿尔茨海默病的各种可能机制。

第四节　阿尔茨海默病的危险因素

虽然阿尔茨海默病的病因尚不清楚，但是目前，人们已经确定了阿尔茨海默病的诸多危险因素。这些危险因素的确定不仅对阿尔茨海默病的病因学研究具有重要的提示作用，而且对易感人群的阿尔茨海默病防治提供了理论依据与实践指导意义。本文的以下部分将对阿尔茨海默病的危险因素进行描述。

一、年龄

由于阿尔茨海默病极少见于 30 岁以下人群，因此在阿尔茨海默病的诸多危险因素中，年龄已被认为是散发型阿尔茨海默病的主要危险因素。虽然阿尔茨海默病的发生并不是衰老的止常组成部分，但大多数阿尔茨海默病的诊断年龄大于 65 岁，我们称之为迟发性阿尔茨海默病（late-onset Alzheimer's Disease，LOAD）。与此相对，65 岁以下人群同样有可能发生阿尔茨海默病，这类阿尔茨海默病被称为早发性阿尔茨海默病（early-onset Alzheimer's Disease，EOAD）。

二、家族史

如前文所述，遗传因素已是较为明确的阿尔茨海默病病因。相较于无阿尔茨海默病家族史的个体，父母、兄弟或姐妹患有阿尔茨海默病的个体称之为与阿尔茨海默病具有一级关联的个体，其发病危险性大大提高（Green et al，2002; Fratiglioni et al，1993; Mayeux et al，1991; Lautenschlager et al，1996）。在阿尔茨海默病疾病家族中，遗传因素可能独立作用，或者与环境因素共同作用，导致阿尔茨海默病发病。

三、载脂蛋白 E-4 多态性

载脂蛋白 E（Apo E）是一种多态性蛋白，参与脂蛋白的转化与代谢过程，其基因可以调节许多生物学功能，它具有 3 种异构体，即 Apo E-2、E-3 和 E-4。每个个体的 Apo E 基因遗传自父母中的任意一方，如前文所述，研究表明，携带 Apo E-4 基因的个体阿尔茨海默病发病风险增高，疾病进程加速。同时，携带 Apo E-4 纯合子的个体发生阿尔茨海默病的风险较携带 Apo E-4 杂合子的个体更高。幸而，与已知的家族性阿尔茨海默病的遗传基因携带者相比，无论是 Apo E-4 杂合子还是 Apo E-4 纯合子的携带者，其阿尔茨海默病的发病风险都相对较低。

四、轻度认知功能障碍

当一个个体发生轻度的、可衡量的认知功能的变化，这种变化可被家庭成员和朋友察觉，但并不影响其日常活动的能力，这种状态称之为轻度认知功能障碍。相比于不存在轻度认知功能障碍的人群，轻度认知功能障碍人群，尤其是轻度认知功能障碍涉及记忆问题时，更有可能发展为阿尔茨海默病或其他类型的痴呆。在某些情况下，例如由某些药物引起轻度认知功能障碍时，它是可逆的；在其他情况下，轻度认知功能障碍亦可自行恢复正常认知或保持稳定状态。因此，当个体出现认知功能减退时及时寻求帮助，以期尽可能正确地诊断和治疗是极为重要的。2011 年，Alzheimer Dementia 杂志发表了阿尔茨海默病的新的诊断标准与指南，指南中指出：事实上，轻度认知功能障碍可能是阿尔茨海默病或者其他类型的痴呆的早期阶段（Jack et al，2011; McKhann et al，2011; Albert et al，2011; Sperling et al，2011）。

五、心血管疾病

越来越多的证据表明，大脑的健康与心脏和血管的整体健康紧密相连。在全身各个器官中，大脑具有最丰富的血管网络。健康的心脏有助于确保足够的血液通过这些血管注入大脑，同时，健康的血管有助于确保机体提供给大脑富含氧气和营养物质的血液，以保障大脑维持功能正常。

一些数据表明，心血管疾病的风险因素，如身体缺乏锻炼、高胆固醇血症（尤其是在中年时期）、糖尿病、吸烟、肥胖同样是阿尔茨海默病与其他痴呆的危险因素（Anstey et al，2007; Rusanen et al，2010; Raji et al，2010; Pendlebury et al. 2009; Yaffe et al，2011; Wu et al，2008; Whitmer et al，2008; Yaffee，2007; Kivipelto et al，2005; Hendrie et al，2006; Solomon et al，2009）。与遗传性危险因素不同，许多心血管疾病危险因素是可逆的，即通过改善生活方式或者药物干预，可减轻这些危险因素，从而减轻心血管疾病的患病风险与阿尔茨海默病、其他形式的痴呆或轻度认知功能障碍的发病风险。

六、激素

女性比男性更易患阿尔茨海默病。美国国家卫生研究所资助的一项大的研究项目正在评估雌激素替代疗法能否预防阿尔茨海默病。最近公布的一项调查报道：在 124 名老年女性中，绝经后即服用雌激素者中有 5.8% 的个体发生阿尔茨海默病，未服用雌激素的人中，发病率达 16.3%，差异具有显著性。而且，服用雌激素 1 年以上者，患该病的危险性明显下降。

美国南加州大学的研究者针对 2418 名妇女的研究表明，停经后补充雌激素者的阿尔茨海默病发病率较不补充者低 40%。因此可以推测，雌激素水平的降低可能导致妇女绝经后更容易患阿尔茨海默病。实验表明，雌激素可以促进胆碱能神经元的生长和存活、减少脑中淀粉样蛋白的沉积，并且能修复内源性糖皮质激素导致的损伤。因此，雌激素不仅可能是引起阿尔茨海默病的一个原因，也可能是防治阿尔茨海默病的一种途径。

七、社交活动与饮食

研究表明，更高的受教育程度、保持脑力劳动与社交活动、摄入低饱和脂肪酸和丰富的蔬菜，可有助于维持大脑健康（Polidori et al，2009; Hall et al，2009）。然而，与心血管疾病的危险因素相比，这类研究的数量较少，并且研究规模也较小。因此，这些研究的结论可信度也不及心血管疾病的危险因素高。由此可知，相对于其他危险因素，社交活动与饮食可能会影响阿尔茨海默病的发病风险，其机制并不十分清楚。

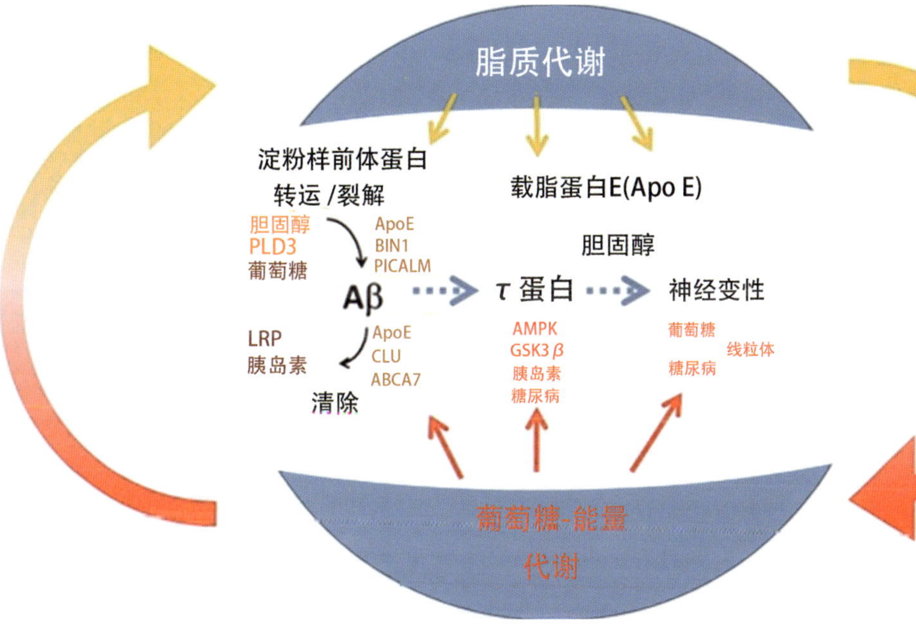

图中外文翻译：PLD3: 磷脂酶 D3; LRP: 低密度脂蛋白受体相关蛋白；ApoE: 载脂蛋白 E; BIN1: 桥接整合因子 1; PICALM: 磷脂酰肌醇结合网格蛋白组装蛋白；CLU: 聚集素；ABCA7: 三磷酸腺苷结合盒转运蛋白 7; AMPK: AMP 依赖的蛋白激酶；GSK-3 β：糖原合成酶激酶 -3 β 。

图 3 –17　糖、脂代谢与阿尔茨海默病（Sato et al，2015）

八、创伤性脑损伤

中、重度创伤性脑损伤可增加阿尔茨海默病和其他痴呆的发病风险。中等强度的头部损伤定义为头部受伤导致意识丧失或创伤后失忆持续 30min；其中任意一种情况持续 24h，定义为严重的头部损伤。与没有头部损伤的个体相比，中等强度的头部损伤可将阿尔茨海默病的发病风险提高 2 倍，重度的头部损伤可将阿尔茨海默病的发病风险提高 4.5 倍（Plassman et al，2000; Lye et al，2000）。可幸的是，轻微头部外伤或者常见的头部轻微碰撞并不会增加阿尔茨海默病与其他痴呆的发病风险。然而，头部多次受伤的个体，如拳击运动员、足球运动员和退伍军人，其生命晚期发生认知功能障碍、阿尔茨海默病或其他痴呆的风险增加，尸检结果表明，其脑部神经纤维缠结（阿尔茨海默病的一个重要的病理特征）增多（Roberts et al，1990; Guskiewicz et al，2005; Crawford et al，2002; Groswasser et al，2002; Šalazar et al，2000）。一些研究表明，较未发生头部损伤的 Apo E-4 基因携带者，携带 Apo E-4 基因的个体发生中度或重度头部损伤时，其阿尔茨海默病的发病风险显著增高（Katzman et al，1996; Tang et al，1996）。因此，我们需要进行进一步的研究来更好地确定脑损伤与增高的阿尔茨海默病风险之间的关系。

（张瑞）

参考文献

[1] Adlard P, Bush A. Metals and Alzheimer's disease. Journal of Alzheimer's disease, 2006, 10（2）: 145–163.

[2] Adlerz L, Holback S, Multhaup G, et al. IGF–1–induced processing of the amyloid precursor protein family is mediated by different signaling pathways. Journal of Biological Chemistry, 2007, 282（14）: 10203–10209.

[3] Ahlijanian M, Barrezueta N, Williams R, et al. Hyperphosphorylated tau and neurofilament and cytoskeletal disruptions in mice overexpressing human p25, an activator of cdk5. Proceedings of the National Academy of Sciences, 2000, 97（6）: 2910–2915.

[4] Akama K, Albanese C, Pestell R, et al. Amyloid β–peptide stimulates nitric oxide production in astrocytes through an NF κ B–dependent mechanism. Proceedings of the National Academy of Sciences, 1998, 95（10）: 5795–5800.

[5] Albert M, DeKosky S, Dickson D, et al. The diagnosis of mild cognitive impairment due to Alzheimer's disease: recommendations from the National Institute on Aging Alzheimer's Association workgroups on diagnostic guidelines for Alzheimer's disease. Alzheimer's Dement, 2011, 7: 270–279.

[6] Alonso A, Li B, Brundke–Igbal I, et al. Polymerization of hyperphosphorylated tau into filaments eliminates its inhibitory activity. Proceedings of the National Academy of Sciences, 2006, 103（23）: 8864–8869.

[7] Alzheimer A, Stelzmann R, Schnitzlein H, et al. Uber eine eigenartige Erkankung der Hirnrinde. Clinical anatomy, 1995, 8（6）: 429–431.

[8] Amenta F, Carotenuto A, Fasanaro A, et al. The ASCOMALVA trial: Association between the cholinesterase inhibitor donepezil and the cholinergic precursor choline alphoscerate in Alzheimer's disease with cerebrovascular injury: Interim results. Journal of the neurological sciences, 2012, 322（1）: 96–101.

[9] Anstey K, von Sanden C, Salim A, et al. Smoking as a risk factor for dementia and cognitive decline: a meta–analysis of prospective studies. American journal of epidemiology, 2007, 166（4）: 367–378.

[10] AnthonyI, Norrby K, Dingwall T, et al. Predisposition to accelerated Alzheimer–related changes in the brains of human immunodeficiency virus negative opiate abusers. Brain, 2010, 133（12）: 3685–3698.

[11] Arriagada P, Marzloff K, Hyman B. Distribution of Alzheimer–type pathologic changes in nondemented elderly individuals matches the pattern in Alzheimer's disease. Neurology, 1992, 42（9）: 1681–1688.

[12] Auld D, Kornecook T, Bastianetto S, et al. Alzheimer's disease and the basal forebrain cholinergic system: relations to β–amyloid peptides, cognition, and treatment strategies. Progress in neurobiology, 2002, 68（3）: 209–245.

[13] Bamberger M, Harris M, Mc Donald D, et al. A cell surface receptor complex for fibrillar β–amyloid mediates

microglial activation. The Journal of neuroscience, 2003, 23 （7）: 2665–2674.

[14] Barnham K, McKinstry W, Multhaup G, et al. Structure of the Alzheimer's disease amyloid precursor protein copper binding domain A regulator of neuronal copper homeostasis. Journal of Biological Chemistry, 2003, 278 （19）: 17401–17407.

[15] Bennet A, Di Angelantonio E, Ye Z, et al. Association of apolipoprotein E genotypes with lipid levels and coronary risk. JAMA, 2007, 298 （11）: 1300–1311.

[16] Bergmans B, De Strooper B. γ-secretases: from cell biology to therapeutic strategies. The Lancet Neurology, 2010, 9 （2）: 215–226.

[17] Blennow K, Zetterberg H. The application of cerebrospinal fluid biomarkers in early diagnosis of Alzheimer disease. Medical Clinics of North America, 2013, 97 （3）: 369–376.

[18] Bojarski L, Herms J, Kuznicki J. Calcium dysregulation in Alzheimer's disease. Neurochemistry international, 2008, 52 （4）: 621–633.

[19] Breitner J. NSAIDs and Alzheimer's disease: how far to generalize from trials? Lancet Neurol, 2003, 2 （9）: 527–535.

[20] Brenner D, Kukull W, wan Belle G, et al. Relationship between cigarette smoking and Alzheimer's disease in a population-based case-control study. Neurology, 1993, 43 （2）: 293–300.

[21] Buée L, Bussière T, Buée-Scherrer V, et al. Tau protein isoforms, phosphorylation and role in neurodegenerative disorders. Brain Research Reviews, 2000, 33 （1）: 95–130.

[22] Butterfield D, Drake J, Pocernich C, et al. Evidence of oxidative damage in Alzheimer's disease brain: central role for amyloid β-peptide. Trends in molecular medicine, 2001, 7 （12）: 548–554.

[23] Caccamo A, Oddo S, Billings L, et al. M1 receptors play a central role in modulating AD-like pathology in trans- genic mice. Neuron, 2006, 49 （5）: 671–682.

[24] Caccamo A, Oddo S, Suqarman M, et al. Age-and region-dependent alterations in Aβ-degrading enzymes: implications for Aβ-induced disorders. Neurobiology of aging, 2005, 26 （5）: 645–654.

[25] Carneiro M, Miname M, Gagliardi A, et al. The removal from plasma of chylomicrons and remnants is reduced in heterozygous familial hypercholesterolemia subjects with identified LDL receptor mutations: Study with artificial emulsions. Atherosclerosis, 2012, 221 （1）: 268–274.

[26] Cedazo-Mínguez A, Popescu B, Blanco-Millán J, et al. Apolipoprotein E and β-amyloid（1–42） regulation of glycogen synthase kinase-3β. Journal of neurochemistry, 2003, 87 （5）: 1152–1164.

[27] Cho J, Johnson G. Glycogen Synthase Kinase 3β Phosphorylates Tau at Both Primed and Unprimed Sites differential impact on microtubule binding. Journal of Biological Chemistry, 2003, 278 （1）: 187–193.

[28] Choi D. Calcium: still center-stage in hypoxic-ischemic neuronal death. Trends in neurosciences, 1995, 18 （2）: 58–60.

[29] Cleary J, Walsh D, Hofmeister J, et al. Natural oligomers of the amyloid-β protein specifically disrupt cognitive function. Nature neuroscience, 2005, 8 （1）: 79–84.

[30] Clinton L, Blurton-Jones M, Myczek K, et al. Synergistic Interactions between Abeta, tau, and alpha-synuclein: acceleration of neuropathology and cognitive decline. Journal of Neuroscience the Official Journal of the Society for Neuroscience, 2010, 30 （21）: 7281–7289.

[31] Corey-Bloom J, Tiraboschi P, Hansen L, et al. E4 allele dosage does not predict cholinergic activity or

synapse loss in Alzheimer's disease. Neurology, 2000, 54 （2）: 403-403.

[32] Cottrell D, Blakely E, Johoson M, et al. Mitochondrial enzyme-deficient hippocampal neurons and choroidal cells in AD. Neurology, 2001, 57 （2）: 260-264.

[33] Crawford F, Vanderploeg R, Freeman M, et al. Apo E genotype influences acquisition and recall following traumatic brain injury. Neurology, 2002, 58: 1115-1118.

[34] Cruz J, Tseng H, Goldman J, et al. Aberrant Cdk5 activation by p25 triggers pathological events leading to neurodegeneration and neurofibrillary tangles. Neuron, 2003, 40 （3）: 471-483.

[35] D'Abramo C, Acker C, Jimenez H, et al. Tau Passive Immunotherapy in Mutant P301L Mice: Antibody Affinity versus Specificity. Plos One, 2013, 8 （4）: e62402.

[36] de Calignon A, Fox L, Pitstick R, et al. Caspase activation precedes and leads to tangles. Nature, 2010, 464 （7292）: 1201-1204.

[37] Dewapriya P, Li Y, Himaya S, et al. Neoechinulin A suppresses amyloid-β oligomer-induced microglia activation and thereby protects PC-12 cells from inflammation-mediated toxicity. Neurotoxicology, 2013, 35: 30-40.

[38] Dickey C, Kamal A, Lundgren K, et al. The high-affinity HSP90-CHIP complex recognizes and selectively degrades phosphorylated tau client proteins. Journal of Clinical Investigation, 2007, 117 （3）: 648-658.

[39] Drubin D, Kirschner M. Tau protein function in living cells. The Journal of cell biology, 1986, 103 （6）: 2739-2746.

[40] Du J, Yu C, Zhou L, et al. Phosphorylation modulates the local conformation and self-aggregation ability of a peptide from the fourth tau microtubule-binding repeat. FEBS J, 2007, 274 （19）: 5012-5020.

[41] Edbauer D, Willem M, Lammich S, et al. Insulin-degrading enzyme rapidly removes the β-amyloid precursor protein intracellular domain. Journal of Biological Chemistry, 2002, 277 （16）: 13389-13393.

[42] Emerita J, Edeas M, Bricaire F. Neurodegenerative diseases and oxidative stress. Biomedicine & pharmacotherapy, 2004, 58 （1）: 39-46.

[43] Engel A. Current status of the congenital myasthenia syndromes. Neuromuscular Disorders, 2012, 22 （2）: 99-111.

[44] Engidawork E, Gulesserian T, Yoo B, et al. Alteration of caspases and apoptosis-related proteins in brains of patients with Alzheimer's disease. Biochemical and biophysical research communications, 2001, 281 （1）: 84-93.

[45] Ertekin-Taner N. Alzheimer disease: The quest for Alzheimer disease genes-Focus on CSF tau. Nature Reviews Neurology, 2013, 9 （7）: 368-370.

[46] Farris W, Mansourian S, Chang Y, et al. Insulin-degrading enzyme regulates the levels of insulin, amyloid β-protein, and the β-amyloid precursor protein intracellular domain in vivo. Proc Natl Acad Sci U S A, 2003, 100 （7）: 4162-4167.

[47] Filali M, Lalonde R, Theriault P, et al. Cognitive and non-cognitive behaviors in the triple transgenic mouse model of Alzheimer's disease expressing mutated APP, PS1, and Mapt （3xTg-AD）. Behavioural brain research, 2012, 234 （2）: 334-342.

[48] Finch C, Morgan T. Systemic inflammation, infection, Apo E alleles, and Alzheimer disease: a position paper. Current Alzheimer Research, 2007, 4 （2）: 185-189.

[49] Fisher A. M1 muscarinic agonists target major hallmarks of Alzheimer's disease an update. Current Alzheimer Research, 2007, 4 (5): 577–580.

[50] Flood J, Morley J, Roberts E. Amnestic effects in mice of four synthetic peptides homologous to amyloid beta protein from patients with Alzheimer disease. Proc Natl Acad Sci U S A, 1991, 88 (8): 3363–3366.

[51] Forloni G, Mangiarotti F, Angeretti N, et al. β–amyloid fragment potentiates IL–6 and TNF–α secretion by LPS in astrocytes but not in microglia. Cytokine, 1997, 9 (10): 759–762.

[52] Fratiglioni L, Ahlbom A, Viitanen M, et al. Risk factors for late–onset Alzheimer's disease: a population–based, case–control study. Ann Neurol, 1993, 33: 258–66.

[53] Friedman S, Baker L, Borson S, et al. Growth Hormone–Releasing Hormone Effects on Brain γ–Aminobutyric Acid Levels in Mild Cognitive Impairment and Healthy Aging. JAMA neurology, 2013, 70 (7): 883–890.

[54] Fu H, Liu B, Frost J, et al. Complement component C3 and complement receptor type 3 contribute to the phagocytosis and clearance of fibrillar Aβ by microglia. Glia, 2012, 60 (6): 993–1003.

[55] Funderburk S, Marcellino B, Yue Z. Cell "Self–Eating" (Autophagy) Mechanism in Alzheimer's disease. Mount Sinai Journal of Medicine: A Journal of Translational and Personalized Medicine, 2010, 77 (1): 59–68.

[56] Gabuzda D, Busciglio J, Chen L, et al. Inhibition of energy metabolism alters the processing of amyloid precursor protein and induces a potentially amyloidogenic derivative. Journal of Biological Chemistry, 1994, 269 (18): 13623–13628.

[57] Galindo M, Ikuta I, Zhu X, et al. Mitochondrial biology in Alzheimer's disease pathogenesis. J Neurochem, 2010, 114 (4): 933–945.

[58] Gauthier S. Advances in the pharmacotherapy of Alzheimer's disease. Canadian Medical Association Journal, 2002, 166 (5): 616–623.

[59] George–Hyslop S. Genetic Factors in the Genesis of Alzheimer's disease. Annals of the New York Academy of Sciences, 2000, 924: 1–7.

[60] Goedert M, Spillantini M. A century of Alzheimer's disease. Science, 2006, 314 (5800): 777–781.

[61] Gong P, Vetrivel K, Nguyen P, et al. Mutation analysis of the presenilin 1 N–terminal domain reveals a broad spectrum of γ–secretase activity toward amyloid precursor protein and other substrates. Journal of Biological Chemistry, 2010, 285 (49): 38042–38052.

[62] Rogers J, Strohmeyer R, Kovelowski C, et al. Microglia and inflammatory mechanisms in the clearance of amyloid beta peptide. Glia. 2002 Nov; 40 (2): 260–269

[63] Green R, Cupples L, Go R, et al. Risk of dementia among white and African American relatives of patients with Alzheimer disease. JAMA, 2002, 287 (3): 329–336.

[64] Groswasser Z, Reider–Groswasser II, Schwab K, et al. Cognition and work after closed and penetrating head injury: a report of the Vietnam Head Injury Study. Brain Inj, 2002, 16: 681–690.

[65] Grundke–Iqbal I, Iqbal K, Tung Y, et al. Abnormal phosphorylation of the microtubule–associated protein tau in Alzheimer cytoskeletal pathology. Proceedings of the National Academy of Sciences, 1986, 83 (13): 4913–4917.

[66] Gu X, Huang H, Jiang Z. Mitochondrial dysfunction and cellular metabolic deficiency in Alzheimer's disease. Neuroscience bulletin, 2012, 28 (5): 631–640.

[67] Gurgel–Giannetti J, Oliveira G, Brasileiro Fiho G, et al. Mitochondrial cardioencephalomyopathy due to a

novel SCO2 mutation in a Brazilian patient: case report and literature review. JAMA neurology, 2013, 70（2）: 258–261.

[68] Guskiewicz K, Marshall S, Bailes J, et al. Association between recurrent concussion and latelife cognitive impairment in retired professional football players. Neurosurgery, 2005, 57: 719–726.

[69] Guzmán-Ramos K, Moreno-Castilla P, Castro-Cruz M, et al. Restoration of dopamine release deficits during object recognition memory acquisition attenuates cognitive impairment in a triple transgenic mice model of Alzheimer's disease. Learning & memory, 2012, 19（10）: 453–460.

[70] Hall C, Lipton R, Sliwinski M, et al. Cognitive activities delay onset of memory decline in persons who develop dementia. Neurology, 2009, 73: 356–361.

[71] Hare D, Arora M, Jenkins N, et al. Is early-life iron exposure critical in neurodegeneration? Nat Rev Neurol, 2015, 11（9）: 536–44.

[72] Hartmann H, Müller W. Age-related changes in receptor-mediated and depolarization-induced phosphatidylinositol turnover in mouse brain. Brain research, 1993, 622（1）: 86–92.

[73] Hellstrom-Lindahl E, Moore H, Nordberg A. Increased Levels of Tau Protein in SH-SY5Y Cells After Treatment with Cholinesterase Inhibitors and Nicotinic Agonists. Journal of neurochemistry, 2000, 74（2）: 777–784.

[74] Hemming M, Selkow D. Amyloid β-protein is degraded by cellular angiotensin-converting enzyme（ACE）and elevated by an ACE inhibitor. Journal of Biological Chemistry, 2005, 280（45）: 37644–37650.

[75] Hendrie H, Albert M, Butters M, et al. The NIH Cognitive and Emotional Health Project: report of the Critical Evaluation Study Committee. Alzheimer's Dement, 2006, 2: 12–32.

[76] Hensley K, Carney J, Mattson M, et al. A model for beta-amyloid aggregation and neurotoxicity based on free radical generation by the peptide: relevance to Alzheimer disease. Proceedings of the National Academy of Sciences, 1994, 91（8）: 3270–3274.

[77] Hirouchi M. Current status and perspectives on the development of therapeutic agents for Alzheimer's disease. Nihon yakurigaku zasshi, 2004, 123（6）: 421–427.

[78] Huang X, Atwood C, Hartshorn M, et al. The Aβ peptide of Alzheimer's disease directly produces hydrogen peroxide through metal ion reduction. Biochemistry, 1999, 38（24）: 7609–7616.

[79] Huang Y, Mahley R. Apolipoprotein E: structure and function in lipid metabolism, neurobiology, and Alzheimer's diseases. Neurobiol Dis, 2014. A: 3–12.

[80] Hung A, Koo E, Haass C, et al. Increased expression of beta-amyloid precursor protein during neuronal differentiation is not accompanied by secretory cleavage. Proceedings of the National Academy of Sciences, 1992, 89（20）: 9439–9443.

[81] Hung S, Huang W, Liou H, et al. Autophagy protects neuron from Abeta-induced cytotoxicity. Autophagy, 2009, 5（4）: 502–510.

[82] Ikeda M, shoji M, Kawarai T, et al. Accumulation of filamentous tau in the cerebral cortex of human tau R406W transgenic mice. The American journal of pathology, 2005, 166（2）: 521–531.

[83] Iwata N, Tsubuki S, Takaki Y, et al. Metabolic regulation of brain Abeta by neprilysin. Science, 2001, 292（5521）: 1550–1552.

[84] Jack C, Albert M, Knopman D, et al. Introduction to the recommendations from the National Institute on

Aging Alzheimer's Association workgroups on diagnostic guidelines for Alzheimer's disease. Alzheimer's & Dementia, 2011, 7 （3）: 257–262.

[85] Jia L, Liu J, Song Z, et al. Berberine suppresses amyloid–beta–induced inflammatory response in microglia by inhibiting nuclear factor–kappaB and mitogen–activated protein kinase signalling pathways. Journal of Pharmacy and Pharmacology, 2012, 64 （10）: 1510–1521.

[86] Jordão J, Thévenot E, Markham–Coultes K, et al. Amyloid–β plaque reduction, endogenous antibody delivery and glial activation by brain–targeted, transcranial focused ultrasound. Experimental neurology, 2013, 248: 16–29.

[87] Jorissen E, Prox J, Bernreuther C, et al. The disintegrin/metalloproteinase ADAM10 is essential for the establishment of the brain cortex. The Journal of Neuroscience, 2010, 30 （14）: 4833–4844.

[88] Kagan B, Hirakura Y, Azimov R, et al. The channel hypothesis of Alzheimer's disease: current status. Peptides, 2002, 23 （7）: 1311–1315.

[89] Kamenetz F, Tomita T, Hsieh H, et al. APP processing and synaptic function. Neuron, 2003, 37 （6）: 925–937.

[90] Katzman R, Hansen L, Galasko D, et al. Apolipoprotein–Epsilon 4 and Head Trauma: Synergistic or Additive Risks? Author's Reply. Neurology, 1996, 46 （3）: 889–892.

[91] Kim H, Yamada K, Nitta A, et al. Immunocytochemical evidence that amyloid β （1–42） impairs endogenous antioxidant systems in vivo. Neuroscience, 2003, 119 （2）: 399–419.

[92] Kivipelto M, Ngandu T, Fratiglioni L, et al. Obesity and vascular risk factors at midlife and the risk of dementia and Alzheimer disease. Arch Neurol, 2005, 62: 1556–1560.

[93] Klein W, Krafft G, Finch C. Targeting small Aβ oligomers: the solution to an Alzheimer's disease conundrum? Trends in neurosciences, 2001, 24 （4）: 219–224.

[94] Kopke E, Tung Y, Shaikh S, et al. Microtubule–associated protein tau abnormal phosphorylation of a non–paired helical filament pool in Alzheimer disease. Journal of Biological Chemistry, 1993, 268 （32）: 24374–24384.

[95] Kronforst–Collins M, Moriearty P, Schmidt B, et al. Metrifonate improves associative learning and retention in aging rabbits. Behavioral neuroscience, 1997, 111 （5）: 1031.

[96] Krstic D, Knuesel I. Deciphering the mechanism underlying late–onset Alzheimer disease. Nature Reviews Neurology, 2013, 9 （1）: 25–34.

[97] Lambert M, Barlow A, Chromy B, et al. Diffusible, nonfibrillar ligands derived from $A\beta_{1-42}$ are potent central nervous system neurotoxins. Proceedings of the National Academy of Sciences, 1998, 95 （11）: 6448–6453.

[98] Lautenschlager N, Cupples L, Rao V, et al. Risk of dementia among relatives of Alzheimer's disease patients in the MIRAGE Study: what is in store for the oldest old? Neurology, 1996, 46: 641–50.

[99] Leduc V, Jasmin–Bélanger S, Poirier J. Apo E and cholesterol homeostasis in Alzheimer's disease. Trends in molecular medicine, 2010, 16 （10）: 469–477.

[100] Lee K, Clark A, Rosales J, et al. Elevated neuronal Cdc2–like kinase activity in the Alzheimer disease brain. Neuroscience research, 1999, 34 （1）: 21–29.

[101] Li H, Wang H, Liu S, et al. Phosphorylation of tau antagonizes apoptosis by stabilizing β–catenin, a mechanism involved in Alzheimer's neurodegeneration. Proceedings of the National Academy of Sciences, 2007, 104 （9）: 3591–3596.

[102] Li R, Yang L, Lindholm K, et al. Tumor necrosis factor death receptor signaling cascade is required for

amyloid-β protein-induced neuron death. The Journal of neuroscience, 2004, 24 （7）: 1760–1771.

[103] Li W, Chu Y, Zhang L, et al. Ginsenoside Rg1 attenuates tau phosphorylation in SK-N-SH induced by Aβ-stimulated THP-1 supernatant and the involvement of p38 pathway activation. Life sciences, 2012, 91 (15): 809–815.

[104] Liberski P, Sikorska B, Lindenbaum S, et al. Kuru: genes, cannibals and neuropathology. J Neuropathol Exp Neurol, 2012, 71 （2）: 92–103.

[105] Lichtenstein P, Sullivan P, Cnattingium S, et al. The Swedish Twin Registry in the third millennium: an update. Twin research and human genetics, 2006, 9 （06）: 875–882.

[106] Lindenbaum S. Understanding kuru: the contribution of anthropology and medicine. Philosophical Transactions of the Royal Society of London, 2008, 363 （1510）: 3715–3720.

[107] Ling D, Song H, Garza D, et al. Abeta42-induced neurodegeneration via an age-dependent autophagic-lysosomal injury in Drosophila. PloS one, 2009, 4 （1）: e4201.

[108] Liu Y, Gao M, Ma L, et al. Sevoflurane alters the expression of receptors and enzymes involved in Aβ clearance in rats. Acta Anaesthesiologica Scandinavica, 2013, 57 （7）: 903–910.

[109] Lopez O, Hamilton R, Becker J, et al. Severity of cognitive impairment and the clinical diagnosis of AD with Lewy bodies. Neurology, 2000, 54 （9）: 1780–1787.

[110] López-Tobón A, Castro-Alvarez J, Piedrahita D, et al. Silencing of CDK5 as potential therapy for Alzheimer's disease. Reviews in the neurosciences, 2011, 22 （2）: 143–152.

[111] Lu D, Rabizadeh S, handra S, et al. A second cytotoxic proteolytic peptide derived from amyloid β-protein precursor. Nature medicine, 2000, 6 （4）: 397–404.

[112] Luo W, Dou F, Rodina A, et al. Roles of heat-shock protein 90 in maintaining and facilitating the neurodegenerative phenotype in tauopathies. Proceedings of the National Academy of Sciences, 2007, 104 （22）: 9511–9516.

[113] Luo X, Weber G, Zheng J, et al. C1q-calreticulin induced oxidative neurotoxicity: relevance for the neuro pathogenesis of Alzheimer's disease. Journal of neuroimmunology, 2003, 135 （1）: 62–71.

[114] Lye T, Shores E. Traumatic brain injury as a risk factor for Alzheimer's disease: a review. Neuropsychol Rev, 2000, 10: 115–129.

[115] Maestre C, Delgado-Esteban M, Gomez-Sanchez J, et al. Cdk5 phosphorylates Cdh1 and modulates cyclin B1 stability in excitotoxicity. The EMBO journal, 2008, 27 （20）: 2736–2745.

[116] Magrane J, Christensen R, Rosen K, et al. Dissociation of ERK and Akt signaling in endothelial cell angiogenic responses to β-amyloid. Experimental cell research, 2006, 312 （7）: 996–1010.

[117] Malito E, Hulse R, Tang W. Amyloid beta-degrading cryptidases: insulin degrading enzyme, presequence peptidase, and neprilysin. Cell Mol Life Sci, 2008, 65 (16): 2574–85.

[118] Mandelkow E, Mandelkow E. Tau in Alzheimer's disease. Trends in cell biology, 1998, 8 （11）: 425–427.

[119] Marr R, Guan H, Rockenstein E. Neprilysin regulates amyloid β peptide levels. Journal of Molecular Neuroscience, 2004, 22 （1–2）: 5–11.

[120] Marti A, Martínez-Serrano A, Börner C, et al. NMDA-induced increase in \[Ca 2+\] i and 45 Ca^{2+} uptake in acutely dissociated brain cells derived from adult rats. Brain research, 1992, 570 （1）: 347–353.

[121] Mattson M. Pathways towards and away from Alzheimer's disease. Nature, 2004, 430 （7000）: 631–639.

[122] Maurer I, Zierz S, Möller H. A selective defect of cytochrome c oxidase is present in brain of Alzheimer disease patients. Neurobiology of Aging, 2000, 21 (3): 455–462.

[123] Mayeux R, Sano M, Chen J, et al. Risk of dementia in first-degree relatives of patients with Alzheimer's disease and related disorders. Arch Neurol, 1991, 48: 269–73.

[124] McKhann G, Knopman D, Chertkow H, et al. The diagnosis of dementia due to Alzheimer's disease: recommendations from the National Institute on Aging, Alzheimer's Association workgroups on diagnostic guidelines for Alzheimer's disease. Alzheimer's Dement, 2011, 7: 263–269.

[125] Mckie A, Marciani P, Rolfs A, et al. A novel duodenal iron-regulated transporter, IREG1, implicated in the basolateral transfer of iron to the circulation. Molecular Cell, 2000, 5 (2): 299–309.

[126] Melcher J, Pawlak W, Strickland S. The tissue plasminogen activator-plasminogen proteolytic cascade accelerates amyloid-β degradation and inhibits Aβ-induced neurodegeneration. The Journal of neuroscience, 2003, 23 (26): 8867–8871.

[127] Meziane H, Dodart J, Mathis C, et al. Memory-enhancing effects of secreted forms of the β-amyloid precursor protein in normal and amnestic mice. Proceedings of the National Academy of Sciences, 1998, 95 (21): 12683–12688.

[128] Miller B, Eckman E, Sambamurti K, et al. Amyloid-β peptide levels in brain are inversely correlated with insulysin activity levels in vivo. Proc Natl Acad Sci USA, 2003, 100 (10): 6221–6226.

[129] Min S, Cho S, Zhou Y, et al. Acetylation of tau inhibits its degradation and contributes to auxopathy. Neuron, 2010, 67 (6): 953–966.

[130] Miners J, Baig S, Palmer J. Abeta-degrading enzymes in Alzheimer's disease. Brain Pathol, 2008, 18 (2): 240–52.

[131] Miners J, Palmer J, Tayler H, et al. Aβ degradation or cerebral perfusion? Divergent effects of multifunctional enzymes. Front Aging Neurosci, 2014, 11 (6): 238–243.

[132] Mitchison T, Kirschner M. Cytoskeletal dynamics and nerve growth. Neuron, 1988, 1 (9): 761–772.

[133] Mortimer J, Snowdon D, Markesbery W. Small head circumference is associated with less education in persons at risk for Alzheimer disease in later life. Alzheimer Disease & Associated Disorders, 2008, 22 (3): 249–254.

[134] Multhaup G, Schilcksupp A, Hesse L, et al. The amyloid precursor protein of Alzheimer's disease in the reduction of copper II to copper I. Science, 1996, 271 (5254): 1406–1409.

[135] Musiek E, Holtzman D. Origins of Alzheimer's Disease: Reconciling CSF biomarkerand neuropathology data regarding the temporal sequence of Aβ and tau involvement. Current opinion in neurology, 2012, 25 (6): 715–720.

[136] Muyllaert D, Kremer A, Jaworski T, et al. Glycogen synthase kinase-3β, or a link between amyloid and tau pathology? Genes, Brain and Behavior, 2008, 7 (s1): 57–66.

[137] Naj A, Jun G, Reitz C, et al. Apolipoprotein E polymorphism and Alzheimer's disease. The Lancet, 1993, 342 (8873): 697–699.

[138] Nathalie P, Jean-Noël O. Processing of amyloid precursor protein and amyloid peptide neurotoxicity. Current Alzheimer Research, 2008, 5 (2): 92–99.

[139] Nawrot B. Targeting BACE with small inhibitory nucleic acids–a future for Alzheimer's disease therapy?

Acta Biochimica Polonica English Edition, 2004, 51: 431–444.

[140] Nelson O, Tu H, Lei T, et al. Familial Alzheimer disease–linked mutations specifically disrupt Ca^{2+} leak function of presenilin 1. Journal of Clinical Investigation, 2007, 117 （5）: 1230–1239.

[141] Nunomura A, Perry G, Aliev G, et al. Oxidative damage is the earliest event in Alzheimer disease. Journal of Neuropathology & Experimental Neurology, 2001, 60 （8）: 759–767.

[142] O'Brien R, Wong P. Amyloid precursor protein processing and Alzheimer's disease. Annual review of neuroscience, 2011, 34: 185–204.

[143] Oda Y. Choline acetyltransferase: the structure, distribution and pathologic changes in the central nervous system. Pathology international, 1999, 49 （11）: 921–937.

[144] O'Neill C, Wiehager B, Fowler C, et al. Regionally selective alterations in G protein subunit levels in the Alzheimer's disease brain. Brain research, 1994, 636 （2）: 193–201.

[145] Opazo C, Barría M, Ruiz F, et al. Copper reduction by copper binding proteins and its relation to neurodegenerative diseases. Biometals, 2003, 16 （1）: 91–98.

[146] Pallitto M, Ghanta J, Heinzelman P, et al. Recognition sequence design for peptidyl modulators of β–amyloid aggregation and toxicity. Biochemistry, 1999, 38 （12）: 3570–3578.

[147] Parnetti L, Senin U, Mecocci P. Cognitive enhancement therapy for Alzheimer's disease. Drugs, 1997, 53 （5）: 752–768.

[148] Pendlebury S, Rothwell P. Prevalence, incidence, and factors associated with pre–stroke and post–stroke dementia: a systematic review and Meta–analysis. Lancet Neurol, 2009, 8: 1006–1018.

[149] Pereira C, Santos M, Oliveira C. Involvement of oxidative stress on the impairment of energy metabolism induced by Aβ peptides on PC12 cells: protection by antioxidants. Neurobiology of disease, 1999, 6 （3）: 209–219.

[150] Pickford F, Masliah E, Britschgi M, et al. The autophagy–related protein beclin 1 shows reduced expression in early Alzheimer disease and regulates amyloid β accumulation in mice. The Journal of clinical investigation, 2008, 118 （6）: 2190–2199.

[151] Pierrot N, Tyteca D, D'suria L, et al. Amyloid precursor protein controls cholesterol turnover needed for neuronal activity. EMBO molecular medicine, 2013, 5 （4）: 608–625.

[152] Plassman B, Havlik R, Steffens D, et al. Documented head injury in early adulthood and risk of Alzheimer's disease and other dementias. Neurology, 2000, 55 （8）: 1158–1166.

[153] Poirier J, Davignon J, Bouthillier D, et al. Apolipoprotein E polymorphism and Alzheimer's disease. The Lancet, 1993, 342 （8873）: 697–699.

[154] Polidori M, Pratic ó D, Mangialasche F, et al. High fruit and vegetable intake is positively correlated with antioxidant status and cognitive performance in healthy subjects. Journal of Alzheimer's disease, 2009, 17 （4）: 921–927.

[155] Postina R, Schroeder A, DewAChter I, et al. A disintegrin–metalloproteinase prevents amyloid plaque formation and hippocampal defects in an Alzheimer disease mouse model. Journal of Clinical Investigation, 2004, 113 （10）: 1456–1464.

[156] Qiu Z, Gruol D. Interleukin–6, β–amyloid peptide and NMDA interactions in rat cortical neurons. Journal of neuroimmunology, 2003, 139 （1）: 51–57.

[157] Raji C, Ho A, Parikshak N, et al. Brain structure and obesity. Hum Brain Mapp, 2010, 31: 353–364.

[158] Roberts G, Allsop D, Bruton C. The occult aftermath of boxing. Journal of Neurology, Neurosurgery & Psychiatry, 1990, 53 （5）: 373–378.

[159] Rocha S. Targeted drug delivery across the blood brain barrier in Alzheimer's disease. Current pharmaceutical design, 2013, 19 （37）: 6635–6646.

[160] Rogers J, Randall J, Cahill C, et al. An iron–responsive element type II in the 5'–untranslated region of the Alzheimer's amyloid precursor protein transcript. Journal of Biological Chemistry, 2002, 277 （47）: 45518–45528.

[161] Rovelet–Lecrux A, Hanneguin D, Raux G, et al. APP locus duplication causes autosomal dominant early–onset Alzheimer disease with cerebral amyloid angiopathy. Nature genetics, 2006, 38 （1）: 24–26.

[162] Rugsarash W, Tungtrongchitr R, Petmitr S, et al. The genetic association between alpha–2–macroglobulin （A2M） gene deletion polymorphism and low serum A 2 M concentration in overweight/obese Thais. Nutritional neuroscience, 2006, 9 （1–2）: 93–98.

[163] Rusanen M, Kivipelto M, Quesenberry C Jr, et al. Heavy smoking in midlife and long–term risk of Alzheimer disease and vascular dementia. Arch Intern Med, 2010, 171: 333–9.

[164] Ryoo S, Jeong H, Radnaabazar C, et al. DYRK1A–mediated hyperphosphorylation of Tau A functional link between Down syndrome and Alzheimer disease. Journal of Biological Chemistry, 2007, 282 （48）: 34850–34857.

[165] Sabayan B, Namazi M, Mowla A, et al. Are patients with Darier and Haily–Haily diseases susceptible to Alzheimer's disease? A theory based on abnormal intraneuronal Ca^{2+} homeostasis. Journal of Alzheimer's disease, 2008, 16 （3）: 521–523.

[166] Sagare A, Bell R, Zlokovic B. Neurovascular dysfunction and faulty amyloid β–peptide clearance in Alzheimer disease. Cold Spring Harbor perspectives in medicine, 2012, 2 （10）: 1–17.

[167] Salahuddin P, Fatima M, Abdelhameed A, et al. Structure of amyloid oligomers and their mechanisms of toxicities: Targetingamyloid oligomers using novel therapeutic approAChes. Eur J Med Chem, 2016, 114: 41–58.

[168] Salazar A, Warden D, Schwab K, et al. Cognitive rehabilitation for traumatic brain injury: a randomized trial Defense and Veterans Head Injury Program （DVHIP） Study Group. JAMA, 2000, 283: 3075–3081.

[169] Sanderson K, Butler L, Ingram V. Aggregates of a β–amyloid peptide are required to induce calcium currents in neuron–like human teratocarcinoma cells: relation to Alzheimer's disease. Brain research, 1997, 744 （1）: 7–14.

[170] Sato N, Morishita R. The roles of lipid and glucose metabolism in modulation of β–amyloid, tau, and neurodegeneration in the pathogenesis of Alzheimer disease. Front Aging Neurosci, 2015, 23 （7）: 199–215.

[171] Seubert P, Mawal–Dewan M, Barbour R, et al. Detection of phosphorylated Ser262 in fetal tau, adult tau, and paired helical filament tau. Journal of Biological Chemistry, 1995, 270 （32）: 18917–18922.

[172] Seubert P, Oltersodorf T, Lee M, et al. Secretion of β–amyloid precursor protein cleaved at the amino terminus of the β–amyloid peptide. Nature, 1993, 361 （6409）: 260–263.

[173] Shen C, Chen Y, Liu H, et al. Hydrogen peroxide promotes Aβ production through JNK–dependent activation of γ–secretase. Journal of Biological Chemistry, 2008, 283 （25）: 17721–17730.

[174] Shen Y, He P, Zhong Z, et al. Distinct destructive signal pathways of neuronal death in Alzheimer's disease. Trends in molecular medicine, 2006, 12 （12）: 574–579.

[175] Sidell K, Montine K, Picklo J Sr, et al. Mercapturate Metabolism of 4–Hydroxy–2–Nonenal in Rat and Human Cerebrum. Journal of Neuropathology & Experimental Neurology, 2003, 62 （2）: 146–153.

[176] Silva T, Teixeira J, Remião F, et al. Alzheimer's disease, cholesterol, and statins: the junctions of important metabolic pathways. Angewandte Chemie International Edition, 2013, 52 （4）: 1110–1121.

[177] Šimić G, Babić Leko M, Wray S, et al. Tau Protein Hyperphosphorylation and Aggregation in Alzheimer's Disease and Other Tauopathies, and Possible Neuroprotective Strategies. Biomolecules, 2016, 6 （1）: E6.

[178] Sippl W, Contreras J, Parrot I, et al. Structure–based 3D QSAR and design of novel acetylcholinesterase inhibitors. Journal of computer–aided molecular design, 2001, 15 （5）: 395–410.

[179] Solomon A, Kivipelto M, Wolozin B, et al. Midlife serum cholesterol and increased risk of Alzheimer's and vascular dementia three decades later. Dement Geriatr Disord, 2009, 28: 75–80.

[180] Sondag C, Combs C. Amyloid precursor protein cross–linking stimulates beta amyloid production and pro–inflammatory cytokine release in monocytic lineage cells. Journal of neurochemistry, 2006, 97 （2）: 449–461.

[181] Sperling R, Aisen P, Beckett L, et al. Toward defining the preclinical stages of Alzheimer's disease: recommendations from the National Institute on Aging Alzheimer's Association workgroups on diagnostic guidelines for Alzheimer's disease. Alzheimer's Dementia, 2011, 7: 280–292.

[182] Spires–Jones T, de Calignon A, Matsui T, et al. In vivo imaging reveals dissociation between caspase activation and acute neuronal death in tangle–bearing neurons. The Journal of Neuroscience, 2008, 28 （4）: 862–867.

[183] Steinhilb M, Dias–Santagata D, Fulga T, et al. Tau phosphorylation sites work in concert to promote neurotoxicity in vivo. Molecular biology of the cell, 2007, 18 （12）: 5060–5068.

[184] Stéphan A, Laroche S, Davis S. Learning deficits and dysfunctional synaptic plasticity induced by aggregated amyloid deposits in the dentate gyrus are rescued by chronic treatment with indomethacin. Eur J Neurosci, 2003, 17 （9）: 1921–1927.

[185] Szekely C, Breitner J, Fitzpatrick A, et al. NSAID use and dementia risk in the Cardiovascular Health Study–Role of Apo E and NSAID type. Neurology, 2008, 70 （1）: 17–24.

[186] Takahashi R, Almeida C, Kearney P, et al. Oligomerization of Alzheimer's β–amyloid within processes and synapses of cultured neurons and brain. The Journal of Neuroscience, 2004, 24 （14）: 3592–3599.

[187] Tamagno E, Guglielmotto M, Aragno M, et al. Oxidative stress activates a positive feedback between the γ–and β–secretase cleavages of the β–amyloid precursor protein. Journal of neurochemistry, 2008, 104 （3）: 683–695.

[188] Tang M, Maestre G, Tsai W, et al. Effect of age, ethnicity, and head injury on the association between Apo E genotypes and Alzheimer's disease. Ann N Y Acad Sci, 1996, 802: 6–15.

[189] Town T, Nikolic V , Tan J. The microglial "activation" continuum: from innate to adaptive responses. Journal of Neuroinflammation, 2005, 2 （1）: 1472–1483.

[190] Townsend K, Obregon D, Quadros A, et al. Proinflammatory and vasoactive effects of Aβ in the cerebrovasculature. Annals of the New York Academy of Sciences, 2002, 977 （1）: 65–76.

[191] Trommer B, Shah C, Yun S, et al. Apo E isoform–specific effects on LTP: blockade by oligomeric

amyloid-β 1-42. Neurobiology of disease, 2005, 18 （1）: 75-82.

[192] Tucker H, Simpson J, Kihiko-Ehmann M, et al. Plasmin deficiency does not alter endogenous murine amyloid beta levels in mice. Neuroscience letters, 2004, 368 （3）: 285-289.

[193] Uslu S, Akarkarasu Z, Ozbabalik D, et al. Levels of amyloid beta-42, interleukin-6 and tumor necrosis factor-alpha in Alzheimer's disease and vascular dementia. Neurochemical research, 2012, 37 （7）: 1554-1559.

[194] VanDam D, Van Dijck A, Janssen L, et al. Neuropeptides in Alzheimer's Disease: From Pathophysiological Mechanisms to Therapeutic Opportunities. Current Alzheimer Research, 2013, 10 （5）: 449-468.

[195] Van Uden E, Kang D, Koo E, et al. LDL receptor-related protein （LRP） in Alzheimer's disease: towards a unified theory of pathogenesis. Microsc Res Tech, 2000, 50（4）: 268-72.

[196] Varadarajan S, Yatin S, Kanski J, et al. Methionine residue 35 is important in amyloid β-peptide-associated free radical oxidative stress. Brain research bulletin, 1999, 50 （2）: 133-141.

[197] von Rotz R, Kohli B, Bosset J, et al. The APP intracellular domain forms nuclear multiprotein complexes and regulates the transcription of its own precursor. Journal of cell science, 2004, 117 （19）: 4435-4448.

[198] Walker L, Diamond M, Duff K, et al. Mechanisms of protein seeding in neurodegenerative diseases. JAMA neurology, 2013, 70 （3） : 304-310.

[199] Walsh D, Klyubin I, Fadeeva J, et al. Naturally secreted oligomers of amyloid β protein potently inhibit hippocampal long-term potentiation in vivo. Nature, 2002, 416 （6880）: 535-539.

[200] Wang H, Li H, Liu R, et al. Tau overexpression inhibits cell apoptosis with the mechanisms involving multiple viability-related factors. Journal of Alzheimer's disease, 2009, 21 （1）: 167-179.

[201] Wang T, Wang C, Shan Z, et al. Clioquinol reduces zinc accumulation in neuritic plaques and inhibits the amyloidogenic pathway in AβPP/PS1 transgenic mouse brain. Journal of Alzheimer's disease Jad, 2012, 29 （3）: 549-559.

[202] Whitmer R, Gustafson D, Barrett-Connor E, et al. Central obesity and increased risk of dementia more than three decades later. Neurology, 2008, 71: 1057-1064.

[203] Wu L, Rosa-Neto P, Hsiung G, et al. Early-onset familial Alzheimer's disease （EOFAD）. The Canadian Journal of Neurological Sciences, 2012, 39 （04）: 436-445.

[204] Wu W, Brickman A, Luchsinger J, et al. The brain in the age of old: the hippocampal formation is targeted differentially by diseases of late life. Ann Neurol, 2008, 64: 698-706.

[205] Wurtman R, Cansev M, Sakamoto J, et al. Nutritional modifiers of aging brain function: use of uridine and other phosphatide precursors to increase formation of brain synapses. Nutrition reviews, 2010, 68（suppl 2）: S88-S101.

[206] Yaffe K, Lindquist K, Schwartz A, et al. Advanced glycation end product level, diabetes, and accelerated cognitive aging. Neurology, 2011, 77: 1351-1356.

[207] Yaffe K. Metabolic syndrome and cognitive decline. Curr Alzheimer Res, 2007, 4: 123-126.

[208] Yan S, Stern D. Mitochondrial dysfunction and Alzheimer's disease: role of amyloid-β peptide alcohol dehydrogenase （ABAD）. International journal of experimental pathology, 2005, 86 （3）: 161-171.

[209] Yang H, Xie Z, Wei L, et al. Human umbilical cord mesenchymal stem cell-derived neuron-like cells rescue memory deficits and reduce amyloid-beta deposition in an AβPP/PS1 transgenic mouse model. Stem Cell

Res There, 2013, 4 （4）: 76–83.

[210] Yegambaram M, Manivannan B, BeACh T, et al. Role of environmental contaminants in the etilogy of Alzheimer's disease:a review.Curr Alzheime Res,2015,12(2):116–146.

[211] Yoshida H, Hastie C, McLauchlan H, et al. Phosphorylation of microtubule associated protein tau by isoforms of c–Jun N–terminal kinase （JNK）. Journal of neurochemistry, 2004, 90 （2）: 352–358.

[212] Yoshimasa Y, Matsuno T, Kawashima S. Antiamnesic effects of azaindolizinone derivative ZSET845 on impaired learning and decreased ChAT activity induced by amyloid–beta 25–35 in the rat. Brain Research, 2002, 945 （2）: 259–65.

[213] Young R, Talbot K, Gao Z, et al. Phospholipase pathway in Alzheimer's disease brains: decrease in G αi in dorsolateral prefrontal cortex. Molecular brain research, 1999, 66 （1）: 188–190.

[214] Yu C, Nwabuisi–Heath E, Laxton K, et al. Endocytic pathways mediating oligomeric Aβ 42 neurotoxicity. Molecular neurodegeneration, 2010, 5 （1）: 19–30.

[215] Yuan Q, Wang F, Xue S, et al. Association of polymorphisms in the LRP1 and A2M genes with Alzheimer's disease in the Northern Chinese Han population. Journal of Clinical Neuroscience, 2013, 20 （2）: 253–256.

[216] Zádori D, Veres G, Szal á rdy L, et al. M1 muscarinic agonists target major hallmarks of Alzheimer's disease an update. Current Alzheimer Research, 2014, 42 （S3）: S177–S187.

[217] Zhang J, Zhang R, Zhan I, et al. Beneficial effects of sukforaphane Treatment in Alzheimer's Disease may be mediated through reduced HDAC1/3 and increased $p75^{NTR}$ expression. Frentiers in Aging Neurecscince, 2017,9:121–133.

[218] Zhang R, Zhang J, Fang L, et al. Neuroprotective Effects of Sulforaphane on Cholinergic Neurons in Mice with Alzheimer's Disease–Like Lesions. International Journal of Molecular Sciences, 2014, 15 （8）: 14396–14410.

[219] Zhang Y, Fan Y, Wang M, et al. Atorvastatin attenuates the production of IL–1β, IL–6, and TNF–α in the hippocampus of an amyloid β1~42–induced rat model of Alzheimer's disease. Clinical interventions in aging, 2013, 8: 101–110.

[220] Zhang Y, Thompson R, Zhang H, et al. APP processing in Alzheimer's disease. Molecular brain, 2011, 4 （1）: 3.

[221] Zhang Y, Wang F, Luo X, et al. Cognitive improvement by photic stimulation in a mouse model of Alzheimer's disease. Curr Alzheimer Res, 2015, 12（9）: 860–869.

[222] Zlokovic B. Cerebrovascular effects of apolipoprotein E: implications for Alzheimer disease. JAMA neurology, 2013, 70 （4）: 440–444.

[223] 曹霞飞，让蔚青．炎性反应与阿尔茨海默病．中国老年学杂志，2009, 29 （19）：2544–2546.

[224] 李熹．莱菔硫烷对阿尔茨海默病模型小鼠胆碱能神经系统损伤的干预研究．沈阳：中国医科大学，2013.

[225] 刘畅，李日涵，周星彤．阿尔茨海默病发病机制与炎症研究进展．医学信息，2010, 5（9）：2649–2650.

[226] 王洪权，胡海涛．阿尔茨海默病中钙调节障碍．国外医学：医学地理分册，2008, 01: 5–19.

[227] 邢姚姚．聚集素及 CLU 基因多态性与阿尔茨海默病发病风险的关联研究．青岛：青岛大学，2012.

第四章
罹患阿尔茨海默病后机体会有什么改变

内容提要

阿尔茨海默病是一种悄悄发生、逐渐加重的认知功能障碍的疾病，症状包括记忆力下降、性格改变和思维功能异常，临床上为记忆障碍、失语、失用、视空间能力损害、抽象思维和计算力损害、人格和行为改变等，表现为幻觉和妄想，抑郁/恶劣心境、焦虑（担忧、纠缠）、易激惹/情绪不稳定、淡漠、激越/攻击、脱抑制和行为紊乱等情绪症状。1960年，德国神经病理学家阿洛伊斯·阿尔茨海默在尸检中首次发现痴呆患者的脑器质性改变。以神经炎性斑、神经元纤维缠结、胆碱能神经元缺失与胶质增生等为主要病理特征。阿尔茨海默病的确切病因未明，可能与年龄老化、遗传、环境、氧化应激、炎症等因素有关，其中β-淀粉样蛋白（Aβ）异常沉积与τ蛋白异常磷酸化是目前公认的阿尔茨海默病主要分子机制。

目　录

第一节 阿尔茨海默病患者的形态学改变

阿尔茨海默病患者大脑解剖结构呈弥漫性脑萎缩，重量常较正常大脑减轻20%（或1000g），有脑回变窄、脑沟变宽等变化，尤以颞、顶及前额区与海马萎缩明显，枕叶皮质和初级运动及躯体感觉皮质则无明显萎缩，冠状切面示第三脑室和侧脑室异常扩大，且可不成比例增大，而且这种改变随着病程进展而加重。阿尔茨海默病以近记忆障碍为最早的症状，而海马是中枢神经系统中参与学习和记忆贮存的重要器官，在阿尔茨海默病中以海马的病理表现及生化改变尤为突出。

阿尔茨海默病不是弥漫性病。神经影像学研究发现，与临床早期症状有关的海马、颞顶联合皮质和前额皮质显示局部血流减少，或局部代谢下降，或局部体积减小。早期表现为慢性进行性失语者，尸检证明后部皮质萎缩。组织学研究发现有特殊分布的变化。颗粒空泡变性几乎无例外地发生在海马。神经元纤维缠结和老年斑也选择性地累及皮质，这些变化在颞顶枕联合区最严重，且主要累及颞叶边缘区和扣带回后部，扣带回前部、初级运动皮质、初级躯体感觉皮质和枕区大多不受累。在边缘系统皮质中，海马、内侧颞区和杏仁核受累。杏仁核也是选择性地受累，尤其皮质内侧核群特别受累，而腹外侧核不受累。阿尔茨海默病的病变不仅累及大脑皮质，也累及皮质下。在基底核中也有神经细胞丧失、颗粒空泡变性和有神经元纤维缠结的神经元。非皮质区可见到神经元纤维缠结、老年斑和颗粒空泡变性。基底核有弥散的胆碱能纤维投射到皮质，这提示其受累可能是阿尔茨海默病患者胆碱能缺陷的原因。在脑干的蓝斑和迷走神经核中，细胞密度和活性也减少。一般认为阿尔茨海默病皮质发生变化的原因在于皮质下系统不能利用特殊的神经递质，但相关研究发现皮质和皮质下神经元的损害都很严重。皮质下神经细胞变性的程度与痴呆的程度密切相关，表明皮质和皮质下损害对痴呆的产生同等重要。二者的病理关系可能是原发或继发的，也可能共同存在、平行发展，研究还发现神经元纤维的变性是皮质和皮质下神经细胞共同的基本异常变化。提出皮质和皮质下平行，共同存在的病理变化可能是阿尔茨海默病的发病机制。

第二节 病理生理学方面的改变

阿尔茨海默病患者脑标本的肉眼观察变异很大，有的标本无明显肉眼改变，而有的脑标本则有明显的萎缩。萎缩的部位可累及额叶、颞叶或顶叶，脑萎缩可表现为两侧大脑标本重量常有不同程度减低，有时可低于1000g。脑萎缩的程度可通过脑的体积与颅腔容积之比来估计。正常生理情况下的老年人，尤其是65岁以上老年人的神经细胞自然衰变和数量减少，导致脑的质量和体积也相应地减少，脑组织生理性萎缩在50岁以前基本上不出现，60岁时脑体积占颅腔容积的92%，而到90岁时脑体积仅占颅腔体积的83%。而阿尔茨海默病脑的体积要比同龄正常脑标本的体积减小10%以上，因此阿尔茨海默病的脑萎缩是一种病理性脑萎缩。

有关阿尔茨海默病脑的定量指标证明，脑萎缩和脑室扩张的程度与病人痴呆的严重程度相关，但有关脑萎缩的生前神经放射学改变和死后神经病理学发现往往不能吻合，即病理学发现的脑萎缩往往要比影像学显示的萎缩程度要低，早先认为临死前血流动力学的改变、死后自溶及脑标本固定剂的作用均可造成上述的差异。

阿尔茨海默病的病理学改变以包括大脑局部，尤其是海马和皮层神经元退行性变化为主，主要包括细胞外老年斑（senile plaques，SP）沉淀和细胞内神经元纤维缠结（neurofibrillary tangles，NFTs），此外，还有颗粒空泡变性（granulovascuolar degeneration，GVD）、平野小体（hiranobody，HB）、神经元减少、神经元轴突和突触的异常、星形细胞和小胶质细胞的反应，以及脑血管的改变（见图 4-1）。

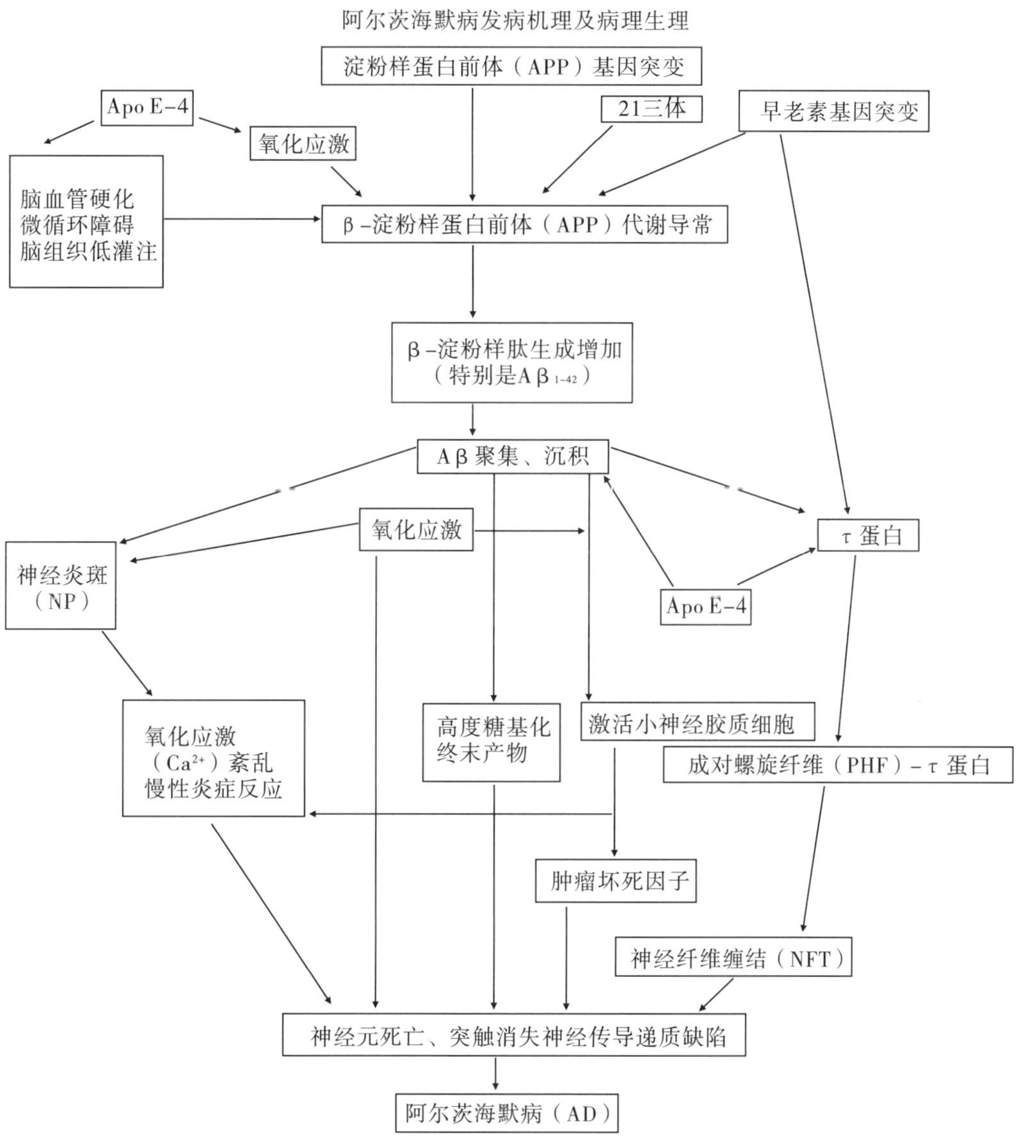

图 4-1　阿尔茨海默病发病机理及病理生理

第三节　神经病理学方面的改变

一、老年斑

老年斑是阿尔茨海默病脑中主要病理特征之一，又称轴索斑、神经突起斑。这种病变的范围为 50~200μm，用银染色很容易显示。病变的核心是 β-淀粉样肽（β-apeptide，Aβ），周围由变性的轴索、树突突起、类淀粉纤维和胶质细胞及突起组成。SP 在银染色下可分为 3 种类型：原始型或早期斑、经典型或成熟型、燃尽型或致密斑。现代医学研究表明原始型是由少量扭曲的大部分来自于突触前的轴索组成，伴少许淀粉样蛋白、星形细胞突起，偶有小胶质细胞参与。所谓经典型或成熟型，是一致密的淀粉样蛋白，周围有营养不良的轴索、星形细胞的突起和胞体，偶有小胶质细胞。而最后一个阶段称为燃尽斑，主要由致密的淀粉样蛋白核心组成。

对于 β-淀粉样多肽的形成，Olsson 认为 β-淀粉样多肽（$Aβ_{1\sim42}$、$Aβ_{1\sim40}$）来自于一种完整的膜蛋白 APP，APP 被 β-分泌酶、γ-分泌酶降解产生 β-淀粉样多肽，同时产生可溶性 βAPP（β-sAPP），而 α-分泌酶降解产生可溶性 α-APP（α-sAPP），从而阻止 β-淀粉样多肽形成。用新的 ELISA 法检测 45 例散发性阿尔茨海默病患者及 33 例对照者，发现 CSF-α-sAPP、CSF-β-sAPP 在散发性阿尔茨海默病及对照组均无区别，进一步显示在散发性阿尔茨海默病中，APP 的表达无改变。

（一）β-淀粉样多肽聚集与沉积是阿尔茨海默病发病的重要机理

（1）所有阿尔茨海默病患者与认知功能有关的脑部位均有 $Aβ_{1\sim42}$、$Aβ_{1\sim40}$ 沉积。

（2）在精神正常的人及动物中（包括某些低级哺乳动物及全部灵长类），弥漫性 $Aβ_{1\sim42}$ 斑块随年龄而增加，强烈提示 $Aβ_{1\sim42}$ 沉积可发生于阿尔茨海默病全部其他病理变化之前。

（3）对染色体 APP 突变及 21 三体（Down 综合征）均导致最初期的 $Aβ_{1\sim42}$ 沉积及以后更多的 β-淀粉样多肽斑块形成、小胶质细胞增生、星形细胞增生、神经炎性营养不良及神经纤维缠结，其改变与阿尔茨海默病时的病理改变基本无法区别。

（4）APP、PS1、PS2 这 3 种基因突变肯定系阿尔茨海默病病因，体内、体外均证实该基因突变导致 $Aβ_{1\sim42}$ 产生及细胞外沉积。

（5）用家族性阿尔茨海默病及其链锁的 APP、PS1、PS2 基因突变在转基因小鼠中，可导致进行性 $Aβ_{1\sim42}$ 沉积，起初仅可用生化方法测出，然后出现弥漫性 β-淀粉样多肽斑块，伴有小神经胶质细胞、星形细胞增生，神经炎性及突触性营养不良。

（6）近期研究结果显示，早老素本身即可产生 β-淀粉样多肽的 γ 分泌酶，或系 γ 分泌酶的重要辅助因子，提示早老素基因突变，导致产生最常见的家族性阿尔茨海默病之蛋白酶，并形成 β-淀粉样多肽。

（7）作为晚发性痴呆的重要危险因子，Apo Eε4 多态性并不产生 β-淀粉样多肽，而仅系通过某些途径改变 β-淀粉样多肽的清除，导致脑中弥漫性、纤维状 β-淀粉样多肽在脑组织中滞留。另证实 Apo E ε4 可增加 β－淀粉样多肽的作用，现已经在不患阿尔茨海默病的长寿老人中证实。另有报道提出，Apo E ε4 可导致 β－淀粉样多肽的迅速沉积。

（8）加入培养神经元或胶质神经细胞 β－淀粉样多肽，可产生该类细胞生化及形态学改变。

（9）用相当于斑块剂量聚集的 β－淀粉样多肽，以微量注射于老年灵长类动物脑中（而不能在青年灵长类或老年啮齿类动物脑中），诱发局部胶质细胞增生及神经元细胞丧失，这有助于解释在啮齿类而非灵长类动物中 β－淀粉样多肽诱发脑病变存在着明显的不同种属间屏障效应。

（10）多数阿尔茨海默病患者脑脊液中可溶性 $A\beta_{1\sim42}$ 的浓度显著降低，而不伴有平行的 $A\beta_{1\sim40}$ 降低，此现象与主要为不溶性 $A\beta_{1\sim42}$ 在脑实质中弥漫性及成熟性斑块聚集、沉积相符合。

（11）在携带有 APP、PS1、PS2 突变的健康对象中，远在阿尔茨海默病临床症状出现之前，已有可见到血浆及皮肤活检之纤维母细胞中 $A\beta_{1\sim42}$ 水平增高，清楚地显示 β－淀粉样多肽升高并非阿尔茨海默病病程之继发现象。

（12）在人体中，新发现未能证明 $A\beta_{1\sim42}$ 聚集及沉积系继发于 τ 蛋白磷酸化及其在神经元中的沉积（神经纤维缠结），而 $A\beta_{1\sim42}$ 沉积可导致神经纤维缠结，反之神经纤维缠结不引起 $A\beta_{1\sim42}$ 沉积。

（13）近 20 年来，对阿尔茨海默病病理生理学的重点研究除发现 β－淀粉样多肽聚集可解释阿尔茨海默病启动、发病外，尚有其他病因、病理学的发现。有报告显示阿尔茨海默病患者中，抗淀粉样蛋白抗体的生成有可能减轻病变。神经纤维缠结的形成、氧化和脂质过氧化、谷氨酸能兴奋性毒性反应、炎症和凋亡级联反应激活，均系继发于 β－淀粉样多肽生成和聚集的后果。因而可通过发现抗淀粉样蛋白的药物、抗氧化剂、抗炎药物、减少 τ 蛋白磷酸化化合物、抗细胞凋亡药物和谷氨酸能 N－甲基 -D- 天冬氨酸－受体拮抗剂，干预阿尔茨海默病的发病和病程进展。

（二）β－淀粉样多肽斑块的形成

β－淀粉样多肽由 β－淀粉样前体蛋白（amyloid precursor protein，APP）产生，淀粉样前体蛋白是大分子，含有 40~42 个氨基酸的 β－淀粉样肽。APP 系分布于脑内正常的跨膜蛋白，分泌酶使 APP 被蛋白酶水解切断，产生 β－淀粉样多肽肽段。β－淀粉样多肽长度与其聚集能力及毒性有关，$A\beta_{1\sim42}$ 比 $A\beta_{1\sim40}$ 更易形成纤维。根据淀粉样蛋白斑的结构，可分为扩散型（diffused）及神经炎型（neuritic），后者在病理上的较“成熟”，并与阿尔茨海默病的临床症状有更高的相关性。$A\beta_{1\sim42}$ 比更普遍存在的 $A\beta_{1\sim40}$ 聚集力更强，可溶性更弱。

二、神经细胞内神经元纤维缠结（neurofibrillary tangles，NFTs）

1907 年 Alzheimer 第一次发现，神经元纤维缠结是阿尔茨海默病的第 2 个主要的组织学变化（见图 4–2）。

NFTs 并非阿尔茨海默病的特异性改变，它们也可见于正常老年人和其他神经系统变性病中，包括 Down 综合征、脑炎后帕金森综合征、亚急性硬化性全脑炎等。老年人 NFTs 多见于颞叶，而阿尔茨海默病则遍及整个大脑。NFTs 的构型随神经元的形状不同而不同，在锥体细胞中 NFTs 是火舌样的，而在脑干的神经元中它们的形态是线球样的。NFTs 在 HE 染色的组织切片中极容易看到，但最好用银浸染技术或刚果红染色在偏振光镜下观察，应用各种抗神经丝蛋白、τ 蛋白和泛蛋白的抗体均可显示 NFTs。电镜下显示，NFTs 是由成对螺旋丝（PHFs）组成。PHFs 每根微丝的直径为 10nm，每隔 80nm 有个相互交叉点，形成典型的双股螺旋状。

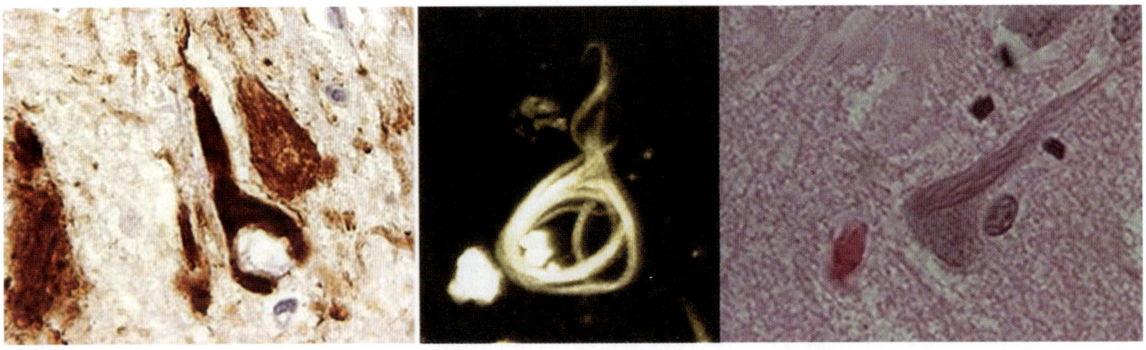

图 4-2　神经纤维缠结

（一）神经细胞内神经纤维缠结亦与认知异常程度密切相关

NFT 由双股螺旋丝组成，含有因 17 号染色体 τ 蛋白基因突变而形成的过度磷酸化 τ 蛋白。基因显性突变导致 τ 蛋白所致微管病变，进一步可与 β－淀粉样多肽作用电子串联，也就是 β－淀粉样多肽电子串联学说，共同诱发阿尔茨海默病脑病理改变。因而认为仅 τ 蛋白功能异常即可产生神经变性疾患。正常情况下，τ 蛋白过度磷酸化亦系阿尔茨海默病发病重要机理之一，β－淀粉样多肽亦与 τ 蛋白形成有关。

（二）Apo E ε 4 与阿尔茨海默病发病可能与 τ 蛋白有关

τ 蛋白是维系神经元骨架系统稳定的重要分子。阿尔茨海默病患者 τ 蛋白被异常过度磷酸化，并以配对螺旋丝结构形成神经元纤维缠结在细胞内聚积。国外的研究报道显示，阿尔茨海默病患者脑内神经元纤维缠结的数量与其临床痴呆程度呈正相关；异常 τ 、缠结从内嗅皮质向海马和大脑皮层传播发展与患者临床表现吻合，是目前国际评估阿尔茨海默病病程进展的金标准（即 Braak 分级）；最近的研究显示，β－淀粉样蛋白的毒性作用需要 τ 蛋白介导。这些研究结果提示，τ 蛋白异常在阿尔茨海默病患者神经细胞变性和学习记忆障碍的发生发展中起重要作用。

（三）脯氨酸异构酶 Pin1

在人脑中，Pin1（可与 NIMA 相互作用的蛋白）低水平易于发生神经元纤维退化，在 Pin1 含量相对较多的锥体神经元中，有 96% 发生未见神经元纤维缠结，而 Pin1 较少的神经元中，则有 71% 发生纤维缠结，Pin1 敲除小鼠发生进行性、与增龄相关的动作和行为缺陷。脑提取物含有过度磷酸化的 τ 蛋白和神经元纤维缠结特异性结构，Pin1 可使 τ 蛋白有效脱磷酸化。Pin1 敲除小鼠可能用于筛选改善神经元中 Pin1 功能的药物，以防治阿尔茨海默病。

三、颗粒空泡变性

颗粒空泡变性（granulovacuolar degeneration，GVD）是Simchowicz1911年在阿尔茨海默病患者的海马神经元中被首先描述的。GVD是细胞质内的一种异常结构，它是由1个或多个直径3.5μm的空泡组成，每个空泡的中心都有一个颗粒。电镜下显示一致密成分与抗tubulin、τ 蛋白和ubiquitin的抗体呈阳性反应。

最近详细的免疫组织化学显示，整个 τ 分子都封闭在颗粒空泡中，这种蛋白的抗原与在PHFs中发现的相似，这一发现表明海马锥体细胞颗粒空泡变性更易造成神经元纤维变性，这可能提供2种异常分子的代谢途径，即形成颗粒空泡变性和缠结。现已证实GVD是一种与年龄相关的特殊自身吞噬物，由电子致密的核心和双层膜包绕而成，分析电镜已显示中心颗粒中含有铝。实际上颗粒空泡变性仅限于海马锥体和神经元，在较严重病例中，神经元的胞浆内可充满这些异常结构，它们也可出现在正常老年人和其他变性疾病的脑中，但其数量要少得多。

四、平野小体

平野小体（hiranobody，HB），这种异常结构是平野在1965年首次描述的，最常见于海马的锥体细胞。平野小体可见于正常人，发现率随年龄增加而增加，然而在阿尔茨海默病脑中平野小体明显多于同龄的对照组。这种异常结构也见于Pick病、运动神经元病、Kuru病和Scripie（瘙痒病）等疾病中。HB在HE染色切片中呈突出的桃红色，均质状定位于海马锥体细胞的胞浆中。在横切面上平野小体是圆形的，直径约25μm，而在纵切面上是梭形的，长30μm。电子显微镜下它们是由交织的丝状结晶物形成的格子或鲱鱼骨状结构组成，免疫组织化学标记对Actin呈阳性表达，最近也有报道可表达 τ 蛋白。

五、神经元减少

尽管某些特殊神经核团的神经元，与正常同龄人比有明确的神经元减少。但与上述各种组织学病变相比，对神经元数量减少的估计仍是最困难的。比较明确的神经细胞簇，如蓝斑细胞的数量是容易计数的，但大脑皮层则存在技术问题，不过已经明确新皮层的Ⅲ和Ⅴ层大神经元的密度减少36% ~ 46%，大神经元的减少是与年龄有关的，在80岁以上的阿尔茨海默病患者中这些细胞柱的数量减少，但在同年龄正常老年人则表现正常。然而这种神经元即使减少也不影响全部的新皮质，仅限于额叶和颞叶，而顶枕区很少受累。海马侵犯最严重，神经元受累平均达47%，H1区锥体细胞数量减少40%，而H2区很少受影响。在Meynert核、蓝斑等皮层下灰质核团也有神经元减少的报道。

六、阿尔茨海默病脑中的血管改变

阿尔茨海默病患者的脑血管常发生类淀粉物质的沉积，刚果红染色在偏振光下，脑血管壁上的类淀粉呈苹果绿的光，因此称之为嗜刚果红血管病，这种病变可影响软脑膜和皮质小动脉，偶尔影响皮质内的毛细血管和小静脉，顶枕叶皮层要比额颞叶皮层受累严重，病变常见于枕叶的有纹皮层，而脑干和小脑很少受累。现已证明血管上的类淀粉与在阿尔茨海默病的SP中发现的类淀粉核心是同一物质，即Aβ$_4$蛋白。尽管类淀粉血管病常合并阿尔茨海默病，但脑血管壁内类淀粉沉积叶也可见于智力正常的老年人，相反有明显SP和NFTs的脑中可以不存在类淀粉血管病。偶尔也可以看到Aβ$_4$蛋白从血管壁扩张到周围脑组织中，最常见于有纹皮质的第Ⅲ层和邻近枕叶的皮层。

七、脑白质的改变

虽然阿尔茨海默病的变性过程最初仅影响灰质，但白质也不能幸免。CT扫描可在阿尔茨海默病脑白质内显示低密度区，影像学家们称之为脑白质疏松症（koaraiosis）。脑白质疏松症的确切病理基础还存有争论，尽管这种改变的严重程度与患者精神障碍程度有关，但在智力正常的人脑中也可以看到。在血管性痴呆的患者中可以看到脑白质疏松，因此要确切地估计痴呆患者脑白质改变是否是阿尔茨海默病造成的时候，首先要排除有脑血管病合并阿尔茨海默病，因为类淀粉血管病常是阿尔茨海默病的一部分，使人们很容易想到白质的改变主要是血管病变引起的。白质内对称性不完全的梗死，在组织学上的改变是局部髓鞘、轴索和少突胶质细胞的减少，这些改变往往伴随着轻度的星形胶质细胞和吞噬细胞反应，不发展成空洞性梗死。一般认为，没有高血压的改变，这些形态是脑血管低灌注引起的。然而也有人认为皮层神经元严重脱失可造成神经纤维减少并导致白质疏松。

第四节　生物化学方面的改变

一、阿尔茨海默病患者脑脊液中的生物化学改变

（一）总τ蛋白升高

总τ蛋白升高是阿尔茨海默病的神经病理学标志之一，是由成对的螺旋丝组成的神经元纤维缠结。PHF主要的蛋白亚单位是磷酸化τ蛋白（p-τ），生理情况下的τ蛋白定位在神经元轴突上，是细胞骨架和细胞之间运输系统的成分。神经元变性和轴突损伤后τ蛋白游离至细胞外，从而导致脑脊液（cerebrodpinal fluid，CSF）中τ蛋白增高。

（二）β-淀粉样多肽水平下降

β-淀粉样多肽包括2种主要形式，即Aβ$_{1\sim42}$和Aβ$_{1\sim40}$，其中Aβ$_{1\sim42}$是形成SP的主要物质。CSF中的Aβ$_{1\sim42}$被认为是反映β-淀粉样多肽代谢的主要指标，且水平多少与年龄因素无关。大多数结果表明，阿尔茨海默病患者脑脊液中Aβ$_{1\sim42}$的含量与正常对照组相比降低50%，此指标敏感度为78%~100%，特异度为47%~81%，可以作为筛查早期阿尔茨海默病的标志。在其他神经系统变性疾病，如帕金森病、路易体痴呆、额颞叶痴呆以及血管性痴呆中，Aβ$_{1\sim42}$都有轻到中度的降低，与Aβ$_{1\sim42}$相比，阿尔茨海默病患者脑脊液中Ap40的含量则不变或略有增加，目前Aβ$_{1\sim42}$/Aβ$_{1\sim40}$下降程度成为鉴别早期阿尔茨海默病与轻度认知功能障碍

的指标。

（三）p–τ 蛋白

人脑的 τ 蛋白有 21 个磷酸化位点，τ 蛋白的异常磷酸化导致 NFT 的形成，免疫学的发展促进了针对 τ 蛋白磷酸化位点的特异性单克隆抗体的产生。免疫组织化学的研究显示，τ 蛋白的第 231 位的苏氨酸磷酸化（p–τ 231）在疾病早期甚至在 PHF 形成之前已经出现了，p–τ 231 鉴别阿尔茨海默病和其他神经系统疾病的敏感度为 85%，特异度为 97%。

（四）异构前列腺素

异构前列腺素（isopmsIane）是自由基介导的多不饱和脂肪酸过氧化的产物，虽然它不具备神经毒性，但是在阿尔茨海默病患者脑脊液中发现 F2– 异构前列腺素水平升高。在一项纵向研究过程中，阿尔茨海默病患者脑脊液 F2– 异构前列腺素水平显著升高，而在应用抗氧化药物后，其水平明显降低。

（五）24S– 羟基胆固醇

有研究发现，阿尔茨海默病患者的 CSF 中 24S– 羟基胆固醇的水平增高。

（六）脑脊液 β – 分泌酶

β – 分泌酶 1（beta-siteAPP-cleavingenzyme1，BACE1）是一种含有 501 个氨基酸的跨膜天冬氨酸蛋白酶，是 β – 淀粉样多肽生成的限速酶。在淀粉样蛋白的加工过程中，APP 相继被 β – 分泌酶和 γ – 分泌酶所降解，生成不溶性的 β – 淀粉样多肽片段。维持 β – 分泌酶活性的酶是 BACE1，脑脊液 BACE1 的活性可以较好地反映脑组织的活性。研究表明，与正常对照人群相比阿尔茨海默病组及 MCI 组患者 BACE1 的浓度及活性增高。

二、阿尔茨海默病患者血浆中的生物化学变化

（一）血脂

胆固醇代谢异常、脂蛋白 a 的不同亚型和水平变化、Apo E 对胆固醇代谢的调节以及 Apo E 自身与 β – 淀粉样多肽的相互作用等已经被证与胆固醇通过血脑屏障的运输有关，其编码基因 Apo E ε 4 是目前为止唯一确认的散发阿尔茨海默病的遗传学危险因素，有研究表明，阿尔茨海默病患者血浆中总胆固醇和甘油三酯明显高于对照组。

（二）β – 淀粉样多肽及 C 反应蛋白

研究发现，在伴有早老素和 APP 基因突变的家族性阿尔茨海默病患者中，以及伴有 APP 基因三倍体的 Down 综合征的患者中，总 β – 淀粉样多肽和 $A\beta_{1\sim42}$ 的浓度升高，但是在散发性阿尔茨海默病患者与对照组相比，血浆 β – 淀粉样多肽水平没有明显区别，而最近的研究发现，$A\beta_{1\sim40}$ 含量的升高及 $A\beta_{1\sim42}$ 含量的降低和痴呆的风险性之间是有关联的。在一项纵向研究中，通过对阿尔茨海默病门诊病人 4 年以上的随访，发现血浆 $A\beta_{1\sim40}$、$A\beta_{1\sim42}$ 含量及超敏 C– 反应蛋白的变化与进展的认知功能障碍是相关的。

（三）同型半胱氨酸

N5，N10– 亚甲基四氢叶酸还原酶（methylenetetrahydrofolate reductase，MTHFR）为蛋氨酸代谢的一个关键酶，MTHFR 基因的突变可引起此酶的缺乏或活性降低，目前研究认

为阿尔茨海默病与 MTHFR 基因突变相关，阿尔茨海默病患者血浆同型半胱氨酸值明显高于正常人。

（四）24S- 羟基胆固醇

阿尔茨海默病患者的 CSF 中 24S- 羟基胆固醇的水平增高，但是血浆中 24S- 羟基胆固醇的水平却不一定升高。

三、阿尔茨海默病患者尿液中的生物化学变化

阿尔茨海默病的一项研究通过尿液检查发现，阿尔茨海默病患者尿中尿神经丝蛋白（7CNTP）含量增高。91.4% 的可疑阿尔茨海默病患者和 48.6% 的 MCI 患者尿 7CNTP 含量会增高。由于尿液标本便于获得和对患者无创性以及实验的敏感性和特异性较高，因此尿液中 7CNTP 检测将会有很好的应用前景。

第五节　抑郁和其他神经精神方面的症状

阿尔茨海默病通常被认为是一种认知障碍性疾病，然而几乎所有阿尔茨海默病患者的病程中均可出现神经精神症状（neuropsychiatric symptoms，NpS），或称痴呆的精神行为症状（behavioral and psychological symptoms of dementia，BPSD）。Teri 等人报告，阿尔茨海默病的精神神经症状与年龄、性别、病程和发病年龄无明显相关，而近年来的研究逐渐倾向于精神神经症状与发病年龄呈负相关：发病年龄越小，病情程度进展越快，大脑的病变损伤程度越深、范围越广。阿尔茨海默病患者精神神经症状的发生率国内外报道不一，但基本波动于 90%~100%。其临床表现包括精神病症状（幻觉、妄想和错认）、情感障碍（抑郁、淡漠、焦虑、类躁狂和激越）、行为症状（攻击行为、活动异常）、饮食障碍、生物节律改变、瞻妄及性功能障碍。

一、精神病症状

（一）妄想

40% 的阿尔茨海默病患者在整个病程中都存在妄想症状，可以原发也可以继发，最常见的是偏执性被害妄想，其次为被窃、嫉妒及夸大妄想。痴呆患者由于容易忘记物品的放置位置，因此认为物品被窃；有些患者由于失认而认为自己的家不属于自己，常要求回家，或认为自己的配偶或亲人系别人装扮；少数患者认为配偶不忠。痴呆患者的妄想往往不系统，结构不严密，时有时无。

（二）幻觉

在存在幻视的患者中，约半数伴妄想，通常表现为被害妄想，幻听多伴随于幻视，幻听的内容一般不清晰。其他感官的幻觉则十分少见。约 80% 幻视在其他痴呆患者中相对少见，阿尔茨海默病患者幻视出现率较低，一般而言，阿尔茨海默病患者的幻视十分短暂，且较少对患者的情感和行为产生明显影响。

（三）身份识别错误

一般认为，痴呆患者的身份识别错误具有特殊性，是认知损害所致，占痴呆患者的23%~50%。主要表现为不能从面容辨认人物，不认识家人或者配偶，而认为他们是骗子，是冒名顶替者，有时将自己的妻子错认为母亲，甚至不认识镜子中的自己。

二、情感障碍

（一）抑郁症状

抑郁症状是痴呆行为和精神症状最复杂也是最常见的表现。抑郁症状常发生于阿尔茨海默病的早期，例如心烦、哭泣、食欲减退、活动减少、睡眠障碍、自我评价降低等。

（二）淡漠和退缩

当患者语言能力、视空间能力、听力、视力损害时，可以表现为退缩、孤独，社会活动少，回避与人交往，甚至对亲人漠不关心。焦虑、激越和坐卧不安则多见于阿尔茨海默病后期，患者表现为到处走动，无目的地四处搜索。

（三）类躁狂

患者情绪不稳，易激惹，因小事而暴怒，无缘无故打骂亲人。痴呆患者较少发生躁狂症状，发生率小于5%，可能是额叶病变与阿尔茨海默病患者的攻击行为有关。

（四）人格改变

表现为固执、偏激、自私、孩子气、无精打采、缺乏理智、毫无生气、吝啬、依赖性、古怪、纠缠他人、缺乏羞耻感、本能活动亢进等。

三、行为症状

痴呆患者因认知功能下降，可出现多种无目的的或重复的活动，如反复搬移物品，反复收拾衣物，将贵重物品收藏在不恰当的地方。不少患者出现“徘徊症”（wandering），表现为整天不停漫步，或跟随照料人员，或晚间不恰当地要求外出等。有些患者表现活动减少，有些患者表现为语言攻击、暴力行为、哭泣、喊叫、夜不能眠及大小便失禁等。此外部分患者可出现收藏行为，包括喜欢收藏食物、垃圾、报纸、杂志、旧物品、塑料袋、烟头和其他多余的物品。

四、饮食障碍

主要表现为饮食减少、伴有厌食现象和体重降低。约一半的住院痴呆患者有营养不良，也有一些病人饮食不知饱足，饮食过多，导致体重增加。还有极少数患者出现嗜异食，吃一些常人不吃的东西。有些患者还表现为单次进食时，食物未咽下，故总体饮食量少。

五、生物节律改变

正常老年人睡眠时间有减少，慢波睡眠减少和白天疲劳。在痴呆患者身上，这些变化特别明显，表现为晚上觉醒次数增加。随着痴呆的进展，快眼动睡眠减少，白天睡眠增加，最后睡眠节律完全打乱。患者的行为异常在傍晚时更明显，称为日落综合征（sundown syndrome）。

六、谵妄

感染（如呼吸、消化系统感染）、严重躯体疾病或病理生理状态（如心、肝、肾功能障碍和水、电解质、酸碱平衡失调等）等可使老年痴呆患者出现谵妄，表现为大脑功能全面紊乱，觉醒水平下降是主要的症状之一。进入谵妄状态，患者难以维持注意力，对外界的各种刺激反应迟钝。临床表现有广泛的认知功能障碍，即感觉、知觉、思维、语言等都有不同程度损害，多数患者有错觉、幻觉，以视幻觉居多，语言不连贯，常喃喃自语，可有震颤、摸索动作、攻击、恐惧或逃跑行为等，谵妄患者呈昼轻夜重的节律变化。

七、性功能障碍

阿尔茨海默病患者性行为改变较为常见，大约见于 80% 的患者。70% 的患者表现为性冷淡与性生活次数减少，少数阿尔茨海默病患者短期内性生活次数增加，男性患者常有性功能减退。偶尔，患者可有不适当的性行为和性攻击。

这些精神神经症状中，淡漠是阿尔茨海默病所有阶段最持久和频繁的精神神经症状。精神神经症状的出现往往相互伴发，随时间而波动。不同阶段可出现不同的症状，轻度阿尔茨海默病患者常仅表现为淡漠、抑郁、焦虑等情感症状，少有行为改变；中度患者则以幻觉、妄想和激越或攻击行为为主；重度阿尔茨海默病此期的精神行为症状渐减轻至消失。神经精神症状不仅影响了患者认知功能和日常生活能力，同时还造成了家人、护理人员乃至社会巨大的财力、物力乃至精神、生活负担。 因此，提高临床医师对神经精神症状的认识、重视程度和诊治水平具有重要价值。

第六节　行为学方面的改变

阿尔茨海默病起病缓慢隐袭，患者及家人常说不清起病时间，病程为持续进行性，停止进展的平稳期即使有也极罕见。临床表现可分为认知功能缺损症状及其伴随的生活能力减退症状和非认知性精神神经症状，两者都将导致社会生活功能减退及病理性行为的出现。

一、认知功能损害

认知功能损害通常包括记忆障碍、言语障碍、失认、失用及由于这些认知功能损害导致的执行功能障碍。

（一）记忆障碍

逐渐发生的记忆障碍（memory impairment）或遗忘是阿尔茨海默病的重要特征或首发症状。痴呆患者的记忆损害有以下一些特点：新近学习的知识很难回忆，近事记忆比远事记忆更容易受损。

（二）语言障碍

痴呆程度较轻的患者尽管有明显的记忆障碍，但一般性的社会交往性语言能力相对保持。当深入交谈后就会发现患者的语言功能损害，主要表现为语言内容空洞、重复和赘述。语言功能损害可分为3个方面，即找词（word finding）能力、句法知识和论说（discourse）能力。询问患者物品的名字即命名测验可以反应找词能力。患者可能以物品的用途指代名字，例如用“写字的东西”代替“笔”。词汇在语句中的相互关系及排列次序与句法知识有关。句法知识一般不容易受损，如有损害说明痴呆程度较重。当痴呆程度较轻时，可能会发现患者的语言和写作的句法比较简单。论说能力指将要说的句子进行有机组合的能力。痴呆患者论说能力的损害通常比较明显，他们可能过多地使用代词，而且指代关系不明确，交谈时语言重复较多。除了上述表达性语言损害外，痴呆患者通常还有语言理解的困难，包括词汇、语句的理解，渐渐显出不理解和不能执行较复杂的指令，口语量减少，出现错语症，交谈能力减退，阅读理解受损，朗读可相对保留，最后出现完全性失语。检查方法是让受检者在1min内说出尽可能多的蔬菜、车辆、工具和衣服名称，阿尔茨海默病患者常少于50个。

（三）视空间和结构能力障碍

指非优势侧大脑半球的额顶叶损害所致的认知功能损害，表现为对空间结构的辨别障碍。有许多简单的神经心理测验可揭示视觉空间感知障碍，如画钟测验、积木测验、描图测验。视空间功能受损：可早期出现，表现为严重定向力障碍，在熟悉的环境中迷路或不认家门，不会看街路地图，不能区别左、右或泊车；在房间里找不到自己的床，辨别不清上衣和裤子以及衣服的上下和内外，穿外套时手伸不进袖子，铺台布时不能把台布的角与桌子角对应；不能描述一地与另一地的方向关系，不能独自去以前常去的熟悉场所；后期连最简单的几何图形也不能描画，不会使用常用物品或工具如筷子、汤匙等，仍可保留肌力与运动协调。系由于顶－枕叶功能障碍导致躯体与周围环境空间关系障碍，以及一侧视路内的刺激忽略。

（四）失认症

指在大脑皮质水平难以识别或辨别各种感官的刺激，这种识别困难不是由于外周感觉器官的损害如视力减退所致。可表现为对物体或人物的形象、颜色、距离、空间环境等的失认，此时极容易造成空间定向障碍，或不能通过视觉来辨别物品，严重时不能辨别亲友甚至自己的形象，也可出现自我认识受损，产生镜子征，患者对着镜子里自己的影子说话。患者最终成为“精神盲”（mind blind）而没有视觉障碍。还可表现为对语音、语调及语言的意义难以理解，或难以辨别躯体上的感觉刺激。

（五）失用症

失用症指感觉、肌力和协调性运动正常，但不能进行有目的性的运动。如患者不能执行命令，不能模仿一个动作，或不能把命令转化为有目的性的动作。大部分轻中度痴呆可完成简单的和熟悉的动作。随着病情进展，失用症逐渐影响患者的吃饭、穿衣及其他生活自理能力。失用症包括意向性失用（每天晨起仍可自行刷牙，但不能按指令做刷牙动作），以及观念性失用（不能正确地完成连续复杂的运用动作，如叼纸烟、划火柴和点烟等）。

（六）计算力障碍

患者常弄错物品的价格、算错账或付错钱，不能平衡银行账户，最后连最简单的计算也不能完成。

（七）执行功能障碍

执行功能（executive function）障碍是痴呆的常见表现，与额叶或有关的皮质下通路功能障碍有关。执行功能包括动机、抽象思维、复杂行为的计划和组织等高级认知功能。执行功能障碍表现为日常工作和学习能力下降，组织、计划和管理能力减退。

检查可见早期患者仍保持通常仪表，遗忘、失语等症状较轻时患者活动、行为及社会交往无明显异常；严重时表现为不安、易激惹或少动，不注意衣着，不修边幅，个人卫生不佳；后期仍保留习惯性自主活动，但不能执行指令动作。通常无锥体束征和感觉障碍，步态正常，视力、视野相对完整。如病程中出现偏瘫或同向偏盲，应注意是否合并脑卒中、肿瘤或硬膜下血肿等，疾病晚期可见四肢僵直、锥体束征、小步态、平衡障碍及尿便失禁等，约 5% 的患者出现癫痫发作和帕金森综合征，伴有帕金森综合征的患者往往不能站立和行走，整天卧床，生活完全依靠护理。

二、精神行为症状

20 世纪 90 年代以来，人们对阿尔茨海默病的精神行为症状日趋重视。阿尔茨海默病患者的行为改变可通过阿尔茨海默病病理行为评分表进行初步评定，阿尔茨海默病病理行为评分表（behavioral pathology in Alzheimer's disease rating scale，BEHAVE -AD）是 Reisberg 等人于 1987 年制定的、用于评定痴呆患者非认知行为障碍的量表，编制时借鉴了 BPRS（简明精神病评定量表）、HAMD（Hamilton 抑郁量表）、SCAG（Sandoz 老年临床评定表）、Blessed 痴呆量表的内容，该量表能比较全面、有效地评定痴呆患者的行为和精神症状，目前在国际上已被广泛采用。

第七节　记忆力丧失

阿尔茨海默病是老年人最常见的神经退行性疾病，以进行性认知障碍和记忆力减退为主要临床表现，通常起病隐匿，很难确切了解具体的起病时间，病程为持续进行性，无缓解，记忆缺失是阿尔茨海默病最重要的表现，记忆分为即刻记忆、近记忆、远记忆、事件记忆、语义记忆、工作记忆等多种，且易受注意力、感知能力、情感、疲劳、觉醒程度等因素影响。

阿尔茨海默病记忆缺失的特点为：①语言记忆减退；②视觉记忆、触觉记忆和运动觉记忆障碍，以及中长记忆明显受损；③逻辑记忆受损；④顺势记忆及铭记过程受损；⑤计算力障碍，由于不能集中注意力和记忆力减退，导致数字心算过程受损。

痴呆程度不同，记忆缺失也表现不同：①轻度痴呆期：一般发生在第 1 阶段（1~3 年），近记忆障碍多是本病的首发症状，表现为患者对新近发生的事容易遗忘，学习新知识感到困难，看书读报后不能回忆其中的内容，常感“记不住或忘得快”。在日常生活中“丢三落四、拿东忘西”现象时有发生，如上街购物时忘记把所买的东西拿回来，忘记刚接的电话，忘记重要的约会及已许诺的事，对新人名、地点及时间记忆尤为困难，到一个陌生的地方，由于记不得刚走过的路线而无法返回等。但此阶段对年代久远的事记忆相对清楚。此时发生的记忆减退常可因患者本人及家属误认为老年人常见的退行性病变而被忽视。②中度痴呆期：一般发生在第 2 阶段（2~10 年不等）随着痴呆的进展，记忆障碍日益严重不仅近记忆下降明显，远记忆障碍也逐渐明显，表现为用过的东西随手即忘，反复说同样的话或问同样的问题，交谈开始就忘了自己说了什么，凡事需要别人提醒或自备“备忘录”，即使如此也常出错。不能回忆自己的工作经历，甚至记不清自己的出生年月、毕业时间、参加工作日期、结婚年份、遗失贵重的物品，忘记自己的家庭地址，忘记亲人的姓名，甚至记不清有几个子女及其年龄，但尚能记住自己的名字。③重度痴呆期：一般发生在第3阶段（8~12年），重度患者一般不知道自己的姓名和年龄，不认识亲人，做记忆量表检查已不能配合检查。

阿尔海默茨病是一种多基因异质性疾病，与它相关联的基因有很多种，目前发现的还有白介素1、GRB2相关结合蛋白2基因、半胱氨酸抑制酶C基因等等。随着研究的深入，全基因组关联研究（GWAS）的出现，使研究者有可能在全基因组范围内寻找易感基因，为探索阿尔茨海默病在遗传学上的改变，以后我们可能会发现更多与阿尔茨海默病有关的基因，从基因学角度对阿尔茨海默病来进行研究，可以为临床预防、诊断和治疗提供靶点，为人类造福。

（范学文）

参考文献

［1］Alexandra Tolia, Katrien Horre, Bart De Strooper. Transmembrane Domain 9 of presenilin determines the Dynamic Conformation of the Catalytic Site of r-Secretase. Journal of Biological Chemistry, 2008, 283（28）: 19793-19803.

［2］Archangelo L F, Glaser J, Krause A, et al. The novel CALM interactor CATS influences the subcellular localization of the leukemogenic fusion protein CALM/AF10 .Oncogene, 2006, 25: 4099-4109.

［3］Armstrong R A. Spatial patterns of β-amyloid（Aβ）deposits in familial and sporadic Alzheimer's disease. Folia Neuropathol, 2011, 49: 153-161.

［4］Atamana H. Heme blinding to amyloid-beta peptide: mechanistic role in Alzheimer's disease. J Alzheimer's Dis, 2006, 10: 255-266.

［5］Avramopoulos D. Genetics of Alzheimer's disease: recent advances. Genome Med, 2009, 1: 34.

［6］Baig S, Joseph SA, Tayler H, et al. Distribution and expression of picalm in Alzheimer's disease. J Neuropathol Exp Neurol, 2010, 69: 1071-1077.

［7］Berezovska O, Lleo A, Herl L D, et al. Familial Alzheimer's disease presenilin 1 mutations cause alterations in the conformation of presenilin and interactions with amyloid precursor protein. J Neurosci， 2005, 25: 3009~3017.

［8］Bertram L. Alzheimer's disease genetics current status and future perspectives. Int Rev Neurobiol, 2009, 84: 167-184.

［9］Bertram L, Rudolph E. Alzheimer's disease: new light on an old CLU. Nat Rev Neurol, 2010, 6: 11.

［10］Bertram L, Tanzi R E. Thirty years of Alzheimer's disease genetics: the implication of systematic meta-analyses .Nat Rev Neurosci, 2008, 9: 768-778.

［11］Bettens K, Sleegers K, Van Broeckhoven C. Genetic insights in Alzheimer's disease. Lancer Neurol, 2013, 12（1）: 92-104.

［12］Bossu P, Ciaramella A, Moro ML, et al. Interlerleukin 18 gene polymorphisms predict risk and outcome of Alzheimer's disease. J Neurol Neurosurg Psychiatry, 2007, 78: 807-811.

[13] Carter S F, Scholl M, Almqvist O, et al. Evidence for astrocytosis in prodromal Alzheimer disease provided by 11C-deuterium-L-deprenyl: a multitracer PET paradigm combining 11C-pittsburgh compound B and 18F-FDG. J Nucl Med, 2012, 53（1）: 37-46.

[14] Cavin Anne-Laure, Hay Anne-Emmanuelle, Marston Andrew, et al. Bioactive diterpenes from the fruits of Detarium microcarpum. Journal of Natural Products, 2006, 69（5）: 768-773.

[15] Chibnik L B, Shulman J M, Leurgans S E, et al. CR1 is associated with amyloid plaque burden and age-related cognitive. Ann Neurol, 2011, 69: 560-569.

[16] Christopher M, Clark M D, Jason H T, et al. Alzheimer's disease: Current Concepts and Emerging Diagnostic and Therapeutic Strategies. Ann Intern Med, 2003, 138: 400-410.

[17] Cumming J L. DrugTherapy: Alzheimer's disease. N Engl J Med, 2004, 351: 56-67.

[18] Dai M, Zhang C, Kania U, et al. APP6-type phosphatase holoenzyme directly regulates PIN phosphorylation and auxin efflux in Arabidopsis. Plant Cell, 2012, 24（6）: 2497-2514.

[19] de Calignon A, Fox L M, Pitstick R, et al. Caspase activation precedes and le AD's to tangles.Naure, 2010, 464（7292）: 1201-1204.

[20] Driscoll I. Troncoso J. Asymptomatic Alzheimer's disease: a prodrome or state of resilience. Curr Alzheimer Res, 2011, 8（4）: 330-335.

[21] Farrer L A, Cupples L A, Hainea J L, et al. Effects of age, sex, and ethnicity on the association between apolipoprotein E genotype and Alzheimer's disease. A meta-analysis. Apo E and Alzheimer's disease Meta-Analysis Consortium. JAMA, 1997, 278（16）: 1349-1356.

[22] Ferri CP, Prince M, Brayne C, et al. Global prevalence of dementia: a Delphi consensus study. Lancet, 2005, 366（9503）: 2112-2117.

[23] Gallagher J J, Zhang X, Ziomek G J, et al. Deficits in axonal transport in hippocampal-based circuitry and the visual pathway in APP knock-out animals witnessed by manganese enhanced MRI. Neuroimage, 2012, 60: 1856-1866.

[24] Garwood C J, Pooler AM, Atherton J, et al. Astrocytes are important mediators of A beta-induced neurotoxicity and tau phosphorylation in primary culture. Cell Death Dis, 2011, 2（2011）: e167

[25] Gong CX, Liu F, Grundke-Iqbal I, et al. Dysregulation of protein phosphorylation/de phosphorylation in Alzheimer's disease: a therapeutic target. J Biomed Biotechnol, 2006（3）: 31825~31865.

[26] Goshima Y, Hida T, Gotoh T. Computational analysis of axonal transport: a novel assessment of neurotoxicity, neurotoxicity, neuronal development and functions. Int J mol Sci, 2012, 13: 3414-3430

[27] Hamano T, Gendron T F, Causevic E, et al. Autophagic-lysosomal perturbation enhances tau aggregation in transfectants with induced wild-type tau expression. Eur J Neurosci, 2008, 27: 1119-1130.

[28] Hanger D P, Anderton B H, Noble W. Tau phosphorylation: the therapeutic challenge for neurodegenerative disease. Trends Mol Med, 2009, 15（3）: 112-119.

[29] Harold D, Abraham R, Holling P, et al. Genome-wide association study identifies variants at CLU and PICALM associated with Alzheimer's disease. Nat Gennet, 2009, 41: 1088-1093.

[30] Hashimoto M, Yasuda M, Tanimukai S, et al. Apolipoprotein E epsilon 4 and the pattern of regional brain

atrophy in Alzheimer's disease, Neurology, 2001, 57（8）: 1467

[31] Hernandez CM, Kayed R, Zheng H, et al. Loss of a7Nicotinic receptors enhances β-amyloid oligomer accumulation, exacerbating early-stage cognitive decline and septohippocampal pathology in a mouse model of Alzheimer's disease. J Neurosci, 2010, 30（7）: 2442-2453.

[32] Huang J, Chen Y J, Bian W H, et al. Unilateral amyloid-β 25-35 injection into the rat amygdale increases the expressions of aberrant tau phosphorylation kinases. Chin Med J Engl, 2010, 123（10）: 1311-1314.

[33] Ikonmmovie M D, Abrahamon E E, Isanski B A, et al. Superior frontal cortex cholinergic axon density in mild cognitive impairment and early Alzheimer disease. Arch Neurol, 2007, 64: 1312-1317

[34] Ji B, Maeda J, Sawada M, et al. Imaging of peripheral benzodiazepine receptor expression as biomarkers of detrimental versus beneficial glial responses in mouse models of Alzheimer's and other CNS pathologies. J Neurosci, 2008（47）: 12255-12267

[35] Joanna L J, Daniel J F, Jeffrey A, et al. Mutant presenilins specifically elevate the levels of the Aβ1-42 residue β-amyloid peptide in via evidence for augmentation of $A\beta_{1-42}$-specific secretase. Human Mol Gennet, 2004, 13（2）: 159-170.

[36] John A Hardy, Gerald A Higgins. Alzheimer's disease: the amyloid cascade hypothesis. Science, 1992, 256（5054）: 184-185.

[37] Kase P, Pakonczay Z, Guly K. The cholinergic system in Alzheimer's disease. Prog Neurobiol, 1997, 52: 511

[38] Kwon S H, Lee H K, Kim J A, et al. Neuroprotective effects of Euommia ulmoides Oliv. Bark on amyloid beta25-35 induced learning and memory impairments in mice. Neurosci Lett, 2011, 487（1）: 123-127

[39] Larid F M, Cai H, Savonenko A V, et al. BACE1, a major determinant of selective vulnerability of the brain to amyloid-beta amyloidogenesis, is essential for cognitive, emotional, and synaptic functions. J Neurosci, 2005, 25（50）: 11693-11709

[40] Marques S C, Lemos R, Ferreiro E, et al. Epigenetic regulation of BACE1 in Alzheimer's disease patients and in transgenic mice. Neuroscience, 2012, 220: 256-266.

[41] Muresan V, Muresan Z. Is abnormal axonal transport a cause, a contributing factor or a consequence of the neuronal pathology in Alzheimer's disease Future Neurol, 2009, 4: 761-773.

[42] Niikura T, Tajima H, Kita Y. Neuronal cell death in Alzheimer's disease and a neuroprotective factor, humanin. Curr Neurophamacol, 2006,（4）: 139-147.

[43] Nishitsuji K, Hosono T, Uchimura K, et al. Lipoprotein lipase is a novel amyloid beta（A beta）-binding protein that promotes glycosaminoglycan-dependent cellular uptake of A beta in astrocytes. J Biol Chem, 2011, 286（8）: 6393-6401

[44] Nixon R A. Autophagy, amyloidogenesis and Alzheimer disease. Cell Sci, 2007, 120: 4081-4091.

[45] Pearson T A, Manolio T A. How to interpret a genome-wide association study. JAMA, 2009, 299: 1335-1344.

[46] Nuutinen T, Suuronen T, Kauppinen A, et al. Clusterin: a forgotten player in Alzheimer's disease. Brain Research Reviews, 2009, 61: 89.

[47] Pericak-Vance M A, Bebout J L, Gaskell P C, et al. Linkage studies in familial Alzheimer's disease: evidence for chromosome 19 linkage. Am J Hum Genet, 1991, 48: 1034-1050.

[48] Poon WW, Blurton-Jones M, Tu CH, et al. β-Amyloid impairs axonal BDNF retrograde trafficking. Neurobiol Aging, 2011, 32: 821-833.

[49] Poorkaj P, Kas AD' Souza I, et al. A genomic sequence analysis of the mouse and human microtubule-associated protein tau. Mamm. Genome, 2001, 12: 700-712.

[50] Qing H, He G, Ly PT, et al. Valproic acid inhibits Aβ production, neuritic plaque formation, and behavioral deficit in Alzheimer's disease mouse models. J Exp Med, 2008, 205 (12) : 2781-2789.

[51] Querfurth HW, LaFerla FM. Alzheimer's disease. N Engl Med, 2010, 262: 329-344.

[52] Reif B, Narayanan S, Kamps B, et al. alpha B-crystallin competes with Alzheimer's disease beta-amyloid peptide for peptide - peptide interactions and induce oxidation of Abta-Met35. FEBS Lett, 2006, 580 (25) : 2941-2946.

[53] Rogaeva E, Meng Y, Lee JH, et al. The neuronal sortilin-related receptor SORL1 is genetically associated with Alzheimer's disease. Nat Genet, 2007, 39: 168-177.

[54] Rogan S, Lippa CF. Alzheimer's disease and other dementias: a review. Am J Alzheimer's DisOther Demen, 2002, 17: 11-17.

[55] Sergeat N, Bretteville A, Hamdane M, et al. Biochemistry of Tall in Alzheimer's disease and related neurological disorders. Expert Rev Proteomes, 2008, 5 (2) : 207-241.

[56] Seshard S, Fitzpatrick AL, Ikram MA, et al. Genome-wide analysis of genetic loci associated with Alzheimer's disease. JAMA, 2010, 303: 1832-1840.

[57] Sleegers K, Lambert JC, Bertram L, et al. The pursuit of susceptibility genes for Alzheimer's disease: progress and prospects. Trends Genet, 2010, 26: 84-93.

[58] Slkoe D J. Toward a comprehensive Theory for Alzheimer's disease. Hypothesis: Accumulation and cytotoxcity of Amyloid β-protein. In: KhAChaturian ZS, Mesulam MM (Ed.). Alzheimer's disease: A Compendium of Current Theories. The New York Alzheimer Academy of Sciences, New York, 2000: 17-25.

[59] Small S A, Gandy S. Sorting through the cell biology of Alzheimer's disease: intracellular pathways to pathogenesis. Neuron, 2006, 5, 52 (1) : 15-31.

[60] Sylvain E. Lesné. Breaking the Code of Amyloid-β Oligomers. International Journal of Cell Biology, 2013, 8 (31) : 950783.

[61] Thinakaran G, Koo E H. Amyloid precursor protein trafficking, processing and function. J Biol Chem, 2008, 283 (44) : 29615-29619.

[62] Uemura K, Lill C M, Li X, et al. Allosteric modulation of PS1/gamma-secretase conformation correlates with amyloid beta (42/40) ratio. PLoS ONE, 2009, 4 (11) : 7893.

[63] Webber K M, Raina A K, Marlatt M W, et al. The cell cycle in Alzheimer disease: unique target for neuropharmacology. Mechanisms of Ageing and Development, 2005, 126: 1019-1025.

[64] Yang Goubing, Li Zerong, Rao Hanbing, et al. Classification models for acetylcholinesterase inhibitors based on mAChine learning methods. Acta Physico-Chimica Sinica, 2010, 26 (12) : 3351-3359

[65] Yan L J, Xiao M, Chen R, Cai Z, et al. Metabolic Dysfunction of Astrocyte: An Initiating Factor in Beta-amyloid Pathology? Aging Neurodegener. 2013, 8 (1) : 7-14.

[66] Yan Zhao, Baolu Zhao, et al. Oxidative stress and the pathogenesis of Alzheimer's disease. Oxidative Medicine and Cellular Longevity, 2013, 6（25）: 316523.

[67] YehP A, Chang C J, Tu P H, et al. Phosphory alters tau distribution and elongates life span in Drosophila. J Alzheimer's Dis, 2010, 21（2）: 543–545.

[68] Zhang W, Hao J, Liu R, et al. Soluble Ab levels correlate with cognitive deficits in the 12–month–old APPswe/PSIdE9 mouse model of Alzheimer's disease. Behav Brain Res, 2011, 222: 342–350.

[69]白云峰, 田菊, 权文香, 等. 散发性阿尔茨海默病早老素2基因的新突变. 中国医科大学学报, 2011, 40(4): 357–359.

[70] 韩旭，梁宇，周刚．海马与阿尔茨海默病．中国医疗前言，2011, 6（6）: 21–22.

[71] 林玉坤，曾园山，屈泽强，等．氧化应激与阿尔茨海默病．解剖学研究，2009, 31（1）: 67–70.

[72] 邱昕，陈国华，汪弢，等．黄连解毒汤对 APP/PS1 双转基因阿尔茨海默病小鼠自由基代谢及海马区病理形态学影响．中国中西医结合杂志，2011, 31（10）: 1379–1382.

[73] 王琦．Aβ 蛋白和 τ 蛋白与阿尔茨海默病的相关性研究进展．医学综述，2013, 19（11）: 1921–1923.

[74] 王建枝，田青．τ 蛋白过度磷酸化机制及其在阿尔茨海默病神经元变性中的作用．生物化学与生物物理展，2012, 39（8）: 771–777.

[75] 王少文，马康涛．β－淀粉样蛋白前体分子生物学研究进展．国外医学分子生物学分册，1996, 18（3）: 108–112.

[76] 杨小慧，戴雪伶，姜招峰．阿尔茨海默病的脑神经元凋亡机制．生命的化学，2007, 27（4）: 307–310.

[77] 于德红，魏朝良，包永明．阿尔茨海默病与氧化应激．生物医学工程杂志，2006, 23（5）: 1142–1144.

[78] 张博，金铮．晚发性阿尔茨海默病全基因组关联研究进展．中国临床医师杂志，2010, 6（5）1278–1279.

第五章
关于阿尔茨海默病的诊断问题

内容提要

阿尔茨海默病临床诊断的一个关键特征是其持续的、渐进的过程。纳入生物学标志物和阿尔茨海默病的前期表型，是展现阿尔茨海默病诊断新理念的重要进展。家庭因素在阿尔茨海默病的诊断上发挥着重要的积极作用。美国国立老龄研究所（NIA）和阿尔茨海默病协会共同发布了最新的阿尔茨海默病诊断标准，值得借鉴。

目 录

目前，150 万美国人遭受阿尔茨海默病的折磨，它是一个永久性的脑部紊乱疾病，无论发病缓慢还是迅速都会损害记忆力和精确思考的能力，现在还没有药物能阻止此病的发展。不过，现在有些药物可以治疗此病的发病症状。伴随世界范围内人口预期寿命的提高，阿尔茨海默病已渐成流行之势。据估计，在 65 岁以上人口中，有 6%~7% 的人会罹患本病，占这一年龄段痴呆人数的 80%，约占 85 岁以上年龄段痴呆人数的 45%。到 2050 年，由于人口老龄化的原因患阿尔茨海默病的人数可能会增加 2 倍。

奥巴马政府发表声明，声称要采取新的措施来对抗阿尔茨海默病。这些措施包括将继续增加 5000 万美元用于新式先进的预防及治疗手段的科学研究。此外，当局说 2013 财年预算将增加 8000 万美元用于阿尔茨海默病的研究探索。公告还说，增加的 2600 万美元将用于提供教育、提高公众意识，更新数据基础设施和加强护理照顾。

在 2011 年 1 月，奥巴马总统签署全国阿尔茨海默项目法案，声明其是针对阿尔茨海默病方面的综合措施的需要。因此，对本病的病理生理学研究和药物研发仍需加大力度，而准确和可靠的临床诊断至关重要。

但阿尔茨海默病在临床上很难诊断，而早期诊断对该疾病的治疗至关重要。引起记忆以及认知能力退化的原因多种多样，导致阿尔茨海默病的早期诊断一直是个难题，开发出有效的诊断方法，成为科学家们急需达到的重要目标。

从目前的阿尔茨海默病的诊断标准来看通常要依赖于当事人、家庭或是朋友注意到其在思考、学习和记忆方面的症状才能确定诊断。但是研究告诉我们，阿尔茨海默病可能在患者出现症状前数年甚至是数十年就已经开始发病。

第一节 诊断标准

世界上第一个国际公认的阿尔茨海默病诊断标准是 1984 年美国国立神经病学与语言障碍、卒中研究所和阿尔茨海默病及相关疾病协会（The National Institute of Neurological and Communicative Disorders and Stroke- 阿尔茨海默 Disease and Related Disorders Association，NINCDS-ADRDA）发表在《Neurology》杂志上的 NINCDS-ADRDA 的诊断标准。对于阿尔茨海默病的诊断，首先要诊断的是痴呆，然后逐个排除能够导致痴呆的所有其他疾病之后才能考虑阿尔茨海默病可能性大的诊断；而确定诊断是在患者死亡后尸检，阿尔茨海默病的大脑病理表现为脑的体积缩小和重量减轻，脑沟加深、变宽，脑萎缩，颞叶特别是海马区萎缩。组织病理学上的典型改变为神经炎性斑（由嗜银神经轴索突起包绕 β - 淀粉样变性而形成）、神经元纤维缠结（由过度磷酸化的微管 τ 蛋白于神经元内高度螺旋化而形成）、神经元缺失和胶质增生。这些是阿尔茨海默病特异性病理改变。最初人们对阿尔茨海默病的诊断，主要依赖于医生的临床经验及神经心理测验，而没有纳入生物学上的指标，这是因为在当时的医疗技术及经济条件下，无法寻找到可靠的生物学标志物。

2007 年世界工作组（international working group，IWG）在《Lancet Neurology》发表对 NINCDS-ADRDA 诊断标准的修订，首次将生物学标志物纳入阿尔茨海默病的诊断，这就将阿尔茨海默病的诊断由临床病理诊断转变为临床生物学诊断，使阿尔茨海默病的诊断不再唯一地依赖于尸检和临床痴呆的诊断，同时提出这是一个连续的过程。我们都知道阿尔茨海默病进展缓慢，病情逐渐加重，其痴呆前期阶段从几年到几十年。必须把痴呆前有症状的 MCI(mild cognitive impairment，轻度认知障碍) 阶段也归入阿尔茨海默病诊断。此标准特别强调了情景记忆障碍是阿尔茨海默病的核心特征，不同于其他以额叶提取功能障碍为主的记忆障碍类型，情景记忆障碍的特点是回忆表现差，并且经过提示后亦不能明显改善或达到正常。

此诊断标准的缺憾是只强调以遗忘为主要临床表现的典型阿尔茨海默病，而对于非典型及混合型阿尔茨海默病的概念无详细解释，对生物学标志物的临床诊断价值也没有很好的验证，没有解释认知功能障碍与这些标志物之间的关系。然而，随着对阿尔茨海默病认识的深入以及科学技术的发展，阿尔茨海默病的诊断标准也有了新的变化。

2010 年 IWG 又在《Lancet Neurology》上发文更新了关于阿尔茨海默病的几个关键概念，明确了阿尔茨海默病仅指其临床过程，包括痴呆前期和痴呆期，通过临床特征加生物学标志物确立诊断。阿尔茨海默病的病理则为在阿尔茨海默病尸检中观察到的病理改变，包括老年斑、神经元纤维缠结、神经元脱失、突触脱失和脑淀粉样血管病，两者并不平行，并将临床前期进一步分为无症状的高危状态阿尔茨海默病和症状前期阿尔茨海默病。分级诊断标准的推出，使得阿尔茨海默病也有了心血管病、肿瘤学研究的框架——发现得越早则干预越有可能。这促使研究者进行阿尔茨海默病早期的筛查和干预。

2011 年 4 月 19 日，以阿尔茨海默病协会和国立卫生院（NIH）的国家老年研究所（NIA）为先锋的 3 个专家工作组在芝加哥于 27 年内首次发布了诊断阿尔茨海默病的新标准和指南。

工作组发行了随时可用的 4 项关于阿尔茨海默病痴呆和由于阿尔茨海默病导致的轻度认知障碍（MCI）的临床诊断标准。提出了 1 项关于临床前的阿尔茨海默病的研究主题。关于阿尔茨海默病痴呆和由于阿尔茨海默病导致痴呆的生物学标志物的使用问题仅作为一项研究议题被提出，并未关注于其在临床中的使用。

本指南将阿尔茨海默病分为 3 个阶段：阿尔茨海默病的临床前阶段、阿尔茨海默病所致 MCI 阶段和阿尔茨海默病痴呆阶段。将阿尔茨海默病的临床前无症状阶段也纳入了阿尔茨海默病，这就将阿尔茨海默病的诊断大大地前移了。虽然临床前期的诊断完全依赖于生物学标志物，但毕竟为阿尔茨海默病诊断赢得了时间，有利于对阿尔茨海默病药物治疗临床试验被试人群及时期的正确选择。这个诊断标准是阿尔茨海默病诊断史上的一次飞跃。

这些条目总体而言，国家老年研究所和阿尔茨海默病协会发布的阿尔茨海默病诊断指南中扩展了阿尔茨海默病的定义，使其包含了此病的 2 个新的阶段：临床症状前期和轻度的症状但尚处于痴呆前的阶段以及由阿尔茨海默病导致的失智症。这反映了当前的这样的观点：阿尔茨海默病患者在记忆和思维症状出现以前的数十年里脑中可以先产生明显的可测量的变化。

阿尔茨海默病协会的首席官员、哲学博士 William Thies 说："我们希望在过去 1/4 世纪里科学技术所取得的进步将有助于提高目前的诊断，带动这个领域的更早的检查和治疗，最终产生有效的改善疗法"，"这些条目的发展和出版是这个领域的重要的里程碑。也就是说，这些条目的发展和出版不是新的阿尔茨海默病诊断标准发展过程的结束，而是这个过程中重要的一步"。

国家健康协会的阿尔茨海默病中心项目的项目总监、哲学博士 Creighton Phelps 说："新的指南反映了时下关于脑中导致阿尔茨海默病的关键病理变化和它们与轻度认知障碍及阿尔茨海默病失智症的临床体征之间的关系"，"我们已经可以在临床症状出现前的阶段对这些病理改变进行检测，许多病人在此后很久才出现临床症状。如新指南中所述，随着关于生物学标志物的进一步的研究，我们将最终可以预测哪些人具有发展为轻度认知障碍和阿尔茨海默病失智症的危险，以及哪些人可以从干预措施的发展中获益最多"。

实践证明，该标准可以更好地服务于临床，同时生物学标志物的检测也进一步提高了诊断的敏感度及特异度。但其缺陷是：对于痴呆前期的诊断只适用于科学研究，而无法真正地被用作临床诊断依据。

2014 年 IGW 再次对阿尔茨海默病诊断标准进行修订，在该标准里，继续将遗忘型记忆障碍作为诊断阿尔茨海默病的核心标准，但把情景记忆检查的比重加大，同时也改进了生物学标志物的实际应用。通过更好地定义临床表型以及将生物学标志物整合进诊断进程中，从而全面覆盖疾病的各个时期（从无症状阶段到最严重的痴呆阶段）。

这些标准最重要的实际应用是允许在疾病前期便开展更早的预防手段，并且有利于临床前期阿尔茨海默病二级预防的研究。通过这些标准的研究应用，最终将会发展出在常规领域能够真正探查阿尔茨海默病存在的通用标准。

考虑到现有的 IGW 研究诊断标准的优缺点，近日《The Lancet》杂志刊登了一篇文章，提出新的先进性建议，对之前的诊断框架进行了改善。基于这些改善，阿尔茨海默病的诊断得以简化，只需通过阿尔茨海默病临床表型（典型 / 非典型）联合同阿尔茨海默病病理相一致的病理生理生物学标志物即可完成。

另外，文章建议疾病的下游标志物，如脑 MRI 容积、脱氧葡萄糖 PET 应被更好地用于检测及监控疾病过程。

阿尔茨海默病作为一个症状群，其最终的确诊有赖于病理学。临床上主要依据其临床表现、适当的辅助检查及神经心理学检查而作出诊断，但必须与其他类型的痴呆作鉴别。

关于阿尔茨海默病的诊断标准，目前认识比较一致的是采用《美国精神障碍诊断统计手册》（第四版）（《Diagnostic and Statistical Manual of Mental Disorders》（fourth edition），DSM- Ⅳ）和美国国立神经病与语言障碍、卒中研究所和阿尔茨海默病及相关疾病学会（NINCDS-ADRDA）发布的诊断标准。以下列出这 2 种诊断标准。

一、DSM-IV 中关于阿尔茨海默病的诊断标准

1）进展性多个认知功能缺失，包括以下 2 项：

（1）记忆障碍，包括学习新知识和回忆旧知识均有障碍。

（2）一个或数个下列功能障碍，如失语（言语障碍）、失用（运动功能正常而应用不能）、失认（感觉器官正常而不能认识外界物体），以及执行功能（计划、组织、排序、抽象概括）障碍。

2）以上认知功能障碍导致患者社会的活动和职业、工作能力明显减退，不能胜任以往的工作。

3）认知功能丧失为逐渐起病，并缓慢持续进展。

4）认知缺陷，并非由于下列原因导致：

（1）中枢神经系统疾病（脑血管病、帕金森病、亨廷顿病、慢性硬膜下血肿、正常颅压性脑积水、脑肿瘤等）。

（2）系统性疾病（甲状腺功能减退、维生素 B_{12} 缺乏、叶酸缺乏、烟酸缺乏、高钾血症、神经梅毒和 HIV 感染等）。

（3）活性物质所致的痴呆。

5）这些缺陷并非由于谵妄所致。

6）不能由其他精神疾病（如抑郁症、精神分裂症）解释。

二、NINCDS-ADRDA 很可能阿尔茨海默病的标准

（一）诊断标准

（1）痴呆：经临床检查和认知量表测查确定有痴呆。

（2）有 2 个或 2 个以上认知功能缺损，且进行性恶化。

（3）无意识障碍。

（4）40 ~ 90 岁起病，多见于 65 岁以后。

（5）排除其他引起进行性记忆和认知功能损害的系统性疾病和脑部疾病。

（二）支持标准

（1）特殊性认知功能如言语（失语症）、运动技能（失用症）、知觉（失认症）的进行性损害。

（2）日常生活功能损害或行为方式的改变。

（3）家庭中有类似的疾病史，特别是有神经病理学或实验室证据者。

（4）实验室检查腰穿压力正常；脑电图正常或无特殊性的改变如慢波增加；CT 或 MRI 证实有脑萎缩，且随诊检查有进行性加重。

（三）排除标准

（1）突然起病或卒中样发作。

（2）早期有局灶性神经系统体征，如偏瘫、感觉丧失、视野缺损、共济失调。

（3）起病或疾病早期有癫痫发作或步态异常。

三、阿尔茨海默病的科研诊断标准

2007 年 8 月 Dubios 等人在原有的 NINCDS-ADRDA 标准的基础上进行修订，提出了阿尔茨海默病的科研诊断标准，具体如下：

（一）很可能阿尔茨海默病

符合核心标准，并满足 1 项以上支持表现。

核心标准：具有以下特征的早期、显著的情景记忆损害：

（1）患者本人或知情者报告的、持续 6 个月以上的、缓慢的、进展的记忆功能变化。

（2）显著情景记忆损害的客观证据：包括不能被线索提示、再认测试改善或纠正的回忆困难。

情景记忆损害在起病或疾病进展过程中可以单独存在，或与其他认知功能改变共存。

（二）支持表现

（1）颞叶内侧萎缩：MRI 可见海马、内嗅区皮质、杏仁核体积缩小（应与相应年龄的正常人群均值比较）。

（2）脑脊液生物学标志物异常：①脑脊液中 $A\beta_{42}$ 浓度偏低、总 τ 蛋白浓度增高、磷酸化 τ 浓度增高，或三者皆有；②其他今后可能被发现的生物学标志物。

（3）PET 功能神经影像学的特异表现：①双侧颞、顶叶糖代谢低下；②其他已经明确的

示踪配体的变化，包括 PIB、FDDNP 等。

（4）患者为明确的常染色体显性遗传阿尔茨海默病家系的直系成员。

（三）排除标准

（1）病史：突然起病，早期合并步态障碍、癫痫发作、行为异常等。

（2）临床表现：局灶神经系统表现，如偏瘫、感觉缺失、视野缺损等；早期锥体外系表现。

（3）其他导致记忆减退或相关表现的疾病：非阿尔茨海默病痴呆、抑郁症、脑血管疾病、中毒性疾病、代谢性疾病，需特异性检查明确；MRI FLAIR 或 T2 像显示位于内侧颞叶的感染或血管性病变的异常信号。

（四）肯定阿尔茨海默病的标准

在以下情况下可确诊阿尔茨海默病：

（1）符合临床诊断标准，同时脑活检或尸检符合阿尔茨海默病病理标准，病理标准参照 NIA–Reagan 标准。

（2）符合临床诊断标准，同时具有遗传学证据（1、14、21 号染色体上的突变）。

四、阿尔茨海默病的 IWG–2 诊断标准

（一）典型阿尔茨海默病的 IWG–2 诊断标准（任何时期的“1”加“2”2 方面）

1. 特异临床表型

存在早期及显著情景记忆障碍（孤立或与暗示痴呆综合征或轻度认知障碍相关的其他认知、行为改变），包括下述特征：

（1）患者或知情者诉有超过 6 个月的、逐步进展的记忆能力下降；

（2）有海马类型遗忘综合征的客观证据，基于阿尔茨海默病特异检测方法——通过线索回忆测试等发现情景记忆能力显著下降。（在疾病中度及重度痴呆阶段海马遗忘综合征可能难以鉴定，体内阿尔茨海默病病理证据中足以证实存在痴呆综合征的相关特点。）

2. 体内阿尔茨海默病病理改变的证据（下述之一）

（1）脑脊液中 $A\beta_{1\sim42}$ 水平的下降以及 T–τ 或 P–τ 蛋白水平的上升；

（2）淀粉样 PET 成像中示踪剂滞留增加；

（3）阿尔茨海默病常染色体显性突变的存在（常携有 PSEN1、PSEN2、APP 突变）。

（二）典型阿尔茨海默病排除标准（补充检查，如血检、脑 MRI 等，以排除其他导致认知紊乱或痴呆的疾病，或伴发病症）

1. 病史

①突然发病；②早期出现下述症状：步态障碍、癫痫、行为改变。

2. 临床特征

①局灶性神经特征；②早期锥体外系体征；③早期幻觉；④认知波动。

（三）其他足以引发记忆下降及相关症状的严重疾病

（1）非阿尔茨海默病性痴呆；

（2）重度抑郁；

（3）脑血管疾病；

（4）中毒、炎症、代谢紊乱（这些均需要特异的检查）；

（5）同感染或血管损伤一致的，内侧颞叶 MRI-FLAIR 或 T2 信号改变。

（四）非典型阿尔茨海默病的 IWG-2 诊断标准（任何时期的 “1” 加“2” 2 方面）

1. 特异临床表型（下述之一）

（1）阿尔茨海默病后皮质异常。

包括：①枕颞叶异常：早期、主要及进展性视知觉功能或视觉辨认能力异常。②双顶叶异常：早期、主要及进展性视觉空间能力障碍，Gerstmann 综合征、巴林特氏综合征、肢体失用症等 特点。

（2）阿尔茨海默病的进行性失语：早期、主要及进展性的单词检索或句子重复能力受损。

（3）额叶异常：早期、主要及进展性行为改变，包括相关的初级冷漠或行为失控，或进行认知测试时显示主要执行能力受损。

（4）阿尔茨海默病唐氏综合征改变：在唐氏综合征患者中发生的以痴呆为特征的早期行为改变及执行能力障碍。

2. 体内阿尔茨海默病病理改变的证据（下述之一）

（1）脑脊液中 $A\beta_{1\sim42}$ 水平的下降以及 T-τ 或 P-τ 蛋白水平的上升；

（2）淀粉样 PET 成像中示踪剂滞留增加；

（3）阿尔茨海默病常染色体显性突变的存在（常携有 PSEN1、PSEN2、APP 突变）。

（五）非典型阿尔茨海默病的排除标准（补充检查，如血检、脑 MRI 等，以排除其他导致认知紊乱或痴呆的疾病，或伴发病症）

1. 病史

①发病突然；②早期或普遍的情景记忆障碍。

2. 其他足以引起记忆下降及相关症状的严重疾病

①重度抑郁；②脑血管疾病；③中毒、炎症、代谢紊乱。

（六）混合型阿尔茨海默病的 IWG-2 诊断标准（ “1” 加“2” 2 方面）

1. 临床及生物学标志物的阿尔茨海默病证据（两者均要满足）

（1）海马型遗忘综合征或非典型阿尔茨海默病的临床表型之一。

（2）脑脊液中 $A\beta_{1\sim42}$ 水平的下降以及 T-τ 或 P-τ 蛋白水平的上升，或淀粉样 PET 成像中示踪剂滞留增加。

2. 混合病理的临床和生物学标志物证明心血管疾病 （条件均需满足）

（1）卒中或局灶神经学特征的病史记录；

（2）下述 1 个或多个 MRI 证据：相应的血管病变、小血管病、腔隙性梗死、脑出血。

（七）路易体病的 IWG-2 诊断标准（条件均需满足）

（1）下述之一：锥体外系症状、早期幻觉或认知波动；

（2）通过 PET 扫描显示多巴胺转运体异常。

（八）阿尔茨海默病临床前期阶段的 IGW-2 诊断标准

1. 无症状高危阿尔茨海默病的 IWG-2 诊断标准（ “（1）” 加 “（2）” 2 方面）

（1）缺少特异临床表型的存在（均要满足）。

①无海马型遗忘综合征；②无任何非典型阿尔茨海默病的临床表型。

（2）体内阿尔茨海默病病理改变证据（下述之一）。

①脑脊液中 A$\beta_{1\sim42}$ 水平的下降以及 T-τ 或 P-τ 蛋白水平的上升；②纤维状淀粉样 PET 滞留增加。

2. 症状前期阿尔茨海默病的 IWG-2 诊断标准（“（1）”加“（2）”2 方面）

（1）缺少特异的临床表型（两者均需要满足）。

①无海马遗忘综合征类型；②无任何非典型阿尔茨海默病的临床表型。

（2）经证实的阿尔茨海默病常染色体突变的存在（PSEN1、PSEN2 、APP 或其他基因）。

另外，因阿尔茨海默病为一种临床生物学实体，所以提出了一种阿尔茨海默病简化算法——在任何条件或疾病任何阶段，对阿尔茨海默病的诊断依赖于病理生理学标志物。具体见图 5-1。

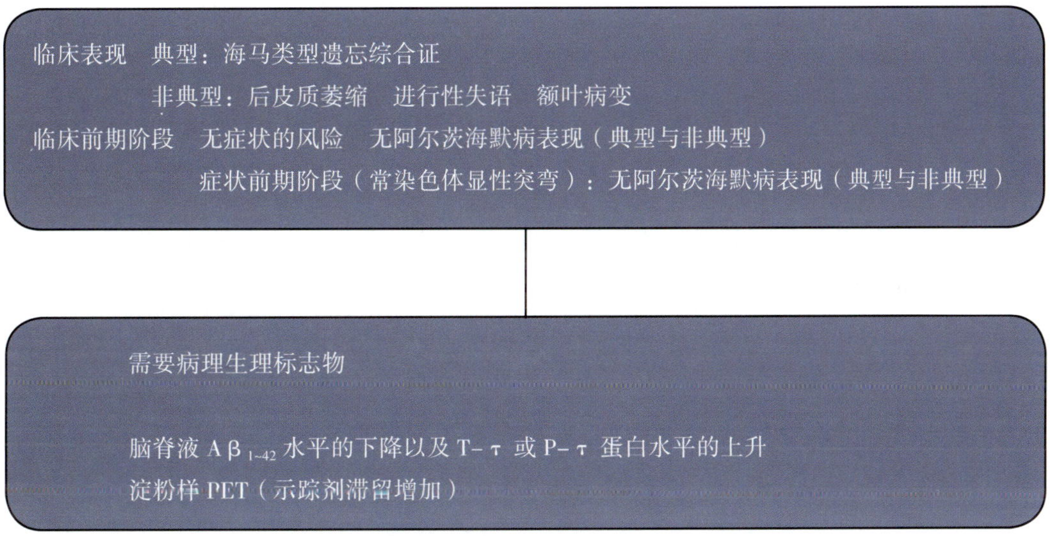

图 5-1　症状前期阿尔茨海默病的 IWC-2 诊断标准

第二节　诊断技术

痴呆是影响记忆、思维、行为和日常生活能力的一组临床症状。认知障碍和痴呆的神经心理学表现可以分为认知功能障碍、社会和日常能力减退、精神行为症状 3 部分，神经心理评估主要针对这 3 部分内容进行。评估认知功能量表很多，大体可分为筛查量表、总体认知功能评定量表和针对某一认知域的专项测验 3 种。筛查量表简短易行，适用于大规模的流行病学调查或繁忙的临床一线工作。

一、简易精神状态量表（mini-mental state examination，MMSE）

MMSE 是最具有影响的认知功能筛查工具，MMSE 适用于对老年认知功能障碍的筛查，共 39 分，智商低于正常范围是指得分总和文盲者≤ 24 分，小学文化者≤ 28 分，中学或以上文化者≤ 32 分。得分越高表示认知功能越好。《中国痴呆诊疗指南》明确指出，MMSE 是最常用的综合认知评估量表，足够的证据表明 MMSE 是痴呆早期筛查工具和判定认知损害程度最有用的筛查量表，它对认知损害的发展结局也具有预测价值。但其项目分类中对视空间觉、执行能力的评价不够详细。但 MMSE 量表也受教育程度、测验过于简单、语言的影响大等缺点的限制，这些缺点影响其在 MCI 筛查诊断中的敏感度和特异性。

二、蒙特利尔认知评估量表（Montreal cognitive assessment, MoCA）

MoCA 由加拿大 Nasreddine 等人制定用来对认知功能异常进行快速筛查的评定工具。包括了注意与集中、执行功能、记忆、语言、视结构技能、抽象思维、计算和定向力等 8 个认知领域的 11 个检查项目。总分 30 分，≥ 26 分正常，其敏感性高，覆盖重要的认知领域，测试时间短，适合临床认知筛查运用。受教育程度、文化背景、检查者技巧和经验，检查环境及被试者情绪及精神状态等均会对分值产生影响。对于轻度认知功能障碍（MCI）的筛查更具敏感性。目前国内中文版有 5 个版本（北京、长沙、广州、香港、台湾），它们都大同小异。

三、日常生活能力量表（activity of daily living scale，ADL）

ADL 量表是由 Dearier 于 1945 年首次提出的，是当今评价和制定护理和康复方案及评定药物疗效和康复训练效果的重要参考指标。由于痴呆患者表现出明显的生活能力的降低，故 ADL 常用于对痴呆患者的评价。

ADL 量表分为基本日常生活活动（BADL）量表和工具性日常生活活动（IADL）量表 2 部分，共 20 项，受试对象多为老年患者，因其反应对答较慢，所以受培训后的研究者一般需约 40 ~ 90min 才能完成量表的评定，这给研究带来了不便。

由于 ADL 受多种因素，如年龄和视、听或运动功能障碍、躯体疾病、情绪低落等的影响，因此对 ADL 结果的解释应慎重。

四、临床痴呆评定量表（clinical dementia rating，CDR）评分

临床痴呆评定量表（clinical dementia rating scale，CDR）常用于评定痴呆患者的认知功能损害和筛查轻度认知功能损害，多个研究显示 CDR 具有较好的信度和效度。虽使用广泛，但 CDR 的不足之一在于其评估需痴呆患者照料者或近亲属提供患者信息以辅助量表评估，对于无知情人的患者，CDR 评估的准确性将大打折扣，这限制了 CDR 在痴呆早期筛查中的应用。CDR 需要专业人员通过与患者及其家属进行交谈获取信息，以完成患者认知受损程度的评估，其评定的领域包括记忆、定向力、判断与解决问题能力、工作与社会交往能力、家庭生活与个人业余爱好和独立生活自理能力。

新加坡学者 Nyunt 等人于 2013 年对原 CDR 进行了改良，形成了不依靠知情人提供信息的改良版 CDR（modified CDR without informant，CDR-NI）；Nyunt 等的研究显示，CDR-NI 适合于在社区无知情人的老年人中进行认知功能障碍筛查，信效度较好，且量表评估方法容易掌握，精神科护士经过培训即能够熟练使用。目前我国空巢老人越来越多，空巢老人率达

到 32%，在进行对该类家庭老人认知障碍的评估工作时往往缺乏适合的知情人，因此，CDR-NI 量表的应用将可能有助于我国社区老年人认知功能障碍的早期筛查。

五、总体衰退量表（global deteriorate scale，GDS）

GDS Reisberg 于 1982 年编制，根据患者的认知功能和社会生活功能对痴呆的严重程度分级。用来评估痴呆患者认知功能所处的阶段。1~3 级为痴呆前期或早期阶段，4~7 级为痴呆阶段。

六、阿尔茨海默型痴呆临床特征调查表（IDCF-DAT）

IDCF-DAT 由 Cummings 于 1986 年设计，目的是为了区分阿尔茨海默病和其他原因导致的痴呆，可以识别 100%的阿尔茨海默病患者和 94%的非阿尔茨海默病患者。适于已确定有中度痴呆，但原因尚不明确的患者作鉴别诊断用，对不典型的阿尔茨海默病和混合性痴呆有局限性。他认为典型的阿尔茨海默病有明显的遗忘、失语、认知、视空间和人格障碍，晚期才出现运动障碍，并以这一理论为基础编制了 IDCF-DAT。该调查表含有 10 个项目，其中 5 个测定智力、5 个测定运动功能，评分越高说明越具有典型阿尔茨海默病的特征。

七、成套测验

成套测验要全面评价主要的脑功能，用于对认知功能进行较全面的定量测定。成套测验由各种单项测验组成，每一个具体检查项目都可以视为独立的特异型临床检查方法。常用成套测验有 HR 神经心理学成套测验（HRNB）、LN 神经心理成套测验（LNNB）、洛文思顿作业疗法用认知成套测验（LOTCA）。但这些成套测验检查耗时长、结构复杂，不利于筛查。

量表选择的原则主要有 4 方面：①依据检查内容进行选择；②依据检查的疾病进行选择；③依据疾病的不同阶段进行选择；④依据研究人群和研究目的进行选择。

随着 CT、磁共振等先进、准确的影像学检查方法的普及，它们对阿尔茨海默病的诊断与鉴别发挥重要的作用。

八、脑电图

脑电图是一种无创、简便易行的电生理检查技术，对脑功能变化比较敏感。研究显示，阿尔茨海默病患者脑电图异常主要表现为 a 波慢化、减少，波幅降低，节律消失；以 θ 、δ 波为主，为大量的高幅 θ 、δ 波。

不同严重程度的阿尔茨海默病脑电图变化不同，主要是轻度表现为 a 波慢化、减少，慢活动增多；中度表现为慢活动占优势，a 波进一步减少；重度表现为弥散性的慢活动。

九、脑 CT

头颅 CT 检查有助于评价脑萎缩的程度，排除其他导致痴呆的原因，如血管性痴呆等。阿尔茨海默病患者 CT 影像主要表现为脑萎缩，可分为灰质萎缩和白质萎缩，前者表现为脑沟和脑裂的增宽及加深，后者主要表现为脑室扩大。阿尔茨海默病患者的脑萎缩通常以颞叶首先出现，可见颞中回变窄，脑沟增多、加深，鞍上池和环池增宽、侧脑室颞角扩大等，其中以侧脑室颞角扩大最明显。

十、脑核磁共振

通过应用磁共振成像新技术包括静息态脑功能成像、弥散张量成像、脑灌注成像，有助于我们从功能、结构和灌注的角度更深入地理解阿尔茨海默病 的病理生理机制。

MCI 以记忆力减退为主要临床症状，但未达到痴呆的诊断标准，是介于阿尔茨海默病与正常人之间的过渡状态，海马是其病理改变早期常累及的部位，当海马结构（hippocampal formation，HPF）损害到一定程度时，则会出现海马体积（hippocampal volume，HV）的变化。研究表明，海马与记忆密切相关，尤其是对近记忆力的影响显著，因此，HV 测量在认知功能损害中的诊断价值引起了人们的高度关注。MRI 作为无创性诊断技术，是 HV 测量的最佳工具之一。HV 的变化可早期体现患者认知功能状态，同时可作为评估患者认知功能损害程度的重要依据。

氢质子磁共振波谱（hydrogen proton magnetic resonance spectroscopy，1HMRS）在认知损害的诊断及鉴别诊断中起着重要的作用。1HMRS 作为无创性诊断技术，在早期 MCI、阿尔茨海默病诊断及鉴别诊断中具有较高的敏感性。Ins/Cr 比值升高早于 NAA/Cr 比值下降，提示 CI 患者神经胶质增生可能早于神经元损伤；NAA/Ins 比值降低出现得较早，可作为 MCI、阿尔茨海默病患者早期诊断的客观参考依据。

第三节　家庭因素在诊断中的作用

“中国有 2 亿老年人，是阿尔茨海默病发展的巨大温床。”在中国阿尔茨海默病协会近日启动的“记得我爱你——重新认识阿尔茨海默病”公益行动上，中国阿尔茨海默病协会主席指出，我国已经成为全球阿尔茨海默病患者人数增速最快的国家，而民众以及部分医生对该病的认识仍然存在大量的误区。家属常把病人的早期症状和自然衰老混淆，以为是“老糊涂”，而病人对患病感到羞耻，排斥到医院治疗，也导致了漏诊、迟治。作为老年人，更需要重视自己的健康，“有病就忍着、拖着”的老观念必须要改了，早发现、早治疗，才是对整个家庭都有利的明智之举。我们对“老年痴呆症”的重视程度和了解程度远远不够，或许我们的父母、亲人现在已经出现了老年痴呆的早期症状甚至更严重，然而我们却还未可知。“其实，老年痴呆和老糊涂很好区分。”专家介绍，老年痴呆的人最早出现的就是记忆力下降，只要和同龄人相比有明显的不正常，就应该引起警觉。可惜的是，我们大多数人都把老人的健忘等现象认为是年龄增长的必然结果，却不知这就是病症的开始。所以阿尔茨海默病离我们每个人都不遥远，因为每个家庭都有年迈的老人，有需要我们给予更多关注的至亲。

这里要纠正公众的错误认识：阿尔茨海默病并非“老糊涂”！

我们经常会听到亲朋好友讲，自己父母经常丢三落四，有时买完菜回来了，过了一会儿又拿着购物袋往外跑，还有就是经常反反复复地做同一个动作，比如一个简单的电源开关，他会开了又关、关了又开。“老糊涂了”，这是大多数人对父母行为的总结，这时老人之间也没少相互数落，甚至为这生过气发过火。家属认为六七十岁的人出现这些是正常现象，谁也不会往心里去。随着岁月的流逝，老人开始出现一些奇怪的精神症状，比如烦躁，以前爱出去遛弯，现在也不愿意出去了，常常闷在家里，这些情绪改变让家人逐渐重视起来。有些会去医院的神经内科诊断，在此阶段都会有明确的诊断：阿尔茨海默病。

这时家属的心态全部调整过来了。在确诊前，总以为父母很健忘，办一点小事都办不好，而且很难伺候，现在知道是疾病在“捣乱”，就尽量体谅他们。这时家属都会说：“要是早点儿去看医生就好了，不会到现在病情这么严重才去医院。”

家属这样的对疾病的认识过程是普遍现象。中华医学会神经病学分会“痴呆与认知障碍学组”成员、武汉大学中南医院神经科章军建教授说，调查显示，47%的老年性痴呆症家属认为，病人的状况是自然衰老的结果，是“老糊涂”了。在“阿尔茨海默病是自然衰老”这一错误认识下，我国阿尔茨海默病患者的就诊率一直很低，调查显示，轻度痴呆症患者就诊率仅为14%，在农村地区，接受规范化治疗的患者很少。据了解，老年性痴呆症中最为常见的是阿尔茨海默病，大约占了该病的7成。其次是血管性痴呆症，此外，还有帕金森氏病痴呆和路易体病痴呆等不同类型。而阿尔茨海默病作为一种影响记忆、思考、行为与日常生活能力的进行性障碍综合征，病人从轻度的记忆与认知障碍到最后的植物状态，要经历几年甚至几十年，这对患者和家属都是一个痛苦的过程。

阿尔茨海默病早诊率偏低的现象，引起了专家的担忧，把此病当成“老糊涂”是可怕的认知错误，由于阿尔茨海默病越到晚期，危害越大，所以早诊断早治疗具有很重要的意义，采取早期防治，是世界公认的延缓老年性痴呆发病的有力措施。早期干预阿尔茨海默病，可减少经济负担。国际阿尔茨海默病协会和美国国立卫生院在芝加哥发布阿尔茨海默病诊断的新标准和指南，也要求对阿尔茨海默病进行早期的筛查，积极进行早期干预。哈佛公共卫生学院卫生政策和政策分析教授布伦登博士说：“阿尔茨海默病患者需要大量照顾，它不再是一个医学问题，而已成为一个重大的社会问题。”

近年来，阿尔茨海默病像一种“流行病”，在老年人群中的发病率快速上升。中国老年保健协会调研发现，在上海等发达城市，阿尔茨海默病的发病率正以每年1.4%的速度上升。阿尔茨海默病已成为继心脏病、癌症、中风之后，导致老年人死亡的第4大病因。中国老年性痴呆协会负责人、北京大学医学院神经病学教授王荫华介绍，目前全世界约有2 600万人患老年性痴呆症，而我国的阿尔茨海默病患者就约占了1/4，超过600万人，这一数字已不容忽视。更为重要的是，阿尔茨海默病引发的经济负担日趋严重。国际阿尔茨海默病协会发布报告称，2010年，全球阿尔茨海默病造成的经济负担为6 040亿美元。如果对这一数字进行换算，将是触目惊心的，把阿尔茨海默病的经济负担比作一个国家，则这个叫“阿尔茨海默病”的国家为世界第18大经济体，如果它是一个公司，则是世界上年收益最大的公司，超过连锁巨头沃尔玛（Walmart）（4 140亿美元）。在我国，1个阿尔茨海默病患者1个月药费的支出就达800元到900元，按800患者来算，将有576亿元花在药费上，这还不包括护理费用等。

“阿尔茨海默病复杂的发病机理，导致人们对其知晓率低。”需要提醒的是，老年性痴呆的患者症状各不相同，比如血管性痴呆症多发生于脑卒中患者中，会出现步态异常、面部下垂等。而帕金森氏病痴呆患者的症状包括走路僵硬、经常摔倒等。早期发现、诊断阿尔茨海默病，早期延缓甚至阻断病情发展，不仅对患者，而且对整个家庭、社会都有着重要意义，是一个社会大问题。

第四节　诊断试验

生物学标志物有望用于早期探查阿尔茨海默病。

（1）脑脊液生物学标志物。目前较为常用的脑脊液（CSF）生物学标志物主要有 β-淀粉样蛋白 $_{1\sim42}$（A$\beta_{1\sim42}$）、总 τ 蛋白（T-τ）、磷酸化 τ 蛋白（P-τ）、特异位点磷酸化 τ（包括 P-τ231、P-τ181）。阿尔茨海默病患者 CSF 中 T-τ、P-τ、特异位点磷酸化 τ 均升高，CSFAβ_{42} 降低。T-τ 和 Aβ_{42} 的特异性较差；P-τ 提高了诊断阿尔茨海默病的特异性，其中 P-τ231 鉴别阿尔茨海默病和额颞叶痴呆的敏感性和特异性较高，P-τ181 鉴别阿尔茨海默病和路易体痴呆的特异性较高。有研究表明，阿尔茨海默病患者 CSF 中分泌型钙离子依赖的磷脂酶 A2（sPLA2）的活性和视锥蛋白样蛋白 1（VLP-1）的浓度变化能反映阿尔茨海默病的早期病变，这可能成为阿尔茨海默病早期诊断的生物学标志物。

（2）血液生物学标志物。由于获取 CSF 属于有创操作，患者不易接受，因此血液生物学标志物逐渐引起了人们的重视。多数研究表明，阿尔茨海默病早期阶段血浆 Aβ_{40}、Aβ_{42}、τ 蛋白水平没有明显的改变，也有试验得出相反的结果，因此血液中 β-淀粉样多肽和 τ 蛋白能否作为阿尔茨海默病早期诊断标志物还需进一步研究。有研究者检测了正常人和阿尔茨海默病患者血液内的 120 种分泌型信号蛋白，发现其中 18 种蛋白，如白介素 -3、11、1α 以及巨噬细胞集落刺激因子等的浓度在轻中度阿尔茨海默病患者体内发生了显著变化，这些因子在鉴别阿尔茨海默病和非阿尔茨海默病患者方面有一定的价值。

（3）尿液生物学标志物。研究表明，大多数阿尔茨海默病患者尿液中阿尔茨海默病相关神经丝蛋白（AD7c-NTP）的水平升高，其水平与痴呆的严重程度呈正比。与 τ 蛋白和 β-淀粉样多肽相比，AD7c-NTP 在疾病早期阶段即能检测到，可能更适合被用作阿尔茨海默病早期诊断的标志物。

第五节　对诊断的理解

目前阿尔茨海默病既没有有效预防的药品也没有治愈的药品。然而，生物 - 心理 - 社会治疗措施是有效的，可以延缓病程并提高患者的生活质量。这些措施包括一系列的教育、心理的、社会的和行为干预，当然这些是建立在有效的照料基础之上的。同时药物治疗包括由美国食品和药物管理局批准的治疗阿尔茨海默病的处方药以及其他极具争议的治疗方法。但医师必须尽可能早地做出诊断并使用最有效的治疗方法。医生的目标应该是教育病人和他们的护理人员，制定长期的治疗和照顾计划，减慢且改善大部分致残症状，尽可能长地保护患者的各项生理功能。

阿尔茨海默病是导致痴呆的最主要病因，其主要特征为隐袭起病，出现记忆、注意力以及语言功能方面的进行性损害；其主要的神经病理标志物包括 β–淀粉样蛋白（Aβ）在细胞外的沉积，以及过磷酸化 τ 蛋白在细胞内的聚集。阿尔茨海默病首个临床诊断标准是 1984 年由 NINCDS–ADRDA 联合工作小组提出的。这些诊断标准认为阿尔茨海默病的临床和神经病理学特征存在一一对应的相关性。

尽管这些标准实用性强，并且被广泛采用，但随着阿尔茨海默病临床和神经病理学特征方面取得重大进展，我们可以通过生物学标志物在体检测阿尔茨海默病病理生理学的情况，达成共识认为上述标准应该进行修订。这些修订主要由国际工作组（IWG）发起，并会通过其他一些国家的阿尔茨海默及老龄化工作组进一步推进，最终生成了一些新的诊断标准，包括无症状性阶段、临床前阶段、由阿尔茨海默病导致的轻度认知功能障碍（MCI）以及阿尔茨海默病痴呆阶段。

基于以上分子标志物、影像学、遗传学的发展，阿尔茨海默病新的临床分期应运而生。2011 年美国国家衰老研究所 / 阿尔茨海默病学会（NIA/AA）重新定义阿尔茨海默病，将其划分为 3 个阶段。

临床前期阿尔茨海默病（AD–P）可检测到生物学标志物的改变，分为 1 ~ 3 期：① 1 期，无症状淀粉样变，其神经影像表现为 PET 淀粉样蛋白的示踪，生物学标志物表现为脑脊液 $A\beta_{1\sim42}$ 降低。② 2 期，淀粉样变 + 神经退行性变，其神经影像的表现为 FDG–PET/fMRI 的神经元功能障碍和大脑皮层变薄、海马萎缩，生物学标志物表现为脑脊液的 $A\beta_{1\sim42}$ 降低和 τ/P–τ 升高。③ 3 期，淀粉样变 + 神经退行性变 + 轻微认知功能下降，其表现为低于基线的轻微认知功能下降，但还未达到轻度认知障碍（MCI），神经影像和生物学标志物同 2 期。

阿尔茨海默病所致的 MCI 记忆和思维能力的改变可被注意和检测，但不影响日常生活能力。阿尔茨海默病所致痴呆的记忆、思维、行为症状影响日常生活能力。

总之，如果要诊断阿尔茨海默病所致的痴呆，一是必须要满足阿尔茨海默病的核心临床标准，二是必须有 2 种生物学标志物均为阳性。其中，阿尔茨海默病的核心临床症状为：①干扰工作或日常活动；②与病前功能水平相比，其功能存在明显下降；③并非由谵妄或其他精神科障碍造成；④发现和诊断存在认知损害，包括从患者和知情者那里采集的病史、客观的认知检查（简易认知检查或神经心理测验）；⑤认知或行为损害至少包括获取和记住新信息的能力损害，推理和处理复杂任务的能力损害、判断力变差，视空间能力损害，语言（说、读、写）功能损害，个性、行为或性格改变。

第六节　诊断确定之后的问题

阿尔茨海默病（Alzheimer's disease）不仅会夺去老人的记忆力，而且还会剥夺他们的其他基本能力，包括吞咽。研究发现，血液中半胱氨酸含量高同记忆力下降和阿尔茨海默病相关。服用维生素 B_{12} 和叶酸可以降低半胱氨酸水平。绿叶蔬菜和水果中含有丰富的叶酸，而肉、鱼、酸奶和强化谷物含有维生素 B_{12}。

干预措施主要包括危险因素干预和饮食干预。危险因素包括对高胆固醇血症、高同型半胱氨酸血症、高血压、糖尿病、心理应激、吸烟等的干预；饮食干预主要是控制总热量，多摄入含叶酸、胆碱和维生素 B_{12} 的食物等。在明确诊断为阿尔茨海默病之前，是否采用药物干预应慎重考虑。有报道称，应用钙离子拮抗剂、银杏制剂、胆碱酯酶抑制剂等对阿尔茨海默病治疗，但其疗效有待确定。

阿尔茨海默病的药物治疗目标是：临床症状改善，延迟认知功能衰退的进程，减轻照料者的负担，减少社会经济负担。研究表明，阿尔茨海默病诊断明确后，应立即予以治疗，延迟开始治疗远远比不上立即开始治疗的效果好。长期治疗可以显著延缓疾病的进程。以安理申为代表的胆碱酯酶抑制剂是循证医学证据最为充分、推荐级别最高的阿尔茨海默病治疗药物之一，其他药物还有美金刚、卡巴拉汀、石杉碱甲等。抑制 τ 蛋白聚集、防止 τ 蛋白过度磷酸化、抗淀粉样蛋白治疗等方面的研究都在进行中。欧洲 2014 年的最新阿尔茨海默病治疗指南对中、重度阿尔茨海默病患者推荐胆碱酯酶抑制剂（ChEIs）与美金刚联合使用，尤其对出现明显行为症状的重度阿尔茨海默病患者，更是强烈推荐。

阿尔茨海默病患者的日常生活有特殊的护理需求，他们需要更多的个人护理、更多的护理时间以及更多的监护，而且他们对护理的需求从患病的早期阶段就开始了，并随着时间的推移不断增加，因此这种全程照护需要精心地规划、监控和协调。对阿尔茨海默病患者的照护主要包括起居饮食、心理关怀和行为安全的照护，特别是定向力异常的患者经常会走失、跌倒或出现其他意外，应加强看护和防范。

第七节　对新的诊断标准的渴求

传统诊断标准是指 1984 年的 NINCDS-ADRDAR 标准、1993 年的 ICD-10 标准以及 1993 年的 DSM-IV 标准。这 3 种传统标准的提出，为阿尔茨海默病的诊断和治疗提供了客观依据，认为当患者存在明显记忆及认知功能障碍，同时可以排除其他病因时，亦可以考虑阿尔茨海默病。但其阿尔茨海默病诊断的特异度较低，因为除阿尔茨海默病以外的其他类型痴呆，如路易体痴呆等同样可以表现为认知功能下降。传统诊断标准的理念是阿尔茨海默病的临床症状同阿尔茨海默病的病理发展一致同步。然而，多年的研究证实，这种临床与病理的联系并非总是一致，如当个体大脑内存在广泛的淀粉样蛋白堆积时，该个体有可能没有任何临床表现，而即便患者存在阿尔茨海默病的特征性病理变化，其也有可能存在不典型的阿尔茨海默病临床症状，如突出的语言和视觉空间障碍等。

这是因为当时阿尔茨海默病的临床诊断需要完全依赖于临床经验及神经心理测验，但临床经验不足及神经心理测验不规范，常常导致诊断上的偏差。在此时，如果要真正地确诊该病，也只能通过患者死后的尸检。

随着对阿尔茨海默病临床认识的完善以及相关医学诊断技术的发展，阿尔茨海默病的诊断标准也有了较大的发展和变化。目前被广泛认可的阿尔茨海默病诊断指南主要包括：修订版的 IGW 标准、2011 年的 NIA-AA 标准以及最新的 DSM-5 标准。同旧的指南相比，新指南具有 2 个较为突出的特点：其一，保留了很可能为阿尔茨海默病的诊断框架，并将阿尔茨海默病看成是一个包括 MCI 在内的连续过程，这样实际上是把阿尔茨海默病分成了 3 个阶段，即无症状痴呆前阶段、有症状痴呆前阶段及痴呆阶段，并覆盖了阿尔茨海默病整个发展和变化的过程。利用上述诊断指南，就有实现在阿尔茨海默病前驱期对其进行早期临床干预以及在临床前阶段对其进行二级预防的可能。其二，新标准将生物学标志物纳入到阿尔茨海默病诊断标准之中，并探索了一系列较为可靠的生物学标志物。在 2007 年公布的 IGW 标准指出：结构磁共振、正电子发射计算机断层扫描分子影像学、脑脊液中的 A β 蛋白 τ 蛋白和谷氨酸以及血浆中某些蛋白浓度的异常均高度提示阿尔茨海默病；NIA AA 标准也认为应该利用这些生物学标志物来提高阿尔茨海默病的诊断准确性，但该标准并未将生物学标志物作为诊断阿尔茨海默病的必要条件。新标准与 1984 年发布的旧标准的最大区别是：旧标准主要将阿尔茨海默病视为痴呆，而新标准则将其视为一个包括 MCI 在内的连续的疾病过程。这个阿尔茨海默病的连续谱实际上是把阿尔茨海默病分为 3 个阶段，即痴呆阶段、痴呆前有症状阶段以及无症状临床前期阿尔茨海默病阶段。因此，新的诊断指南包括了阿尔茨海默病的 3 个标准，即阿尔茨海默病所致痴呆标准、阿尔茨海默病所致轻度认知损害标准以及一个为研究目的定义的新分类——临床前阿尔茨海默病标准。

值得注意的是：这个阿尔茨海默病的诊断标准仍然是一个临床诊断，需要通过医生询问知情者以及神经心理测验来判断是否存在或正在发生痴呆，生物学标志物对诊断阿尔茨海默病有帮助但不是必需的。新标准中的阿尔茨海默病痴呆的核心临床诊断标准将继续成为临床实践中阿尔茨海默病诊断的基石，纳入生物学标志证据的阿尔茨海默病痴呆研究用诊断标准将会增加阿尔茨海默病痴呆病理生理学的诊断特异性。新诊断标准不仅可以被用于神经心理学测评和先进的影像学检查以及脑脊液测量，也可以被用于研究或临床试验，或是被专科研究者所使用。因此，新标准考虑了临床与研究 2 个方面的适用性，具有良好的临床实用价值。

第八节 从实验室到临床

由于阿尔茨海默病起病隐匿，早期诊断一直是困扰阿尔茨海默病临床治疗的瓶颈。随着对轻度认知功能损害（MCI）和生物学标志物研究的深入，2011 年美国国家衰老研究所（NIA）和阿尔茨海默病学会（AA）发布了新的阿尔茨海默病诊断标准，NIA-AA 诊断标准提出了全新的理念，新的阿尔茨海默病诊断标准引入了生物学标志物，为阿尔茨海默病的临床诊断提供辅助依据。阿尔茨海默病生物学标志物包括体液（脑脊液和血液）生物学标志物、风险基因标志物和脑成像标志物等。

在阿尔茨海默病的诊断中采用生物学标志物已日益得到重视，但在临床实践中使用生物学标志物的可行性和价值仍然是有限的。然而，在阿尔茨海默病临床和制药研究中，生物学标志物的使用也许可以证明其对明确阿尔茨海默病的病理基础是非常有用的，并有助于提高在有效预防和治疗措施下的早期识别。

目前阿尔茨海默病的生物学标志物及其分类：

1）β－淀粉样多肽沉积标志物：

（1）脑脊液 $A\beta_{42}$ 浓度下降；

（2）β－淀粉样多肽斑块 PET 成像示皮质 β－淀粉样多肽沉积。

2）神经退变标志物：

（1）脑脊液 T-τ 或 P-τ 浓度增高；

（2）^{18}F-FDG-PET 示双侧颞顶叶葡萄糖代谢下降；

（3）结构 MRI 示内侧颞叶萎缩；

（4）功能 MRI 示默认网络功能活动与连接异常；

（5）结构 MRI 示“阿尔茨海默病特征脑区”皮质厚度下降。

3）新型标志物：

（1）脑脊液 VILIP-1 或 YKL-40 浓度增高；

（2）脑脊液 $A\beta_{42}$ / T-τ 或 $A\beta_{42}$ / P-τ 浓度比值；

（3）外周血浆标志物组合。

上述生物学标志物的引入，将阿尔茨海默病的诊断由“必须建立在痴呆基础上”转变为“认知功能损害”结合“生物学标志物异常”的新模式，使当前阿尔茨海默病的诊断时间窗从痴呆期前移至 MCI 期。

探寻有效可行的生物学标志物一直是阿尔茨海默病早期诊断研究中的热点。目前，在已确立的阿尔茨海默病生物学标志物中，β－淀粉样多肽斑块沉积标志物异常作为阿尔茨海默病的始动因素贯穿病程，是阿尔茨海默病的特异性诊断标记；神经退变标志物异常作为阿尔茨海默病病理改变中的下游事件，是监测疾病严重程度的重要指标。各生物学标志物随病程进展依次出现异常，有助于实现基于生物学标志物的个体化疾病分期与早期干预。尽管如此，当前阿尔茨海默病生物学标志物的临床可行性仍然较低，无法在临床前期有效地识别阿尔茨海默病并确定病程进展。

从临床角度而言，现有的生物学标志物多为侵入性检查，成本昂贵且缺乏标准化检测方案，难以在临床实践中普遍应用；在科学性方面，目前仍缺乏可集特异性诊断、提示病情严重程度并判断预后于一体的阿尔茨海默病生物学标志物，且临床前期无高敏感、高特异度的阿尔茨海默病诊断指标。

阿尔茨海默病痴呆是连续的临床和生物学现象中的一部分。阿尔茨海默病痴呆从根本上来说是一个临床诊断。由生物学标志物支持的阿尔茨海默病痴呆的诊断前提是，必须要满足其阿尔茨海默病痴呆的核心临床诊断。根据其性质，脑脊液生物学标志物依赖于与规范标准相比较的定量解释。影像学生物学标志物可以用定性或定量 2 种方式来解读。生物学标志物定性为明确阳性结果表示存在阿尔茨海默病病理生理过程，阴性结果则明确地表示缺乏阿尔茨海默病病理生理过程。

因此，在标准化全面完成之前，生物学标志物的实际应用应遵循各实验室特定环境下的最佳实践指南。就诊断目的来说，阿尔茨海默病生物学标志物的分层等级超过后继的神经元损伤标志物。然而目前还没有可靠的制定应用于阿尔茨海默病痴呆的分级方案。考虑到不同的阿尔茨海默病生物学标志物的数量，必然会发生不同测试结果的组合。总之，要把生物学标志物按优先次序排序，并在实践和研究中确定其重要性和有效性，尚需更多更深入的研究。

大量证据表明，阿尔茨海默病的病理生理过程开始于痴呆的临床诊断之前很多年甚至是数十年。这一漫长的临床前阶段为疾病的修饰性治疗提供了特别好的机会。临床前期阿尔茨海默病是阿尔茨海默病的最早阶段，此临床前期阶段的划分仍存在一些争议，现阶段此指南仅限研究之用，对临床实践没有帮助。因此，新诊断指南将会促进疾病早期诊断的研究，有利于更好地识别和治疗阿尔茨海默病。临床前阿尔茨海默病诊断标准是一个使用生物学标志物标准进行阿尔茨海默病临床前阶段研究的普遍框架，是界定研究阿尔茨海默病痴呆发生危险人群的可操作性研究标准草案，主要用于：①纵向自然病史研究，确定是否 β－淀粉样多肽标记物的出现（单独或者合并其他神经元变性标志物）能够预测临床正常老年人的认知下降；②可能具有疾病修饰作用的药物临床试验，研究生物学标志物的进展和（或）临床症状的出现。这一诊断指南将临床前阿尔茨海默病分为以下 3 个阶段：

阶段 1：无症状的脑淀粉样变性病。

阶段 2：淀粉样蛋白阳性＋突触功能失调和（或）早期神经变性证据。

阶段 3：淀粉样蛋白阳性＋神经元退化证据＋轻微认知功能下降。

该工作组多次强调这一框架无意作为诊断标准用于临床。未来几年，这一新的标准将得到进一步验证。脑脊液的生物学标志检测被认为是最有前景的早期诊断阿尔茨海默痴呆的方法。在该栏测中，还会出现脑脊液中 β－淀粉样蛋白$_{42}$（ $A\beta_{42}$） 浓度的降低，总 τ 和磷酸化 τ （ P－τ ） 的增加。

虽然在可能转化为阿尔茨海默病的 MCI 人群中 $A\beta_{42}$ 和 P－τ 的变化与正常人不同，但是对于鉴别阿尔茨海默痴呆与其他类型的变性病性痴呆还未得到满意结果，其敏感性为 85%，特异性仅为 58%。因此人们更多期待的是找到其他更特异的生物学标志。尽管 2007 年研究版阿尔茨海默病诊断标准中提到的脑脊液的生物学标志物 $A\beta_{42}$、总 τ 和 P－τ 浓度异常不能鉴别阿尔茨海默病与非阿尔茨海默病，浓度正常也不能排除阿尔茨海默病，但是研究性探讨仍非常有意义。

第九节　路在前方，但是很遥远

张明园等人曾报道过上海地区痴呆与阿尔茨海默病的发病率：55 岁以上者为 0.71% 和 0.42%，60 岁以上者为 0.91% 和 0.56%，65 岁以上者为 1.31% 和 0.89%。我国“九五”期间的流行病学调查结果显示，65 岁及以上人群的阿尔茨海默病发病率在北方地区为 4.2%，南方地区为 2.8%。阿尔茨海默病老年期痴呆的比例在北方和南方地区分别为 49.6% 和 71.9%。截至 2006 年，全球痴呆患者约有 2430 万（我国为 500 万），每年新发病例 460 万（我国为 30 万），且每 20 年翻一番。各国调查发病率发展趋势的结果汇总显示，痴呆发病率在 2%~7% 之间，女性多于男性。

有一部热播的电视剧叫《嘿，老头！》，这部电视剧以“最生活化”的形式将阿尔茨海默病实实在在地呈现在我们眼前，仿佛那些阿尔茨海默病患者就在我们身边。

全世界的阿尔茨海默病患者大约有 3500 万，而且据估计随着全球老龄化问题的加重，到

2050年时这个数字还将增加3倍，所以公众迫切地需要找到一个可以预防阿尔茨海默病的方法。阿尔茨海默病对于我们绝大部分人来说都非常遥远，就好像是在遥远天边的一块云朵，可能等我们老了以后才会飘到我们头上，也或者我们到死也见不到它。但是不论是出于伦理道德方面的考虑还是出于实际操作方面的考虑，在普通人群中进行预防药物或其他预防措施的试验都不太可行。因为我们普通人患上阿尔茨海默病的概率是非常低的，几乎不可能预测出谁将来会患上这种疾病。如果我们招募好几千人进行临床试验，给他们长期服用抗淀粉样蛋白的药物，让这些人承受未知的用药风险（也许他们一辈子也不会患上这种疾病）这种行为是非常不符合伦理道德规范的。

阿尔茨海默病是一种原发性大脑退行性疾病，但目前尚无公认的单一生物学指标可以确诊，临床上仍需应用排除法进行诊断，最终确诊需要进行病理组织学检查。而另一方面，新的治疗手段的不断出现，使得轻度患者仍有望改善症状，延缓病情进展。因此，阿尔茨海默病的早期诊断和干预甚为重要。

半个世纪以来，随着阿尔茨海默病临床和病理研究的深入，其诊断标准也随之发生了显著的变化。1984年之前，还缺乏阿尔茨海默病的特异性诊断标准，各版的精神疾病诊断与统计手册（DSM）主要是强调痴呆的临床诊断，而阿尔茨海默病的诊断还是一个排除性诊断，只有排除了所有其他原因引起的痴呆之后阿尔茨海默病诊断才被确定。1984年，NINCDS-ADRDA诊断标准作为第1个专门的阿尔茨海默病临床诊断标准，开始强调阿尔茨海默病的正向（非排除）诊断，之后还规定了纳入－排除因素和3个不同等级确定性的诊断，即确定的阿尔茨海默病、很可能的阿尔茨海默病和可能的阿尔茨海默病。在2007年Dubois等的阿尔茨海默病诊断研究标准提出了痴呆之前的阿尔茨海默病阶段即阿尔茨海默病前驱期，并开始强调阿尔茨海默病诊断的客观依据，其修订版在2010年发表。而现在新标准又向前迈出了一步，即在阿尔茨海默病连续谱上进行诊断。此次阿尔茨海默病诊断标准修订时，工作组将新的阿尔茨海默病诊断标准呈现于3篇文章中。由于阿尔茨海默病是一个连续的疾病过程，所以有时很难明确地界定某个独立的阶段。临床前阿尔茨海默病的证据几乎完全依赖阿尔茨海默病生物学标志物；临床症状表现的最早期也就是MCI阶段的诊断标准，是工作组力求对MCI更加精确界定的努力的结果。在临床诊断的基础上结合生物学标志物证据，工作组又定义了“阿尔茨海默病所致MCI”这一概念。最终工作组提供了基于1984年标准修订的“阿尔茨海默病痴呆”的诊断标准。

综上所述，新标准取得了一些重大的进展。如：①将由于脑病所致的临床综合征和脑内病因区分开来，为认知综合征建立了一个更加宽泛的边界。②加强了临床医生和研究者探讨和治疗非阿尔茨海默病痴呆的能力。但是也存在一些不足之处，例如：①没有阿尔茨海默病的明确定义。②没有阿尔茨海默病的病理定义。③生物学标志物选取以偏概全，而且并未到达标准化。④没有划分阿尔茨海默病的临床阶段。⑤地域局限性。

随着基础研究的发展，变性病痴呆的种类日渐增加。过去认为只相关于额颞叶痴呆的TDP-43也可以分类出一种独立的海马硬化性痴呆，其临床也会有记忆的问题（甚至情景记忆障碍），核磁共振也可以见到海马萎缩。因此，临床过程对于正确诊断阿尔茨海默病痴呆最为重要。而患者就诊当时的症状、体征只是疾病过程中的某个阶段，所以一定要有详细的对症状、体征发展变化的询问，才能得到正确的诊断信息。

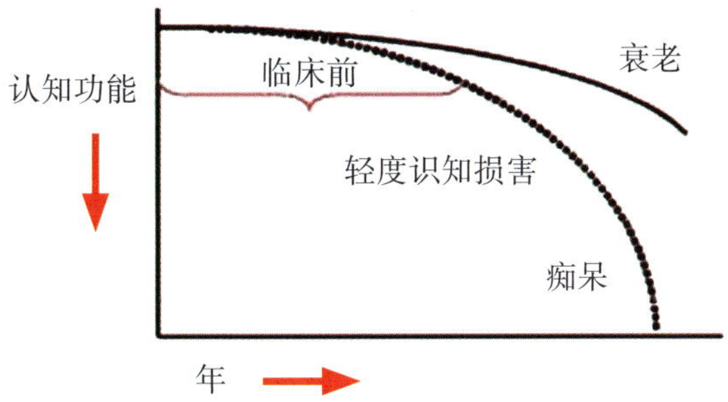

图 5-2 阿尔茨海默病连续谱

第十节 对另外一些痴呆的鉴别

在诊断痴呆时，首先要判断是否为痴呆，这点非常重要。与表现呈痴呆样的老年期抑郁症以及意识障碍的鉴别非常重要。要注意抑郁症所致的假性痴呆以及谵妄状态。此外，痴呆还应与伴随着人的生理性老化而产生的健忘症相鉴别，即与年龄相关的记忆力障碍（age associated memory impairment，AAMI）或轻度的认知障碍（mild cognitive impairment，MCI）。关于 AAMI 的定义见表 5-1。亦有报道说，MCI 约有 12%~15% 可移行为阿尔茨海默病，因此，要对患者进行密切的病程观察。

表 5-1 与年龄相关的记忆力障碍（AAMI）

1. 年龄为 50 岁以上
2. 自述在日常生活中有记忆障碍（如记不住人名等）
3. 记忆力检测，低于成人平均值 1SD 以下
4. 认知功能保持正常
5. 无痴呆（MMSE 评分为 24 分以上）

痴呆综合征虽然是由于全脑性病变所致，但不是所有痴呆患者的脑部都受到了同样的损害，故其神经心理活动的受损程度也并非完全一样。痴呆综合征按病变部位可分为皮质性痴呆、皮质下痴呆、皮质和皮质下混合性痴呆以及其他痴呆综合征。

皮质性痴呆又可分为阿尔茨海默病和前额叶退行性病变；皮质下痴呆类型则较多，如锥体外系综合征、脑积水、白质病变、脑血管性痴呆等；皮质和皮质下混合性痴呆又可分为多梗死性痴呆、感染性痴呆、中毒和代谢性脑病；其他痴呆综合征如脑外伤后、硬膜下血肿等。

呈现痴呆的疾病主要有：变性疾病、脑血管病、外伤性疾病、炎症性疾病、朊蛋白病、代谢性疾病、脱髓鞘病、肿瘤、中毒性脑病等多种（表 5-2）。其中因脑肿瘤或炎症引起者被称为可治疗性痴呆，如能对其进行正确的鉴别诊断，对开展早期治疗有十分重要的作用。

痴呆性疾病是指，在老年早期或老年期发生的老化性痴呆病、这类疾病的发生以脑的老化为基础，因而出现以痴呆为主的临床症状，主要分为脑实质性痴呆、血管性痴呆及混合性痴呆 3 种类型，脑实质性痴呆的代表性疾病为阿尔茨海默病，此外，包括路易小体（Lewy-

Bodies）型痴呆、Pick 病等统称为非阿尔茨海默型变性痴呆的变性型疾病。

表 5-2 引起痴呆的疾病

1. 变性痴呆（阿尔茨海默病、路易小体型痴呆等）
2. 脑血管病（多发性脑梗死性痴呆等）
3. 外伤性痴呆
4. 炎症性疾病（脑炎、神经梅毒等）
5. 朊蛋白病（CJD，GSS 等）
6. 代谢性疾病（甲状旁腺功能低下、维生素缺乏症等）
7. 脱髓鞘病（多发性硬化等）
8. 肿瘤（脑膜瘤等）
9. 中毒性疾病（一氧化碳中毒等）
10. 其他

一、表现为痴呆的疾病

（一）脑肿瘤

被称作可治疗性痴呆的代表性疾病是脑肿瘤，尤其是指成人最常见的良性肿瘤之一的脑膜瘤。脑膜瘤的临床症状往往表现为局部的神经症状以及精神症状。但除非是肿瘤长到了相当大的程度，一般不出现颅高压的症状。此外，老年人转移性脑肿瘤的颅高压并不明显，而以痴呆症状为主要表现，故应注意。

（二）炎症性疾病

脑炎、神经性梅毒等脑内炎症性疾病是可治疗性痴呆中的一个很主要的类型，如果患者不能得到早期诊断、早期治疗，就有可能留下后遗症。因此要引起足够的重视。尽管在当今社会上神经性梅毒的发病率不高，但仍然存在，因此在临床上遇到诊断鉴别困难的痴呆时，不要忘记筛查梅毒。

（三）朊蛋白病

由朊蛋白异常而引起的朊蛋白病也可表现出痴呆症状。伴发痴呆的进行性家族性运动失调病（Gerstmann-Straussler-Scheinker disease，GSS）和克 - 雅病（Creutzfeldt-Jakob disease，CJD）同属朊蛋白病。CJD 主要表现为痴呆等精神症状和多样的神经症状，在 1 年左右的短时间内呈急性经过，而 GSS 的病程较长，有时表现为阿尔茨海默病的症状，因此值得注意。这些统称为阿尔茨海默型 GSS，有报道说，已发现有密码子 145、198、217 变异的病例。

（四）代谢性疾病

内分泌疾病有时也可以有痴呆表现。其中包括甲状腺、甲状旁腺、肾上腺、垂体等方面的疾病。此外，须引起注意的是，低钠血症和维生素缺乏症等（威尼克脑病、糙皮病等）也可以导致出现痴呆症状。

（五）非阿尔茨海默型变性痴呆

在由变性型疾病引起的痴呆中，除阿尔茨海默病外的痴呆，统称为非阿尔茨海默病型变性痴呆。其中包括：进行性核上性麻痹、Pick 病、Huntington 病、进行性皮质下胶质增生、路易小体型痴呆、运动神经元病伴发痴呆等。近年来小原等人依神经病理学所见的特征，对本病作了试行分类（表 5–3）。

表 5–3　非阿尔茨海默型变性痴呆

1. 路易小体型痴呆
2. 神经元纤维型痴呆
（1）帕金森 – 痴呆综合征（Parkinsonism dementia complex）
（2）伴钙化的弥漫性神经元纤维变化病
（3）边缘系统神经元纤维变化痴呆
3. 胶质缠结型痴呆
（1）进行性核上性麻痹
（2）皮质基底节变性症
（3）第 17 染色体连锁的额颞型痴呆、帕金森病
4. 嗜银颗粒性痴呆
5. 额颞型痴呆
（1）Pick 病
（2）进行性皮质下胶质增生
（3）伴运动神经元病的早老性痴呆
（4）非特异性额颞型痴呆
6. 以皮质下病变为主的痴呆症
（1）Huntington 病
（2）齿状核红核苍球路易体萎缩症
（3）丘脑变性症
7. 分类困难的变性型痴呆

1. 额颞叶痴呆

Neary 等人于 1998 年发表的额颞叶痴呆（frontotemporal dementia，FTD）诊断标准仍被广泛使用，该标准将额颞叶痴呆纳入额颞叶变性的范围，同时包括额颞叶痴呆、原发性进行性失语和语义性痴呆 3 个标准，每个标准均包括核心症状、支持症状和辅助检查。

阿尔茨海默病以进行性智能减退、记忆障碍等认知功能异常为主要表现，患者的病灶通常以颞叶和顶叶受损为主。额颞叶痴呆 患者以社会行为、人格改变及语言功能障碍为主要特点，其病灶通常以额叶和（或）颞叶萎缩为主。阿尔茨海默病和 FTD 是目前主要引起认知功能障碍的 2 种神经变性型疾病，虽然两者的临床特征不同，但不典型的阿尔茨海默病和 FTD 患者其病情互有重叠的表现，使两者的诊断及鉴别诊断十分困难，如临床上有很多 FTD 患者被误诊为阿尔茨海默病，甚至是精神疾患，从而造成治疗延误。

FTD 的临床特点具有多样性且没有典型表现，其共同表现为额颞叶萎缩，但是临床表现、病理特征及基因表达存在明显的差异。根据核心症状及影像学表现，目前国际上将 FTD 分为以下几类：行为异常型额颞叶痴呆（behavioral variant of frontotemporal dementia，bvFTD）、语义性痴呆和进行性非流利性失语。其中 bvFTD 为最常见的类型，约占所有 FTD 病例的 70%，核心表现为进行性加重的行为异常、社会功能障碍及人格改变，影像学表现为右额叶及前颞叶萎缩。

1998 年的标准把额颞叶变性分为 3 个亚型，使用起来较复杂。为此 McKhann 等人在 2001 年发表了国际额颞叶痴呆和 Pick 病工作组制定的标准，该标准把所有的亚型又统一命名为额颞叶痴呆。其内容简明，适合在一般临床工作中使用。

但因为各种因素的影响，对该疾病的实际诊断概率并不尽如人意，很多患者因为对此类疾病的错误诊断而延误了最佳的治疗时间，患者平均延误治疗 2 年以上。而另一些患者则被误诊为阿尔茨海默病、精神分裂症等，因此，对其进行鉴别是诊断的重点内容。额颞叶痴呆患者的早期症状由高到低排列主要有：人格改变、记忆力下降、语言障碍、精神行为症状。随着病情的逐渐加深，患者会出现各种非典型性的症状，诸如失眠、注意力不集中、冷漠、情绪不稳定以及收藏癖等。对额颞叶痴呆患者的早期诊断，符合率大约为 50%。对此类患者的早期诊断需综合考虑各种因素，注重量患者的首发症状。对其进行进一步的相关检查，最大程度地提高对额颞叶痴呆的临床正确诊断率。

影像学检查能够排除以下因素的干扰：血管性疾病、脱髓鞘病以及肿瘤等。MRI 影像学诊断的应用价值更为明显，因为 CT 检查时，对于局部改变较为轻微的情况，放射科医生有可能会忽略。

2. 路易体痴呆

1912 年，德国病理学家 Frederick Henry Lewy 在帕金森病患者的大脑神经元中检出一种异常蛋白小体；1919 年，苏联病理学家 Konstantin Tretiakoff 将其命名为“路易小体”；1961 年，日本学者 Okazaki 证实痴呆的发生发展与皮质型路易小体相关；1980 年，Kenji Kosaka 提出“路易体病”的概念；至 1995 年，首届国际路易体痴呆研讨会将弥漫性路易体病、路易小体型老年痴呆、阿尔茨海默病路易小体变异型和大脑型路易体病统一命名为“路易体痴呆”，并于 2003 年对其诊断标准进行重新修订，2005 年发表于《Neurology》并应用于临床实践。

路易体痴呆（dementia with lewy bodien，DLB）是一组临床和病理表现重叠于帕金森病和阿尔茨海默病，以波动性认知功能障碍、幻视和帕金森综合征为临床特点，以路易小体为病理特征的神经变性病。

DLB 和帕金森病痴呆（Parkinson's disease dementia，PDD）都属于 α－共核蛋白病。目前 DLB 与 PDD 的鉴别诊断主要根据是人为划定的“1 年原则”。“1 年原则”是指若痴呆在帕金森综合征出现后 1 年内发生，倾向于诊断 DLB；若痴呆在帕金森综合征出现了 1 年以后才发生，则倾向于诊断 PDD。但“1 年原则”并不适用于所有病例，也有文献表明，部分 DLB 病例其痴呆症状发生在帕金森综合征出现 2 ～ 3 年后。DLB 患者也可先出现痴呆，后发生帕金森综合征，这种情况需与阿尔茨海默病相鉴别，DLB 痴呆后发生帕金森综合征的相隔时间不长。在临床表现上，虽然两者都可有痴呆、帕金森综合征、精神症状、自主神经功能障碍等特点，但两者仍有不同的临床特征。在 PDD 病例早期即出现明显的锥体外系症状，中后期才出现认知功能改变，而 DLB 则在早期出现认知功能损害。

快速眼球运动（rapid-eye-movement，REM）睡眠行为障碍（REM sleep behavior disorder，RBD）是指患者在 REM 睡眠期躯体肌张力弛缓缺失，导致梦境中思想活动以动作的形式表现出来，并往往导致暴力或伤害的结果。RBD 包括原发性（idiopathic RBD，iRBD）和继发性

RBD。前者指 RBD 发生在没有其他明显相关的神经系统疾病，但相关前瞻性及横断面研究发现，iRBD 与 α－突触核蛋白疾病类神经系统变性疾病［包括帕金森病（Parkinson's disease，PD）、路易体痴呆（DLB）及多系统萎缩（multiple system atrophy，MSA）］密切相关。

阿尔茨海默病特征性病理改变为 β－淀粉样蛋白沉积形成老年斑和 τ 蛋白过度磷酸化形成的神经元内神经元纤维缠结，属于 τ 相关蛋白疾病的范畴，而 RBD 很少出现在 τ 相关蛋白疾病中。因此，RBD 可作为 DLB 与阿尔茨海默病的鉴别诊断的方法之一。

3. 帕金森病痴呆

帕金森病（PD）是仅次于阿尔茨海默病的常见的神经系统变性疾病，常伴发多种非运动症状。认知障碍和痴呆是 PD 最为常见的非运动症状之一，多数 PD 患者晚期会进展为痴呆，称为帕金森痴呆（Parkinson’s disease dementia，PDD）

其主要的病理特征是黑质的多巴胺能神经元的变性和神经元内路易小体（Lewy body）形成。

认知损害和痴呆是帕金森病人中最常见的非运动症状，严重地影响了患者的生活质量和生活自理能力。帕金森病人痴呆的发病风险是正常同年龄对照组的 2~6 倍，相当一部分病人随着时间的推移会出现痴呆的表现。

早在 1877 年 Jean-Martin Charcot 就已描述帕金森病患者存在认知和性格改变，但是直到 20 世纪 60 年代帕金森病痴呆才引起学者们的广泛关注。据统计，PD 患者中，有 70%~80% 的 PD 患者最终会发展为 PDD，在其他各种类型的痴呆中 PDD 占 3%~4%，而且 PD 患者以每年 10% 的递增速度进展为 PDD。因而 PDD 已成为严重影响老年人社会功能和生活质量的疾病。

二、痴呆间的鉴别

（一）早期痴呆与老年良性记忆减退的区别

老年期痴呆早期记忆障碍在临床上难以和老年良性记忆减退相区别。

（1）从理论上讲，老年期痴呆的记忆障碍是铭记困难，即学习新的信息困难，不能贮存下来；而老年良性记忆减退主要是涉及再现过程，即不能自如地从记忆库中提出已贮存的信息，如记不起某个熟悉人的姓名、记不起某一个字如何写法，经过提示后，就能回忆起来，这些老年人自知记忆力下降，经常采用记备忘录的方式来弥补记忆力不良。

（2）从病程上区别，老年期痴呆的记忆减退是进行性加重，早期近记忆障碍随着病情发展，远记忆也受影响，伴有其他智能障碍、人格改变及失语、失写、失用等皮层受损的症状，以资鉴别。

（二）阿尔茨海默病与多发脑梗死性痴呆的区别

多发脑梗死性痴呆是继发脑内动脉小分支梗塞引起的痴呆，常见于男性老年人，既往有高血压史及其他动脉硬化证据，可有短暂脑缺血发作，如一过性偏瘫、失语或视力障碍。起病缓急不一：缓慢发病者，近记忆减退为首发症状，学习新事物困难，病人深感痛苦。而远记忆却记忆犹新。与此同时，情感不稳、脆弱，易为一些琐事而伤感流泪或激动不已，此种现象称之“情感失禁”；生活、工作能力也下降，但人格保持良好。急性起病者，常有中风发作或精神模糊状态，神志清醒后，表现上述的情感症状和智力下降。头颅 CT 检查显示多个散在的低密度区，病情呈阶梯样加重，最后结局与老年痴呆的晚期症状一样，到了这个时期，这 2 种痴呆就难以区分。阿尔茨海默病一般不以卒中发作起病，早期无偏瘫、视野缺损和共济失调等体征，但晚期也可出现，如有证据表明这 2 种疾病同时存在，根据中国精神疾病分类方案与诊断标准（CCMD–2–R 1995）的规定，则可下阿尔茨海默病混合型的诊断。

（三）阿尔茨海默病与帕金森病所致痴呆的区别

帕金森病是一组基底节病变，表现为肢体静止性震颤、肌强直、动作缓慢、呈“面具脸”、流涎过多等症状，在重症患者可发生痴呆综合征，以情绪抑郁焦虑、智能减退、记忆力下降、认知功能障碍为特点，经抗震颤麻痹药物治疗症状可以改善。

（四）阿尔茨海默病与 Pick 病所致痴呆的区别

在临床上 Pick 病与阿尔茨海默病难以区别，其发病年龄常见 45 ~ 55 岁之间，女性较多见，有明显的家族遗传倾向，起病缓慢，早期为性格改变及情感淡漠，主动性差，而记忆力及计算力保持较久，最后转为痴呆，头颅 CT 显示脑室不对称扩大、局限性脑萎缩，以额叶为明显，颞叶次之，顶叶很少受累，枕叶基本完好，无特殊的治疗方法。

（五）阿尔茨海默病与正常压力性脑积水所致痴呆的区别

正常压力性脑积水，又名隐性脑积水、低压脑积水，是一种综合征，多数病因不明。一部分病例有脑出血、脑外伤或脑膜炎、脑血管病史，病理学发现有脑基底池和蛛网膜下腔的蛛网膜增厚粘连，阻碍脑脊液从脑室流向矢状窦，从而引起各种症状。发病多在晚年，60 岁左右。男女均可发病。早期症状为记忆减退，情感淡漠至明显的运动性抑制或严重的智能衰退，临床特征为进行性智能衰退、步态不稳和大小便失禁。气脑造影显示脑室对称性扩大，尤以侧脑室前角明显，而大脑凸面蛛网膜下腔无空气充盈，经脑室分流术能使精神、神经症状减轻或消失。

（六）老年性痴呆与老年谵妄的区别

老年谵妄可表现全面认知功能障碍，其起病较急，有明显的发病诱因，如患各种躯体疾病、骨折、外伤、手术、营养不良、电解质紊乱、药物过量、酒精中毒等可引起谵妄，急性精神创伤也能诱发谵妄。表现意识障碍，注意力不集中，睡眠－醒觉周期紊乱，病情进展较快，出现定向力不全、思维不连贯、紧张焦虑及精神运动性紊乱，症状明显波动，呈晨轻夕重的特点。病程较短，经对症处理后，意识恢复正常，症状完全消失。老年性痴呆患者有时可暂时合并谵妄，使智能减退的程度突然明显加重，意识发生障碍，此时如对合并的谵妄能及时识别和积极治疗，可使智能减退情况恢复到原先水平。

（七）与抑郁假性痴呆的区别

老年期重性抑郁症患者表现情感淡漠，呆滞少动，对外界反应迟钝，言语减少，思维过程缓慢，外表似“痴呆”，易与老年期痴呆混淆。但抑郁假性痴呆，起病较急，检查其智能时常以“不知道”来回答问题，强调“记忆力差”、“不能用脑”，其情绪抑郁因于所谓“智能缺陷”，重复的智能测验成绩不一，既往有抑郁症病史，经抗抑郁药物治疗后症状明显改善，易于区别。

各种类型的痴呆从临床表现上很难进行鉴别。只有掌握各种类型痴呆的核心症状，结合辅助的各种测量工具和影像学技术，对各种类型痴呆加以鉴别。

（陈桂生）

参考文献

[1] Albert M S, DeKosky S T, Dickson D, et al. The diagnosis of mild cognitive impairment due to Alzheimer's disease: Recommendations from the National Institute on Aging–Alzheimer's Association workgroups on diagnostic guidelines for Alzheimer's disease. Alzheimer's Dement, 2011, 7（3）: 270–279.

[2] Alladi S, Xuereb J, Bak T, et al. Focal cortical presentations of Alzheimer's disease. Brain, 2007, 130（Pt 10）: 2636–2645.

[3] American Psychiatric Association. Diagnostic and Statistical Manual of Mental Disorders, 4th version（DSM–IV）. Washington, DC: APA, 1994.

[4] Chételat G, Villemagne V L, Bourgeat P, et al. Relationship between atrophy and beta–amyloid deposition in Alzheimer's disease. Ann Neurol, 2010, 67（3）: 317–324.

[5] Dubois B, Feldman H H, Jacova C, et al. Research criteria for the diagnosis of Alzheimer's disease: revising the NINCDSADRDA criteria. Lancet Neurology, 2007, 6（8）: 734–746.

[6] Dubois B, Feldman HH, Jacova C, et al. Revising the definition of Alzheimer's disease: a new lexicon. Lancet Neurology, 2010, 9（11）: 1118–1127.

[7] Folstein M, Folstein S E, McHugh P R. "Mini–Mental State": a Practical Method for Grading the Cognitive State of Patients for the Clinician. Journal of Psychiatric Research, 1975, 12: 189–198.

[8] Hampel H, Bürger K, Teipel S J, et al. Core candidate neurochemical and imaging biomarkers of Alzheimer's disease. Alzheimer's Dement, 2008, 4（1）: 38–48.

[9] Hulstaert F, Blennow K, Ivanoiu A, et al. Improved discrimination of AD patients using β–amyloid（1– 42）and tau levels in CSF. Neurology, 1999, 52: 1555– 1562.

[10] Hyman B T, Trojanowski J Q. Consensus recommendations for the postmortem diagnosis of Alzheimer's disease from the National Institute on Aging and the Reagan Institute Working Group on diagnostic criteria for the neuropathological assessment of Alzheimer's disease. J Neuropathol Exp Neurol, 1997, 56（10）: 1095–1097.

[11] Jack C R, Albert M S, Knopman D S, et al. Introduction to the recommendations from the National Institute on Aging–Alzheimer's Association workgroups on diagnostic guidelines for Alzheimer's disease. Alzheimer's Dement, 2011, 7（3）: 257–262.

[12] Jack C R, Jr Lowe V J, Senjem M L, et al. 11C PiB and structural MRI provide complementary information in imaging of Alzheimer's disease and amnestic mild cognitive impairment. Brain, 2008, 131（Pt 3）: 665–680.

[13] Knopman D S, DeKosky S T, Cummings J L, et al. Practice parameter: diagnosis of dementia（an evidence–based review）.Report of the Quality Standards Subcommittee of the American Academy of Neurology. Neurology, 2001, 56（9）: 1143–1153.

[14] Korczyn A D. Commentary on "Recommendations from the National Institute on Aging–Alzheimer's Association workgroups on diagnostic guidelines for Alzheimer's disease". Alzheimer's Dement, 2011, 7(3):

333–334.

[15] Kurlowicz L, and Wallace M. The Mini Mental State Examination （ MMSE ）.J Gerontol Nurs, 1999, 25: 8–9..

[16] Mayeux R, Saunders A M, Shea S, et al. Utility of the apolipoprotein E genotype in the diagnosis of Alzheimer's disease. Alzheimer's disease Centers Consortium on Apolipoprotein E and Alzheimer's disease. N Engle J Med, 1998, 338 （ 8 ）: 506–511.

[17] McKhann G, Drachmann D, Folstein M, et al. Clinical diagnosis of Alzheimer's disease: report of the NINCDS–ADRDA Work Group under the auspices of Department of Health and Human Services Task Force on Alzheimer's disease. Neurology, 1984, 34 （ 7 ）: 939–944.

[18] McKhann G M, Knopman D S, Chertkow H, et al. The diagnosis of dementia due to Alzheimer's disease: recommendations from the National Institute on Aging–Alzheimer's Association workgroups on diagnostic guidelines for Alzheimer's disease. Alzheimer's Dement, 2011, 7 （ 3 ）: 263–269.

[19] Mendez M F, Ala T, Underwood K L. Development of scoring criteria for the clock drawing test in Alzheimer's disease. J Am Geriatr Soc, 1992, 40 （ 11 ）: 1095.

[20] Morris J C. Early–stage and preclinical Alzheimer's disease. Alzheimer's Dis Assoc Disord, 2005, 19 （ 3 ）: 163–165.

[21] Rabinovici G D, Jagust W J, Furst A J, et al. A beta amyloid and glucose metabolism in three variants of primary progressive aphasia. Ann Neurol, 2008, 64 （ 4 ）: 388–401.

[22] Shulman K, Shedletsky R, Sliver I. The challenge of time: clock drawing and cognitive function in the elderly. International Journal of Geriatric Psychiatry, 1986, 1: 135–140.

[23] Sperling R A, Aisen P S, Beckett L A, et al. Toward defining the preclinical stages of Alzheimer's disease: Recommendations from the National Institute on Aging–Alzheimer's Association work groups on diagnostic guidelines for Alzheimer's disease. Alzheimer's Dement, 2011, 7 （ 3 ）: 280–292.

[24] Sunderland T, Hill J L, Mellow A M, et al. Clock drawing in Alzheimer's disease: A novel measure of dementia severity. J Am Geriatr Soc, 1989, 37 （ 8 ）: 725.

[25] Tuokko H, Hadjistavropoulos T, Miller A, et al. The clock test: A sensitive measure to differentiate normal elderly from those with Alzheimer's disease. J Am Geriatr Soc, 1992, 40 （ 6 ）: 479.

[26] Watson Y I, Arfken C L, Birge S J. Clock completion: An objective screening test for dementia. J Am Geriatr Soc, 1993, 41 （ 11 ）: 1235.

[27] Word Health Organization. The ICD–10 Classification of Mental and Behavioral Disorders: Clinical Descriptions and Diagnostic guidelines, 1992.

[28] Jack CR Jr, Albert Ms, Knopman DS, et al. Introduction to the recommendations from the National Institute on Aging Alzh iner's Association Workgroups on diagnostic guidelines for Alzheimer's disease. Alzheimer's Dement, 2011, 7 （ 3 ）: 333–334.

[29] 高晶 . 非流利失语性额颞叶痴呆的神经心理特征与皮层代谢功能 . 中华神经科杂志 , 2009, 27 （ 5）: 35–36.

[30] 宫洋介 . 痴呆性疾病的鉴别诊断 . 日本医学介绍 , 2002, 23 （ 2 ）: 62–65.

[31] 郭起浩 , 秦震 , 吕传真 , 等 . 阿尔茨海默病认知功能量表述评 . 中华神经科杂志 , 2000, 33 （ 3 ）: 179–

182.

[32] 孟超 , 张新卿 , 王姮 , 等 . 画钟测验检测认知功能损害 . 中国神经精神疾病杂志 , 2004, 6: 452–454.

[33] 汤慈美, 王新德 . 神经心理学 . 北京 : 人民军医出版社, 2001: 292–295.

[34] 田金洲 , 时晶 , 张学凯 , 等 . 2011 年美国阿尔茨海默病最新诊断标准解读 . 中国医学前沿杂志 (电子版), 2011, 3 (4) : 91–100.

[35] 王新德 . 痴呆的定义 、分类 、诊断和鉴别诊断 . 中国实用内科杂志 , 2000, 20 (12) : 707–708.

[36] 肖春玲 , 陈彦方 . CCMD –2R 相关精神障碍前瞻性现场测试报告 // 中华医学会精神科分会 .CCMD–33 中国精神障碍分类与诊断标准 : 3 版 . 济南 : 山东科学技术出版社 , 2001: 327–344.

[37] 郑瞻培 . 修改后的长谷川简易智能评定量表 . 国外医学 – 精神病学分册 , 1993, 20: 40–41.

第六章
阿尔茨海默病的预防

内容提要

将“老年痴呆症”改回到规范名称“阿尔茨海默病”，是一件关系到维护患者权益和尊严的大事，将有助于社会建立对阿尔茨海默病的科学、理性的认知。阿尔茨海默病是一种与年龄相关的神经退行性疾病，最初的征兆往往从失忆开始。导致其发病的危险因素有遗传、头部外伤、抑郁症或高血压、高血脂、糖尿病等心脑血管疾病史，针对这些因素进行早期干预有望做到有效预防。目前人口老龄化趋势不可逆转，作为一个特殊群体，阿尔茨海默病患者的医疗服务和社会化养老服务亟须升级、强化。

目　录

第一节　阿尔茨海默病更名背后的故事

阿尔茨海默病是一组病因不明的原发性退行性脑变性疾病，多发病于老年期，起病隐匿，病程缓慢，呈进行性发展且不可逆转。临床上以智能损害为主，记忆障碍、失语、失用、失认、视空间技能损害、执行功能障碍以及人格和行为改变等全面性痴呆表现为其特征。《国际疾病分类诊断标准（第 9 次修订版）》（ICD-9，1978）中，将 65 岁前发病称为早老性痴呆，65 岁后发病称为老年性痴呆。近年来研究证明，这 2 个年龄组的临床表现及神经病理特点无本质性差异，因此提出采用 Alzheimer 型老年性痴呆（senile dementia of Alzheimer type，SDAT）来统一命名。《国际疾病分类诊断标准　第 10 次修订版》（ICD-10，1993）中采用 Alzheimer 病性痴呆（dementia of Alzheimer's disease）这一术语，通常简称为 Alzheimer 病。本病根据家族史可分为家族性 Alzheimer 病（familial Alzheimer's disease，FAD）和散发性 Alzheimer 病（sporadic Alzheimer's disease，SAD）。65 岁以前起病者，称为早老性痴呆，或老年病前期痴呆；65 岁以后发病者称为阿尔茨海默病。

鉴于“老年痴呆症”的称谓带有明显的歧视色彩，且给患者的早期就诊带来了明显的障碍，近年来为阿尔茨海默病“正名”的呼声越来越高。2012 年，香港医学界会同社会服务团体（包括香港阿尔茨海默病协会）组成专家联盟，进行了公众咨询。结果显示市民与专业团体均普遍认同“阿尔茨海默病”更能中立、准确地反映疾病的症状（记忆与其他认知功能问题）、不局限于成因（退化与非退化性）、较易明白且不含歧视意味。因此在香港已经将“老年痴呆症”改名为“阿尔茨海默病”。2012 年 9 月，中国中央电视台联合多家媒体，呼吁消除社会歧视，为“老年痴呆症”正名。10 月 10 日，卫生部新闻发言人表示，老年痴呆症的规范名称是“阿尔茨海默病”，目前已有专业机构启动了申请为“老年痴呆症”更名的工作。但是由于“阿尔茨海默病”这个名字相对专业，普及推广仍需要有一个过渡期。

“老年痴呆症”更名，绝不仅仅是改一个名字的问题，而是一件关系到维护阿尔茨海默病患者权益和尊严的大事。调查显示，40% 的“老年痴呆症”患者认为自己在日常生活中会受到排斥，60% 的患者表示，他们被诊断为“老年痴呆症”后，最可能疏远或者失去联系的是朋友，其次是家人；近 1/4 的患者会隐瞒或者掩饰被诊断为“老年痴呆症”，主要原因是耻感和害怕遭遇歧视。命名是一种标记和辨识，有时更是一种暗示和强化。一个人被诊断患上“老年痴呆症”，相当于被贴上了一个“痴呆”的标签，这个标签一方面会加重患者自身的羞耻感和恐惧感，另一方面，也会使其他人有意无意间对患者另眼相看。因此，“老年痴呆症”改回到规范名称“阿尔茨海默病”，相当于为患者淡化或取下“痴呆”的标签，有助于减轻患者的羞耻感和恐惧感，也有助于社会建立对阿尔茨海默病的科学、理性的认知，减轻对阿尔茨海默病患者的误解、轻视和歧视。

然而，为“老年痴呆症”正名，仅仅是“万里长征第一步”，阿尔茨海默病的有效防治所面临的问题之复杂、任务之艰巨、挑战之严峻，都是空前的。阿尔茨海默病能否防治？阿尔茨海默病最初的征兆有哪些？导致其发病的危险因素有哪些？阿尔茨海默病最初的征兆如何有效防治？在其防治过程中，国家和社会应扮演什么样的角色？这些问题都是阿尔茨海默病防治所不得不面临的重大问题。

第二节　阿尔茨海默病是否可以预防

阿尔茨海默病是一组起病隐匿的原发性神经系统退行性病变，其发病原因至今仍然未被阐明。目前，国际医学界普遍将阿尔茨海默病视为一种与年龄相关的神经退行性疾病，导致其发病的危险因素有将近 7 成与遗传相关，而且是一种多基因遗传病。父母或兄弟中有阿尔茨海默病患者的家族成员，患病的可能性要比无家族史者高出4倍。因此对这些人群，年过50后就应该积极进行检查，以确定有无智力方面的障碍，以便及时采取进一步诊断治疗。其他的相关危险因子有头部外伤、抑郁症或高血压、高血脂、糖尿病等心脑血管疾病史等。阿尔茨海默病的进程与脑组织中β-淀粉样蛋白斑块沉积和τ蛋白（tau protein）代谢异常相关。针对以上因素进行早期干预可望做到对阿尔茨海默病的有效预防。

迄今为止，已经有超过4 000项临床试验研究如何治疗阿尔茨海默病，然而这些研究是否能找到最终有效的治疗办法仍然是个未知数。目前尚没有特定的药物或营养补充品能够实证性地证明对阿尔茨海默病治疗有效，也没有可以阻止或逆转病程的治疗，仅有少数能够暂时缓解或者改善症状的方法，而且往往要求在早中期施治；否则到了晚期，药物也没有办法，还会出现各种并发症。因此，现阶段对于阿尔茨海默病来说，最好的方法是早期预防。

美国国立卫生研究院（National Institutes of Health，NIH）是最早关注阿尔茨海默病防治的研究机构，多年来一直致力于保护老年人大脑健康的新策略的研究。由NIH委派的印第安纳大学的Hendrie教授领导的专家组评估了多个关于老年人大脑健康的研究。研究报告提及教育、心血管健康、体力活动、心理社会因素、抑郁/焦虑、慢性疾病及遗传等诸多因素，与老年人的大脑健康相关，因此下一步应进一步开展研究，以证实对这些因素实施干预能带来的疗效。NIH下属的国立老年研究所（National Institute on Aging，NIA）、国立精神卫生研究所（National Institute of Mental Health，NIMH）与国立神经疾病与卒中研究所（National Institute of Neurological Disorders and Stroke，NINDS）共同探讨制定了NIH认知与精神健康计划（Cognitive and Emotional Health Project），用以协调并加快神经功能健康的干预研究。时任美国NIH主任的Elias A Zerhouni对此给予了高度评价："该报告指明了未来的研究方向，同时是不同专业联合攻克健康问题的极好范例。"

2002年8月30日，中国卫生部"脑疾病防治健康教育计划"在北京正式启动，其中包括阿尔茨海默病的防治在内。报告认为，阿尔茨海默病一般诊断较晚，以至于药物治疗效果欠佳，所以应该特别重视阿尔茨海默病的防治。高血压、高血脂、糖尿病、动脉粥样硬化、脑血管意外、血管性痴呆等血管性因素和缺乏运动、低教育水平、老年妇女雌激素水平降低以及氧化（自由基）损伤、炎症反应、免疫学异常、同型（高）半胱氨酸血症、单纯疱疹病毒感染等均与阿尔茨海默病发病有关，因此做好高血压、高血脂、糖尿病、代谢综合征、动脉粥样硬化等疾病的防治，适当给予抗氧治疗，让有适应证的绝经后妇女正确服用雌激素，坚持适量规律运动，进行脑功能锻炼（阅读、学习等）等均有助于防治阿尔茨海默病。因此可以乐观地认为，阿尔茨海默病最终是可预防的。

第三节　阿尔茨海默病发病的最初征兆有哪些

现阶段对于阿尔茨海默病来说，最好的方法是早期预防！种种报告显示，尽管阿尔茨海默病还没有找到确切的发病原因，但是所有的痴呆都是有征兆可循的，而最初的征兆往往从失忆开始。

人到中年，看看你最近是不是特别爱忘事？如果只是偶尔忘了但事后能慢慢回忆起来，这都是正常现象。但如果经常忘事，且有些事刻意去记还会忘，事后还想不起来，甚至影响了工作和生活，最好到医院做个检查。事实上，老年痴呆在中年就开始有症状和反应，如果不能提早发现和治疗，等发展严重了就无法治愈了。

一般而言，阿尔茨海默病常常发生在50岁以后，起病隐潜、发展缓慢，最早期往往是以逐渐加重的健忘开始，如果不注意，通常不容易发现，按照病情的发展，可大致分为3个阶段。

第一阶段也称健忘期，这期的表现是记忆力明显减退，例如开始时忘记讲过的话、做过的事或重要的约会等，慢慢地连远事也遗忘了。与此同时，思维分析、判断能力、视空间辨别功能、计算能力等也有所降低，但有时还可以保持过去熟悉的工作或技能。

第二阶段也称混乱期，这时除第一阶段的症状加重外，很突出的表现是视空间辨认障碍明显加重，很容易迷路。还有穿衣也很困难，或把裤子当衣服穿；不认识朋友或亲人的面貌，也记不起他们的名字，不能和别人交谈，尽管有时会自言自语。

第三阶段也称极度痴呆期，病人进入全面衰退状态，生活不能自理，如吃饭、穿衣、洗澡均需人照顾，便尿失禁。

根据以上各阶段的表现，可以将老年痴呆症的最初征兆总结为以下10大信号：

（1）记忆力日渐衰退，影响日常起居活动。

（2）处理熟悉的事情出现困难。

（3）对时间、地点及人物日渐感到混淆。

（4）判断力日渐减退。

（5）常把东西乱放在不适当的地方。

（6）抽象思想开始出现问题。

（7）情绪表现不稳及行为较前显得异常。

（8）性格出现转变。

（9）失去做事的主动性。

（10）明辨事物能力及语言表达方面出现困难。

根据上述特征信号，临床诊断时还需要进行体格检查，尤其是高级神经功能检查，常结合痴呆量表测定，辅以必要的实验室检查，如脑电图、头颅CT和MRI、脑血流测定（γ-CBT/SPECT）及血液生化检测等，进一步加强临床诊断和鉴别诊断，以尽早进行病症的治疗。

第四节　阿尔茨海默病发病的危险因素有哪些

阿尔茨海默病最终预防是依赖于对其危险因素的充分认识和有效预防进行的。而这些危险因素大致可以分为2类：一类是现阶段不能通过人为干预改变的，比如年龄和基因等。另外一类却是现在通过有效干预可以改变的，例如生活方式（包括维生素的摄入、日常饮食、体育和脑力锻炼、智力和社会活动等）的改变，高血压、高血脂、糖尿病、代谢综合征、动脉粥样硬化等疾病的有效防治等。通过对这类能够促使阿尔茨海默病发病概率增大的因素实施干预，使其向好的方向发展，正是现阶段有效防治阿尔茨海默病的依据所在。

一、充分认识阿尔茨海默病的危险因素

所谓危险因素，是指那些可以增加疾病发生概率的生理、病理、环境及社会学事件。一般而言，确定这些危险因素的方法主要有 2 个类型：回顾性分析和前瞻性研究。前者是总结过去关于个人的记录或报道，而前瞻性研究则是针对未来一个群体进行的有计划研究。

回顾性研究是最普遍的方法，因为它们比前瞻性研究更容易、便捷且花费更少。通过分析，一个研究者可以获得大量阿尔茨海默病患者和没有阿尔茨海默病的人的记录，这些能够重现每一个人在过去的各种因素。一些可改变的因素包括饮食水平、锻炼习惯、是否抽烟、酗酒或吸毒及其使用量、居住环境和定期健康检查等。通过使用统计技术来确定阿尔茨海默病患者的病因和危险因素具有重大意义，但回顾性分析能否总是提供有用的信息，却是限制其作用的最突出问题。毕竟，人们尤其是阿尔茨海默病患者可能记起其生活中某些行为模式的过程是非常困难的。要么他们不愿意回忆，要么他们的记忆总是存在着积极和消极的偏见。另外，患者的护理者可能会基于他们的利益问题，从而夸大或贬低病人特别危险因素的情况。

而对于阿尔茨海默病危险因素的前瞻性研究，往往开始于一群具有正常认知的人群，然后跟踪随访他们多年的疾病发展历程，并尽可能多地收集关于他们的信息。最终，一些人发展成阿尔茨海默病而另一些人则没有。仔细分析这些信息，就可能确定存在于他们之间的不同的影响因素。对前瞻性研究来讲，回顾性分析的各种偏见完全可以避免，但也有其局限所在，研究周期过长就是最大的问题。如果某项研究因为调查者或者受试者的因素而持续的时间太短，以至于一些研究对象还不足以发展成阿尔茨海默病，那么就会使得最初的设计和前期调查前功尽弃。

需要强调的是，如果我们想正确认识阿尔茨海默病的危险因素，一定要谨记这样一条重要原则，即它们不是非黑即白的，并不一定具有必然性。换句话说，危险因素存在与疾病发生并没有必然的联系，前者并不意味着疾病必然发生。比如，我们经常会发现在朋友或家人中有人一生都吸烟，但他们并没有因此而罹患肺癌或者其他与抽烟相关的疾病。因此，我们必须正确充分认识危险因素对疾病发生的意义。基因和年龄决定了我们进入中老年后的健康状况，它们的影响远比环境、社会等其他因素更为巨大。但是，当我们对此无能为力的时候，尤其是对我们生存的环境也不能做出重大改变的时候，针对生活方式等可改变因素进行预防，就是我们唯一能做的，也必定是有益和有助的。

二、阿尔茨海默病的危险因素

阿尔茨海默病的危险因素包括不可改变的因素（即不能预防的，如年龄和遗传因素）和可改变的因素，这些可改变的因素可通过有效控制发挥作用，如规律饮食和健康生活方式的选择。表 6–1 列出了发展成阿尔茨海默病的一些不可改变的危险因素，表 6–2 则是一些可改变的危险因素。目前已有大量证据不同程度地支持这些因素，其中一些已经被充分确定确立。需要强调的是，这些危险因素之间的相互作用也可能是更重要的。

表 6-1 阿尔茨海默病不可改变的危险因素

1. 年龄
2. 种族
3. 遗传
（1）淀粉样蛋白前体（Amyloid Precursor Protein，APP）的基因突变
（2）早老素 1（Presenilin 1，PS1）和早老素 2（Presenilin 2，PS2）的突变
（3）Apo E-4（Apolipoprotein E-4）等位基因

表 6-2 阿尔茨海默病可改变的危险因素

1. 规律饮食
ω-3 脂肪酸，维生素 E 和维生素 C、维生素 B
2. 心血管的危险因素
吸烟，糖尿病，高血压，中风病史，高胆固醇，他汀类药物的使用
3. 生活方式的因素
酒精，运动，智力和社会活动量
4. 教育与一般智力
5. 精神
焦虑性人格，抑郁史
6. 激素
补充雌激素，游离睾酮（男性）
7. 头部外伤

三、阿尔茨海默病不可改变的危险因素

（一）年龄

老年人发展成阿尔茨海默病的概率更大，而且这种发病率与年龄增长呈正相关。年龄为 65~70 岁，阿尔茨海默病患病率约为 1.5%，即 1 000 人中有 15 人罹患此病。患病率随着年龄增长而增加，每 5 年可增加约 2 倍，年龄在 70~74 岁，患病率为 3.5%；年龄在 75~79 岁，患病率是 6.8%，以此类推直到年龄在 95~99 岁时达到 44.5%。目前虽然有明确的数据显示老龄化对疾病的影响是明显的，但对两者之间相互关系背后的机制仍没有清晰地阐明。

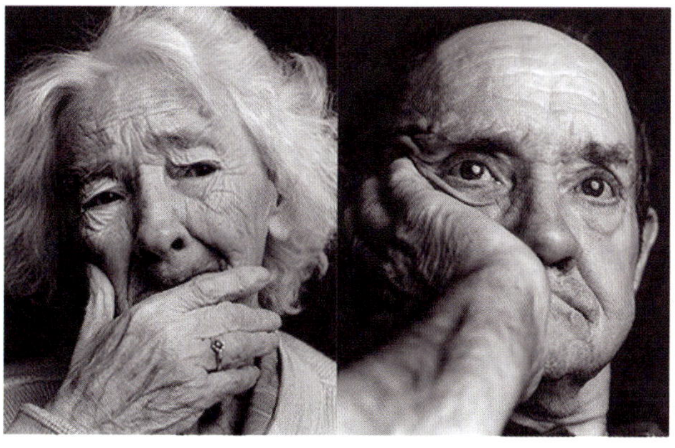

图 6-1 老龄是阿尔茨海默病的重要危险因素

（二）种族

一些已经充分平衡了年龄、教育和其他因素影响的研究指出，少数种族罹患阿尔茨海默病的概率较高，特别是非洲裔美国人。但是同时发现，种族对阿尔茨海默病发病率的影响并不显著。有趣的是，对于亚洲人种而言，血管疾病导致的痴呆比例在逐年增加，而造成阿尔茨海默病的比例确在相对下降。

（三）遗传

一般情况下，有父母或兄弟姐妹患阿尔茨海默病的人比普通人患此病的概率高出 3.5 倍，而且病情发展较早。如果父母双方患病过早，那么患阿尔茨海默病概率的大约是 50%。遗传学对病理过程表现出巨大的影响，在很多情况下，可改变的危险因素的变化并不能抵消一个人的遗传因素带来的影响。

已有研究发现，与阿尔茨海默病发病相关的候选基因已经达到近百种，其中已经明确有 3 个有关联的基因会造成罕见的家族性阿尔茨海默病，它们是：有基因编码的淀粉样蛋白前体（amyloid precursor protein，APP）、早老素 1（presenilin 1，PS1）和早老素 2（presenilin 2，PS2）。它们都是参与淀粉样肽链形成的相关蛋白。对部分基因突变会影响蛋白质淀粉样变的形成进行探论，将有助于阿尔茨海默病的研究，但这些基因突变仅发生在不到 1% 的阿尔茨海默病人群中。

另一个重要的遗传危险因素是 Apo E-4（Apolipoprotein E-4，Apo E-4）等位基因。Apo E 是一种参与胆固醇转运的蛋白，也有其与 τ 蛋白复合物相互作用的报道。Apo E-4 等位基因在引起阿尔茨海默病，尤其是在晚发型阿尔茨海默病方面起到了重要作用，它的存在还可以使阿尔茨海默病的发病年龄提前。

使用遗传测试作为阿尔茨海默病的一种诊断工具在目前仍有争议。这显然是患者不必要的临床检测项目。然而，在有意识选定的情况下，当患者症状值得怀疑时，一个 Apo E-4 等位基因的检测可以增加阿尔茨海默病存在的检出率。但由于这个标记仍然不是一个独立的危险因素，目前也没有发现足够的患者发展成为阿尔茨海默病的必然依据，因此仍然需要更多更深入的研究，使其能够有效地应用于临床。目前一个可能的应用是对轻度认知障碍（MCI）患者进行测试以确定 Apo E-4 等位基因，这样可以判断出他们未来是否会发展成为阿尔茨海默病。

四、可改变的危险因素

（一）饮食因素

ω-3 脂肪酸家族成员，主要是 α-亚麻酸、二十碳五烯酸（EPA）和二十二碳六烯酸（DHA），能促进甘油三酯的降低而有益于心脏健康，对人体多种疾病有治疗效果。ω-3 脂肪酸的研究始于爱斯基摩人很少得心血管类疾病，其后它还被发现能够减少血液脂质并增强细胞功能。ω-3 脂肪酸有很多种，其中 EPA 和 DHA 是最重要的 2 种，主要是在冷水鱼类，如鲑鱼和金枪鱼。相对于心血管疾病，它们对阿尔茨海默病的研究结果目前尚是喜忧参半。2 个关于脂肪酸和阿尔茨海默病的大样本研究得出了完全不同的结论。一项研究表明，那些吃鱼量每周在减少的人罹患阿尔茨海默病的风险明显较未减少的人增高了。而另一项研究却没有发现 ω-3 脂肪酸的摄入量与阿尔茨海默病风险有关联。因此在未来需要更多的研究来确定脂肪酸对阿尔茨海默病的影响。

抗氧化剂的作用，如维生素E和C。一项研究声称，补充维生素E，有助于减少患阿尔茨海默病的风险。另一项研究认为，维生素E本身并没有什么作用，但服用维生素E和C补充剂，将降低发生阿尔茨海默病的风险。还有研究发现两者之间没有关联，单独或联合服用维生素E和维生素C，并不能降低患阿尔茨海默病风险。目前，对这些有争议的结果，尚不清楚其原因。但争议存在本身就说明了通过维生素抗氧化作用预防阿尔茨海默病的效果仍相对较弱。同样，一些关于B族维生素的研究（维生素B_6、维生素B_{12}及叶酸），也产生了截然不同的结果和相互矛盾的建议。但毋庸置疑的是，不管是阿尔茨海默病，还是引起其他老年性疾病的危险因素，经常吃健康的饮食，包括所有推荐的维生素和矿物质，绝对是明智的选择。而且，使用推荐的B族维生素补充剂是相对安全和实用的。

（二）心血管的危险因素

对于心血管方面的危险因素，一个最好的经验法则是“良好的心脏对大脑有好处”。在以后的生活中，许多心血管问题也可能参与认知功能下降和阿尔茨海默病。同时，心脏病发作的许多危险因素就像对中风影响一样影响着阿尔茨海默病的发病。况且，中风本身就是阿尔茨海默病的一个危险因素。糖尿病和高血压对阿尔茨海默病的影响，是比较复杂和难以评估的。一旦一个人患有阿尔茨海默病，血压降太多，实际上可能通过减少大脑血供而使认知能力恶化。

对于心血管疾病和中风，吸烟是一个公认的危险因素，但它对阿尔茨海默病而言却是一个更具争议的危险因素。较早期的研究表明，吸烟可能预防痴呆症。而美国研究者在排除了健康、财富、教育状况等因素后进行的单因素前瞻性研究表明，吸烟者患阿尔茨海默病和认知能力下降的风险比不吸烟者更大。我国科技工作者曾经对超过2 000人的样本人群进行了为期2年的前瞻性随访，结果发现吸烟人群患阿尔茨海默病或血管性痴呆的风险是不吸烟者的2倍还多。而且两者之间有明细的剂量依赖性效应，重度吸烟者比轻度吸烟者的风险要高很多。

在心血管疾病中，血清胆固醇水平往往是很重要的危险因素之一，但其对阿尔茨海默病的影响似乎是有争议的。相当多的研究认为血清胆固醇水平对阿尔茨海默病的风险较小。甚至有一些大型研究（如佛雷明汉研究）都表明，两者之间没有任何关联。而一些较小的研究则声称，高胆固醇水平会不太明显地增加阿尔茨海默病风险。

（三）生活方式的因素

第一个跟生活方式有关的因素是饮酒。几个大型的流行病学研究揭示了酒精的摄入量与发展成阿尔茨海默病的风险之间的复杂关系。由Mayeux领导的研究小组发现，每天高达3杯白酒的摄入与阿尔茨海默病的发病紧密联系在一起。而少量饮酒将发挥有益的预防效果，这是与酒精及其有关的生活方式直接导致脑损害有关的。

第二个跟生活方式有关的因素是运动。显然有益于身心健康的运动都会对脑功能的生物学变化发挥有益的影响。甚至有一些研究认为，运动会影响大脑的结构和功能。比如，在大鼠模型中，水平运动会增加其海马组织中的多种生长因子表达。虽然研究并不一定说明人类有类似经历，但仍然为锻炼对阿尔茨海默病有益的研究提供了证据：人到中年，一个有规律的锻炼计划往往可以助其预防在以后的生活中患阿尔茨海默病。相反，中年期肥胖，则可以增加风险。

运动对阿尔茨海默病有益的证据还源于它够间接降低其他疾病的发病率，如高血压、糖尿病、肥胖等，或直接对脑功能的一些作用，或者两者兼而有之。至于如何确定运动量的大小和类型是最好的，目前来自于 Honolulu Heart Study 表明，低强度的锻炼是有益的：平常每天徒步行走不超过 500m 的人群，相比那些走了 3km 的老年人而言，其患阿尔茨海默病的风险增加了将近 1 倍。此外，进一步的研究发现，长期的体育活动与老年妇女更好的认知功能密切相关。一般来说，运动是有益的，谁都有一些身心健康上的麻烦，制定一个更好的锻炼计划将使这些麻烦消弭于无形。

在健康快乐的生活中，体育锻炼不是唯一能推荐的活动。智力运动和社会活动在防止认知能力下降和阿尔茨海默病发病方面同样重要。研究表明，不受教育程度的局限，各种智力活动均能预防阿尔茨海默病。比如，由 RS. 威尔逊领导的一项关于老化和阿尔茨海默病的前瞻性研究，5 年时间里在芝加哥南部采访了 4 000 名 65 岁以上的居民。研究结果表明，那些从事更理性活动的居民更不易发展成为阿尔茨海默病患者：随着年龄的增长，那些经常做填字游戏和阅读书籍的人，与另外一些较少参与同样活动、而只是看电视的人比起来，很少表现出认知能力下降。即使考虑到教育程度、抑郁症患病情况、医疗条件和其他因素的综合影响，仍然有较多的研究表明：经常从事智力锻炼，保持更多社会活动的老年人比孤立生存、郁郁寡欢的老人更不易罹患阿尔茨海默病。

（四）教育与一般智力

教育水平已经被公认是阿尔茨海默病的患病危险因素之一，教育水平较低的人患阿尔茨海默病的概率高。目前对这种说法的解释有几种。一种理论被称为突触储备假说：认为教育水平较高者比较低者有更多的神经突触联系。因此，在阿尔茨海默病发病过程中，一个突触被破坏，另一个可以更容易地填补它的空缺。另一种相关理论是认知储备假说：在测试中高教育的人对获得他们在教育过程中损失的任何能力，能更好地采用替代策略加以补偿。据推测，在考试策略中受教育程度较低的人缺乏这种灵活性。

1/3 的理论使用天生智力来解释与教育之间的联系。智力，即智力商数（IQ），与教育水平的高度有相关性。也有人认为，有相当大的遗传因素相对智力对阿尔茨海默病有更为明显的影响。较高的天生智能会导致提高教育水平和降低阿尔茨海默病患病风险，这也意味着教育和阿尔茨海默病的风险之间的关系可能是巧合。在对一群认知正常的老年人进行的前瞻性研究结果表明，在超过 4 年时间的研究过程中，在预测阿尔茨海默病发病发展中，一种高的“智力商数”（一种基于阅读能力的智商估计）比受多年的教育更好。最新公布的数据显示，在 43~53 岁之间的成人中，智力较低人群脑功能下降更为迅速。

最后，必须强调的是，在评估和教育相关的几个因素可能对阿尔茨海默病所发挥的“保护性效应”上，更多的研究是必要的。毕竟，拥有博士学位的老人并不排除患阿尔茨海默病的可能，而那些从三年级就退学的人也不是注定在他们衰老时就必将罹患痴呆。

（五）心理压力

有研究报告指出，容易产生心理压力的人也更容易发展为阿尔茨海默病。据推测，由于压力引起的糖皮质激素释放激素，可能是应激诱发大脑的这个区域在阿尔茨海默病疾病过程中发挥作用。除了非特异性应激，焦虑和抑郁与阿尔茨海默病的风险增加有关，亦可能是疾病的症状。

（六）激素

激素和阿尔茨海默病之间关系的研究目前并没有证明是富有成效的。雌激素补充实际上增加了女人患阿尔茨海默病的风险。到目前为止，男性的睾丸激素相对较好。众所周知，男性睾酮下降（男性更年期），很像女性的雌激素水平下降。有一些证据表明，睾丸激素可以减少 β－淀粉样蛋白和磷酸化 τ 蛋白水平（神经纤维缠结的前体）。小型临床研究报告对睾酮和阿尔茨海默病的关系有相互矛盾的结果。一项来自巴尔的摩的纵向老龄化研究提供的证据表明，男性的游离睾酮水平较低，后来较易发展为阿尔茨海默病。到目前为止，只有少数研究揭示男性睾酮对男性阿尔茨海默病患者可以作为治疗方法。虽然这些研究已经显示出一些积极的治疗效果，但仍然需要进行更大规模的研究，从而得出更有说服力的结论。

（七）头部受伤

众所周知，拳击手容易产生一种被称为拳击手痴呆的病，这是一种由于脑损伤而导致的渐进性神经精神综合疾病，可表现为老年痴呆、人格改变、记忆力下降及帕金森病（运动障碍）。2 项独立研究结果表明，头部外伤足以引起意识丧失相关风险增加 50%。还有人报道，雌激素可能预防头部外伤引起的一些有害影响。有一些证据表明，Apo E-4 等位基因可能与创伤对增加阿尔茨海默病的风险有联系。

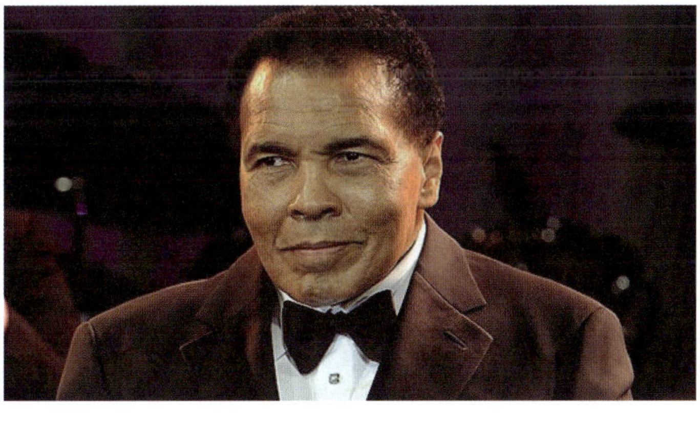

图 6-2　罹患阿尔茨海默病的世界拳王穆罕默德·阿里

（八）铝的摄入量

几年前最初的研究表明，水源中有大量的铝似乎和患阿尔茨海默病有关。此外，动物研究表明，铝对神经细胞是有毒的。因此，出现了铝与阿尔茨海默病发病相关的理论，认为它是患阿尔茨海默病原因之一。后来随着研究的深入，人们开始怀疑铝摄入量与阿尔茨海默病风险之间的关系。比如，人们所用的抗酸剂中铝制品并没有显示高的风险。此外，对那些血清铝水平升高的肾透析患者进行的研究发现，他们的大脑尸检结果显示出与阿尔茨海默病患者截然不同的病理特征：没有淀粉样斑块或神经元纤维缠结被发现。鉴于这些和其他原因，铝是阿尔茨海默病发病原因之一的结论已经逐渐失去支持，多数研究人员认为他们仅仅参与了疾病。

综上所述，阿尔茨海默病许多的遗传和环境危险因素已被确定或建议。许多因素是完全可以通过人为干预进行改变的。所以，为了减少患病风险，我们还是可以给大家提出有益的建议：保持良好的饮食习惯，吃适量的维生素，不吸烟，适量饮酒，运动，不要紧张，要快乐，接受教育！

第五节　如何有效防治阿尔茨海默病

作为一种逐渐进展、不可逆转的退行性脑病，阿尔茨海默病目前仍没有特别有效的治疗方法和治疗药物，只能通过预防和治疗相关疾病、控制危险因素来延缓病情发展。因此，积极构筑 3 级预防体系，预防本病发生，早期诊治、早期预防、延缓病情的发生和发展显得尤为重要。目前根据阿尔茨海默病的进展情况构筑的 3 级预防体系如图 6–3 所示。

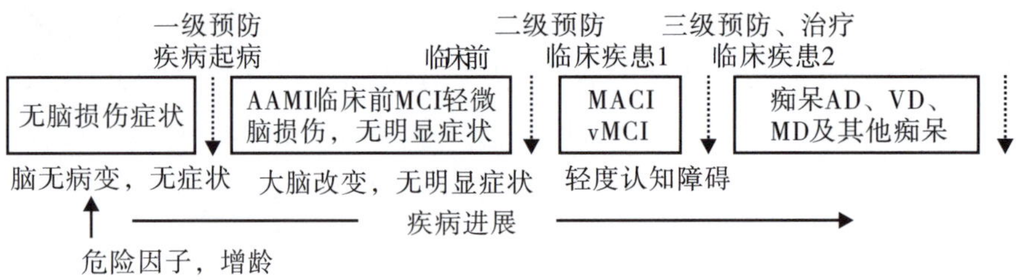

图 6–3　阿尔茨海默病的进展及 3 级防治示意图

一、阿尔茨海默病的一级预防对策

一级预防即病因预防，是在阿尔茨海默病未发生时针对危险因素采取措施，也是预防疾病和消灭疾病的根本措施。WHO 提出的人类健康 4 大基石“合理膳食、适量运动、戒烟限酒、心理平衡”是一级预防的基本原则。一级预防是预防工作的重中之重，是最积极、最主动的预防措施，但同时也是目前预防工作中最薄弱的环节。这一阶段疾病并未发生，但某些危险因素已经存在，如高龄、心脑血管疾患、营养不良、平素缺乏锻炼、长期情绪精神等。这些都有可能促使痴呆发生的概率提高，而在这一阶段的危险因素中，有些是可以控制或者避免的，如控制心脑血管疾病、加强体育锻炼、平衡饮食营养等。

做好阿尔茨海默病的一级预防，首先要提高人群对预防疾病重大意义的认识，普及预防阿尔茨海默病的相关知识，增加主动预防的能力，并提高患者的自我保健意识和自我保健能力，养成良好的生活习惯，积极治疗躯体疾病，保证身体健康、心情乐观。具体措施可参照以下几个方面。

（一）针对机体的预防措施

1. 合理膳食

研究表明，热卡及脂肪摄入过多可增加阿尔茨海默病发病的危险性，故应限制总热量及脂肪摄入；多补充烟酸有益于预防阿尔茨海默病，故应摄入含烟酸较多的食物，包括鸡蛋、家禽、乳制品和鱼；多吃水果蔬菜可通过抗氧化剂抗炎作用减少阿尔茨海默病的发生，适量补充维生素 B_{12} 及叶酸有助于防治痴呆，故应多食用全谷类食物、蔬菜及鱼类。

2. 戒烟限酒

研究认为吸烟是导致认知功能降低的强危险因子，吸烟越多患病率越高，吸烟者比不吸烟者阿尔茨海默病患病率增高 50%。大量饮酒可导致脑损伤，加重阿尔茨海默病发病的危险，而中小量饮酒可能减少阿尔茨海默病发病的危险，故老人应戒烟、限酒。

3. 适量运动

缺乏体育锻炼是阿尔茨海默病的重要危险因素之一，Mattson 将体育锻炼列为防治阿尔茨海默病的 4 大重要措施之一。研究表明经常进行太极拳、散步、手部健身球、棋牌运动可以有效预防阿尔茨海默病。根据国家体育总局制定的标准，每周参加体育锻炼≥ 3 次、每次体育锻炼持续时间≥ 30 min、每次体育锻炼的运动强度达到中等（含中等）以上，老年人可以根据自己的身体状况选择适合自己的锻炼方式。与此同时 Mattson 认为脑功能锻炼可显著增加脑血流量，将脑功能锻炼也列为防治阿尔茨海默病的 4 大重要措施之一。脑功能锻炼包括多动脑、多学习，加强左半身肢体及双手手指锻炼，尽量多参与社会活动及复杂的职业活动。日本的一项报道显示经常咀嚼也能预防老人记忆力减退。所以，坚持体育锻炼和脑功能锻炼对预防阿尔茨海默病极为重要，切勿忽视。

4. 预防和治疗相关疾病

定期进行体检，及早发现、及早治疗高血压、高血脂、动脉硬化、糖尿病、脑血管意外等各种心血管疾病，降低阿尔茨海默病的发病风险。

（二）针对环境的预防措施

对可能增加阿尔茨海默病发病风险的生物因素、物理因素、化学因素等做好预防工作。在生物因素中尤其要对遗传致病因素做好预防工作。有研究认为痴呆家族史是阿尔茨海默病最密切、最稳定的相关因素，认为痴呆家族史可以显著增加阿尔茨海默病的发病风险，因而应将有痴呆家族史的老年人列为阿尔茨海默病预防干预的重点人群。此外环境中病毒（特别是单纯疱疹病毒感染时）、细菌、寄生虫、变态反应、外伤等都容易导致老年痴呆的发病，用铝制容器烧制饮水或长期接触化学毒物也可能是潜在的导致老年人痴呆的危险因素，因而应降低对这些物理、化学因素的暴露水平。

（三）针对社会致病因素的预防

研究发现抑郁症是阿尔茨海默病发病的危险因子之一，且使用精神抑制药可导致、加速、加重认知障碍。故应鼓励老年人多参加集体活动，克服孤独与抑郁情绪，抑郁症患者应及早治疗。应尽量减少紧张和压力，养成良好的生活规律。长期处于急慢性应激刺激有损于认知功能，因而保证休息及睡眠对调节心理、改善脑力活动极为重要。研究发现丧偶可能是阿尔茨海默病的危险因素，因而丧偶的中老年人也应列为阿尔茨海默病预防干预的重点人群。

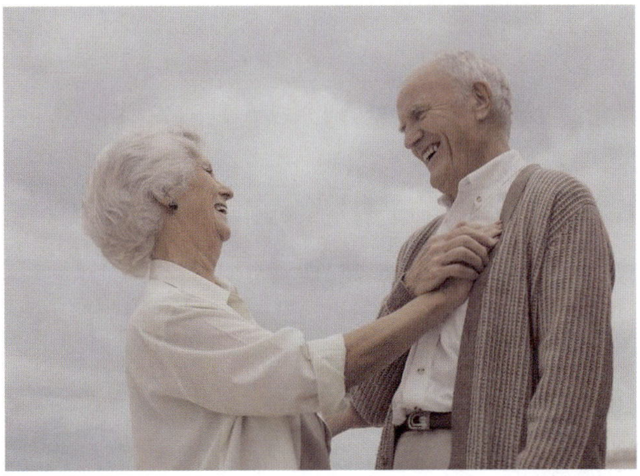

图 6-4　养成良好的生活习惯，保证身心健康是预防阿尔茨海默病的重要措施

二、阿尔茨海默病的二级预防

二级预防又称为临床前期（或症候前期）预防，即在疾病的临床前期做好早期发现、早期诊断、早期治疗的“3 早”预防措施。二级预防是通过早期发现、早期诊断而进行适当的治疗，来防止疾病临床前期或临床初期的变化，能使疾病在早期就被发现和治疗，避免或减少并发症、后遗症和残疾的发生，或缩短致残的时间。这一级预防主要采取痴呆病例早期发现、开展疾病筛检或进行某些特殊体检等方法。

阿尔茨海默病的大多数病因不完全清楚，因此要完全做到一级预防是不可能的。但由于阿尔茨海默病的发生大都是致病因素长期作用的结果，因此做到早发现、早诊断并给予早治疗是可行的。

阿尔茨海默病“3 早”预防的根本办法是做好宣传和提高医务人员的诊断、治疗水平。通过普查、筛检和定期健康检查以及群众的自我监护，对已出现轻度认知障碍（mild cognitive impairment，MCI）的对象，包括记忆及智力减退达到二、三级的对象进行早发现、早诊断、早治疗，降低 MCI 向阿尔茨海默病的转化率。对痴呆患者进行筛查比较敏感的工具是简易智力状态检查量表（mini-mental state examination，MMSE），除检查 MMSE 还要进行记忆、言语、定向、注意及行为方面的测定。此外对阿尔茨海默病首发症状的识别有利于对痴呆的早期诊断，阿尔茨海默病患者常见首发症状表现为学习和记忆保持障碍、完成复杂工作时存在困难、推理能力障碍、定向障碍、言语障碍和行为障碍。

对阿尔茨海默病早期预防的研究，目前仍属初级阶段。迄今为止，设计良好、论证强度高、样本总数大、随访时间长的前瞻性研究还不多，有些研究还处在临床前阶段，需要进行更多的高质量研究，这应该是临床工作者和基础工作者的共同任务。

三、阿尔茨海默病的三级预防

三级预防亦称临床预防，三级预防可以防止伤残和促进功能恢复，提高生存质量，延长寿命，降低病死率。主要是对症治疗和康复治疗措施。对症治疗可以改善症状、减少疾病的不良反应，预防并发症和伤残等。对症治疗措施包括联合用药、智力训练、实践、怀旧干预、作业疗法、运动疗法等。对已出现认知障碍的老年人，促进其身心方面早日康复，使其恢复生活自理能力。康复治疗包括功能康复、心理康复、社会康复和职业康复。康复训练包括日常生活能力的训练、认知功能的训练、心理治疗、体力活动/锻炼/文娱活动/社交活动等。相关研究发现综合康复训练可有效改善患者认知功能、日常生活能力和精神行为症状。

综上所述，阿尔茨海默病是可防可控的，对阿尔茨海默病实施三级预防策略，可以有效降低阿尔茨海默病的患病率、发病率、致残率及死亡率，有必要在社区卫生服务工作中进行推广。

第六节 阿尔茨海默病防治，政府和社会义不容辞

一、世界各国防治阿尔茨海默病的国家战略计划

自 1906 年 Alzheimer 医生首次报告 1 例 51 岁女性病例以来，阿尔茨海默病载入医学史册已达 110 余年，该病的发现为人类了解老年期痴呆开辟了新的天地。根据国际阿尔茨海默病协会（Alzheimer's Disease International，ADI）2014 年公布的数据，目前全球约有 4 440 万例痴呆患者，每年新增病例约 770 万例，平均每 4 秒即新发 1 例（脑卒中为每 7s 要新发 1 例）；全球痴呆病例数约 20 年增长 1 倍，至 2030 年将达到 7 560 万例，2050 年将高达 13 500 万例。2010 年，ADI 报告全球每年用于痴呆的治疗和护理费用超过 6 040 亿美元。

尽管过去 30 年对阿尔茨海默病神经生物学及其他慢性神经变性病的研究取得了显著进展，但迄今尚无有效治愈或控制病情进展的方法。以阿尔茨海默病为代表的老年性痴呆病已经成为世界各国，尤其是发展中国家在 21 世纪不得不面对的严重公共卫生问题和重要社会经济学问题。

面对这一严峻挑战，各国均提出了积极有效的防治计划。美国政府是认识并开展行动最早的国家之一。早在 1974 年，美国即成立了美国国家老龄化研究所（NIA），并于 1984 年在一些著名大学建立了 29 个阿尔茨海默病中心。2011 年，美国总统 Obama 宣布首项针对阿尔茨海默病的法律，即国家阿尔茨海默病计划法案（NAPA）。2006—2010 年，澳大利亚卫生部开展一项针对痴呆的国家行动框架，包括 5 个关键的优先领域，即关心、支持、教育培训、信息、研究。2009 年，欧盟委员会通过一项针对神经变性病，特别是阿尔茨海默病重点预防、诊断、治疗和研究的综合规划决议。2010 年，欧盟委员会为加强阿尔茨海默病预防、诊断和治疗的联合合作、提高效率，制订了“神经变性病联合计划（JPND）”，共有 23 个欧盟成员国参加。

2014 年，在英国伦敦举行的首届八国集团“痴呆症峰会”（G8 Dementia Summit）上，呼吁人们不仅需要找到治疗痴呆症的方法，还要找到阻止和延缓其发生的方法。ADI 和八国集团领导人会号召全球制订“痴呆优先计划”，增加资金投入以研究病因、治疗、护理和预防。

二、中国防治阿尔茨海默病的战略措施

中国面临的阿尔茨海默病的挑战尤为严峻。根据流行病学调查资料显示，截至 2013 年，全球约有 62% 的痴呆病例集中在发展中国家（低收入和中等收入国家），截至 2050 年，将有

71% 的患者集中在发展中国家，其中老龄化进展最迅速的是中国、印度，以及南亚、西太平洋地区。据报道，2000 年之前，我国 65 岁以上人群的阿尔茨海默病患病率为 2%~3%，2000 年后患病率增加到 4%~5%，80 岁以上人群患病率达到 30%。目前我国阿尔茨海默病患者人数为 800 万，接近全世界患者总数的 25%，且患病率逐年上升。因此，从世界范围看，中国的阿尔茨海默病患病率偏高，且缺乏专门应对阿尔茨海默病的公共卫生政策，总体形势不容乐观。

目前，我国虽然还没有类似欧美国家的国家级计划，但 2002 年国家卫生部（现为国家卫生和计划生育委员会）、民政部、公安部和中国残疾人联合会共同提出将痴呆作为重点的“10 年心理疾病预防计划”。

专家认为，基层卫生机构对老年痴呆症缺乏全面了解和研究，卫生服务体系和社会保障体系不兼容、不匹配等问题，严重制约着我国阿尔茨海默病防治工作的开展，而将此项工作纳入国家基本公共卫生服务项目，是根本、有效的解决之道。

将阿尔茨海默病防治工作纳入国家基本公共卫生项目，不是说要由政府负担阿尔茨海默病的全部防治成本，而是说政府在这方面要承担基本公共服务和保障支撑职能。根据目前国情，首先需要将更多治疗阿尔茨海默病的药物纳入医保目录，以减轻患者家庭的经济负担。其次，公共财政应进一步加大投入，由政府兴办或支持社会力量兴办专业医疗机构和养老机构，增加对阿尔茨海默病患者的医疗服务和养老服务供给，完善家庭看护与医院治疗结合、家庭养老与社会化养老并重的“中国防治模式”。

我国社会老龄化趋势不可逆转，“白发浪潮”来势汹涌，针对老龄群体的医疗服务和社会化养老服务亟须升级、强化。作为老龄群体中的一个特殊群体，阿尔茨海默病患者能够获得什么样的医疗服务和养老服务？为“老年痴呆症”正名，只是一个正确的开始，中国的医疗服务体系和社会保障制度，需要对此作出更有力的回答。

参考文献

[1] Alzheimer's Association. 2009 Alzheimer's disease facts and figures.Alzheimers Dement, 2009, 5（3）: 234-270.

[2] Alzheimer's Association. 2013 Alzheimer's disease facts and figures.Alzheimers Dement, 2013, 9（2）: 208-245.

[3] Alzheimer's Association. 2014 Alzheimer's disease facts and figures.Alzheimers Dement, 2014, 10（2）: e47-92.

[4] Alzheimer's Association. 2015 Alzheimer's disease facts and figures.Alzheimers Dement, 2015, 11（3）: 332-384.

[5] Alzheimer's Association National Plan Milestone Workgroup, Fargo KN, Aisen P, et al. 2014 Report on the Milestones for the US National Plan to Address Alzheimer's Disease. Alzheimers Dement, 2014, 10（5 Suppl）: S430-452.

[6] Ari C, Borysov S I, Wu J, et al. Alzheimer amyloid beta inhibition of Eg5/kinesin 5 reduces neurotrophin and/or transmitter receptor function. Neurobiol Aging, 2014 Aug, 35（8）: 1839-1849.

[7] Arif M, Wei J, Zhang Q, et al. Cytoplasmic retention of protein phosphatase 2A inhibitor 2（I2PP2A）induces

Alzheimer-like abnormal hyperphosphorylation of Tau. J Biol Chem, 2014 Oct 3, 289（40）: 27677-27691.

[8] BhattACharjee P, BhattACharyya D. Factor V activator from Daboia russelli russelli venom destabilizes β-amyloid aggregate, the hallmark of Alzheimer disease. J Biol Chem, 2013 Oct 18, 288（42）: 30559-30570.

[9] Bobba A, Amadoro G, Petragallo VA, et al. Dissecting the molecular mechanism by which NH2htau and Aβ1-42 peptides impair mitochondrial ANT-1 in Alzheimer disease. Biochim Biophys Acta, 2013 Jul, 1827（7）: 848-860.

[10] Butterfield D A, Di Domenico F, Swomley A M, et al. Redox proteomics analysis to decipher the neurobiology of Alzheimer-like neurodegeneration: overlaps in Down's syndrome and Alzheimer's disease brain. Biochem J, 2014 Oct 15, 463（2）: 177-189.

[11] Chiarini A, Gardenal E, Whitfield JF, et al. Preventing the spread of Alzheimer's disease neuropathology: a role for calcilytics? Curr Pharm Biotechnol, 2015, 16（8）: 696-706.

[12] Choi J Y, Cho E J, Lee H S, et al. Tartary buckwheat improves cognition and memory function in an in vivo amyloid-β-induced Alzheimer model. Food Chem Toxicol, 2013 Mar, 53: 105-111.

[13] Costa R, Speretta E, Crowther DC, et al. Testing the therapeutic potential of doxycycline in a Drosophila melanogaster model of Alzheimer disease. J Biol Chem, 2011 Dec 2, 286（48）: 41647-41655.

[14] Daviglus M L, Bell C C, Berrettini W, et al. National Institutes of Health State-of-the-Science Conference statement: preventing alzheimer disease and cognitive decline. Ann Intern Med, 2010 Aug 3, 153（3）: 176-181.

[15] Demetrius L A, Driver J A. Preventing Alzheimer's disease by means of natural selection. J R Soc Interface, 2015 Jan 6, 12（102）: 20140919.

[16] D'souza Y, Elharram A, Soon-Shiong R, et al. Characterization of Aldh2（-/-）mice as an age-related model of cognitive impairment and Alzheimer's disease. Mol Brain, 2015 Apr, 25: 8-27.

[17] García-Mesa Y, Colie S, Corpas R, et al. Oxidative Stress Is a Central Target for Physical Exercise Neuroprotection Against Pathological Brain Aging. J Gerontol A Biol Sci Med Sci, 2016 Jan, 71（1）: 40-49.

[18] Gontier G, George C, Chaker Z, et al. Blocking IGF Signaling in Adult Neurons Alleviates Alzheimer's Disease Pathology through Amyloid-β Clearance. J Neurosci, 2015 Aug 19, 35（33）: 11500-11513.

[19] Ising C, Stanley M, Holtzman D M. Current thinking on the mechanistic basis of Alzheimer's and implications for drug development. Clin Pharmacol Ther, 2015 Nov, 98（5）: 469-471.

[20] Jang H, Connelly L, Arce F T, et al. Alzheimer's disease: which type of amyloid-preventing drug agents to employ? Phys Chem Chem Phys, 2013 Jun 21, 15（23）: 8868-8877.

[21] Ji L, Zhao X, Hua Z. Potential therapeutic implications of gelsolin in Alzheimer's disease. J Alzheimers Dis, 2015, 44（1）: 13-25.

[22] Karceski S. Preventing Alzheimer disease with exercise? Neurology, 2012 Apr 24, 78（17）: e110-112.

[23] Kim B, Figueroa-Romero C, Pacut C, et al. Insulin Resistance Prevents AMPK-induced Tau

Dephosphorylation through Akt-mediated Increase in AMPKSer-485 Phosphorylation. J Biol Chem, 2015 Jul 31, 290 (31) : 19146-19157.

[24] Knebl JA, Patki D. Recruitment of subjects into clinical trials for Alzheimer disease. J Am Osteopath Assoc, 2010 Sep, 110 (9 Suppl 8) : S43-49.

[25] Kook SY, Jeong H, Kang M J, et al. Crucial role of calbindin-D28k in the pathogenesis of Alzheimer's disease mouse model. Cell Death Differ, 2014 Oct, 21 (10) : 1575-1587.

[26] Lathe R, Sapronova A, Kotelevtsev Y. Atherosclerosis and Alzheimer--diseases with a common cause? Inflammation, oxysterols, vasculature. BMC Geriatr, 2014 Mar, 21: 14-36.

[27] Launer LJ. Preventing Alzheimer's disease is difficult. Lancet Neurol, 2015 Sep, 14 (9) : 872-874.

[28] Lista S, Dubois B, Hampel H. Paths to Alzheimer's disease prevention: from modifiable risk factors to biomarker enrichment strategies. J Nutr Health Aging, 2015 Feb, 19 (2) : 154-163.

[29] Lv C, Wang L, Liu X, et al. Multi-faced neuroprotective effects of geniposide depending on the RAGE-mediated signaling in an Alzheimer mouse model. Neuropharmacology, 2015 Feb, 89: 175-184.

[30] Makowska J, Szczesny D, Lichucka A, et al. Preliminary studies on trigonelline as potential anti-Alzheimer disease agent: determination by hydrophilic interaction liquid chromatography and modeling of interactions with beta-amyloid. J Chromatogr B Analyt Technol Biomed Life Sci, 2014 Oct 1, 968: 101-104.

[31] Marciani D J. Alzheimer's disease vaccine development: A new strategy focusing on immune modulation. J Neuroimmunol, 2015 Oct 15, 287: 54-63.

[32] Meek A R, Simms G A, Weaver D F. Searching for an endogenous anti-Alzheimer molecule: identifying small molecules in the brain that slow Alzheimer disease progression by inhibition of ?-amyloid aggregation. J Psychiatry Neurosci, 2013 Jul, 38 (4) : 269-275.

[33] Murphy M, Wilson Y M, Vargas E, et al. Reduction of p75 neurotrophin receptor ameliorates the cognitive deficits in a model of Alzheimer's disease. Neurobiol Aging, 2015 Feb, 36 (2) : 740-752.

[34] Naftolin F, Harman S M. Preventing Alzheimer disease and cognitive decline. Ann Intern Med, 2011 Feb 1, 154 (3) : 211-212.

[35] Pasinetti G M, Wang J, Ho L, et al. Roles of resveratrol and other grape-derived polyphenols in Alzheimer's disease prevention and treatment. Biochim Biophys Acta, 2015 Jun, 1852 (6) : 1202-1208.

[36] Popugaeva E, Bezprozvanny I. Role of endoplasmic reticulum Ca2+ signaling in the pathogenesis of Alzheimer disease. Front Mol Neurosci, 2013 Sep 18, 6: 29.

[37] Qiu C, Kivipelto M, Fratiglioni L. Preventing Alzheimer disease and cognitive decline. Ann Intern Med, 2011 Feb 1, 154 (3) : 211-213.

[38] Riedel W J. Preventing cognitive decline in preclinical Alzheimer's disease. Curr Opin Pharmacol, 2014 Feb, 14: 18-22.

[39] Selkoe D J. Preventing Alzheimer's disease. Science, 2012 Sep 21, 337 (6101) : 1488-1492.

[40] Shepardson NE, Shankar GM, Selkoe DJ. Cholesterol level and statin use in Alzheimer disease: I. Review of epidemiological and preclinical studies. Arch Neurol, 2011 Oct, 68 (10) : 1239-1244.

[41] Sinha M, Bhowmick P, Banerjee A, et al. Antioxidant role of amyloid β protein in cell-free and biological systems: implication for the pathogenesis of Alzheimer disease. Free Radic Biol Med, 2013 Mar, 56: 184–192.

[42] Skok M, Lykhmus O. The Role of α7 Nicotinic Acetylcholine Receptors and α7-Specific Antibodies in Neuroinflammation Related to Alzheimer Disease. Curr Pharm Des, 2016, 22 (14) : 2035–2049.

[43] Smith G E, O'Brien P C, Ivnik P J, et al. Prospective analysis of risk factors for nursing home placement of dementia patients. Neurology, 2001, 57 (8) : 1467–1473.

[44] SoléM, Miano-Molina AJ, Unzeta M. Cross-talk between Aβ and endothelial SSAO/VAP-1 accelerates vascular damage and Aβ aggregation related to CAA-AD. Neurobiol Aging, 2015 Feb, 36 (2) : 762–775.

[45] Thal D R, Walter J, Saido T C, et al. Neuropathology and biochemistry of Aβ and its aggregates in Alzheimer's disease. Acta Neuropathol, 2015 Feb, 129 (2) : 167–182.

[46] Thal Leon. Evaluation of treatment effects in Alzheimer's disease. Neurobiology of Aging, 2002, 23 (1S) : S537.

[47] Viayna E, Sola I, Bartolini M, et al. Synthesis and multitarget biological profiling of a novel family of rhein derivatives as disease-modifying anti-Alzheimer agents. J Med Chem, 2014 Mar 27, 57 (6) : 2549–2567.

[48] Wang D, Fu Q, Zhou Y, et al. β2 adrenergic receptor, protein kinase A (PKA) and c-Jun N-terminal kinase (JNK) signaling pathways mediate tau pathology in Alzheimer disease models. J Biol Chem, 2013 Apr 12, 288 (15) : 10298–10307.

[49] Wang F, Liu H, Shen X, et al. Combined treatment of amyloid-β-stimulated bone marrow-derived dendritic cells plus splenocytes from young mice prevents the development of Alzheimer's disease in APPswe/PSENldE9 mice. Neurobiol Aging, 2015 Jan, 36 (1) : 111–122.

[50] Winslow B T, Onysko M K, Stob C M, et al. Treatment of Alzheimer disease. Am Fam Physician, 2011 Jun 15, 83 (12) : 1403–1412.

[51] Yanagisawa D, Ibrahim N F, Taguchi H, et al. Curcumin derivative with the substitution at C-4 position, but not curcumin, is effective against amyloid pathology in APP/PS1 mice. Neurobiol Aging, 2015 Jan, 36 (1) : 201–210.

[52] Zhang M, Katzman R, Salmon D, et al. The prevalence of dementia and Alzheimer's disease in Shanghai. China: Impact of age, gender, and education. Ann. Neurol, 1990, 27: 428–437

[53] Zhang Z X, Jue Q M, Hong Z, et al. Prevalence of dementia and major subtypes in four cities of northern and southern PR China. Abstracts of the 1 St Intern Conf on AD and related neurodegenerative disorders. PR China: Wuhan, 2001, 196.

[54] Zhao Y, Gong C X. From chronic cerebral hypoperfusion to Alzheimer-like brain pathology and neurodegeneration. Cell Mol Neurobiol, 2015 Jan, 35 (1) : 101–110.

[55] 卜碧涛 . 中华医学会第三届全国老年期痴呆和抑郁症学术会议纪要 . 中华神经科杂志 , 2004, 37 (2) : 102–104.

[56] 蔡琰 . Alzheimer 病防治的战略问题 . 中国老年学杂志 , 2003, 23 (4) : 199–200.

[57] 陈彦方 , 李舜伟 . 临床疾病诊断治疗学 . 北京 : 中国协和医科大学出版社 , 2003: 841–853.

[58] 洪震 . 我国阿茨采默病的研究现状及展望 . 中华神经科杂志 , 2001, 34（4）: 193-195.

[59] 贾西津 , 李淑然 . 老年期痴呆与抑郁的流行病学及其方法学 . 中国心理卫生杂志 , 1999, 13（2）: 94-96.

[60] 马永兴 , 王赞舜 , 王传馥 . 老年认知功能障碍及阿茨采默氏病发病机制防治的最新研究进展 . 老龄化与老年医学新进展 . 上海 : 上海医科大学出版社 , 1999, 389-395.

[61] 张明园 , 郭起浩 . 从流行病学的观点看中国的痴呆 . 中国心理卫生杂志 , 1998, 12: 9-11, 42.

第七章
阿尔茨海默病的治疗

内容提要

回顾阿尔茨海默病药物研究的历史，有许多尝试与失败。目前的治疗方法亦无法减慢或者阻止疾病进展。现在阿尔茨海默病的研究如火如荼，给患者带来了新的希望。指南上推荐的是轻、中度的阿尔茨海默病患者用胆碱酯酶抑制剂——多奈哌齐治疗，中、重度的阿尔茨海默病患者可应用谷氨酸受体NMDA拮抗剂（美金刚）治疗，但中、重度的阿尔茨海默病的治疗效果还是没有得到明显的提高，阿尔茨海默病的治疗依旧任重道远。体育锻炼通过提高与记忆相关的大脑活动的效率，可能会改善阿尔兹海默病患者的认知功能。因此运动可能是阿尔兹海默病最好的治疗药物。

目　录

曾经读到过一篇文章，是林巧稚写的《万婴之母》。文章里的一段话至今印象极深——在美国纽约东北部的撒拉纳克湖畔的一块墓碑上，镌刻着这样一段铭文：

“偶尔治愈，常常帮助，总是安慰。”这是美国首位分离结核杆菌的人——特鲁多的座右铭。

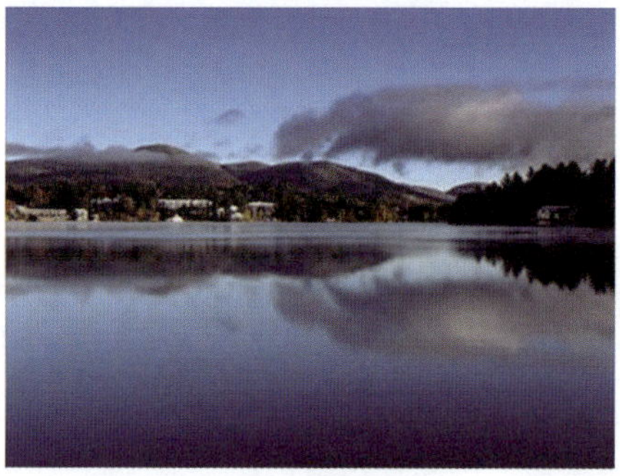

图 7-1　撒拉纳克湖

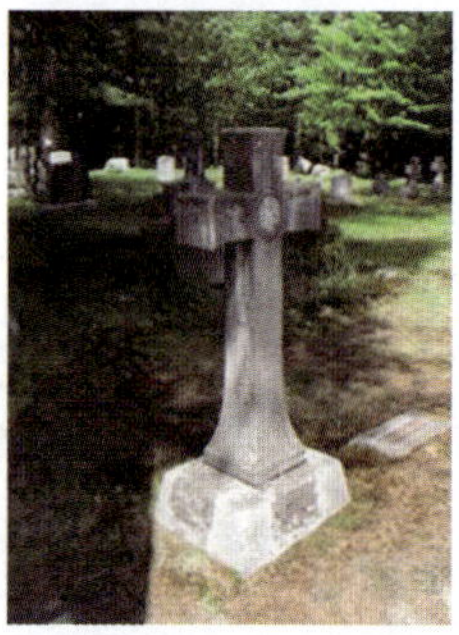

图 7-2　特鲁多的墓碑

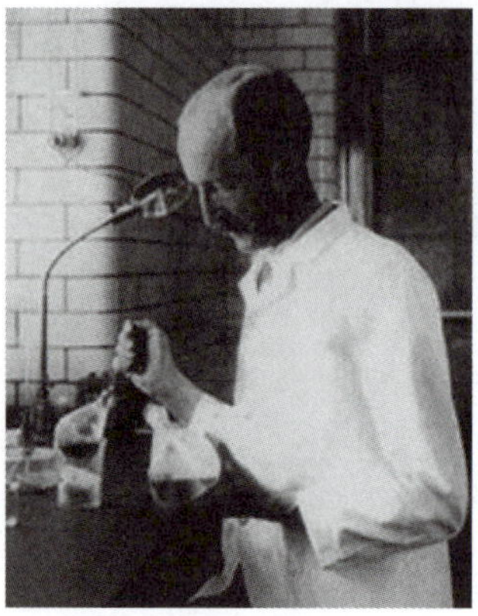

图 7-3　特鲁多

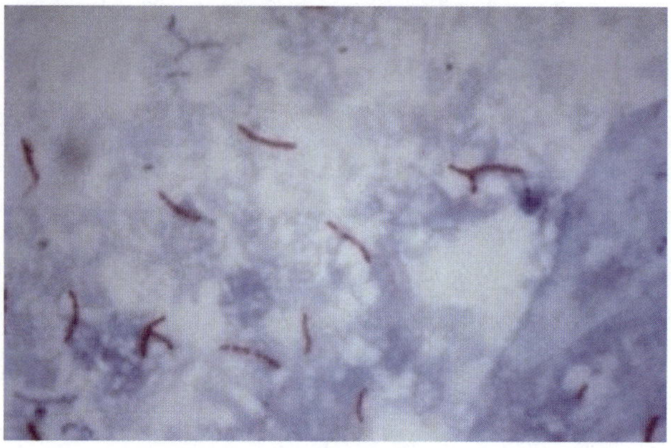

图 7-4　结核杆菌

阿尔茨海默病是一种进行性退化性脑病，它不可逆转，目前治疗还没有特效药和方法。阿尔茨海默病就是过去的“肺结核”，现在的“癌症”。

第一节　目前可以使用的药物

2015 年 7 月英国前首相戴维·卡伦梅在全球痴呆后遗症大会上提到“痴呆和癌症一样是人类最大的敌人之一”。1998—2011 年期间研发的 101 种痴呆药物仅 3 种药物成功上市。目前，随着人口老龄化，各国政要都认识到阿尔茨海默病对未来发展的危害性，均增加了阿尔茨海默病研究经费，希望到 2025 年时这一疾病可以治愈，这是一个非常大的抱负，就像如果我们不紧盯月球，又何谈登陆月球呢？

对阿尔茨海默病的治疗，至今仍未找到特别有效的方法。目前临床常用的治疗方法如下：

一、与递质障碍相关的治疗

针对阿尔茨海默病存在递质系统障碍，学者们开展了广泛性的研究和临床治疗，尤其对胆碱能系统的治疗研究较多。提高胆碱能活性的治疗分 3 类：

（1）增强乙酰胆碱合成和释放的突触前用药，如胆碱和卵磷脂：许多研究显示在一定条件下，如在胆碱活性增加或对胆碱额外需求时，增加脑内局部胆碱和卵磷脂，能诱导乙酰胆碱合成增加。研究认为应用胆碱和卵磷脂的治疗是可行的，尤其治疗方便、安全，已广泛用于临床。但多年临床观察未发现对阿尔茨海默病的症状有改善，结果令人失望。因为在正常情况下，胆碱的摄取是饱和的，增加细胞胆碱和卵磷脂，并不能增加乙酰胆碱的合成和释放。

（2）胆碱酯酶抑制剂：限制乙酰胆碱降解以提高其活性的药物如毒扁豆碱：毒扁豆碱是经典的胆碱酯酶抑制剂，应用后可增加突触间隙乙酰胆碱的浓度，提高中枢胆碱能活性，改善阿尔茨海默病患者的症状。临床应用一般从 6mg/d 开始，逐渐加量，显效范围为 10~24mg/d，分 4 ~ 6 次口服。患者在记忆、学习、行为和实际操作上有所改善。但随治疗时间延长，疗效反而减弱，且有副作用，因而应用有限。有临床研究用正规神经心理测验检查，结果表明无效应。

他克林（tacrine）（四氢氨基吖啶，THA）或是中枢神经系统的强抗乙酰胆碱酶药。因结构原因能提高乙酰胆碱释放及延长突触前胆碱能神经元活性，自 Summers 等报道他克林治疗 17 例阿尔茨海默病的研究，14 例的认知缺陷有明显改善，引起学者们更多的研究。

Davis 等总结 8 篇他克林治疗阿尔茨海默病的报道，4 篇肯定了他克林的疗效，阿尔茨海默病患者的认知功能有改善；但另 4 篇观察结果认为他克林治阿尔茨海默病的效果可疑或无效。结合其他作者的研究结果，Davis 等认为他克林治疗阿尔茨海默病时，用量要充足，每天 160mg，但仅 1/4 的患者能耐受此剂量，判断是否有效则应观察 30 周。治疗从小剂量开始，40mg/d，用 6 周，第 6 周增至 80mg/d，第 13 周起递增至 120mg/d，第 19 周起增至 160mg/d。副作用是恶心、呕吐、转氨酶升高、灶性肝细胞坏死，因此患者在治疗前及治疗中，均应检测肝功能。

阿尔茨海默病的关键症状是由胆碱能神经元功能障碍引致。抑制乙酰胆碱降解的抗胆碱酯酶药物是二战时期的一种神经毒性药物（农药）。1986 年，患者发现他克林作为抗胆碱酯酶药物可以改善阿尔茨海默病患者的认知功能。从具体品种来看，第一代乙酰胆碱酯酶抑制剂（AChEI）——他克林（四氢氨基吖啶，THA）、毒扁豆碱等为非选择性 AChEI，因其对外周胆碱能刺激和对肝脏的毒性，使其应用受限。1996 年年底美国 FDA 批准第 2 个 AChEI 安理申（多奈哌齐）上市，这种药物因不是吖啶类衍生物，因而没有肝毒性作用，对中枢胆碱酯酶有选择性，因而比前者的外周副作用少，广泛应用于美国临床。中国从 2000 年起投入临床治疗。中国研究者从石杉属植物中提取的新生物碱石杉碱甲，也被认为具有中枢选择性而在临床上使用。FDA 批准的第 3 个用于老年性痴呆的 AChEI 艾斯能（重酒石酸卡巴拉汀，rivastig-mine tartrate，Exelon），是一种新型“假性不可逆性”脑内乙酰胆碱选择性抑制剂，几乎完全不经过肝脏细胞色素 P450 系统代谢，因而肝脏的不良反应比前两者更小。但国外学者仍建议在增量期进行剂量个体化。目前此品种刚刚打进中国市场，尚未广泛使用。另一种过去主要用于重症肌无力患者的 AChEI 加兰他敏，目前也被用于阿尔茨海默病的治疗，但用量尚不稳定。

诺华公司开发的利斯的明（rivastigmine）是一种氨基甲酸类脑选择性胆碱酯酶抑制剂，属于该类药的第 2 代产品，商品名“艾斯能”，该药不经肝脏及 P450 代谢，对轻、中度早老性痴呆症耐受性较好，同时具有抑制脑内的丁酰胆碱酯酶作用。在欧洲、美国等 45 个国家进行的 1 项前瞻性、随机多中心双盲研究中获得较高的评价。

另外，国内研制的哈伯因（石杉碱甲），系我国学者从石杉属植物千层塔中分离到的一种新生物碱，药理实验证明，本品具有很强的拟胆碱活性，是一种高效、可逆的胆碱酯酶抑制剂，是我国首个自行研制的治疗阿尔茨海默病的药物。

（3）胆碱能激动剂：氯贝胆碱（氨甲酰甲胆碱）为高选择性乙酰胆碱受体激动剂，可显著提高乙酰胆碱系统的活性，但它不通过血脑屏障，需在腹壁等处置药泵，或通过导管给予脑室内注射。治疗后患者的记忆、情绪、行为、学习和生活自理能力可显著改善，部分患者有恶心，少数有抑郁。

近年来重点研究的胆碱能受体 N、M1 激动剂 AF120B、SR-46559A、ABT-148、icotine 和 M2 受体拮抗剂 BIBN-99、AF-DX116 均已进入临床试验。据报道，该类药物具有作用选择性强、不良反应更少的特点。

虽然关于阿尔茨海默病的神经递质障碍和有关的药物治疗已取得了很大的进展，但已知药物的治疗作用小或疗效短，且阿尔茨海默病有多种递质系统障碍，应注意有针对性地选择用药或联合用药。阿尔茨海默病是皮质神经元进行性变性，病程晚期，神经元及突触已破坏，药物失去靶细胞则难以发挥作用。早期诊断及早期治疗对病情的发展有缓解作用，对改善症状有效。

二、N- 甲基 -D- 天冬氨酸（NMDA）受体拮抗剂

盐酸美金刚是一类 N- 甲基 -D- 天冬氨酸（NMDA）谷氨酸受体拮抗剂，通常被用于治疗糖尿病，可短期改善认知及其行为。机制为抑制兴奋性氨基酸（EAA）的神经毒性而不干扰学习、记忆所需的短暂性谷氨酸生理性释放。在欧美是唯一被批准的非抗胆碱酯酶药物，用于治疗中、重度阿尔茨海默病的药物。美金刚可短期改善患者认知和行为能力，但是仅对重症患者有效。由于没有其他 NMDA 受体拮抗剂问世，美金刚是唯一能阻断正常递质传递及谷氨酸受体慢性活动的药物。

长时程增强（LTP）表现为突触传递强度持续性增加，是突触可塑性的重要表现形式。同时伴有突触形态和数量的长时程改变，是学习、记忆形成的关键。在阿尔茨海默病患者脑内，静息状态下突触间隙谷氨酸水平升高，导致钙离子通过 NMDA 受体持续内流，一方面，会使背景噪音增大，降低信噪比，影响记忆生成；另一方面，长时间的钙超载还会导致脑细胞的逐渐凋亡。临床研究显示，由于具有特殊的电压依赖性，美金刚作用于 NMDA 受体，对谷氨酸基线水平升高引起的信号诱导进行非竞争性阻滞，阻断静息状态下的钙离子内流，可恢复信噪比，重建 LTP，继而有效改善阿尔茨海默病患者的认知功能，并防止钙超载引起的脑细胞凋亡。

β-淀粉样蛋白（Aβ）脑内沉积是阿尔茨海默病发病的中心环节，减少 β-淀粉样蛋白沉积或清除已形成的淀粉样蛋白斑块可以预防和治疗阿尔茨海默病。研究证实，美金刚能够使 β-淀粉样蛋白水平下降，消除 β-淀粉样蛋白引起的 LTP 改变。早期应用美金刚可预防谷氨酸信号传导系统的不可逆损害。

美金刚使阿尔茨海默病患者获益。几项荟萃分析与 Winblad 等人进行的荟萃分析结论趋近一致：美金刚对中度至重度阿尔茨海默病患者各项评分的改善程度明显高于安慰剂，该药使阿尔茨海默病患者在总体状况、认知、日常功能及行为等方面均有显著获益。

美金刚能全面改善阿尔茨海默病患者认知功能。认知功能改善是阿尔茨海默病患者获得

独立生活能力的重要前提。语言是思想的外衣，沟通能力的下降会严重影响阿尔茨海默病患者的日常生活。而沟通能力取决于语言功能、理解力等多项认知功能的总合。舒兹（Schulz）等人于 2009 年对美金刚在认知功能和沟通能力方面的疗效开展了多中心研究。研究结果显示：相比安慰剂，美金刚对中度至重度阿尔茨海默病患者的功能性沟通具有确切疗效。大量循证医学证据表明，美金刚能全面改善阿尔茨海默病患者认知功能，尤其表现在记忆、语言、执行能力等方面。

美金刚能有效预防、显著改善阿尔茨海默病患者的精神行为症状，阿尔茨海默病带来的精神行为症状往往给患者及照料者（家属）造成更大的心身痛苦及护理负担。循证医学证据表明，美金刚不仅可显著改善而且能够有效预防阿尔茨海默病患者的精神行为异常发生，从而提高患者相对独立的生活能力，减轻护理负担。

美金刚能显著延缓患者阿尔茨海默病临床恶化。此外，美金刚抗阿尔茨海默病长期疗效同样令人满意。塔里尔特（Tariot）等通过对美金刚与安慰剂疗效进行长达为期 134 周的研究发现，应用美金刚长期治疗，可显著改善阿尔茨海默病患者的总体病情进展和认知功能。

美金刚因其独特的作用机制，具有强大的认知、功能、精神行为症状改善作用，并显著降低阿尔茨海默病临床恶化发生率。美金刚在提高阿尔茨海默病患者相对独立生活能力的同时极大减轻阿尔茨海默病患者的护理负担，而成为中度至重度阿尔茨海默病患者较为理想的治疗药物。

三、改善脑循环和脑代谢治疗

学者们也试图用改善脑代谢的药物来治疗阿尔茨海默病。如萘呋胺（草酸萘呋胺酯）即克拉瑞啶（clarantin），研究认为萘呋胺（克拉瑞啶）可直接促进三羧酸循环，有效地增强细胞内代谢，促进葡萄糖的运转，提高对葡萄糖和氧的利用；还可延缓细胞衰老过程。动物试验证明萘呋胺（克拉瑞啶）有保护海马神经对抗缺血性损害。临床观察结果表明萘呋胺（克拉瑞啶）对智力损伤的老年人，可改善其日常活动能力、记忆和智力能力。

用大剂量吡拉西坦（脑复康）治疗阿尔茨海默病，观察 1 年，结果证明大剂量吡拉西坦（脑复康）可延缓阿尔茨海默病患者的病情发展，对改善命名、远和近记忆有较大作用。银杏叶提取物的制剂可改善神经元代谢，对神经递质障碍有阳性影响。用银杏叶制剂治疗原发性退行性痴呆，采用神经心理学的方法观察，证明有显著疗效。

维生素类（维生素 B_{12}、维生素 B_6、维生素 E 等）治疗阿尔茨海默病也有报道。维生素 B_{12} 在乙酰胆碱合成过程中，对前体物胆碱的合成起辅酶作用。维生素 B_6 为神经递质生物合成的辅酶，辅酶 Q_{10} 同线粒体内的 ATP 合成有关，ATP 被维生素 B_6 及其酶反应所利用。维生素 E 防止体内过氧化物生成，对延缓衰老有作用。这些维生素类可使阿尔茨海默病患者的某些症状有改善。

四、减少氧应激和胞内钙超载的药物

脑细胞钙代谢失衡与老化的关系已引起广泛的注意和重视。随着年龄的增长，人体逐渐出现钙自体平衡失调，细胞内钙浓度过高或超载，如果钙超载发生在神经细胞，可引起神经可塑性及认知功能降低，出现痴呆。尼莫地平（尼莫同）是二氢吡啶类钙通道阻滞剂第2代新药，原先用于治疗和预防蛛网膜下腔出血后脑血管痉挛所致的缺血性神经障碍等。后因发现钙离子水平升高与大脑老化和痴呆有关，故而推断阻断钙进入神经元的药物应能减少或推迟老年人脑功能的丧失。动物实验表明，该药在神经元中是一种强的钙拮抗剂，它作用于神经元依赖性 L- 型钙通道上的双氢吡啶受体，使细胞内钙离子浓度降低，促进受伤神经元的再生，增强衰老动物中枢神经系统的可塑性，改善学习和记忆能力。在临床治疗中，尼莫地平（尼莫同）对高血压、阿尔茨海默病所致的记忆障碍有明显疗效，但其确切机制尚未阐明。目前应用较多的有尼莫地平、氟桂利嗪、维拉帕米等药物。

Lopez-Arrieta J M 等又对临床 2 492 例阿尔茨海默病患者进行了尼莫地平的随机双盲研究，并和安慰剂相对照。使用剂量分别为 90mg/d 和 180mg/d，用药持续时间分别为 12 周和 24 周。并对患者在用药前后的认知功能、日常生活活动、临床疗效、安全性和耐受性进行观察和评价。由统计数据表明，所有阿尔茨海默病患者在应用尼莫地平（90mg/d）12 周后，根据老年临床评定量表（SCAG）标准，其认知功能与安慰剂相比有显著性差异，而且耐受性好，也没有发现尼莫地平有明显的毒副作用。

维拉帕米：一种作用于慢通道的 Ca^{2+} 拮抗剂，广泛用于治疗心血管疾病，近年来有不少文献报道其对阿尔茨海默病模型的脑保护作用，如 PopovicM 等观察了维拉帕米对电击双侧基底核造成的阿尔茨海默病大鼠模型的行为障碍的改善作用。在基底核损伤 24h 后注射维拉帕米（1. 0mg/kg，2. 5mg/kg，5. 0mg/kg，10. 0mg/kg，腹腔注射）或生理盐水（1mL/kg，腹腔注射），连续 8d（2 次 /d），在末次用药后 4d（损害后的第 13d）进行主动回避实验、开场试验、电击攻击实验、非条件性学习记忆测试。研究结果表明，2. 5mg/kg 和 5mg/kg 剂量的维拉帕米可显著改善阿尔茨海默病模型的主动回避及开场能力，并减轻抑郁，但对攻击行为并无改善作用。

氟桂利嗪：一种新型二氢吡啶类 Ca^{2+} 拮抗剂，通过阻滞细胞膜的钙通道可防止各种病因刺激下过量 Ca^{2+} 进入。它对血管平滑肌有扩张作用，并能选择性地作用于脑血管，对各种血管收缩物质如 5- 羟色胺、肾上腺素、缓激肽、增压素等有抑制作用，能缓解血管痉挛，增加脑血流量，改善脑部氧供应。文献资料报道：每天用氟桂利嗪 5~10mg 治疗，2 个月后根据简易精神状态评分（MMSE），治疗组评分改善明显，与对照组比较有显著差异，未见明显毒副作用。

粉防己碱：从防己科植物粉防己的干燥块根中提取的一种双苄基异喹啉类生物碱。已有研究证实粉防己碱对脑缺血损伤有明显的保护作用，它通过抑制 L- 型和 N- 型钙通道的长时间开放，致使 Ca^{2+} 内流减少，从而减轻细胞内 Ca^{2+} 超载引起的损伤。粉防己碱对阿尔茨海默病脑保护作用的研究已初步证明其效果，但具体的工作还在进行中。

褪黑激素（melatonin）：又称松果体素，是最近研究发现的 1 个内源性自由基清除剂，同时还可通过基因调节，提高 SOD、GSH-Px 和谷胱甘肽还原酶的活性，具有显著的抗衰老及防治阿尔茨海默病的作用。最近，美国 FDA 批准将其作为一种非处方药用于治疗阿尔茨海默病的睡眠周期调整，同时也提及它可能有减轻 β – 淀粉样多肽毒性的作用。

五、抗炎药物

研究发现，患有风湿性关节炎的患者在服用非类固醇类抗炎药（NSAID）后，阿尔茨海默病的发病率明显下降或患病时间推迟。近年来报道的一种 NSAID 新药替尼达普能抑制白细胞介素 -6 的合成，毒副作用较小，可能具有治疗阿尔茨海默病的潜能。但 2007 年美国精神病学会（APA）指南指出，单独应用阿司匹林，临床研究未显示其有治疗阿尔茨海默病的依据，但在控制阿尔茨海默病的危险因素，例如高血压、高脂血症、卒中时，建议应用阿司匹林。

德国一项针对 60 岁及以上未患阿尔茨海默病及其他痴呆症的老年人开展的大规模研究显示，长期服用糖尿病药物吡格列酮会降低痴呆症的发病率，认为可能与该药抑制神经炎症有关。

六、雌激素的治疗作用

最新的研究表明，服用雌激素有助于治疗阿尔茨海默病。美国研究人员发现，通过类似尼古丁替代疗法所使用的一种激素疗法可以缓解患有阿尔茨海默病妇女的症状，并可能延缓或防止患者病情的发展。在研究过程中，20 名患有本病的妇女分别服用雌激素和安慰剂，8 个星期后在心智功能上表现出较大进展，在语言和视觉记忆的试验里，她们的得分也比只服用安慰剂的一组人要高出 30% ~ 35%。据研究，女性荷尔蒙对治疗男性唐氏症也有良好的效果。美国得克萨斯州大学进行的研究证实，男性唐氏症患者在服用女性荷尔蒙后，阿尔茨海默病症状得到改善，同时没有出现女性特征的后遗症。

七、脑代谢活化剂

主要包括神经营养因子、吡拉西坦（脑复康）、茴拉西坦（三乐喜）、胞磷胆碱、三磷腺苷（ATP）、细胞色素 C 等。这类药物可促进脑细胞对氨基酸、磷脂及葡萄糖的利用，从而起到增强记忆力、反应性和兴奋性，改善或消除精神症状的作用。这类药在临床上已得到广泛的应用。

八、抗 β－淀粉样多肽药物

β－淀粉样多肽疫苗可刺激机体产生抗体，启动吞噬细胞来清除抗原抗体复合物，从而达到清除斑块的目的。UB-311 已通过了 1 期临床试验，初始研究表明，使用该药后，一组轻度阿尔茨海默病患者的认知功能得到了改善。CAD106 的一项早期研究显示，该疫苗安全性良好，同时可刺激机体产生 β－淀粉样多肽相关抗体，但目前尚需更多试验以证明其有效性。

β－淀粉样多肽单克隆抗体 Bapineuzumab 并未达到临床试验主要终点，现已终止。Solanezumab 在 3 期临床试验中也遭遇“滑铁卢”，然而，该药在事后分析中发现，在某些针对更早期阿尔茨海默病患者的临床试验中或可展现获益。因此，一项预防性试验正在针对该药展开研究。

γ－分泌酶及 β－分泌酶（BACE1）都可生成及释放 β－淀粉样多肽。但迄今针对 γ－分泌酶的临床试验无一成功，可能与这些药物不能稳定地透过血脑屏障有关。然而，BACE1 抑制剂 MK-8931 在针对轻到中度阿尔茨海默病患者的 2、3 期临床试验中达到了安全性要求，现已开展了一项 3 期 APECS 试验，以测试 MK-8931 在阿尔茨海默病早期患者中的疗效。

与 retromer 相关的蛋白质可使 β－淀粉样多肽前体蛋白（APP）及 BACE1 停留在内涵体，BACE1 切割 APP 导致 β－淀粉样多肽的形成，而阻断这一进程可减少 β－淀粉样多肽的生成。在人工培育的神经元中对化合物 R55 进行了测试，结果显示 retromer 水平升高，β－淀粉样多肽则有所下降。因此，今后有望通过升高 retromer 的水平及推动正常的转运进程来预防与治疗阿尔茨海默病。

九、抑制 τ 蛋白异常磷酸化的药物

埃博霉素 B 作为新型微管坚固剂可预防神经元微管的去稳定化，而这正是 τ 蛋白过度磷酸化的效应之一。研究发现，埃博霉素 B 可减少小鼠神经元的死亡、阿尔茨海默病样分子效应及认知问题，该药目前正处于Ⅰ期临床试验中。

糖原合成酶激酶 3（GSK-3）可增加 τ 蛋白过度磷酸化，与临床上记忆和其他认知功能减退有明显相关性。τ 磷酸化酶抑制剂目前已进入临床前研究阶段的有 SB-415286 和 GSK-3β 等，疗效与安全性尚有待进一步证实。

十、基因治疗

利用重组技术用正常基因替换有缺陷的基因，达到根治基因缺陷的基因治疗，目前尚不能实现。

基因修饰细胞的移植是神经系统疾病基因治疗的离体方法。其基本理论是正常的供体组织或基因修饰的自体细胞移植物，可纠正畸变的神经回路，替换神经递质，并提供神经营养因子而修复中枢神经系统功能。将正常神经元功能和存活所需的神经生长因子输入到中枢神经系统，治疗阿尔茨海默病已做了大量研究。

十一、神经生长因子

神经生长因子是最重要的生物活性因子，已知最典型的神经营养因子，对某些神经元具有分化形成、成活和生长的重要功能。海马部分神经切除的大鼠，学习和记忆能力显著下降，并与中枢胆碱能神经功能的下降呈正相关，且伴有脑中神经生长因子表达下降。输入外源性神经生长因子，可有效地防止中枢胆碱能神经系统损害，动物的学习、记忆改善。

已有首例用神经生长因子治疗阿尔茨海默病的报道。脑内注射后 1 个月，系列词语记忆改善，但其他认知功能无变化。神经生长因子正谨慎地用于临床，它的应用可能逆转或至少减慢阿尔茨海默病病人的智能衰退。但还有许多亟待解决的问题。

十二、干细胞治疗

干细胞是一种未分化细胞，具有自我复制和分化成多种功能细胞的能力。神经干细胞不仅存在于胚胎神经系统，也存在于成年脑的某些部位，如海马、纹状体、视下核等处。现在，无论是胚胎神经干细胞或成体神经干细胞，都已成功分离，可在体外培养和传代，再接种到脑内仍可存活和扩增。

研究发现，将神经干细胞注入痴呆模型大鼠的额叶皮质联合区，大鼠额叶前部和顶叶皮层注射区附近形成正常的胆碱乙酰转移酶阳性细胞。神经干细胞移植可以改善阿尔茨海默病模型大鼠的学习和记忆能力，提示移植的神经干细胞可以替代海马内丢失和受损的神经元，恢复部分大脑功能。

十三、阿尔茨海默病精神行为症状（BPSD）的治疗

1. 治疗方法

2010 年欧洲神经病学联盟（EFNS）及 2007APA 指南建议，针对阿尔茨海默病患者 BPSD 寻找诱因，积极纠正其潜在的病因，采取非药物管理；选择性 5- 羟色胺再摄取抑制剂（SSRI）而不是三环类抗抑郁药治疗阿尔茨海默病伴发的抑郁、焦虑等 BPSD；抗精神病药仅用于阿尔茨海默病患者胆碱酯酶抑制剂治疗或非药物管理无效的中、重度 BPSD 的治疗。

（1）寻找精神症状的病因，予以非药物治疗。APA 指南指出，在处理阿尔茨海默病的精神症状时，首先应对精神状况做出评估，包括：自杀、对自己和他人的威胁性、潜在攻击性的评估，同时包括生活条件、居住环境安全性、监护程度、被忽视或虐待的证据评估，EFNS 及 APA 指南均建议首先考虑根据评估的结果纠正其潜在的病因，采取非药物管理。阿尔茨海默病患者出现烦躁、焦虑、易怒、社交退缩、抑郁、注意力不集中、易激惹、攻击、跌倒、漫游及睡眠障碍等情况，照料者需掌握监督及照料的基本原理，包括：①了解患者的能力会逐渐下降并适时调整对患者的期望；②当患者功能骤降或出现新的症状时带患者寻求专业治疗；③当患者变得过度不安或愤怒时则尽量满足患者的要求；④避免能使患者受挫的过度复杂的任务；⑤不要当面提及患者的缺陷；⑥如果患者变得烦躁不安，仍要保持镇静、坚强和容忍，并重新定向；⑦保持一致并避免不必要的更改；⑧经常提出对患者有帮助的暗示；⑨正式或非正式的可使患者获得最大快乐的活动方法，以改善行为和情绪。

（2） 建议应用抗抑郁药物。EFNS 指南提出，对阿尔茨海默病患者有抑郁、焦虑表现者建议应用抗抑郁药，如 5- 羟色胺重摄取抑制剂（SSRIs）类药物治疗，SSRI 类药物会补充阿尔茨海默病病理所致的 5-HT 降低，改善抑郁相关的神经精神症状，如攻击、焦虑、情感淡漠和精神病症，传统三环类抗抑郁药（如阿米替林、丙咪嗪）有抗胆碱能副作用，应该避免使用。

（3） 抗精神病药能有效控制阿尔茨海默病患者的精神行为异常，但其副作用大，应在不得不应用时少量短期使用。APA 指南有很好的证据推荐使用抗精神病类药物治疗阿尔茨海默病患者的精神行为症状，但同时指出第 2 代（非典型）抗精神病药，如阿立哌唑、喹硫平、奥氮平和利哌酮有很严重的副作用，包括增加死亡风险、心脑血管意外、迟发性运动障碍、体重增加、糖尿病、过度镇静、意识模糊和认知功能的恶化，因此，必须谨慎使用这类药物，应予最低有效剂量，还应告知患者和家属抗精神病药潜在的效益和风险，特别是死亡的风险。EFNS 指南指出，无论是传统的还是非典型抗精神病药物都能减少 BPSD，但是抗精神病药物都可能有严重的副作用，多数都会提高中风危险、增加死亡率、帕金森症和认知障碍，只有对因中到重度症状带来痛苦的患者在仔细评价风险收益关系，并与看护者及患者讨论后才能低剂量、短期用药。没有证据表明传统抗精神病药在中风或死亡危险上比非典型抗精神病药更加安全，传统药物缺乏确定的证据而且副作用更大。

（4） 苯二氮卓类药仅偶可能对阿尔茨海默病焦虑症状有一定作用。APA 指南认为，苯二氮卓类药比抗精神病药有更多的副作用和更少的益处，只偶用于在有些患者的激惹或焦虑较突出时，应该避免长期使用，苯二氮卓类药物的副作用包括过度镇静、增加跌倒、呼吸抑制、认知功能恶化、谵望及增加情绪低落的风险，劳拉西泮和奥沙西泮没有活性代谢产物，其作

用优于半衰期较长的药物，如地西泮或氯硝西泮，而短效药物更易出现跌倒和髋关节骨折，苯二氮卓类药物依赖也是一个值得关注的风险。

（5）情感稳定剂。APA 指南指出，使用低剂量的卡马西平对阿尔茨海默病激惹症状有中度受益，卡马西平没有被推荐为阿尔茨海默病患者激惹症状的常规药物，使用抗精神病药物无效时，可以考虑使用卡马西平、丙戊酸盐。EFNS 指南认为，卡马西平可能对攻击性行为有帮助，但多数丙戊酸试验结果阴性。在我们的临床实践中发现，某些阿尔茨海默病患者有颞叶癫痫，很可能被误认为精神行为症状，抗癫痫药物很可能不仅对激惹、攻击精神症状有帮助，而且能控制癫痫所致的精神行为异常。

（6）睡眠障碍的治疗。各指南认为，包括曲唑酮、唑吡坦或扎来普隆药物的疗效数据很少，可结合患者的临床效果个体化治疗。而苯二氮卓类药物因其日间镇静作用、耐受性、反跳性失眠、认知恶化、跌倒和谵妄的风险，所以不推荐使用或仅是短期使用。苯海拉明因其抗胆碱能作用不推荐使用。不应该只为治疗睡眠障碍而使用抗精神病药。

总之，目前治疗阿尔茨海默病的药物种类甚多，治疗阿尔茨海默病的研究经验指出，病人往往对某种特定药物的反应有显著差别。这种反应的差别与以下因素有关：阿尔茨海默病发病阶段、痴呆的程度（早期、中期或晚期）、脑功能损伤程度、遗传因素和存在于个体间的药物反应。

2. 推荐药物

在此推荐的药物是临床上特别是近来在临床上常用的疗效较好的药物。

（1）促进脑循环、脑代谢的药物：银杏黄酮苷（金钠多）是由银杏叶中提取出来的有效成分制成的现代药品，已大量应用临床，是一种安全有效的促智药。

（2）钙离子拮抗剂：尼莫地平，因老年特别是老年痴呆患者的神经细胞积累过多的钙离子，是形成老化和老年痴呆发病的动因之一，国内外研究已证明尼莫地平不仅选择性扩张脑血管，增加血流量，且对神经细胞有直接的作用。现在我国各大、中医院已广泛使用尼莫地平治疗各型痴呆病，疗效较好。

（3）清除自由基抗氧化药物：中药丹参是迄今为止发现的抗氧化作用最强的天然产物之一，可改善记忆。

（4）胆碱酯酶抑制剂：石杉碱甲（huperzine A）其作用强度是毒扁豆碱的 3 倍。临床上用于治疗阿尔茨海默病和单纯记忆障碍，有确切的治疗效果，且未有明显的毒副作用。

第二节　对阿尔茨海默病药物治疗的现实期望

朱利安·摩尔因在《依然爱丽丝》中出色地扮演了一名阿尔茨海默病患者而获得第 87 届奥斯卡最佳女主角奖。她在谈到阿尔茨海默病时说，这不仅是种不治之症，还让人感觉“孤立无援”。

当临床医生似乎已经学会了应用各种最新权威指南一致推荐的食品药品监督管理局（FDA）批准的抗阿尔茨海默病的一线治疗药物乙酰胆碱酯酶抑制剂及谷氨酸 NMDA 受体拮抗剂时当患者、家属及医生抱怨在付出高额费用应用了这些规范的治疗药物仍不足以满足他们对获益的渴望时，当新诊断、新技术的研究将更多我们以往忽视或很难明确识别的患者更早地大量显现在我们面前时；当不断出现的基因、疫苗、干细胞仍不能带来希望，能彻底攻克阿尔茨海默病堡垒的新科技尚未被发现时；当时间的巨轮将我们推入老龄社会时，我们就很有必要来探讨一下当前能让我们更有效地治疗阿尔茨海默病的多靶点全方面管理的理念。

阿尔茨海默病以其相对特异的病理机制导致了神经系统的退行性改变及临床的记忆力障碍。病理性老年斑、神经元纤维缠结、氧化应激反应及免疫炎性反应，导致突触丢失及认知情感相关的乙酰胆碱能、谷氨酸能、5-羟色胺（5-HT）和去甲肾上腺素（NA）等神经元功能受损，脑血管淀粉样变和脑动脉粥样硬化，可使脑血管狭窄，脑影像学显示脑血流灌注减低，慢性脑缺血进一步促进阿尔茨海默病患者的神经功能损害，加重临床症状，患者出现认知、睡眠、情绪及精神行为等异常表现。阿尔茨海默病的多靶点病理机制及复杂的临床症状要求我们针对其乙酰胆碱能、谷氨酸能、氧化应激、免疫炎性损伤、缺血、情绪、睡眠及精神症状等采取综合全面的治疗措施。

根据国际上新近的较权威指南：2010 年 EFNS 阿尔茨海默病诊疗指南、2008 年 ANN 美国痴呆最新药物治疗临床操作指南及 2007 年 APA 阿尔茨海默病诊疗指南，建议阿尔茨海默病治疗应注意如下 2 个方面：

（一）阿尔茨海默病认知症状的治疗

（1）应用抗阿尔茨海默病一线用药：AChEI 及美金刚。EFNS、ANN 及 APA 指南，均一致推荐乙酰胆碱酯酶抑制剂（AChEI：多奈哌齐、卡巴拉汀和加兰他敏）及谷氨酸 NMDA 拮抗剂（美金刚）为阿尔茨海默病的一线治疗药物，无论是从病理机制还是临床大量的研究均验证了疗效的有效性和安全性。

（2）联合用药获益更大。APA 还指出，联合 AChEI 和美金刚治疗比单独应用 AChEI 可让患者更有效获益，相关研究显示，两者联合应用有相互增效的作用。

（3）应交代药物治疗的受益期望，以确保长期治疗。临床目前面临的问题在于，医生未与患者和家属详尽探讨患者的受益限于延缓疾病的发展或轻度好转，不能完全逆转或治愈疾病，致使许多患者在用药 2~3 个月后因感觉不到治疗效果而停药，以致疾病逐渐加重。

（4）注意药物的副作用。APA 指南提醒医生应用 AChEI 时，由于 ACh 外周 M 受体有降低血压、减慢心率、增加腺体分泌等作用，患有病窦或严重房室传导阻滞、急性胃炎、胃溃疡、严重哮喘或慢性阻塞性肺病的患者，应谨慎使用，但 ACh 副作用在用药 2~4d 后就会逐渐减轻，所以，如能忍受开始几天的不适，以后可能会无不适症状。

（5）坚持随访，对疗效进行评估。EFNS 指南建议，应至少每 3~6 个月随访 1 次，对治疗进行评估，如使用 MMSE，以根据评估结果调整药物的剂量及治疗方案，确保疗效的有效性。

（二）个体化原则

阿尔茨海默病目前尚无治愈的可能，其防治的关键是早发现、早干预。主要治疗目的在于延缓发病与改善症状，因此应将该治疗目标及时告知患者及照顾者以取得支持。此外，不同患者的症状、耐受性与经济能力不同，治疗上遵循相关指南的同时，应采取个体化原则。

至今为止，已有很多关于阿尔茨海默病一级或二级预防的药物研究，包括激素替代疗法、非甾体类抗炎药、银杏叶提取物、补充维生素和胆碱酯酶抑制剂。但所有这些或以失败告终，或与存在安全性问题有关。治疗阿尔茨海默病的作用机制可以总结为抗氧化剂、抗炎剂、抑胆碱剂、雌激素、神经营养因子等。

未来，阿尔茨海默病治疗仍面临以下困难：

（1）尽管目前阿尔茨海默病的研究已取得不少进展，但研究人员并不知道该疾病产生的原因和机理。事实上，现在公认的一些疾病产生原因、影响、恶化在微观上的表现尚不确切。这将为新药的鉴别、筛选带来困难。

（2）目前临床前研究所使用的疾病模型很有限，它们不一定与人类疾病状况相对应。我们仍需开发更好的临床前实验方法筛选药物，对人体实验进行更好的预测。

（3）对人体不造成伤害、获得管理机构批准的生物学标记物尚不存在，因此无法通过这一方法确定疾病的产生和进展。只有当个体出现症状时，才能进行诊治。临床实验中，对患者的评估、筛选、长期观测，以及候选药物的筛选都会受到影响。目前，临床实验持续时间仍然很长，而且花费很高。

近年来，科学界已经取得了巨大进步，从分子和基因层面部分了解了神经系统如何工作，这反过来将有助于开发更有效的治疗方法。然而，仍有相当多的神经系统疾病尚不清楚其疾病机理，或无治疗药物，抑或缺乏更新、更有效的治疗选择。目前，业界、学界及各国政府正在携手推进对多种神经系统疾病潜在机理的探索，同时也在积极寻找治疗这类复杂疾病的新疗法。

第三节　患者什么时候应该开始服用药物治疗

如果不及时接受治疗，阿尔茨海默病患者病情可迅速恶化，最终导致其日常生活完全依赖于护理人员的支持。而改善认知能力、精神行为症状与日常功能既有助于提高阿尔茨海默病患者相对独立的生活能力，同时也极大减轻了看护者（患者家属及护理人员）的照料负担。这也正是阿尔茨海默病的临床治疗目标。

（一）大多数阿尔茨海默病患者未得到规范诊治

常忘事、记性差、情绪大变……当亲人出现这些症状时，别以为偷走他们记忆的是岁月。其实，真正的罪魁祸首可能是阿尔茨海默症。然而，由于社会、经济和心理因素影响，仅21%的阿尔茨海默病患者获得规范诊治。

（二）大多数阿尔茨海默病患者漏诊迟治

漏诊迟治多因误解、羞耻，中国有2亿老年人，是阿尔茨海默症发展的巨大温床。我国已经成为全球阿尔茨海默症患者人数增速最快的国家，而民众以及部分医生对该病的认识仍然存在大量误区。家属常把患者的早期症状和自然衰老混淆，以为是“老糊涂”，而患者对患病感到羞耻，排斥到医院治疗，也导致了漏诊、迟治。很多患者是在发生了走失这样严重的情况后，家属才带他们来就医。目前，大城市居民、高级知识分子、生活和社交圈比较大的患者在治疗方面比较及时，而生活圈狭窄、知识层次较低的患者往往会晚诊晚治，甚至认为不需要治疗，导致生活质量很差。

（三）规范治疗可延缓阿尔茨海默病病情恶化速度

有些患者觉得阿尔茨海默病“治不治都一样”，这是错误的。药物治疗能够延缓疾病发展速度、显著改善患者认知功能和精神行为症状。同时，能够明显减轻照料者的负担。

目前，阿尔茨海默病的一线用药主要有多奈哌齐等胆碱酯酶抑制剂，研究证明，规范的药物治疗通过改善患者日常生活的能力，平均每天可为家属减少约 1h 的照料时间。所以，出现症状和诊断后就应该开始服药治疗。

第四节　药物治疗方案应该在什么时候更改

（1）多奈哌齐可改善轻、中度阿尔茨海默病患者的认知功能，但对生活能力和总体印象的疗效不肯定；轻、中度阿尔茨海默病患者接受多奈哌齐治疗前，应与患者家属讨论可能的临床获益及安全性问题。

（2）多奈哌齐 5mg/d 与 10mg/d 治疗轻、中度阿尔茨海默病的疗效相当，但高剂量组的不良反应发生率高于低剂量组。

（3）利斯的明和加兰他敏同样可改善阿尔茨海默病患者的认知功能，但应注意胃肠不良反应的发生。

（4）美金刚可改善轻、中度阿尔茨海默病患者的认知功能，可能对小血管病变更有效。

（5）尼麦角林（60rag/d）可改善阿尔茨海默病患者的认知功能和总体印象，尼麦角林可与乙酰胆碱酯酶抑制剂或美金刚联合疗法对阿尔茨海默病的作用有效。

（6）明确诊断为轻、中度阿尔茨海默病患者可以选用胆碱酯酶抑制剂（多奈哌齐、卡巴拉汀、加兰他敏）治疗。

应用某一胆碱酯酶抑制剂治疗无效或因不良反应不能耐受时，可根据患者病情及出现不良反应的程度，选择停药或调换其他胆碱酯酶抑制剂进行治疗，治疗过程中严格观察患者可能出现的不良反应。

（7）明确诊断为中、重度阿尔茨海默病患者可以选用美金刚或美金刚与多奈哌齐、卡巴拉汀联合治疗。

（8）银杏叶制剂或鼠尾草提取物可能对治疗阿尔茨海默病有效，尚待进一步验证。

（9）轻、中度阿尔茨海默病患者可以选用尼麦角林、尼莫地平、吡拉西坦或奥拉西坦、维生素 E 等作为胆碱酯酶抑制剂、兴奋剂氨基酸受体拮抗剂的协同治疗药物。

必须与患者或知情人充分地讨论治疗益处及其可能出现的不良反应。

第五节　药物治疗应该在什么时候停止

针对阿尔茨海默病，有 4 种比较常见的处方药，其中 3 种是胆碱酯酶抑制剂，这类药物中最有名的是多奈哌齐。其他的常规药物还有加兰他敏和卡巴拉汀。它们通常被开给轻度至中度阿尔茨海默病患者，治疗通常持续 18~24 个月，或者更久。接受这些药物治疗的患者比未接受药物治疗的患者认知功能要好。

第 4 种是美金刚，NMDA- 受体拮抗剂，被批准用于中度至重度阿尔茨海默病。在阿尔茨海默病患者中，NMDA 受体（也参与记忆和学习处理）会出现过度活化。

目前如何评估药物作用存在下面的问题：

第一个问题在于医生不能追踪该类药物的疗效。心血管病专家在使用药物治疗高血压时，可以通过血压计随时监测患者的血压，通过监测来决定是否调整剂量或换药。但对于阿尔茨海默病来说，没有合适的监测指标。

第二个问题是这些药物只能治疗症状。梅奥诊所的神经科专家 David Knopman 博士说："这些药物是姑息剂。多奈哌齐不能从根本上改变疾病的发展速度。某些受损的突触连接在丧失功能前还能作用一段时间。"

多奈哌齐是一种常用的阿尔茨海默病药物，在阿尔茨海默病晚期，多奈哌齐通常会被从患者用药中取消，而这样做可使患者在 1 年后的家庭护理风险加倍。这一结果源于伦敦大学学院科学家们进行的一项最新研究。

科学家们为了观察继续或中止使用多奈哌齐的影响，对 295 名有中、重度阿尔茨海默病的患者进行了跟踪。这款药物在疾病后期由于缺乏医师所感知的受益，其通常会从用药方案中被取消。

既往研究表明，即使患者的痴呆进展到中期或严重期，继续使用多奈哌齐治疗会对认知功能及更好地进行日常活动提供适度的受益。

大家都渴望有真正改善疾病病情的药物出现，从而可以延缓或停止阿尔茨海默病的进程，而多奈哌齐现在就是一款这样的可供使用的药物，并且其价格适中。

由于 10 多年来一直没有用于阿尔茨海默病的新治疗药物，所以充分利用现有的药物是绝对至关重要的。2012 年发布的 DOMINO 结果首次显示，持续以多奈哌齐治疗可以在中、重度阿尔茨海默病患者中提供认知及功能受益，如保持吃饭、穿衣及更独立购物的能力。

虽然药物的疗效有限，但有证据表明：选择目前的药物治疗阿尔茨海默病还是比较明智的，无论是从社会学角度还是从经济学角度，药物治疗是明智之举，要终生服药。

第六节　对胆碱酯酶抑制剂的评估

胆碱酯酶抑制剂常用于治疗轻、中度阿尔茨海默病，目前临床应用的主要为多奈哌齐、卡巴拉汀和加兰他敏。另外，有部分研究证实，多奈哌齐和卡巴拉汀对中、重度阿尔茨海默病也有一定治疗效果。

胆碱酯酶抑制剂除可改善阿尔茨海默病患者认知功能和全面功能外，对阿尔茨海默病患者的精神行为异常（特别是淡漠）也有一定效果，其对易激惹疗效相对较差。

不良反应主要为胃肠道不适，如恶心、呕吐、腹泻，另外还可降低血压、减慢心率，因此，应用时应监测患者心率、血压情况。多数不良反应，如恶心等，多在用药 2~4d 后逐渐减轻，通常不影响治疗。

（一）不同胆碱酯酶抑制剂的比较

很多比较不同胆碱酯酶抑制剂疗效的试验疗程较短，多是开放试验，但结果均表明不同的治疗方法间没有明显的差异。有 2 项研究比较了多奈哌齐与利斯的明的疗效和不良事件发生率：一项为期 12 周纳入 111 例轻、中度阿尔茨海默病患者的 RCT 研究表明，多奈哌齐和利斯的明在提高患者认知功能（ADAS-cog）方面没有明显差异，多奈哌齐有更好的耐受性，因不良事件的退出率在多奈哌齐组和利斯的明组分别为 10. 7%和 21. 8%（Ⅱ）；另一项为期 2 年纳入 998 例中度阿尔茨海默病患者（MMSE：10~20 分）的双盲随机对照研究结果表明，多奈哌齐与利斯的明在主要指标（SIB）方面无差异。滴定利斯的明组退出率是多奈哌齐的 2 倍，维持期退出率无差距，2 组总的脱失率分别是 48% 和 37%（Ⅰ）。另一项为期 52 周纳入 295 例中度阿尔茨海默病患者（MMSE：9~18）的加兰他敏与多奈哌齐的比较试验，没有发现它们在主要及次要指标 SIB 方面的明显差异（Ⅱ）。一项关于加兰他敏和多奈哌齐疗效的比较研究，纳入 120 例 50 岁以下的轻、中度阿尔茨海默病患者（MMS：10~24 分），治疗 12 周，结果表明多奈哌齐在认知功能和日常生活能力方面的疗效更好，但由于研究周期较短而受到批评（Ⅱ）。一项纳入 13 项随机双盲安慰剂对照临床试验结果的循证医学研究证明，6 个月到 1 年的多奈哌齐、加兰他敏或利斯的明治疗轻、中或重度阿尔茨海默病，能够显著改善 ADAS-cog 评分 2.7 分（95 % CI：-3. 0-2. 3），3 种胆碱酯酶抑制剂对轻、中度阿尔茨海默病都有效（Ⅰ）。因此最新的 NICE 痴呆指南推荐多奈哌齐、加兰他敏和利斯的明均可用于轻度和中度阿尔茨海默病人群的治疗。

一项包含了 13 个初级卫生保健中心的 299 例阿尔茨海默病患者的回顾性队列研究显示，多奈哌齐抗痴呆疗效持久性优于接受利斯的明、加兰他敏或美金刚的患者。一篇系统综述（12 篇配对研究、6 篇回顾分析、6 篇队列研究）得出以下结论：与利斯的明或加兰他敏相比，多奈哌齐疗效更好且不良反应更少。

（二）不同胆碱酯酶抑制剂的换用

3 种胆碱酯酶抑制剂可以换用的原理在于它们不同的化学分类和药理特性。换药的理由有 2 方面：不能耐受或缺乏持续疗效。这方面的研究很少，没有评估其他胆碱酯酶换成多奈哌齐治疗后疗效的研究。已有的研究表明，有些不耐受多奈哌齐治疗的患者可以耐受利斯的明治疗。理论上换用加兰他敏不需要洗脱期，回顾性研究显示多奈哌齐或利斯的明换用加兰他敏或多奈哌齐换成利斯的明没有出现不良反应。

一项研究纳入 382 例多奈哌齐治疗失败的患者（80%的患者是因为缺少疗效，11%的患者是因为不能耐受，9%的患者以上 2 种原因都有），经 6 个月利斯的明治疗，56.2% 的患者总体印象改善（经 CGIC 量表评估），48.9%的患者认知功能得到改善，57%的患者工具性日常生活能力得到了改善。一项纳入 202 例阿尔茨海默病患者的前瞻性研究中，将多奈哌齐或加兰他敏换用为利斯的明治疗 16 周后，经 MMSE 评估，93 例病情稳定或改善。对于治疗成本的收益与疾病患病率之间的关系仍存在争论。目前药物注册所需的评估是基于阿尔茨海默病患者认知功能和总体评估的改善而不是行为学改变，而后者是疾病影响患者的生活质量，也是启用照料者的重要原因。症状获益的评估多源于与安慰剂进行的比较，并不是与患者的基线情况进行比较。目前，胆碱酯酶抑制剂是改善症状的治疗，而非疾病的根治性药物。阿尔茨海默病是个慢性进展性变性疾病，从控制疾病进展的角度来说，期盼未来会有影响疾病进程的药物出现。

（三）多奈哌齐、利斯的明和加兰他敏的应用

多奈哌齐、利斯的明和加兰他敏均可以改善轻至中度阿尔茨海默病患者的认知功能、日常生活能力和总体印象，多奈哌齐和利斯的明也可改善重度阿尔茨海默病的症状，但接受胆碱酯酶抑制剂治疗应评估治疗的利益及可能存在的安全问题。

多奈哌齐、利斯的明和加兰他敏治疗轻、中度阿尔茨海默病的疗效无明显差异，但与利斯的明或加兰他敏相比，多奈哌齐耐受性更好。

多奈哌齐常用剂量为5~10mg/d，高剂量多奈哌齐不良反应的发生率也高；对于重度阿尔茨海默病患者可根据其耐受情况适当增加剂量，但增加剂量会增加不良反应的发生风险。

利斯的明常用剂量为6~12mg/d，高剂量会增加不良反复的发生率；利斯的明透皮贴剂在减少不良反应方面更具优势，与利斯的明胶囊剂相比，临床疗效并没有减弱。

长期使用胆碱酯酶抑制剂是安全有效的。当一种胆碱酯酶抑制剂无效时，换用其他胆碱酯酶抑制剂仍可能有效，且没有出现不良反应。

第七节　治疗阿尔茨海默病的新举措

阿尔茨海默病的治疗较为困难，目前用于改善认知功能的药物主要是胆碱能制剂包括乙酰胆碱前体、乙酰胆碱酯酶抑制剂和选择性胆碱能受体激动剂。

改善阿尔茨海默病的治疗目前主要集中在降低大脑中淀粉样蛋白的水平。目前有些该类药物已达到了降低 β－淀粉样多肽的目的，但是并没有改善阿尔茨海默病的临床表现。除了考虑此类药物临床试验设计方法方面的问题外，另一个需要考虑的就是阿尔茨海默病药物设计的思路，即阿尔茨海默病病理过程中的淀粉样蛋白级联假说，其是否是导致阿尔茨海默病患者临床症状的直接因素。

（一）阿尔茨海默病治疗从 β－淀粉样多肽转向 τ 蛋白

磷酸化 τ 蛋白、神经纤维缠结和突触及神经元的丢失与记忆障碍密切相关。故而，针对 τ 蛋白的病理过程或许比针对 β－淀粉样多肽的治疗更有利于改善临床症状。进而，大量免疫学研究显示，在动物试验中降低磷酸化 τ 是可行的，且可以改善认知功能。一些 τ 蛋白相关疫苗也正处于前期临床阶段，很快也将进入临床试验。

1. τ 蛋白参与下的淀粉样蛋白级联假说

β－淀粉样多肽级联假说提示针对阿尔茨海默病的治疗可以从恢复脑内 β－淀粉样多肽平衡入手。基于此，目前主要有4种降低 β－淀粉样多肽形成的方式，即针对淀粉样蛋白前体分泌酶从而预防或减少 β－淀粉样多肽的形成、通过主动或被动免疫的方式清除脑内淀粉样物质的沉积、预防或减少 β－淀粉样多肽的聚集及增强 β－淀粉样多肽的清除。基于 β－淀粉样多肽级联假说的药物多以临床失败告终，提示 β－淀粉样多肽或许不是最佳的治疗靶点。

2. 基于 β－淀粉样多肽级联假说的阿尔茨海默病治疗药物研究情况及失败原因分析

τ 蛋白与微管蛋白结合促进其聚合形成微管，其高度可溶，主要存在轴突中与微管结合。在与 τ 蛋白相关的疾病中，其主要病理改变为 τ 蛋白磷酸化而致使不能与微管结合，从而造成轴突转运障碍。阿尔茨海默病的主要病理特点之一也是脑内神经元磷酸化 τ 蛋白高度聚集。针对 τ 蛋白的研究显示其可能为阿尔茨海默病治疗的另一关键点。

3. 磷酸化 τ 蛋白与阿尔茨海默病病理过程

针对 τ 蛋白的治疗是早期阶段的最佳方法和目标，但目前对所需治疗的时间和对疾病的理想阶段的干预仍然不清楚。确切地说，τ 蛋白如何发挥其毒性等还有待澄清。因此，在没有

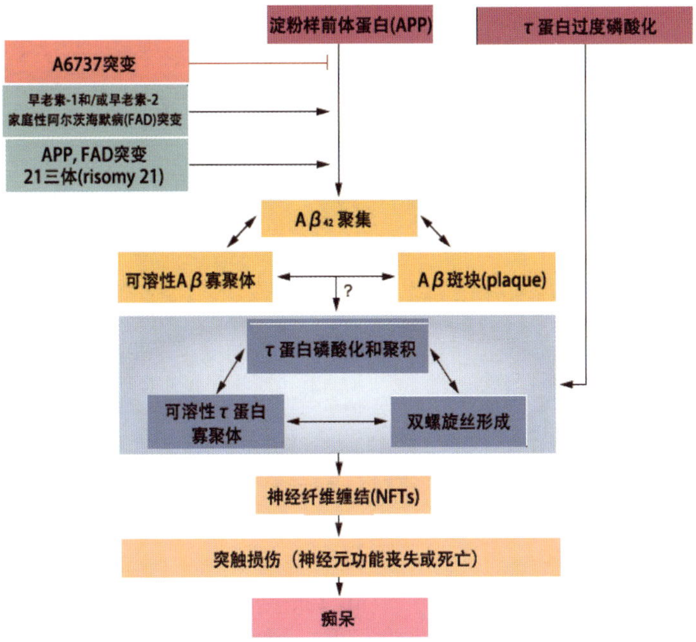

Aβ 级联假说提示针对 AD 的治疗可以从恢复脑内 Aβ 平衡入手。基于此，目前主要有四种降低 Aβ 形成的方式，即针对淀粉样蛋白前体分泌酶从而预防或减少 Aβ 形成、通过主动或被动免疫的方式清除脑内淀粉样物质的沉积、预防或减少 Aβ 的聚集及增强 Aβ 的清除。基于 Aβ 级联假说的药物多以临床失败告终，提示 Aβ 或许不是最佳的治疗靶点。

图 7-5　τ 蛋白参与下的淀粉样蛋白级联假说示意图

表 7-1　基于靶向 Aβ 的临床药物研发和假设失败的原因

药物	研发结果	假设失败的原因
	γ-分泌酶抑制剂	
Tarenflurbil	III 期临床试验失败后放弃	由于效价以及穿透血脑屏障能力太低，在靶器官部位的药物浓度无法肯定。
Semagacestat		
(LY450139)	2 次失败的 III 期临床试验后被放弃	认知能力恶化，选择性低，血脑屏障穿透力低。
Avagacestat	II 期临床试验后被放弃	药物血脑屏障穿透力差并与认知能力恶化有关并有引起黑色素瘤的风险。
	β-分泌酶抑制剂	
LY2886721		
BACE-1 inhibitor	临床 II/III 期试验失败后被放弃	肝脏毒性
MK-8931	目前正在进行 III 期临床试验	不清楚
	免疫治疗	
IVIg (gammagard)	临床 II 期试验失败后被放弃	治疗组人数太少且治疗疗程太短。
AN1792	由于 6% 的病人在临床 II 期试验中引发脑膜脑炎而放弃。	在 20% 的治疗组病人中发现 T- 淋巴细胞反应太强而抗体反应有限，而且治疗时程也太短。
Bapineuzumab	在临床 III 期试验失败后放弃	抗体反应较低
Solanezumab	在 2 次 III 期临床试验中未能到达试验终点。	试验的病人过早结束试验。
	抗聚集药	
Tramiprosate	临床 III 期试验失败后放弃	药物剂量可能太低
PBT2	临床 IIa 的试验结果发表了	神经心理测验中仅有 2 项测量执行功能的指标有所改善。
Scyllo-inositol	临床 II 期试验失败后放弃	治疗后出现意外死亡和感染。

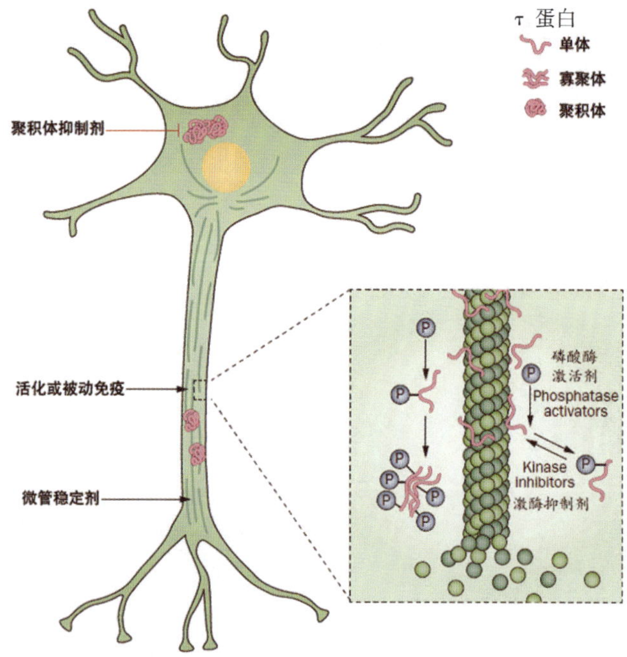

τ 蛋白存在于可溶性单体和低聚物的神经元中，作为不溶性团聚体（神经原纤维缠结）。τ 蛋白的磷酸化调节其形成寡聚物和聚集物的能力。因此，介导这一过程的磷酸酶的激酶和激活剂的抑制剂，代表了治疗痴呆治疗干预的可能目标。此外，抗聚集剂可以减少 τ 蛋白的聚集，这是介导的神经元损伤的一个重要步骤。微管稳定剂也有治疗潜力。

图 7–6　针对 τ 蛋白相关治疗干预的潜在靶点示意图

表 7–2　正在研究中的 τ 蛋白相关的化合物

药物名称或范畴	作用机制	研发厂家
τ 蛋白聚合或沉积抑制剂		
Paclitaxel	τ 蛋白沉积和聚集抑制剂；微管稳定剂	Generic
Davunetide	τ 蛋白沉积和聚集抑制剂；微管稳定剂	Allon Therapeutics/Biogen Idec
BMS–241027	τ 蛋白沉积和聚集抑制剂；微管稳定剂	Bristol–Myers Squibb
TRx0237 (methyl-thioninium chloride)	τ 蛋白聚集抑制剂	University of Aberdeen, UK ,and TauRx Therapeutics
Pyridazines	τ 蛋白聚集抑制剂	University of Pennsylvania, USA
BLV–0703	τ 蛋白聚集抑制剂	Bioalvo
ReMIND NV	τ 蛋白聚集抑制剂	Roche
激酶抑制剂		
GSK–3 inhibitors (various)	激酶抑制作用（GSK–3）	AstraZeneca, Takeda,CrystalGenomics
Np–103	激酶 GSK–3 抑制剂	Noscira
SAN–161	激酶 GSK–3 抑制剂	Sanoimmune
Lithium chloride	激酶 GSK–3 抑制剂	Generic
τ 蛋白调节剂	不可用	Biogen Idec
免疫治疗药物		
单克隆抗体	被动性 τ 蛋白免疫	AC Immune, Prothena Elan, Neotope Biosciences
超抗原疫苗	主动性 τ 蛋白免疫	AC Immune
AADvac–1*	靶向病理性 τ 蛋白的合成肽	Axon Neuroscience

* 该制剂目前正在进行临床 I 期试验。GSK–3：糖原合成酶激酶 –3。

增加毒性 τ 蛋白寡聚物形成的情况下，阻断 τ 蛋白的聚集是最有效的方法。

微管结合蛋白 τ，是阿尔茨海默病和相关的神经变性 τ 蛋白病的主要特征性的神经元纤维内含物。一旦 τ 蛋白纤维化，就会经历异常的转录后修饰，导致溶解性降低和改变了的微管稳定属性。

对于阿尔茨海默病来说，这些时间性和形态学免疫组织化学特征提示 τ 蛋白该抗原决定簇的乙酰化之前有早期修饰，包括磷酸化，伴有之后的截断性事件和细胞死亡。τ 蛋白 280 位赖氨酸的乙酰化是一种病理性修饰，可能导致了 τ 蛋白介导的神经变性，因其放大了正常 τ 蛋白含量的丢失（减低的溶解度和微管聚集）加上有毒性的功能改变（增高的 τ 蛋白纤维化）。因此，阻断 τ 蛋白的乙酰化可能成为 τ 蛋白病疾病调节的药物针对目标。

4. 阿尔茨海默病针对 τ 蛋白的药物研究现状

从 β－淀粉样多肽到 τ 蛋白，阿尔茨海默病的治疗方式在探索中前进，针对 τ 蛋白的免疫治疗前景广阔。正所谓路漫漫其修远兮，阿尔茨海默病治疗之路正处于求索中。

（二）一种名为 lavado 的可可提取物能预防阿尔茨海默症

超过 500 万的美国人正经受阿尔茨海默病的困扰，到 2050 年，这个数字预计会增加到 1600 万。面对这样的数据，找出预防阿尔茨海默症的方法已迫在眉睫（竞赛已经开始）。目前，一项由纽约州纽约市西奈山伊坎医学院研究人员开展的最新研究发现，一种可可提取物能预防阿尔茨海默症。

由伊坎医学院神经病学教授 GiulioMaria Pasinetti 博士领导的研究团队发现，一种被称为 lavado 的可可提取物能减少或者阻止在阿尔茨海默病患者身上发现的神经通路的损伤。这就意味着诸如认知减退这样的临床症状能够被阻止（或避免）。

按照研究人员的说法，lavado 可可提取物是一种微加工的可可粉，它富含多酚类物质，多酚类物质是一类抗氧化剂，在水果和蔬菜中也能发现它。过去研究已经表明，富含多酚类的饮食能降低阿尔茨海默症的发病风险。出于这种考虑，研究团队想要弄清楚 lavado 可可提取物这种相对于天然的和荷兰法处理的可可提取物（荷兰法具体加工方法下文有叙述）是怎样影响疾病进展的。Lavado 能减少 β－淀粉样多肽寡聚物形成且能减少突触损伤。研究人员近期将他们的研究结果发表在《阿尔茨海默氏病杂志》上，为了证实他们的发现，研究团队从基因方面处理小鼠以模拟人类阿尔茨海默病的模型。这样为以后临床应用提供实验依据。

（三）天然植物生物碱可减缓阿尔兹海默症发生进程

这项发表在《Public Library of Science (PLoS) One》杂志上的研究发现，β－咔啉类生物碱有希望开发成可阻止或至少减缓阿尔兹海默症引起的进行性虚弱无力效应的治疗药物。这类生物碱是一种名为去氢骆驼蓬碱的物质可以抑制 DYRK1A 蛋白活性，DYRK1A 蛋白在包括本次的多项研究中被证实与 τ 蛋白磷酸化有关。τ 蛋白磷酸化过程可以断开大脑细胞或神经元间的联系，这种现象已被 TGen 以往进行的研究证实与阿尔兹海默症有关。τ 蛋白在神经元微管桥形成中起着重要的作用，这些微管桥可以使神经元突触像电脑线路板一样连接起来，使大脑细胞之间建立起相互联系。

文章的资深作者、TGen 神经变性研究中心主任 Travis Dunckley 博士说："β－咔啉类生物碱对 DYRK1A 的药理抑制作用为改变阿尔兹海默症有关 τ 蛋白病理行为的发生和进展提供了一种药物治疗的希望。”

科学家发现一些植物中含有 β-咔啉类生物碱，这些生物碱具有抗氧化作用（已被证明），可以保护大脑细胞抵御神经递质过度刺激的影响。在这篇报道中也提到“这些生物碱是一些植物中含有的天然成分，可以影响多个中枢神经系统药物靶点”。

正常情况下，蛋白对 τ 的调节是通过上调磷酸盐水平实现的。这种 τ 蛋白磷酸化的过程可以使大脑细胞间的联系断开和再次连上，使得神经元可以连接和再次连接其他大脑细胞。但是这种过程中间可能会出现错误，形成神经纤维缠结，这种缠结被认为是阿尔兹海默症发生的重要指征之一。

在这项研究中，实验室检测显示去氢骆驼蓬碱和一些其他 β-咔啉类生物碱可以有效地减低 3 种形式的磷酸化 τ 蛋白的表达水平，抑制 DYRK1A 在与 τ 病理相关的多个位点对 τ 蛋白磷酸化的调节能力。

Dunckley 博士说：“试验结果显示这类物质为将来研究可改变阿尔兹海默症有关 τ 蛋白病理行为发生和进展的 τ 蛋白调节药物提供了基础。”

（四）阿尔茨海默病的免疫治疗的现状

阿尔茨海默病的发病机制主要与 β 淀粉样前体蛋白（APP）抑制乙酰胆碱通路、淀粉样沉积、τ 蛋白磷酸化、氧化压力、金属离子失调和炎症以及胆固醇和谷氨酸盐的参与有关。β 淀粉样蛋白（Aβ）是老年斑的主要成分，在阿尔茨海默病发病中起关键作用。免疫接种反应可针对阿尔茨海默病病理——β-淀粉样多肽沉积产生靶向治疗作用。经外周静脉给予单克隆抗体或者免疫球蛋白产生多克隆抗体靶向治疗 β-淀粉样多肽，这些方法都被用在免疫治疗阿尔茨海默病上。以上方法与传统的免疫抑制治疗不同，比如类固醇和非类固醇抗炎药物。流行病学研究提示这些药物可能具有有效的治疗作用，但是没有大型的临床双盲研究得出肯定的结果。

1. 有效的阿尔茨海默病免疫治疗：免疫接种 AN-1792

AN-1792 疫苗（Elan 制药）开创了阿尔茨海默病免疫治疗的先河。最初纳入了 24 例患者的临床试验确定了安全性。第 2 阶段 Ⅰ b 随机、安慰剂-对照试验纳入了 80 例患者，Ⅰ b 试验的结果再次说明无重大安全问题。在下一阶段的随机、安慰剂对照的 Ⅱ a 试验中，虽然包含欧洲和美国 28 个地区的患者，但重大的不良事件导致 Ⅱ a 试验过早终止。治疗组有 6% 的比例发生脑膜脑炎，在这部分病例中，72% 发生免疫应答，均在最后一次注射 70 d 内发生脑炎，起始都表现为意识障碍、头痛和昏睡。预后变化多样，66% 的患者完全恢复，其余的在数周时间内继续发展成持续的认知功能障碍或者遗留有永久的局灶性神经后遗症。发生脑膜脑炎的机制目前还不清楚。据推测，加入的稳定剂聚山梨醇酯-80 可能是这一副作用的促发因素。对发生脑膜脑炎的死亡病例进行尸检，随后的分析表明发生了明显的 T 细胞反应。提示除了 B 细胞反应产生抗体，激活的 Th1 和 Th2 细胞产生了预料之外的针对淀粉样蛋白的细胞炎症反应。

2. 阿尔茨海默病的被动免疫治疗

（1）Bapineuzumab 单克隆抗体

Bapineuzumab 单克隆抗体是一种定位于 β-淀粉样多肽 N 端肽链的单克隆抗体。

Ⅲ期试验比较了 Apo E-4 基因携带者和非 Apo E-4 基因携带者的不同点。研究结果显示

Apo E4 基因携带者和非 Apo E4 基因携带者的 ADAS-Cog 评分和 DAD 评分均没有差异。淀粉样蛋白量在治疗组和安慰剂组间统计学上的差异显示，Apo E-4 基因携带者病例样本和高剂量非 Apo E-4 基因携带者病例样本中脑脊液 τ 蛋白量减少。除此之外，脑萎缩等并没有显著改善。Apo E-4 基因携带者中 15% 的病例发生血管源性水肿，非 Apo E-4 基因携带者中高剂量和低剂量组发生血管源性水肿的比例分别为 9% 和 4%，在这些病例中，有 2% 发生血管源性水肿的患者出现症状。

尽管 Bapineuzuma 单克隆抗体对大脑病理学产物有靶向作用，改变了下游生物学标记物的表达水平，但不能改善临床症状和延缓疾病发展。根据Ⅲ期试验的结果，辉瑞公司等于 2012 年 8 月宣布停止研发 Bapineuzumab。

（2）Solaneuzumab 单克隆抗体

Solaneuzumab 单克隆抗体是一种针对 β-淀粉样多肽肽链的单克隆抗体。与 Bapineuzumab 抗体相比，Solaneuzumab 定位于溶解的 β-淀粉样多肽，防止其沉积产生聚合。随之而来的一系列临床试验评价它的安全性和疗效。

Ⅲ期试验分别进行了 2 项独立的随机、双盲、安慰剂对照试验（Expedition 1 和 2），产生了 2 个重要的结果。其中每个试验都包括了轻至中度痴呆患者。治疗组的 800 例患者于每 4 周时间内给予 400 mg，安慰剂对照组也纳入了 800 例患者。通过Ⅲ期试验，研究者发表了 80 周时间内进行认知评分（ADAS11 和 ADAS14）和功能评分（ADCS-ADL 和 ADCS-iADL）测量的结果。在 Expedition 1 试验发现在轻度痴呆亚群有很好的治疗效果后，Expedition2 改进了分析方法，将 ADAS-Cog 14 评分作为最主要的测量方法。治疗组与安慰剂组相比在认知减退上没有差异。Expedition 2 试验和 2 项试验合并的数据显示轻度痴呆的患者可以显著获得功能评分的改善。以上试验结果表明 Solancuzumab 对于轻度痴呆的患者治疗作用较好。

3. 静脉注射免疫球蛋白（IVIG）

（1）Ⅰ期试验 IVIG 是一种利用从全血分离出的免疫球蛋白治疗各种免疫缺陷综合征的方法。IVIG 由天然的定位于寡克隆带的多克隆抗体构成，同样也可与 β-淀粉样多肽 结合。有 2 项试验提示阿尔茨海默病患者存在多克隆抗体的减少。

（2）Ⅱ/Ⅲ期研究（百特制药的 IVIG）

根据一项纳入 24 例的Ⅱ期试验提供的初始数据，阿尔茨海默病合作研究组和百特制药联合进行了一项为期 18 个月的针对共计 390 例的轻、中度痴呆患者的 IVIG 治疗的双盲、安慰剂对照试验。大型的多中心的对多种生物学标记物的评估结果将会在近期发布，明确地指出 IVIG 是否具有治疗阿尔茨海默病的临床实效。

总结：综上所述，去除淀粉样蛋白沉积或者延缓疾病进展的免疫治疗方案还不成熟。进一步的研究集中在预防上，寻找导致疾病的遗传学基因。类似于 A4 试验那样，在皮质发生淀粉样蛋白沉积的无症状高龄具有正常认知功能的患者中使用单克隆抗体进行治疗，在预计出现阿尔茨海默病症状前 15 年进行治疗。考虑以上原因，作为临床治疗阿尔茨海默病的目标人群，已经转换为 MCI 或者被生物学标记物明确的早期阿尔茨海默病人群，这部分人群有望通过免疫治疗最大获益。

（五）阿朴脂蛋白 E4（Apo E4）

我们知道，阿尔茨海默病的发病情况与遗传基因有着较为紧密的联系，阿朴脂蛋白 E4（Apo E-4）是特别值得让我们去注意并朝着治疗和预防阿尔茨海默病的方向进行研究。在药物开发中，Apo E-4 已经进行了人体药物临床试验，并极有可能成为疗效比较确切的药品。

（六）从天然植物和中草药中发掘具有抗老年痴呆的药物

银杏叶提取物中的黄酮类成分具有协同抗氧化、清除自由基、增强中枢胆碱能功能，且可增加脑血流量，促进心脑组织代谢，对神经元起到保护作用，是治疗脑机能不全和梗死性痴呆的药物。目前已经广泛应用于防治老年性痴呆。

左旋黄皮酰胺是我国自行研制的一类新药，是从黄皮叶成分中衍生发展创制而成的。经过多年的研究表明它对早期老年性痴呆、脑缺血缺氧及各种类型记忆障碍疗效显著。目前正在进行新药技术转让阶段。

另一种是从姜黄咖喱粉香料中提取的化合物姜黄素，动物实验证明本品具有强大的抗氧化和抗炎症作用，与布洛芬联用有望用于预防和治疗老年痴呆症。

（七）早发型阿尔茨海默病靶向治疗

1. 阿尔茨海默病防治计划（API 研究）

2013 年 API 研究开始启动，计划进行 5 年，Reiman 博士及其同事与安提奥基亚大学 Francisco Lopera 博士带领的哥伦比亚研究团队进行合作。在此之前 Lopera 博士的研究团队对居住于 Abrurrá 山谷的一个大型的家系进行了研究。在约 5 000 名的人群中，大约有 1 500 人携带早老素 1（PSEN1）基因常染色体显性突变，这是已知的早发型 AD 患者携带的 3 种基因之一。

API 研究者已经对该家系中超过 3 400 名成员进行了详细的认知功能评估，包括 800 多例基因突变的携带者，这些携带者通常在 50 岁之前就可能发生痴呆。API 研究将纳入该家系中 300 名年龄≥ 30 岁认知功能正常的受试者，检测抗淀粉样蛋白单克隆抗体 Crenezumab 的治疗效果。

其中 200 例基因突变携带者将被随机分配接受 Crenezumab 或安慰剂治疗，每 2 周注射 1 次，共 260 周；而其他 100 例非携带者也会接受安慰剂治疗。在该研究中，大部分突变基因携带者对其携带情况并不知情。

2. DIAN-TU 研究

另一项阿尔茨海默病预防性研究——DIAN Trails Unit（DIAN-TU）于 2012 年 12 月开始启动，也是针对早发型阿尔茨海默病高危人群的症状前治疗。这是一项为期 4 年的多中心国际化研究，入选的受试者均对其 3 种突变基因的携带情况均不知情，这 3 种突变基因包括 PSEN1、早老素 2 基因（PSEN2）以及淀粉样前体蛋白（APP）基因。

在该项研究的第 1 个阶段——生物学标志物期，研究者们将会监测影像学以及脑脊液生物学标志物相对于药物的反应，以评估哪种药物最有希望进入第 2 阶段——随访期，进一步检测药物对认知功能的改善作用。该研究采用了一种适应性的设计，即其他的药物也能够进入该研究的生物学标志物期进行评估。

（八）晚发型阿尔茨海默病的防治

1. A4 研究

第 3 项预防性研究 A4 研究是针对于另一组更常见的人群，即具有阿尔茨海默病高危风险的老年人群，他们并不携带有常染色体显性突变基因，但其脑部影像学显示有淀粉样蛋白沉积的证据。这项为期 3 年的临床研究已经于今年早些时候在世界各地的研究中心开始进行受试者入组。

研究将招募 1 000 例老年受试者，随机分配至治疗组和安慰剂组，检测淀粉样蛋白修饰性单克隆抗体 Solanezumab 是否可以延缓受试者认知功能的下降，采用多种神经心理学测试对认知功能进行复合评估。

2. LEARN 研究

另一项名为淀粉样蛋白沉积风险和神经退行性疾病纵向评估（LEARN）的自然观察性研究，纳入的受试者不被允许获知他们有关淀粉样蛋白沉积升高的信息，这项研究入组患者将作为 A4 研究中治疗组的平行对照。LEARN 队列研究中的受试者每隔 6 个月将接受同样的认知功能和临床评估，在研究结束时进行影像学和生物学标志物检查。

3. API-Apo E-4 治疗研究

Reiman 博士及其同事们打算在 2015 年下半年启动另一项研究，称为 API-Apo E-4 治疗研究。Reiman 博士已对含有 Apo E-4 基因 0 份、1 份和 2 份拷贝数的人群进行了近 20 年的纵向研究，其研究结果可作为这项新研究的设计基础。含有 Apo E-4 等位基因 2 份拷贝数的老年人占总体人数 2%~3%，其晚年发生阿尔茨海默病的风险很高。

研究者将招募年龄为 60~75 岁认知功能正常的受试者，这些人含有 Apo E-4 等位基因 2 份拷贝数。该研究入组的受试者将多于哥伦比亚研究，但研究者目前仍没有确定将使用哪种治疗药物。该研究将探索获知自身携带的 Apo E 基因型对受试者的影响。既往一项研究显示获知 Apo E-4 基因型情况的患者耐受性高于预期，但受试者较年轻，并且没有进行纵向的随访研究。

4. TOMMORROW 研究

还有一项 2014 年启动正在进行中的研究名为 TOMMORROW 研究，这是一项临床 3 期 AD 预防性研究，计划在全球 50 多家中心入组 6 000 例 65~80 岁认知功能正常的受试者。研究者也将评估 Apo E-4 基因和另一种称为 TOMM40（线粒体外膜转位酶同工酶 40）基因的情况，以预测轻度认知功能障碍患者在 5 年内转化为阿尔茨海默病的风险，并评估使用一种目前已获批的糖尿病药物比格列酮小剂量治疗延缓轻度认知功能障碍的疗效。

该研究的研究者之一美国内达华州克利夫兰诊所脑健康研究中心 Jeffrey Cummings 博士指出，比格列酮除了是胰岛素增敏剂之外，对线粒体功能也具有显著改善作用，而线粒体功能障碍恰恰是阿尔茨海默病另一个重要的发病机制。他说："这是首个尝试观察线粒体活性对阿尔茨海默病治疗作用的临床研究。"

（九）其他

1. 5-HT3 受体拮抗剂

5- HT3 受体拮抗剂原用于止吐，现有研究根据 5- HT3 受体在大脑中的分布状态，推测此类拮抗剂应有其他中枢神经系统的作用。动物实验表明昂丹司琼（枢复宁）能改善胆碱能神经功能正常和不足的动物的识别能力；在临床试验中，昂丹司琼能使相当于丧失 6 年的记忆力得到改善。

2. 利诺比定

目前美国正在进行最后阶段临床试验的利诺比定 (DUP-996)，其毒副作用小，能促进脑内神经传递物质作用，使残存的脑细胞活动能力增强，被认为是目前最有效的治疗老年性痴呆症药物。

3. 神经元新生 (neurogenesis) 的研究

这是带有根本性的治疗记忆减退，具有十分巨大的潜力，在国外也尚属起步阶段。

综上所述，治疗阿尔茨海默病的药物研究处于多方向、多领域的研究，但主要热点还是集中在如何有效且无副作用的抗 β-淀粉样多肽上。相信不久的将来，将会出现有效的 β-淀粉样多肽对抗药物。

第八节　阿尔茨海默病的非药物治疗

目前临床使用的治疗 AD 药物都不能从根本上起到治疗的作用，而且一旦停止用药，疾病就会复发，可用的药物匮乏。自此，研究者从来没有停止寻求非药物治疗方法。

痴呆的非药物治疗包括了多种治疗方法及不同适应证，在启动药物治疗前一般建议先进行非药物治疗，无论是认知症状还是非认知症状均可能获益，已有证据表明日光疗法和方向疗法能改善痴呆患者的行为和精神症状，由于每个患者过去的经历、神经损害、对药物治疗的反应、治疗需求及生活环境不同，根据个体化需求提出包括心理、社会、环境治疗在内的整体方案是十分必要的。

（一）高压氧

高压氧治疗是指在超过 1 个标准大气压环境下吸入氧气而达到治疗目的的一种有效医疗方法，它是医学领域中一个重要组成部分。可用于各种原因所致的老年性痴呆且有氧代谢的能量代谢障碍。实验研究表明，高压氧治疗有利于改善脑缺氧及消除脑水肿。高压氧可增加血氧含量，提高血氧分压，增加血氧弥散能力，改善脑组织的供氧状态。Boerama 的观察证明，高压氧可促进脑血管的修复，从而有利于脑功能的恢复，一般主张应用 1ATA 氧压。压力过高可能引起脑血流量重新增加，并影响脑代谢进行。高压氧治疗的次数应根据脑电图的改善而决定。为减少脑缺氧后遗症发生，一般应治疗 1~2 个疗程。

（二）经皮电神经刺激（TENS）

Scherder 在一系列研究中观察了增加躯体感觉刺激对早期阿尔茨海默病患者记忆、独立生活能力和情绪的影响。这些刺激包括经皮电刺激、触觉神经刺激和两者结合等（Scherder 等，1998）。其研究结果表明，与安慰剂治疗的对照组相比，刺激组阿尔茨海默病患者的非语言短期记忆，非语言和语言性长期记忆和语言流利程度均显著改善。更具体来说，这些改善提示：治疗后患者学习新事物，从记忆库里再处理熟悉信息、贮存、翻译和再处理非语言信息等方面的能力改善。独立生活能力和情绪方面也有较大程度的改善。

（三）光照治疗

人类的休息 - 活动和睡眠 - 觉醒节律受下丘脑视交叉上核（SCN）产生的昼夜节律的影响，

痴呆患者的昼夜节律障碍可能由于该结构功能异常所致，利用光的刺激来调整视交叉上核的功能可能会改善痴呆患者的相关临床表现。

以人工光源或日光辐射能量治疗疾病的方法称为光疗法。有研究发现早晨的光照刺激可能改善痴呆患者的睡眠质量，缩短睡眠潜伏期，增加睡眠时间（Ⅲ）。一项研究发现光照疗法的反应可能与性别有关，比如接受早晨光照的女性痴呆患者抑郁症状可能会更少，但这一结果更可能是受试者的个体因素而非治疗方案产生的作用，目前认为光照治疗对痴呆患者的抑郁症状很可能没有治疗作用（Ⅲ）。尽管目前有很多关于光照治疗改善患者情绪、行为症状的报道，但研究设计的证据不高，结果之间也缺乏一致性，并没有充分的证据表明其对痴呆的治疗作用，疗效可能因个体情况而不同。光照治疗安全性较好，但也有治疗加重激越症状的报道。

老年大鼠的研究表明：通过环境刺激，可改善昼夜时间系统解剖和功能的退变。Witing（1993）证实，增加白天环境光的强度，可使老年大鼠紊乱的睡眠活动昼夜节律恢复至青年大鼠的水平。Lucassan 等证实增加光刺激可防止与衰老有关的视交叉上核（SCN）加压素神经元数目的减少。以上证据均为光治疗提供了有利的依据，虽然具体的治疗方法还需要进一步的研究，但光治疗不失为一种有前景的治疗方法。光疗法所采用的人工光源有红外线、可见光、紫外线、激光 4 种。

（四）体育锻炼

有研究表明在正常老化和视交叉上核损毁的大鼠静息和活动期的破碎指数明显增加，健美训练可显著改善破碎指数，从而为 AD 提供新的治疗策略。现有的结构和功能研究表明，老年大鼠，在某种意义上讲，老年健康和痴呆患者的中枢神经系统仍保存有相当的可塑性。总之，越来越多的证据表明，神经元的激活对衰老和老年性痴呆的退行性改变具有保护作用，尽管其他的可能机制不能排除，DNA 的损伤和修复间平衡的改善可能是其机制之一。通过体育锻炼以达到对神经元的刺激，促进其功能的恢复，这将为治疗老年性痴呆提供新的策略和思路。

一项新研究揭示，对于老年人，每周通过不同类型的运动燃烧更多的热量会增加脑容量，并降低阿尔茨海默病的风险，无论其认知状况如何。研究发表在《阿尔茨海默病杂志》（Journal of Alzheimer's Disease）。研究者分析 65 岁及以上 876 例成人 5 年期间获取的数据，参与者定期接受认知功能评估和脑成像，并提供日常活动信息，例如行走、网球、跳舞和高尔夫，以评估每周热量消耗。结果，使用数学模型并调整潜在混淆因素，如头大小、年龄、认知状态后，能量消耗水平高于前额、颞叶和顶叶灰质体积较大具有相关性，与海马、丘脑和基底神经节体积较大也相关。作者称，运动水平处在最高四分位的人，相比那些运动水平处在最低四分位的人脑灰质体积较大，阿尔茨海默性痴呆的大脑萎缩减缓。

（五）认知训练

众所周知，像智力游戏、手工艺品制作、生活技能训练等认知训练可以减慢老年人智力下降的进程和减少阿尔茨海默病的发生风险。一项发表在“生物医学中心”的《生物医学杂志》的开放阅读区的研究显示：认知训练能够改善健康老年人的推理能力、记忆力、语言能力和手眼协调能力。同时，智力活动可以减少健康人罹患老年性痴呆的风险。

我们在对健康人进行的智力锻炼的影响还知之甚少。目前正在中国进行相关的研究，以了解认知训练对独立生活的老年人影响。

这项实验选择了一些年龄在65~75岁之间的老年人，这些老年人被要求具有良好的视力、听力和沟通技巧，能够独立完成所有的训练。共要进行为期12周、每周2次、每次1h的训练。这些训练是一个多方面的、系统的、类似于家庭作业的训练，包括记忆、推理、解决问题能力、阅读地图能力、手工艺品制作、健康教育和锻炼等，或者仅仅是推理能力集中。而根据我们的测试，在6个月后，这些强化训练的效果慢慢体现了出来。

这个实验的结果是成功的，领导这次实验的Chunbo Li教授和Wenyuan Wu教授解释说："就认知训练提高智力能力的各个层次来说，相对于没有进行任何训练的试验对照组，更多的详尽训练，可以提高记忆力。而且这些训练影响是长期的，甚至在1年后我们进行额外的评估时也能看到智力能力评估积分的改善。"这个研究显示了认知训练治疗可以预防老年人的智力下降和提高他们将来独立生活的能力。

（六）环境疗法

痴呆患者所生活的环境会影响其生活质量和行为，并且其出现跌倒和骨折的风险明显高于非痴呆的同龄人群，痴呆患者对环境的反应可能更敏感，不适当的环境可能激发异常行为症状，从而加重照料者的负担。因此，设置一个舒适安全的家庭环境是有必要的。居家环境干预对痴呆患者具体日常生活能力的改善作用已得到随机对照试验的证实，并且职业治疗人员的环境调整及咨询可以让照料者感到工作更有效，减少了他们的不安情绪。另外，环境干预已经被证实可以减少老年人跌倒的风险。

（七）音乐疗法

音乐疗法（music therapy）在欧美国家已经成为了一个独立和成熟的学科。痴呆患者即使在其他认知功能都已经退化的情况下，通常还保留了对音乐的反应能力。音乐治疗师利用这一特点，使用患者年轻时代所喜爱的老歌，往往能够激发患者对当时生活的很多回忆。此外，学习新的歌曲也能够刺激和改善患者的短时记忆。痴呆患者通常伴有语言功能减退，他们的语言能力可能因为音乐治疗得到改善。音乐疗法能改善大脑皮质功能，增加大脑供血供氧，能较好地调节自主神经功能。

一项短期（20周）随机对照研究显示，尽管音乐治疗没有改善痴呆患者神经精神问卷（NPI）评分，但其中的妄想、激越、焦虑、淡漠、夜间行为异常等单项症状却得到了明显改善。音乐疗法能够用于不同程度的痴呆患者，并且它的治疗作用可能具有长期效应。音乐疗法还可能对痴呆患者的情绪有帮助，但未达到显著性水平。限于这些研究的方法学不足，结论的可靠性还需进一步验证。

（八）磁疗法

应用磁声治疗疾病的方法称为磁疗法。磁场作用于人体时可以改变人体生物电流的大小和方向，并可感应产生微弱的涡电流，影响体内电子运动的方向和细胞内外离子的分布、浓度和运动速度，改变细胞膜电位，影响神经的兴奋性，改变细胞膜的通透性、细胞内外的物质交换和生物化学过程。磁场的方向还可以影响体内脂质、肌浆球蛋白、线粒体等大分子的取向而影响酶的活性和生物化学反应，人本身也是一磁体。已有研究表明，一定强度的磁场对人体有利，故研究磁疗法在老年性痴呆中的应用有着十分实际的意义。

（九）传导热疗法

以各种热源为介体，将热直接传导于人体以治疗疾病的方法称为传导热疗法。常用的传导热源有蜡、沙、泥、热空气、蒸汽、坎离砂（中成药，主要成分为当归、防风、川芎、透前草，具有祛风散寒、活血止痛的功能）、化学热袋等，一般取材方便、设备简单、容易操作、应用方便。各种传导热源作用于人体时共同的主要治疗作用是温热效应，能促进神经系统的修复再生，可改善老年性痴呆患者神经元丧失的状况，从而起到改善其智力的作用。

（十）冷疗法

以低于人体温度的低温治疗疾病的方法称为冷疗法。冷疗法又称冷冻疗法。治疗时使人体温度呈一定程度的下降，但不致造成细胞死亡、组织破坏。冷冻不同于冰冻，冰冻的温度低于冷冻，达到冰点以下，可使细胞内外溶质浓缩，形成冰晶、冰屑，可致细胞损伤、死亡。本节仅叙述局部冷冻疗法。其对神经系统的影响：冷刺激可使轴突反应减弱，运动神经抑制，继而感觉神经抑制，神经传导速度减慢，甚至暂时丧失功能，感觉的敏感性降低，因而有解痉、镇痛，甚至麻醉的作用。但瞬间的冷刺激可引起神经兴奋。有利于神经系统的修复和再生，有利于改善阿尔茨海默病患者神经元丧失的状况，从而有利于阿尔茨海默病患者的康复。冷疗法治疗技术主要包括：冰袋法、冰贴法、冷敷法、浸泡法、蒸发冷冻法。

（十一）针刺疗法

针刺疗法（acupuncture）作为我国传统医学特有的治疗形式已经应用了几千年，根据患者的症候表现，以脏腑经络理论为指导选择特定穴位或穴位组合，并结合特定的针刺手法来治疗疾病，也可以配合灸法使用。根据取穴手法的不同分为体针、头针、眼针和耳针等，也有在上述针刺基础上，结合电针仪发放低频脉冲增强局部刺激的方法，又称为电针。目前治疗痴呆的针刺方案多来自于经验或古籍记载，主张辨证取穴，同时受到不同学派的影响，不同研究采用的方案差异较大。

有大量的针刺治疗阿尔茨海默病或血管性痴呆的文献报道，但这些研究大多数存在诊断标准使用不当、评估方法不规范、对照方案不合适、样本量不足等问题，不能作为有效、可靠的有利证据。一项系统综述对针刺治疗血管性痴呆的文献进行了评估，但因为没有符合质量标准的随机对照试验而未能进行数据合成，因此认为还没有充分证据说明针刺治疗血管性痴呆有效或无效。一篇有关针刺治疗阿尔茨海默病的系统评估纳入3篇符合入选标准的文献，3篇随机对照试验均将针刺疗法与对照药物（而非安慰剂）进行比较，结果没有发现针刺具有更好的疗效，但是由于选择了药物进行对照，该结果不能说明针刺治疗阿尔茨海默病有效或是无效。

尽管目前还缺少强有力的证据支持其治疗痴呆的疗效，但针刺治疗痴呆在我国有着非常广泛的使用基础，随着临床研究水平的提高，未来会有针刺治疗痴呆的高质量证据出现。

第九节　从医生那里得到帮助

（一）对待诊断

得知自己的亲人患了痴呆，这是一个很大的打击，令人恐惧和无法抵抗。以下的一些建议或许有帮助。

（1）询问医生：可以解答对痴呆的所有疑问，找出改善症状和行为问题的最好的治疗方案。

（2）明确痴呆是一种非常常见的老年病，患上了痴呆并不是一种耻辱，应尽快与有关机构如医院的痴呆专科、记忆门诊联系，以了解有关痴呆的知识、治疗方案和照料资源。

（二）对待患者

面对一名痴呆患者，照料者或家属肯定会产生心理和行为上的反应。为了正确地对待痴呆患者，人们需要更多地了解痴呆，而了解以下几点非常关键：

（1）痴呆患者出现的症状包括不恰当的举动都是故意的。

（2）痴呆患者不论病情轻重都残留有心理功能。痴呆患者表现出重复性语言、自言自语，这就要求照料者应有极大的耐心和爱心，而不是用简单粗暴的方法排斥，以避免伤害他们的自尊心，帮助其充分发挥其残留的心理功能。

（3）痴呆患者智能下降，但情感交流的需要仍然存在。与痴呆患者交流是一种挑战，理解和被理解都十分困难。随着病情的进展，痴呆患者会逐渐丧失认知和语言能力，甚至可能再也无法说出他（她）的需求，使交流越来越困难。这就要求照料者不能仅用简单的方式与患者交流，这很不利于延缓患者病情的发展。

与痴呆患者进行交流的几点建议：①接触并建立眼神交流。②打手势，用手势表达所需词汇；友好、微笑地把手伸向患者。③注意患者的身体姿态和动作。④最好找一个安静的环境，尽量减少环境的嘈杂。⑤尽量用简明扼要、清晰的短句交流。⑥尽可能用患者用过的词语组织句子。⑦充分利用患者平静的时刻，通过温和的触摸表达温暖和关爱。⑧异常行为更可能由需要和恐惧引起，并不是简单的无意识冲撞。⑨仔细听取患者的话语，尽管这些话有时甚至是无意义的。⑩尽可能保持声音平静、低沉。如果不能吸引患者的注意力，那么暂时离开几分钟后再试。患者可能会对语言反应很慢，不要着急，要给患者充分的时间。

（三）对待照料者

应该给痴呆患者照料者支持和帮助（B级推荐）。

应该由专业医生对痴呆照料者的精神压力、躯体状态和心理状态进行定期评估。（C级推荐）

阿尔茨海默病患者的照料者面对的一个最大的困难是如何处理患者的行为改变。此外，穿衣、洗澡、吃饭这些日常基本生活活动常常对于患者和照料者来说都是相当困难的。因此，需要一个计划帮助照料者。许多照料者或照料人员发现如果了解一些处理策略则可能对处理难对付的事件和压力状态有很大用处。为此，结合工作经历，在美国国家卫生研究院（NIH）国家衰老研究所（NIA）2010年3月发表的《阿尔茨海默病照料者指南》基础上，就阿尔茨海默病患者的照料和照料问题提出以下建议：照料者或家属应注意照顾好自己，保持良好的身心健康，这样才能承担起长期照顾痴呆患者的任务。因为患者家属看到患者的记忆一天天衰退、症状逐渐恶化时，会感到非常失望和悲痛，加之全天照看患者，要应对各种突发的情况和意外等，非常容易心身疲惫。因此，照料痴呆老人除了要学习疾病知识外，还要做好长期打算，在紧张和劳累的工作之中，要学会适当安排一定休息和放松的时间，如可间断地将患者暂时托给其他可信任的人照顾，或送到老人日托机构、老人院或短期看护机构，使自己紧张的生活节奏松弛一下，这对照料者的身心平衡有很大帮助，也可保护照料者的健康，其结果是能更好地继续看护患者。

对照料者的支持包括以下几个方面：

（1）家庭和友邻是最重要的支持来源。当家庭其他成员有能力帮助照料者时，要争取说服或提醒家属帮助分担部分照料者的工作。照料者应保持与朋友、家人以及患者家属良好的关系，这对照料者是一个非常重要的支持来源。

（2）建立医患联谊会。照料者联谊会等照料者互助团体是另一个对照料者有帮助的资源。这样的团体提供了一个让照料者聚会的机会，讨论照顾上的问题及寻求解决的方法，并彼此提供有用的信息。

（3）照料者需要了解所在地区中相关的医疗、社会及经济资源。医师、护理人员及其他相关人员需要告诉照料者一些照料中的信息，比如照料者短期休假服务、痴呆患者居家服务、日间照顾中心及护理之家等，并介绍一些合适的资源来帮助照料者。

（4）需要帮助照料者培养学习及如何寻求和获得帮助的能力。让照料者了解个人的能力是有限的，当遭受困扰时，不要归咎于自己或患者能力不足，要认识到这些问题都是疾病发展过程中需要面对的，应努力找出原因，并和朋友、家人或患者家属、邻居、社会服务机构等一起讨论解决的方法。有研究报道照料者自身性格特点而不是客观的患者照料成为导致照料者抑郁的原因。因此，鼓励照料者多与家人、朋友及患者家庭成员沟通，在感到心理压力不能承受前，有必要尽快寻找支持和帮助以避免危机的产生。

（5）重视照料者自身的精神状态和躯体状态。照料者应保持良好的精神与躯体健康，以便更好地为痴呆患者提供长期的支持与帮助。鼓励照料者留一点时间给自己。允许照料者阶段性去做一些自己最想做的事情，定期让照料者获得充分的休息。（均为Ⅱ级证据）

第十节　心理学干预

阿尔茨海默病治疗方法包括药物治疗、心理社会干预以及康复治疗等。胆碱酯酶抑制剂等药物可延缓阿尔茨海默病的临床进展，一些中、重度阿尔茨海默病治疗药物的临床研究也已显示出积极疗效。在轻、中度阿尔茨海默病患者中可采用药物联合心理社会干预疗法。

来自日本的 Meguro 教授等在健康医疗机构中进行了一项长期前瞻性干预研究。该项小样本研究表明，多奈哌齐联合心理社会干预对重度阿尔茨海默病患者具有积极疗效，并可减少意外摔倒的发生。

来自 2 家健康医疗机构（N1、N2）的患者。N1 有 126 张床位，患者并不采用多奈哌齐治疗而是采用心理社会干预疗法（包括现实定向和怀想疗法）。N2 有 150 张床位，且有 1 个有 50 张床位的痴呆单元，在痴呆单元中患者接受多奈哌齐治疗，且 N2 患者也接受类似的心理干预和康复治疗。该研究结论表明，多奈哌齐联合心理社会干预疗法对阿尔茨海默病患者具有积极疗效，即使是在康复治疗期间的重度 阿尔茨海默病患者，另外，其可减少意外摔倒的发生。但是该研究的结果需要在更大的队列研究中进一步证实。

第十一节　有关护理方面的问题

由英国阿尔茨海默病协会发表的题为《痴呆患者美好生活》的报告，聚焦痴呆患者的照护，并承认不论患者是在社区还是在医疗机构内均存在严峻的挑战。该报告描述了6个方面——尊重患者身份、记住生活经历、维持社会关系、享受幸福快乐、保护危险人群以及维持身心健康，以此为阿尔茨海默病以及其他类型的痴呆患者和他们的家人提供高质量的生活。

根据该报告，及时诊断、强化公共意识以及更灵活的照护将有助于应对这些挑战。阿尔茨海默病患者更好地生活不应只是一个愿景，而应成为全社会的共识。

（一）护理现状

现在中国对阿尔茨海默病患者缺乏专业照护和训练，家庭大多采取居家护理方式，康复机构只提供肢体性残障的训练，没有针对大脑认知的训练，在农村几乎是空白。

国际老年痴呆协会中国委员会以及北京老年痴呆防治协会调研发现，老年性痴呆病程长，诊疗护理花费大，医院床位周转不过来，患者家庭大多采取居家护理方式，不少家属提前退休或者辞职来照料这些患者。许多患者在生活上难以自理，并且常伴随精神行为症状，给家庭照护者造成很大的负担。大多数照护人员有不同程度的情绪障碍，有的人甚至患上了抑郁和焦虑症。

国际老年痴呆协会中国委员会秘书长王虹峥指出，照料者最容易出现的十大心理压力表现为：睡眠规律状态改变、变得越来越容易受刺激、比较容易发火、注意力不能集中、短期记忆力下降、常有重复的动作或行动、开始忽视自己的外貌、忽略其他的家人、怀疑自己得了某些疾病、免疫功能下降、患心理障碍的风险性增高。

无论是家庭还是养老院照护，都只能停留在日常生活方面的护理。而对于认知功能障碍的护理、认知康复训练以及如何预防应对伴随性的精神行为症状等方面，都缺乏专业性的培训指导。

（二）阿尔茨海默病患者的护理原则

对患者的护理应以“提高患者的生活质量，延缓病情”为原则，具体有：

（1）护理者应帮助患者、照料者或患者家属掌握疾病相关知识和发展规律，提高照料者照顾患者的意愿和对患者的照料能力。

（2）鼓励家属参与支持性团体，使患者家庭有足够的心理准备共同参与护理。

（3）应协助照料者或家属为患者构建适宜的生活环境。保持物质环境长期稳定，有助于增强患者的安全感和依存性。

（4）协助照料者或家属建立辅助支持系统以帮助患者最大化保留生活能力，如可利用各种提示物增加对患者感官刺激等。

（5）应充分尊重患者的尊严、隐私，杜绝一切剥夺、污蔑患者人格的事情发生。

（6）提高患者的自信心和成就感，护理中鼓励和赞赏有助于护理者顺利接触痴呆患者，并完成护理计划。

（7）提供身心统一的整体护理，多使用肢体语言交流增进亲和力，同时最好使用非药物方法处理患者的异常行为。

（8）保持患者与家属之间的亲密关系。

（9）注意潜在性的危险和意外，不要让患者独立外出，以免发生迷路或丢失。

（三）护理方案

（1）推荐制订护理计划前对每位痴呆患者及其家庭、照料者情况进行全面评估。

（2）越来越多的专家认为不同时期的痴呆患者应制订不同的护理方法。

（3）在痴呆早期，定期随访评估患者的认知状况、日常生活能力和各种治疗的有效性和不良反应。

（4）与患者及家属讨论疾病对工作、驾驶及其他安全相关问题（如跌倒等）的影响。

（5）推荐以非药物干预方法维持和提高患者的功能。对早期痴呆患者要安排规律的生活，合理分配休息和活动时间。

疾病进展相对缓慢，患者有较多机会改变和保持生活质量、参与治疗计划的制订，对将来生活计划的制订提供意见。应当关注早期患者的特定需求。帮助建立家庭护理系统，向照料者提供疾病相关知识和信息。轻、中度痴呆患者早期认知功能有一定保留，因此护理过程中若能积极开展肌松弛、认知刺激计划、正确学习等训练有助于改善和维持患者记忆、语言等认知功能。4 项对照研究证实回忆治疗、音乐治疗和视频治疗及多种感官刺激等方法可以改善轻、中度痴呆患者的生活质量。

（四）护理的具体方法

（1）躯体锻炼，在患者可耐受的范围内尽量进行关节锻炼，以提高患者的肌力、平衡和协调性。

（2）认知治疗，以认知训练和记忆康复为首选。

（3）综合的娱乐性治疗（如艺术、写作、参与社交等）。

（4）参加支持性小组（持续、非时间限制）。

（5）积极改善睡眠。

（6）每 6 个月评估 1 次患者的驾驶能力，包括在驾驶教练的陪同下上路测试。

（7）个性化的活动指导，提高患者的独立性（如电话的使用和兴趣爱好等）。

（8）各种提示物的使用，帮助患者维护现存功能。

需要提示的是，如评估中患者病情或生活能力等状况急剧下降，应与患者的主要照料者或家属沟通。

（五）阿尔茨海默病中期护理

首先评估患者的认知状况，尽早与患者及照料者讨论进一步的护理计划及重度护理计划。

记忆力丧失、语言困难、失认、失用的症状以及计划的抉择能力的丧失均有所加重。精神行为改变在本阶段更加突出，随着疾病的进展还会出现行为和心理问题。生活护理尽可能提供舒适环境，并以保证患者安全为第一位。根据评估结果帮助患者制订规律的生活计划，提供个性化护理，不必过度关注细节；定时评估患者的安全和潜在危险，是否存在药物管理不良以及环境威胁如接触火、电等。潜在的危险包括：①患者可能失去使用工具能力，而烤箱、火炉、咖啡壶、电动工具、割草机等成为潜在威胁患者安全的因素。②管理好厨房用具，如刀、叉、剪刀等部分厨房用具应隐藏锁住，当不用烤炉等电器时应关掉电器上的按钮。③

在患者可视范围内，保证摆放物品对患者安全。④在某些区域关掉电、煤气。⑤定期检测电路，防止电线悬挂在空中，在电源插座应加放电源封口。⑥禁止患者单独外出，以免走失。护理人员应重视与患者的感情交流。运用包括语言、肢体语言和倾听等多种手段与患者沟通，帮助患者建立良好的社会支持系统。护理者可以通过一些实用的方法来帮助患者弥补认知缺欠，如设置提示物等。继续开展认知训练和躯体锻炼。此阶段虽然精神行为改变较为明显，仍应以非药物干预的方法控制、减少患者的异常行为，谨慎使用或不要使用身体约束。此时也应注意对家庭照料者进行训练，协助处理患者精神行为问题。

（六）重度痴呆患者的护理

评估患者的各项生理功能，提供给患者尽可能多的舒适护理。

应当与患者的家属充分讨论治疗选择和患者照料目标，并参考患者以往的意见与计划，制订适合患者的优化护理方案和临终护理方案。

制订护理方案，应尊重患者与患者家庭的信仰及选择。

在重度痴呆阶段，患者生活不能自理，移动困难，部分失去认知、理解和语言能力，抑郁、激惹等精神行为问题突出。有研究提示缅怀治疗和 snoezelen 多重刺激方法对医疗机构中中度至重度痴呆患者的护理有非常重要的意义，对改善患者精神行为和认知有益，还对患者生活能力、躯体健康、生活质量等有益。

此外，重度痴呆患者晚期因长期卧床、大小便失禁，容易引起许多并发症，如：泌尿系感染、肺炎、压疮等，并发症是导致患者死亡的主要原因。针对此情况，晚期护理应强调降低并发症，保证营养，预防压疮，防止关节畸形和肌肉萎缩。针对痴呆患者进食障碍或厌食易致营养不良，可使用营养监测量表进行监测，如：简化营养评估表（mini nutritional assessmentshort—form，MNA-SF）、皇家医学院营养筛查系统（imperial nutritional screening system，INSYST）、营养不良通用筛查工具（malnutrition universal SCreeni：ng tool，MUST）、2002 版营养危险筛查表（the nutritional risk screening 2002，NRS 2002）等每月评估一次患者营养状况，防止营养不良的发生。吞咽障碍患者，进食要预防呛咳和呛噎，或予胃管进食，但胃管可能增加患者肺部感染的机会，因此应当与患者的家属充分讨论并参考患者以往的意见与计划酌情选用。此外，保护患者的皮肤，预防压疮；卧床患者应定时进行肢体关节的被动活动，保持肢体功能位置，防止关节畸形和肌肉萎缩；提供患者与家属的独处时间，使痴呆患者享有家庭生活。量表如简易痛苦状态测查量表（mini suffering state examination，MSSE）有助于预测 6 个月内患者死亡率，MSSE 分值越高，预示痴呆患者在近 6 个月内死亡概率越大。

第十二节　鼻饲管的应用

对于中、晚期阿尔茨海默病患者其主要表现为进食困难、呛咳和发音不清晰。患者可因摄入不足造成水和电解质紊乱及其他营养成分缺乏，甚至出现白蛋白降低。食物等误入气道还易引起吸入性肺炎，甚至窒息。对吞咽功能障碍可通过饮水试验和咽唾沫试验观察有无呛咳进行简单筛选，因为有 30% ~ 40% 的吞咽障碍患者无呛咳。

阿尔茨海默病患者出现吞咽功能障碍，可先采用鼻饲、输液等方法补充营养。

临床营养支持根据营养供给途径分为肠外营养（PN）与肠内营养（EN）2 种，是临床危重病治疗不可缺少的措施。肠内营养分口服和肠内管饲（ETF）2 种途径，后者包括鼻胃管、双腔胃一空肠管、鼻十二指肠管、鼻空肠管及各种造瘘管。随着对营养及供给途径的深入认识，营养支持已由 PN 为主的营养供给方式，转变为通过鼻胃管、鼻空肠管或胃（肠）造口途径的 EN 支持为主。鼻胃管在临床管饲应用中最为普遍，一般经鼻插管，也可根据临床具体情况经口插入。

多项临床研究认为，肠外营养增加感染并发症，肠内营养无论在营养支持效果、费用、安全性还是可行性上都具有明显优势。

（一）间接吞咽训练

当患者意识清楚，能坐稳时，即可开始如下训练。改善咽反射的训练可用冷冻的湿棉签反复刺激患者软腭及咽后壁。闭锁声门练习让患者大声发“啊”。这项练习训练患者随意闭合声带，可有效地防止误咽。声门上吞咽这是一组训练动作，可先让患者充分吸气，憋住，然后慢慢咽唾液，再呼气，最后咳嗽。这是利用停止呼吸时声门闭锁的原理进行训练，最后咳嗽是为了清除喉头周围残存的食物。适用于咽下过程中引起误咽的患者。

（二）直接进食训练

当患者神志清楚、病情稳定、有咽反射，并可随意咳嗽时就可练习进食。开始练习进食时，一般让患者半卧位，头稍前倾。偏瘫者，可采取健侧在下的侧卧位，颈部稍前屈，这样易引起咽反射，并可减少误咽。另外，患者颈部向患侧旋转可减少咽部食物的残留。进食训练用的食物应选择既容易在口腔内移动又不易出现误咽的均质胶冻状或糊状食物，如蛋羹、面糊等，还要照顾到患者的喜好及营养成分等。因为液状食物虽容易在口腔移动，但对咽部刺激弱，易出现误咽。固态食物容易刺激咽反射，误咽少，但需充分咀嚼，且不易移至咽部。因此，患者可用蛋羹、面糊等食物进行初期训练，逐渐过渡到进普通饮食和水。训练时，1 口的进食量以 1 小汤匙为宜，进食速度不要过快，每进食 1 口后，要让患者反复吞咽数次，尤其应注意的是，酸性和含脂肪多的食物吸入易发生肺炎。

（三）鼻饲法应用

在临床工作中，对于患阿尔茨海默病而不能自行进食的患者行鼻饲肠内营养是一种简便、经济且相对安全的营养支持疗法。

1. 鼻饲管留置时间

鼻饲管留置时间较长时，可能因咽喉等部位的黏膜持续受刺激而引起局部炎症反应，加之分泌物黏附在管周围不易排出，导致大气道相对狭窄而出现上呼吸道梗阻样的症状。关于鼻饲管的更换时间，既往通常为 1 周更换 1 次，近年来，随着材料的改进，更换时间延长为 4 周或 1 个月。虽然材料有所改进，机械性的并发症较前明显减少，但鼻饲管毕竟对黏膜仍有刺激性，且附着在管周围的分泌物不易排出。因此，鼻饲管的更换时间尚需进一步研究，确需长期鼻饲者，如无禁忌，可采取胃造瘘等其他肠内营养途径。

2. 鼻饲方案的选择

（1）分次投给：分次投给指将少于 200mL 的营养液通过饲管在 10min 内注入，这种操作方案容易引起腹胀、腹泻等并发症，尤其是危重患者更不易耐受，国内外文献基本不建议这种鼻饲方法。

（2）间歇输注：间歇输注指每次将 250~400mL 的营养液通过重力或泵滴注，持续 30~60min，根据营养液总量分 4~6 次 /d 输注。

（3）持续输注：持续输注指通过鼻饲泵持续鼻饲 8~24h（部分国内外文献及临床实践以 12~24h 更常见）。

持续鼻饲可能降低腹泻的发生率，且在某些患者中预防了倾倒综合征的发生，但是持续鼻饲会导致胃液 pH 值增高而有利于细菌的繁殖，输注 6h 以上时应暂停鼻饲，待胃液 pH 值下降。吸收功能不全的危重患者持续泵饲能减少胃肠道不适，并能提高营养支持水平，但应尽早转为间歇输注。

胃肠道不适通常与鼻饲速度过快、胃排空延迟或小肠运动减弱有关。在肠内营养输注过程中，对肠内营养耐受不良（胃潴留 >200mL、呕吐）的患者，可应用促胃肠动力药物；营养液浓度应由稀到浓；使用动力泵控制速度，输注速度逐渐递增；在喂养管末端放置加温器。这些方法有助于增加患者对肠内营养的耐受性。

经鼻胃管营养支持应严密检查胃腔残留量，避免患者发生误吸。尽管通过细的胃管抽吸来判断胃潴留不一定可靠，但持续输注时一般应每 6h 抽吸 1 次胃腔残留量，如果潴留量≤ 150mL（误吸率 20% ~26%），可维持原速度，如果潴留量≤ 100mL，可增加输注速度 20mL/h，如果残留量≥ 200mL（误吸率 25% ~40%），应暂停输注或降低输注速度。若怀疑患者胃肠道运动障碍，应每隔 4h 回抽胃液。促动力药物可能有效，但是如果持续高潴留会妨碍有效的营养支持，应考虑空肠途径。

（四）鼻饲法应用的并发症

1. 机械方面的并发症

（1）鼻咽部的不适感、疼痛、口干、吞咽困难、嘶哑等为较常见的并发症。管道的局部压迫可能导致鼻黏膜糜烂、溃疡、坏死及中耳炎等。粗硬的管道可能导致气管瘘，尤其是同时存在气管插管的情况下。

处理方法：调整胃管位置，定期更换至另一侧鼻腔。粗硬的管道改用柔软且孔径小的聚氨酯胃管或改用胃造瘘或空肠造口置管。

（2）鼻胃管在置管后不久就意外脱出或被患者拉出，细孔径的胃管更容易因咳嗽或呕吐移位。

（3）导管堵塞常因冲洗管道不彻底、营养液黏度大、经胃管给予不适当的药物等原因引起。尤其是高渗的药物、碾碎的片剂、钾、铁剂、硫糖铝等尤其容易导致胃管堵塞。

处理方法：每次输注后或持续输注时每隔 4h 用 25mL 以上温开水冲洗管道；高黏度配方不主张用细孔径管；尽可能用液体药物，要与食物分开给，给药后均要用 25mL 温开水冲洗以防堵塞。若发生堵管用温水冲洗不成功，可试用含胰酶的碱性溶液冲洗。

2. 胃肠道方面的并发症

消化道症状可表现为恶心、呕吐、腹胀、腹痛、腹泻。可能由于液体高渗、输注过快、乳糖不耐受、营养液温度过低、胃排空延缓或胃潴留、胃肠道梗阻、脂肪过多等原因引起。

原因：如营养液被细菌污染、高渗、输注速度过快，患者对乳糖不耐受、肠蠕动亢进或营养液温度不适、药物不良反应等。当管饲营养的患者发生腹泻时应立即留取粪便样本化验。

3. 代谢方面的并发症

管饲营养可能会带来各种代谢问题。包括液体、电解质、维生素和微量元素的过量或缺乏。

（1）如果管饲患者追加静脉营养和液体时，更容易发生液体过量。

（2）低钠血症是管饲患者常见的问题。因此在管饲前、管饲营养支持期间都应严密监测水、电解质（如钠、钾、镁、钙和磷酸盐等）水平。

（3）应激性高血糖是ICU患者普遍存在的问题。

研究表明，任何形式的营养支持（EN、PN）均应配合应用胰岛素控制血糖。严格控制血糖水平（≤110～150mg／dL）可明显改善重症患者的预后，使患者机械通气时间、ICU监护时间明显缩短，多器官功能不全综合征的发生率及病死率明显下降。

（4）感染方面的并发症。

肠内营养液是细菌理想的培养基，一旦被污染，细菌将很快繁殖，可导致败血症、肺炎，甚至泌尿系统的感染及胃肠相关问题。瓶（罐）盖打开的营养液在操作和运送过程中会被污染，因此传送系统或营养液的任何部分都务必防止接触手、衣服、皮肤或其他未经消毒的物体表面。营养液在使用之前不能倒出。持续鼻饲时细菌可能会从胃肠道顺着营养液传输系统繁殖，每500mL制剂悬挂时间不超过8h，操作设备和营养液器皿24h应更换。

（5）反流与误吸。

胃食管反流在管饲患者中较常见。持续后仰位（重力作用导致营养液逆流）、胃食管括约肌功能损伤、患者意识障碍、吞咽反射差等均为危险因素。为尽可能减少误吸，重症患者在接受肠内营养（特别是经胃）时若病情允许应采取半卧位，最好达到30~45°卧位，并在鼻饲后半小时内仍保持半卧位。制酸剂和硫糖铝有助于缓解食管炎症状，但不能预防吸入性肺炎。夜间持续输注比一次投给或间歇输注更容易增加误吸、反流的发生率。等渗的营养液比高渗的营养液更容易促进胃的排空。

此外，还应定时进行口腔护理，防止食物残渣留存在嘴里。为防止食道反流造成误吸，患者在餐后应保持坐位半小时以上。

研究指出，半卧位鼻饲法及改良鼻饲法两者具有独立降低患者食物反流引起吸入性肺炎发生率的作用，而两者相结合后效果更为明显，在临床应用上极具价值。该文发表在2014年第18期《世界华人消化杂志》上。

阿尔茨海默病是一种进行性认知和记忆功能丧失的疾病，随着社会的发展，人口老龄化速度正在加快。由于此病影响患者的认知功能、记忆功能、语言功能、视空间功能、社会生活能力、个人生活自理能力和情感人格等，给家庭和社会带来很大负担。因此，WHO已将老年痴呆症定为21世纪5大重点疾病之一。寻找治疗老年痴呆症的有效药物，成为世界医学界的研究热点之一。

尽管现实残酷，路途漫长，但是还是要呼吁大家健康生活，健康饮食，经常进行体力和脑力锻炼，不吸烟，不饮酒，这才是降低阿尔茨海默病风险的最佳方式。

（高志嵩）

参考文献

[1] Rogers S L, farlow M R, Doody R S, et al. A 24-week, double-blind, placebo-controlled trial of donepezil in patients with Alzheimer's disease. Donepezil Study Group. Neurology, 1998, 50 (1) : 136-145.

[2] Burns A, Rossor M, Hecker J, et al. The effects of donepezil in Alzheimer's disease-Results from a multinational trial. Dement Geriatr Congn Disord, 1999, 10 (3) : 237-244.

[3] Burns A, Gauthier S, Perdomo C. Efficacy and safety of donepezil over 3 years: an open-label, multicentre study in patients with Alzheimer's disease. Int J Geriatr Psychiatry, 2007, 22 (8) : 806-812.

[4] Doody R S, GeldmACher D S, Gordon B, et al. Donepezil Study Group. Ppen-label, multicenter, phase 3 extension study of the safety and efficasy of donepezil in patients with Alzheimer disease. Arch Neurol, 2001, 58 (3) : 427-433.

[5] Winblad B, Wimo A, Engedal K, et al. 3-year study of donepezil therapy in Alzheimer's disease: effects of early and continuous therapy. Dement GeriatrCogn Disord, 2006, 21 (5-6) : 353-363.

[6] Lyle S, Grizzell M, Willmott S, et al. Treatment of a whole population sample of Alzheimer's disease with donepezil over a 4-year period: lessonslearned. Dement Geriatr Cogn Disord, 2008, 25 (3) : 226-231.

[7] jelic V, Haglund A, Kowalski J, et al. Donepezil treatrnent of severe Alzheimer's disease in nursing home settings, A responder analysis. Dement Geriatr Cogn Disord, 2008, 23 (5) : 458-466.

[8] Raina P, Santaguida P, Ismaila A, et al. Effectiveness of cholinesterase inhibitors and memantine for treating dementia: evidence review for a cliniacl practice guideline. Ann Intern Med, 2008, 145 (5) : 379-397.

[9] Sabbagh M, Cummings J. Progressive cholinergic decline in Alzheimer's Disease: consideration for treatment with donepezil 23 mg in patients with moderate to severe symptomatology. BMC Neurol, 2011, 11 (1) : 21-26.

[10] Farlow MR, Salloway S, Tariot PN, et al. Effectiveness and tolerability of high-dose (23mg/d) versus standarddose (10mg/d) donepezil in moderate to severe Alzheimer'sdisease: A 24-week, randomized, doublebind study. Clin Ther, 2010. 32 (7) : 1234-1251.

[11] Rosler M, Anand R, Cicin-Sain A, et al. Efficacy and safety of rivastigmine in patients with Alzheimer'sdisease: international randomised controlled trial. BMJ, 1999, 318 (7184) : 633-638.

[12] Burns A, O'Brien J, BAP Dementia Consensus group, et al. Clinical practice with anti-dementia drugs: a consensus statement from British Association for Psychopharmacology. J Psychopharmacol, 2006, 20 (6) : 732-755.

[13] Birks J, Grimley Evans J, Iakovidou V, et al. A Rivastigmine for Alzheimer's disease. Cochrane Database of Systematic Reviews, 2009, (2) : CD001191.

[14] Winblad B, Cummigs J, Andreasen N, et al. A six-month double-blind, randomized, placebo-controlled study of a transdermal patch in Alzheimer's disease—rivastigmin patch versus capsule. Int J Geriatr Psychiatry, 2007, 22 (5) : 456-467.

[15] Aupperle P M, Koumaras B, Chen M, et al. Long-term effects of rivastigmine treatment on neurpsychiatric and behavioral disturbances in nursing home residents with moderate to severe

Alzsheimer's disease: results of a 53-week open-label study. Curr Med Res Opin, 2004, 20 (10) : 1605-1612.

[16] Cummings J L, Koumaras B, Chen M, et al. Effects of rivastigmine treatment on the neuropsychiatric and behavioral disturbances of nursing home resident with moderate to severe probable Alzheimer's disease: a 26-week, multicenter, ipen-label study. Am J Geriatr Pharmacother, 2005, 3 (3) : 137-148.

[17] Reisberg B, Doody R, stoffler A, et al. Memantine in moderate-to-severe Alzheimer's disease. N Engl J Med, 2003, 348 (14) : 1333-1341. Burns A, O' Brien J; BAP Dementia Consensus group, et al. Clinical practice with anti-dementia drugs: a consen-sus statement from British Association for Psychopharmacology. J Psychopharmacol, 2006, 20 (6) : 732-755.

[18] Burns A, O' Brien J, BAP Dementia Consensus group, et al. Clinical practice with anti-dementia drugs: a consensus statement from British Association for Psychophar-macology. J Psychopharmacol, 2006, 20 (6) : 732-755.

[19] McShane R, Areosa Sastre A, Minakaran N. Memantine for demential. Cochrane Database of Systematic Reviews, 2006, (2) : CD003154.

[20] Winblad B, Jones RW, Wirth Y, et al. Memantine in moderate to severe Alzheimer's disease: a meta-analysis of randomised clinical trials. Dement Geriatr Cogn Disord, 2007, 24 (1) 20-27.

[21] van Dyck C H, Tariot P N, Meyers B, et al . A 24-week randomized, controlled trial of memantine in patients with moderate-to-severe Alzheimer disease. Alzheimer Dis Assoc Disord, 2007, 21 (2) : 136-143.

[22] Atri A, Shaughnessy L W, Locascio J J, et al. Long-term course and effectiveness of combination therapy in Alzheimer disease. Alzheimer Dis Assoc Disord, 2008, 22 (3) : 209-221.

[23] Tariot P N, Farlow M R, Grossberg G T, et al. Memantine treatment in patients with moderate to severe Alzheimer disease already receiving donepezil: a randomized controlled trial. JAMA, 2004, 291 (3) : 317-321.

[24] Porsteinsson A P, Grossberg G T, Mintzer J, et al. Memantine MEM-MD-12 Study Group. Memantine treatment in patients with mild to moderate Alzheimer's disease already receiving a cholinesterase inhibitor: a randomized, double-blind, placebo-controlled trial. Curr Alzheimer Res, 2008, 5 (1) : 83-89.

[25] Bsskys A, Hou A C. Vascular dementia: pharmacological treatment approAChes and perspectives. Clin Interv Aging, 2007, 2 (3) : 327-335.

[26] Winblad B, Bonura M L. Rossini B M, et al. Nicergoline in the treatment of mild-to-moderate Alzhermer's disease: a European Multicentre Trial. Clinical Drug Investigation, 2001, 21 (9) : 621-632.

[27] Braco L, Bonura M L, Battaglia A, et al. Six month, multicentre, double-blind Trial of nicergoline in the treatment of mild to moderate Alzheimer's disease and its 12-month follow up: undergo preliminary results. Neurosci Lett, 1999, 552 (Suppl. 52) : S6.

[28] Amaducci L, Maurer K, Winblad B, et al. A long-term, double-blind, placebo-controlled efficacy and safety study of nicergoline in patients with mild to moderate Alzheimer's disease. Eur Neuropsychopharmacol, 1999, 9 (Suppl 5) : S323-S324.

[29] Nappi G, Bono G, Merlo P, et al. Long-term nicergoline treatment of mild to moderate senile dementia: results

of a multi-centre, double-blind, placebo-controlled study. Clin Drug In vest, 1997, 13（6）: 308-316.

[30] Doody R S, GeldmACher D S, Gordon B, et al. Donepezil Study Group. Ppen-label, multicenter, phase 3 extension study of the safety and efficacy of donepezil in patients with Alzheimer disease. Arch Neurol, 2001, 58（3）: 427-433.

[31] Winblad B, Wimo A, Engedal K, et al. 3-year study of donepezil therapy in Alzheimer's disease: effects of early and continuous therapy. Dement GeriatrCogn Disord, 2006, 21（5-6）: 353-363.

[32] Lyle S, Grizzell M, Willmott S, et al. Treatment of a whole population sample of Alzheimer's disease with donepezil over a 4-year period: lessonslearned. Dement Geriatr Cogn Disord, 2008, 25（3）: 226-231.

[33] Wikinson D G, Passmore A P, Bullkc R, et al. A multinational, randomised, 12-week, comparetive study of donepezil and rivastigmine in patients with mild to moderate Alzheimer's disease. Int J ClinPract, 2002,（56）: 441-446.

[34] Wilcock G, Howe I, Coles H, et al. A long-term comparison of galantamine and donepezil in the treatment of Alzheimer's disease. Drugs Aging, 2003, 20（10）: 777-789.

[35] Jones R W, Soininen H, Hager K, et al. A multinational, randomised, 12-week study comparing the effects of donepzil and galantamine in patients with mild to moderate Alzheimer's disease. Int J Geriatr Psychiatry.

[36] Bullock R, Touchon J, Bergman H, et al. Tivastigmine and donepeail treatment in moderate to moderately-severe Alzheimer's disease over a 2-year period. Curr Med Res Opin, 2005, 21（8）: 1317-1327.

[37] Birks J. Cholinesterase inhibitors for Alzheimer's disease. Cochrane Database Syst Rev, 2006,（1）: CD005593.

[38] Mayor S. NICE recommends drugs for moderate Alzheimer'sdisease. BMJ, 2006, 332（7535）: 195.

[39] Sicras-Mainar A, Vergare J, Leon-Colombo T, et al. Retrospective comparative analysis of antidementia medication persistence patterns in Spanish Alzheimer's disease patients treated with donepezil, rivastigmine , galantamine and memantine. Rev Neuro, 2006, 43（8）: 449-453.

[40] Lockhart S A, Mitchell S Kelly. Safety and tolerability of Donepezil, Rivastigmine and Galantamine for Patinents with Alzheimer's disease: Systematic Review of the"Real-World"Evidence. Dement Geriatr Cogn Disord, 2009, 28（5）: 389-403.

[41] Bullock R, Connolly C. Switching cholinesterase inhibitor therapy in Alzheimer'sdisease: donepezil to rivastigmine, is it worth it?Int J Geriatr Psychiatry, 2002, 17（3）: 288-289.

[42] Edwards K, Therriault O' Connor, J, Gorman C. Switching from donepezil or rivastigmine to galantamine in clinical practice（letter to the editor）. J Am Geriatr Soc, 2004, 52（11）: 1965.

[43] Peskind E R, Potkin S G, Pomara N, et al. Memantine treatment in mild to moderate Alzheimer disease: a 24-week randomized, controlled trial. Am J Geriatr Psychiatry, 2006, 14（8）: 704-715.

[44] Clare L, Woods B. Cognitive rehabilitation and cognutive training for early-stage Alzheimer's disease and vascular dementia. Cochrane Database Syst Rev, 2003,（4）: CD003260.

[45] Woods B, Spector A, Jones C, et al. Reminiscence therapy for dementia. Cochrane Database Syst Rev, 2005,（2）: CD001120.

[46] Buchner D M, Larson E B. Falls and fracures in patients with Alzheimer–type dementia. JAMA, 1987, 257（11）: 1492–1495.

[47] Corcoran M, Gitlin L N N. Environmental influences on behavior of the elderly with dementia; Principles for inter vention in the Home. Phys Occup Ther Geratr 1991, 9（3–4）: 5–22.

[48] Gitlin LN, Corcoran M, Winter L, et al. A randomized. controlled trial of a home environmental intervention; effect on efficacy and upset in caregivers and on daily function of persons with dementia. Gerontologist, 2001, 41（1）: 4–14.

[49] giliespie L D, Gillespie W J, Robertson MC, et al. Interventions for preventing falls in elderly people. Cochrane Database Syst Rev, 2003,（4）: CD000340.

[50] Okada K, Kurita A, Takase B, et al. Effects of music therapy on autonomic nervous system activity, incidence of heart failure events, and plasma cytokine and catecholamine levels in elderly patients with cerebrovascular disease and dementia. Int Heart J, 2009, 50（1）: 95–110.

[51] Raglio A, Bellelli G, Traficante D, et al. Efficacy of music therapy in the treatment of behavioral and psychiatric symptoms of dementia. Alzheimer Dis Assoc Disord, 2008, 22（2）: 158–162.

[52] Takahashi T, Matsushita H. Long–term effects of music therapy on elderly with moderate/severe dementia. J Music Ther, 2006, 43（4）: 317–333.

[53] Han, P, Kwan M, Chen D, et al. A controlled naturalistic study on a weekly music therapy and activity program on disruptive and depressive behaviors in dementia. Dement Geriatr Cogn Disord, 2010, 30(6): 540–546.

[54] Vink A C, Birks J S, Bruinsma M S, et al. Music therapy for people with dementia. Cochrane Database Syst Rev, 2004,（3）: CD003477.

[55] Fontana Gasio P, Krauchi K, Cajochen C, et al. Dawndusk simulation lght therapy of disturbed circadian restactivity cycles in demented elderly. Exp Gerontol, 2003, 38（1–2）: 207–216.

[56] Hick man SE, Barrick AL, Williams CS, et al. The effect of ambient bright light therapy on depressive symptoms in persons with dementia, J Am Geriatr Soc, 2007, 55（11）: 1817–24.

[57] Forbes D, Culum I, Lischka AR, et al. Light therapy for managing cgnitive, sleep, functional, behavioural, or psychiatric disturbances in dementia. Cochrane Database Syst Rev, 2009,（4）: CD003946.

[58] Schindler S D, Graf A, Fischer P, et al. Paranoid delusions and hallucinations and bright light therapy in Alzheimer's disease Int J Geriatr Psychiatry, 2002, 17（11）: 1071–1072.

[59] Snow L A, Hovanec L, Brandt J. A controlled trial of aromatherapy for agitation in nursing home patients with dementia. J Altrn Complement Med, 2004, 10（3）: 431–437.

[60] Lin P W, Chan W C, Ng B F, et al. Efficacy of aromatherapy（Lavandula angustifolia）as an intervention for agitated behaviours in Chinese older persons with dementia: a cross–over randomized trial. Int J Geriatr Psychiatry, 2007, 22（5）: 405–410.

[61] Lee M S, Shin B C, Ernst E. Acupuncture for Alzheimer's disease: a systematic review. Int J Clin Pract, 2009, 63（6）: 874–879.

第八章
阿尔茨海默病的行为学症状和其他并发症的治疗

内容提要

阿尔茨海默病的行为和心理症状（BPSD）很常见。BPSD导致阿尔茨海默病患者生活质量下降，使患者难以被照顾，并加重照料者的负担。阿尔茨海默病患者偏执和妄想、行为紊乱、攻击行为、焦虑和恐惧等病症较为严重，其发生机制可能与阿尔茨海默病患者存在较明显的额－枕叶萎缩有关。目前在治疗方面尚无足够的成功经验，只能减少抗精神病药物的使用，采用多种策略以帮助应对阿尔茨海默病行为和心理症状。

目　录

一般认为，认知障碍症状是阿尔茨海默病的重要临床标志，但精神行为症状（BPSD）往往影响该疾病的发展，甚至主宰阿尔茨海默病的病程。BPSD的存在对阿尔茨海默病患者的认知损害、疾病恶化、社会功能受损和生活质量下降影响重大。因此，妥善解决BPSD症状是临床医师面临的重要问题。

BPSD症状中除了幻觉和妄想之外，几乎都与情绪因素相关。从精神病理学角度看，BPSD

情绪症状，如抑郁/恶劣心境、焦虑（担忧、纠缠）、易激惹/情绪不稳定、淡漠等都属于明确的情绪受损症状。相关症状如激越/攻击、脱抑制和行为紊乱的基础也与情绪问题相关。

第一节 对抑郁症的治疗

抑郁症和阿尔茨海默病关系暧昧。

阿尔茨海默病伴发抑郁的病因包括：两者有共同相关危险因素；阿尔茨海默病的神经退行性病变会导致抑郁的产生；阿尔茨海默病早期对病情有一定的自知力，发生情感反应性抑郁症。但是研究尚不清楚这种关系的本质。荷兰的研究者们报道，抑郁能使患阿尔茨海默病的风险性加倍。抑郁与阿尔茨海默病风险性增加相关，而且很多学者认为这种风险性与抑郁所致的大脑改变有关。研究者们发现，有过抑郁的人发展为阿尔茨海默病的风险是无抑郁者的2.5倍。研究者们还发现，60岁以前发生抑郁人的风险是无抑郁症的4倍。美国纽约哥伦比亚大学临床神经病学教授Yaakov Stern说："现在有很多关于抑郁与阿尔茨海默病关系的论文，但是结果相互矛盾。没人真正知道抑郁与阿尔茨海默病之间的关系。"另有专家质疑治疗抑郁是否能预防痴呆。

纽约Montefiore医学中心老年精神病主任Gary Kennedy医生说："抑郁也许是痴呆的危险因素。我相信这是确切的。抑郁也可能只是痴呆的一个副反应。"Kennedy说："这种错综复杂的关系导致很难说清楚我们治疗抑郁能否预防痴呆。"研究显示，老年抑郁患者更早发展成痴呆，然而尚不清楚抑郁是否是痴呆的开端或独立危险因素。

虽然在临床上抑郁与痴呆的关系尚不明了，但是Kennedy认为老年抑郁患者还是应当治疗。他说："有很多的理由证实抑郁应当积极治疗。"

（一）阿尔茨海默病患者抑郁测查指南要点

抑郁和痴呆是老年人群最常见的2种精神行为综合征。其中，痴呆共病抑郁往往未被识别及治疗。现行指南推荐3步法：基于患者的认知功能水平，使用简易精神状态量表（MMSE）、简短老年抑郁量表（SGDS）或Cornell痴呆抑郁量表（CSDD）对患者的抑郁症状进行测查。

测查是阿尔茨海默病患者抑郁治疗的第一步。然而，由于患者、医生及医疗系统层面的种种障碍，针对阿尔茨海默病个体测查抑郁颇有难度。例如，许多阿尔茨海默病及其他类型痴呆的患者难以提供有关情绪症状的可靠报告，功能严重受损者无法向照料者表达自己的需求或症状。此外，医疗系统及医生的部分因素也阻碍了抑郁症状的检测。

鉴于许多阿尔茨海默病患者的抑郁症状可能并不完全符合抑郁症诊断标准，Olin等提出新的测查阿尔茨海默病患者抑郁的初步诊断标准。诊断标准包括相对较少的抑郁症状（3种，而诊断抑郁症需5种）。此外，鉴于阿尔茨海默病患者抑郁症状的波动特质，症状只需持续较短时间，诊断即可成立。然而，人们仍需开展研究，对这些新的抑郁症诊断标准加以验证。

（二）对抑郁症的治疗

抑郁症治疗的药物有哪些？

1. 5-羟色胺再摄取抑制剂（SSRIs）类药物

包括氟西汀、帕罗西汀、氟伏沙明、舍曲林、西酞普兰、艾司西酞普兰等。这一类药是目前临床治疗的一线用药。

2. 5-羟色胺和去甲肾上腺素双重抑制药物（SNRIs）

如文拉法辛、米氮平等。相对起效比较快，对某些难治性抑郁疗效较好。

3. 三环类抗抑郁药物

如多虑平、阿米替林、氯丙咪嗪等。本类药物价格低廉，但副作用较大，主要是口干，心率加快，排尿困难等，过量服用有生命危险。目前已较少使用。三环和四环类抗抑郁药通常有明显的抗胆碱和心血管系统不良反应，包括视物模糊、口干、心悸、尿潴留、麻痹性肠梗死、加重或诱发老年患者的闭角性青光眼、体位性低血压、心脏传导阻滞等，老年痴呆患者应慎用。

抗抑郁药物对阿尔茨海默病患者的日常活动、情绪和认知的效果是不明确的，尤其是SSRIs（选择性5-羟色胺再摄取抑制剂）、TCAs（三环类抗抑郁药）和SNRIs（5-羟色胺-去甲肾上腺素再摄取抑制剂）这3类药物。舍曲林治疗阿尔茨海默病伴抑郁的患者在抗抑郁、认知和行为症状上显示了其优越性。

选择性5-羟色胺再摄取抑制剂（SSRIs）的不良反应比三环和四环类抗抑郁药要少得多，而且服用方便，每天只需服药1次，即使药物过量也比较安全，比较适合老年患者使用。这类药的不良反应主要有恶心、呕吐、腹泻、激越、失眠、静坐不能、震颤、性功能障碍和体重减轻等。各种SSRIs引起的上述不良反应的严重程度和频率可有不同，如：帕罗西汀、氟伏沙明具有一定的镇静作用，可在一定程度上改善睡眠；氟西汀引起失眠/激越的可能性较大，适合用于伴有淡漠、思睡的患者。SSRIs的有效治疗剂量分别为氟西汀20mg/d，帕罗西汀10~20mg/d，舍曲林25~50mg/d，氟伏沙明25~50mg/d，西酞普兰10~20mg/d。少数疗效欠佳者，剂量可适当增加。使用SSRIs时还应考虑它们对肝脏P450酶的影响，因为老年患者常共患多种躯体疾病，需要同时使用其他治疗躯体病的药物。相对而言，舍曲林和西酞普兰对肝脏P450酶的影响较小，安全性要好些。抗抑郁药文拉法辛为选择性5-羟色胺去甲肾上腺素在摄取抑制剂类（SNRIs），其作用机制与三环类抗抑郁药有相似之处，但对抗胆碱及心血管系统的不良反应小，耐受性也比较好，起效比较快，可酌情选用。米氮平是去甲肾上腺素和特异性5-羟色胺能抗抑郁药（NaSSA），为双受体阻滞剂，起效快，抗抑郁作用强，为新一代的抗抑郁药，但用于老年人的临床研究尚比较少。

（三）应用抗抑郁药治疗阿尔茨海默病患者应注意的事项

1. 掌握药物受体药物学特征

治疗阿尔茨海默病患者，应避免使用抗胆碱能作用较强的抗抑郁药，抗胆碱能作用较强，会加重认知功能损害，甚至谵妄。抗抑郁药抗胆碱能作用由高到低依次为：阿米替林、氯米帕明、多塞平、丙咪嗪、帕罗西汀、舍曲林、米氮平、氟西汀、西酞普兰、氟伏沙明和文拉法辛。目前，三环类药物因副作用已逐渐退出历史舞台，新型药物中，帕罗西汀是抗胆碱能作用最强的药物，临床医师使用帕罗西汀治疗阿尔茨海默病时需要慎重。

2. 注意药代动力学特点

鉴于老年患者罹患疾病较多，服药种类和数量较多，因此，应用抗抑郁药治疗阿尔茨海默病患者时，应密切关注与抗抑郁药代谢相关的肝酶系统，规避药物相互作用（DDI）的风险。另外，药物量效关系也应在临床医师考虑范围之内。

第二节 对精神症状的治疗

阿尔茨海默病患者精神行为发生的影响因素众多，总的来说，主要原因是由于神经系统退化、变性导致神经网络的受损，进而导致患者整体心理承受能力的下降，出现精神行为症状。同时，这种能力的下降也与患者本身、照料者、环境因素密切相关。一旦患者出现BPSD症状时，应细致分析其发病的原因，对症管理。如果BPSD症状是由于后者因素引起，应采用非药物治疗如心理治疗；而由于神经系统病变导致BPSD症状，则有必要采用药物干预。

（一）阿尔茨海默病患者BPSD的非药物治疗

阿尔茨海默病患者BPSD的非药物治疗，包括心理治疗、物理治疗及照料与看护。

1. 心理治疗

阿尔茨海默病患者的非药物治疗中，心理治疗的困惑在于，患者能否接受心理治疗。针对轻度阿尔茨海默病患者，可使用一般心理治疗方法。如支持性心理治疗，可解决患者眼前的情绪问题，起到疏导、安慰的作用，有益于控制和改善患者的情绪。针对患者认知功能的恢复，目前来看，尚缺乏大型研究支持。尽管没有关于阿尔茨海默病患者的心理治疗，但针对认知行为疗法有效改善老年抑郁症患者的认知功能的研究提示，认知行为疗法或可有益于轻度阿尔茨海默病患者认知功能的改善，但这还需要进一步的相关研究。

2. 物理治疗

阿尔茨海默病患者的物理治疗中，电休克治疗（MECT）是比较新的、安全性较好的治疗方法，重复经颅磁刺激（rTMS）已在临床有所应用。以往研究表明，rTMS可缓解阿尔茨海默病患者的精神行为症状。2014年发表于《Journal of Neuroscience and Mental Health》的一项国内研究，共纳入38例阿尔茨海默病患者，分为rTMS治疗组和对照组。研究结果显示，治疗2周后与治疗基线比较，患者的NPI得分没有明显的改善，但治疗6周后，rTMS治疗组的BPSD情绪症状显著改善。该研究提示重复经颅磁刺激治疗阿尔茨海默病患者，治疗初期改善可能不明显，但持续治疗疗效显著。

3. 照料与看护

治疗阿尔茨海默病患者，照料与看护同样重要。首次诊断后进行全面护理评估，每6个月评估患者的痴呆严重程度，按照不同阶段，制定照料计划，实施分期照料。

（二）阿尔茨海默病患者BPSD的药物治疗

当心理治疗等非药物治疗无效时，我们有必要采取药物治疗干预。老年痴呆患者的药物治疗，重中之重首选促智药物，旨在改善患者脑功能。针对阿尔茨海默病患者可能出现的抑郁、精神、焦虑等症状，有时也应用对症药物，但在临床实践中应谨慎选择。

1. 促智药物

目前常用的促智药物主要分为2类：胆碱酯酶抑制剂（ChEI）和N-甲基-D-天门冬氨酸受体拮抗剂（NMDSA受体拮抗剂）。

胆碱酯酶抑制剂（ChEI）是治疗老年痴呆的一线药物，主要用于治疗轻、中度阿尔茨海默病，对认知症状、非认知症状均有效。代表药物为多奈哌齐。2011年发表于《Alzheimer Disease and Associated Disorders》杂志的一项多中心、开放性、前瞻性研究，纳入了529名轻、中、重度阿尔茨海默病患者，使用多奈哌齐治疗 6 个月，NPI 量表得分提示，多奈哌齐可全面显著改善阿尔茨海默病患者的 BPSD 症状。

N- 甲基 -D- 天门冬氨酸受体拮抗剂（NMDSA 受体拮抗剂）用于治疗重度阿尔茨海默病，代表药物为美金刚。2008 年发表于《International journal of geriatric psychiatry》的一项随机双盲安慰剂对照研究的 Meta 分析，纳入了 6 项历时 24 周或 28 周，使用美金刚治疗阿尔茨海默病患者的相关研究，Meta 分析提示，美金刚可显著改善阿尔茨海默病患者的妄想、激越、易激惹等症状。

从临床实践来看，应用美金刚治疗阿尔茨海默病患者的 BPSD 症状，尤其是激越、妄想症状，疗效优于多奈哌齐。

2. 抗抑郁药

阿尔茨海默病与抑郁症关系密切，阿尔茨海默病伴发抑郁的病因包括：两者有共同相关危险因素；阿尔茨海默病的神经退行性病变会导致抑郁的产生；阿尔茨海默病早期对病情有一定的自知力，发生情感反应性抑郁症。临床上评估情绪问题的量表较多且复杂，9 条目健康问卷（PHQ-9）为自评量表，也可借鉴用于他评。该量表条目多数涉及情绪体验，较少涉及行为问题，优势在于能较快判断患者存在的情绪问题，进行对症处理。

2010 年发表于《International psychogeriatrics》的一项研究纳入了 338 名阿尔茨海默病患者，研究发现，应用 SSRI 抗抑郁药物可改善 MMSE 得分，SSRI 治疗可防止抑郁症状对患者认知的负面效应。2009 年发表于《Brain:A journal of neurology》杂志的一项研究提示，西酞普兰合并加兰他敏能增加葡萄糖代谢，提示胆碱能系统与血清素能系统的相互作用有益于阿尔茨海默病患者恢复。

3. 抗精神病药

FDA 曾警示，使用抗精神病药物治疗老年痴呆相关精神病时或升高死亡风险。2006 年发表于《NEJM》的一项多中心随机双盲对照研究提示，非典型抗精神病药对伴有精神病性症状的阿尔茨海默病患者治疗疗效肯定，但是安全性方面抵消了这种疗效的优势；2014 年发表于《European Journal of Clinical Pharmacology》杂志的一项前瞻性队列研究，纳入了 1618 名年龄在 65 岁以上的阿尔茨海默病患者，随访 309d，研究结果表明，年龄是唯一导致阿尔茨海默病患者死亡率增加的因素，提示在高龄老年阿尔茨海默病患者中慎用抗精神病药物。

抗精神病药分为传统（或典型）抗精神病药和非典型抗精神病药 2 类。传统抗精神病药开始用于 20 世纪 50 年代，主要通过调节脑部神经递质，尤其是抑制神经递质多巴胺而发挥作用，包括氯丙嗪、氟奋乃静、氟哌啶醇、奋乃静、舒必利等。其中氯丙嗪和氟哌啶醇是治疗痴呆性精神行为症状的最常用药物。新一代抗精神病药又称为非典型抗精神病药，与传统抗精神病药的作用方式略有不同。此类药物包括阿立哌唑、氯氮平、帕利哌酮（paliperidone）、喹硫平、利培酮、奥氮平和舍吲哚（sertindole）。

1）抗精神病药相关药品

（1）传统抗精神病药物：Compazine（丙氯拉嗪 /prochlorperazine）、Haldol（氟哌啶醇 /haloperidol）、Loxitane（洛沙平 /loxapine）、Mellaril（硫利达嗪 /thioridazine）、Moban（molindrone）、Navane（thithixene）、Orap（匹莫齐特 /pimozide）、Prolixin（氟奋乃静 /fluphenazine）、Stelazine（三氟拉嗪 /trifluoperazine）、Thorazine（氯丙嗪 /chlorpromazine）、Trilafon（奋乃静 /perphenazine）。

（2）非传统抗精神病药物：Abilify（阿立哌唑 /aripiprazole）、Clozaril（氯氮平 /

clozapine）、FazaClo（氯氮平 /clozapine）、Geodon（齐拉西酮 /ziprasidone）、Invega（帕潘立酮 /paliperidone）、Risperdal（利培酮 /risperidone）、Seroquel（喹硫平 /quetiapine）、Zyprexa（奥氮平 /olanzapine）、Symbyax（奥氮平和氟西汀 /olanzapine and fluoxetine）。

2005 年 FDA 曾对非典型抗精神病药用于老年痴呆症患者的安慰剂对照临床研究进行了回顾。结果显示，服用此类药物的患者出现的死亡风险比未接受药物治疗的患者高出 1%~2%，但这些研究无法确定风险增加的原因。因此，药品处方信息中增加了关于老年患者服用此类药品的警告信息。那时并没有类似的试验来研究传统抗精神病药用于老年患者的安全性，并出现了非典型抗精神病药物被传统抗精神病药所代替的趋势。此后，对这类药物的研究提供了一些证据：传统抗精神病药物同样会增加老年痴呆症患者的死亡风险。目前研究尚无法确定此风险增加的原因，但是大多数死亡均源于心血管疾病（如心衰、猝死）或感染（如肺炎）。

2005 年，美国食品药品管理局（FDA）就曾发布相关警示，提示在患有痴呆的高龄人群中，使用非典型抗精神病药物与高死亡风险相关。但是，究竟何种药物会导致何等级别的风险，这一问题仍悬而未决。

检索国内文献，有关老年痴呆症患者使用非典型抗精神病药导致死亡率增高的研究和病例报道较少，风险认知度较低。在国家药品不良反应报告数据库中，已收到老年痴呆症患者使用奥氮平片、富马酸奎硫平片引起死亡的报告。

目前美国、加拿大等国家有关非典型抗精神病药的说明书已经增加了非典型抗精神病药可引起伴有老年痴呆症的精神行为患者死亡率增高的警示，国内部分企业的说明书也增加了此项警示。

在我国，非典型抗精神病药未被批准用于治疗与痴呆相关的精神病。提醒临床医师严格掌握适应证，避免临床的不合理使用。

当痴呆患者进入焦虑期时，人们通常会寻求简单的方式——使用抗精神病药物进行治疗。即使许多情况下这种方式并没有帮助。而另一方面，我们清楚，最有效的方式，其实是始终有人陪护，但实施较为困难。

简单来说，看护者与家属应该试图了解患者所喜欢的事物，并且知道患者之前的喜好、活动规律以及饮食偏好，这些问题每个人都是不同的。而患者基本个性没有改变，所以护理方式应该朝之努力。

2）抗精神病药物副作用：

（1）非典型抗精神病药的严重不良反应

非典型抗精神病药主要用于急、慢性精神分裂症及其他各种精神病性状态的阳性症状和阴性症状的治疗。与传统抗精神病药相比，非典型抗精神病药具有更强的抗精神病作用和更少的锥体外系反应，因此更广泛应用于临床。目前我国上市的非典型抗精神病药包括：氯氮平、利培酮、奥氮平、喹硫平、齐拉西酮、阿立哌唑、哌罗匹隆、帕利哌酮、氨磺必利等。

非典型抗精神病药的不良反应主要表现为中枢神经系统反应，如头晕、嗜睡、失眠、癫痫、锥体外系反应、激越、狂躁、谵妄等。此外还有一些严重不良反应，如粒细胞缺乏症、糖脂代谢异常。为充分了解此类药品的安全性，指导临床合理用药，降低用药风险，特发布本期药品不良反应信息通报。

（2）白细胞减少 / 粒细胞缺乏症

白细胞是机体防御系统的一个重要组成部分，通过吞噬和产生抗体等方式来抵御和消灭入侵的病原微生物。当白细胞数量低于 4×10^9/L 时被称为白细胞减少，机体的免疫能力会下降。白细胞中的中性粒细胞占 50%~70%，当中性粒细胞绝对值降至 0.5×10^9/L 以下，被称为粒细胞缺乏症，会导致严重感染甚至危及生命。

氯氮平是第一个上市的非典型抗精神病药，因其存在粒细胞缺乏症的严重不良反应，国内外对该药的使用进行了限制，如要求治疗前 6 个月内每 1~2 周检查白细胞计数及分类，之后定期检查。已上市的同类药品中，如利培酮、喹硫平、奥氮平等也发现了此严重风险。相关报道还显示，此类药品引起白细胞减少 / 粒细胞缺乏症不良反应时，细胞计数下降较快，未及时治疗会造成严重后果。

国内文献中关于非典型抗精神病药致白细胞减少 / 粒细胞缺乏症的报道较多，但不同药品其风险程度不一致。在国家药品不良反应报告数据库中，自 2004 年 1 月 1 日至 2015 年 6 月 30 日，非典型抗精神病药引起的白细胞减少 / 粒细胞缺乏症的报告数量为 4 400 余例次，占总体报告数量的 5.9%，其中以氯氮平、利培酮、喹硫平相对突出，其他非典型抗精神病药也均收到相关病例报告。

鉴于非典型抗精神病药潜在的致白细胞减少 / 粒细胞缺乏症风险，故提醒临床医师仔细询问患者的既往病史，有骨髓抑制或白细胞减少者禁用或慎用此类药品。应严格按照说明书的要求，在用药前、治疗中及停药后监测患者血白细胞及中性粒细胞计数，确保用药安全。提醒患者密切关注相关症状，如果出现发烧、虚弱、嗜睡、咽喉痛等，应及时就诊。

（3）糖脂代谢异常

非典型抗精神病药可致患者血脂升高、体重增加、血糖升高或者糖尿病风险。血脂升高是心脑血管疾病的元凶，血糖升高则可致酮症酸中毒、高渗性昏迷甚至死亡。

国内文献关于非典型抗精神病药对患者血糖、血脂、体重影响的报道较多，相关性明确。在国家药品不良反应监测数据库中，自 2004 年 1 月 1 日至 2015 年 6 月 30 日，非典型抗精神病药致糖脂代谢异常的报告数量共计 2 529 例次，占总体报告数量的 3.5%，其中血脂升高 462 例次，血糖升高 534 例次，体重增加 1 533 例次。

鉴于非典型抗精神病药致糖脂代谢异常风险，提醒临床医生在处方此类药品时，应了解患者糖尿病、高血脂病史，掌握患者高血糖、高血脂的风险因素，必要时监测患者血糖、血脂及体重指标，如出现相关异常，及时采取措施，确保用药安全。提醒患者密切关注自身体重及高血糖症状（如烦渴、多尿、多食、乏力等），如有不适，及时就诊。

表 8-1　老年人群的常用抗精神病药物推荐剂量

药物	起始剂量 /（mg/d）	维持剂量 /（mg/d）
氯氮平	6.25~12.5	6.25~400
利培酮	0.25~0.5，睡前服	0.25~3，睡前服
奥氮平	2.5	2.5~15
喹硫平	25，睡前	50~400，睡前
氟哌啶醇	0.25~0.5	0.25~4
阿立哌唑	5	2.5~15
齐拉西酮	20，2 次，与饭同服	20~80，2 次，与饭同服

3）老年人使用抗精神病药物的常见问题

（1）为什么老年人的剂量通常为成人剂量的 1/4~1/2？

药物清除速度慢，血液浓度增加。对药物的敏感性增加，易发生各种不良反应。伴发躯体疾病多，有时会服用多种药物。

（2）哪些情况下考虑在老年人群使用抗精神病药物呢？

主要适应证：精神分裂症，痴呆伴有激越和妄想，谵妄，伴有精神病性症状的重度抑郁。

相对适应证：痴呆伴有激越但无妄想，伴有激越但无妄想的抑郁症，伴有严重焦虑但无精神病性症状的重症抑郁症，无精神病性症状的躁狂。

不建议用于以下疾病：严重的恶心和呕吐，无精神病性症状的易激惹和敌意，无严重焦虑且无精神病性症状的睡眠紊乱或药物所致睡眠紊乱。

表 8-2 老年人用抗精神病药物治疗相应疾病的疗程

疾病	用药需调整的时间	起效后的停药时间
谵妄	1d	1 周
伴有精神病性症状的躁狂	5d	3 个月
痴呆伴发激越和妄想	5d	3 个月
痴呆伴有激越但无妄想	7d	3 个月
激越但无精神病性症状的重症抑郁	1 周	2 个月
伴有精神症状的重症抑郁	1 周	6 个月
无精神病性症状的躁狂	1 周	2 个月
无精神病性症状但伴有严重焦虑的重症抑郁	2 周	2 个月
精神分裂症	2 周	无确定时间
妄想性疾病	2 周	无确定时间

（3）老年人群应用抗精神病药需要注意哪些原则呢？

了解病史：需要仔细询问患者以前的用药史，药物的起效情况以及不良反应。起始量要低、加药要缓慢：鉴于老年人群的特殊药理学特点，不管是起始量还是加药的剂量都得小剂量，治疗剂量一般为青壮年的 1/3~1/2。

精心选择药物：如前所述，患者还合并其他躯体疾病，以及特殊的药理学特点，尽量选择抗胆碱能和心血管系统不良反应小、镇静作用弱、无肝肾毒性的药物。

（4）老年人群合并躯体问题时，怎么挑选抗精神病药物？

①合并心脏病：首先对心功能影响小的药物，如利培酮、奥氮平和喹硫平，尽量避免使用抗胆碱能作用或对肾上腺素能受体作用强的药物。②合并肝脏疾病：选择对肝功毒性较低的药物，如利培酮，但主要剂量要低，并需要监测其肝功。③合并肾脏疾病：注意减少抗精神病药的剂量。④合并糖尿病：不适用氯氮平和奥氮平等对糖脂代谢影响强的药物，需要加强患者的血糖监测，并请内分泌科会诊。

4）建议：

（1）对于非典型抗精神病药存在的严重不良反应及其风险因素，医护人员应充分认识并予以关注。医生在使用处方药品时，应仔细询问患者的既往病史，使用期间应加强用药监护，进行必要的监测。应与患者及其家属或监护人员充分沟通药品存在的风险，指导患者正确、合理用药。

（2）患者应遵循处方医生的建议，按照要求使用非典型抗精神病药。应详细阅读药品说明书，了解药品的不良反应及预防措施。对于医生提出的定期监测血糖、血脂、血细胞计数等要求应充分理解并积极配合，服药后出现不适症状应及时就诊。

（3）药品生产企业对于非典型抗精神病药潜在的严重风险应予以高度重视，采取积极、有效的风险控制措施，保障患者的用药安全。应加强药品不良反应监测及分析评价工作，对于说明书中风险提示不足的，应及时修订和完善，并应采取有效途径，加大与医务人员和患者的沟通与交流，及时传递最新药品安全信息。

4. 情感稳定剂

APA 指南指出，使用低剂量的卡马西平可使阿尔茨海默病激惹症状患者中度受益，卡马西平没有被推荐为痴呆患者激惹症状的常规药物，使用抗精神病药物无效时，可以考虑使用卡马西平、丙戊酸盐。EFNS 指南认为，卡马西平可能对攻击性行为有帮助，但多数丙戊酸试验结果呈阴性。在临床实践中发现，某些阿尔茨海默病患者有颞叶癫痫发作，临床表现为精神行为症状，颞叶癫痫易被误诊为阿尔茨海默病的精神症状，卡马西平对某些患者可能是因抗颞叶癫痫而控制了精神行为异常，而对另一些患者是能有效地控制非颞叶癫痫所致的阿尔茨海默病精神行为症状。

目前，针对情感稳定剂治疗阿尔茨海默病疗效及安全性研究的证据结论不一。2 篇综述分析 RCT 研究指出，丙戊酸钠对于改善老年痴呆患者的激越症状无效，且副作用发生率太高，还需进一步的证据证实丙戊安全性的相关研究。

5. 抗焦虑药物

治疗阿尔茨海默病的抗焦虑药物分为苯二氮卓类和非苯二氮卓类。

苯二氮卓类（BZD）药物治疗阿尔茨海默病患者，抗焦虑作用强、起效快，但应密切关注老年体弱者易出现的共济失调、感知障碍、呼吸抑制等不良反应。

非苯二氮卓类（坦度螺酮）治疗阿尔茨海默病患者的焦虑症状，起效慢，但疗效明显，尤其是针对躯体症状的改善；且该类药物无药物依赖性、镇静作用和耐药性，也无明显肌松作用。临床应用中值得推荐。

APA 指南认为，苯二氮卓类药比抗精神病药有更多的不良反应和更少的益处，只偶尔用于有些激惹或焦虑较突出的患者，应该避免长期使用。苯二氮卓类药物的不良反应包括过度镇静、增加跌倒、呼吸抑制、认知功能恶化、谵妄及增加情绪低落，劳拉西泮和奥沙西泮没有活性代谢产物，其作用优于半衰期较长的药物（地西泮或氯硝西泮），而短效药物更易出现跌倒和髋关节骨折，苯二氮卓类药物依赖也是一个值得关注的风险。

（三）总结

情绪症状是老年痴呆患者常见的临床表现，亦是影响其社会功能的主要原因之一，其加重了患者认知功能损害，增加了照料者负担。对于痴呆患者情绪问题的管理至关重要，在管理中应遵循综合治疗的原则：针对患者、照料者的教育与指导以及环境因素和社会支持 3 方面加以管理。从治疗方面来讲，老年痴呆患者的 BPSD 首选非药物治疗——社会心理治疗。而必须使用药物治疗时，药物治疗应以促智药作为基础用药。在 BPSD 给患者造成痛苦且其他治疗手段无效的情况下，谨慎使用抗抑郁药和抗精神病药物。

第三节　对常见的睡眠障碍的治疗

人类约 1/3 的生命时光是在睡眠中度过的。从西格蒙德·弗洛伊德的《梦的解析》和克里斯托弗·诺兰的《盗梦空间》中可以看出，睡眠中隐藏着一个不为人知的隐秘世界，这个世界和我们的生命相关，与健康相系。

来自瑞典乌普萨拉大学的研究团队发现，自诉有睡眠障碍的老年男性较那些自认为睡眠很好的男性更容易患阿尔茨海默病，这项研究于 2014 年 10 月发表在科学杂志《Alzheimer's &Dementia》上。从 1970—2010 年历时 40 年，研究者随访了 1000 名 50 岁以上的男性。他们发现，那些自我报告存在睡眠障碍的男性患阿尔茨海默病的风险是睡眠良好男性的 1.5 倍。数据表明，保持良好的夜间睡眠习惯，对于维持大脑健康至关重要。

阿尔茨海默病是一种神经退行性疾病，主要以进行性记忆丧失与整体认知功能逐渐下降为特征。阿尔茨海默病通常伴有昼夜节律异常与睡眠障碍，包括夜间觉醒、非快速动眼或快速动眼（REM）睡眠行为障碍，对患者及其看护人员的生活质量造成重大影响。

来自加利福尼亚大学的 Yaffe 博士，于 Lancet Neuro 杂志 2014 年 10 月刊上发表一篇综述，旨在讨论老年患者（≥ 55 岁）的睡眠问题，如何影响或导致认知能力的下降与痴呆。具体内容如下：

随着人们年龄的增长，睡眠模式的改变时常发生，包括总睡眠时长与效率的降低，睡眠片段化的增加以及入睡困难，快速动眼睡眠与慢波睡眠时长的降低。尽管其中某些改变可能是衰老的正常表现，但个别变化将会导致潜在病理状态或神经退行性病变。

睡眠清醒周期，通过脑区以及神经递质系统间复杂的相互作用予以调节；而这些神经递质大多涉及记忆与认知功能。正是这种共享通路（见图 8–1），可能导致了阿尔茨海默病以及其他类型痴呆患者经常出现睡眠问题。

调节睡眠的脑区与神经递质系统：

睡眠与清醒由脑干、下丘脑、基底前脑与丘脑调节。这些区域透射到大脑皮层，并且释放有利于调节睡眠 – 清醒循环的兴奋性以及异质性神经递质。

在关于阿尔茨海默病患者的报道中，频繁出现昼夜节律障碍与日落综合征等事件（黄昏时出现的不安与认知功能的改变），通常认为由视交叉上核退行性变（有“昼夜节律生物钟”之称）以及 Meynert 基底核胆碱能神经元的变化所导致。相似的，快速动眼期（REM）睡眠行为障碍，通常伴有路易体痴呆，并且可能提示脑干结构的退行性变。

阿尔茨海默病患者所出现的睡眠障碍性事件：

（1）昼夜节律障碍：①夜间睡眠片段化；②白天过度嗜睡；③活动节律的相位延迟；③日落综合征。

（2）睡眠结构的改变：①入睡后醒来；②潜伏期到首个快速动眼周期的出现；③总睡

眠时间; ④睡眠效率; ⑤快速动眼与慢波睡眠; ⑥不确定性非快速动眼周期睡眠模式; ⑦睡眠－呼吸紊乱。

（一）失眠

失眠主要指 1 个月或更长时间内，出现入睡困难、睡眠维持与睡眠质量降低等慢性问题。目前，近 25% 的老年人罹患失眠或失眠综合征。在一项纳入中年群体（平均 47 岁）的横断面研究中，失眠与认知功能恶化相关；然而，少数评估失眠能否增加老年群体认知能力以及痴呆风险的研究结果并不一致。

一项纳入≥ 65 岁老年群体（意大利）的横断面研究显示：失眠与认知障碍或痴呆无关。相反的，一项使用内科记录的回顾性队列研究显示，临床诊断为失眠或长期服用安眠药的老年患者，3 年随访期内发生痴呆的风险为没有失眠人群的 2 倍。这种相矛盾的结果还见于 2 项回顾性研究中。

这些结果的差异可能归因于研究方法与设计上的异质性，尤其是在失眠测定与认知预后判断方法上存在差别。同时由于这些研究的性质（横断面、回顾性或是随访时长过短），目前无法确定失眠与认知能力下降间的具体关系。

一些结构性脑成像研究也产生矛盾的结果（部分，并非全部），显示失眠与脑容量（海马体积与前额、顶叶灰质）的降低相关。然而，这些研究主要在中年人群中进行，所以结果可能并不适用于老年群体。因此，目前无法确定，失眠是否为认知能力下降以及痴呆的风险因素，或者失眠能否作为疾病早期标志物。长期随访的前瞻性研究以及确定失眠与认知结局的标准化检测方法，有助于解决这些问题。

综合这些年在失眠和阿尔茨海默病之间的关系研究结果，我们会发现这样一个悖论：如果失眠，不进行药物治疗，会明显促进阿尔茨海默病的发生；如果进行安定类药物的治疗，虽然可能改善睡眠，但也会促进阿尔茨海默病的发生。

早在 2012 年，美国老年学会就在老年人慎用药物名单中增加了苯二氮卓类药物，因为其对认知功能有一定的影响，但对其具体情况并不清楚。为此，法国和加拿大的科学家做了进一步研究，发现了口服改善睡眠及焦虑症状的苯二氮卓类药物，如地西泮、阿普唑仑、艾司唑仑等可能是引起阿尔茨海默病新的危险因素。

科学家们对居住在加拿大魁北克经常口服苯二氮卓类药物的老人，经过长达 6 年的随访观察，发现共有 1 796 人患有阿尔茨海默病，并将他们和 7 184 名各项指标均匹配的健康老人做了对比，结果发现，口服苯二氮卓类药物超过 3 个月以上的，患 AD 的风险增加 51%。风险的高低和服药时间长短呈正相关。还发现，长效的苯二氮卓类药物较短效的危害更大。

科学家们虽然发现了口服苯二氮卓类药物可以增加将来患阿尔茨海默病的风险，但是其中具体的机制目前还不知道。研究团队指出，苯二氮卓类药物是一类在治疗焦虑和失眠方面重要的药物，但是本研究结果建议口服这类药物最好选用短效的，并且不要超过 3 个月，以免增加阿尔茨海默病的发生率。目前仍有 50% 的老人经常口服药物，但缺乏任何正式的监管系统，药物对大脑健康及认知功能的潜在而长期的影响容易被忽视，因此我们认为，医生和药物监管部门应该加强对安眠药物方面的监管，而不仅仅是局限在对药物过量应用方面的监管。

（二）睡眠质量

老年人常有睡眠质量上的抱怨，近 1/2 的老年人（≥ 55 岁）报告有入睡及睡眠维持困难的问题。对老年患者自我报告形式的睡眠抱怨问题进行研究，产生了不同结果，但能够提示睡眠质量的下降与认知预后的恶化间具有关联。

一组社区内老年群体的研究显示，睡眠质量更差（通过匹兹堡睡眠质量指数检测 /PSQI）的个体，工作记忆、注意定势转移以及抽象问题的解决能力更差，但处理速度、情节记忆能力没有区别。另一项横断面研究显示，自我报告仅入睡潜伏期延长的患者，口头知识、长期记忆、视觉空间推理能力降低。

另外 2 项横截面研究结果并未提示睡眠质量与认知检测间具有相关性。4 项使用自我报告形式数据的前瞻性研究中，1 项结果显示睡眠质量的降低与认知能力下降风险的增加相关，而另外 3 项结果提示认知障碍或痴呆风险的增加相关。这些研究结果显示，罹患睡眠障碍的患者发展为认知障碍的风险是没有睡眠障碍患者的 2~4 倍。

因此，大多前瞻性研究提示，睡眠质量与认知障碍风险的增加相关。尽管主观睡眠的检测对睡眠质量提供了一个大体评估方法，但需要使用特异的客观检测方法来更加清楚地确定老年群体中，睡眠与认知预后间的关系。

评估与阿尔茨海默病风险相关标志物的研究显示，睡眠质量的降低可能是痴呆病理学的潜在因素之一。认知正常的老年群体中，睡眠片段化的增加与 β – 淀粉样蛋白沉积的增加相关，且对携带有 Apo E ε –4 等位基因的群体来说，更好的睡眠似乎与阿尔茨海默病、认知能力下降、神经元纤维缠结事件的降低相关。这些研究成果提示，即使有轻度睡眠障碍，可能也会影响老年群体认知障碍以及痴呆事件的发展。

（三）睡眠时长

相比于每天 7~9h 的睡眠时间，超过 1/3 的成人报道有规律性睡眠时长的降低或增加，并且逐渐增多证据提示睡眠时长可能是预测老年群体认知结局的因素之一。在一项横断面研究中，使用自我评估睡眠时长形式的数据，发现睡眠时长增加与认知能力的降低相关；其他研究显示，睡眠时长的延长与缩短均与认知能力的降低相关（与典型 7~8h 的睡眠时长相比）。

一些前瞻性研究显示，在自我报告有睡眠时长增加或缩短，以及有生之年睡眠时长改变的患者中，认知障碍与痴呆风险增高。例如，在一项纳入≥ 70 岁人群的研究中，睡眠时长由 7~8h 增至 9h 及以上，和更高的认知障碍患病率相关。相似的，2 项其他前瞻性研究显示，自我报告睡眠时长的延长或缩短，与随访期更差的认知结局相关。

这些结果提示在认知结局与睡眠时长之间存在一种 U 形相关性，即睡眠时长的增加与缩短，均对应认知障碍与痴呆风险的增加。

（四）白天过度嗜睡

白天过度嗜睡的现象，影响 20%~30% 的老年人群。它们可由睡眠呼吸紊乱、不良睡眠习惯、肥胖、心血管疾病、抑郁等原因引起，而这些原因均有可能增加认知障碍的风险。但仍有一些研究显示，白天过度嗜睡与认知障碍间独立相关。

一项纳入社区内≥ 60 岁老年人口的横断面研究显示，控制人口统计学、体力活动、内科治疗、睡眠或焦虑药物的使用、睡眠时长、心理健康等因素后，白天过度嗜睡患者更容易发生认知障碍。一些前瞻性研究也显示，白天过度嗜睡与认知障碍以及痴呆风险的增加相关。

但这些研究仍具有局限性，包括：睡眠问题的评判仅是来自患者的自我报告问卷。未来的前瞻性研究需要应用主观或客观手段来检测睡眠，从而鉴定白天过度嗜睡的潜在机制。

（五）睡眠呼吸紊乱

睡眠呼吸紊乱是一种睡眠期间出现的，以异常呼吸模式为特征的疾病，典型症状包括：呼吸暂停（停止呼吸）与低通气（浅呼吸或呼吸强度降低）。尽管睡眠呼吸紊乱的发病率随患者年龄、性别、诊断标准而改变，但睡眠呼吸紊乱更常见于老年男性群体。近 17% 的老年男性（50~70 岁）以及近 9% 的老年女性（50~70 岁）有中度到重度的睡眠呼吸紊乱症状（使用睡眠呼吸暂停低通气指数（AHI）测得，并且近 60% 的群体有轻度睡眠呼吸紊乱症状（AHI: 5~14 岁））。

一些研究显示，与没有睡眠呼吸紊乱的患者相比，睡眠呼吸紊乱的患者认知能力检测结果更差。早期一项纳入 25 项研究的荟萃分析，比较了阻塞性睡眠呼吸暂停与健康对照患者的认知表现，结果提示睡眠呼吸暂停患者执行能力更差，但是与记忆、视力、运动技能等方面的相关性并不一致。

2 项前瞻性试验，研究了老年患者的睡眠呼吸紊乱与认知功能间的相关性。结果显示在社区老年男性中，轻中度睡眠呼吸紊乱与 3 年内认知能力的下降相关，而在社区内的老年女性中，睡眠呼吸紊乱与 5 年随访期内，轻度认知障碍以及痴呆风险增加相关。

近期研究显示，睡眠呼吸紊乱（尤其是睡眠呼吸暂停）与神经影像学结构、功能性标志物相关。与健康对照组相比，阻塞性睡眠呼吸暂停的患者与白质完整性减少相关；并且睡眠呼吸暂停患者记忆、执行能力相关区域的灰质容量也受到影响。

大多影像学研究重点关注 40~50 岁的成年患者，较少研究≥ 65 岁的老年群体。然而，在一项纳入社区内老年群体（≥ 60 岁）的研究显示，中度到重度阻塞性睡眠呼吸暂停与白质改变相关。并且另一项纳入超过 800 名老年患者（年龄平均为 77 岁）的研究显示，睡眠呼吸暂停与白质疾病的纵向改变密切相关。这些结果提示，睡眠呼吸紊乱患者认知障碍风险增加的机制，可能涉及白质改变。

（六）昼夜节律紊乱

昼夜节律紊乱是指 24h 内生物节律周期的改变，并能够影响一些生理进程，包括睡眠。昼夜节律紊乱可能通过依赖睡眠与不依赖睡眠的途径，而潜在影响认知功能。昼夜节律紊乱的发病率随年龄的增加而增加，并常见于神经退行性病变患者中的阿尔茨海默病。昼夜节律紊乱与阿尔茨海默病严重程度相关，节律越差晚期越容易罹患痴呆。而阿尔茨海默病患者显示有昼夜节律时钟基因表达的改变。

只有几项研究，探讨了老年群体中昼夜节律与认知能力下降间的相关性。例如一项横截面研究显示，活动记录仪记录的老年群体睡眠清醒节律片段化与认知功能的恶化相关，包括处理速度、记忆与执行能力。总之，这些研究结果提示，昼夜节律紊乱与认知能力下降风险的增加相关。

（七）连接睡眠与认知功能的潜在机制

睡眠是巩固记忆与维持大脑正常功能所必需的过程，并且睡眠障碍可能干扰神经通路功能（GABA、cAMP），从而造成突触可塑性的损伤。来自流行病学以及实验性研究的证据提示，

β–淀粉样蛋白与睡眠清醒周期间具有双向相关性。睡眠剥除能够增加 β–淀粉样蛋白浓度，并且报道显示睡眠时长的缩短以及睡眠质量下降与老年群体内 β–淀粉样蛋白的增加相关。反之，β–淀粉样蛋白累积又可以增加失眠，改变睡眠模式。

较差的睡眠可能通过促进神经炎症因子、干扰神经形成（尤其是海马区，学习与记忆相关的关键区域），而参与神经退行性变过程。乙酰胆碱，有助于维持正常睡眠模式并涉及记忆巩固过程，当其浓度降低时可以损伤基底前脑胆碱能神经元。这一过程常发生在衰老以及阿尔茨海默病期间，可能通过干扰睡眠与记忆进程而导致认知功能的降低。

抑郁是另一种潜在机制，因为它同样可能连接失眠与认知能力的下降。抑郁症状至少可能会调节一些主观睡眠抱怨与认知能力下降间的相关性，而认知储备可能是一种防止睡眠相关性认知障碍的潜在机制。针对社区内 >70 岁、入睡以及睡眠维持困难老年群体的研究显示，认知能力的下降程度与受教育程度相关，提示认知储备水平增高，将能够更好地应对由于睡眠障碍而导致的认知紊乱。

理清这些关联的额外研究，可能有助于找到减轻睡眠障碍与认知障碍风险的新方法。睡眠片段化的增加以及低氧，可能是睡眠呼气紊乱引起认知能力受损过程中涉及的机制。动物模型中，低氧可能通过氧化或炎症途径而参与细胞凋亡、海马区萎缩过程。另外，暴露于低氧环境中，将使脑内 β–淀粉样蛋白的浓度与淀粉样斑块、τ 蛋白磷酸化增加，而这些过程是参与阿尔茨海默病病理进程的关键组分。

昼夜节律紊乱可能通过一些潜在机制而导致认知能力的下降。昼夜节律影响不同脑区活动性，包括额叶、丘脑、下丘脑区域以及脑干蓝斑，而昼夜生物钟基因可能有助于调节神经形成。来自动物研究的成果显示，昼夜节律紊乱能够损伤海马功能以及学习、记忆能力。

（八）治疗研究

许多治疗可以有效地改善老年群体的睡眠情况，但是评估老年群体中睡眠障碍治疗对认知功能改善的研究很少。来自一项纳入老年失眠群体（65~85 岁）的小规模研究显示，通过 8 周认知培训计划，患者睡眠质量（入睡潜伏期以及睡眠效率）以及认知表现均取得改善。锻炼显示有潜在改善老年患者睡眠的作用，但是需要进一步研究来评估对衰老患者认知功能的影响。

一项前景光明的结果显示，光疗法可以减轻 AD 以及其他类型痴呆患者的睡眠与昼夜节律紊乱，尽管尚未确定认知功能方面收益。一些小型研究显示，在健康成年人与 AD 患者中，乙酰胆碱酯酶抑制剂可以改善睡眠质量与认知结局，然而，需要权衡收益与潜在的副作用。未来需要开展大型前瞻性研究，从而明确患者长期预后。

目前临床开展许多褪黑素治疗对痴呆症状影响的研究，但补充褪黑素的疗效并不一致。纳入轻度认知患者的 2 项研究提示，褪黑素治疗可能是有益的，并且可能具有阻止痴呆进展的作用；但是 2 项其他研究显示，1~7 周褪黑素治疗疗程，不能够改善睡眠或痴呆情况。

针对睡眠呼吸紊乱来治疗痴呆可能颇具前景，然而，治疗时机、时长以及受众群体仍然未知。一项小样本量的研究纳入 AHI ≥ 10 分的 AD 患者，使用持续性气道正压通气治疗（CPAP）6 周，结果显示能够减轻认知功能降低；但在睡眠呼吸暂停的群体中，CPAP 疗效并不一致。未来要开展更有针对性的随机对照试验，重点关注轻度认知障碍的患者，并且需要纳入大规模样本量、持续更长的治疗时间。一些药物例如多奈哌齐和氟替卡松，在治疗阻塞性睡眠呼吸暂停上具有前景，并能改善认知结局，但目前没有足够证据建议药物治疗方案。因此，对于阻塞性睡眠呼吸暂停的患者，需要继续开展更长随访时间、更大规模的研究。

一些有前景的结果显示，短期锻炼以及一些药物（褪黑素、乙酰胆碱）可以改善睡眠、认知表现，但是改善睡眠对认知的长期影响未知。由于睡眠障碍以及认知障碍在老年群体中发病率很高，睡眠与认知相关性成为重要的公共卫生问题，它有助于筛选认知能力下降的高危人群，并且作为一种潜在治疗方式改善认知健康。

以下是一些提供给阿尔茨海默病患者的非药物性治疗建议：

（1）规律饮食和睡眠；

（2）每天运动，但是不要在就寝前 4h 进行；

（3）保证卧室内的夜间光线和舒适的睡眠温度；

（4）醒的时候不要躺在床上，只在睡眠时使用床。

（九）不安腿综合征

50% 以上的原发性不安腿综合征患者有家族性，呈染色体显性遗传，可能的基因主要包括 12q、14q 和 19q 与 CAG 三核苷酸重复序列有关。中枢神经非黑质纹状体系统多巴胺能神经元受损、脊髓感觉传输通路去抑制、周围神经调节异常、体循环障碍均可导致不安腿综合征。缺铁和肾衰竭可诱发和加重不安腿综合征。不安腿综合征可能还与阿尔茨海默病冷漠相关，具有中枢多巴胺能系统功能障碍这一共同病理生理机制。

尽管左旋多巴 / 苄丝肼对不安腿综合征有效，但部分患者会出现不安腿综合征症状加重和反弹。目前多巴胺受体激动剂（普拉克索、罗匹尼罗、罗替戈汀）是不安腿综合征的首选药物，10%~40% 的患者服用普拉克索 10 年都有效。睡前 0.5~1mg 氯硝西泮可以改善不安腿综合征患者的感觉异常，减少睡眠觉醒。普拉克索联合氯硝西泮治疗不安腿综合征 / 周期性腿动，不仅可改善不安腿综合征的感觉和运动症状，同时可改善睡眠紊乱。加巴喷丁和普瑞巴林是二线治疗药物，在多巴胺受体激动剂疗效不佳时使用，尤其对不安腿综合征患者相关或伴发的疼痛、冲动控制障碍、共病失眠或广泛性焦虑有效。加巴喷丁在夜间服用，起始剂量为 300mg，根据症状决定增加剂量。应缓慢增加剂量（每周），直至患者症状改善或出现副作用，最大剂量 2400mg，常见的副作用为嗜睡和眩晕。阿片类药物（如曲马多、氢可酮、羟考酮、美沙酮）对重度不安腿综合征患者有效，但必须谨慎使用，特别是在老年患者和睡眠呼吸障碍患者中。 这些药物可以持续改善不安腿综合征症状，而且对于多巴胺治疗失败的不安腿综合征患者也有改善效果，且不会出现左旋多巴治疗中的症状加重，但是由于其依赖性以及加重睡眠呼吸障碍而使用受限。

（十）阻塞性睡眠呼吸暂停综合征

阻塞性睡眠呼吸暂停综合征（obstructive sleep apnea，OSA）是一种病因不明的睡眠呼吸疾病，由于间歇性的部分或者完全的上呼吸道气道阻塞影响了正常通气及睡眠结构，可导致间歇性低氧、高碳酸血症，和 / 或多种形式的睡眠障碍。

越来越多来自动物研究的证据显示，间断性低氧会促使脑淀粉样蛋白形成和 τ 蛋白磷酸化，而这是阿尔茨海默病的最主要 2 大特征。在夜间缺氧发作期出现的间歇性低氧和活性氧自由基会促使动物皮层和脑干神经元发生退行性变以及轴索功能障碍。中枢神经系统的少突胶质细胞以及髓鞘生成细胞也对低氧和片段睡眠具有选择性的高敏感性。

然而，尚不清楚这种特殊的易感性在多大程度上导致了某些 OSA 患者脑内广泛存在的萎缩性的脑白质改变（比如穹隆和胼胝体）。然而，与临床前研究结果一致，一些临床研究也显示了一些年龄较大的 OSA 患者出现脑萎缩、认知功能障碍、痴呆的发生和程度的加重。

对于共病 OSAS 的阿尔茨海默病和帕金森病患者，长期使用持续气道正压通气疗效肯定，可延缓患者认知功能下降的速度，明显降低患者的日间嗜睡程度，增加日间活动。最近一项临床试验提示，多奈哌齐可以改善阿尔茨海默病伴 OSAS 的患者睡眠呼吸暂停的严重程度和认知功能。

阻塞性睡眠呼吸暂停综合征患者睡眠期间，舌头无法受到脑干的有效刺激，而阻碍上呼吸道。手术治疗，持续气道正压通气，或使用牙科器具拉动舌头等方法，有助于保证睡眠期间上呼吸道的开放。不幸的是，这些方式并非总是有效或良好耐受。

电刺激舌下神经方法，是治疗上的主要进展。在吸气开始时，舌下神经被起搏器刺激，而拉向前方。舌下神经刺激，可以使 12 个月后呼吸暂停发作次数从 29 次 /h 降至 9 次 /h，并可改善患者血氧浓度，白天嗜睡以及生活质量。

然而，舌下神经刺激无法取得持续效果，一旦连续 5 晚没有进行刺激，睡眠呼吸暂停症状将会恢复。目前舌下神经刺激是一项昂贵的治疗方式，但不可否认，它具有更广泛应用的潜力。

第四节　快速动眼睡眠障碍

快动眼睡眠行为障碍（RBD）是异态睡眠的形式之一，在人群当中的发生率不足 1%，其主要特征是快动眼睡眠期（REM）肌肉失张力的功能丧失及梦境演绎行为。然而就是这种疾病，以及其与很多退行性疾病的关联，被人们越来越关注。

入睡以后，我们的睡眠在 2 种不同的睡眠状态下有序、不断地转换，这 2 种睡眠状态称作非快动眼睡眠（NREM 睡眠）和快动眼睡眠（REM 睡眠）。REM 睡眠期的特点包括：①全身骨骼肌完全放松，肢体和躯体无法活动，但也有例外，如消化道肌肉、呼吸肌等保持活动。②大脑皮层思维活跃，如果在这时被唤醒，常清楚感觉到自己刚才在做着有情节的梦。③睡眠者在这一阶段的睡眠中眼球活动活跃，旁人可以观察到其眼球在眼皮底下来回晃动，因此得名“快动眼睡眠”。正因为骨骼肌肉完全放松，所以梦的内容不会表现出来。比如一个人做梦滑雪，不小心摔倒了，他在梦中做出防止跌倒的各种动作不会表现出来。

但是患有 REM 睡眠期行为障碍的患者（RBD 患者）REM 睡眠期肌肉没有完全放松，其结果就是：患者将梦见的动作不由自主地表现出来。他们会出现肢体的舞动、挥击、蹬踢，会伴有惊恐的喊叫，猛然从床上坐起。有的患者梦见大型野兽扑向自己，为了躲避而从床上滚落在地。床伴的劝阻会加入梦境，被当作是危险的或者是不友善的袭击，因而伤害到同床者。RBD 是人类认识较晚的一个疾病，最早的报道是在 1985 年，由 Carlos Schenk 博士首先提出。

RBD 的临床特点包括以下几点：

睡梦中出现由梦境诱发的各种躯体动作，如挥拳、蹬踢、喊叫等，动作粗暴激烈，存在伤害性或者潜在的伤害性。

出现肢体运动前就开始出现鲜明的噩梦的表现，内容往往涉及被野兽追逐、和别人吵架打架，梦见已故亲友等，常常是不愉快的内容而且情节激烈、充满动作。如果被呼唤，患者能很快恢复正常意识状态，能意识到刚才发生的情况是梦境而非现实。

（一）快动眼睡眠的核心位于脑干

快动眼睡眠产生通路主要位于脑桥交界区，三叉神经运动核内侧至蓝斑（LC）腹侧部。蓝斑下核（SubC）大部分由 REM 激活神经元组成 ——主要在 REM 睡眠期活跃。蓝斑下核 REM 激活细胞大部分为谷氨酸能，这就表明 REM 睡眠由谷氨酸能机制产生。然而，蓝斑下核 GABA 细胞也被发现涉及 REM 睡眠控制。药理性激活蓝斑下核细胞能诱导 REM 睡眠肌肉失张力，而且 SubC 损伤会阻碍 REM 睡眠肌肉失张力或减少 REM 睡眠数量。SubC 细胞被认为是通过动员延髓腹内侧核（VMM）和脊髓的 GABA/甘氨酸神经元以诱导 REM 睡眠肌肉麻痹。这些细胞在 REM 睡眠期通过抑制运动神经元产生肌肉失张力。

另一个 REM 产生通路的组成部分位于延髓。即包含 GABA 神经细胞的外侧巨细胞旁核（DPGi），该核团也是 REM 激活性并可能抑制促觉醒区域。这些延髓神经细胞被发现可抑制蓝斑、中缝背核和腹外侧水管周灰质。对腹外侧水管周灰质进行电刺激和药理学刺激可促进 REM 睡眠。

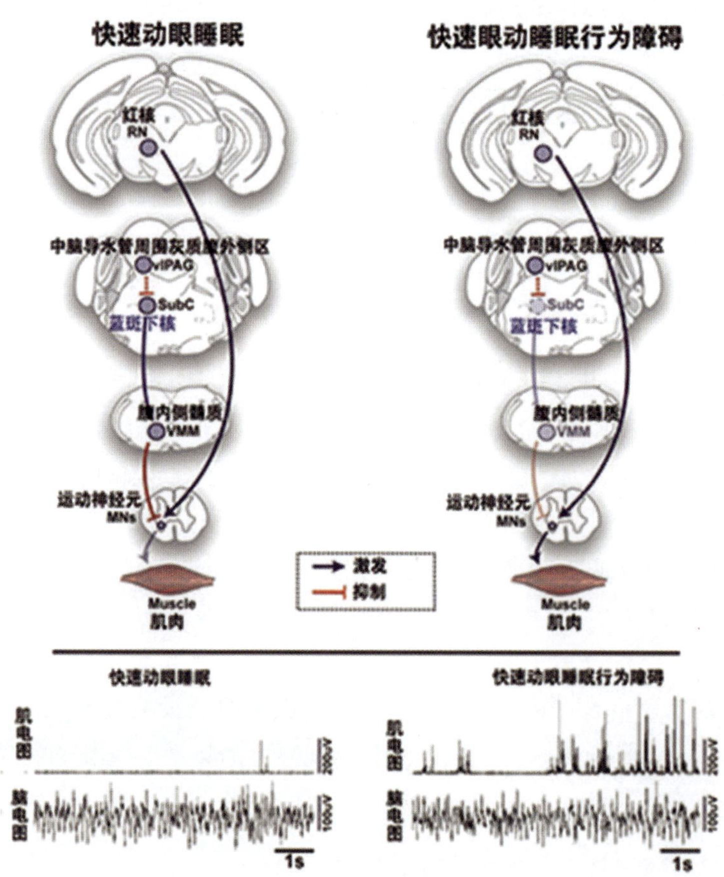

图 8-1　快速睡眠与正常睡眠的脑电监控

腹外侧水管周灰质（vlPAG）区 GABA 能神经细胞可被分为 2 亚区 ——REM 激活区和 REM 抑制区。该区 REM 激活神经元被认为可抑制蓝斑和中缝背核促觉醒神经元。Luppi 及其团队发现，GABA 能激活 REM 区神经元向觉醒激活区发出投射。外侧水管周灰质的 REM 抑制神经元向 SubC 区发送抑制性输出并可能阻碍 REM 产生环路的兴奋。药物诱导抑制或损伤 vlPAG 的 REM 抑制性神经细胞导致加强 REM 睡眠片段。脑干结构（如蓝斑下核、外侧巨细胞旁核和腹外侧水管周灰质）相互作用是产生、表现、维持 REM 睡眠的重要因素。

（二）快动眼睡眠行为障碍——REM 睡眠通路的损坏

快动眼睡眠行为障碍（RBD）表现为 REM 睡眠期正常肌肉失张力功能丧失。RBD 被认为是因调节 REM 睡眠失张力的脑干通路损伤引起。在正常 REM 睡眠期，肌肉失张力会间歇地被肌肉抽动打断，而在 RBD 中，这些正常运动事件会异常增多。

胆碱能系统，可促进 REM 睡眠失张力，但在 RBD 患者中会发生改变。神经影像学研究显示，RBD 患者脑胆碱能中心会显著退化。综上这些发现说明，RBD 典型的运动事件异常增多都是因产生抽动通路的过度激活或 REM 睡眠肌肉失张力通路组成部分的损害造成。

在 REM 睡眠期，REM 激活的 SubC 谷氨酸能神经元可通过激活 VMM 的 GABA/ 甘氨酸能细胞触发 REM 睡眠肌肉失张力。在正常 REM 睡眠条件下，SubC 至延 VMM 通路抑制运动神经元，最终产生肌肉失张力，抑制肌肉抽动和红核产生的运动。但是，在 RBD 患者中，SubC 至 VMM 通路退行性变可最终引起 REM 睡眠的运动行为。RBD 脑电图表现为 REM 期肌电活动异常增多。

（三）快动眼睡眠行为障碍药物治疗

氯硝西泮和褪黑素是最常用于治疗 RBD 的药物。氯硝西泮可以很好地控制 RBD 的症状，推荐睡前 30min 服用 0.25~2mg。大部分与阿尔茨海默病相关的 RBD 患者对氯硝西泮耐受良好，偶发的不良反应有晨起镇静作用、性功能障碍以及记忆损害。由于氯硝西泮可能加重 OSAS 和痴呆，在使用氯硝西泮时需进行监测。褪黑素不但有效改善 RBD 症状，还可以改善 REM 期肌张力迟缓消失（RSWA），其副作用小，更适用于共病 OSAS 或记忆障碍的患者，推荐睡前服用 3~12mg。当单用褪黑素或氯硝西泮无效时，可以两者联合使用。

第五节　阿尔茨海默病和癫痫

癫痫发作与早期阿尔茨海默病可能有联系。在阿尔兹海默症早期有发作过或短暂症状或有预兆出现遗忘性轻度认知功能障碍患者虽然不会出现抽搐，但是可能会有癫痫发作。旧金山 Gladstone 神经病机构的 Keith Vossel 博士和他的同事认为，癫痫和亚临床癫痫可能与早期出现的认知功能下降有关系。研究报道，55% 的阿尔兹海默病和遗忘性 MCI 患者是不抽搐的，取而代之的是短暂性认知症状，如失语、遗忘性拼写、感觉现象、似曾相识，等等。这些症状出现，在临床上应该怀疑癫痫发作。在这些病人身上仔细鉴别和治疗癫痫发作能提高他们的临床疗效，这些发现也增加关于阿尔兹海默病相关的神经不协调症状是早期并且可以治疗的循证依据。癫痫活动最常见的部位在于颞叶，那个部位的记忆中枢会受到阿尔兹海默症早期严重的影响，增加了这些患者记忆功能下降的可能性。

很显然，在回顾性研究中，使用抗癫痫药物治疗比其他治疗方式能更好地缓解患者的预后。在一个队列研究中表明，丙戊酸（depakene，depakote）控制癫痫发作有较温和的作用，有 11% 缓解癫痫发作和 67% 控制局部症状的作用。苯妥英钠（dilantin，phenytek），只有 17% 患者出现癫痫发作缓解，33% 控制局部症状的作用。Vossel 团队表示，在这些患者身上，抗癫痫药物比如左乙拉西坦是否能提高认知或疾病的转归，以及什么样的剂量是最佳的，都是需要后续研究的一些关键点。

药物是引起认知障碍的原因之一。由于抗癫痫药物治疗的长期性和特殊作用，抗癫药物主要损害注意力、警觉性、心理运动速度等认证方面。抗癫痫药物对认知功能的损害，可能与其增强了 γ－氨基丁酸对神经传导的抑制作用有关，这种递质可以抑制大脑前部区域的功能。药物引起的智能下降在一定程度上都具有可逆性，可逆性程度取决于药物对神经系统损害的严重性和时间长短。Zaret 和 Cohen（1986）报道丙戊酸钠治疗癫痫引起可逆性痴呆的机制如下：①对中枢神经系统的直接毒性作用；②通过丙戊酸钠引起高氮质血症，起间接毒性作用。吴立文总结了抗癫痫药影响认知功能的机理：①神经病理损害；②色氨酸酶代谢障碍；③内分泌功能异常；④叶酸缺乏。国外 Reynolds 以及国内研究苯妥英钠（PHT）对认知的影响时发现，叶酸能够很好地改善PHT引起的记忆力、注意力、精细运动及视觉保持能力等认知功能的下降，血清叶酸和维生素 B_{12} 与认知功能之间有明显的相关性。从而提出，苯妥英钠治疗癫痫的同时给予叶酸制剂，有利于改善和预防认知功能下降。

周波研究卡马西平（CBZ）、丙戊酸（VAP）和托吡酯（TPM）治疗成人部分性癫痫时对额叶认知功能的影响，观察 6 项神经心理指标，发现治疗后比治疗前 CBZ 组 B 型连线测验错误数增加，汉罗塔平均计划时间缩短；VAP 组读字正确数增加，威斯康星（WCST）分类错误数下降，非持续错误数下降；TPM 组数字广度倒背位数下降。说明不同抗癫痫药物对认知的作用存在差异。TPM 低剂量起始，缓慢加量，较低的治疗量可以降低其对认知功能的影响。

第六节　与住院治疗有关的症状

阿尔茨海默病虽然是缓慢进展的疾病，疾病本身不一定需要住院治疗，但也常有一些急性症状需要紧急处理。如精神行为问题（幻觉妄想、情绪不稳等）、躯体问题（并发感染或者中风等），这个时候如果门诊治疗效果不好，就应该住院治疗，以提高患者的生命质量。

根据一项新的研究发现，阿尔茨海默病患者因病接受住院治疗将加速其智力下降，并增加进入养老院或死亡的风险。

研究人员还发现，那些在住院期间发作过谵妄（狂躁、异常情绪或行为）的患者，即使出院后也很难再恢复到以前的状态。在该项研究中，共随访了大约 800 名轻度阿尔茨海默病患者，其中大约一半的患者在随访期间曾因为跌倒、感染性疾病或者其他问题而接受住院治疗。而住院治疗与这些患者可能出现较差的后果（包括智力下降和死亡）是有关的，其风险是原来的 2 倍，并且使谵妄的发作风险增加了 12% 的比率。该研究于 6 月 19 日发表在内科医学年鉴网络版。

先前的研究发现：住院治疗和谵妄加速老年人和阿尔茨海默病患者的智力下降。然而，根据该研究中的背景信息，该研究第一次分析了住院治疗中谵妄发作与包括统一收容和死亡后果的关系。来自哈佛医学院的神经病学副教授以及该研究的主要作者，塔玛拉·冯博士认为："即便对于轻度的阿尔茨海默病患者而言，谵妄亦可以成为一个严重的问题。阻止其发作可能是一个较目前的治疗方法更为有效的手段。"一些措施可以帮助阻止住院患者谵妄的发作。

例如和家人的交流，戴眼镜或者助听器，起床活动以及拒绝那些可能加重谵妄的药物，如止痛药。

有一些人支持让老年人脱离医院在家接受治疗。冯博士认为：这是一个很有意思的想法，因为它确实减少了发生谵妄的机会。另外，它还降低了医疗费用。该研究的作者还提到：患阿尔茨海默病的患者可能的住院时间是普通人的 3 倍，20%~40% 的阿尔茨海默病患者平均每年需要住院 4d 左右。在马萨诸塞阿尔茨海默病研究中心，771 名定期接受神经病学功能评估的轻度阿尔茨海默病患者被纳入目前的研究中，他们中的大部分不是自己一个人生活就是和家人住在一起。

在对一个研究中心 18 个月的随访中，该组中的 376 名患者曾被收住院，其中 194 名患者在住院期间发作谵妄，而谵妄引起的住院仅占 4% 的病例。最常见的引起住院的原因是晕厥、跌倒、心脏问题和腹部疼痛。通过一个记忆力和注意力测试，研究者发现：在住院期间发生谵妄的病人中，41% 的患者在接下来一年的住院过程中出现了智力的加速下降。相对而言，住院期间未发生谵妄和未住院的患者出现智力加速下降的比率分别仅为 23% 和 26%。

多数的阿尔茨海默病患者最终不得不被统一收容。并且他们中的多数在平均被诊断后的 5~10 年内需要别人的帮助才能生活。而确诊后的平均寿命为 8~10 年，通常死于一些疾病引起的并发症，如肺炎等。

除了住院是一个转折点之外，导致患者住院的健康状况也可能是一个转折点。

自德国的一位精神病学家阿洛斯·阿尔茨海默开始关注这种疾病开始，历史的车轮已经走过了 100 多年。阿尔茨海默病，这个记忆里的橡皮擦，依然在威胁着众多中老年人，成为 21 世纪世界范围的重大疾病。人类产生的 500 万年里，曾经历了众多的灾难和疾病，但生命长河奔腾向前，人类已经对阿尔茨海默病这个记忆里的橡皮擦说“不”，人类也一定能战胜阿尔茨海默病，让记忆的画布历久如新！

（高志嵩）

参考文献

[1] Yvette Brazier. Sleep disturbances exacerbate dysfunction in Alzheimer's. Medical News Today. Oct 29, 2015.

[2] Liguori C, Romigi A, Nuccetelli M, et al. Orexinergic system dysregulation, sleep impairment, and cognitive decline in Alzheimer disease. JAMA Neurol. 2014 Dec; 71（12）: 1498–1505.

[3] Liguori C1, Romigi A1, Nuccetelli M2, Zannino S1, Sancesario G3, Martorana A3, Albanese M1, Mercuri NB4, Izzi F1, Bernardini S2, Nitti A1, Sancesario GM5, Sica F6, Marciani MG6, Placidi F1.

[4] Jennum P, Santamaria J.Report of an EFNS task force on management of sleep disorders in neurologic disease（degenerative neurologic disorders and stroke）[J]. Eur J Neurol, 2007, 14: 1189–1200.

[5] Boeve B F, Silber M H, Ferman T J. Melatonin for treatment of REM sleep behavior disorder in neurologic disorders: results in 14 patients [J]. Sleep Med, 2003, 4: 281–284.

[6] Anderson K N, Shneerson J M. Drug treatment of REM sleep behavior disorder: the use of drug therapies other than clonazepam [J]. J Clin Sleep Med, 2009, 5: 235–239.

[7] Nomura T, Kawase S, Watanabe Y, et al. Use of ramelteon for the treatment of secondary REM sleep behavior disorder [J].Intern Med, 2013, 52: 2123-2126.

[8] Guarnieri B, Musicco M, Caffarra P, et al. Recommendations of the Sleep Study Group of the Italian Dementia Research Association （SINDem） on clinical assessment and management of sleep disorders in individuals with mild cognitive impairment and dementia : a clinical review [J]. Neurol Sci, 2014, 35: 1329-1348.

[9] Menendez M.Down syndrome, Alzheimer's disease and seizures.Brain & Development[J].2005， 27: 246 -252.

[10] 尹景岗，周树舜．叶酸对苯妥英钠所致癫痫患儿认知功能障碍的改善．实用儿科临床杂志 [J], 1998,13（2）: 100-102.

[11] 周波，周东．卡马西平、丙戊酸钠和托吡酯单药治疗对新诊断部分癫痫患者额叶相关认证功能的影响 [J]. 华西药学杂志，2004, 19（5）: 392-394.

第九章
阿尔茨海默病的另类治疗

内容提要

阿尔茨海默病是一种以没有意识改变，但获得性全面皮质功能下降，认知功能障碍为特征的临床综合征。其发病隐匿，发病机制复杂，近年来新的治疗药物及途径不断涌现，运用多种手段防治阿尔茨海默病，对于以后阿尔茨海默病的治疗具有深远的意义。本章就抗氧化剂、B族维生素、天然药物（如银杏、石杉碱甲、双氢麦角碱），还有螯合剂、氯碘羟喹、抗生素、非类固醇类抗炎剂、雌激素，以及基于阿尔茨海默病致病机理假说的有关治疗药物，进行了概述。虽然有关药物治疗比较成熟，但仍存在局限性和疗效的不确定性，往往伴随着难以避免的不良反应。现今，国内外均有学者致力于研究阿尔茨海默病的非药物治疗方法，如针灸疗法、运动疗法、音乐疗法、饮食疗法等，这些方法的运用取得了良好的治疗效果，同时也避免了机体带来药物性副作用。据美国国家衰老研究所和阿尔茨海默病学会的阿尔茨海默病诊断最新标准草案，NIA-AA标准，将阿尔茨海默病视为一个包括轻度认知功能障碍（MCI）在内的连续的疾病过程。MCI也是阿尔茨海默病的一种表现形式，甚至是阿尔茨海默病的早期表现。这无疑能促进非药物治疗在阿尔茨海默病的早期治疗和预防阿尔茨海默病方面的优势作用。另外，本章也介绍了血管性痴呆（VD）的有关治疗现状。VD是目前唯一可预防的痴呆类型疾病，控制引起VD的危险因素是其防治的关键。

目　录

随着老龄化人口快速增多，患有阿尔茨海默病的人群逐年增加，有效治疗痴呆症成了当务之急。

痴呆是一种没有意识改变，但获得性全面皮质功能下降，认知功能障碍的临床综合征，通常指由智能的异常恶化而影响认知功能，如抽象思维定向判断和记忆力等多个方面脑功能减退。现代医学将痴呆分成阿尔茨海默病（Alzheimer's disease，AD）、血管性痴呆（vascular dementia，VaD）、皮质基底节变性（corticobasal degeneration，CBD）、路易氏体痴呆（dementia with Lewy bodies，DLB）、帕金森氏病痴呆（Parkinson's disease dementia，PD）和额颞叶痴呆（frontotemporal lobar dementia，FTLD）。其中最为常见的 2 种类型是阿尔茨海默病和血管性痴呆。阿尔茨海默病发病隐匿，早期发现和积极阻止病情的发展，是治疗阿尔茨海默病的关键。阿尔茨海默病发病机制复杂，在对其发病机制深入认识的条件下，近年来新的治疗药物及途径不断涌现，运用多种手段防治阿尔茨海默病，对于以后阿尔茨海默病的治疗具有深远的意义。本文针对阿尔茨海默病发病机制最新研究进展和国内外处在探索阶段的治疗策略进行概述。

第一节　抗氧化剂

氧化应激与 β－淀粉样（β-amyloid peptides, Aβ）多肽沉积、线粒体功能障碍等病理改变相互促进，在阿尔茨海默病发生发展中起重要作用，已经被许多实验和临床研究证明（赵琳，2005）。氧细胞代谢过程产生的超氧自由基会对脑组织造成损害，促进脑细胞的衰老和死亡。β－淀粉样多肽的神经毒性也与自由基有关，因此，减少脑内自由基生成的药物有可能减慢阿尔茨海默病的病变过程。抗氧化治疗因而成为阿尔茨海默病治疗的重要方面，出现了许多具有临床应用前景的抗氧化剂（李玲玲等，2009）。

抗氧化剂可通过清除 ROS、阻止 ROS 生成、去除 ROS 毒性或提高体内抗氧化系统功能等多种途径发挥作用，是防御氧化应激对机体损伤的重要措施。依据作用机制不同可将众多抗氧化剂分为：自由基清除剂（如维生素 E、维生素 C）、预防性抗氧化剂（如金属螯合剂、超氧化物歧化酶）、合成及修复酶（如 DNA 修复酶）、非特异性抗氧化剂（如褪黑素、α－硫辛酸）等（Nunomura et al，2006; Kamat et al，2008）。以阿尔茨海默病动物模型为研究手段的抗氧化基础研究，可观察到许多抗氧化剂减少氧化应激，改善动物行为的作用。腹腔注射维生素 C 1h 后 APP/PSEN1 转基因及普通阿尔茨海默病模型小鼠 Y 迷宫自发交替率及水迷宫游泳准确度比对照组提高（Harrison et al，2009）。非特异性抗氧化剂褪黑素显著减少脑室内注射 β－淀粉样多肽小鼠新皮质及海马区 ROS 的产生（Masilamoni et al，2008）。线粒体抗氧化剂辅酶 Q 能减少淀粉样前体蛋白（amyloid precursor protein，APP）C 末端片断对 MC65 成神经瘤细胞的毒性（Wadsworth et al，2008）。S－酰基谷胱甘肽衍生物能完全阻止 $A\beta_{42}$ 诱导来自阿尔茨海默病患者原代培养的成纤维细胞脂质过氧化（Pensalfini et al，2008）。白藜芦醇通过激活 SIRT1 阻止氧化应激对成纤维瘤细胞的损伤，并减少 $A\beta_{42}$ 的毒性作用（Albani et al，2009）。多年关于抗氧化治疗阿尔茨海默病的临床研究，以维生素类自由基清除剂的研究为最多。

（一）维生素 E（VitE）防治阿尔茨海默病的作用机制

1. 抗氧化

在阿尔茨海默病患者的脑组织中有大量 β－淀粉样多肽沉积，对细胞膜、突触及轴索产生损害作用，在阿尔茨海默病的发病机制中起着重要的作用，因此阻止 β－淀粉样多肽合成和沉积的药物在阿尔茨海默病的治疗中是很有潜力的。维生素 E 是一种脂溶性维生素，作用于细胞膜，捕捉自由基，阻止细胞损伤的链式反应。在体内、外均有很强的抗氧化作用。其酚环中的氢由于共振作用而释放出来，提供电子给自由基使之成为稳定结构；作用于脂质过氧化物，打断连锁反应，抑制不饱和脂肪酸过氧化；抑制磷脂酶 A 及脂氧化酶活性清除活性氧中的单价氧是膜的稳定剂与保护剂。实验研究表明，维生素 E 可以通过其抗氧化作用减少 β－淀粉样多肽蛋白的沉积和形成，可减少大鼠海马结构齿状回和 CAI 区及皮质淀粉样蛋白反应阳性神经元的数目（Ding et al，2006），能减少脑缺血后海马细胞变性，增强脊髓损伤后运动功能的恢复。在缺氧状态下培养的神经元，维生素 E 抑制脂质过氧化物。体外试验显示，维生素 E 可保护培养的神经元抵抗 β－淀粉样多肽的侵害作用。因此，维生素 E 以其抗氧化特性试用于治疗阿尔茨海默病。

2. 抑制炎症反应

维生素 E 可以抑制脑内小胶质细胞的激活，减少其产生的炎症反应，对神经细胞起到保护作用。可通过调节与阿尔茨海默病发病有关的炎性因子来影响中枢神经系统和外周的炎性反应（Nishida et al，2006），缓和脑中 SP 形成时引起的炎症反应（Zheng et al，2006）。维生素 E 还可以通过抑制 P38MAPK 和 NF－κB 来削弱 TNF－α 和 IL－1 的表达（Pratic，2008），通过下调 COX－2 的表达与 NSAID 类药物同时应用时具有协同作用（Reddy et al，2005）。

3. 提高机体的免疫力

当机体能量代谢明显降低以及脑细胞线粒体功能障碍时，可成为阿尔茨海默病发病的高危因素。在机体衰老过程中，T、B 淋巴细胞的免疫功能显著降低。维生素 E 能提高淋巴细胞的增殖能力，增强衰老机体的免疫力。老年机体吸收及利用维生素 E 的能力下降，排出增多，血清中维生素 E 较低，有必要适当增加老年人维生素 E 的摄入量。

4. 调节细胞信号传导

蛋白激酶 C 的磷酸化，在细胞因子的信号传递中也起着关键性作用。维生素 E 可调节细胞的信号传导，抑制信号级联反应（Reddy，2006）。

5. 影响生长抑素（SS）

神经元生长抑素（SS）广泛地分布于大脑新皮层和海马结构，参与学习和记忆活动。维生素 E 可以促进阿尔茨海默病模型大鼠海马和皮层中生长抑素神经元的恢复，改善其学习记忆能力（Limon et al，2009; DeFelice et al，2007）

（二）维生素 E 和维生素 C 及其他维生素类抗氧化剂影响认知功能的临床研究

早期研究认为，维生素摄取与认知功能改善之间存在直接联系（Pratico，2008）。1 项为期 5 年关于 65 岁以上老人的前瞻性痴呆研究（canadian study of health and aging）显示，每天补充维生素 C 和维生素 E 或复合维生素制剂的老年人，发生严重认知障碍的风险比对照组小

（Maxwell et al，2005）。但也有研究显示了不同结论。2 项老年人前瞻性研究分别随访 10 年及 5.5 年，显示无论联合或单独应用维生素 C、维生素 E，均不能延迟痴呆和阿尔茨海默病的发病（Fillenbaum et al，2005; Gray et al，2008）。关于健康老年妇女的 1 项临床随机研究（Women's Health Study）也显示，随访 5.6 年及 9.6 年后，补充服用维生素 E 比空白对照组均无明显认知功能改善（Kang et al，2006）。为期 5 年的多中心随机双盲对照临床试验（ADC Co-operative Study）分别给予轻度认知功能损害患者维生素 E、多哌奈齐或安慰剂治疗，结果显示维生素 E 不能减少轻度认知功能损害患者进展为阿尔茨海默病的比例（Petersen et al，2005）。

有研究显示，维生素 E 治疗的效果分为反应型及非反应型，前者使用维生素 E 能减少氧化应激，并维持认知状态，后者不但不能减少氧化应激，甚至对认知功能有害（Lloret et al，2005）。维生素 E 被氧化后形成维生素 E 自由基，具有氧化性，但可被维生素 C 还原。因此，维生素 E 和其他抗氧化剂联合治疗的效果，可避免维生素 E 自由基的产生，优于维生素 E 单药治疗。

大量基础研究证实，抗氧化剂对阿尔茨海默病的病理有改善作用，并从中筛选出许多具有临床应用前景的抗氧化药物。但在临床试验中，这些抗氧化剂的效果仅有部分获得肯定，许多抗氧化剂在阿尔茨海默病治疗中的效果并没有达到预期水平。Fiona E 认为保持健康的维生素 C 水平可以保护与年龄相关的认知功能下降，预防阿尔茨海默病，但通过正常、健康的饮食来避免维生素 C 缺乏比服用补充剂可能更有利。维生素 C 有抗氧化作用，可与胆碱酯酶抑制剂合用（Fiona，2012）。

分析原因：正如维生素 E 一样，为期较短的临床试验可能无法真正显示抗氧化治疗的效果。有些临床试验中缺少血药浓度及体内氧化应激指标的监测，无法客观评价抗氧化剂是否在体内达到了有效浓度及患者体内氧化应激水平是否降低。抗氧化剂的种类、使用方法、剂量等多种因素均可对治疗效果产生影响。研究发现，患者体内内源性抗氧化剂水平对于抗氧化治疗效果十分重要。体内抗氧化剂水平低者对抗氧化治疗反应好，水平高或正常者反应则不好。有些抗氧化剂被氧化后表现出氧化剂的性质。因此，几种不同作用机制抗氧化剂的联合使用或抗氧化剂与其他药理作用药物的联合治疗，以及探索阿尔茨海默病抗氧化治疗的新策略，高选择性，具有抗氧化作用的多靶点药物的研究和使用，更合理的临床试验，仍需进一步研究和探索。

第二节　B 族维生素

B 族维生素（维生素 B_1、B_2、B_6、B_{12} 和叶酸等）的共同特点是都以辅酶的形式参与体内物质代谢，而这些物质代谢又与神经系统发育和功能密切相关。B 族维生素缺乏会导致许多酶系统功能障碍，进而产生一系列神经化学和形态学变化，最终影响脑发育和脑功能。一些 B 族维生素的缺乏与老年人认知功能低下有关。随着实验技术的发展和神经递质、神经电化学研究的深入，近年进行了不少有关 B 族维生素对认知功能的影响及其机制的研究，也得到了许多新的认识（洪燕，1999）。维生素 B_1 缺乏影响认知功能在大、小鼠的行为学实验中都已得到肯定。Langlais（1995）的研究发现，缺乏维生素 B_1 的大鼠空间分辨能力降低，其行为改变表现为从轻度的认知障碍到严重的学习和记忆能力受损。最近研究发现，血清高同型半胱氨酸 Hcy 及低维生素 B_{12}、叶酸 FOL 水平是阿尔茨海默病和脑血管病的危险因素（吴月静等，2013; 魏超等，2013; 刘传勇等，2008）。

B 族维生素对人类认知功能的影响在青少年人群中发现较早。有学者（Harrel，1946）给 120 名 9~19 岁孤儿补充维生素 B_1，每日 2mg，持续 1 年后，其身高、视力、快速反应能力和智力水平与对照组相比均有明显提高。进入 20 世纪 90 年代，通过提高膳食营养素摄入改善青少年智力水平已越来越引起人们的重视，其中包括维生素 B_1、维生素 B_2、维生素 B_6、维生素 B_{12} 和尼克酸等维生素和微量元素（Schventhaler et al，1991; Benton et al，1990）。成年人慢性缺乏 1 种或几种维生素，尤其是维生素 B_1、B_2、B_{12} 和叶酸者，其心理测试结果均不理想，并与维生素缺乏程度相关。补充维生素后可改善其行为和认知功能（Heseker et al，1995）。大规模的识别和情感状况调查发现，血清中叶酸和维生素 B_{12} 含量低者，其记忆测试结果得分均较低。研究老人的维生素营养状况与认知功能之间的关系，结果发现摄入较多维生素 B_1、维生素 B_2、尼克酸和叶酸的老人具有较高的抽象思维能力（LaRue et al，1997）。Deijen et al（1992）给 38 名 70~79 岁老人每日补充 20mg 的维生素 B_6，连续 3 个月，可明显改善其长时记忆功能。上述研究结果从脑功能角度为合理补充 B 族维生素提供了新的依据。

B 族维生素影响认知功能的可能机制：影响脑的早期发育，脑组织发育正常、结构完整是保证良好认知功能的重要因素。动物实验证实，多种 B 族维生素能影响脑的发育。维生素 B_2 缺乏的雌性大鼠所生子鼠脑中 DNA 水平虽正常，但蛋白质合成水平降低，蛋白质与 DNA 比例下降，提示神经元虽数量不变，但形态变小。维生素 B_2 通过参与脑组织脂质代谢来影响脑的发育和成熟（Ogunleye et al，1989）。维生素 B_6 缺乏大鼠的子代大脑新皮层神经元数目减少，并出现大量固缩神经元，表明维生素 B_6 缺乏可影响新皮层神经元的发生和寿命。临床上很早就发现，母体缺乏维生素 B_6 会使子代产生诸如震颤、易怒、癫痫发作等症，由此推测维生素 B_6 在脑发育过程中发挥着重要作用。

维持成年大鼠脑结构的完整性。维生素 B_1 缺乏可引起成年大鼠不同程度的脑损伤，包括丘脑核、乳头体和大脑皮层的损伤，并且脑损伤程度和学习记忆受损程度密切相关（Langlais et al，1995）。认为维生素 B_{12} 缺乏所致的认知障碍及其他神经精神症状的原因是中枢髓磷脂的异常，也发现白质异常（Chatter et al，1996）。

影响神经递质水平：B 族维生素对于认知行为的影响，主要因其调节了神经递质的代谢，从而改变了神经系统的化学传导过程。胆碱能系统与学习记忆密切相关，乙酰胆碱（ACh）是记忆痕迹形成的必需神经递质和长期记忆的生理基础。维生素 B_{12} 在 ACh 的合成过程中发挥着重要的辅助因子作用，记忆障碍大鼠，大脑皮层胆碱和 ACh 均降低，此时单独给实验大鼠补充卵磷脂，脑组织胆碱水平增加，但 ACh 含量不变。只有同时补充维生素 B_{12} 才使脑中 ACh 含量明显提高，并且使大鼠在记忆获得和巩固方面也有明显改善（Masuda et al，1998）。维生素 B_{12} 能增加脑中 ACh 的含量并改善胆碱缺乏大鼠的学习能力（Sasaki et al，1992）。维生素 B_1 还参与中枢神经系统突触前膜 ACh 的释放。胆碱能神经末端维生素 B_1 含量与 ACh 含量有明显的相关性。维生素 B_1 可与烟碱样受体结合进而表现出抗胆碱酯酶活性。Meador 等（1993）通过对事件相关电位 P300、脑电图和记忆行为的测试，提示维生素 B_1 在中枢神经系统具有拟胆碱样作用。维生素 B_1 缺乏并伴有行为缺陷的大鼠，其大脑皮层、海马和嗅球区 NE（Noreinephrine et al，去甲肾上腺素）含量明显降低（Mair et al，1985）。维生素 B_6 作为芳香族氨基酸脱羧酶的辅酶，可通过增加酶活性而提高 5- 羟色胺（5-HT）合成效率。缺乏维生素 B_6 动物脑中 NMDA 受体离子通道功能降低。

影响表观遗传：缺乏维生素 B_{12} 和叶酸可影响甲基化过程而使同型半胱氨酸不能转化为蛋氨酸，进而通过以下 3 种途径影响认知功能：①蛋氨酸是合成 S- 腺苷甲硫氨酸（SAM）所必需的，SAM 是许多甲基化反应，如蛋白质、磷脂等甲基化的唯一甲基供体；②高浓度的同型半胱氨酸可被转化为 S- 腺苷半胱氨酸（SAH），SAH 与 SAM 竞争性结合甲基转移酶的活性位点，从而干扰单胺神经递质的代谢及蛋白质和磷脂的甲基化；③同型半胱氨酸可被转化为同型半胱氨磺酸（HC-S03），后者通过激活 NMDA 受体而引起神经细胞损伤。缺乏维生素 B_1 的大鼠，出现听觉反应迟缓，其听觉诱发电位波 Ⅰ 和波Ⅲ、波 Ⅰ 和波Ⅳ之间的间峰间隔明显延长，潜伏期也明显延长（Shigematsu et al，1993）。Carmel et al（1995）对维生素 B_{12} 缺乏者进行电生理观察发现，75% 的受试者出现脑电图异常，77% 和 33% 的受试者出现视觉和听觉诱发电位异常。B 族维生素干预有助于减缓患者脑梗死后近期认知功能的衰退（张静 等，2014）。

对 B 族维生素在认知功能影响方面的研究，给通过膳食调节来改善人的智力和情绪提供了科学依据。科学合理地补充 B 族维生素，可以改善健康、提高学习和作业效率，更重要的是，对于防治阿尔茨海默病和维生素 D 的发生和早期预防有及其重要的现实意义。

第三节　银杏

银杏（ginkgo biloba）是地球上存活最久的植物之一，银杏叶始载于《本草品汇精要》，作为祖国的传统中药已沿用数千年。银杏叶的有效成分已被基本确认。从银杏叶中提取的主要药用成分包括银杏黄酮甙和萜类、银杏苦内酯和白果内酯，简称为银杏叶提取物（extracts of ginkgo biloba leaves，EGB）。标准化的银杏叶提取物（EGB761）含黄酮糖甙 24%，银杏苦内酯和白果内酯 6%。该药口服易吸收，生物利用度为 60%~70%，半衰期为 4~5h，消除方式大部分经尿液排出。药理作用：①通过扩张脑动、静脉，改善循环增加脑部血流，恢复脑功能；②具有抗血小板活化因子，抑制血小板聚集，阻止中性粒细胞脱颗粒，减少自由基的形成；③提高老年动物海马 M 受体密度，并增加海马突触体对胆碱摄取的亲和力。该药能阻止阿尔茨海默病的进展，对痴呆的记忆力减退、情感淡漠等有改善作用。

银杏叶提取物是目前临床使用最为广泛的中药提取物之一，具有扩张血管、调血脂、拮抗血小板活化因子、保护缺血损伤、抗炎及抗肿瘤等多种药理作用（陈红辉 等，2002）。

近年来，银杏叶提取物已广泛应用于提高记忆功能，改善血液循环和治疗阿尔茨海默病（Stromgaard et al，2004）。研究证明，银杏叶提取物具有多靶点的效用，可以改善脑循环、调整神经细胞代谢、影响毒蕈碱样胆碱能系统，具有抗氧化活性。EGb761 是由银杏内酯中分离，主要含萜类与黄酮类的化合物，在体外试验中证明，可抵抗 β – 淀粉样多肽和 NO 诱导的神经毒性，减少细胞凋亡。在体实验中可观察到保护缺血诱导的神经元死亡，并减少线粒体基因的表达（Bastianetto et al，2000; Chandrasekaran et al，2001; Zhuang et al，2002）。

EGb761 能诱导亚铁血红素氧化酶 I（HO-1），通过降解亚铁血红素而达到抗氧化物酶作用。而此种抗氧化作用可能是其治疗缺血性脑血管病和阿尔茨海默病的作用靶点之一（Oyama et al，1994）。EGb761 中的黄酮类物质杨梅黄素（myricetin）和槲皮素（quercetin）能明显减少睡眠与钙离子负荷状态下脑细胞的氧化代谢作用（Jiang et al，2003）。

近年来有关 EGB 的临床疗效观察也发现，EGB 可明显改善血管性痴呆患者的智能障碍，这种作用可能与 EGB 加速神经冲动的传导，易化突触传递，从而有利于信息获得、记忆巩固和再现有关（DeFeudis，2000; Zoller，2001）。Chopin et al（1992）用 EGB 治疗阿尔茨海默病小鼠模型，能明显减弱遗忘作用。EGB 在一定剂量范围内能呈剂量依赖性提高正常大鼠的学习记忆能力（Winter，1994）。通过水迷宫及避暗试验发现，EGB 能有效改善痴呆大鼠学习记忆能力，能明显提高老龄痴呆鼠海马脑区的 ACh 含量（陈红辉等，2002）。银杏叶片对 MCI 患者 1 年的治疗观察发现，MMSE 和 CDT 画钟试验的积分有较好的改善作用（董振华 等，2012）。

北美的一个 EGB 研究小组进行了一项为期 52 周的随机双盲对照多中心临床试验，观察对象为阿尔茨海默病和多发性脑梗死痴呆患者，患者应用 EGB120mg/d 或对照剂，每 3 个月监测安全性、依从性和药物实施情况。所得结果表明 EGB 是安全的，能改善痴呆患者的认知能力和社会功能。目前认为，EGB 是一类作用广泛、较肯定的促益智辅助药。

银杏叶提取物的副作用相对较小，但仍有胃肠道反应，并延长正常的出血时间。它不能用于正接受抗凝治疗的患者。在美国，银杏叶提取物在保健食品店或药店无须处方就能买到，但剂量偏低（10mg/ 片），而且纯度也未经 FDA 监制。这种不需处方就能购买的 Ginkgo 治疗阿尔茨海默病是否有效，目前尚未确定。

第四节 石杉碱甲

千层塔（huperzia serrata thunb）及石杉碱类化合物，石杉碱甲（huperzine A），是从民间草药千层塔（蛇足石杉，huperzia serrata）中分离得到的一种新型石松类生物碱有效单体，是一种有效的、可逆的胆碱酯酶抑制剂，可轻易通过血脑屏障、对胆碱酯酶有高度特异性。石杉碱甲目前是第二代乙酰胆碱酯酶抑制剂，在阿尔茨海默病、血管性痴呆和良性记忆障碍等疾病的治疗方面，已有超过 20 年的临床应用经验。研究表明，石杉碱甲可以增加神经突触间隙的乙酰胆碱含量，改善痴呆和脑器质性病变患者的记忆障碍。1994 年石杉碱甲片剂在我国上市，临床用于改善阿尔茨海默病患者的记忆、认知功能及生活能力。

自 20 世纪 80 年代以来，其研究一直处于高度关注中。近来，其化学合成、结构修饰、构效关系、生物效应、作用机理已研究得愈加广泛。石杉碱 A- 乙酰胆碱酯酶（HupA-AChE）复合体计算模型和 X- 线结晶学也已建立发表（Zhang et al，2004）。与丁基胆碱酯（butylcholinesterase）、多奈哌齐和他克林相比，石杉碱甲具有更高的选择性和安全性。

一、石杉碱甲治疗阿尔茨海默病的机制

（一）抑制胆碱酯酶和提高脑内胆碱能功能的作用

石杉碱甲是一种石杉生物碱，相对分子质量小，脂溶性高，易透过血脑屏障，进入中枢

后较多分布于大脑的额叶、颞叶、海马等部位。石杉碱甲对乙酰胆碱酯酶有高选择性抑制作用，从而减少乙酰胆碱的水解，并通过激活 N 受体或突触前膜上 M 受体及拮抗突触后膜上 M 受体，使胆碱功能增强。另外，通过补充乙酰胆碱前体，增加乙酰胆碱的合成，兴奋胆碱能神经元，从而增强阿尔茨海默病患者学习记忆能力，改善认知行为功能。

乙酰胆碱酯酶有多种分子亚型，哺乳动物大脑中存在 G4 型和 G1 型，以 G4 型为主，有 60%~90% 分布在神经细胞外液中，尤其是在神经突触间隙。石杉碱甲对 G4 型乙酰胆碱酯酶的抑制作用明显强于 G1 型，即石杉碱甲对 G4 型具有更高的亲和力。由此可见，石杉碱甲在乙酰胆碱能神经元突触间隙能充分抑制乙酰胆碱酯酶，提高乙酰胆碱浓度，对阿尔茨海默病患者认知损害和记忆减退的改善效果更明显（Zhao，2002）。

（二）抗氧化作用

阿尔茨海默病患者脑组织尸检，海马梨状核、杏仁核等脑区脂质过氧化明显升高，超氧化物歧化酶和过氧化氢酶活性明显下降。Zhang et al（2008）发现，石杉碱甲可提高神经细胞生存率和抗过氧化物酶（如谷胱甘肽过氧化物酶、超氧化物歧化酶、过氧化物酶）活性，同时减少丙二醛等脂质过氧化产物。提示，石杉碱甲抗 β－淀粉样多肽神经毒性主要通过提高抗过氧化酶活性实现（Peng et al，2006；徐红冰，2014）。

（三）抗神经细胞毒性作用

抗多种毒剂如 β－淀粉样多肽、过氧化氢、去血清、缺血缺氧等诱发的氧化应激等神经毒性作用，石杉碱甲通过激活 PKC 信号传导途径，激活 α－分泌酶，促进 APP 以非淀粉样变性方式分解产生 sapα，并且抑制 β－淀粉样多肽的生成（洪思佳 等，2007）。石杉碱甲可结合乙酰胆碱酯酶周围位点，干扰乙酰胆碱酯酶与 β－淀粉样多肽复合体形成，减少 β－淀粉样多肽介导的毒性反应有关。

通过 $A\beta_{1\sim40}$ 侧脑室注射和人胚肾（HEK293sw）细胞模型，证明其具有通过上调蛋白激酶 C（PKC），尤其是 PKCα，使淀粉样前多肽（APPs）增多，从而减少 β－淀粉样多肽的产生，对阿尔茨海默病起到治疗作用（Xiao et al，2002）。

（四）拮抗 NMDA 受体，抗凋亡

此外，石杉碱甲尚具有其他作用：降低葡萄糖氧化代谢，抗自由基和兴奋性氨基酸作用；对大脑皮层 N- 甲基 -D- 天冬氨酸（N-methyl-D-aspartic acid，NMDA）受体有一定的拮抗作用，并可通过影响线粒体代谢而抑制细胞凋亡（Zhou et al，2002; Kim et al，2002; 史清海 等，2013；胡江宁 等，2011）。

因此也有研究人员推断石杉碱甲的作用是多靶点的，可能是多种机制相互作用从而起到神经保护的作用。

二、临床研究

（一）具有作用持久，疗效肯定，安全性好，不良反应少的特点

石杉碱甲缓释贴片 I 期临床耐受性研究表明，本品最大剂量可达 12mg，安全范围大，受试者对其耐受良好（胡江宁 等，2011；Rafii et al，2011；裘卫东 等，2009；吴安生 等，2012）。近期加利福尼亚大学医学院神经内科进行了一项多中心随机对照研究，石杉碱甲 2 次 /d、

每次 200μg 或 400μg，治疗期不少于 16 周，结果显示，石杉碱甲 200μg 组患者阿尔茨海默病评定量表认知部分（ADAS-Cog）评分未见改善，但 400μg 组 ADAS-Cog 评分提高 2.27 点，相应安慰剂组评分降低 0.29 点。裘卫东 等（2009）全国 15 个中心 202 例阿尔茨海默病患者随机对照研究，石杉碱甲可显著改善阿尔茨海默病患者认知功能，具有良好的安全性。

（二）减少全麻对老年人认知的影响

石杉碱甲有改善老年患者术后认知功能的功效成为关注的热点。石杉碱甲可降低老年患者术后认知功能障碍（POCD）的发生率，减少全麻对老年人认知的影响。（裘卫东，2009;吴安生 等，2012）与西药联合治疗阿尔茨海默病和 VD，改善认知功能。

研究显示，石杉碱甲片联合尼莫地平能改善患者智力状态，控制和减轻痴呆程度，使用安全。石杉碱甲联合丁咯地尔治疗老年血管性痴能显著改善患者的血液流变学和智能参数（刘进进，2012）。另外，与肠溶阿司匹林、雌激素、维生素 E、脑复康及茴拉西坦等联合治疗阿尔茨海默病。

第五节 双氢麦角碱

动物试验表明，双氢麦角碱能改善脑的神经传递，是多巴胺和 5- 羟色胺受体激动剂和 α - 肾上腺素受体拮抗剂。它具有扩张脑血管，改善受损害的脑代谢功能，缩短脑循环时间，改善脑组织微循环的作用。此效应反映在脑的生物电活性的改变，在脑电图（EEG）的功率谱上有显著变化。双氢麦角碱除作为血管扩张剂来改善缺血、缺氧状态外，尚具有多巴胺受体兴奋作用。能够激活多巴胺 D1 样受体，增加多巴胺神经元的活性，进而调控胆碱能神经元的活性。这种作用通过偶联 G 蛋白，促进 AC 活化，进而提高 cAMP 水平（Hersi et al，2000）。cAMP 作为第二信使参与学习和记忆过程。双氢麦角碱可以升高 VD 小鼠海马组织 cAMP 和 AC 水平，促进智能改善（吕佩源 等，2006）。双氢麦角碱可阻止 VD 小鼠海马和皮质 NOS 阳性神经元的减少，同时也有效地改善了 VD 小鼠认知功能（尹昱 等，2008）。

此外，双氢麦角碱可增强实验动物脑组织中超氧化物歧化酶（SOD）和过氧化氢酶（CAT）的活性，拮抗自由基过剩带来的损伤（Sozmen et al，1998），可减少反复缺血再灌注引起的中枢胆碱能神经元及脑内学习、记忆生化基础以及海马环路的损害，增加 AChE 的表达。

第六节 螯合剂与氯碘羟喹

螯合剂（chelant;chelatingagent）: 分子中含有 2 个或更多供电子基团的物质。主要指氨羧络合剂，也包括无机物多磷酸盐等。螯合剂大多数是有机配体。目前已发现的螯合剂最多的达 14 种。螯合剂中的配位原子以氧和氮最常见，其次是硫，还有磷、砷等。在肥皂中加入螯合剂使金属失去活性，可以防止肥皂变质。金属螯合剂（metal chelator）可以通过螯合剂分子与金属离子的强结合作用，将金属离子包合到螯合剂内部，变成稳定的、分子量更大的化合物，从而阻止金属离子起作用，可以用于解毒、印染、阻垢等方面。螯合剂是一种有机物质，能与某些不稳定的二价金属离子，如铁、锰、锌等形成稳定的“螯合物”。

铁螯合剂可阻断氧化应激反应，减少缺血缺氧诱导的血管性痴呆小鼠模型羟自由基和丙二醛生成，增强 SOD 活力。促进血管性痴呆小鼠的髓鞘修复，促进少突胶质细胞的增生，具有胶质细胞保护作用（仇一青，2014)。

采用 DFP 一种新型的螯铝合剂对铝染毒大鼠影响，发现 DFP 能够升高染铝大鼠脑组织中兴奋性氨基酸类神经递质含量，有效地改善染铝大鼠学习记忆能力，对中枢神经系统有明显的保护作用（李红彦等，2008）。

氯碘羟喹（5- 氯 -7- 碘 -8 羟基喹琳，Clioquinol，CQ）是一种具有膜通透性和疏水性的锌离子螯合剂。也是喹啉类药物，常用作抗真菌感染、细菌感染、皮脂溢出等疾病。但因有多种副作用，如视网膜病变、肌肉病、心脏病、外周神经病变，在某些地区被禁止应用。近年来有研究表明，氯碘羟喹对神经退行性疾病和肿瘤具有治疗作用，使其再次成为研究的热点。

最近的研究表明，在控制给药量，并与维生素同时给药，可以安全使用。在第 2 阶段临床氯碘羟喹对阿尔茨海默病的治疗，并未表现出明显的氯碘羟喹毒性（Ritchie et al，2003），这使氯碘羟喹再次成为研究的热点。氯碘羟喹是一种金属整合剂，可能对退化性神经疾病和癌症具有很好的治疗效果，所以被广泛应用于各种研究模式中（Ben-Zvi et al，2012; Savarino et al，2006; Rolain et al，2007;Solomon et al，2009; 李潇，2008; Fan et al，2006; Park，2008; 刘佳 等，2011; Tehrani et al，2008; Lu'o'ng et al，2012; Kaur et al，2003; Nguyen et al，2005）。

研究表明，氯碘羟喹（CQ）能穿过血脑屏障，对 3 种神经退行性疾病、阿尔茨海默病（Adlard et al，2008）、帕金森（Parkinson）和亨廷顿舞蹈症（Huntington disease）具有一定的效果。分析其作用机制，主要有以下几点：①与铜、铁、锌金属离子整合，提高金属酶的活性（Chen et al，2007）或是抑制金属的转运，抑或作为锌离子螯合剂（Park et al，2011）来使得细胞内或体内的金属离子水平正常化；②氯碘羟喹能渗入细胞和血脑屏障，缓减活性氧（ROS）产量和毒性（Nguyen et al，2005）；③抑制与年龄相关的线粒体酶 CLK-1 的活性；④刺激肿瘤坏死因子释放（Du et al，2008）。

另外有研究表明，氯碘羟喹能够引起细胞自吞噬，且因细胞种类和所受外界刺激不同，自吞噬的作用也不同，一种是对细胞生存起保护作用（Shin et al，2011），而另一种则会引起细胞自噬性死亡（Park et al，2011）。氯碘羟喹参与了硫胺素吸收、转运和代谢表现硫胺素拮抗效应，并能引起细胞自吞噬、周期阻滞和 / 或细胞凋亡（陈丽凤，2013）。氯碘羟喹通过多种信号通路影响细胞的生长增殖。

氯碘羟喹 CQ 是锌离子螯合剂，通过螯合脑内锌离子的作用，抑制脑缺血后由锌离子介导的线粒体途径和 Caspase 非依赖途径，最终抑制了细胞凋亡（周佳敏，2009）。用 CQ 处理年老的 APP2576 转基因鼠，9 周后观察到小鼠脑内 β-淀粉样多肽聚集明显减少（Cherny et al，2001），因此，CQ 及锌离子螯合剂类药物的研发已成为防治阿尔茨海默病的重要策略之一。

第七节　抗生素

在 2000 年神经科学年会上，研究者提出氯碘羟喹（一种曾用于治疗旅行者腹泻的抗生素）

可能可以被用来治疗阿尔茨海默病。其机理可能是它能结合散布在阿尔茨海默斑块周围的铜和锌，从而溶解斑块。根据 Bush（2008）的研究，铜和锌等金属能使蛋白酶水解前体蛋白生成 β–淀粉样多肽，并且能影响 β–淀粉样多肽本身的特性。在阿尔茨海默病死者脑组织中加入能结合铜和锌的复合物后使得淀粉样沉积物溶解，而在 β–淀粉样多肽溶液中加入锌后能引起 β–淀粉样多肽团块形成。

实验表明在所有供筛选的抗生素和消炎药中，氯碘羟喹是能使阿尔茨海默病死者脑组织中阿尔茨海默斑块溶解最有效的药物。将此药用于患阿尔茨海默病的幼鼠模型后，发现与对照组相比所有实验鼠脑组织阿尔茨海默斑块形成减少了，不仅如此，用药后那些在成年鼠中已形成的阿尔茨海默斑块也被清除了。这证明氯碘羟喹在活体中不仅能抑制阿尔茨海默斑块形成，而且能清除已形成的斑块。

这些研究结果很振奋人心，给治疗阿尔茨海默病带来了希望。但研究者同时指出，氯碘羟喹在 10 年前作为抗生素使用中因导致急性维生素 B_{12} 缺乏症而被禁止使用，如果要将此药用于治疗阿尔茨海默病，还有待于长时间的测试（Helmuth，2000）。

第八节　非类固醇类抗炎剂

从病理学角度来看，阿尔茨海默病具有炎症过程的许多特点。作为阿尔茨海默病主要标志的老年斑由 β–淀粉样多肽和许多其他蛋白组成，后者是炎性反应的标志，例如激活的小胶质细胞、细胞因子、急性期反应物和蛋白酶抑制剂。根据推测，如果炎症过程是阿尔茨海默病的致病途径的一部分，抗炎药物应该对预防发病或延缓疾病进展有效。

流行病学研究表明，定量服用一定时期抗炎药的患者，如正在进行风湿性关节炎治疗的患者，比不用抗炎药的患者得阿尔茨海默病的概率要低。但此类研究可能受一些偏倚的影响，尤其是阿尔茨海默病患者对服药史的报告率可能较实际情况低。在一项 6 个月的调查试验中，与对照组相比，服用消炎痛 100mg/d 和 150mg/d，可使阿尔茨海默病患者得到改善。上述结果提示炎症过程至少在阿尔茨海默病的发病过程中起一定作用，因而抗炎药物可能具有一定的保护作用。但是，有必要进行前瞻性的对照试验，以发现是否每种 NSAID 均有保护作用，确定剂量和疗程，并在阿尔茨海默病发病风险的降低与长期服用 NSAID 的不良反应（例如胃肠道刺激、消化性溃疡或肾毒性）之间进行权衡。

针对阿尔茨海默病炎症假说所提出的治疗药物主要是非甾体抗炎药（NSAIDs），已有研究证明 NSAIDs 可调节哺乳动物细胞 γ 分泌酶的活性，且小鼠实验也证明 NSAIDs 有调节 γ 分泌酶活性的作用。流行病学研究发现，携带 Apo E4 等位基因的人群长期使用 NSAIDs 可降低患阿尔茨海默病和认知障碍的危险性（Drye et al，2012）。NSAIDs 可分为非选择性环氧合酶 COX–1 抑制剂和选择性 COX–2 抑制剂 2 大类。

非甾体抗炎药抗炎机制考虑有：①抑制小胶质细胞：小胶质细胞是抗炎药治疗阿尔茨海默病的主要靶点。②环氧酶抑制剂：尤其是环氧酶 2 抑制剂，只有很低的严重副作用倾向，可能最终在阿尔茨海默病治疗中扮演一定的角色。目前临床研究证明，强的松、罗非考西、尼美舒利和双氯奈芬等对减缓阿尔茨海默病的发病进程并没有明显的作用；只有吲哚美辛可起到延迟阿尔茨海默病发病进程的作用，但其副作用较大，故临床限制使用。NSAIDs 在一定程度上似乎起到了延缓阿尔茨海默病疾病进程的作用，但耐受性和不良反应限制了其用于临床治疗阿尔茨海默病。

第九节　雌激素

雌激素缺乏是阿尔茨海默病发病的危险因素之一（郭蓉，2007）。50~64 岁的女性其阿尔茨海默病发病率是男性的 1.7 倍，65 岁以上妇女患阿尔茨海默病，通常比年龄相匹配的男性高 2~3 倍，绝经后妇女雌激素严重缺乏，绝经后妇女中低雌激素水平者也常为低体重者，而低体重者绝经后妇女更容易患阿尔茨海默病，绝经后妇女卵巢功能迅速衰退，雌激素水平下降，而男性性激素随年龄增长下降缓慢，显然雌激素缺乏可能是女性阿尔茨海默病发病率较男性高的一个原因（McGonigal et al，1993）。

流行病学研究表明，绝经后接受雌激素治疗的妇女比未接受这种治疗的妇女患阿尔茨海默病的机会要小。而且，患阿尔茨海默病的妇女在接受他克林治疗的同时接受雌激素，对他克林的反应更好。这 2 项研究都说明雌激素可能对阿尔茨海默病的进程起保护作用。有人发现雌激素能通过增加 5- 羟色胺从而改善阿尔茨海默病患者早期的抑郁症状。Schönknecht et al（2001）观察雌二醇 E_2 对 $A\beta_{42}$ 代谢的影响的体外临床试验也支持 ERT 在阿尔茨海默病中的有益作用。

绝经后妇女应用雌激素治疗总体上对没有认知功能障碍的老年妇女并无明显作用，对有轻度认知功能障碍可有改善作用。目前的研究显示雌激素替代疗法（ERT）可使阿尔茨海默病患者的临床症状体征显著好转，一般 3 周即可见效，以记忆力、时间空间定向力和计算能力的提高更为明显。但是一旦停药，临床症状、各项评定指标又迅速恢复到未治疗前的水平。故目前认为 ERT 只能减轻症状，延缓病情的进展，不能达到治愈的目的。使用雌激素预防阿尔茨海默病还没有共识。

但雌激素的使用减少患阿尔茨海默病的危险在生物学上已得到证实，并且流行病学显示雌激素治疗确实有保护作用（Gilligan et al，1994）。大量的实验研究也表明，雌激素有多方面的神经保护作用，如减少缺血性脑梗死面积、减轻脑缺血区脑灌注量的减少、降低兴奋性氨基酸（EAA）的释放、自由基的形成、钙通道的开放、细胞骨架的破坏、缺血再灌注损伤、改善记忆功能等。但雌激素神经保护作用的途径目前认为主要有以下 3 个方面：直接基因组作用：通过雌激素受体 ERα 和 ERβ 介导，上调下游基因引起神经营养和神经保护作用。此途径为经典途径，作用较慢，约 45min 才开始起作用。间接基因组作用：这种作用是快速的，通过激活膜型雌激素受体介导的第二信使途径。还有雌激素直接介导的抗炎、抗氧化作用等（张馨 等，2005）。

关于雌激素的脑保护机制有：

1. 改善大脑皮层血液供应

研究证实雌激素可以通过增加大脑血流量改善阿尔茨海默病的认知功能。雌激素可以作用于血管内皮，抑制血管收缩内皮因子，刺激血管舒张内皮释放因子（Gilligan et al，

1994）。Ott 等（2000）使用 SPECT（单光子发射计算机 X 线断层扫描术）对男、女性阿尔茨海默病患者的大脑半球进行检查发现，女性患者的 rCBF（局部脑血流）有更明显的不均一性。Greene（2000）观察健康停经妇女服用 CEE（双马雌激素）前后的 SPECT 对比显示，CEE 治疗 6 周后 ERT（雌激素替代治疗）使大脑血流恢复正常。

2. 抗氧化作用和减少 β－淀粉样多肽免疫反应性聚集物细胞内的沉积

雌激素可以通过增加一氧化氮，以抑制脂质过氧化链的反应。Behl 等确定 H_2O_2 介导了 β－淀粉样多肽的毒性，因为 β－淀粉样多肽可引起 H_2O_2 在细胞内的聚集。β－淀粉样多肽的毒性主要是促进氧自由基的生成，并引起膜脂质过氧化。雌激素已被证实可减少创伤缺血后脑组织中淀粉前体蛋白的过度表达及 β－淀粉样多肽的沉积，减少氧化应激，对抗 β－淀粉样多肽介导的毒性反应（Moosmann et al，1999）。

体外培养含雌激素受体的细胞时，生理浓度的雌二醇增加细胞可溶性 APP 片段的分泌，而不增加细胞内 APP 的水平（Jaffe et al，1994）。Sparks（2002）也用实验证实，随着雌性动物的性成熟，循环雌激素水平升高可以使神经细胞 β－淀粉样多肽免疫反应性聚集物水平下降。

3. 增加胆碱能神经元的活力

阿尔茨海默病早期脑内隔区、Meynert 基底核等部位的胆碱能神经元明显减少。雌激素可以使与记忆和学习功能密切相关的海马区和大脑皮质中的 ChAT 增加（杨春，1990）。Bora 等（2005）用 OVX 雌性大鼠的 RT-PCR 进行研究发现，雌激素调整 BDNF 在海马和新皮质的表达，营养胆碱能神经元。

4. 加强认知相关脑区的葡萄糖代谢

停经后女性出现较男性更为严重的海马区和顶叶区的萎缩，而且海马区葡萄糖代谢也明显降低。在缺乏雌激素的情况下，低血糖会使脑细胞受损，尤其是海马区的脑细胞对低血糖的损害作用更为敏感（叶琳 等，2000）。雌激素能加强这些脑区的葡萄糖代谢和摄取，从而改善神经元功能（Falk Born et al，1993）。但是关于雌激素对葡萄糖的作用研究得并不明确。

5. 促进神经元生长和抗炎作用

雌激素与神经生长因子（NGF）有关。雌激素可以增加体外培养的神经细胞上 NGF 受体的表达。有建立和维持突触功能的作用，通过与受体结合产生作用或 NMDA 受体来诱导海马区 CAI 区锥状神经元形成新的棘突触（Gazzaley et al，1996），提高突触的适应性和神经元的生长。近年来研究发现，雌激素具有抗炎作用。白细胞介素 -6（IL-6）在一些与年龄相关的慢性免疫炎性疾病中升高，雌激素可以使 IL-6 基因表达下降，IL-6 是一个免疫过程调节剂（Thomas et al，2001; Ershler et al，2000）。口服雌激素明显抑制 $Aβ_{1-40}$ 诱导的免疫炎性反应的作用。

总之，雌激素在阿尔茨海默病中的作用是可以肯定，但其在下丘脑－垂体－性腺（HPG）轴中的角色及 HPG 对阿尔茨海默病的影响研究有待进一步的深入。

第十节　基于阿尔茨海默病致病机理假说的其他治疗

根据美国药品研究与制造商协会（PhRMA）于 2012 年公布的《在研抗阿尔茨海默病药物》

报告显示，目前处于临床研究或正在接受FDA审查的与痴呆相关的治疗药物有近100种，其中包括81种阿尔茨海默病治疗药物、11种认知性障碍治疗药物、2种痴呆治疗药物和5种痴呆诊断药物。临床上将阿尔茨海默病治疗药物分为对症治疗药物和影响疾病进程药物，但目前FDA批准的5种阿尔茨海默病治疗药物均属于对症治疗药物，影响疾病进程的药物仍处于初步研究阶段。

一、针对胆碱能神经元假说的药物

（一）乙酰胆碱酯酶抑制剂（AChEI）

AChEI是到目前为止临床上使用最为广泛的阿尔茨海默病治疗药物。FDA批准用于治疗阿尔茨海默病的5种药物中，除了美金刚属于NMDA受体拮抗药外，其余4种他克林（Tacrine）、多奈哌齐（Donepezil）、加兰他敏（Galanthamine）和卡巴拉汀（Rivastigmine）均属于AChEI。其中，他克林由于肝毒性较大，已逐渐被其他3种药物取代。但是最新的研究发现，他克林可抑制阿尔茨海默病患者脑中分泌出来的微管蛋白和微管结合蛋白的磷酸化过程，提示他克林具有作用于除AChE以外的其他治疗阿尔茨海默病的新靶点。Minarini等（2013）合成的他克林衍生物中，部分候选药物的肝毒性较低，且具有抑制胆碱酶活性、抗氧化、钙离子拮抗和金属螯合等作用。因此，他克林衍生物有望成为新的多靶点阿尔茨海默病治疗药物。多奈哌齐是一种可逆性的AChEI，其活性较他克林强，且选择性高、无肝毒性，是继他克林之后的轻、中度阿尔茨海默病患者的首选治疗药物。近年，使用更高剂量的多奈哌齐用于改善患者的长时记忆是研究热点，但研究结果存在诸多争议（Yang et al，2013）。加兰他敏是胆碱酯酶的一种竞争性可逆抑制剂，同时能够调节神经元烟碱型受体（N受体）的活性，且吸收较好，作用时间较长。但有研究表明，加兰他敏的治疗效果有限，对阿尔茨海默病患者各项心理测试指标并非都有提高作用（Burns et al，2009）。卡巴拉汀的结构与乙酰胆碱类似，因此可作为AChE的结合底物，与乙酰胆碱竞争结合AChE形成氨基甲酰化复合物，使得乙酰胆碱在一定的时间内可以不被水解，从而促进乙酰胆碱能神经的传导。卡巴拉汀与AChE的结合属于“假性不可逆性”抑制，可抑制酶活性达10h左右，且其对AChE的抑制具有剂量依赖性，高剂量（6~12mg/d）对阿尔茨海默病患者的认知功能等方面具有较好的改善作用（Birks et al，2015）。卡巴拉汀可同时对AChE和BuChE有抑制作用。更有研究证实，阿尔茨海默病患者服用卡巴拉汀后，其脑脊液中BuChE明显减少，患者认知功能显著改善（Onor et al，2007）。还有证据显示，BuChE与认知功能改善的相关程度高于AChE。所以，目前已有研究者合成了大量的卡巴拉汀类似物（徐刚 等，2010），以期从中选出AChEI活性较高、选择性更好且同时具有抑制BuChE活性的药物，同时也希望能够选择出具有专一活性的BuChEI，以拓展阿尔茨海默病治疗药物的研发方向。石杉碱甲（huperzine A）是从石杉科植物千层塔中提取出的一种生物碱，是一种强效的胆碱酯酶可逆抑制剂。其作用特点与卡巴拉汀相似，但作用维持时间比卡巴拉汀长。石杉碱甲属于非竞争性的AChEI，且同时对NMDA受体具有拮抗作用。石杉碱甲目前在国内用于治疗阿尔茨海默病较普遍，且价格相对较低、安全指数大、稳定性好。但是，由于未被美国FDA批准用于治疗阿尔茨海默病，所以在国外的应用较受局限。

（二）毒蕈碱胆碱能1（M1）受体激动药

M1受体是毒蕈碱胆碱能受体(mAChR)中的5种亚型之一，主要分布在海马区与新皮质区，参与大脑的学习记忆功能。研究发现，M1受体激动药对阿尔茨海默病模型动物的学习记忆缺损有明显的改善作用，同时能减少脑内β-淀粉样多肽的沉积，减少神经元变性缺失。20世纪90年代以后，占诺美林（xanomeline）、他沙利定（tasacdine）和AF系列化合物等M1受体激动药陆续进入临床试验阶段，但是在Ⅲ期临床试验中占诺美林由于选择性较低、安全性范围窄而宣告失败（Grant et al，2010）；AF系列化合物选择性较高、毒性小，是较好的M1受体激动药，但这类药不可避免地引起了一些M1受体介导的不良反应，如唾液分泌增加等，最终这类药只能用于口腔干燥症的治疗。2009年完成Ⅰ期临床试验的MCD-386，是目前较有研发前景的M1受体激动药。它是一种具有较高选择性的M1受体激动药，且为了减轻不良反应，Mithridion公司将其制成了缓释制剂。然而，M1受体是可与G蛋白耦联而发生受损的，这样就减弱了M1受体激动药的作用。所以，在M1受体激动药研发的过程中，不但要考虑其对M1受体的选择性和毒性反应，而且还要考虑如何适宜地削弱M1受体与G蛋白的耦联，这样才能研究出有效治疗阿尔茨海默病的M1受体激动药。

（三）N受体激动药

研究发现，在阿尔茨海默病患者的海马区和颞叶皮层，N受体数目远远少于正常人，而星形胶质细胞的数目和α7神经元N受体表达数目却异常升高。N受体激动药用于治疗过度表达β-淀粉样多肽的转基因小鼠，短期给药后，小鼠大脑皮质的β-淀粉样多肽水平显著降低，而长期给药的结果是淀粉样斑块的形成也会逐渐减少。同时，α7神经元烟碱亚型受体的表达水平也会随之下降。α7神经元烟碱亚型受体的增多与阿尔茨海默病的发病紧密相关（Liu et al，2012）。近来，雅培制药公司的ABT系列临床药物研究就是针对α7神经元烟碱亚型受体的拮抗药；同时，阿里斯康制药和雅培制药也在研究α4、β2神经元烟碱亚型受体拮抗药。单从前期的临床效果来看，其安全性和耐受性还是比较好的，是一类具有潜在开发价值的药物。

二、针对β-淀粉样多肽毒性假说的药物

β-淀粉样多肽毒性假说是阿尔茨海默病致病机制中占主导地位的学说。β-淀粉样多肽主要是由α、β和γ分泌酶分泌不正常，引起APP水解异常所致。β-淀粉样多肽具有神经毒性，当其含量升高后，细胞并不能将其代谢掉，反而会在细胞中大量积累，形成β-淀粉样多肽老年斑，促使神经元细胞损伤或死亡。近年，2种针对β-淀粉样多肽的被动免疫疫苗Bapineuzumab和Solanezumab在Ⅲ期临床惨遭失败，但依据这一假说而研究的药物种类仍很多。笔者依据2012年PhRMA公布的《在研抗阿尔茨海默病药物》的研究结果，同时结合网站“www.clinicaltrial.gov”提供的最新信息，归纳了部分处于临床试验的药物。β-淀粉样多肽疫苗，研究表明，β-淀粉样多肽疫苗诱导机体产生β-淀粉样多肽特异性抗体，可以清除或抑制脑组织内β-淀粉样多肽沉积。表位疫苗，$A\beta_{1\sim42}$含有可引起Th1应答的T细胞表位（$A\beta_{15\sim42}$），是$A\beta_{1\sim42}$多肽免疫治疗引起无菌性脑膜炎的主要原因，因此许多研究采用合

成的 β－淀粉样多肽氮端 1~15 个氨基酸或由部分氨基酸构成的 B 细胞表位作为疫苗，以提高安全性。病毒载体疫苗，用腺相关病毒载体表达霍乱毒素 B 与 $A\beta_{1\sim42}$ 的融合蛋白或质粒初免－腺病毒加强的免疫策略，可诱导 Tg2576 小鼠产生较强的 Th-2 型免疫反应。核酸疫苗，用可分泌表达 $A\beta_{1\sim42}$ 或表达 $A\beta_{1\sim42}$ 与人 Ig 分子 Fc 段融合蛋白的裸 DNA 疫苗，具有安全性好、成本低、纯化方便等优点。

尽管目前针对 β－淀粉样多肽毒性假说而提出的阿尔茨海默病治疗药物较多，但此方面研究仍存在许多问题亟须解决。如 BACE-1 抑制剂，它能有效抑制 BACE-1 的活性，从而从根本上减少 β－淀粉样多肽的产生，但 BACE-1 抑制剂多数是大分子物质，难以通过血脑屏障，阻碍了其药效的发挥，接下来的研究应着重于寻找分子质量小、效价高的 BACE-1 抑制剂；β－淀粉样多肽形成抑制剂主要是阻止 β－淀粉样多肽形成寡聚体。研究表明，可溶性 β－淀粉样多肽寡聚体比 β－淀粉样多肽沉积及纤维化对突触及神经网络的传导功能伤害更大，然而 β－淀粉样多肽形成抑制剂在脑脊液中很难达到一个较高的浓度水平，这是一个亟待研究者解决的问题。

三、针对 τ 蛋白假说的药物

τ 蛋白与 β－淀粉样多肽一样，都是阿尔茨海默病药物开发的重要靶点。但是，由于近期针对 β－淀粉样多肽假说的药物的开发陷入了僵局，越来越多的研究者将研究重点转向了以 τ 蛋白为靶点的药物研究。其研究对象主要可分为 3 种，即 τ 蛋白聚集抑制剂、促进 τ 蛋白分解的复合物和 τ 蛋白过度磷酸化抑制剂。研究表明，可溶性的 τ 蛋白在转变成寡聚体和纤维丝的过程中会产生神经毒性。因此，抑制 τ 蛋白聚集成多聚体结构也许能阻止毒性的产生，同时还能增加单体 τ 蛋白的含量以达到稳定微管的作用。亚甲蓝（MTC）已被众多研究者认为是最有发展前途的 τ 蛋白聚集抑制剂之一，因为它不仅能起到抗氧化作用，还能减少 β－淀粉样多肽寡聚化，更重要的是 MTC 对 τ 蛋白聚集抑制作用更好。MTC 的Ⅱ期临床研究已证明其对轻、中度阿尔茨海默病患者有治疗效果，Ⅲ期临床研究也正在启动中。其他 τ 蛋白聚集抑制剂如罗丹宁、氮杂卡宾等目前都还处于前期研究阶段（Brunden et al, 2009）。GSK-3、CDK5 和丝裂原活化蛋白激酶（MAPK）是与 τ 蛋白高度磷酸化紧密相关的酶，但目前针对这些靶点开发的药物主要还是集中在 GSK-3。针对 GSK-3 靶点，研究得比较多的是金属锂和 2- 丙基戊酸钠。但由于 GSK-3 作用的底物不仅仅是 τ 蛋白，一旦升高或降低 GSK-3 浓度会造成其他代谢途径的变化而影响到机体的正常功能，所以针对 GSK-3 靶点的药物开发进展比较缓慢。同时，增强细胞内 τ 蛋白的降解也是较有效的方法，如免疫治疗、泛素化、热休克蛋白抑制剂的开发等。这些工作也取得了一定的进展。

四、针对炎症致病假说的药物

为非类固醇类抗炎剂，详见第八节的内容。

五、针对胰岛素信号传导受损假说的药物

近年来，Ⅱ型糖尿病与阿尔茨海默病的关系受到了越来越多人的关注。在Ⅱ型糖尿病患

者的大脑中，胰岛素的信号传导是受到损伤的，而同样阿尔茨海默病患者的大脑中对胰岛素信号的反应也不敏感（Drye et al，2012）。胰岛素的作用是调节血糖，在海马区内的胰岛素可控制海马区组织对血糖的利用，从而调控认知功能。虽然对于胰岛素调控认知功能的具体机制尚未研究清楚，但是用于治疗糖尿病的胰高糖素样肽 1（GLP-1）类似物艾塞那肽和利拉鲁肽，在体外实验中已被证实有减少细胞内 APP 和 β-淀粉样多肽含量的作用，且可降低 Fe^{2+} 诱导的神经元功能损伤和细胞死亡（Moloney et al，2010）。GLP-1 类似物对正常血糖的人不起作用，不会引起低血糖，这就增加了它在阿尔茨海默病治疗中应用的可能性。目前，已有至少 4 种 GLP-1 类似物处于阿尔茨海默病治疗的Ⅱ期以上临床研究。可见，GLP-1 类似物有望成为治疗阿尔茨海默病新的药物研发方向。

六、针对氧化不平衡假说的药物

神经元细胞对氧化应激尤为敏感。研究发现，阿尔茨海默病患者的神经元长时间处于氧化应激状态，ROS 可损伤神经元内多种生物大分子和生物膜。由此，氧化不平衡假说与阿尔茨海默病发病机制紧密相关的假说被提出。但是，抗氧化药物在临床试验中对阿尔茨海默病患者的治疗并未取得令人欣慰的结果。临床研究还发现，维生素 B_{12}、维生素 C、维生素 D、维生素 E、β-胡萝卜素及 Ω-3 脂肪酸等抗氧化物质的长期摄入不足会增加阿尔茨海默病的发病概率，但是它们对阿尔茨海默病患者症状的改善却无任何作用（Salcedo et al，2012; Devore et al，2010；Llewellyn et al，2010），只是这一研究结果还未被所有阿尔茨海默病研究者接受。褪黑素为内源性抗氧化激素，能穿越血脑屏障，促进体内多种抗氧化酶活性，清除自由基，抑制 β-淀粉样多肽的形成。最新实验表明，一种新型的褪黑激素受体激动药 Neu-P11 对改善阿尔茨海默病动物模型的记忆功能和认知功能有作用（Wald et al，2010）。现在，研究得较多的抗氧化药物主要有银杏叶提取物、姜黄素、白藜芦醇、辅酶 Q10 和儿茶酚等，但均处于动物实验研究阶段，对阿尔茨海默病患者的治疗作用还有待更深入的研究。

七、针对谷氨酸能神经传导紊乱假说的药物

谷氨酸盐受体拮抗剂，Memantine 由德国 Merz 药厂生产，商品名为 Akatinol Memantine，主要成分为盐酸 1-氨基-3，5 二甲基金刚烷（1-amino-3，5-dimethyladamantanehydrochloride）。在德国注册的适应症是：脑器质综合征 / 痴呆综合征，Memantine 能增强正常的突触递质传递，取代镁离子对 NMDA 受体的阻滞作用。它对谷氨酸递质的作用取决于谷氨酸能神经突触前后神经元功能状态以及突触间隙谷氨酸浓度。一方面，Memantine 像镁离子一样，能短时占据 NMDA 通道，增加动作电位而有利于记忆过程。另一方面，在持续性病理缺血、缺氧状态下，谷氨酸释放增加时，Memantine 能阻断 NMDA 受体，防止大量钙离子内流，因此具有保护神经元免受谷氨酸兴奋性毒性作用。Memantine 的 NMDA 受体拮抗剂作用主要是通过直接利用电压依赖方式，阻断 NMDA 作用。Memantine 的神经保护作用也已经得到证实，长期使用 Memantine 能保护海马免受 NMDA 特异性内源性神经毒剂 - 喹啉酸的毒性作用，在全脑和局灶大鼠缺血模型实验中，Memantine 具有保护缺血过度损伤作用。

谷氨酸能神经传导的紊乱在阿尔茨海默病和其他神经退行性疾病的病理学中所起的作用

已得到证实。改善谷氨酸能神经传导障碍的药物 Memantine 的临床试验表明，能显著改善阿尔茨海默病和血管性痴呆患者认知障碍、精神运动驱动缺乏、抑郁程度、运动障碍，同时还显示日常生活能力和社交活动改善。该药在临床应用抗痴呆治疗已近 10 年，对阿尔茨海默病和血管性痴呆均有明显疗效。

本药口服吸收迅速而完全，在口服后 6~8h 血浆浓度达最高峰值，能透过血脑屏障，脑脊液浓度是血浆浓度的 1/20。该药在血浆中清除的平均半衰期为 67~104h，主要由肾脏排泄。

已报道的副作用有头晕、运动不宁、兴奋过度、疲劳、头痛、恶心，个别病例发现癫痫阈值下降。禁忌证为严重的朦胧状态、肾功能不全和癫痫史，避免与安坦同时使用。

国外应用 Memantine 的日剂量在各个研究中变化范围很大，为 10~40mg/d，其中多数为 20~30mg/d，分 2 次服用。由于 Memantine 可增加失眠的发生，因此推荐每日最后 1 剂应在下午 4 时以前服用。国外各项研究中，Memantine 治疗痴呆的疗程一般为 6 周，但亦可推荐长期使用。我国正在进行的一项临床试验，Memantine 的初始剂量为 5mg/d，1 周后加量到 10mg/d，第 3 周用量为 15mg/d，第 4 周加到维持剂量 20mg/d，疗程为 4 个月。

八、针对基因突变假说的药物

如前文所述，目前已发现众多与阿尔茨海默病发病有关的基因，虽然它们对阿尔茨海默病的影响还未完全阐明，相关的针对基因进行修饰或替换的治疗方案目前也还未提出，但是 Ceregene 公司目前正在研究的 CERE-110 已经开启了对阿尔茨海默病进行基因治疗的新篇章。CERE-110 是针对神经生长因子（NGF）基因的药物，其载体为活性腺相关病毒（AAV），2010 年 6 月结束的Ⅰ期临床试验已取得了良好的结果，目前正处于Ⅱ期临床试验中。

九、补充治疗

CorbettA 等（2012）提出了一种补充治疗策略，即将已有适应证的药物用于治疗阿尔茨海默病。比较有研究前景的是部分降压药、抗菌药物和皮肤用药类维生素 A，干细胞移植在治疗老年痴呆的临床应用，这都为阿尔茨海默病的辅助治疗增添了新的希望。同时，加大对阿尔茨海默病发病早期诊断药物和诊断技术的研究也有助于提高阿尔茨海默病患者的治疗效果。

第十一节　今天的特色治疗

痴呆已成为一个重要的公共卫生问题，痴呆服务信息和发展中心（DSIDIC，2007）将痴呆定义为以记忆、智能、判断、语言、视觉和社交技能受损为特征的疾病。100 多种病可以出现痴呆的症状，如阿尔茨海默病、多梗死性痴呆等（李祥鹏 等，2011）。目前痴呆的发病机制尚未完全阐明，痴呆的治疗仍是临床工作中的一个难题，传统上，痴呆的治疗主要以药物治疗为主，但新近的研究表明那些惯用的治疗药物并没有达到神奇药片的疗效，且药物治疗往往伴随着难以避免的不良反应，费用昂贵，社会经济负担大，由此可见痴呆药物治疗虽然比较成熟但仍存在它的局限性。鉴于阿尔茨海默病发病的复杂机制，阿尔茨海默病的治疗需要多效的干预措施。

非药物治疗，在阿尔茨海默病的早期治疗和预防阿尔茨海默病方面的优势显而易见。除了药物治疗外，国内外均有学者也致力于研究阿尔茨海默病的非药物治疗方法，如针灸疗法、运动疗法、音乐疗法、饮食疗法等。这些方法在取得良好的治疗效果的同时不会给机体带来药物性副作用，尤其是针灸疗法，近年来被许多医学研究者积极应用于阿尔茨海默病的预防与治疗中，并且也获得了一些肯定性的结果。随着阿尔茨海默病治疗研究的深入，一些临床非药物疗法的研究也呈现趋势，特别是针灸疗法的积极运用，取得了一定的进展（罗琴琴 等，2004）。

一、中医针灸

针灸治疗具有多层面、多途径、多靶点作用的优势。针灸可通过调节神经递质的释放保护神经元提高神经营养因子含量，激活海马蛋白激酶抑制脑组织炎性反应，调节异常蛋白质的水平和上调自噬活性水平等多途径达到治疗阿尔茨海默病的作用。针灸治疗副作用小，疗效确切，近年来受到越来越多医学工作者的青睐。这为治疗阿尔茨海默病等神经退行性变疾病提供新的思路。

（一）头针法

由于阿尔茨海默病是一种中枢神经退行性病变，病位在脑。根据针灸邻近取穴的原则，许多研究者选择以头部作为主要的治疗部位，故头针应用较多。以百会透太阳和百会透前神聪为主，取内关、太冲、合谷为配穴，采用平补平泻手法治疗轻度认知功能障碍患者，同时给患者服用安理申，与仅服用安理申的患者比较根据 MMSE 和日常生活能力量表（ADL）进行疗效评估，治疗轻度认知功能障碍均有显著效果（蔡涛 等，2008）。选定不同的头部刺激区，如运动区、感觉区、晕听区、言语二区、言语三区等，对相应脑区的功能障碍，不仅针对性强，而且疗效明确。嗅三针法是双侧迎香穴进针向内上方透刺至鼻唇沟起点处，以及从印堂上 1 寸（1 寸 ≈ 3.3cm）进针向鼻根透刺处。与常规针刺疗法相比较，对干阿尔茨海默病患者认知功能和脑部血液循环经采用嗅三针治疗后都有了明显的改善。嗅三针对于阿尔茨海默病患者的嗜睡状态治疗效果优于常规针刺疗法（刘智斌 等，2009; 付平 等，2005）。

（二）体针法

采用补肾活血针刺法（取穴百会、肾俞、血海、膈俞）。有的选取四神聪、神门、太溪、绝骨，研究针刺对中、轻度阿尔茨海默病患者智力的影响。fMRI 扫描发现电针刺神门穴时，主要表现在两侧大脑半球额叶、颞叶、顶叶的激活；刺激内关穴可以明显激活两侧大脑半球的额叶和颞叶，甚至激活两侧海马。该实验为临床选取神门、内关穴进行针刺治疗阿尔茨海默病提供了有力的影像学证据。（付平 等，2005）

（三）针药配合疗法

用捻转提插补法针刺内关（双）、神门（双）、百会、三阴交（双），针刺后服用补肾益髓化痰通瘀汤。针刺百会、四神聪、大椎、关元等穴结合益智健脑颗粒治疗，和中药组单用益智健脑颗粒治疗，西药组口服盐酸多奈哌齐比较，针药组的效果更好（彭贤文 等，2009）。也有学者开展了针刺与西药联合应用于临床治疗的研究。口服安理申，并取百会、四神聪、太溪、大钟、悬钟、足三里电针治疗，配以头针，取顶中线、额中线、颞前线和颞后线；

对照组仅服用等量安理申，对照组治疗前后的改善不如试验组明显（邹怀宇 等，2011）。药物组单使用尼莫地平，针药组不仅服用尼莫地平，也运用电针（风池、神庭、四神聪、百会）治疗针药组 MMSE 量表得分显著高于药物组（赵煜 等，2012）。从精神或行为量表的结果可以看出，不论是中药还是西药，与针刺相配合使用治疗阿尔茨海默病的疗效均较单纯的药物治疗好，这种复合式的治疗方法中除了药物作用，针刺独特的良性调节作用更是不可忽视，在以后的类似研究中，若有客观的病理学指标评定疗效，则能从其病理机制的角度明确这种疗法的作用机理。

（四）针刺联合音乐疗法

音乐治疗是运用音乐特有的生理心理效应，使患者通过各种专门设计的音乐行为，经历音乐体验，达到消除心理障碍恢复或增进心身健康的治疗方法（张鸿懿，2000）。针刺治疗时取 2 组穴：第 1 组为风池、四神聪、足三里、太溪、内关，第 2 组为百会、神庭、本神、神门、三阴交、太冲。2 组穴位交替选用平补平泻手法，每天治疗 1 次。当天针刺结束后开始音乐治疗。音乐治疗采用聆听喜欢的音乐曲目的形式，每次聆听 30~45min，每隔 5d 聆听 1 次。针刺与音乐联合治疗后，患者的 MMSE 得分大幅度提高，ADL 评分明显下降（刘刚 等，2005）。

（五）针刺联合书法

书法是许多老年人比较喜欢的一种业余活动，有研究发现，它不仅可以陶冶情志，还可以起到治疗疾病的作用，即它通过发挥患者自身自然治疗恢复机制，从整体上缓和调节心身，从而防治疾病。有人对于该方法在阿尔茨海默病中的应用进行了实验：针刺组取四神聪、神门、太溪，在针刺治疗的同时，让书法组进行书法训练，2 组所用时间相同。他们的实验结果表明，书法和针刺均可以明显改善患者的痴呆症状（朱永光 等，2005; 张卫 等，2001）。

书法与音乐，可以陶冶性情，有浓厚的文化背景，老年人比较喜欢，均具有长期和缓的精神心理效应，这是药品难以媲美的，其对阿尔茨海默病的预防和调适作用值得重视。

（六）艾灸疗法

治疗轻度认知功能障碍患者，艾灸督脉穴位，积分改善优于服用药物（尼莫地平片）的对照组（朱才丰 等，2010）。取百会、大椎、神庭、神道为主穴，辨证配穴百会用隔附子灸，神庭、大椎、神道穴用清艾条悬灸，配穴予以毫针针刺艾灸对于轻度认知功能障碍的疗效高于药物治疗。艾灸无副作用，可以发挥其温和而长久的良性调节作用，且操作简便，易于推广，在老年病的防治中有其独特的功效，尤其是预防保健作用。但在阿尔茨海默病治疗中的作用机理还有待深入研究。

（七）穴位埋线与穴位注射疗法

脑部功能磁共振成像（fMRI）技术观察发现穴位埋线可通过提高海马回、扣带回、梭状回、旁中央小叶等区域血氧供应及代谢，促进受损区神经功能修复，从而改善了阿尔茨海默病患者记忆障碍、认知障碍等高级神经功能活动（周友龙 等，2008）。针刺后加用穴位注射（吡拉西坦注射液），长谷川氏智力量表（HDS）和社会功能活动调查表（FAQ）分析，老年痴呆患者的改善率达，各种临床症状有了明显的好转（杨定荣 等，2007）。穴位埋线与穴位注射疗法有各自的优势，即埋线可以小刺激、长疗效地发挥调节作用，穴位注射可以结合药物与针刺的双重作用。

存在的问题：大多的针灸临床研究所采纳的病例数基本上是30例左右，且其中患者的病情严重程度不一，治疗时间也较短，没有后续追踪观察。同时，临床疗效评定所选的精神行为学量表不统一，有关于针灸在阿尔茨海默病的治疗机理还有待更深入的研究。

二、痴呆的音乐疗法

音乐疗法是一种使用歌曲和乐器来改善患者病情的治疗方法。音乐治疗这一概念由 Munro 和 Mount 在 1978 年提出：利用音乐对人类的影响，将其用于个体在患病或残障期间的生理心理和情感的综合治疗（Wall et al，2010）。有人分析了音乐疗法在痴呆治疗方面的应用（查小云 等，2013）。

（一）音乐治疗的评估

Ferrero（2011）开展的一项对照交叉随机单盲设计的多中心临床实验，观察非药物治疗对痴呆相关淡漠的疗效。将没有明显的感觉和运动障碍且临床症状稳定的轻、中度痴呆患者随机分为2组，接受为期8周的交叉试验。干预组：工作日接受专业音乐艺术治疗，每次50min，为期4周。对照组：每天在活动房里自由活动，或看电视或听音乐，或玩游戏，或阅读，为期4周。第4周后2组互换干预条件，再观察4周。在第4周和第8周应用痴呆淡漠评估量表（DAIR）简明神经精神量表（NPI-Q）量表对2组患者进行评估。结果显示，先接受音乐艺术干预的那组患者在干预的第4周淡漠明显减轻，且持续至第8周，而先接受阅读干预的那组患者在第4周淡漠加重，但在接受后4周的音乐艺术干预后淡漠减轻，说明音乐艺术干预能够减轻痴呆患者淡漠，且这种效果在中度淡漠患者最为明显，在重度淡漠患者较不明显，而在非淡漠患者并没有差异。NPI-Q量表的评估结果在干预组和对照组之间并没有显著差异，仅在淡漠问题上有所改善。该研究结果提示，对轻、中度痴呆淡漠患者来说，短期规范的非药物治疗比患者自己选择的自由活动对淡漠的改善更为有效。

（二）音乐干预的内容

音乐对机体产生的生理心理效应与音乐的元素组成相关，如节奏旋律停顿等等。同时也与音乐类型有关。曲调柔和的古典音乐或自然音乐如钢琴独奏、鸟叫声、鲸鱼叫声和流水声。选择心跳节奏的自然音乐（60~80拍/min）作为午餐时间背景音乐干预，观察到该类音乐能够减少痴呆患者异常行为的出现（Chang et al，2010）。但同一风格的音乐在节奏旋律上的差异可能带来恰恰相反的治疗结果（Park，2010）。也有采用患者熟悉的或患者自主选择的音乐进行干预，发现熟悉音乐能够减轻患者抑郁症状（Cooke et al，2010）和激惹和焦虑情绪（Svonsdottir et al，2006; Sung et al，2006; Sung et al，2010; Gerdner，2000），表明对不良情绪表现为主的患者，选用熟悉或喜爱的音乐。研究发现古典和民间传统音乐、宗教音乐、儿歌和流行曲是老年痴呆患者音乐治疗的首选曲目（vanderGee et al，2009）。

（三）音乐干预的方式

音乐干预模式大概可以分为以下2类：①主动互动型，即兴音乐治疗（Choi et al，2008），参与者跟随音乐节奏一起自由表演，如唱歌舞蹈、乐器演奏等。②被动型，音乐欣赏结合或其他活动（陈智超 等，2012），如参与者欣赏已经录制好的音乐或欣赏音乐治疗师的现场表演或护理人员的现场歌唱。不同研究设定的音乐干预的频次每次干预时长整个观察期均不同。有的研究在治疗期间还辅有其他活动安排，如艺术治疗精神运动、舞蹈乐器表演、讲故事等。但处于被动收听的状态，未必都能受到患者的欢迎，甚至引起部分病人的排斥，加重病人的不良情绪，因此，提倡采取互动的方式可能更为妥善有效。

音乐治疗的研究发展至今天，目前仍然缺乏严格的有力的数据来证实音乐治疗是一项非常有效的临床措施。由于研究对象随机化、样本量不足、音乐类型和干预方式、音乐元素构成、歌词节奏旋律音调音色等因素的影响，他们在治疗中的效应也需进一步研究探讨。

除此之外，国外也积极开展饮食调理（Sebastian et al，2011）、体能训练、智力训练和家庭护理等。这些方法不仅可以缓解病情，也可以提高患者的生存质量，对于重视人文关怀的当代社会而言，这些方法显得尤为重要。

三、康复训练对阿尔茨海默病患者认知功能和生存质量的影响

阿尔茨海默病患者虽然丧失了部分功能，但其对外界环境感知及理解仍存在一定应激反应（吴砚 等，2014）。对患者实施康复训练可最大程度将患者潜能发掘，并减缓患者病情恶化，加速疾病的康复。目前，对阿尔茨海默病患者实施康复训练（谭晓雪 等，2012; 田金洲 等，2011），主要是以患者为服务中心，同时根据患者病情来进行分阶段和分期评估，然后在此基础上实施专业化康复训练进而可为患者提供专业化健康教育及认知功能训练，改善患者自理能力和认知能力。经研究发现，在6~18个月内实施康复训练可有效减缓患者认知功能损害发展速度，同时还可稳定或提高患者生活自理能力及生活质量。做好阿尔茨海默病患者康复训练，可以充分发挥家庭功能社会功能，为阿尔茨海默病患者营造一个安全宽松富有感情色彩的生活氛围，培养其自理能力，让患者在自我护理中体会到生存的价值。恰到好处的康复训练不仅可延缓病情的进展，也加强阿尔茨海默病患者的遵医行为。对早、中期患者进行康复训练，可以主动将以往的被动照顾转变成为以康复为主的全面照顾，有效延缓患者病情进展，改善症状，提高生存和生活质量。

根据最新报道，美国国家衰老研究所和阿尔茨海默病学会的阿尔茨海默病诊断最新标准草案，NIA-AA标准，将阿尔茨海默病视为一个包括轻度认知功能障碍（MCI）在内的连续的疾病过程（Harrel，1946）。MCI也是阿尔茨海默病的一种表现形式，甚至是阿尔茨海默病的早期表现。这无疑能促进与展现“逆针灸”等非药物疗法的早期预防及早期治疗的优势作用。因此有必要探索创新更多有效的临床前阿尔茨海默病的干预治疗方法，连续性地开展针灸防治阿尔茨海默病的相关研究，给阿尔茨海默病患者带来更大的希望。

科学研究越来越倾力于探索非药物治疗的疗效，音乐疗法作为痴呆的一种非药物治疗，在西方国家已有几十年的历史，且越来越受到欢迎，但基于循证医学角度分析，目前的研究尚未完全建立可靠的证据以证明音乐治疗的实际临床价值。

第十二节　血管性痴呆的治疗

血管性痴呆（vascular dementia，VD）是一组因各种脑血管疾病（包括缺血性和出血性脑

损害，涉及颞叶、额叶及边缘系统）导致智力和认知功能（如记忆、语言、视觉、空间技能、执行功能、运用、计算等）障碍综合征的慢性进行性疾病。是老年性痴呆的常见类型之一，被认为是导致老年性痴呆的第2大原因，也是目前唯一可以预防的痴呆，被称为“可逆性痴呆”。随着社会经济的发展、科技的进步、人类寿命的不断延长，全球人口呈老龄化趋势，VD发病率和病死率逐渐上升，中国老年人痴呆发病率达3.9%，其中VD占68.5%，脑血管疾病中>65岁的脑卒中患者为25% ~ 40%。是我国老年人主要的致残疾病之一，相对于其他类型的痴呆，血管性痴呆预后较好，治疗前景广阔，且在一定程度上可以预防。

一、血管性痴呆的临床西药治疗

（一）胆碱酯酶抑制剂

多试验表明，多奈哌齐、利伐斯的明、石杉碱甲等可抑制乙酰胆碱酯酶的活性，增加突触间乙酰胆碱的含量，对VD认知功能障碍有明显改善（Wakutani et al，2002; Gorelick，2004）。多奈哌齐对中枢神经系统的乙酰胆碱具有高度的选择性，抑制酶的活性持续时间长，且外周作用少，能提高中枢神经系统，尤其是大脑皮质和基底节神经突触中乙酰胆碱浓度，从而改善认知功能（李瑾 等，2011）。利伐斯的明是毒扁豆碱的氨基甲酸衍生物，选择性作用于脑部长效可逆性、非竞争性AChE1。重酒石酸卡巴拉丁（艾斯能）：能选择性作用于中枢神经系统的AChE，对皮层和海马区AChE的作用较其他部位强，能使皮层和海马区ACh浓度升高，也具有增加脑血流量的作用，对提高皮质下VD患者的注意力、日常行为能力等方面有益。加兰他敏是从石蒜科植物石蒜中提取的一种生物碱，可使突触前烟碱受体发生变构，减少ACh的重摄取，与乙酰胆碱竞争性结合AChE，特别是在胆碱能高度不足的大脑部位，增加突触间隙乙酰胆碱的浓度，进而改善突触后神经元的功能，另外还有抗神经细胞凋亡作用及钙离子激活的钾离子通道的阻断作用，有证据表明加兰他敏对于AD及VD所致的混合性痴呆的认知功能均有改善作用（刘小林 等，2006）。石杉碱甲（陈洲平 等，2012）是从中草药千层塔中提取分离的一种高效、可逆和高选择性的AChEI，易通过血脑屏障，具有促进记忆再现和增强记忆保护作用。其较多地分布于大脑的额叶、颞叶、海马等部位的中枢中，增加神经突触间隙的ACh含量，与其他同类药物相比，化学结构独特，抑制AChE的作用强度和持续时间均可与重酒石酸卡巴拉汀、加兰他敏、多奈哌齐和他克林相比、对缺血性损伤及兴奋性细胞毒性的保护作用，能对抗多种损伤造成的细胞凋亡和氧化应激。

（二）胆碱能受体激动剂

占诺美林，口服容易通过血脑屏障，对海马纹状体部位的M1受体有较高的亲和力，改善VD的认知功能。

（三）兴奋性氨基酸受体拮抗剂

与神经递质有关的药物兴奋性氨基酸是中枢主要兴奋性神经递质，其中最主要的N-甲基·D-天冬氨酸受体过度激活引起神经元受损。盐酸美金刚是天冬氨酸受体拮抗剂，能有效阻止谷氨酸盐释放，减轻兴奋性氨基酸谷氨酸（Glu）毒性作用，其药物耐受性良好，既有神经保护作用，又不至于影响Glu受体在学习和记忆方面的生理作用，使患者学习及记忆能力显著提高（韩伯军 等，2010）。已被用于临床VD的治疗。

（四）γ-内酰胺类脑功能改善药物

吡拉西坦、茴拉西坦、奥拉西坦，是γ-氨基丁酸（GA-A）的环形衍生物，它仅作用于中枢神经系统，能选择性地作用于记忆脑区，改善神经细胞的功能，增加学习记忆力（陈尤 等，2011；李富慧，2011）。奥拉西坦促进磷酰胆碱和磷酰乙醇胺合成，提高大脑中ATP/ADP的比值，使脑中蛋白质和核酸合成增加。

（五）改善微循环药物

可以增加血流量，减少脑血管阻力和血液黏稠度，有助于改善记忆和脑功能不全等。如丁苯肽是脂溶性药物，可以直接通过血脑屏障，具有改善脑微循环，提高脑细胞能量代谢水平，抗氧化应激，抑制脑部缺血后继发炎症等多重作用，从而发挥对缺血神经元损伤的保护作用，治疗8周后可明显改善轻、中度VD的认知功能障碍（吴娟 等，2012）。

（六）钙离子拮抗剂

钙拮抗剂钙离子超载学说在VD发病中已得到肯定，机理为钙离子超载造成神经细胞损伤和凋亡。应用钙离子通道阻滞剂可抑制钙离子超载，扩张脑血管，增加脑血流量，预防血管痉挛。尼莫地平、尼膜同、脑益嗪、氟桂利嗪等可通过阻断钙离子通道或钙蛋白酶，减少钙内流造成的神经细胞损伤和死亡，从而改善记忆、认知能力。目前主要代表药是尼莫地平（赵洁皓 等，2005；Pantoni et al，2005）。2002年Cochrane中心痴呆和认知改善小组进行的大型临床试验荟萃分析（Lopes et al，2002），综合2 492例患者的治疗结果显示：尼莫地平可改善皮层下VD的认知功能，同时降低心脑血管事件的发生率。国内外一些指南也推荐用尼莫地平治疗卒中后认知功能障碍和血管性抑郁。尼莫地平能透过血脑屏障，每天口服90mg，连续52周可改善卒中后认知功能障碍（Bhana et al，2000）。

（七）抗氧化剂

通过清除或阻止自由基的产生，保护神经细胞，达到治疗的作用，如维生素C及维生素E、艾地苯醌等，可清除自由基，抑制脂质过氧化，从而抑制脑细胞、血管内皮细胞、神经细胞的氧化损伤，抑制迟发性神经源死亡；丹参酚酸类似物是从丹参中提取的目前抗氧化作用最强的天然产物之一；茶叶的提取物茶多酚等具有类似作用。

（八）脑代谢赋活剂

促进脑细胞对氨基酸、磷脂及其产物的利用，都可喜（阿米三嗪萝巴新）：增加动脉血氧含量，增加脑组织氧分压，从而满足组织对氧的需求。脑蛋白水解物，为动物蛋白经酶降解而产生的器官特异性氨基酸和多肽复合物，是脑功能改善药物。脑活素：能促进神经系统发育和维持其功能，含神经递质、肽类激素及辅酶的前体物可直接通过血脑屏障进入神经细胞，从而使受损神经细胞恢复功能，同时具有抗缺氧保护功能，进而改善学习记忆及社会行为。

（九）麦角生物碱类制剂

如尼麦角林可改善VD患者的认知功能（翟金霞 等，2009），它作为α1肾上腺素受体阻滞剂，可扩张脑血管，降低血小板聚集，改善脑供血及脑细胞功能，增加脑内多巴胺的合成和释放，增强神经递质的传导（蔡鸣 等，2011）。

（十）神经营养因子制剂

可阻止脑损伤所致的胆碱能神经元变性和死亡，能通过血脑屏障，促进病灶处神经元和神经纤维再生，改善认知功能和学习记忆能力。脑源性神经营养因子，可保护缺血区未受损的细胞并修复受损的神经元和胶质（冯学敏 等，2011）。单唾液酸四已糖神经节苷脂钠系猪脑中提取，能促进各种原因引起的中枢神经系统损伤的功能恢复。机制是促进神经重构，包括神经细胞的生存、轴突生长和突出生长，对损伤后继发神经退化有保护作用。脑苷肌肽中神经节苷脂具有感知、传递细胞内外信息的功能，参与细胞识别、黏附、生长、分化以及细胞信息传递等过程，参与神经组织的分化、再生、修复与神经传导，细胞间的识别，外源性神经节苷脂可以明显改善缺血性脑损伤患者的记忆功能和运动功能（刘敏 等，2012）。碱性成纤维细胞生长因子，对神经细胞存活、生长发育和功能维持具有重要的调节作用（曲娴等，2010 年）。

（十一）银杏叶提取物

银杏叶提取物（Egb）中的双黄酮类化合物和萜类、人参皂苷、银杏内酯、黄皮酰胺能提高脑内胆碱能神经功能，增加海马部位的 M 胆碱受体，从而利于记忆的巩固及再现（卢海丽 等，2010; 闫艳 等，2014）。

（十二）非甾体抗炎药物

可以抑制体内一些与 VD 发病有关的炎症反应，延缓 VD 发生，减少疾病的发展，改善痴呆症状，还有保护神经的作用。

二、血管性痴呆的中药治疗

血管性痴呆（vascular dementia，VD）属于祖国医学“呆病治”“文痴治”“痴呆治”“善忘治”等范畴。认为，中老年人由于精气虚衰，使人体内环境失调，终至风、火、痰、瘀相互为患，瘀塞脑络血脉，发为中风，脑络瘀阻，则气血精气不得上输，痰瘀浊气杂丁脑髓而形成痴呆。研究表明中药在防治血管性痴呆，可能通过以下 3 条途径治疗 VD：一是通过改变机体的一般功能状态而影响记忆；二是作用于与记忆有关的神经结构，易化记忆过程；三是防治 VD 的相关危险因素，如高血压、高血脂、高血糖等。从而防止 VD 的发生和发展。

中医药治疗血管性痴呆具有独到的优势，可以分型治疗（王兰英 等，2014）。如益肾填精补髓，选益精健脑汤，肝肾亏虚者宜滋补肝肾，方选补天再造丸加减；脾肾两虚者宜温补脾肾，方选壮元复土丹；心肾不交者宜滋肾养心，方选枕中丹合朱雀丸；痰浊阻窍者化痰开窍宁神，方选茯苓汤加减；气滞血瘀者宜活血化瘀，方选血府逐瘀汤加减。从肾虚论治，补肾醒脑汤治，以补肾填精通络开窍。从痰瘀论治，以化痰祛瘀法为主组方。研究证明中药具有改善微循环、改善神经递质传导、改善自由基代谢、抗细胞凋亡、调节基因表达的作用。

（1）改善微循环（戴云 等，2003）。用脑康饮（黄芪、葛根、川芎等）口服液，具有扩张心脑血管，改善血流动力学及机体血液循环，降低全血黏度和血浆黏度，降低红细胞压积，抑制血小板聚集，促进损伤血管内膜的修复等多种作用，以增强神经元抵抗缺血能力，促进缺血状态下受损伤的神经元形态的恢复，促进记忆功能恢复。

（2）改善神经递质传导。中枢胆碱能系统在学习记忆中起着非常重要的作用。张崇泉 等（2001）通过观察健脑通络方对血管性痴呆大鼠大脑神经递质的影响，发现给药组大鼠大脑皮层神经递质（去甲肾上腺素、乙酰胆碱、多巴胺、5- 羟色胺）含量增加。

（3）改善自由基代谢。自由基具有很强的氧化能力，可氧化细胞膜磷脂和脂肪酸，产生过氧化脂质，促使脂褐质在组织上沉积，损伤脑细胞。

（4）抗细胞凋亡，调节基因表达（陈松盛 等，2000）。实验发现补肾活血中药能显著提高 VD 大鼠血浆、脑组织（海马、皮质）中神经肽 AVP、SS 含量抑制海马区神经细胞凋亡，明显改善 VD 大鼠学习记忆能力。

三、其他治疗

VD 治疗已不再是单纯的药物疗法，而是结合多种治疗手段的综合治疗。也采取针灸主要包括单纯针灸疗法、电针疗法、针药结合疗法、穴位注射法等治疗方法。

四、总结

VD 是目前唯一可预防的痴呆类型疾病，而关键措施为控制引起 VD 的危险因素。临床治疗主要包括控制脑血管病的危险因素，使用改善脑循环的药物、脑保护剂，及提高脑细胞代谢的药物。用药以对症治疗为主，辅以行为疗法、生活护理、心理和社会支持。中医对 VD 的辨证分析、疗效评定标准不统一，影响了科学性、可重复性及远期疗效评估；治疗 VD 方药药味偏多，难以提示起主要作用的药物，且尚未科学阐明药物配伍效应。根据 VD 发病的特点，选择精简的药味遣方用药，形成明确完整的理、法、方、药体系，将推动中医药在治疗血管性痴呆方面发挥更大的优势，这是众多学者努力的目标。

（田建英）

参考文献

[1] Adlard P A, Cherny R A, Finkelstein D I, et al. Rapid restoration of cognition in Alzheimer's transgenic mice with 8-hydroxy quinoline analogs is associated with decreased interstitial A beta. Neuron, 2008, 59（1）: 43-55.

[2] Albani D, Polito L, Batelli S, et al. The SIRT1 activator resveratrol protects SK-N-BE cells from oxidative stress and against toxicity caused by alpha-synuclein or amyloid-beta（1-42）peptide. J Neurochem, 2009, 110（5）: 1445-1456.

[3] Balunas M J, Kinghorn A D. Drug discovery from medicinal plants. Life Sci, 2005, 78（5）: 431-441.

[4] Bastianetto S, Zheng W H, Quirion R. The Ginkgo biloba extract（EGb 761）protects and rescues hippocampal cells against nitric oxide-induced toxicity: involvement of its flavonoid constituents and protein kinase C. J Neurochem, 2000, 74（6）: 2268-2277.

[5] Benton D, Buts J P. Vitamin/mineral supplementation and intelligence. Lancet, 1990, 335: 1158-1160.

[6] Ben-Zvi I, Kivity S, Langevitz P, et al. Hydroxychloroquine: from malaria to autoimmunity. Clin Rev Allergy Immunol, 2012, 42（2）: 145-153 .

[7] Bhana N, Spencer C M. Risperidone: a review of its use in the management of thebehavioral and psychological symptoms of dementia. Drugs Aging, 2000 Jun, 16（6）: 451-471.

[8] Birks J S, Chong L Y, Grimley Evans J. Rivastigmine for Alzheimer's disease. Cochrane Database Syst Rev,

2015 Sep 22, 9: CD001191.

[9] Bora S H, Liu Z, Kecojevic A, et al. Direct, complex effects of estrogens on basal forebrain cholinergic neurons. Exp Neurol, 2005 Aug, 194 (2) : 506–522.

[10] Brunden K R 1, Trojanowski J Q. Lee VM.Advances in tau–focused drug discovery for Alzheimer's disease and related tauopathies. Nat Rev Drug Discov, 2009 Oct, 8 (10) : 783–793.

[11] Burns A, Bernabei R, Bullock R, et al. Safety and efficacy of galantamine (Reminyl) in severe Alzheimer's disease (the SERAD study) : a randomised, placebo–controlled, double–blind trial. Lancet Neurol, 2009 Jan, 8 (1) : 39–47.

[12] Carmel R, Gott P S, Waters C H, et al. The frequently low cobalamin levels in dementia usually signify treatable metabolic, neurologic and electrophysiologic abnormalities. Eur J Haematol, 1995 Apr, 54 (4) : 245–253.

[13] Chandrasekaran K, Mehrabian Z, Spinnewyn B, et al. Neuroprotective effects of bilobalide, a component of the Ginkgo biloba extract (EGb 761) , in gerbil global brain ischemia. Brain Res, 2001 Dec 20, 922 (2) : 282–292.

[14] Chang F Y, Huang H C, Lin K C, et al. The effect of a music programme during lunchtime on the problem behaviour of the older residents with dementia at an institution in Taiwan. J Clin Nurs, 2010 Apr, 19 (7–8) : 939–948.

[15] Chatterjee A, Yapundich R, Palmer CA, et al. Leukoencephalopathy associated with cobalamin deficiency. Neurology, 1996 Mar, 46 (3) : 832–834.

[16] Chen D, Cui Q C, YangH, et al. Clioquinol, a therapeutic agent for Alzheimer's disease, has proteasome–inhibitory, androgen receptor–suppressing, apoptosis–inducing, and antitumor activities in human prostate cancer cells and xenografts. Cancer Res, 2007 Feb 15, 67 (4) : 1636–1644.

[17] Cherny R A, Atwood C S, Xilinas ME, et al. Treatment with a copper–zinc chelator markedly and rapidly inhibits beta–amyloid accumulation in Alzheimer's disease transgenic mice. Neuron, 2001 Jun, 30 (3) : 665–676.

[18] Choi A N, Lee M S, Lim H J. Effects of group music intervention on depression, anxiety, and relationships in psychiatric patients: a pilot study. J Altern Complement Med, 2008, 14 (5) : 567–570.

[19] Chopin P, Briley M.Effects of four non–cholinergic cognitive enhancers in comparison with tacrine and galanthamine on scopolamine–induced amnesia in rats. Psychopharmacology (Berl) , 1992, 106 (1) : 26–30.

[20] Cooke M L, Moyle W, Shum D H, et al. A randomized controlled trial exploring the effect of music on agitated behaviours and anxiety in older people with dementia. Aging Ment Health, 2010, 14 (8) : 905–916.

[21] Corbett A1, Pickett J, Burns A, et al. Drug repositioning for Alzheimer's disease. Nat Rev Drug Discov, 2012, 11 (11) : 833–846.

[22] De Felice F G, Velasco P T, Lambert M P, et al. Abeta oligomers induce neuronaloxidative stress through an N–methyl–D–aspartate receptor–dependent mechanism that is blocked by the Alzheimer drug memantine. J Biol Chem, 2007, 282 (15) : 11590–11601.

[23] DeFeudis F V, Drieu K.Ginkgo biloba extract (EGb 761) and CNS functions: basic studies and clinical applications. Curr Drug Targets, 2000, 1 (1): 25–58.

[24] Deijen J B, van der Beek E J, Orlebeke J F, et al. Vitamin B–6 supplementation in elderly men: effects on mood, memory, performance and mental effort. Psychopharmacology (Berl), 1992,109 (4): 489–496.

[25] Devore E E, Grodstein F, van Rooij FJ, et al. Dietary antioxidants and long–term risk of dementia. Arch Neurol, 2010 Jul, 67 (7): 819–825.

[26] Ding Q, Markesbery W R, Cecarini V, et al. Decreased RNA, and increased RNA oxidation, in ribosomes fromearly Alzheimer's disease. Neurochem Res, 2006 May, 31 (5): 705–710.

[27] Drye L T, Zandi P P. Role of Apo E and Age at Enrollment in the Alzheimer's disease Anti–Inflammatory Prevention Trial (ADAPT). Dement Geriatr Cogn Dis Extra, 2012 Jan, 2 (1): 304–311.

[28] Du T, Filiz G, Caragounis A, et al. Clioquinol promotes cancer cell toxicity through tumor necrosis factor alpha release from macrophages. J Pharmacol Exp Ther, 2008 Jan, 324 (1): 360–367.

[29] Ershler W B, Keller E T. Age–associated increased interleukin–6 gene expression, late–life diseases, and frailty. Annu Rev Med, 2000, 51: 245–270.

[30] Falkeborn M, Persson I, Terént A, et al. Hormone replacement therapy and the risk of stroke. Follow–up of a population–based cohort in Sweden. Arch Intern Med, 1993 May 24, 153 (10): 1201–1209.

[31] Fan C, Wang W, Zhao B, et al. Chloroquine inhibits cell growth and induces cell death in A549 lung cancer cells. Bioorg Med Chem, 2006 May 1, 14 (9): 3218–3222.

[32] Ferrero–Arias J, Goõi–Imízcoz M, Gonz ά lez–Bernal J, et al. The efficacy of nonpharmacological treatment for dementia–related apathy. Alzheimer Dis Assoc Disord, 2011 Jul–Sep, 25 (3): 213–219.

[33] Fillenbaum G G, Kuchibhatla M N, Hanlon J T, et al. Dementia and Alzheimer's disease in community–dwelling elders taking vitamin C and/or vitamin E. Ann Pharmacother, 2005 Dec, 39 (12): 2009–2014.

[34] Gazzaley A H, Weiland N G, McEwen B S, et al. Differential regulation of NMDAR1 mRNA and protein by estradiol in the rat hippocampus. J Neurosci, 1996 Nov 1, 16 (21): 6830–6838.

[35] Gerdner L A. Effects of individualized versus classical "relaxation" music on the frequency of agitation in elderly persons with Alzheimer's disease and related disorders. Int Psychogeriatr, 2000 Mar, 12 (1): 49–65.

[36] Gilligan D M, Quyyumi A A, Cannon RO 3rd. Effects of physiological levels of estrogen on coronary vasomotor function in postmenopausal women. Circulation, 1994 Jun, 89 (6): 2545–2551.

[37] Gorelick P B. Risk factors for vascular dementia and Alzheimer disease. Stroke. 2004 Nov, 35 (11 Suppl 1): 2620–2622.

[38] Grant M K, Noetzel M J, De Lorme K C, et al. Pharmacological evaluation of the long–term effects of xanomeline on the M (1) muscarinic acetylcholine receptor. PLoS One, 2010 Dec 23, 5 (12): e15722.

[39] Gray S L, Anderson M L, Crane P K, et al. Antioxidant vitamin supplement use and risk of dementia or Alzheimer's diseasein older adults. J Am Geriatr Soc, 2008 Feb, 56 (2): 291–295.

[40] Greene R A. Estrogen and cerebral blood flow: a mechanism to explain the impact of estrogen on the incidence and treatment of Alzheimer's disease. Int J Fertil Womens Med. 2000 Jul–Aug, 45 (4): 253–7.

[41] Harrell R F. Mental response to added thiamine. J Nutr, 1946 Mar, 31: 283–298.

[42] Harrison F E. A critical review of vitamin C for the prevention of age-related cognitive decline and Alzheimer's disease. J Alzheimers Dis, 2012, 29 (4) : 711-726.

[43] Harrison F E, Hosseini A H, McDonald M P, et al. Vitamin C reduces spatial learning deficits in middle-aged and very old APP/PSEN1 transgenic and wild-type mice. Pharmacol Biochem Behav, 2009 Oct, 93 (4) : 443-450.

[44] Helmuth L, Neuroscience. An antibiotic to treat Alzheimer's? Science, 2000 Nov 17, 290 (5495) : 1273-1274.

[45] Henderson V W. Oestrogens and dementia. Novartis Found Symp, 2000, 230: 254-65; discussion 265-273.

[46] Hersi AI, Kitaichi K, Srivastava L K, et al. Dopamine D-5 receptor modulates hippocampal acetylcholine release. Brain Res Mol Brain Res, 2000 Mar 29, 76 (2) : 336-340.

[47] Heseker H, Kübler W, Pudel V et al. Interaction of vitamins with mental performance. Bibl Nutr Dieta, 1995, (52) : 43-55.

[48] Jaffe A B, Toran-Allerand C D, Greengard P, et al. Estrogen regulates metabolism of Alzheimer amyloid beta precursor protein. J Biol Chem, 1994 May 6, 269 (18) : 13065-13068.

[49] Jiang H, Luo X, Bai D. Progress in clinical, pharmacological, chemical and structural biological studies of huperzine A: a drug of traditional Chinese medicine origin for the treatment of Alzheimer's disease. Curr Med Chem, 2003 Nov, 10 (21) : 2231-2252.

[50] Kamat C D, Gadal S, Mhatre M, et al. Antioxidants in central nervous system diseases: preclinical promise and translational challenges. J Alzheimers Dis, 2008 Nov, 15 (3) : 473-493.

[51] Kang J H, Cook N, Manson J, et al. A randomized trial of vitamin E supplementation and cognitive function in women. Arch Intern Med, 2006 Dec 11-25, 166 (22) : 2462-2468.

[52] Kaur D 1, Yantiri F, Rajagopalan S, et al. Genetic or pharmacological iron chelation prevents MPTP-induced neurotoxicity in vivo: a novel therapy for Parkinson's disease. Neuron, 2003 Mar 27, 37 (6) : 899-909.

[53] Kim S Y, Moon T C, Chang H W, et al. Effects of tanshinone I isolated from Salvia miltiorrhiza bunge on arAChidonic acid metabolism and in vivo inflammatory responses. Phytother Res, 2002 Nov, 16 (7) : 616-620.

[54] Langlais P J, Savage L M. Thiamine deficiency in rats produces cognitive and memory deficits on spatial tasks that correlate with tissue loss in diencephalon, cortex and white matter. Behav Brain Res, 1995 Apr, 68 (1) : 75-89.

[55] Limón I D, Díaz A, Mendieta L, et al. Amyloid-beta (25-35) impairs memory and increases NO in the temporal cortex of rats. Neurosci Res, 2009 Feb, 63 (2) : 129-137.

[56] Llewellyn D J, Lang I A, Langa K M, et al. Vitamin D and risk of cognitive decline in elderly persons. Arch Intern Med, 2010 Jul 12, 170 (13) : 1135-1141.

[57] Lloret A 1, Badía M C, Mora N J, et al. Vitamin E paradox in Alzheimer's disease: it does not prevent loss of cognition and may even be detrimental. J Alzheimer's Dis, 2009, 17 (1) : 143-149.

[58] López-Arrieta J M, Birks J, Nimodipine for primary degenerative, mixed and vascular dementia. Cochrane Database Syst Rev, 2002 (3) : CD000147.

[59] Lu'o'ng Kv, Nguyên LT. Thiamine and Parkinson's disease. J Neurol Sci, 2012 May 15, 316 (1-2) : 1-8.

[60] Mair R G, Anderson C D, Langlais P J, et al. Thiamine deficiency depletes cortical norepinephrine and impairs learning processes in the rat. Brain Res, 1985 Dec 23, 360 (1-2) : 273-284.

[61] Masilamoni J G, Jesudason E P, Dhandayuthapani S et al. The neuroprotective role of melatonin against amyloid beta peptide injected mice. Free Radic Res, 2008 Jul, 42 (7) : 661-673.

[62] Masuda Y, Kokubu T, Yamashita M, et al. EGG phosphatidylcholine combined with vitamin B12 improved memory impairment following lesioning of nucleus basalis in rats. Life Sci, 1998, 62 (9) : 813-822.

[63] Maxwell C J, Hicks M S, Hogan DB, et al. Supplemental use of antioxidant vitamins and subsequent risk of cognitive decline and dementia. Dement Geriatr Cogn Disord, 2005, 20 (1) : 45-51.

[64] McGonigal G, Thomas B, McQuade C, et al. Epidemiology of Alzheimer's presenile dementia in Scotland, 1974-88. BMJ. 1993 Mar 13, 306 (6879) : 680-683.

[65] Meador K J, Nichols M E, Franke P, et al. Evidence for a central cholinergic effect of high-dose thiamine. Ann Neurol. 1993 Nov, 34 (5) : 724-726.

[66] Minarini A, Milelli A, Simoni E, et al. Multifunctional tacrine derivatives in Alzheimer's disease. Curr Top Med Chem, 2013, 13 (15) : 1771-1786.

[67] Moloney A M, Griffin R J, Timmons S, et al. Defects in IGF-1 receptor, insulin receptor and IRS-1/2 in Alzheimer's disease indicate possible resistance to IGF-1 and insulin signalling. Neurobiol Aging, 2010 Feb, 31 (2) : 224-243.

[68] Moosmann B, Behl C. The antioxidant neuroprotective effects of estrogens and phenolic compounds are independent from their estrogenic properties. Proc Natl Acad Sci U S A. 1999 Aug 3, 96 (16) : 8867-8872.

[69] Nguyen T, Hamby A, Massa S M. Clioquinol down-regulates mutant huntingtin expression in vitro and mitigates pathology in a Huntington's disease mouse model. Proc Natl Acad Sci U S A. 2005 Aug 16, 102 (33) : 11840-11845.

[70] Nishida Y, Yokota T, Takahashi T, et al. Deletion of vitamin E enhances phenotype of Alzheimer disease model mouse. Biochem Biophys Res Commun, 2006 Nov 24, 350 (3) : 530-536.

[71] Nunomura A, Castellani R J, Zhu X, et al. Involvement of oxidative stress in Alzheimer disease. J Neuropathol Exp Neurol, 2006 Jul, 65 (7) : 631-641.

[72] Ogunleye A J, Odutuga A A. The effect of riboflavin deficiency on cerebrum and cerebellum of developing rat brain. J Nutr Sci Vitaminol (Tokyo) . 1989 Jun, 35 (3) : 193-197.

[73] Onor M L, Trevisiol M, Aguglia E. Rivastigmine in the treatment of Alzheimer's disease: an update. Clin Interv Aging, 2007, 2 (1) : 17-32.

[74] Ott B R, Heindel W C, Tan Z, et al. Lateralized cortical perfusion in women with Alzheimer's disease. J Gend Specif Med, 2000 Sep-Oct, 3 (6) : 29-35.

[75] Oyama Y, Fuchs P A, Katayama N, et al. Myricetin and quercetin, the flavonoid constituents of Ginkgo biloba extract, greatly reduce oxidative metabolism in both resting and Ca (2+) -loaded brain neurons. Brain Res, 1994 Jan 28, 635 (1-2) : 125-129.

[76] Pantoni L, del Ser T, Soglian A G, et al. Efficacy and safety of nimodipine in subcortical vascular dementia: a

randomized placebo-controlled trial. Stroke, 2005 Mar, 36（3）: 619–624.

[77] Park B C, Park S H, Paek S H, et al. Chloroquine-induced nitric oxide increase and cell death is dependent on cellular GSH depletion in A172 human glioblastoma cells. Toxicol Lett, 2008 Apr 21, 178（1）: 52–60.

[78] Park C H, Choi S H, Koo J W, et al. Novel cognitive improving and neuroprotective activities of Polygala tenuifolia Willdenow extract, BT-11. J Neurosci Res, 2002 Nov 1, 70（3）: 484–492.

[79] Park H. Effect of music on pain for home-dwelling persons with dementia. Pain Manag Nurs, 2010 Sep, 11（3）: 141–147.

[80] Park M H, Lee S J, Byun H R, et al. Clioquinol induces autophagy in cultured astrocytes and neurons by acting as a zinc ionophore. Neurobiol Dis, 2011 Jun, 42（3）: 242–251.

[81] Peng Y, Jiang L, Lee D Y, et al. Effects of huperzine A on amyloid precursor protein processing and beta-amyloid generation in human embryonic kidney 293 APP Swedish mutant cells. J Neurosci Res, 2006 Sep, 84（4）: 903–911.

[82] Pensalfini A, Cecchi C, Zampagni M, et al. Protective effect of new S-acylglutathione derivatives against amyloid-induced oxidative stress. Free Radic Biol Med, 2008 Apr 15, 44（8）: 1624–1636.

[83] Petersen R C, Thomas R G, Grundman M, et al. Vitamin E and donepezil for the treatment of mild cognitive impairment. N Engl J Med, 2005 Jun 9, 352（23）: 2379–2388.

[84] Pivi G A, da Silva R V, Juliano Y, et al. A prospective study of nutrition education and oral nutritional supplementation in patients with Alzheimer's disease. Nutr J, 2011 Sep 26, 10: 98.

[85] Praticò D. Evidence of oxidative stress in Alzheimer's disease brain and antioxidant therapy: lights and shadows. Ann N Y Acad Sci, 2008 Dec, 1147: 70–78.

[86] Praticò D. Oxidative stress hypothesis in Alzheimer's disease: a reappraisal. Trends Pharmacol Sci, 2008 Dec, 29（12）: 609–615.

[87] Rafii M S, Walsh S, Little J T, et al. A phase II trial of huperzine A in mild to moderate Alzheimer disease. Neurology, 2011 Apr 19, 76（16）: 1389–1394.

[88] Reddy P H, Beal M F. Are mitochondria critical in the pathogenesis of Alzheimer's disease? Brain Res Brain Res Rev, 2005 Nov, 49（3）: 618–632.

[89] Reddy P H. Amyloid precursor protein-mediated free radicals and oxidative damage: implications for the development and progression of Alzheimer's disease. J Neurochem, 2006 Jan; 96（1）: 1–13.

[90] Ritchie C W, Bush A I, Mackinnon A, et al. Metal-protein attenuation with iodochlorhydroxyquin（clioquinol）targeting Abeta amyloid deposition and toxicity in Alzheimer disease: a pilot phase 2 clinical trial. Arch Neurol, 2003 Dec, 60（12）: 1685–1691.

[91] Ritchie C W, Bush A I, Mackinnon A, et al. Metal-protein attenuation with iodochlorhydroxyquin（clioquinol）targeting Abeta amyloid deposition and toxicity in Alzheimer disease: a pilot phase 2 clinical trial. Arch Neurol, 2003 Dec, 60（12）: 1685–1691.

[92] Rolain J M, Colson P, Raoult D. Recycling of chloroquine and its hydroxyl analogue to face bacterial, fungal and viral infections in the 21st century. Int J Antimicrob Agents, 2007 Oct, 30（4）: 297–308.

[93] Salcedo I, Tweedie D, Li Y, et al. Neuroprotective and neurotrophic actions of glucagon-like peptide-1: an

emerging opportunity to treat neurodegenerative and cerebrovascular disorders. Br J Pharmacol, 2012 Jul, 166（5）: 1586–1599.

[94] Sasaki H, Matsuzaki Y, Meguro K, et al. Vitamin B12 improves cognitive disturbance in rodents fed a choline–deficient diet. Pharmacol Biochem Behav, 1992 Oct, 43（2）: 635–639.

[95] Savarino A, Di Trani L, Donatelli I, et al. New insights into the antiviral effects of chloroquine. Lancet Infect Dis, 2006 Feb, 6（2）: 67–69.

[96] Schoenthaler S J, Bier I D. The effect of vitamin–mineral supplementation on juvenile delinquency among American schoolchildren: a randomized, double–blind placebo–controlled trial. J Altern Complement Med, 2000 Feb, 6（1）: 7–17.

[97] Schönknecht P, Pantel J, Klinga K, et al. Reduced cerebrospinal fluid estradiol levels are associated with increased beta–amyloid levels in female patients with Alzheimer's disease. Neurosci Lett, 2001 Jul 13, 307（2）: 122–124.

[98] Shigematsu Y, Nakai A, Kuriyama M. Delayed auditory brainstem response in thiamin–deficient rats. J Nutr Sci Vitaminol（Tokyo）, 1990 Jun, 36（3）: 209–15.

[99] Shin S Y, Hyun J, Yu J R, et al. 5–Methoxyflavanone induces cell cycle arrest at the G2/M phase, apoptosis and autophagy in HCT116 human colon cancer cells.Toxicol Appl Pharmacol, 2011 Aug 1; 254（3）: 288–298.

[100] Solomon V R, Lee H. Chloroquine and its analogs: a new promise of an old drug for effective and safe cancer therapies. Eur J Pharmacol, 2009 Dec 25, 625（1–3）: 220–233.

[101] Sözmen E Y, Kanit L, Kutay F Z. Possible supportive effects of co–dergocrine mesylate on antioxidant enzyme systems in aged rat brain. Eur Neuropsychopharmacol, 1998 Feb, 8（1）: 13–16.

[102] Sparks D L, Martins R, Martin T. Cholesterol and cognition: rationale for the A D cholesterol–lowering treatment trial and sex–related Differences in beta–amyloid accumulation in the brains of spontaneously hypercholesterolemic Watanabe rabbits. Ann N Y Acad Sci, 2002 Nov, 977: 356–366.

[103] Strømgaard K, Nakanishi K. Chemistry and biology of terpene trilactones from Ginkgo biloba. Angew Chem Int Ed Engl, 2004 Mar 19, 43（13）: 1640–1658.

[104] Sung H C, Chang A M, Lee W L. A preferred music listening intervention to reduce anxiety in older adults with dementia in nursing homes. J Clin Nurs, 2010 Apr, 19（7–8）: 1056–1064.

[105] Sung H C, Chang S M, Lee W L, et al. The effects of group music with movement intervention on agitated behaviours of institutionalized elders with dementia in Taiwan. Complement Ther Med, 2006 Jun, 14（2）: 113–119.

[106] Svansdottir H B, Snaedal J. Music therapy in moderate and severe dementia of Alzheimer's type: a case–control study. Int Psychogeriatr, 2006 Dec, 18（4）: 613–21. Epub 2006 Apr 18.

[107] Svansdottir H B, Snaedal J. Music therapy in moderate and severe dementia of Alzheimer's type: a case–control study. Int Psychogeriatr, 2006 Dec, 18（4）: 613–621.

[108] Tehrani R, Ostrowski R A, Hariman R, et al. Ocular toxicity of hydroxychloroquine. Semin Ophthalmol, 2008 May–Jun, 23（3）: 201–209.

[109] Thomas T, Bryant M, Clark L, et al. Estrogen and raloxifene activities on amyloid-beta-induced inflammatory reaction. Microvasc Res, 2001 Jan, 61 (1): 28-39.

[110] van der Geer E R, Vink A C, Schols J M, et al. Music in the nursing home: hitting the right note! The provision of music to dementia patients with verbal and vocal agitation inDutch nursing homes. Int Psychogeriatr, 2009 Feb, 21 (1): 86-93.

[111] Voigt-Radloff S, Leonhart R, Rikkert M O, et al. Study protocol of the multi-site randomised controlled REDALI-DEM trial--the effects of structured relearning methods on daily living task performance of persons with dementia. BMC Geriatr, 2011 Aug 18, 11: 44.

[112] Wadsworth T L, Bishop J A, Pappu A S, et al. Evaluation of coenzyme Q as an antioxidant strategy for Alzheimer's disease. J Alzheimers Dis, 2008 Jun, 14 (2): 225-234.

[113] Wakutani Y, Kowa H, Kusumi M, et al. Genetic analysis of vascular factors in Alzheimer's disease. Ann N Y Acad Sci, 2002 Nov, 977: 232-238.

[114] Wald D S, Kasturiratne A, Simmonds M. Effect of folic acid, with or without other B vitamins, on cognitive decline: meta-analysis of randomizedtrials. Am J Med, 2010 Jun, 123 (6): 522-527.

[115] Wall M, Duffy A. The effects of music therapy for older people with dementia. Br J Nurs, 2010 Jan 28-Feb 10, 19 (2): 108-113.

[116] Winter E. Effects of an extract of ginkgo biloba on learning and memory in mice. Pharmacology Biochemistry & Behavior, 1991, 38 (1): 109-114.

[117] Xiao X Q, Zhang H Y, Tang X C. Huperzine A attenuates amyloid beta-peptide fragment 25-35-induced apoptosis in rat cortical neurons via inhibiting reactive oxygen species formation and caspase-3 activation. J Neurosci Res, 2002 Jan 1, 67 (1): 30-36.

[118] Zheng G, Hu B H. Cell-cell junctions: a target of acoustic overstimulation in the sensory epithelium of the cochlea. BMC Neurosci, 2012 Jun 19, 13: 71.

[119] Zheng L, Marcusson J, Terman A. Oxidative stress and Alzheimer disease: the autophagy connection? Autophagy, 2006 Apr-Jun, 2 (2): 143-145.

[120] Zhou J, Tang X C. Huperzine A attenuates apoptosis and mitochondria-dependent caspase-3 in rat cortical neurons. FEBS Lett, 2002 Aug 28, 526 (1-3): 21-25.

[121] Zhu X Z, Li X Y, Liu J. Recent pharmacological studies on natural products in China. Eur J Pharmacol, 2004 Oct 1, 500 (1-3): 221-230.

[122] Zhuang H, Pin S , Christen Y, et al. Induction of heme oxygenase 1 by Ginkgo biloba in neuronal cultures and potential implications in ischemia. Cell Mol Biol (Noisy-le-grand), 2002 Sep; 48 (6): 647-653.

[123] Zöller B, Hock C, Kull H U. Rational therapy of Alzheimer dementia based on current clinical studies. Praxis (Bern 1994), 2001 May 10, 90 (19): 827-834.

[124] 安红梅，胡兵，张学文．益肾通窍液治疗老年性痴呆的药效实验研究．陕西中医学院学，2002, 25 (3): 50.

[125] 蔡涛，肖冬玲．针刺对老年性痴呆患者 Hcy、β－淀粉样蛋白多肽干预作用的临床观察．上海针灸杂志，2008, 27 (12): 3-5.

[126] 查小云，胡予．痴呆音乐疗法研究进展．实用老年医学，2013（5）：431–434.

[127] 陈勤，夏宗勤．知母皂甙对拟痴呆大鼠 β–淀粉样肽沉积及胆碱能系统功能的影响．中国药理学通报，2002, 18（4）：390.

[128] 陈红辉，孙圣刚，刘安求，等．银杏叶提取物改善学习记忆障碍的实验研究．华中科技大学学报：医学版．2002, 31（5）：518–521.

[129] 陈建鸿，杜建．益气解毒法治疗老年性痴呆的临床研究．福建中医学院学报，2006, 16（5）：7–8.

[130] 陈金雄，李智文．陆曦治疗老年性痴呆的经验．光明中医，2010, 25（7）：1140.

[131] 陈丽凤．氯碘羟喹的细胞分子作用机制研究．东华大学，2013.

[132] 陈声武，荣大奇，崔立波，等．参归煎剂对 AD 模型大鼠学习记忆功能的影响．中国老年学杂志，1999, 19（6）：357–358.

[133] 陈淑华，张兆旭，刚宝芝．复智散治疗老年痴呆及轻度认知障碍的临床观察．哈尔滨医科大学学报，2008, 5（42）：514–515.

[134] 陈智超，李海员．认知康复训练对阿尔茨海默病患者医疗费用的影响．中国老年学杂志，2012, 32（14）：55–56.

[135] 仇一青．铁螯合剂对血管性痴呆小鼠模型的保护作用及机制研．第二军医大学，2012, 博士学位论文．

[136] 董克礼，蒋美艳．益智健脑颗粒治疗老年痴呆病临床观察．湖南中医药大学学报，2007, 27（1）：58–59.

[137] 董振华，张春燕，蒲斌红，等．银杏叶片对轻度认知障碍患者认知功能的影响．中国中西医结合杂志 .2012, 32（9）：1208–1211.

[138] 方玉珍，宗杰云，谢达莎，等．七圣丸对小鼠记忆行为等作用的研究．云南中医中药杂志 2001, 22（3）：26–27.

[139] 封银曼，高志卿，姚建平．地黄饮子对痴呆小鼠脑功能及乙酰胆碱酯酶活性的影响．辽宁中医杂志，2002, 29（3）：181–183.

[140] 封银曼，韦大文，高志卿，等．地黄饮子对痴呆小鼠脑功能及单胺氧化酶活性的影响．山东中医杂志，2002, 21（11）：683–685.

[141] 冯星，许东晖，梅雪婷，等．硕苞蔷薇儿茶素对铝超载小鼠学习记忆能力的影响．中国医科大学学报，2002, 33（4）：321–325.

[142] 付平，贾建平，闵宝权．针刺内关穴对阿尔茨海默病脑功能磁共振成像的影响．中华神经科杂志，2005, 38（2）：118–119.

[143] 付平，贾建平，王敏．针刺神门穴对阿尔茨海默病患者脑功能磁共振成像的影响．中国临床康复，2005, 9（1）：120–121.

[144] 顾耘，林水淼，刘仁人，等．养心健脑方治疗阿尔茨海默病临床研究．山东中医药大学，2000, 24（4）：271–273.

[145] 郭蓉，曹云鹏．雌激素在阿尔茨海默病中的作用研究进展．国际老年医学杂志，2007, 28（3）：97–100.

[146] 郭燕君，袁华，甘胜伟，等．灵芝多糖对 $A\beta_{25-35}$ 诱导阿尔茨海默病模型大鼠脑组织的保护作用．中国组织化学与细胞化学杂志，2006, 15（4）：447–451.

[147] 何丽云，范吉平，孙塑伦，等．救脑宁注射液对神经细胞凋亡及胞浆钙变化的影响．中国中西医结合杂

志，2001, 21（8）: 605-607.

[148] 洪思佳，王一涛，李铭源．石杉碱甲药理与临床研究进展．中药药理与临床，2007, 23（1）: 83-86.

[149] 洪燕．B族维生素对认知功能的影响及其机制．国外医学卫生学分册，1999, 26（3）: 164-168.

[150] 胡海涛，杨杰，钱亦华，等．续断对Alzheimer病模型大鼠海马结构淀粉样沉积的影响．中国老年学杂志，1999, 19（5）: 160-161.

[151] 胡江宁，瞿伟，陈玲芳，等．石杉碱甲缓释贴片Ⅰ期临床耐受性试验研究．世界临床药物，2011, 32（6）: 356-358.

[152] 胡镜清，赖世隆，王奇，等．补肾益智方对阿尔茨海默病大鼠模型脑内胆碱能神经系统的保护作用．广州中医要大学学报，1999, 6（3）: 201-204.

[153] 胡敏棣．补脑膏治疗老年痴呆症56例临床观察．中国医学理论与实践，2007, 17（9）: 980.

[154] 黄玉方，卞慧敏，刘涛，等．开心散对记忆障碍小鼠脑组织一氧化氮、胆碱酯酶含量的影响．北京中医药大学学报，2001, 24（4）: 40-41.

[155] 黄兆胜，孙维广，刘明平，等．养寿丹对阿尔茨海默病肾阳虚模型大鼠的学习记忆的影响．中草药，2002, 24（2）: 113-114.

[156] 黄自冲，胡金宽，王宝驹，等．复聪饮治疗老年期痴呆的临床研究．中医药学刊，2006, 10（24）: 1868-1870.

[157] 霍军，于俊丽，孔德荣，等．中医辨证分型治疗老年性痴呆90例临床观察．光明中医，2008, 23（5）: 572-573.

[158] 季铁铮．地黄饮子加减合七宝美髯丹治疗老年痴呆症40例疗效观察．新中医，2006, 38（4）: 50-51.

[159] 蒋亚斌，黄舜韶，黄立安，等．石杉碱甲对阿尔茨海默病患者的认知功能和行为障碍的改善作用．中国综合临床，2002, 18（9）: 802-803.

[160] 景富春，陈虹．肉苁蓉的神经保护作用研究进展．时珍国医国药，2006, 17（10）: 1878-1879.

[161] 康震，梁爽，杜志超．孔圣枕中丹辨证加味治疗老年痴呆60例临床疗效．承德医学院学报，2008, 25（2）: 158-159.

[162] 寇胜玲，赵姗．补肾化痰通络治疗老年性痴呆48例．河北中医药学报，2008, 23（4）: 11-11.

[163] 赖世隆，饶燕，高洁，等．补肾益智方改善Alzheimer病模型大鼠的学习记忆能力．中药新药与临床药理，2000, 11（6）: 337-339.

[164] 李海玲，李林，李斌，等．中药复方962胶囊对老龄大鼠皮质胆碱乙酰转移酶和乙酰胆碱酯酶活性的影响．首都医科大学学报，2000, 21（3）: 190-192.

[165] 巩泉泉，刘萍，禚金花，等．铝螯合剂对铝染毒大鼠学习记忆及兴奋性氨基酸类神经递质的影响．环境与健康杂志，2008, 25（1）: 960-962.

[166] 李玲玲，刘蓉，叶兰．抗氧化剂在阿尔茨海默病治疗中的地位和临床应用前景．国际神经病学神经外科学杂志，2009, 36（6）: 521-525.

[167] 李文彪，和姬苓，杨巧莲．天竺醒脑胶囊治疗老年性痴呆临床观察与疗效评价．实用老年医学，2006, 20（6）: 380-381.

[168] 李祥鹏，姚文，赵杉杉，等．阿尔茨海默病治疗药物的研究进展．齐鲁药事，2011, 30（8）: 475-477.

[169] 李潇．抗疟药氯喹可抑制某些癌症．中国生物化学与分子生物学报，2008（7）: 611-611.

［170］李晓辉，高萍．聪敏汤治疗老年痴呆 30 例．陕西中医，2006, 27（5）：544–545.

［171］李亚明，张春燕，林水淼．调心方对 D– 半乳糖合鹅膏蕈酸致痴呆大鼠学习记忆及胆碱系统影响的实验研究．中国中医药杂志，2000（4）：237–238.

［172］梁纪文，黄淑芳．老年性痴呆的中医辨证及中成药应用．中国临床医生，2010, 38（8）：19–21.

［173］林丽新，龚靖渊．温肾化痰法治疗老年性痴呆．湖北中医杂志，2011, 33（1）：30–31.

［174］刘颖，李玺，袁海峰．人参皂苷 Rg1 促进学习记忆作用研究进展．中国中西医结合杂志，2006, 26（10）：956–960.

［175］刘传勇，蔡文慧，魏凯，等．307 例脑血管疾病患者血清叶酸和 VitB_（12）水平的检测及其临床意义，广东医学院学报，2008, 26（6）：616–617.

［176］刘刚，袁立霞．针刺配合音乐疗法治疗阿尔茨海默病的临床观察．中国针灸，2005, 25（6）：390–392.

［177］刘佳，陈芳源，王海嵘，等．磷酸氯喹对白血病细胞株的影响．中国实验诊断学，2011, 15（4）：571–575.

［178］刘进进．丁咯地尔与石杉碱甲联用治疗老年血管性痴呆的疗效．中国老年学杂志，2012, 32（8）：1677–1678.

［179］刘伟．化痰通窍汤治疗老年轻度认知障碍 60 例的临床疗效观察．当代医学，2012, 18（29）：145–146.

［180］刘新宇，何绪屏，陈连剑，等．蛇床子素在老年性痴呆模型大鼠血浆的药代动力学研究．中国医药导报，2006, 3（24）：17–19.

［181］刘智斌，牛文民，杨晓航，等．嗅三针对阿尔茨海默病患者认知功能影响的临床研究．陕西中医，2008, 29（6）：711–712.

［182］刘智斌，牛文民，杨晓航，等．嗅三针治疗老年性痴呆患者嗜睡状态的临床研究．陕西中医，2008, 29（2）：207–208.

［183］刘智斌，牛文民，杨晓航，等．嗅三针对阿尔茨海默病患者血清 ET 及 CGRP 的影响．陕西中医学院学报，2009, 32（1）：16–18.

［184］刘中华，胡海涛，冯改丰，等．天麻素对 Aβ_{25-35} 诱导的 Alzheimer 病细胞模型的保护作用．四川大学学报，2005, 36（4）：537–540.

［185］罗琴琴，杜艳军．针灸治疗阿尔茨海默病临床研究进展．辽宁中医杂志，2004, 41（3）：194–197.

［186］罗社文，陕海丽，傅仁杰，等．启神口服液治疗早老性痴呆症的实验研究．浙江中西医结合杂志，2002, 12（2）：89–91.

［187］吕诚，胡小令，张宪郁，等．雷公藤多苷对大鼠海马内注射 β– 淀粉样蛋白后小胶质细胞反应的影响．解剖学杂志，2005, 28（2）：225–226.

［188］吕佩源，王伟斌，梁翠萍，等．二氢麦角碱升高血管性痴呆小鼠海马 cAMP 和腺苷环化酶．基础医学与临床，2006, 26（3）：270–274.

［189］麻小梅，吴林，赵海涛，等．中医药防治老年性痴呆的研究进展．湖南中医杂志，2014, 30（11）：177–179.

［190］马玉斌，孙立新．黄芪益脑宁治疗老年痴呆症的临床研究．数理医药学杂志，2008, 21（4）：429–430.

［191］马玉奎，李莉，刘国宾．知母皂苷对三氯化铝致老年性痴呆模型大鼠的作用．齐鲁药事，2005, 24（10）：625–626.

[192] 毛连根，赵小京，丁世萍．补虚怯瘀方抗衰老作用的实验研究．中国老年学杂志，2002, 22（4）: 306-308.

[193] 彭贤文，董克礼．针刺结合益智健脑颗粒治疗阿尔茨海默病疗效观察中国针灸．中国针灸，2009, 29（4）: 269-271.

[194] 齐柏，胡继红，董宇翔，等．头针治疗老年痴呆症 30 例临床观察．山东中医药大学学报，2007, 31（1）: 44-45.

[195] 裘卫东，杨建英，申屠燕琴，等．石杉碱甲对老年患者腹部手术后认知功能障碍的双盲研究．解放军药学学报，2009, 25（3）: 222-224.

[196] 任占川，侯迎潮，王树党，等．龟龄集对大鼠海马结构内突触小泡蛋白年龄变化的影响．解剖学杂志，2000, 23（6）: 563-567.

[197] 沈丽霞，金乐群，张丹参，等．蛇床子素对 Alcl3 致急性衰老模型小鼠记忆障碍的保护作用．药学学报，2002, 37（3）: 178-180.

[198] 史清海，韩茹，伏建峰，等．石杉碱甲对急性低压低氧模型大鼠海马神经元凋亡的影响．解放军医学杂志，2013, 38（2）: 103-106.

[199] 宋润生，宋润琴．自拟清脑汤治疗老年性痴呆 48 例．时珍国医国药，2006, 17（10）: 2038-2039.

[200] 孙景波，华荣，曹晓菊．老年性痴呆中医病机探讨．陕西中医，2000, 21（2）: 71-72.

[201] 孙文娟，吕文伟，于晓凤，等．北五味子粗多糖抗衰老作用的实验研究．中国老年学杂志，2001, 21(6): 454-455.

[202] 谭晓雪，罗玉玲，招丽媪，等．康复训练对早、中期老年性痴呆患者认知功能障碍的影响．中国老年学杂志，2012, 32（18）: 3876-3878.

[203] 唐百冬，何军锋．自拟补肾涤痰祛瘀汤治疗老年性痴呆 30 例临床观察．中医药导报，2008, 14（12）: 26-27.

[204] 唐民科，张均田．丹酚酸 B 体外抑制淀粉样 β 蛋白的纤维形成及其细胞毒作用．中国药理学报 2001; 22（4）: 94-98.

[205] 唐启盛，全胜，黄启福，等．"聪圣胶囊"对大鼠培养神经细胞的影响．北京中医药大学学报，2002, 25（6）: 18-21.

[206] 田波．补肾活血化浊汤治疗老年性痴呆 18 例疗效观察．山西中医学院学报，2006, 7（3）: 43-44.

[207] 田金洲，时晶，张学凯，等．2011 年美国阿尔茨海默病最新诊断标准解读．中国医学前沿杂志，2011, 3（4）: 91-100.

[208] 王平，周安方，张六通，等．醒脑益智方对 SAM-P/10 老化痴呆鼠脾细胞 IL-6 水平的影响．中国中医药科技，2002, 8（2）: 103-104.

[209] 王彩霞，李德新，姜哲浩，等．理脾阴正方提高 Alzheimer 痴呆模型动物学习记忆能力的机理探讨．辽宁中医杂志，2002, 29（4）: 242-243.

[210] 王传馥，马永兴，顾跃娣，等．复方海蛇胶囊治疗老年期及老年前期痴呆的双盲研究．老年医学与保健，2000, 6（1）: 11-15.

[211] 王恩龙．补肾活血法治疗老年性痴呆临床研究．辽宁中医杂志，2013, 40（9）: 1867-1868.

[212] 王洪海，马培珍，高慧英，等．左归饮加减对小鼠肝细胞内 SOD 活性的影响．泰山医学院学报，1995,

16（2）: 86–87.

［213］王明正，武冬梅，牛栓成，等．童智灵口服液对大鼠学习记忆的促进作用及其作用机制研究．中国实验方剂学杂志，1998, 4（1）: 42–44.

［214］王新玲，李月彩，侯颖春．金匮肾气丸抗自由基和细胞凋亡的作用．医学争鸣，2000, 21（10）: 1209–1211.

［215］王玉良，李秀艳，王守训，等．皓首复智丸对痴呆病人及痴呆模型鼠的抗氧化作用．潍坊医学院学报，2000, 22（1）: 3–4.

［216］王月芳，万海同．论肾虚痰凝血瘀是老年性痴呆的重要发病机理．中国中医基础医学杂志，1999, 5（8）: 9–12.

［217］魏超，汪长华，穆汉丽．叶酸、维生素 B_{12} 干预治疗对血管性痴呆患者血浆同型半胱氨酸水平影响．数理医药学杂志，2013, 26（2）: 234–235.

［218］文建华，朱明方，孙杰．益智灵对痴呆模型小鼠中枢胆碱能神经功能的影响．湖北中医杂志，2002, 24（8）: 3–5.

［219］吴安生，赵敏，易兴阳，等．术前应用石杉碱甲对老年患者术后认知功能的影响．解放军医学杂志，2012, 37（4）: 360–363.

［220］吴建新，钮荣祥，黄秀群，等．心脉龙注射液抗衰老作用的实验研究．贵阳医学院学报，2002, 27（2）: 125–127.

［221］吴向东，薛艳萍．保元益智散治疗老年痴呆 52 例临床观察．中国中医药科技，2008, 15（4）: 252–252.

［222］吴砚，舒松，施贝德，等．康复训练对阿尔茨海默病患者认知功能和生存质量的影响．中国公共卫生管理，2014, 30（6）: 858–859.

［223］吴月静，郭忠伟，张江涛，等．重度痴呆和血清维生素 B_{12}、叶酸及同行半胱氨酸水平的研究．浙江省医学会精神病学分会学术年会暨浙江省医师协会精神科医师分会年会，2013.

［224］徐刚，文富华，买小胖，等．胆碱酯酶抑制剂（S）– 卡巴拉汀及其类似物的不对称合成与活性研究．有机化学，2010, 30（8）: 1185–1191.

［225］徐红冰，王晓平，刘皋林．石杉碱甲的药理研究及临床应用．世界临床药物，2014, 35（1）: 60–63.

［226］闫福岭，鲁国，王雅琼，等．葛根素对 AD 大鼠脑内 $A\beta_{1-40}$ 和 Bax 表达的影响．中华神经医学杂志，2006, 5（2）: 158–161.

［227］杨红，陈伟强，罗少洪，等．大豆异黄酮活性组分对阿尔茨海默病小鼠抗氧化作用的研究．中国临床药理学与治疗学，中国生物学文摘，2005, 10（8）: 25–25.

［228］杨雅，刘俊保．促智液治疗阿尔茨海默病 15 例．河南中医，2010, 30（2）: 155–156.

［229］杨迎，张均田，石成璋，等．人参皂甙 Rb1 和 Rg1 促智作用机制的探讨——对小鼠脑神经发育的影响．药学学报，1994, 29（4）: 241–245.

［230］杨春．雌激素与早老性痴呆病．国际检验医学杂志，1999（3）: 114–115.

［231］杨定荣，彭力，穆敬平．针刺结合穴位注射治疗老年痴呆症临床探讨．针灸临床杂志，2007, 23（7）: 7–8.

［232］杨文明，韩明向，周宜轩，等．智脑胶囊对实验性 AD 模型大鼠学习记忆及自由基代谢的影响．中国临床药理学与治疗学，2001, 6（4）: 346350.

[233] 姚柏春，袁华，黄翔，等．绞股蓝对海马注射 Aβ1-40 大鼠脑内细胞周期蛋白表达和钙稳态变化的影响．中国病理生理杂志，2006, 22（8）: 1618-1622.

[234] 姚素艳，张宝云，郑德宇，等．中药当归主要活性成分阿魏酸钠抑制淀粉样 β 蛋白激活炎症因子的量剂反应．中国临床康复，2005, 9（29）: 134-136.

[235] 叶琳，马光瑜，曹缵孙．雌激素与妇女老年性痴呆的关系．中国妇幼健康研究，2000（2）: 51-53.

[236] 尹昱，吕佩源，杨天祝，等．双氢麦角碱对血管性痴呆小鼠海马及脑皮质 NOS 阳性神经元的影响．中国康复医学杂志，2008, 23（3）: 208-210.

[237] 余上才，增旭东，顾菊英，等．人参皂苷对 β－淀粉样蛋白诱导 PC12 细胞损伤及凋亡的影响．中国药学杂志，2000, 35（10）: 662-664.

[238] 庾照学，汪华侨，袁群芳，等．抗氧化剂 TA9901 抑制加速老化鼠脑淀粉样颗粒的沉积．解剖学报，2002, 33（1）: 28-32.

[239] 袁静，侯正明，张复清，等．益母延寿方延缓衰老的实验研究．中国实验方剂学杂志，1996, 2（5）: 26-29.

[240] 袁静，陈全珠，朱舜丽，等．益母延寿方对雌性初老大鼠脑内 NO 的影响．安徽中医药大学学报，1997（5）: 54-55.

[241] 岳少杰，罗自强，虞佩兰，等．清开灵对谷氨酸神经毒性脑水肿的保护作用．北京中医药大学学报，1998, 21（4）: 32-33.

[242] 张静，张哲成，朱炬，等 .B 族维生素干预对高同型半胱氨酸血症脑梗死患者认知功能的影响．现代药物与临床，2014（7）: 761-765.

[243] 张馨，周建军，徐运．雌激素脑保护的基因和非基因机制学说．中国临床康复，2005, 9（5）: 143-145.

[244] 张鸿懿．音乐治疗学基础．北京：中国电子音像出版社，2000. 6.

[245] 张怀寅，吴海鸥．参芎胶囊治疗老年痴呆的临床观察．中外医疗，2008, 27（8）: 53-53.

[246] 张均田．丹酚酸 B 防治神经退行性疾病的研究进展．全国医药学术交流会暨临床药理学研究进展培训班，2006: 107-110.

[247] 张卫，高尚仁，王米渠，等．书法针刺调治老年痴呆自由基水平的研究．陕西中医学院学报，2001, 24(4): 52-53.

[248] 赵琳，魏敏杰，金万宝．维生素 E 在阿尔茨海默病防治中的研究进展．国际老年医学杂志，2005, 26(5): 202-205.

[249] 赵淑梅，岳启安，左凤英，等．呆聪液对老龄痴呆大鼠血清酶及 LPO 的影响．潍坊医学院学报，2000, 22（1）: 13-14.

[250] 赵煜，刘军，刘耀．针灸结合尼莫地平治疗轻度认知功能障碍的疗效观察．西南军医，2012, 14（1）: 36-38.

[251] 赵长安，李恩，薛伟彩，等．补肾填精方防治阿尔茨海默病模型大鼠学习记忆损害的分子机制．中国临床康复，2002, 6（5）: 665-666.

[252] 钟振国，屈泽强，王乃平，等．三七总皂苷对 Alzheimer's 病大鼠模型大脑胆碱能神经病理损害的保护作用．中药材，2005, 28（2）: 119-122.

[253] 周佳敏．氯碘羟喹对沙土鼠全脑缺血再灌注后锌离子致神经元死亡的保护作用及其机制．硕士学位论

文，2009.

[254] 周亚滨，杨华升，肖洪彬．醒神丸对老年性痴呆动物模型脑内自由基清除力的影响．浙江中西医结合杂志，2000, 10（10）: 593-595.

[255] 周友龙，韩红艳，贾建平．阿尔茨海默病患者穴位埋线后认知功能变化与脑功能成像改变的相关性研究．中国中西医结合杂志，2008, 28（8）: 689-693.

[256] 朱爱琴，张鑫生，滕长青，等．红景天对阿尔茨海默病 APP-C100 转基因小鼠的影响．中国老年学杂志，2004, 24（6）: 530-533.

[257] 朱才丰，杨骏，费爱华，等．艾灸督脉组穴治疗轻度认知功能障碍疗效观察．上海针灸杂志，2010, 29（11）: 695-697.

[258] 朱国营，李玉波．老年性痴呆病的中医辨证论治．光明中医，2010, 25（10）: 1908-1909.

[259] 朱嘉琦，拓西平，贾丽艳，等．五味子酮对 β－淀粉样多肽诱导大鼠海马神经元内游离钙离子浓度变化的影响．上海医学，2005, 28（9）: 790-792.

[260] 朱永光，蔚秀．书法与针刺对老年痴呆临床症状改善的初步观察．包头医学院学报，2000, 16（2）: 152-153.

[261] 祝飞虹．中药治疗老年性痴呆临床研究近况．实用中医药杂志，2011, 27（1）: 68-69.

[262] 邹怀宇，杨晓芹．盐酸多奈哌齐联合中医电针治疗老年痴呆症临床观察．中外医疗，2011, 30（5）: 104-104.

[263] 邹莉波，杜立阳，董爱梅，等．祁州漏芦乙醇提取物改善记忆障碍的实验研究．中成药，2002, 24（5）: 377-379.

[264] 左萍萍，刘娜，雒蓬轶，等．还少丹的脑保护机制研究．中国中西医结合杂志，1997（7）: 420-422.

[265] 左亚杰，魏云．益脑康颗粒剂对模型小鼠学习记忆功能的影响研究．湖南中医杂志，2002（2）: 57-58.

[266] 蔡鸣，马强，孙瑞坦．尼麦角林治疗老年血管性痴呆的疗效观察．中国当代医药，2011, 18（15）: 34-35.

[267] 陈松盛，王敬卿，李锐，等．补肾活血中药治疗血管性痴呆的实验研究．中国中医基础医学杂志，2000, 6（1）: 39-42.

[268] 陆尤，万继峰．奥拉西坦治疗血管性痴呆 80 例临床疗效观察．中国医药导刊，2011, 13（2）: 264-264.

[269] 陈洲平，赵瑞霞．血管性痴呆中西医治疗进展．中国实用医药，2012, 07（9）: 241-243.

[270] 戴云，夏翔．脑康饮对脑缺血模型大鼠血液流变性及脑组织病理学的影响．上海中医药大学学报，2003, 17（1）: 47-50.

[271] 冯学敏，刘晶瑶．脑源性神经营养因子与血管性痴呆的相关性研究．中风与神经疾病杂志，2011, 28（1）: 92-93.

[272] 韩伯军，王庆广，孔玉，等．盐酸美金刚治疗血管性痴呆临床疗效观察．中西医结合心脑血管病杂志，2010, 08（11）: 1331-1331.

[273] 李富慧．灯盏细辛注射液联合吡拉西坦治疗血管性痴呆临床研究．中国实用神经疾病杂志，2011, 14（5）: 10-13.

[274] 李瑾，徐融，何迎春．盐酸多奈哌齐干预血管性痴呆患者后的磁共振波谱分析．中华老年医学杂志，2011, 30（10）: 812-815.

[275] 刘敏，孙宏使，白春艳，等．脑苷肌肽联合尼莫地平治疗血管性痴呆 39 例．中国老年学杂志，2012, 32

（11）: 144–145.

［276］刘小林，程春荣，曹威，等．石杉碱甲的药理作用与临床应用研究进展．医药导报，2006, 25（2）: 90–95.

［277］卢海丽，杨建芳，赵新民，等．血管性痴呆的治疗现状．河北医药，2010, 32（13）: 1790–1792.

［278］王兰英，孟凡莲，尹广利，等．血管性痴呆的中医药治疗进．中国民康医学，2014, 26（3）: 76–77.

［279］吴娟，付朝晖，杨晋．丁苯酞对血管性痴呆患者认知功能的改善作用．重庆医学，2012, 41（6）: 571–572.

［280］闫艳，付聪，吕辉．血管性痴呆的预防及治疗进展．中国临床实用医学，2014, 5（5）: 79–80.

［281］翟金霞，李作汉．尼麦角林治疗血管性认知功能障碍的前瞻性、多中心临床研究．中华老年医学杂志，2003, 22（11）: 666–668.

［282］张崇泉，金幼兰，赵李剑．健脑通络胶囊治疗血管性痴呆的临床研究．中国中医药信息杂志，2001(4): 51–52.

［283］赵洁皓，王丽娟．尼莫地平治疗皮层下血管性痴呆的疗效和安全性评价．循证医学，2005, 5（6）: 335–337.

［284］曲娴，李春颖，苏畅，等．bFGF 对拟血管性痴呆小鼠学习记忆及海马 5–HT 和 DA 的影响．中国老年学杂志，2010, 30（6）: 815–817.

第十章
阿尔茨海默病的中医药治疗

内容提要

阿尔茨海默病，是一种多病理环节的全身性疾病。经过祖先千百年的实践，创立的中医理论对此病具有独到的认识和治疗经验。中医认为阿尔茨海默病，是“因老而衰”，是脏腑功能衰减而导致的老年性疾病。该病病位在脑，与肾、脾、心、肝等脏腑功能失调均有关。中药治疗阿尔茨海默病基于中医理论辨证论治，标本兼治，采取综合施治、整体调理的措施，发挥多靶点、多环节的综合治疗效应。该治疗策略为治疗阿尔茨海默病提供了全新的思路与方法。

目　录

第一节　阿尔茨海默病的中医辨证论治

一、概述

由于阿尔茨海默病的病因仍然不清楚，且该病发病过程中涉及的环节较多，西药治疗大多针对单一环节或单一靶位点，覆盖面较窄，所以疗效不够满意。而中药复方全方位、多环节的治疗策略正好符合目前对阿尔茨海默病的认识。近年来中医药为阿尔茨海默病的治疗提供了新的思路与方法，使该病的治疗取得了长足的进展。

阿尔茨海默病是一种全身性疾病。辨证论治是中医治疗疾病的特色，充分体现了“理、法、方、药”的完整性，为目前治疗阿尔茨海默病的较好的方法。

目前中医药治疗阿尔茨海默病已成为研究的一大热点，中医对阿尔茨海默病有独到的认识。阿尔茨海默病，是“因老而衰”，是脏腑功能衰减而导致的老年性疾病，目前较一致的观点为：阿尔茨海默病病位在脑，与肾、脾、心、肝等脏腑功能失调均有关，而关键在肾。其病理性质为本虚标实，五脏虚衰，气血亏损，肾精不足，髓海空虚为本；瘀血，痰浊内阻，浊阴不降，上蒙清窍为标。临床多为虚实交错，病证错杂，虚、瘀、痰互见。中医治疗可以采取综合施治、整体调理。中药治疗可以根据中医理论，从辨证论治，整体调节，标本兼治，并且中药可以发挥多靶点、多环节的综合治疗效应，毒副作用相对较小，适合长期服用，因此中医中药治疗阿尔茨海默病的前景会越来越好。

二、中医对阿尔茨海默病的认识及其病因病机

中医对阿尔茨海默病的病因有独特的理论，认为阿尔茨海默病归属于呆证、郁证、癫证、善忘不慧等病症的范畴，属于老年痴呆病的范畴。老年痴呆病是一种全身性疾病，病位在脑。清朝的王清任指出：“灵机记性在脑，高年无记性者，脑髓渐空。”肾主智，肾藏精，精生髓而通于脑，脑髓依赖肾精的化生。先天不足，脏腑虚衰，导致肾精亏损，脑髓失养，出现“脑髓渐空”，渐致痴呆。就阿尔茨海默病患者的病理改变而言，大脑皮质和海马神经元的减少，大脑皮层的萎缩就属于“肾虚”范畴，神经元纤维缠结、弥漫性淀粉样物质累积和老年斑就属于“痰浊”范畴。另外，阿尔茨海默病是长时程的老年代谢性疾病，久病必然出现气虚血瘀。肾虚是阿尔茨海默病发病的重要病理基础，痰凝血瘀是阿尔茨海默病发病的重要因素。肾虚为本，痰凝血瘀为标，本虚标实正是老年痴呆的基本病机（王月芳 等，1999）。肾虚不能生髓充脑，导致脏腑失调、气血亏虚、脑髓失养；脑髓空虚、痰瘀阻滞脑髓是 AD 形成过程中的关键环节；脑髓失养、神明失用是形成 AD 的最终病理结果（孙景波 等，2000）。

三、阿尔茨海默病的辨证论治（麻小梅 等，2014）

辨证论治是中医学的特色与精华。梁纪文提出（梁纪文 等，2010）结合病因病机将本病分为 7 型论治。一为肝肾阴虚脑髓失养型：治宜补益肝肾益髓养神，方选河车大造丸加减；二为气血不足神机失用型：治宜益气养血提神，方选归脾汤合八珍汤加减；三为痰瘀痹阻蒙蔽清窍型：治宜通络涤痰开窍，方选涤痰汤加减；四为气滞血瘀滞塞清窍型：治宜行气活血祛瘀开窍，方选癫狂梦醒汤与通窍活血汤化裁；五为脾肾阳虚神机失养型：治宜健脾益肾化痰通络，方选肾气丸加减；六为心肝火盛，神识错乱型：治宜清热泻火，安神定志，方选龙胆泻肝汤加减；七为内外之毒壅塞清窍型：治宜清热泻火排毒安神，方选黄连解毒汤与涤痰汤加减。霍军等（2008）分为 6 型论治并取得较好疗效，一为气滞血瘀型：治宜行气活血化瘀开窍，方用血府逐瘀汤化裁；二为气虚血瘀型：治宜补气活血通络开窍，方用补阳还五汤合四君子汤化裁；三为心脾两虚型，治宜健脾养心开窍醒神，方用归脾汤化裁；四为痰浊阻络型：治宜健脾化痰活血通络，方用通窍活血汤合温胆汤化裁；五为肝肾阴亏型：治宜补益肝肾益脑填髓，方用左归饮合桃红四物汤化裁；六为肾阳虚衰型：治宜温肾运脾健脑醒神，方用金匮肾气丸合真武汤化裁。陈

金雄等（2010）根据陆曦的经验分为湿痰阻窍型、肾阳不足型、肾阴亏虚型和阴阳两虚型，分别用指迷汤加味、右归丸加减、左归丸加减、地黄饮子加减治疗。

朱国营等（2010）将本病分3型辨证论治，取得了令人满意的临床治疗效果。一为肝肾虚亏髓海不足：治宜滋补肝肾填精益髓，方选左归丸加味；二为肝郁气滞血瘀阻络：治宜疏肝解郁活血通络，方选四逆散合通窍活血汤加减；三为心脾两虚痰蒙清窍：治宜补益心脾化痰开窍，方选归脾汤加减。另外，林丽新等（2011）采用温肾化痰法，以金匮肾气丸合二陈汤加减。刘伟（2012）采用化痰通窍汤，治疗老年轻度认知障碍。王恩龙（2013）采用补肾活血法，可以改善老年痴呆患者认知能力，提高患者生活质量。

四、目前临床中医研究存在的问题

中医药对疾病的治疗有多靶点、多方位的优势，对阿尔茨海默病的治疗有较大潜力，它能提高临床疗效，且毒、副作用小，但尚需完善，如多数没有进行系统的古代中医数据挖掘，病位不一，辨证分型杂乱，长期跟踪观察少，科研设计方案不够严密，很多病例报道都未采用公认客观的疗效评定标准；有些未选择对照组，且目前中医对阿尔茨海默病发病的认识尚未形成绝大多数人认可的理论，故有必要进行中医古代文献数据的系统分析和挖掘，深入病因、病位、病机的认识，设计合理严格的临床研究，施治规范，完善提高临床疗效评估体系。利用现代医学方法探寻中药治疗阿尔茨海默病的机理，进一步深化中药治疗阿尔茨海默病的研究。

第二节　临床常用的阿尔茨海默病辨证论治中药复方

祝飞红等（2011）对于临床常用的治疗阿尔茨海默病的中药复方进行了分析，根据其作用分为如下几类：

一、补肾益智养血

地黄饮子合七宝美髯丹：季铁铮（2006）认为痴呆病位在脑，病根在肝肾两脏。肝肾同源，精血互生，生髓者精也，精之源血也，肝养血藏血。因此，治痴呆必补其血，补血必养其肝。用地黄饮子汤剂的同时加七宝美髯丹丸剂口服，可收补缺增效之功。

孔圣枕中丹：康震等（2008）将阿尔茨海默病分为肝肾阴精亏虚、脾肾不足、痰浊瘀阻、气滞血瘀4型，用孔圣枕中丹加味治疗。

太白洋参颗粒：太白洋参具有滋阴补肾、补中益气、健脾和胃、止痛等功效。在智能量表积分、生活自理能力积分、中医症状积分等方面有显著性差异。

董克礼等用益智健脑颗粒（2007）。

马玉斌等（2008）把阿尔茨海默病分为髓海不足、脾肾不足、痰浊蒙窍、瘀血内阻4型，用黄芪益脑宁加减治疗。

二、化痰开窍醒脑

癫狂梦醒汤：癫狂梦醒汤出自清朝王清任的《医林改错》，药物组成为桃仁、柴胡、香附、木通、赤芍、半夏等，可理气化痰、开窍宁神。李文彪等（2006）用天竺醒脑胶囊治疗，证明疏肝理气、健脾补肾、化痰通络、开窍醒脑是治疗阿尔茨海默病的重要方法和有效途径。

三、活血化瘀

参芎胶囊：补肾健脾，填精益气，养血通络。适用于脾肾两虚的痴呆病。张怀寅等（2008）用参芎胶囊治疗痴呆患者，应用活血化瘀、激活脑细胞等治疗，总有效率为 88.33%。吕海兵等（2013）采用参芎胶囊加味治疗也取得了较好的疗效。

四、 益气解毒

陈建鸿等（2006）认为阿尔茨海默病病位在脑，但与脾胃功能失调关系极为密切，脾胃健旺则能化生气血、填补肾精、充溢髓海。四君子汤合黄连解毒汤具有补脾益气、清热解毒作用，结果治疗组疗效优于对照组。

五、其他

吴向东等（2008）以补肾填精、活血化瘀、化痰开窍为治则。唐百冬等（2008）用补肾涤痰汤治疗肾虚痰浊瘀阻证。寇胜玲等（2008）用补肾化痰通络法治疗阿尔茨海默病。田波（2006）认为肾虚是阿尔茨海默病发生发展的根本原因，而痰浊停滞和脉络瘀阻贯穿始终，自拟补肾活血化浊汤治疗。李晓辉等（2006）自拟聪敏汤，优于尼莫地平、脑复康等治疗效果。杨雅（2010）用促智液。黄自冲等（2006）以补肾健脾、化痰、活血通脉和清化浊毒为法，用复聪饮。陈淑华等（2008）研究发现复智散治疗。胡敏棣（2007）自制补脑膏。宋润生等（2006）自拟清脑汤治疗阿尔茨海默病。

第三节　中药治疗阿尔茨海默病的基础研究

大量的研究证据表明，中药复方和单味药，以及天然药效成分能减少 β - 淀粉样蛋白多肽生成及抑制其的毒性作用，调节 τ 蛋白的磷酸化，提高胆碱能系统功能，调节自由基代谢和炎性反应，调控 NOS、COX-2 的表达，凋亡基因 Bcl-2、Bax 的表达，改善阿尔茨海默病模型动物海马 CA1 区结构，影响突触可塑性。

一、与胆碱能系统有关

（一） 石杉碱甲

石杉碱甲具有抑制胆碱酯酶和提高脑内胆碱能功能的作用、抗氧化作用、抗神经细胞毒性作用，拮抗 NMDA 受体，抗凋亡等多靶点，发挥神经保护的作用（蒋亚斌 等，2002）。

（二）启神口服液

启神口服液主要由人参、首乌、远志、灵芝、菖蒲等组成。罗社文等用启神口服液治疗早老性痴呆症的实验研究，利用前脑基底核毁损的方法，采用行为学实验（避暗法、穿梭箱法）、放射自显影技术，结果发现启神口服液能够促进学习记忆，其作用机制可能是通过诱使新突触形成，突触发生可塑性变化，新的突触与受体密度增加，功能不断增强而实现的（罗社文等，2002）。

（三）补肾益智方

补肾益智方主要由蛇床子、枸杞子、女贞子、人参、制首乌等组成，是在中医药理论的指导下，针对阿尔茨海默病的肾虚、气血不足等病理机制设计组方，全方以补肾填精、益气养血为主。胡镜清等应用乙酰胆碱酯酶组织化学染色法，研究了该方对 D- 半乳糖合并鹅膏蕈氨酸损毁大脑 Meynert 基底核的实验性阿尔茨海默病大鼠模型脑内胆碱能神经系统的保护作用。结果显示，补肾益智方灌胃组大鼠脑内广泛区域的乙酰胆碱酯酶阳性神经纤维密度较模型对照组增加。提示该方对阿尔茨海默病模型脑内胆碱能神经具有一定的保护作用（胡镜清 等，1999）。有研究表明，补肾益智方对阿尔茨海默病模型大鼠的学习记忆障碍有改善作用（赖世隆 等，2000）。

（四）复方海蛇胶囊

复方海蛇胶囊原料来自华利康海洋生物工程有限公司，系采用南海半环海蛇和玉足海参作原料。在动物实验中已证实，复方海蛇胶囊能改善老年鼠的学习记忆能力。其机制可能是复方海蛇胶囊促进该公司所培养的新生大鼠神经元的生长，可提高脑乙酰胆碱水平，并降低谷氨酸水平。王传馥等采用随机双盲法，以 MMSE、HDS、WMS 痴呆量表来评定复方海蛇胶囊治疗老年痴呆的临床疗效。结果表明，复方海蛇胶囊对老年痴呆患者包括阿尔茨海默病和 VD 均有一定疗效（王传馥 等，2000）。

（五）调心方

调心方又名养心健脑方，由党参、茯苓、菖蒲、远志等中药组成，具有益心气、振心阳、化痰浊、通心窍的作用。顾耘等观察调心方治疗阿尔茨海默病患者的临床疗效，并与西药脑复康对照组进行比较。结果表明，调心方明显优于脑复康（$P < 0.05$），调心方对阿尔茨海默病的智力改善和记忆障碍有明显作用（顾耘 等，2000）。李亚明等观察调心方对 D- 半乳糖和鹅膏蕈氨酸痴呆大鼠学习记忆及胆碱系统影响的实验研究，发现造模大鼠学习下降，大脑皮质 ChAT、AChE 活性，M 受体 Rt 值减少，经调心方处理后，可上调造模大鼠的上述改变（李亚明 等，2000）。

（六）益智灵

由人参、天冬、地黄等药物组成，具有涤痰醒神、化痰通络、健脑益智的功能。文建华等用D-半乳糖致痴呆小鼠模型，采用行为学测试、比色法、亚铁氰化铜法检测益智灵对痴呆模型小鼠中枢胆碱能神经功能的影响。结果发现，益智灵能明显改善阿尔茨海默病小鼠学习记忆能力，提高 AChE 活性，随剂量增大作用更显著，并且益智灵高剂量组能显著增强痴呆模型小鼠脑组织及血清 NOS 的活性（文建华 等，2002）。

（七）养寿丹

养寿丹是传统名方，由巴戟天、肉苁蓉、何首乌、当归、白术、茯苓、远志、石菖蒲等中药组成。黄兆胜等运用 Morris 水迷宫评价了古方养寿丹对由 D- 半乳糖致亚急性衰老、醋酸氢化可的松致肾阳虚合并 Meynert 基底核损毁所致阿尔茨海默病肾阳虚模型大鼠的学习记忆能力的保护作用。结果表明，养寿丹能够改善模型大鼠的学习记忆成绩，包括缩短大鼠在

Morris 水迷宫中寻找平台的逃避潜伏期（$P<0.01$），增加平台象限跨相应平台次数（$P<0.05$）。提示养寿丹对阿尔茨海默病肾阳虚模型大鼠的学习记忆能力有一定的保护作用（黄兆胜 等，2002）。

（八）参归煎剂

参归煎剂是选用人参、当归、黄芪、淫羊藿、远志等具有安神益智、补肾活血、调养心脾之功效的中草药所组成的复方制剂。分别采用腹腔注射东莨菪碱和向基底前脑 Meynert 基底核（NBM）注入鹅蕈氨酸（Ib）两种方法，造成大鼠中枢胆碱能系统障碍性的阿尔茨海默病（AD）动物模型。通过水迷宫和跳台实验，观察了参归煎剂对上述 2 种方法复制的阿尔茨海默病模型大鼠学习记忆功能的影响。结果表明，给药组动物在跳台实验中出现的错误反应次数及在水迷宫实验中所需要的训练次数均明显低于模型组或假损伤组。结论提示，该制剂对阿尔茨海默病模型大鼠学习记忆障碍有明显的改善作用（陈声武 等，1999）。

（九）龟龄集

龟龄集由人参、鹿茸、海马、枸杞、生地等 29 味药组方，具有补阳固肾、强健筋骨等功效。任占川等研究大鼠（6 月龄、12 月龄、24 月龄）海马结构内突触小泡蛋白受年龄变化的影响。实验用 Wistar 大鼠及免疫组织化学结合图像分析法。结果表明，大鼠海马结构内突触小泡蛋白随着年龄的增加而减少，服用龟龄集可延缓神经元的衰老，防止海马结构内突触小泡蛋白的丢失，改善学习记忆功能（任占川 等，2000）。

（十）中药复方 962

中药复方 962 胶囊含何首乌、石菖蒲等 6 味药（北京第四制药厂提供）。李海玲等采用 Ponnun 法和羟胺比色法研究中药复方 962 胶囊对老龄（22 月、24 月）大鼠皮质胆碱乙酰转移酶（ChAT）和乙酰胆碱酯酶（AChE）活性的影响。结果表明，中药复方 962 大剂量（1.8g/kg）对老龄大鼠皮质 ChAT 活性有提高作用（$P < 0.05$），但对 AChE 活性无显著影响。提示中药复方 962 可能通过影响老龄大鼠中枢胆碱能神经系统而改善其衰老的变化（李海玲 等，2000）。

此外，单味药漏芦、复方制剂益脑康颗粒（由黄芪、人参、石菖蒲、丹参、何首乌等中药组成）、益肾通窍液（由熟地、胡桃仁、石菖蒲、丹参等组成）、七圣丸（由人参、远志、石菖蒲、茯苓、天冬、地骨皮、肉桂等组成）的实验研究，均以东莨菪碱致痴呆鼠为模型，采用行为学测试方法，观察上述药物对痴呆模型鼠学习记忆能力的影响。结果表明，漏芦、益脑康颗粒、益肾通窍液、七圣丸均能明显提高痴呆模型动物的学习记忆能力，并且能够抑制脑或血清中胆碱酯酶（AChE）活性（邹莉波 等，2002；左亚杰 等，2002；安红梅 等，2002；方玉珍 等，2001）。提示上述药物有助于老年人抗衰老，防止早老性痴呆的发生。

二、与 β－淀粉样多肽的沉积有关

（一）续断

续断有补肝肾、强筋骨、通血脉之功效，现代中医研究认为续断具有抗衰老作用，但作用机制不清楚。胡海涛等通过行为测试，光镜免疫细胞化学 ABC 法，研究续断对阿尔茨海默病大鼠行为学的改变，以及对阿尔茨海默病模型大鼠海马结构淀粉样沉积的影响。结果表明，续断可以恢复阿尔茨海默病大鼠的学习记忆缺损，有抑制和清除海马结构齿状回和CA1区β-淀粉样多肽的沉积作用（胡海涛 等，1999）。

（二）知母皂苷

知母皂苷元（sarsasapogenin，SAR）是中药知母的活性成分。陈勤等通过单侧基底核内联合注射β-淀粉样多肽片段（$A\beta_{25\sim35}$）和兴奋性氨基酸建立大鼠拟痴呆模型，采用行为学测试、免疫组织化学方法和图像分析法、放射配基结合分析法，研究SAR对脑内β-淀粉样多肽沉积的清除作用及对胆碱能系统功能的影响。结果表明，SAR能明显改善模型动物的学习记忆功能，并提高模型动物脑内胆碱乙酰转移酶（ChAT）活性和M受体密度，提示SAR可能对脑内β-淀粉样多肽沉积有一定的清除作用，而且对阿尔茨海默病低下的胆碱能系统功能有一定的改善和治疗作用（陈勤 等，2002）。

三、与氧自由基有关的研究

（一）左归饮

本实验以老年小鼠为实验动物，用左归饮为主方，观察左归饮加减对小鼠肝细胞内SOD活性的影响。实验证明，以左归饮为主的水煎液，可使老年小鼠肝细胞内SOD活性明显升高（$P<0.05$），有明显的抗氧化、抗衰老作用（王洪海 等，1995）。

（二）智脑胶囊

智脑胶囊（系安徽中医学院第一附属医院制剂科提供）由党参、黄精、石菖蒲、川芎等中药组成。杨文明等采用β-淀粉样多肽（Aβ）大鼠侧脑室注射联用转移生长因子β_1（TGF β_1）脑内注射改进制作出实验性阿尔茨海默病模型，用行为学测试的方法，观察智脑胶囊对实验性阿尔茨海默病大鼠学习记忆及自由基代谢的影响。结果表明，智脑胶囊能明显改善实验性阿尔茨海默病模型大鼠学习记忆功能，能提高脑组织SOD活性，降低MDA的含量，提示本方可拮抗脂质过氧化反应，增强氧自由基清除能力（杨文明 等，2001）。

（三）生脉饮

即参麦注射液，由红参、麦冬组成。本实验研究证明，生脉饮可通过抗脂质过氧化物和自由基损伤，减轻氧化应激，控制DNA的断裂，维持线粒体膜功能从而抑制Ca^{2+}超载引起的神经细胞凋亡（何丽云 等，2001）。

（四）补脾方

包括滋补脾阴方（人参、胎盘、白芍、山药等水煎液）和温补脾阳方（附子、干姜、茯苓、白术等水煎液）。王彩霞等分别塑造脾虚老龄小鼠模型和东莨菪碱致痴呆小鼠模型，并分别用滋补脾阴方和温补脾阳方进行预防治疗。研究发现，补脾方能显著提高痴呆模型血液中SOD的活性，降低MDA的含量，使实验动物的水迷宫实验错误率减少。其中，温补脾阳方效果明显优于滋补脾阴方药（王彩霞 等，2002）。

（五）呆聪液

采用双侧电解损毁22月龄大鼠脑基底核法，造成动物学习与记忆功能障碍的老龄鼠痴呆动物模型，用中药呆聪液灌胃给药。研究结果表明，呆聪液可提高老龄痴呆大鼠血清SOD活性（$P<0.01$），降低LPO含量（$P<0.01$），降低MAO和AChE活性（$P<0.01$）（赵淑梅 等，2000）。

（六）开心散

开心散由人参、远志、菖蒲、茯苓4味药组成。有实验证明，开心散有增强记忆、益智健脑、延缓衰老等作用。黄玉方等观察开心散对记忆障碍小鼠胆碱酯酶脑组织一氧化氮和胆碱酯酶含量的影响。结果表明，开心散能显著降低记忆障碍小鼠脑组织 NO 和 NOS 含量，抑制胆碱酯酶活性（黄玉方 等，2001）。开心散只由4味药组成，且毒性低，为寻找治疗阿尔茨海默病的药物提供了良好的前景。

（七）童智灵口服液

由灵芝、枸杞子、益智仁、大枣及适量大豆汁和花粉精等组成。王明正等研究发现，童智灵口服液对幼年大鼠学习记忆有明显的促进作用，且能提高被试大鼠脑内 SOD 活性及降低过氧化脂质（LPO）的含量（王明正 等，1998）。

（八）醒神丸

醒神丸由黄芪、赤芍、川芎、当归、丹参、熟地、山萸肉、石菖蒲、胆南星、牛膝、甘草等20味中药组成，具有补肾活血、豁痰开窍的作用。周亚滨等观察醒神丸对阿尔茨海默病动物模型的脑内自由基清除能力的影响。结果表明，该药能明显提高阿尔茨海默病动物模型（SAM-P/8）脑组织的 SOD 含量，降低 MDA 活性。提示该药能通过提高 SOD 含量，降低 MDA 活性，预防阿尔茨海默病（周亚滨 等，2000）。

（九）益母延寿方

雌性初老大鼠小脑内 NO 含量较壮龄大鼠明显减少。益母延寿方由当归、白芍、丹参、五味子、柴胡组成，能显著提高雌性初老大鼠小脑内 NO 含量（袁静，1997）。还有研究发现，与模型对照组比较，益母延寿方能提高 Wistar 大鼠（12月龄）肝组织中 SOD 的活性及降低肝脏 MDA 的含量，还可增加脾脏的重量。提示益母延寿方既能改善自由基代谢，提高抗氧化能力，又能增加细胞和组织的免疫功能，达到延缓衰老的目的（袁静，1996）。

（十）金匮肾气丸

金匮肾气丸是中国传统的温补肾阳抗衰老的代表方剂，王新玲等将15月龄 SD 大鼠随机分为2组，实验组大鼠口饲金匮肾气丸浓缩制剂，以大鼠血液 SOD 活性水平和 MDA 含量，以及肾上腺和脑垂体组织的细胞凋亡率作为检测指标进行检测。研究表明，金匮肾气丸能够显著提高大鼠血液 SOD 活性，抑制自由基生成并降低 MDA 水平，使细胞凋亡率显著降低（王新玲 等，2000）。

（十一）心脉龙

吴建新等观察纯中药制剂心脉龙（XML）注射液的抗衰老作用。XML 按 6mg/kg、8mg/kg 体重给老年小鼠连续腹腔注射30d后，测定血清过氧化氢酶（CAT）、超氧化物歧化酶（SOD）、谷胱甘肽过氧化物酶（GSH-Per）活性，测定脑组织丙二醛（MDA）、脑组织和肝脏脂褐质（Lf）的含量。研究发现，心脉龙高、低剂量组均能显著提高老年小鼠血清 CAT、SOD、GSH-Per 活性，降低老年小鼠脑组织 MDA 含量，降低脑和肝组织 Lf 含量。提示 XML 注射液可通过改善氧自由基代谢而发挥抗衰老作用（吴建新 等，2002）。

（十二）皓首复智丸

皓首复智丸主要由首乌、杜仲、银杏叶、牛黄、磷脂、甲壳质等中草药组成。王玉良等观察皓首复智丸（HSFZC）对痴呆病人和大鼠的抗氧化作用，用生物化学的方法测定病人血清和大鼠血清及脑组织SOD活性和MDA含量。结果表明，皓首复智丸可通过提高SOD活性，特别是脑组织SOD活性，对抗脂质过氧化，减轻对神经细胞的过氧化损伤，从而延缓衰老和防治阿尔茨海默病（王玉良 等，2000）。

四、与免疫调节功能有关

（一）五味子

五味子成熟果实中提取的北五味子多糖是一种混合多糖，有人研究北五味子粗多糖的抗衰老作用，发现北五味子多糖能明显提高小鼠耐氧及抗疲劳能力，增加正常小鼠免疫器官的重量，并明显增强小鼠网状内皮系统的吞噬功能，明显降低老年大鼠过氧化脂质（LPO）含量，提高超氧化物歧化酶（SOD）的活性。提示五味子提取物具有抗氧化作用及免疫调节功能，可预防阿尔茨海默病的发生（孙文娟 等，2001）。

（二）补虚祛瘀方

由人参、鹿茸、熟地、菟丝子及丹参5味中药组成。观察补虚祛瘀方的抗衰老作用，结果表明，补虚祛瘀方能提高小鼠单核－巨噬细胞系统（RES）对碳粒的廓清率（$P<0.05$）；能促进绵羊红细胞（SRBC）致小鼠红细胞溶血素的生成（$P<0.05$）；对小鼠T淋巴细胞的转化率和小鼠应激能力及耐疲劳均有提高作用（$P<0.05$）；能降低四氧嘧啶（TOP）诱发的小鼠过氧化脂质（LPO）水平（$P<0.01$）（毛连根 等，2002）。

（三）醒脑益智方

醒脑益智1号方由制首乌、熟地、人参、法半夏、白芥子、胆星等组成，醒脑益智2号方由制首乌、熟地、人参、当归、川芎等组成。王平等通过研究醒脑益智方对SAM-P/10老化痴呆鼠IL-6水平的影响。结果发现，醒脑益智方对SAM-P/10老化痴呆鼠在9月龄时，其脾细胞IL-6水平升高与SAM-M/1系同龄正常老化鼠相比有非常显著的差异（$P < 0.01$）；醒脑益智方预防方、1号方、2号方都能调节或抑制IL-6水平，并与空白组比较有显著差异。在研究中还发现，各组中药对免疫的调节作用强度依次为：醒脑益智预防方>醒脑益智1号方>醒脑益智2号方。以上说明了醒脑益智方有较好的免疫调节作用及积极预防衰老的意义（王平 等，2001）。

五、与兴奋性递质谷氨酸（Glu）有关的研究

（一）人参皂甙

人参皂甙是从人参根中提取的主要有效成分，它的药理学作用广泛，可防止衰老，改善学习记忆。余上才等以神经元分化株PC12细胞为研究对象，采用神经细胞培养和流式细胞仪技术，观察了人参皂甙对β－淀粉样多肽诱导PC12细胞凋亡和细胞毒性的保护和抑制作用。结果表明，人参皂甙明显减少，β－淀粉样多肽诱导PC12细胞损伤时，细胞内酶LDH的释放量和神经细胞死亡率明显降低。提示人参皂甙具有抗细胞凋亡作用，有助于阿尔茨海默病的治疗，并发挥延缓衰老的作用（余上才 等，2000）。

（二）聪圣胶囊

唐启盛等用培养大鼠脑神经细胞的方法，观察谷氨酸对神经细胞的毒性作用及用聪圣胶

囊治疗后对神经细胞产生的效应。发现经聪圣胶囊的治疗，减少了 LDH 和 MDA 的过多产生。细胞内 Ca^{2+} 明显减少，说明聪圣胶囊对神经细胞具有一定的保护作用（唐启盛 等，2002）。该实验研究从细胞水平阐述谷氨酸对神经细胞的毒性作用在老年痴呆病的发生发展过程中的作用机理，提示从细胞培养的角度揭示阿尔茨海默病的病因病机是今后研究发展的方向，有广阔的前景。

（三）清开灵

清开灵主要由牛黄、水牛角、黄芩、金银花、栀子等组成。岳少杰等研究发现清开灵可明显减轻 Glu 的神经毒性脑损伤（岳少杰 等，1998）。有人已研究表明，Glu–NMDA 受体兴奋神经毒性作用与阿尔茨海默病有关。作为哺乳动物中枢神经系统中最重要的兴奋性递质，谷氨酸（Glu）及其受体参与了突触的发生、延伸及以突触可塑性为生理基础的学习、记忆等过程的诸多方面，因此 Glu 能系统的异常与痴呆的发病关系尤为密切。

（四）还少丹

还少丹以山药、山茱萸、肉苁蓉、巴戟天、小茴香、枸杞子、熟地黄为主，辅以牛膝、杜仲活血，五味子敛阴，茯苓健脾，远志、石菖蒲除痰开窍、安神定志。诸药合用，有益气养心、补肾填精、解郁通窍等作用。左萍萍等利用小鼠颈总动脉结扎和反复灌注造成记忆低下的脑损伤模型，从行为学角度观察还少丹对脑兴奋性损伤模型的预防及治疗作用，并进一步利用受体方法考察该药的脑保护机制。发现还少丹能明显抑制脑损伤后引起的大脑皮层、海马两部位 NMDA 受体的激活（$P<0.01$）；可明显增强皮层、海马两部位 CAT 的活性（$P<0.01$）（左萍萍 等，1997）。

六、与铝超载模型有关的研究

（一）硕苞蔷薇儿茶素

从中药硕苞蔷薇根中提取的化学成分硕苞蔷薇（+）– 儿茶素（（+）–Catechin，CAT）。在小鼠的饮水和饲料中添加铝来造成小鼠体内铝超载的现象，给药组在造模的同时给予 CAT 或去铁胺（desferrioxamine methane sulphonate，DFO），4 周后，观察各组小鼠的学习记忆能力，并取血、脑和肾来测定血清和组织匀浆中 SOD、MDA、MAO–B 变化的水平。结果表明，CAT 能非常显著地改善铝超载小鼠的记忆能力，提高血清、脑和肾组织匀浆中的 SOD 水平，降低血清、脑和肾组织匀浆中的 MDA 的生成，降低脑中的 MOA–B 的水平。提示 CAT 能改善铝超载所致的小鼠学习记忆障碍，并且具有很强的抗氧化能力（冯星 等，2002）。

（二）蛇床子素

蛇床子素是从伞形科植物蛇床成熟的果实蛇床子中提取的香豆素。沈丽霞等研究蛇床子素对氯化铝致急性衰老模型小鼠记忆障碍的保护作用及其机制，结果表明，蛇床子素能改善氯化铝所致被动回避性记忆障碍，增强 SOD 和 GSH–Px 的活性（沈丽霞 等，2002）。

（三）补肾填精方

补肾填精方由川芎、熟地、茯苓、郁金、石菖蒲等 9 味药组成。赵长安等用长期腹腔注射氯化铝制造痴呆模型，用 RT–PCR 检测端脑皮质 β– 淀粉样前体蛋白 mRNA 异构体 –APP_{695}mRNA 的水平，用电迷宫仪检测大鼠学习记忆能力，研究补肾填精方防治铝致

Alzheimer 病的分子机制。发现注射氯化铝模型组大鼠端脑皮质 APP_{695}mRNA 的表达水平明显升高（$P < 0.05$），学习记忆明显降低（$P < 0.05$）。中药干预后，端脑皮质 APP_{695}mRNA 的表达水平明显降低（$P < 0.05$），学习记忆明显升高（$P < 0.05$）。通过端脑皮质 APP_{695}mRNA 的过度表达是补肾填精方防治阿尔茨海默病模型大鼠学习记忆能力损害的机制之一（赵长安 等，2002）。

（四）地黄饮子

地黄饮子由熟地黄、麦冬、石斛、山茱萸、远志、五味子、肉苁蓉、巴戟天、炮附子、肉桂、茯苓、菖蒲、薄荷、生姜、大枣组成。封银曼等以氯化铝诱导痴呆小鼠模型，观察地黄饮子对痴呆小鼠学习记忆能力和 AChE 活性的影响。实验发现，地黄饮子可以减少小鼠跳台错误反应次数并延长测试期和跳台潜伏期，抑制痴呆小鼠脑组织中 AChE 活性（封银曼 等，2002）。有人还通过实验发现，地黄饮子可抑制痴呆小鼠脑组织中 MAO 的活性（封银曼 等，2002）。

第四节　有关阿尔茨海默病的常用单味药和药效成分研究

一、常用单味药

（一）银杏（Ginkgo biloba）及银杏有效成分。

见第九章第三节。

（二）千层塔（Huperziaserrata Thunb.）及石杉碱类化合物。

见第九章第四节。

（三）丹参（Salviamiltiorrhiza Bung.）及丹参有效成分。

丹参可抑制突触前兴奋性氨基酸递质的释放，减轻 NO 诱导的神经毒性，降低脂质过氧化反应。丹参酮是丹参的主要提取物，在动物实验中证明有明确的抗炎作用，在猪粒细胞中可拮抗 5-LOX 的活性。丹参酮 Ⅰ 在体实验中，可抑制 A 型磷脂酶 A2 重组体；在体外实验中，可抑制 PGE2 的形成，但不影响环氧化酶 2（COX-2）的活性与表达（Kim et al，2002）。丹参酮尚具有弱雌激素样作用。丹酚酸 A 与丹酚酸 B 是丹参的水溶性化合物，具有强抗氧化作用，能减少 NO 的释放，保护细胞膜，对 $A\beta_{40}$ 纤维形成有明显抑制作用，可减轻 β－淀粉样蛋白多肽对 PC12 细胞毒性作用（唐民科 等，2001）。

（四）人参（Panaxginseng C.A. Mayer）及人参皂甙

人参是传统滋补中药，人参皂甙是其主要成分，具有神经营养作用，增强脑能量代谢；减少 NO 产生，抗自由基损伤，保护神经元；增加突触对递质的摄取，对 AChE 有明显抑制作用；调节免疫功能，镇静安神，调节中枢神经系统，增强记忆功能。人参皂甙单体 Rb1 和 Rg1 能使中枢 M 胆碱受体密度明显增加，并显著增加脑内蛋白质含量，而不影响 5-HT 系统（杨迎 等，1994）。通过抑制老龄大鼠海马组织内 cAMP 依赖的磷酸二酯酶增加，减低海马突触内钙离子的浓度，抵抗兴奋性氨基酸的神经毒性，保护神经细胞。

（五）细叶远志（Polygalatenuifolia）

细叶远志，为远志属，在传统中药中作为镇静类药物，多用于健忘、神经炎和失眠症。

在体外试验中，远志根部的提取物对胆碱乙酰转移酶（ChAT）有上调作用，并能促进神经生长因子 NGF 的分泌，且对东莨菪碱大鼠痴呆模型有逆转作用，对兴奋性氨基酸和 APP 的毒性代谢产物有神经保护作用（Park et al，2002），并具有抗炎作用。Polygalasaponins 提取自细叶远志，具有多巴胺和 5- 羟色胺受体拮抗剂的特性（Chung et al，2002）。

（六）姜黄（Curcumalonga）

姜黄是自其根部提取的酸性黄，通过调整多种重要的分子靶点来起作用。包括转录因子（NF-κB、AP-1、Egr-1、β-连环蛋白，PPAR-γ 等）、酶（5-LOX、iNOS、血红素氧化酶-1 等）、细胞分裂周期蛋白（细胞周期蛋白 D1 和 p21 等）、受体（EGFR 和 HER2 等）、细胞因子（TNF、IL-1、IL-6、化学增活素等）和细胞表面黏附因子。具有多种抗炎作用，从而对阿尔茨海默病等疾病进行治疗（Shishodia et al，2005）。提取物对 β-淀粉样蛋白多肽片断共同培养的 PC12 细胞损伤模型具有保护作用。

（七）靛玉红（Indirubin）

靛玉红又称炮弹树碱 B，用于治疗慢性粒细胞性白血病。研究表明，靛玉红通过对周期素依赖性蛋白激酶与 ATP 结合位点高亲和性的强力抑制而存在治疗阿尔茨海默病的可能性（Eisenbrand et al，2004）。经研究证实，当归龙荟丸的主要成分炮弹树碱 B 可通过改变 ATP 与 GSK-3β 和细胞周期蛋白依赖酶（CDKs）结合位点的构效关系来抑制二者的活性。GSK-3β 和 CDK5 的共同作用与阿尔茨海默病发病中微管相关蛋白 τ 蛋白的高度磷酸化密切相关（Leclerc et al，2001）。

（八）芦笋（Asparagusofficinalis）

在欧洲古老医书的记载中，洋苏草和龙须菜（芦笋）有改善记忆的效用，经现代医学研究，该类植物的提取物有拟胆碱能作用。芦笋（百合科）根茎的皮在传统中药中用于治疗焦虑和精神疾病。芦笋的主要提取物为联苯木质素类：和朴酚和厚朴酚。在体外实验中，二者可提高胆碱乙酰转移酶的活性，抑制乙酰胆碱酯酶；在体内实验则发现增加了海马区乙酰胆碱的释放（Hou et al，2000）。二者尚能活化 γ-氨基丁酸（GABA）能神经递质，具有抗氧化作用和抵抗缺氧性损害的作用。

二、中药有效成分研究

（一）生物碱类

（1）石杉碱甲：商品名为双益平、哈伯因。

（2）加兰他敏：是从石蒜属植物中提取的一种菲啶类生物碱，为具有双重作用机制的第 2 代可逆性乙酰胆碱酯酶抑制剂，易透过血脑屏障分布于额、颞等与学习记忆相关的区域，且口服生物利用度高，耐受性好，无肝毒性，已在欧洲注册用于治疗阿尔茨海默病。近年研究发现，加兰他敏还可通过对烟碱样乙酰胆碱受体的激活作用和抗凋亡基因 Bcl-2 的上调作用，以诱导产生神经保护作用而阻止由 β-淀粉样多肽和 thapsigargin 诱导的细胞凋亡。其对 Ca^{2+} 激活的 K^+ 通道也有阻断作用。

（3）（-）黄皮酰胺：是从芸香科植物黄皮叶中提取的有效成分。动物研究发现，（-）黄皮酰胺能改善 β-淀粉样多肽引起的大鼠空间辨别障碍，提高脑皮层的胆碱乙酰转移酶活性。

(-)黄皮酰胺又可促进突触体谷氨酸释放，加强海马脑片上LTP的幅度，增加脑皮层厚度及海马CA1区突触数，最终促进学习记忆，其促智作用强于已在临床广泛应用的脑复康（吡拉西坦）。

（4）一叶萩碱：是从一叶秋植物叶中分得的一种生物碱，通过兴奋中枢和拮抗中枢GABA受体而对记忆过程起到促进作用。

（5）吴茱萸次碱：吴茱萸提取物可抑制COX-2的活性，且与吴茱萸内酯均具有抗炎作用。吴茱萸碱和去氢吴茱萸碱具有抑制胆碱酯酶，增加脑血流和改善东莨菪碱诱导的记忆损害作用。

（二）酚酸酮类

（1）银杏叶提取物（EGB）：商品名为百路达、脑恩等。

（2）丹酚酸：是从唇形科植物丹参中提取的酚羟基类化学成分。研究发现，丹酚酸具有很强的抗氧化活性，能抑制脂质过氧化、清除羟基自由基，并可明显地抑制β-淀粉样多肽纤维的形成，降低β-淀粉样蛋白多肽的神经毒性，提高细胞存活率（张均田，2007）。丹酚酸还能刺激脑血管生成和促进海马的神经发生，这种独特的作用机制非银杏叶提取物或其他药物所具有。而从丹参中提取的另一有效成分丹参酮，可以抑制海马内诱导型——氧化氮合酶的表达，从而保护胆碱能系统，改善学习记忆。其还具抗炎作用，能对抗猪白细胞5-脂氧合酶（5-LOX），并有弱的雌激素活性。

（3）葛根素：是从豆科植物野葛或甘葛藤中提取的黄酮苷，可对抗由东莨菪碱、D-半乳糖等多种因素引起的学习记忆障碍。并能通过下调脑组织A$\beta_{1\sim40}$和Bax表达，抑制β-淀粉样多肽的神经毒性，减轻脑皮层和海马神经元凋亡而具有神经保护及抗痴呆作用。另有研究发现，其能降低血、脑组织中脂质过氧化物酶（LPO）的含量，提高血、脑组织中超氧化物歧化酶（SOD）的活性。葛根素颈上神经节注射也能使快速老化的痴呆小鼠的学习记忆功能有一定的改善，可能与其改变了脑内多巴胺神经元，改善脑血管功能，增加脑血流量和脑微循环有关（闫福岭 等，2006）。

（4）积雪草酸（Centellaaslatlcal）：是印度一种传统草药，其提取物主要为萜类，包括2-莰烷基、α蒎烯、β蒎烯、萜品烯。该类成分具有抗焦虑、抗抑郁和潜在的拟胆碱能作用，具有抗氧化的机制，并可对兴奋性氨基酸诱导的皮层神经元损害起到保护作用。积雪草酸通过调节5-羟色胺（5-HT），DA代谢，改善大脑皮层的兴奋性，最终改善学习和记忆能力（Melanie-Jayne R Howes et al，2003）。

（5）其他：酚酸酮类大豆异黄酮能促进神经元细胞的生长增殖，并能降低血脂水平，达到抗老年痴呆症作用（杨红 等，2005）。金丝桃苷可显著抑制脑组织中乳酸脱氢酶（LDH）、SOD及谷胱甘肽过氧化物酶（GSH-PX）活性的降低，减少脑组织脂质过氧化产物含量的增高。何首乌的主要成分二苯乙烯苷具有显著拮抗β-淀粉样多肽及过氧化氢导致的神经细胞损伤的作用。姜黄素可通过抑制环氧合酶1、环氧化酶2和脂肪氧化酶来保护AβPC12细胞。阿魏酸钠可有直接对抗炎症介质的作用，降低炎症组织中前列腺素E2的释放量，抑制炎症渗出，为阿尔茨海默病治疗提供一种新思路（姚素艳 等，2005）。

（三）苯丙素类

（1）五味子酮：是从华中五味子中得到的一种具有4-苯代四氢萘骨架的木脂素。研究发现，五味子酮可抑制 MDA 的生成，并对黄嘌呤－黄嘌呤氧化酶系统产生的超氧阴离子自由基及其他形式的活性氧都等具有清除作用。五味子酮还能够显著抑制 β－淀粉样多肽诱导的氧化应激和炎性反应，其抗氧化作用强于维生素 E，并可通过抑制 β－淀粉样多肽诱导的神经元 Ca^{2+}，维持细胞内钙稳态，保护神经元（朱嘉琦 等，2005）。五味子酚是从五味子中提取的另一活性成分，对氧自由基引起的大鼠脑突触体和线粒体损伤有明显保护作用。

（2）蛇床子素：是从伞形科植物中提取的香豆素。据报道，蛇床子素可显著改善小鼠记忆的获得、巩固及方向辨别障阻，并能延长小鼠断头耐缺氧时间，抑制大鼠肝、脑组织中脂质过氧化物的生成，降低小鼠全血、脑内胆碱酯酶活性。其机制可能与抑制脑内胆碱酯酶活性及延缓细胞老化等因素有关。蛇床子素对氯化铝致急性衰老模型小鼠记忆障碍也有保护作用，其作用机制可能是通过增强抗氧化酶和 SOD 活性来清除氧自由基对中枢神经系统神经细胞的损伤（刘新宇 等，2006）。

（四）皂苷类

（1）三七总皂苷：是三七的主要有效成分，为达玛烷系四环三萜类皂苷，具有抗炎、抗纤维化、清除自由基、抗衰老等作用。三七总皂苷能有效降低 $A\beta_{25\sim35}$ 片段对神经细胞的损害，减少细胞死亡率，并促进正常神经细胞的增殖和细胞突起。其还能通过稳定神经细胞膜，保护由 β－淀粉样多肽引起的 NG108-15 神经细胞的死亡，促进神经细胞轴突的长度，增强突触的可塑性。三七总皂苷还可通过抑制自由基生成的减少或清除能力增强而减缓 SOD 活性和 NO 含量的降低，并抑制丙二醛（MDA）的生成（钟振国 等，2005）。

（2）人参皂苷：是从人参中提取出来的有效成分。人参皂苷抗衰老和防治阿尔茨海默性最基本的生理机制是提高乙酰胆碱含量，增加胆碱能受体数，并促进核酸和蛋白质的合成。动物研究表明，人参皂苷可促进小鼠脑神经发育、增加突触数日；增加脑内 M- 胆碱受体密度及 5-HT 含量，促进脑内蛋白质合成；对培养的大鼠脑皮质神经细胞凋亡有抑制作用，能提高培养皮层神经细胞的存活率，有效减轻自由基对神经细胞的损伤作用（刘颖 等，2006）。

（3）绞股蓝皂苷：是从葫芦科绞股蓝中提取出的。绞股蓝皂苷具有较强的抗氧化作用，能诱导机体增加脑组织 SOD 合成，清除多种自由基，并能保护缺血脑组织的神经细胞膜及微血管的稳定性。绞股蓝还可逆转由 β－淀粉样多肽引起的动物学习记忆能力减退、海马神经元内异常表达细胞周期蛋白和钙稳态失衡，对阿尔茨海默病有一定治疗作用。临床研究表明，绞股蓝皂苷有改善阿尔茨海默病患者记忆、认知等功效（姚柏春 等，2006）。

（4）其他：皂苷类假马齿苋皂苷 A 和 B，具有提高认知和增强记忆功能及抗焦虑、抗惊厥等多种生物活性，还有抗炎和抗氧化生物活性。知母皂苷可保护海马神经元，并通过上调脑组织中 M1 受体对抗阿尔茨海默病所导致的学习记忆能力的降低（马玉奎 等，2005）。藏红花素，从藏红花中提取，可改善乙醇诱导的痴呆小鼠模型的记忆损害，能够抑制 TNF-α 诱导的神经细胞凋亡。

（五）多糖类

目前中药多糖的抗衰老和防治阿尔茨海默性的药效研究主要集中在其免疫调节作用、抗氧化作用和延长生物寿命等方面，如螺旋藻多糖对 D- 半乳糖所致衰老有明显的改善作用，商陆多糖能提高 T 细胞的增殖，肉苁蓉多糖能改善衰老小鼠肺的耐缺氧能力、抗氧化功能，灵芝多糖可显著提高模型大鼠海马组织 SOD 活性及降低 MDA 含量，并通过免疫调节机制抑制 $A\beta_{25\sim35}$ 诱导的阿尔茨海默病大鼠体内的星形胶质细胞的激活及反应性的增加（郭燕君 等，2006）。

（六）苷类

（1）天麻素：是天麻的主要有效成分，化学结构为对羟基 -β-D- 吡喃葡萄糖苷。实验研究显示，天麻素能显著恢复 D- 半乳糖衰老模型小鼠被动回避反应障碍，增强大鼠的记忆巩固及恢复作用。天麻素对 $A\beta_{25\sim35}$ 诱导的神经损伤也有较强的保护作用，可显著降低神经细胞的死亡率，在 50μg/mL 时保护作用最强。其机制是稳定神经细胞膜，阻止细胞膜通透性的改变，并拮抗谷氨酸的兴奋毒性作用。近年来天麻及天麻素用于治疗阿尔茨海默病的研究亦有报道，临床发现天麻能够改善痴呆症状，日本用天麻治疗阿尔茨海默病症，总有效率达 81.1%（刘中华 等，2005）。

（2）肉苁蓉总苷：是从列当科肉苁蓉属植物中提取出，主要包括类叶升麻苷、松果菊苷、管花苷 B 和紫葳新苷。肉苁蓉总苷可显著改善模型小鼠的学习记忆功能，升高脑组织中的 SOD 活性，降低 MDA、脂褐素含量，并能有效清除各种活性氧自由基，保护自由基引发的 DNA 氧化损伤。另有研究发现，肉苁蓉总苷可明显改善小鼠大脑皮层中央前回血管基底膜增厚和神经胶质细胞突起肿胀等超微结构变化，对实验性衰老小鼠脑结构的异常改变具促进恢复作用。而类叶升麻苷能改善东莨菪碱所致的小鼠学习记忆障碍，效果与哈伯因（石杉碱甲）相似，并能拮抗小鼠大脑皮层 AChE 活性的升高和 M 胆碱受体最大结合力的降低（景富春 等，2006）。

（3）红景天提取物：已有报道红景天提取物可明显降低老年大鼠血清 MDA 含量，提高血清 SOD、GSH-PX 活性，改善自由基代谢，发挥抗缺氧及抗衰老作用。而从红景天提取物中分离出的红景天素作为抗氧化剂，能增强海马中 ACh 含量，降低脑组织的 LPO 含量，阻抑大脑、海马锥体细胞中的粗面内质网、线粒体等细胞器的退化变性和脂褐素及神经元纤维缠结的形成，清除自由基，促进细胞代谢，增强细胞活性，起到延缓细胞老化，阻抑细胞退化、变性和凋亡的作用，即可明显改善老龄及阿尔茨海默病模型大鼠的学习记忆行为和痴呆症状（朱爱琴 等，2004）。

（4）其他苷类：太白洋参提取物可抑制单胺氧化酶及减少过氧化脂质，能延缓衰老、促智防呆。雷公藤多可通过抑制 β- 淀粉样多肽介导的小胶质细胞的活化，减少细胞因子等炎症介质的分泌，从而减轻神经元损伤，改善大鼠学习记忆能力（吕诚 等，2005）。

（七）其他

（1）菖蒲根部提取物：具有镇静和抗氧化作用，并可保护大鼠，减少丙烯酰胺诱导的神经毒性（Shukla et al，2002）。

（2）藏红花素：从藏红花中提取，可改善乙醇诱导的痴呆小鼠模型的记忆损害，能够抑制 TNF-α 诱导的神经细胞凋亡。

（3）特纳荚（C.ternatea）：是印度一种豆科植物，口服其根部提取物，可使大鼠脑乙酰胆碱和胆碱乙酰转移酶水平增高，有乙酰胆碱合成酶样作用（Rai et al，2002）。

（4）独活：体外试验发现具有胆碱酯酶抑制剂样作用，且可提高脑血流量。黄连及其提取的生物碱也被证明具有抗胆碱酯酶、抗氧化和抗炎作用。并且发现，该类提取物有令 PC12 细胞表达神经生长因子活性提高的作用。

（5）大黄素：是一种具有雌激素样结构与功能的中药单体，有保护培养的神经元减少 $A\beta_{40}$ 诱发的细胞凋亡作用。

（6）知母皂苷元：为知母的主要有效成分，能有效地减少单侧基底核内联合注射 $A\beta_{25\sim35}$ 和兴奋性氨基酸建立大鼠痴呆模型 β－淀粉样多肽斑块沉积，并能明显改善模型动物的学习记忆功能和提高脑内 ChAT 活性及 M 受体密度。

（7）芹菜素甲：提取自芹菜籽挥发油，具有抑制兴奋性氨基酸的释放和钙离子拮抗剂作用。动物实验发现，其可拮抗马桑内酯损害引起的大鼠学习记忆丧失，保护海马神经元、大脑顶叶皮层细胞和胶质细胞，增强记忆功能，对迟发性脑神经元损伤具有保护作用。

（8）抗氧化剂 TA9901：提取自茶叶，对大鼠脑内注入 $A\beta_{40}$ 后纤维形成有明显的干预作用，并能减少快速老化鼠 P_{18} 脑内淀粉样颗粒的大小和密度（庾照学 等，2002）。

三、结语

综上所述，可见中药治疗老年期痴呆（老年期痴呆是指包含阿尔茨海默病在内的所有痴呆类型）的实验和临床研究已取得一些疗效，目前中药复方制剂和单味药提取物的作用主要集中在抑制乙酰胆碱酯酶活性，抗氧化，清除自由基和 β－淀粉样多肽，调节神经递质含量，保护神经元，调控机体的免疫功能，对动物模型的有关组织（脑、心、肝和肾等组织）代谢产物的改变，以及血液流变学改善等多方面。但还有许多不足之处：①目前的研究多是对单味药物提纯成分进行研究或从某一方面来探讨中药复方的作用机理，比较片面。有些单味中药实验研究有很强的抗氧化作用，但是否可用于预防阿尔茨海默病的发生，有待进一步的研究。②就目前所进行的研究来说，常用的生化指标有：脑或血清中 ACh 的含量，CAT、AChE 的活性，脑内 NO 的含量、NOS 的活性，但这些常用生化指标在许多退行性疾病中都会发生改变，因此，阿尔茨海默病模型动物的生化测定尚缺乏客观性和特异性灵敏指标。③由于阿尔茨海默病的发病机制不清楚，中药及其复方的临床研究较复杂，尚需设计出客观、严密的临床药理方案。④中药对 AD 的防治性研究多为动物实验和基础研究，没有建立统一的动物模型。模型与 AD 还有差距，至今还没有一个能够准确反映 AD 特征的理想的动物模型。⑤大部分的中药，目前研究的相对较表浅，大部分停留在对行为学和一些非特异性指标改变的测定上。因此，应加大对中医中药的深入研究力度，并通过细胞或分子，以及形态影像等多种技术手段提高研究水平，探讨中药及其复方预防阿尔茨海默病发生发展的机制。

总之，阿尔茨海默病的病因是多因素、多环节的。而中医药经过长期的应用实践，证实对阿尔茨海默病的治疗有一定的优势，采用中西医结合的方法也许会对阿尔茨海默病的治疗产生重大的突破。因此，针对不同因素的多药物综合治疗可能是将来阿尔茨海默病治疗的发展方向。

（田建英）

参考文献

[1] Chung I W, Moore N A, Oh W K, et al. Behavioural pharmacology of polygalasaponins indicates potential antipsychotic efficacy. Pharmacol Biochem Behav, 2002 Jan-Feb, 71 (1-2): 191-5.

[2] Eisenbrand G, Hippe F, Jakobs S, et al. Molecular mechanisms of indirubin and its derivatives: novel anticancer molecules with their origin in traditional Chinese phytomedicine. J Cancer Res Clin Oncol, 2004 Nov, 130(11): 627-35.

[3] Hou Y C, Chao P D, Chen S Y. Honokiol and magnolol increased hippocampal acetylcholine release in freelymoving rats. Am J Chin Med, 2000, 28 (3-4): 379-84.

[4] Howes M J, Houghton P J. Plants used in Chinese and Indian traditional medicine for improvement of memory and cognitive function. Pharmacol Biochem Behav, 2003 Jun, 75 (3): 513-27.

[5] Leclerc S, Garnier M, Hoessel R, et al. Indirubins inhibit glycogen synthase kinase-3 beta, two protein kinases involved in abnormal tau phosphorylation in Alzheimer's disease. A property common to most cyclindependent kinase inhibitors? J Biol Chem, 2001 Jan 5, 276 (1): 251-60.

[6] Kim S Y, Moon T C, Chang H W, et al. Effects of tanshinone I isolated from Salvia miltiorrhiza bunge on arAChidonic acid metabolism and in vivo inflammatory responses. Phytother Res, 2002 Nov, 16 (7): 616-20.

[7] Park C H, Choi S H, Koo J W, et al. Novel cognitive improving and neuroprotective activities of Polygala tenuifolia Willdenow extract, BT-11. J Neurosci Res, 2002 Nov 1, 70 (3): 484-92.

[8] Rai K S, Murthy K D, Karanth K S, et al. Clitoria ternatea root extract enhances acetylcholine content in rat hippocampus. Fitoterapia, 2002 Dec, 73 (7-8): 685-9.

[9] Shishodia S, Sethi G, Aggarwal B B. Curcumin: getting back to the roots. Ann N Y Acad Sci, 2005 Nov, 1056: 206-17.

[10] Shukla P K, Khanna V K, Ali M M, et al. Protective effect of acorus calamus against acrylamide induced neurotoxicity. Phytother Res, 2002 May, 16 (3): 256-60.

[11] 安红梅，胡兵，张学文. 益肾通窍液治疗老年性痴呆的药效实验研究. 陕西中医学院学报，2002, 25(3):50.

[12] 陈建鸿，杜建. 益气解毒法治疗老年性痴呆的临床研究. 福建中医学院学报，2006, 16 (5): 7-8.

[13] 陈金雄，李智文. 陆曦治疗老年性痴呆的经验. 光明中医，2010, 25 (7): 1140.

[14] 陈勤，夏宗勤. 知母皂甙对拟痴呆大鼠 β- 淀粉样肽沉积及胆碱能系统功能的影响. 中国药理学通报，2002, 18 (4): 390.

[15] 陈声武，荣大奇，崔立波，等. 参归煎剂对 AD 模型大鼠学习记忆功能的影响. 中国老年学杂志，1999, 19 (6): 357-358.

[16] 陈淑华，张兆旭，刚宝芝. 复智散治疗老年痴呆及轻度认知障碍的临床观察. 哈尔滨医科大学学报，2008, 5 (42): 514-515.

[17] 方玉珍，宗杰云，谢达莎，等. 七圣丸对小鼠记忆行为等作用的研究. 云南中医中药杂志，2001, 22 (3): 26-27.

[18] 封银曼，高志卿，姚建平. 地黄饮子对痴呆小鼠脑功能及乙酰胆碱酯酶活性的影响. 辽宁中医杂志，2002, 29 (3): 181-183.

[19] 封银曼，韦大文，高志卿，等．地黄饮子对痴呆小鼠脑功能及单胺氧化酶活性的影响．山东中医杂志，2002, 21（11）: 683-685.

[20] 冯星，许东晖，梅雪婷，等．硕苞蔷薇儿茶素对铝超载小鼠学习记忆能力的影响．中国医科大学学报，2002, 33（4）: 321-325.

[21] 顾耘，林水淼，刘仁人，等．养心健脑方治疗阿尔茨海默病临床研究．山东中医药大学学报，2000, 24（4）: 271-273.

[22] 郭燕君，袁华，甘胜伟，等．灵芝多糖对 β－淀粉样多肽 25-35 诱导阿尔茨海默病模型大鼠脑组织的保护作用．中国组织化学与细胞化学杂志，2006, 15（4）: 447-451.

[23] 何丽云，范吉平，孙塑伦，等．救脑宁注射液对神经细胞凋亡及胞浆钙变化的影响．中国中西医结合杂志，2001, 21（8）: 605-607.

[24] 胡镜清，赖世隆，王奇，等．补肾益智方对阿尔茨海默病大鼠模型脑内胆碱能神经系统的保护作用．广州中医药大学学报，1999, 6（3）: 201-204.

[25] 胡敏棣．补脑膏治疗老年痴呆症 56 例临床观察．中国医学理论与实践，2007, 17（9）: 980.

[26] 黄玉方，卞慧敏，刘涛，等．开心散对记忆障碍小鼠脑组织一氧化氮、胆碱酯酶含量的影响．北京中医药大学学报，2001, 24（4）: 40-41.

[27] 黄兆胜，孙维广，刘明平，等．养寿丹对阿尔茨海默病肾阳虚模型大鼠的学习记忆的影响．中草药，2002, 24（2）: 113-114.

[28] 黄自冲，胡金宽，王宝驹，等．复聪饮治疗老年期痴呆的临床研究．中医药学刊，2006, 10（24）: 1868-1870.

[29] 霍军，于俊丽，孔德荣，等．中医辨证分型治疗老年性痴呆 90 例临床观察．光明中医，2008, 23（5）: 572-573.

[30] 季铁铮．地黄饮子加减合七宝美髯丹治疗老年痴呆症 40 例疗效观察．新中医，2006, 38（4）: 50-51.

[31] 蒋亚斌，黄舜韶，黄立安．石杉碱甲对阿尔茨海默病患者的认知功能和行为障碍的改善作用．中国综合临床，2002, 18（9）: 802-803.

[32] 景富春，陈虹．肉苁蓉的神经保护作用研究进展．时珍国医国药，2006, 17（10）: 1878-1879.

[33] 康震，梁爽，杜志超．孔圣枕中丹辨证加味治疗老年痴呆 60 例临床疗效．承德医学院学报，2008, 25（2）: 158-159.

[34] 寇胜玲，赵姗．补肾化痰通络治疗老年性痴呆 48 例．河北中医药学报，2008, 23（4）: 11-11.

[35] 赖世隆，饶燕，高洁，等．补肾益智方改善 Alzheimer 病模型大鼠的学习记忆能力．中药新药与临床药理，2000, 11（6）: 337-339.

[36] 李海玲，李林，李斌，等．中药复方 962 胶囊对老龄大鼠皮质胆碱乙酰转移酶和乙酰胆碱酯酶活性的影响．首都医科大学学报，2000, 21（3）: 190-192.

[37] 李文彪，和姬苓，杨巧莲．天竺醒脑胶囊治疗老年性痴呆临床观察与疗效评价．实用老年医学，2006, 20（6）: 380-381.

[38] 李晓辉，高萍．聪敏汤治疗老年痴呆 30 例．陕西中医，2006, 27（5）: 544-545.

[39] 李亚明，张春燕，林水淼．调心方对 D- 半乳糖合鹅膏蕈酸致痴呆大鼠学习记忆及胆碱系统影响的实验研究．中国中医药杂志，2000（4）: 237-238.

[40] 梁纪文，黄淑芳．老年性痴呆的中医辨证及中成药应用．中国临床医生，2010, 38（8）: 19–21.

[41] 林丽新，龚靖渊．温肾化痰法治疗老年性痴呆．湖北中医杂志，2011, 33（1）: 30–31.

[42] 刘伟．化痰通窍汤治疗老年轻度认知障碍 60 例的临床疗效观察．当代医学，2012, 18（29）: 145–146.

[43] 刘新宇，何绪屏，陈连剑，等．蛇床子素在老年性痴呆模型大鼠血浆的药代动力学研究．中国医药导报，2006, 3（24）: 17–19.

[44] 刘颖，李玺，袁海峰．人参皂苷 Rg1 促进学习记忆作用研究进展．中国中西医结合杂志，2006, 26（10）: 956–960.

[45] 刘中华，胡海涛，冯改丰，等．天麻素对 β – 淀粉样多肽 25–35 诱导的 Alzheimer 病细胞模型的保护作用．四川大学学报，2005, 36（4）: 537–540.

[46] 吕诚，胡小令，张宪郁，等．雷公藤多苷对大鼠海马内注射 β – 淀粉样蛋白后小胶质细胞反应的影响．解剖学杂志，2005, 28（2）: 225–226.

[47] 罗社文，陕海丽，傅仁杰，等．启神口服液治疗早老性痴呆症的实验研究．浙江中西医结合杂志，2002, 12（2）: 89–91.

[48] 麻小梅，吴林，赵海涛，等．中医药防治老年性痴呆的研究进展．湖南中医杂志，2014, 30（11）: 177–179.

[49] 马玉斌，孙立新．黄芪益脑宁治疗老年痴呆症的临床研究．数理医药学杂志，2008, 21（4）: 429–430.

[50] 马玉奎，李莉，刘国宾．知母皂苷对三氯化铝致老年性痴呆模型大鼠的作用．齐鲁药事，2005, 24（10）: 625–626.

[51] 毛连根，赵小京，丁世萍．补虚祛瘀方抗衰老作用的实验研究．中国老年学杂志，2002, 22（4）: 306–308.

[52] 彭贤文，董克礼．针刺结合益智健脑颗粒治疗阿尔茨海默病疗效观察．中国针灸，2009, 29（4）: 269–271.

[53] 任占川，侯迎潮，王树党，等．龟龄集对大鼠海马结构内突触小泡蛋白年龄变化的影响．解剖学杂志，2000, 23（6）: 563–567.

[54] 沈丽霞，金乐群，张丹参，等．蛇床子素对 Alcl3 致急性衰老模型小鼠记忆障碍的保护作用．药学学报，2002, 37（3）: 178–180.

[55] 宋润生，宋润琴．自拟清脑汤治疗老年性痴呆 48 例．时珍国医国药，2006, 17（10）: 2038–2039.

[56] 孙景波，华荣，曹晓菊．老年性痴呆中医病机探讨．陕西中医，2000, 21（2）: 71–72.

[57] 孙文娟，吕文伟，于晓凤，等．北五味子粗多糖抗衰老作用的实验研究．中国老年学杂志，2001, 21（6）: 454–455.

[58] 唐百冬，何军锋．自拟补肾涤痰祛瘀汤治疗老年性痴呆 30 例临床观察．中医药导报，2008, 14（12）: 26–27.

[59] 唐民科，张均田．丹酚酸 B 体外抑制淀粉样 β 蛋白的纤维形成及其细胞毒作用．中国药理学报，2001，22（4）: 94–98.

[60] 唐启盛，全胜，黄启福，等．“聪圣胶囊”对大鼠培养神经细胞的影响．北京中医药大学学报，2002, 25(6): 18–21.

[61] 田波．补肾活血化浊汤治疗老年性痴呆 18 例疗效观察．山西中医学院学报，2006, 7（3）: 43–44.

[62] 王彩霞，李德新，姜哲浩，等．理脾阴正方提高 Alzheimer 痴呆模型动物学习记忆能力的机理探讨．辽宁中医杂志，2002, 29（4）：242–243.

[63] 王传馥，马永兴，顾跃娣，等．复方海蛇胶囊治疗老年期及老年前期痴呆的双盲研究．老年医学与保健，2000, 6（1）：11–15.

[64] 王恩龙．补肾活血法治疗老年性痴呆临床研究．辽宁中医杂志，2013, 40（9）：1867–1868.

[65] 王洪海，马培珍，高慧英，等．左归饮加减对小鼠肝细胞内 SOD 活性的影响．泰山医学院学报，1995, 16（2）：86–87.

[66] 王明正，武冬梅，牛栓成，等．童智灵口服液对大鼠学习记忆的促进作用及其作用机制研究．中国实验方剂学杂志，1998, 4（1）：42–44.

[67] 王平，周安方，张六通，等．醒脑益智方对 SAM–P/10 老化痴呆鼠脾细胞 IL–6 水平的影响．中国中医药科技，2002, 8（2）：103–104.

[68] 王新玲，李月彩，侯颖春．金匮肾气丸抗自由基和细胞凋亡的作用．医学争鸣，2000, 21（10）：1209–1211.

[69] 王玉良，李秀艳，王守训，等．皓首复智丸对痴呆病人及痴呆模型鼠的抗氧化作用．潍坊医学院学报，2000, 22（1）：3–4.

[70] 王月芳，万海同．论肾虚痰凝血瘀是老年性痴呆的重要发病机理．中国中医基础医学杂志，1999, 5（8）：9–12.

[71] 文建华，朱明方，孙杰．益智灵对痴呆模型小鼠中枢胆碱能神经功能的影响．湖北中医杂志，2002, 24（8）：3–5.

[72] 吴建新，钮荣祥，黄秀群，等．心脉龙注射液抗衰老作用的实验研究．贵阳医学院学报，2002, 27（2）：125–127.

[73] 吴向东，薛艳萍．保元益智散治疗老年痴呆 52 例临床观察．中国中医药科技，2008, 15（4）：252–252.

[74] 闫福岭，鲁国，王雅琼，等．葛根素对 AD 大鼠脑内 β – 淀粉样多肽 1–40 和 Bax 表达的影响．中华神经医学杂志，2006, 5（2）：158–161.

[75] 杨红，陈伟强，罗少洪，等．大豆异黄酮活性组分对阿尔茨海默病小鼠抗氧化作用的研究．中国临床药理学与治疗学，中国生物学文摘，2005, 10（8）：25–25.

[76] 杨文明，韩明向，周宜轩，等．智脑胶囊对实验性 AD 模型大鼠学习记忆及自由基代谢的影响．中国临床药理学与治疗学，2001, 6（4）：346350.

[77] 杨雅，刘俊保．促智液治疗阿尔茨海默病 15 例．河南中医，2010, 30（2）：155–156.

[78] 杨迎，张均田，石成璋，等．人参皂甙 Rb1 和 Rg1 促智作用机制的探讨——对小鼠脑神经发育的影响．药学学报，1994, 29（4）：241–245.

[79] 姚柏春，袁华，黄翔，等．绞股蓝对海马注射 β – 淀粉样多肽 1–40 大鼠脑内细胞周期蛋白表达和钙稳态变化的影响．中国病理生理杂志，2006, 22（8）：1618–1622.

[80] 姚素艳，张宝云，郑德宇，等．中药当归主要活性成分阿魏酸钠抑制淀粉样 β 蛋白激活炎症因子的量剂反应．中国临床康复，2005, 9（29）：134–136.

[81] 余上才，增旭东，顾菊英，等．人参皂苷对 β – 淀粉样蛋白诱导 PC12 细胞损伤及凋亡的影响．中国药学杂志，2000, 35（10）：662–664.

[82] 庾照学，汪华侨，袁群芳，等．抗氧化剂 TA9901 抑制加速老化鼠脑淀粉样颗粒的沉积．解剖学报，2002, 33（1）: 28-32.

[83] 袁静，陈全珠，朱舜丽，等．益母延寿方对雌性初老大鼠脑内 NO 的影响．安徽中医药大学学报，1997(5): 54-55.

[84] 袁静，侯正明，张复清，等．益母延寿方延缓衰老的实验研究．中国实验方剂学杂志，1996, 2（5）: 26-29.

[85] 岳少杰，罗自强，虞佩兰，等．清开灵对谷氨酸神经毒性脑水肿的保护作用．北京中医药大学学报，1998, 21（4）: 32-33.

[86] 张怀寅，吴海鸥．参芎胶囊治疗老年痴呆的临床观察．中外医疗，2008, 27（8）: 53-53.

[87] 张均田．丹酚酸 B 防治神经退行性疾病的研究进展．全国医药学术交流会暨临床药理学研究进展培训班，2006: 107-110.

[88] 赵长安，李恩，薛伟彩，等．补肾填精方防治阿尔茨海默病模型大鼠学习记忆损害的分子机制．中国临床康复，2002, 6（5）: 665-666.

[89] 赵淑梅，岳启安，左凤英，等．呆聪液对老龄痴呆大鼠血清酶及 LPO 的影响．潍坊医学院学报，2000, 22（1）: 13-14.

[90] 钟振国，屈泽强，王乃平，等．三七总皂苷对 Alzheimer's 病大鼠模型大脑胆碱能神经病理损害的保护作用．中药材，2005, 28（2）: 119-122.

[91] 周亚滨，杨华升，肖洪彬．醒神丸对老年性痴呆动物模型脑内自由基清除力的影响．浙江中西医结合杂志，2000, 10（10）: 593-595.

[92] 朱爱琴，张鑫生，滕长青，等．红景天对阿尔茨海默病 APP-C100 转基因小鼠的影响．中国老年学杂志，2004, 24（6）: 530-533.

[93] 朱国营，李玉波．老年性痴呆病的中医辨证论治．光明中医，2010, 25（10）: 1908-1909.

[94] 朱嘉琦，拓西平，贾丽艳，等．五味子酮对 B－淀粉样蛋白诱导大鼠海马神经元内游离钙离子浓度变化的影响．上海医学，2005, 28（9）: 790-792.

[95] 祝飞虹．中药治疗老年性痴呆临床研究近况．实用中医药杂志，2011, 27（1）: 68-69.

[96] 邹莉波，杜立阳，董爱梅，等．祁州漏芦乙醇提取物改善记忆障碍的实验研究．中成药，2002, 24（5）: 377-379.

[97] 左萍萍，刘娜，雒蓬铁，等．还少丹的脑保护机制研究．中国中西医结合杂志，1997（7）: 420-422.

[98] 左亚杰，魏云．益脑康颗粒剂对模型小鼠学习记忆功能的影响研究．湖南中医杂志，2002（2）: 57-58.

第十一章

中枢乙酰胆碱能系统与阿尔茨海默病的关系

内容提要

中枢胆碱能突触被称为“记忆突触”，基底前脑胆碱能系统的功能缺陷与阿尔茨海默病（AD）早期的发生密切相关。本章从AD的基底前脑胆碱能系统病理改变方面阐述，结合AD胆碱能功能的临床中西治疗药物的研究，提示基底前脑胆碱能系统在AD病程中充当重要的角色，说明以此作为靶点的深入研究和开发有效的药物十分必要。

目　录

第一节　概论

一、中枢胆碱能系统与学习记忆

中枢胆碱能系统包括中枢胆碱能神经元及其纤维投射，乙酰胆碱（ACh）是中枢胆碱能系统的重要神经递质之一，其主要功能是维持意识清醒，促进学习和记忆的改善。ACh是由胆碱及乙酰辅酶A在胆碱乙酰转移酶（choline-acetyl-transferase，ChAT）的催化下合成，由胆碱酯酶（AChE）分解。ChAT 和 AChE 共同维持 ACh 的动态平衡（Uryus et al，2002）。乙酰胆碱通过 2 种不同的受体亚型在周围神经系统和中枢神经系统产生效应：烟碱型（N）受体是配体门控通道；毒蕈碱型（M）受体是 G 蛋白偶联受体。中枢胆碱能系统存在于很多脑区，主要集中在基底前脑，此外还有隔内侧核、斜角带垂直部、无名质及苍白球腹侧部等。从前脑基底部发出支配全部大脑皮质的胆碱能纤维是维持皮质处于功能状态的主要传入通道，控制着与皮质区域有关的脑功能，如感觉、学习、认知、感情、判断等。从脑干发出支配丘脑的胆碱能纤维与唤醒、注意力等有关。认知过程与多个脑区有关，中枢胆碱能系统分布的复杂性决定其在影响认知功能方面的重要性。研究认为，改善这些脑区胆碱能系统的功能可减轻认知功能的损害（Degroot et al，2000）。

乙酰胆碱作为脑内广泛分布的重要神经递质，与学习记忆的关系极为密切。胆碱能突触更被称为“记忆突触”，参与大鼠对空间学习的获得和再现过程。Dunbar 等（1993）研究发现水迷宫作业表现较好的大鼠海马中胆碱乙酰化酶（ChAT）活性和胆碱摄取量较高。大量研究还发现，抗胆碱药可明显影响学习记忆，将东莨菪碱注入大鼠双侧海马腹侧、丘脑中间背侧可损害空间记忆，给予 M 受体激动剂可改善东莨菪碱引起的遗忘。其他脑区 M 受体也参与不同形式的记忆，腹侧被盖区 M 受体参与调节恐惧记忆（Grebe et al，2000），岛叶 M 受体参与条件性气味厌恶反射的调节（Gutierrez et al，2003），额叶 M 受体与大鼠在回避性跳台实验中对回避反应的获得有关（Giovannini et al，2005）。乙酰胆碱对学习记忆的影响还可以通过作用于 N 型受体来实现。目前，许多学者通过对哺乳动物的行为学研究，探讨脑内 N 型受体与认知功能的关系。Granon 等（1995）将 N 型受体拮抗剂银环蛇毒素注入大鼠额叶皮质，观察对动物行为的影响。结果发现，注射银环蛇毒素后，大鼠工作记忆明显降低，但本能的行为不受影响。

大量研究证明，胆碱能系统的功能缺陷与阿尔茨海默病早期的发生密切相关。同时，在临床治疗方面，研究者通过增加中枢神经系统内胆碱能递质的浓度和应用受体激动剂，来改善阿尔茨海默病患者的认知功能和其他症状。

二、中枢胆碱能受体

20 世纪初，根据乙酰胆碱受体（AChR）对天然生物碱——毒蕈碱和烟碱的药理学反应特性不同分为毒蕈碱受体（muscarinic acetylcholine receptors，mAChRs）和烟碱受体（nicotinic acetylcholine receptors，nAChRs）。1980 年后，随着分子生物学发展，认识到 mAChRs 和 nAChRs 是由不同基因调控表达，属于两类不同的受体家族。mAChRs 属于由 G- 蛋白偶联、由第 2 信使介导的受体家族；nAChRs 属于离子通道偶联的受体家族，其激活后主要通过对膜电位的调节而影响细胞功能活动。根据分布的范围，烟碱受体分为中枢型和外周型，中枢型烟碱受体包括神经节烟碱受体和脑烟碱受体。近年来，随着 nAChRs 探针的不断发现和基因克隆技术的发展，脑 nAChRs 的研究也取得了很大成就。

随着研究技术、手段的提高，对中枢烟碱受体分子结构特点、各个亚单位和亚型的分布、功能和相关疾病的研究有了较深刻的了解。

（一）烟碱型乙酰胆碱受体（nAChR）

nAChR是递质门控离子通道的超家族成员之一，该家族尚包括γ-氨基丁酸(GABA)受体、甘氨酸受体和5-羟色氨（5-HT）受体（Karlin et al，1995）。nAChR位于神经肌肉接头、自主神经节、肾上腺髓质和中枢神经系统，最初系根据其能够与从烟草分离出的烟碱结合而命名，为配体门控离子通道。ACh激活N受体引起Na^+和Ca^{2+}快速内流，继之出现细胞去极化。nAChRs的主要特征是快速失敏。与G蛋白偶联受体需要其他蛋白质活化才能产生失敏不同，nAChRs的失敏是受体本身的内在特性，与电压门控Na^+通道的失活相似，但nAChRs的失敏速度受到受体亚基磷酸化的调节（Blount et al，2002）。

nAChR是由5个受体亚单位蛋白组成的中间有孔的五聚体样结构。根据分子克隆技术对受体分子的一级结构的阐明为依据，将nAChR分为2种亚型：①N-肌肉受体：是由α_1、β_1、γ、δ和ε亚单位构成的杂合多聚体，在神经接头处介导突触传递。②N-神经元受体是α、β2种亚单位构成，不同数目的亚单位构成多种不同的受体，形成的N受体亚型在结构和功能方面具有极大差异（Fenster et al，1997; Nai et al，2003）。已发现α、β、γ和δ 4种亚基，其中α亚基有9个（α_1 ~ α_9），β亚基有4个（β_1 ~ β_4），γ和δ亚基各1个，α_1和β_1亚基表达于肌肉，与γ和δ亚基组成肌肉nAChRs。α_2 ~ α_9与β_2 ~ β_4亚基则组成神经元nAChRs。与配体门控离子通道家族的其他成员一样，每一亚基有4个跨膜区和二硫化物环，由5个亚基围绕形成一个中央孔。各五聚体受体每一亚基的第二跨膜区沿通道孔排列，调节其门控特性。不同亚基组成的nAChR，其AChR结合位点数目不等（Jones et al，1999）。

多数神经元nAChRs含有α和β亚基，比率约为2:3。但也有一些nAChRs是同聚体，如在离体条件下单由α_7亚基即能形成功能性通道，而不需要其他亚基存在。由于五聚体nAChRs可能有上万种亚基组合方式，很难确定脑中自然出现的组合形式，但单个亚基在脑部的分布已经明确（Paterson et al，2000）。广泛多样的亚单位再加上组织表达的特异性导致受体类型的多样性，结果使该受体具有广泛的生理、药理特性和功能。根据与一些毒素的亲和力，也已确定了几种主要的nAChRs复合物。例如，一种受体亚群（α_7同聚性受体）与α银环蛇毒素（α-bungarotoxin）亲和力高而与烟碱亲和力低；而多数其他亚群与烟碱高亲和力结合，对银环蛇毒素不敏感（Parsons，2000）。银环蛇毒素对肌肉型nAChR也有拮抗作用。近来对基因剔除小鼠进行的研究表明，多数脑区的nAChRs可能主要由1个β_2亚基与几个α亚基组成，可能与烟碱的强化效应和增强认知功能有关；反之，同聚性α_7受体参与烟碱的感觉门控作用；而含有α_4亚基的受体则介导烟碱的镇痛效应（Webster，2001）。

烟碱型乙酰胆碱受体在记忆和认知方面起着重要的作用，并参与一些疾病（脑功能紊乱）的发病机制：帕金森氏病、阿尔茨海默病（Alzheimer's disease）、精神分裂症、抑郁、注意力缺陷及尼古丁成瘾等（Pia et al，2007; Tabitha，2004）。以前，人们一直认为患者中枢胆碱能系统的病变主要在M受体系统（Nordberg，1992），而［^{3}H］acetylcholine、［^{3}H］nicotine、［^{125}I］ α-Bgt等结合试验均显示nAChR数目有明显降低（Court et al，2001），尤以α_7nAChR变化最具特征，故nAChR，尤其是α_7nAChR研究备受国内外学者青睐。

（二）毒蕈碱型乙酰胆碱受体（mAChR）

属于 G 蛋白耦联受体超家族成员，目前发现有 5 种亚型：M1 、M2 、M3 、M4 、M5，Kubo 等克隆出了 M 受体各亚型的基因，这 5 种基因编码的 M 受体属于糖蛋白，具有 7 次跨膜螺旋结构，与 G 蛋白复合受体超家族具有显著的同源性。M1/M3/M5 受体与 Gq/11 耦联，激活受体引起 G 蛋白三聚体解离，α 亚单位与 GTP 结合，激活 Cβ（PLCβ），三磷酸肌醇（IP3）和二酯酰甘油（DAG）合成增多，引起细胞内钙库释放，细胞内钙浓度增加，进而引起蛋白激酶 C（PKC）、腺苷酸环化酶（AC）、磷酸二酯酶（PDE）、钙调素（CaM）等活性的改变。M2/M4 受体与 Gi 和 Go 耦联，解聚后的 α 亚单位引起 AC 抑制，第二信使环磷腺苷（cAMP）的合成减少，而 β 、γ 亚单位可使 PLC 和 AC 的活性增强。上述 2 种信号转导机制均可引起细胞核内的基因表达。

毒蕈碱型受体各亚型在脑内均有分布，M1 富集于皮质，向尾侧逐渐减少；M2 以下丘脑和脑桥髓质为主要分布区域；M4 主要见于纹状体；M3、M5 均等分布于整个中枢神经系统，但含量较少。采用免疫沉淀印记法、免疫细胞化学法和放射自显影技术发现，M3 受体的 mRNA 广泛分布于整个脑组织中，M3 受体以边缘皮质、丘脑前核、脑桥核、上丘、纹状体和嗅结节、海马齿状回、CA1 中等度表达，CA3 和前额皮质表达相对较少。

M 胆碱受体阻滞剂东莨菪碱可阻断大脑皮质和海马胆碱能传递，能特异性阻滞信息由第一级记忆向第二级记忆的转移过程，抑制条件反射的形成，影响学习记忆等机能活动，从而干扰了获得新近信息（近期记忆）的能力（Nicola et al，2005）。

实验显示，拟胆碱药可以明显影响学习记忆，将东莨菪碱注入大鼠双侧海马腹侧、丘脑中间背侧核，可损害空间记忆。现场实验训练后立即将胆碱酯酶抑制剂注入伏隔核可增强动物的空间探索，而给予东莨菪碱则产生抑制。中隔 / 斜角带（MSDB）内给予 M 受体拮抗剂可引起记忆障碍，而激动剂可改善东莨菪碱引起的遗忘。腹侧背盖核（VTA）的 M 受体参与调节恐惧记忆。阻滞大鼠前额皮质 M 受体可以抑制水迷宫空间记忆的获得，岛叶 M 受体则参与了条件气味厌恶反射的调节。不同的 M 受体亚型对记忆的影响不尽相同。Romanelli 等（2003）报道大鼠被动逃避反应（passive avoidance task，PAT），训练后立即向海马内注射 M1、M4 受体高选择性的蛇毒毒素发现，M1、M4 受体促进 PAT 的获得。Ghelardini 等（1999）使用 M1 受体反义寡核苷酸发现，M1 受体促进学习记忆，但是 Miyakawa 等（2001）应用 M1 受体基因敲除小鼠发现，M1 受体主要调节小鼠活动度而非学习记忆。M2 受体拮抗剂可以促进 PAT 的习得（LAChowicz et al，2001），海马内注射 M2 受体的反义寡核苷酸可以明显改善东莨菪碱引起的记忆缺陷（Galli et al，2000）。所以，M1、M4 受体对学习记忆具有正性调节作用，M2 受体对学习记忆具有负性调节作用。但其他毒蕈碱受体亚型对学习记忆的影响尚无明确报道。

M 受体激动剂和拮抗剂很少有亚型选择性，迄今临床也未应用过任何一种选择性制剂。一般的 M 受体激动剂包括一些生物碱类，如毒蕈碱（muscarine）、毛果芸香碱（pilocarpine）和槟榔碱（arecoline），以及合成的制剂如卡巴胆碱（carbAChol）和氧化震颤素（oxotremorine）。槟榔碱是槟榔叶的一种成分，该制剂有中枢兴奋作用，并可产生流涎和出汗，但无亚型特异性，也不能用于治疗 CNS 疾病。有些 M 受体激动剂临床上用于治疗青光眼和尿潴留，也可有效减轻干燥综合征（sjogren syndrome）的唾液分泌较少症状。该病是一种自身免疫性疾病，其主要病理变化是唾液腺变性。

阿托品（atropine）和东莨菪碱（scopolamine）是重要的M受体拮抗剂，二者都无亚型选择性。阿托品是颠茄（belladonna）衍生物，以往曾作为扩瞳剂用作美容，目前仍用于眼底检查前的扩瞳。相关的拮抗剂如苯扎托品（benztropine）和苯海索（thihexyphenidyl）可用于治疗PD及抗精神病药物所致的PD样症状。东莨菪碱缓释剂皮下给药可有效预防运动病（motion sickness）。多种抗精神病药物包括三环抗抑郁药或氯丙嗪等，抗精神病药除具有各自的药理作用外，还可拮抗M胆碱能受体，引起口干和便秘等不良反应。M受体拮抗剂并可引起谵妄，多见于老年人，尤其易于在大剂量用药或与有抗胆碱能作用的其他药物合用时出现。

（三）乙酰胆碱受体参与学习记忆过程

学习记忆是大脑的最高级功能之一，是构成智能的重要因素。通常将学习记忆分为联想型（associative memory）和非联想型（non-associative memory），经典性条件反射和操作式条件反射即属于前者。学习与记忆是2个不同而又密切联系的神经生物学过程，学习是指新行为（经验）的获得和发展；而记忆是把通过学习获得的经验保持及再现的过程。记忆根据心理学特点和神经生理生化机制可分为4个阶段：识记或获得，是指通过学习在大脑留下记忆痕迹的过程；贮存和巩固保持，这两个过程均为学习训练后发生的记忆痕迹由短时不稳定状态逐渐转化为长时牢固状态并贮存下来的过程；再现，是指贮存在脑内的记忆痕迹通过回忆或再现方式加以重现的过程。根据储存和回忆的方式将记忆分为陈述性记忆（declarative memory）和非陈述性记忆（non-declarative memory）。依据时程长短可以分为瞬时记忆（Immediate memory）、短时记忆（short-term memory）和长时记忆（long-term memory）。

中枢胆碱能系统与学习和记忆有着密切的联系，胆碱能突触的功能与短期或近期记忆有关（茹立强 等，2004）。目前研究认为，学习记忆与神经系统突触部位的一系列生理、生化和组织学可塑性相伴。长时记忆与脑内mRNA-蛋白质系统和超微结构方面的变化有关，短时记忆主要与中枢临时性的电活动相关。突触传导效能的改变（神经元突触的可塑性）导致记忆的产生。Hebb's提出：如果2个神经元在同一时间被激动，则2个神经元所有的突触效力均增强。这种具有可塑性特征的突触能够承担合作探测器的功能，使突触前和突触后的冲动发放能够协同，介导联合型学习。突触的可塑性实际上是新的突触联系的形成和传递功能的建立，称为突触结合的可塑性，突触结合的可塑性持续时间较长，在长期记忆中发挥作用。而突触的反复活动引起突触传递效率的增加（易化）或者降低（抑制）则称为突触传递可塑性。突触传递的长时程增强和长时程抑制被普遍认为是学习与记忆的神经细胞学基础之一（Joseph，1999; 梅镇彤，1997）。尽管突触可塑性及其诱发机制参与学习记忆尚未完全明了，但可以肯定，神经递质是导致突触可塑性起始的关键因素。学习记忆在脑内有较明确的功能定位，边缘系统、嗅皮质、前额皮质、丘脑、乳头体区、杏仁核和小脑等为重要的学习记忆的脑内功能区。其中前脑和海马参与了陈述性记忆，而小脑主要参与非陈述性记忆。

脑内毒蕈碱受体通过多种信号转导机制影响神经元的可塑性，调节学习记忆。M1、M3、M5受体可以通过Gq家族的G蛋白激活PLC，M2、M4受体则通过Gi家族的G蛋白抑制AC的功能。但这种特异性并不是绝对的，M2、M4受体亦可激活PLC。PLC的激活引起细胞膜的

PIP_2 水解，生成第二信使 IP_3 和 DAG 激活 PKC，引起细胞内钙浓度升高。刺激海马内胆碱能传入神经的突触末梢，可激发出 CA1 锥体神经元树突端灶性自由钙浓度的上升，且可以扩散至神经元细胞体和细胞核内（Power et al，2002）。细胞内钙浓度的增加可进而引起一系列级联反应，包括钙、钙调蛋白依赖的蛋白激酶Ⅱ（CaMK Ⅱ）和 AC 等的激活。CaMK Ⅱ磷酸化后可以和 NMDA 受体结合，并锁定于激活状态而导致失活缓慢。因此有人提出，CaMK Ⅱ可能作为一个“记忆”分子，参与突触长时程效应的调节，而且，CaMK Ⅱ富集于 PSD（postsynaptic density）区，推测其可能为突触的结构成分之一。因此，CaMK Ⅱ激活后，通过与 NMDA 受体或其他可能的目标结合，进而在 PSD 区聚集，从而使 AMPA 受体的突触锚定位点增加，因而突触的传导效能增强。毒蕈碱受体对细胞内 cAMP 含量的影响较为复杂，既可以使其水平升高，也可以使其水平下降，这依赖于不同的受体亚型和不同的转导机制。除了公认的影响 AC 活性的通路外，激活嗅球处的耦联的 M 受体，G 蛋白解离出的 $G_{\beta\gamma}$ 亚基也可以介导 AC 的激活，使 cAMP 的合成增多。而且，PKA、PKC、CaM 亦可使 AC 磷酸化而调节其活性。

毒蕈碱受体亦可通过多种机制激活酪氨酸蛋白激酶和 MAPK 通路。采用转基因小鼠进行实验发现，M1 受体基因敲除小鼠的 EPK 活性缺失，而 M2、M3、M4 受体基因敲除小鼠的细胞外信号调节激酶（EPK）的活性正常（Berkeley et al，2001）。但 Rosenblum（Rosenblum et al，2000）却认为，M1-M4 受体均可以诱导 ERK 的激活。Hamilton 等（2001）实验发现，M1 受体基因敲除小鼠的 MAPK 的活性显著低于野生型。进一步实验发现，与 Gq 耦联的 M 受体通过 CaMK 和 PKC 介导的机制激活酪氨酸激酶 PYK2，PYK2 激活 c-src 并进一步引起 ERK 通路的激活。而且，M 受体激活后还可以激活表皮生长因子（EGF）受体，进而激活 MAPK 级联反应通路。有实验发现，M1 受体激活 PKC，PKC 可使金属蛋白酶（metalloprotease）磷酸化，引起 EGF 样配基释放，激活 EGF 受体，MAPK 级联反应通路被激活（Prenzel et al，1999）。另外，M1 受体还可以直接通过 Gαq 亚基而使 PYK 激活。通过 $G_{\beta\gamma}$ 亚基激活 Ras 和鸟苷酸交换因子（GEF），而引起 MAPK 级联反应的激活。M 受体也可通过影响一氧化氮合成酶（NOS）的活性而改变细胞的功能状态。细胞内钙浓度水平的增高，可以激活 Ca、CaM 依赖的 NOS，合成 NO。NO 因具有高浓度弥散性而易于弥散至神经突触前膜，引起神经递质的释放增多，使细胞的兴奋得以维持。NO 的形成被认为是突触可塑性形成的突触前机制之一。神经营养因子（NGF）是一组参与神经细胞发育分化，有助于细胞存活的物质之一。它由突触后神经元释放，作用于突触前膜上的 TrK 受体而引起神经递质释放增加，引发神经元的可塑性。激活大鼠海马内 M 受体后，可以使 NGF 和脑源性神经生长因子（BDNF）的 mRNA 以及蛋白表达水平均增高，而且，NGF、BDNF 的增多又可以促进海马胆碱能神经元 ACh 的合成和释放，从而形成正反馈调节。

M 受体激活后可以引起基因表达的改变，其可能机制有：激活 AC，cAMP 增加，激活 PKA，引起 cAMP 反应元件结合蛋白（CREB）的磷酸化，进而引起 cAMP 反应元件（CRE）依赖的基因表达；钙浓度的升高，使 CaMK 激活，CREB 磷酸化而激活；Ca、CaM 也可以激活 AC，通过升高 cAMP 的水平而激活 CREB；MAPK 级联通路激活后，可进一步激活 ERK，活化后的 ERK 转位到细胞内，从而激活 CREB，引起基因的表达。实验证实，激活 M 受体可以引起梨状皮质、伏隔核、杏仁核、海马、新皮质和下丘脑视上核 FOS 蛋白的表达。同时，激活 M 受体也可以诱导即早基因 CYR61 的快速表达（Albrecht et al，2000）。此外，M 受体还可以通过直接或间接的作用调节许多其他信号通路的活性，包括 c-Jun 氨基末端激酶、P38 激酶、磷脂酶 A2（PLA2）、磷脂酶 D（PLD）、rho 和 rac 等，并可能参与突触可塑性的调节。M 受体还与多种神经递质系统之间存在着广泛的关系。实验发现，M 受体的激活可以增强 GABA 能神经元的活性，易化 NMDA 受体的神经传导。中脑 M5 受体可促进伏隔核多巴胺的释放，提高中枢胆碱能活性可以改善吗啡引起的记忆障碍，而且毒蕈碱受体与 5-HT 能系统也可相互作用。

给动物注射 M- 胆碱能受体的拮抗剂能够抑制记忆的获得，小剂量的东莨菪碱也可降低正常人的近期记忆，大剂量甚至可以引起意识消失。阿托品中毒的患者新近记忆也可受到影响。胆碱酯酶的抑制剂毒扁豆碱可以明显增强动物对习得行为的保持能力。应用毒扁豆碱能够起到有效地逆转东莨菪碱引起的近期的记忆功能下降或者痴呆的作用。应用 ACh 的合成前体胆碱，对老年性健忘症的患者实施胆碱疗法，可以改善老年人的学习记忆能力，达到治疗效果（张均田，2000）。值得注意的是：胆碱能药物对学习记忆的增强效应与药物的剂量有关，中小剂量起增强作用，大剂量反而会抑制或损害记忆。有关乙酰胆碱增强学习记忆的机制尚未完全阐明（宣爱国，2005）。

三、中枢胆碱能系统与长时程增强（long-term potentiation, LTP）和长时程抑制（long-term depression, LTD）

长时程增强（LTP）和长时程抑制（LTD）具有协同性、联合性和特异性等不同于兴奋性突触电活动的特点，被认为是信息储存和记忆的细胞机制。可通过以下 2 方面说明 LTP 与记忆的关系。首先，阻止 LTP 的发生能阻止或干扰记忆。实验表明，海马 CA1 区锥体细胞缺乏 NMDA 受体的基因突变小鼠诱导不出 LTP，使空间学习明显障碍；反之，通过转基因技术使小鼠海马过度表达 NMDA 受体，则海马 LTP 更易诱导，小鼠的记忆能力也变得更好（“聪明鼠”）。其次，记忆形成过程中会发生 LTP。在恐惧条件记忆的实例中已观察到学习的同时出现 LTP 样现象。动物在听到声音的同时受到电刺激可产生恐惧条件记忆，后者由杏仁体介导。杏仁体接受谷氨酸能听觉输入，而谷氨酸能突触是 NMDA 受体依赖性 LTP 的基础。如杏仁体的谷氨酸能受体被阻断，条件性恐惧反应就不发生。以上表明记忆过程与 LTP 有关（Malenka，1995）。

实验发现，海马苔状纤维 CA3 突触的可塑性 LTP 由毒蕈碱受体参与介导。离体脑片研究技术发现，毒蕈碱受体也参与杏仁核 LTP 的形成。Calabresi 等也发现，M2 受体拮抗剂可以易化高频刺激引起的纹状体内皮质 - 纹状体纤维 LTP 的诱导。导致不同的结果可能是由于实验的条件及作用于不同的毒蕈碱受体亚型所致。离体实验证实，激活 M1 受体可以诱导出嗅周皮质 LTD。Miasnikov 等（2001）发现，在基底核（nucleus basalis）处给予阿托品可以抑制听觉感受野的可塑性变化（对与刺激声音相关的音调的反应选择性增强）。Roozendaal 等对动物进行电刺激，并以 M35 对 M 受体进行标记，发现刺激后 2h 杏仁中央核 M 受体的表达明显增多，24h 后皮质中央核的表达增加。表明 M 受体在杏仁核 LTP 的形成中是必需的。Ortega 等也认为，被动逃避训练可以引起新纹状体、海马和颞顶新皮质 M 受体数量的改变。另外，向大鼠海马切片中加入不同浓度的烟碱，发现浓度为 1μmol/L 和 10μmol/L 的烟碱均可易化 LTP 的产生，给予烟碱型受体的拮抗剂（美加明）则明显抑制 LTP 的易化（Fujii et al，1999）。之后的研究又进一步认为 $\alpha_4\beta_2$ 和 α_7 这 2 种烟碱受体在突触可塑性中发挥重要作用（Matsuyama et al，2003）。现在的研究认为，胆碱能神经递质通过作用于相应的受体启动外信号调节的 ERK1/2 通路，并且该信号通路的激活是 LTP 表达所必需的，特别是在皮质和海马处的 LTP（Berman et al，2000）。

第二节　关于阿尔茨海默病的发病病因——胆碱能学说

一、概论

中枢胆碱能神经元主要分布于隔内侧核、斜角带核、Meynert 基底核（NBM）和被盖外侧区。胆碱能神经递质沿着中膈、海马结构、基底前脑系统投射到皮质，传导冲动反复出现，使之有可能学习新的知识。研究证实，记忆和认知功能与胆碱能系统有关，证据如下：①基底前脑核团到大脑皮质和海马结构的胆碱能投射系统称为前脑胆碱能系统，Spriger JE 发现它与高级神经活动（如学习、记忆）关系更为密切（Sprifer et al，1987，1988; Klink et al，2001）。② Beatty W 研究探讨了拟胆碱药和胆碱能受体拮抗剂对学习和记忆的影响，发现阻断 M 型乙酰胆碱受体的药物，如东莨菪碱可以导致大鼠和人的记忆功能障碍（Beatty et al，1986），海马和新皮层的胆碱能神经支配损伤同样可以损害大鼠和人的记忆功能，而老年性的记忆障碍以及情感异常也与不同脑区胆碱能功能障碍以及胆碱能受体数目减少有关，提示胆碱能神经传导在多种高级脑功能包括学习记忆过程中起重要作用。③基底核或内侧隔核注射神经毒素或免疫毒素破坏基底前脑胆碱能神经元，可以显著破坏大鼠的空间学习记忆能力。④应用胆碱酯酶抑制剂增加 ACh 的水平，可以明显改善老龄鼠的联想性学习记忆过程，提示胆碱能神经传递在空间及联想性学习记忆过程中均起重要作用。

阿尔茨海默病最早是由德国的精神病医生 Alzheimer 在 1906 年对一位 51 岁的女性患者发生早老性痴呆进行了报道，并以他的姓名命名为 Alzheimer's disease。20 世纪 60 年代末期，人们普遍认识到了阿尔茨海默病是最常见的老年痴呆的基本形式。自 80 年代末期，对阿尔茨海默病的研究进程大大加快，形成关于阿尔茨海默病发病机制的很多因素（如遗传、环境、老龄、代谢、头部外伤史、雌激素缺乏等），但上述学说主要是阿尔茨海默病发病中期或后期的改变，均不能解释阿尔茨海默病早期病变发生。90 年代，随着分子生物学技术的应用，对阿尔茨海默病的发病机制有了更深一步的认识。

近年来不少学者将目光转向阿尔茨海默病高危人群——轻度认知损伤群体。有资料表明，每年有 8%~15% 的轻度认知损伤患者可发展为阿尔茨海默病，由轻度认知损伤发展为痴呆的平均时限为 3.5 年（王鲁宁 等，2002）。由于阿尔茨海默病目前尚无根治措施，故对阿尔茨海默病患者的早期干预就显得尤为重要，但如何掌握早期临床指征，如何早期干预，一直是阿尔茨海默病研究的重点。累计的资料证实，动物和人的烟碱型胆碱能系统在高级认知功能失调方面起主要作用。老年性记忆力下降与胆碱能神经活动减弱有关。因此，对胆碱能系统的认识与预防老年痴呆密切相关。

早期的中枢胆碱能系统功能减退与阿尔茨海默病有关。累计的资料证实，动物和人的烟碱型胆碱能系统在高级认知功能失调方面起主要作用。老年性记忆力下降与胆碱能神经活动减弱有关。阿尔茨海默病患者中枢胆碱能系统功能减退发生最早，最明显。Caferina 等认为阿尔茨海默病早期认知功能障碍发生于神经纤维缠结之前，并与胆碱能系统受损密切相关。因此，对胆碱能系统的认识与预防老年痴呆密切相关（Caferina et al，2010）。

二、阿尔茨海默病的中枢胆碱能系统递质及病理改变

阿尔茨海默病的胆碱能系统中以基底前脑胆碱系统变化最明显，包括 Meynert 基底核和内侧隔核，它们投射到海马和大脑皮层的广泛区域，老年性痴呆患者的基底前脑胆碱能神经元约有 90% 丧失 （Parnetti et al，1997）。神经生物化学研究表明，老年性痴呆患者乙酰胆碱（ACh）合成减少，胆碱乙酰化酶（ChAT）的活性下降，且与痴呆的严重程度密切相关（Lopeg，2000；Cordero-Coreiy et al，2000）。阿尔茨海默病患者尸检发现在新皮层和海马等局限的区域神经元丢失和神经纤维缠结，主要累及锥体神经元及其突触。神经退行性病变同时累及投射到海马及皮层的神经递质特异性的皮质下核团，特别是投射到新皮层和海马的胆碱能核团 Meynert 基底核和内侧隔核，出现症状 3~5 年后的阿尔茨海默病患者组织活检发现在疾病的早期发生选择性的神经递质病理改变，即突触前的胆碱能标记物，如 ChAT 活性及 ACh 合成均明显下降且与患者的认知功能障碍的程度密切相关，而此时其他神经递质系统尚未见明显的损害，说明在疾病的早期，海马和新皮层的胆碱能神经支配可能已经丢失（Francis，1993）。同时提示基底前脑胆碱能系统退行性变可能是阿尔茨海默病患者认知功能障碍的主要原因。

1. 阿尔茨海默病中出现乙酰胆碱酯酶的糖基化异常

阿尔茨海默病患者的脑脊液中的 AChE 与 2 种凝集素 （伴刀豆凝集素和麦胚凝集素） 的结合不同于正常对照。脑脊液和脑中存在 AChE 的多种分型，脑脊液中的 G2a 和 G1a 分子型的糖基化与阿尔茨海默病的额叶皮层中 AChE 糖基化也发生改变有关，但在小脑中没有改变。同时，相应在低分子型（G2 和 G1）AChE 的比率上有所增加，这表明阿尔茨海默病的 AChE 糖基化改变了，而且阿尔茨海默病脑脊液中 AChE 糖基化的改变可以反映脑中 AChE 分子型分布的改变，因而 AChE 的糖基化可能可作为诊断阿尔茨海默病的生物学指标（Saeg-Valero，1999）。

2. AChE 与 β－淀粉样多肽的关系

在阿尔茨海默病患者中，总 AChE 的酶活性是下降的，然而在老年斑以及周围 AChE 活性却是升高的 （Wrich，1990）。并且，在老年斑中，AChE 与 β－淀粉样多肽有直接的相互作用。① β－淀粉样多肽诱导细胞凋亡并促使 AChE 酶活性升高，把 APP 的 C 末端片段 （CT-100） 转入小鼠中后，能被剪切生成 β－淀粉样多肽，从而使小鼠脑中的 β－淀粉样多肽含量升高，与此同时，AChE 的活性也升高了，但并没有 β－淀粉样多肽沉淀的出现 （Sberna et al，1998）。这表明不在老年斑中及其周围的 AChE 的升高是 β－淀粉样多肽毒性作用于细胞表达的结果，而不是 AChE 在老年斑中沉积的结果。② Ca^{2+} 浓度与 AChE 活性升高。如前所述，β－淀粉样多肽作用于 L 型电压依赖性钙通道（L-VDCC），使细胞内 Ca^{2+} 浓度增加，能导致 AChE 异常表达。L-VDCC 特异性抑制剂 diltiazem 可抑制 75% AChE 的活性，而其他 VDCC 类型的特异性抑制剂则无作用 （Sberna et al，1997）。③溶酶体与 AChE 活性升高，β－淀

粉样多肽不破坏溶酶体的完整性，但破坏了溶酶体的酸性，使溶酶体的 pH 值升高。Brimijoir 和他的同事们发现用 chloroquine（破坏溶酶体的酸性）和 leupeptin（抑制溶酶体的酶活性）后，AChE 降解减少，说明 AChE 的降解与溶酶体有关。β－淀粉样多肽处理神经母细胞瘤 N1E 115 使溶酶体的 pH 值升高，同时 AChE 的酶活性也升高，但 AChE 的合成并没有增加（Huand Brimjoir, 2003）。这些实验结果说明，β－淀粉样多肽诱导 AChE 酶活性的升高是由于溶酶体降解 AChE 减少的结果。④自由基与 AChE 活性升高。据报道，β－淀粉样多肽致使 AChE 活性升高与自由基相关，其观点是 β－淀粉样多肽使细胞内产生氧化压力，接着细胞的膜结构产生缺陷，暴露更多的 AChE 活性位点。用去自由基试剂维生素 E 可以阻止 AChE 活性的升高（Mwlo J B，2003）。⑤ β－淀粉样多肽能自发地聚集，AChE 促进 β－淀粉样多肽聚集（Si，Lee，2001; Heeschen et al，2002）。用提纯的 AChE 作用于合成的 β－淀粉样多肽片断，体外实验显示，AChE 促进 β－淀粉样多肽的聚集有 3 个因素：离子作用、疏水作用及改变 β－淀粉样多肽片段的结构构象的影响（Aluarez et al，1997）。

三、阿尔茨海默病的中枢胆碱能系统受体改变

由于以上生化指标都不能特异性反映阿尔茨海默病早期的病理改变，越来越多的实验证明，老年痴呆与受体的变化有密切关系，且受体的变化出现得最早，因此，近来许多实验工作者将目光瞄准了胆碱能系统受体的变化。在啮齿动物和人脑中主要有烟碱型（nAChRs）和毒蕈碱型（mascarinic acetylcholine receptors mAChRs）2 种胆碱能受体，即 N 受体和 M 受体，以前，人们一直认为患者中枢胆碱能系统的病变主要在 M 受体系统，最新研究表明，M 受体的数目在 AD 患者脑内并没有明显的改变（Nicola et al，2005），而［^{3}H］acetylcholine、［^{3}H］nicotine、［^{125}I］α－BGT 等结合试验均显示 nAChR 数目有明显降低（Romanelli et al，2003），尤以 α_7nAChR 变化最具特征，故 nAChR 尤其是 α_7nAChR 研究备受国内外学者青睐。

（一）烟碱型受体的变化

目前对大多数 N 受体亚型的亚单位组成不清楚，已知 α 亚单位有 α_2~$\alpha_7$6 种，β 亚单位有 β_2~$\beta_4$3 种。神经型 nAChR 是由 5 个亚基构成的配体门控的离子通道，5 个亚基中通常有 2 个 α 亚基，3 个 β 亚基。按其配体结合特性可分为 2 大类：α－BTX 敏感型及非敏感型。含 α_2~α_6 和 β_2~β_4 亚单位的一大组亚型属 α－BTX 非敏感型，与烟碱有高度亲和力，被 ACh 激活后，离子通道对钠、钾、钙开放，形成缓慢衰减的内向电流；α－BTX 敏感型 nAChR 含 α_7、α_8、α_9 亚单位亚基，α_7 对钙离子有相当高的通透性。免疫印迹和免疫组织化学的方法显示：阿尔茨海默病患者脑内 α_4 的下降最为肯定，α_3 和 α_7 的下降有一定分布区域（Magtin-Ruiz，1999；Guan，2000；Burghaus，2000；Wevers，1999）。与［^{3}H］acetylcholine、［^{3}H］nicotine 有高亲和力的含 α_4、α_3、β_2 亚基的 nAChR 亚型在 AD 脑皮层及海马中下降 20%~50%。

（二）α_7nAChR 的变化

详见第三节的内容。

（三）阿尔茨海默病中 α_7nAChR 的变化

Nordberg A 等（1992）报道与［^{125}I］α－BGT 有高亲和力的含 α_7 亚基的 α_7 亚型在阿

尔茨海默病患者脑的颞叶中也有较明显下降，丘脑网状核中有 34% 的减少，在网状核的细胞层减少 50%。Guan（2000）报道阿尔茨海默病患者海马［^{125}I］α-BGT 结合有 36% 的下降，但 Hellstrom （Rosenblum et al，2000） 发现阿尔茨海默病患者的 α_7 亚单位 mRNA 表达在海马增加 65%，而在颞叶皮质没有显著改变。许多学者认为 α_7 亚单位 mRNA 表达的增加，可能是在这些脑区启动了代偿机制。

（四）α_7nAChR 变化与 β-淀粉样多肽的关系

正常脑中无 α_7nAChR 沉积，阿尔茨海默病患者脑中有 α_7nAChR 的异常沉积，其沉积部位与 $A\beta_{1-42}$ 形成的老年斑的沉积部位一致，主要发生在海马和颞叶皮层，绝大部分在细胞外，偶尔在细胞内。α_7nAChR 与 $A\beta_{1-42}$ 可能在阿尔茨海默病患者脑中结合，使 α_7 受体遭受破坏或阻滞，或造成 α_7nAChR 介导的胆碱能神经元的死亡，从而影响认知和记忆。其病理机制可能为：在遗传等因素影响下，患者脑内 APP 的裂解发生改变，产生病理浓度的 β-淀粉样多肽，β-淀粉样多肽即与细胞表面的 α_7 受体结合，两者的结合可能对细胞产生以下一些影响：阻滞 α_7 受体功能，在突触前膜抑制受体依赖的钙活化及乙酰胆碱释放，在突触后膜使受体不能接受 ACh 的兴奋，从而影响认知和记忆；可能启动某些炎性机制或细胞凋亡的链级反应，造成 α_7 受体介导的胆碱能神经元的死亡，从而影响认知；破坏 α_7 受体，使受体脱落，并最终一起沉积在细胞外形成老年斑。另外，两者的结合还有可能进一步易化 $A\beta_{1-42}$ 的自身聚集，形成以 $A\beta_{1-42}$ 为主的老年斑。我们以往离体实验证实 β-淀粉样多肽可引起 α_7nAChR 的缺损，其可能机制为脂质过氧化。α_7nAChR 在阿尔茨海默病的发病机制中起重要的作用，它可能介导 β-淀粉样多肽的神经元毒性，并因与 β-淀粉样多肽结合造成自身受阻滞或破坏而影响认知和记忆（Hamilton et al，2001）。

第三节　脑内 N 受体 α_7 亚型与阿尔茨海默病

阿尔茨海默病发病早期基底前脑胆碱能系统功能减退，是阿尔茨海默病发病早期的选择性病理损害，Nordberg 等在阿尔茨海默病患者脑组织尸检以及活体 PET 分析显示 α_4、α_3、α_7 受体亚型位点数降低，但只有 α_7 亚型 mRNA 水平有明显改变，提示 α_7 亚型特异性改变与阿尔茨海默病患者早期记忆力改变等密切相关。本课题组以往研究证明，用低于 200μM 的 $FeSO_4$ 可引起 nAChRs 结合力下降，甚至 α_3、α_7 亚单位蛋白、α_7 亚单位 mRNA 基因转录水平的改变，但尚未观察到引起细胞凋亡、坏死，证实 nAChRs 的缺失确与 Fe^{2+} 的增高有关，而且，早于细胞凋亡、坏死的发生（舒斯云 等，2001）。

一、脑内 N 受体 α_7 亚型

（一）脑内 N 受体 α_7 亚型的分子结构

脑烟碱受体蛋白是由 5 个亚单位组成，呈五角星排列，中央形成 1 个离子通道（图 11-1A），主要控制细胞内外 Na^+、K^+ 和 Ca^{2+} 的流动。构成烟碱受体的每 1 个亚单位都含有 2 个亲水区和 4 个疏水区，这 4 个疏水区分别称为 M1、M2、M3 和 M4（图 11-1B）。每个亚单位的 M2 构成离子通道的内衬面。因为 M2 螺旋上含有较多的酸性氨基酸残基，使通道形成负性

电位，对带正电荷的离子具有亲和力，所以烟碱受体通道是 1 种选择性的阳离子通道（Unwin et al，1995）。在哺乳动物中最先被纯化和克隆出的是外周型烟碱受体，它由 α_1、α_2、β_1、γ 和 δ 5 个亚单位组成。随后用同样的研究方法发现，脑组织中仅有 α 和 β 2 类亚单位。迄今为止，明确的中枢型烟碱受体亚单位有 12 个：α_2~α_9、β_2~β_5，所有亚单位均已在人脑中被克隆出来，不同亚单位按 2α3β 的方式组合成许多不同的受体亚型，但 α_7、α_8、α_9 亚型均由 5 个相同的 α 亚单位构成（Adem，1988）。

根据 nAChR 对 α-bungarotoxin（α-Bgt）的敏感性，将其分成 α-Bgt 敏感和不敏感 2 个亚家族，不敏感亚家族主要由 α_2~α_6 和 β_2~β_4 亚单位组成；敏感亚家族由 α_7、α_8、α_9 亚单位组成，它们可形成具备功能的同聚受体（Belluardo et al，2000）。亚单位特异性抗体识别纯化受体的实验证明，来自 PC12 细胞和大鼠神经元的 α-Bgt 敏感受体是仅由 α_7 亚单位构成的同聚受体，称为 nAChR α_7 亚型受体，每个 α_7 亚型受体有一个 α-Bgt 识别位点，α_7 亚单位单体并不结合 α-Bgt（Mcnerney et al，2000）。因此，α_7 亚单位的分布未必完全代表 α_7 亚型受体的分布。

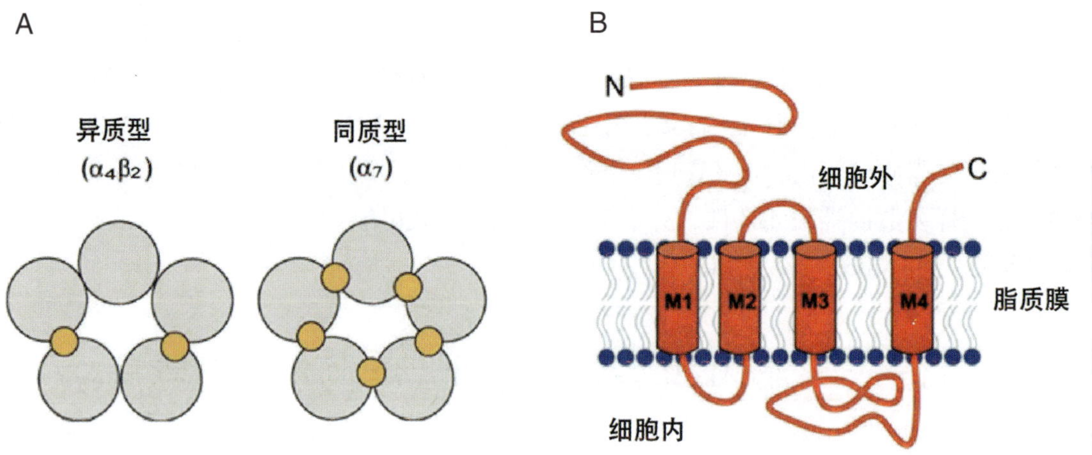

图 11-1 nAChR 结构和配体结合部位

有两种或两种以上的亚单位构成的通道称为异源多聚体；单有 α_7、α_8 或 α_9 亚单位构成的通道称为同源多聚体。形成通道的亚单位大家族存在，提示这些亚基可以选择性组合，构成各种各样的同型通道，具有不同的功能特性。

α 亚单位的第 192~193 为半胱氨酸残基，由双硫键连接，它们形成了同激动剂和竞争性拮抗剂结合的位点，配体的结合位点在每个 α 亚单位上，受体兴奋剂与此部位结合后，受体通过变构打开内孔，阳离子内流，β 亚基则无此结合部位。因此，大部分 nAChR 有 2 个配体结合部位，α_7、α_8、α_9 亚型则有 5 个配体结合部位。

（二）关于脑内 N 受体 α_7 亚型的分布

放射自显影技术、免疫组化技术和原位杂交技术是研究不同亚型烟碱受体分布的常用方法，分别使用这 3 种技术通常可以得到一致的结果。尽管到目前为止，α_7nAChR 分布的研究还不完善，但通过标记配基［^{125}I］a-Bgt、抗体和 cDNA 探针的研究结果，已能初步了解其大致的分布情况。常用免疫组化法和原位杂交法，2 种方法的研究结果均表明，α_7 亚单位在哺乳动物如大鼠、人的中枢神经系统广泛表达，但在不同神经元群的表达水平各异。超微结构研究显示该亚单位存在于突触前、突触后、突触外等部位。α_7 亚单位位于下丘脑、海马和下丘等部位。

关于 α_7 亚单位在人脑内分布的研究结果不尽相同。Breese 等发现丘脑网状核、外侧和内侧膝状体、斜角带水平支等部位，α_7 亚单位 mRNA 呈高水平表达。皮质和海马 α_7 亚单位 mRNA 呈中度表达。Rubboli 等观察到齿状回、海马 CA2~CA3 区，一些丘脑核团和尾状核 α_7 亚单位 mRNA 的表达高。Schroder 等认为在前皮质的Ⅱ、Ⅲ层 α_7 亚单位 mRNA 表达高，Ⅴ、Ⅵ层为中度表达，Ⅰ、Ⅳ层呈低表达（Paterson et al，2000）。

Martin-Ruiz 等（2000）用 western blotting 法观察到 Parkinson's Disease（PD）患者壳部 α_7 亚单位蛋白的表达无变化。Banerjee 等发现 PD 患者额叶皮质 α_7 亚单位蛋白的表达降低。Guan 等人的试验则显示 PD 患者 α_7 亚单位蛋白的表达在额叶皮质增加，海马和尾状核的表达无变化。

研究受体亚型的分布常用配体结合试验，因 α-Bgt 仅对 α_7 受体亚型具有高亲和力，所以 α-Bgt 的分布代表 α_7 受体亚型的分布。研究表明大鼠脑干、海马及下丘脑，如视上核，富含 α-Bgt 结合位点，而丘脑几乎检测不到 α-Bgt 结合位点（Mcnerney et al，2000; Dominguez del Toro et al，1994）。在人脑，Breese 等发现丘脑网状核、外侧和内侧膝状体，斜角带水平支呈高水平［^{125}I］α-Bgt 结合。Rubboli 等发现海马 CA2/3 区，齿状回，一些丘脑核团和尾状核［^{125}I］α-Bgt 结合水平高。在精神分裂症患者体内，海马、扣带回皮质［^{125}I］α-Bgt 的结合明显降低（Guan et al，2002）。

免疫组化实验表明脑干核团的 α_7 亚单位免疫染色最强，尤为脑干的一些感觉核，如前庭外侧核及外侧丘系。而脑干不同的感觉核团，甚至同一感觉核团染色程度明显不同。如在三叉神经脑桥核、延髓核为弱到中等程度染色，而三叉神经中脑核则呈强阳性染色。脑干运动核也含有大量深染的神经元。脑干一些核团 α_7 亚单位 mRNA 呈阳性或强阳性表达（Dominguez del Toro et al，1994）。Azam 等（2002）用双标原位杂交技术研究 nAChR 亚单位 mRNA 在黑质多巴胺细胞的表达，其中针对酪氨酸羟化酶的核酸探针用地戈辛标记，该探针代表多巴胺细胞。针对不同的 nAChR 亚单位的核酸探针用（^{35}S）标记。结果显示黑质内，多于半数的多巴胺能神经元表达 α_7 mRNA（Azam et al，2002）。上述结果表明中，脑富含 α_7 亚单位。隔区一些核团和丘脑核团缺乏免疫反应，乳头体旁核染色最强。新皮质的 α_7 免疫染色主要集中于Ⅴ层锥体细胞，在深层神经元较少，表层更弱。前脑较之脑干，α_7 免疫反应稍弱。

研究表明，α_7 亚单位在海马呈高表达。α_7 免疫染色显示位于齿状回颗粒细胞层和 CA1~CA3 区的锥体层，锥体细胞胞体和树突呈 α_7 强阳性染色；原位杂交也显示该部位 α_7 mRNA 呈高水平转录（Dominguez del Toro et al，1994）。为对海马内 α_7 亚单位进行超微精确定位，Fabian-fine 等用免疫金标记方法观测含有大鼠 CA1 区辐射层的超薄切片发现，α_7 亚单位几乎存在于所有的 CA1 区辐射层的突触，免疫标记物位于突触前和突触后。GABA 能及谷氨酸能突触也有 α_7 亚单位（Fabian-Fine et al，2001）。

利用［^{125}I］α-Bgt 放射性配基的方法对尸检的标本检测表明，α_7 亚型在人脑中呈区域性分布，主要分布在海马的 CA1 区和 entorhinal cortex 区，在皮层也有分布（Degroot et al，2000）。采用免疫组织化学单染和共染方法，观察 a_7nAChR 在 3 例阿尔茨海默病患者脑中的沉积及与 A$\beta_{1\sim42}$ 的关系，结果发现：阿尔茨海默病患者脑中有 a_7nAChR 的异常沉积，其沉积部位与 A$\beta_{1\sim42}$ 形成的老年斑的沉积部位一致，主要发生在海马和颞叶皮层，绝大部分在细胞外，偶尔在细胞内，其沉积方式从形态来看主要存在于老年斑中。正常脑中无 a_7nAChR 沉积，抗 a_7nAChR 和抗 A$\beta_{1\sim42}$ 共染进一步显示，a_7nAChR 和 A$\beta_{1\sim42}$ 共同沉积于阿尔茨海默病患者的老年斑中，两者在海马、颞叶、额叶中的平均共染率分别为 57. 87%、51. 0% 和 21. 8%。α_7nAChR 在海马和颞叶中的沉积比额叶更多。美国的一个实验室 2 次撰文报道了他们的研究结果，他们发现在阿尔茨海默病患者的老年斑及皮层细胞、海马细胞中均有 A$\beta_{1\sim40}$、A$\beta_{1\sim42}$ 等淀粉样蛋白和 a_7nAChR 两者的共同沉积（Dunbar et al，1993）。

α_7nAChR 不仅存在于突触后膜，也存在于突触前膜、突触周围和突触外（Greba et al，2000）。不仅在中枢神经系统，周围神经系统也表达 α_7 亚单位及 α_7 亚型受体，如鸡的睫状神经节和大鼠颈上神经节神经元（Skok，2002）。

（三）α_7nAChR 在人脑发育过程中的分布

α_7nAChR 在发育过程中随年龄的增长而变化，［^{125}I］ α-Bgt 结合和 α_7 mRNA 表达在 4~12 周是增加的，受体结合和 α_7mRNA 表达在妊娠 9~11 周的许多脑区都有分布（Hellsfrom-Lindahl et al，2003）。［^{125}I］ α-Bgt 结合在胎儿后期海马的 CA1 区也是高的，到出生后达到成人水平，而在海马的其他区域，α-Bgt 结合的顶峰期在 24~28 周，但 α-Bgt 结合在海马 entorhinal cortex 中随年龄减少的趋势与阿尔茨海默病患者的减少是不平行的，这可能提示 2 种减少的机制是不一样的。随年龄减少的变化可能是 AD 病变损伤中的早期患者（Court et al，1997）。

（四）脑内 N 受体 α_7 亚型的功能

药理学方法、基因突变技术是研究受体功能的主要方法。受体 α_7 亚型参与感觉、认知、镇痛、递质释放和神经元的保护等多种作用（Damaj et al，2000; Klink，2001），对钙离子有相当高的通透性，α_7nAChR 兴奋后可产生一个快速衰减的内向电流，通过直接打开离子通道或间接兴奋电压依赖型钙通道而使细胞内游离钙水平提高（Perry et al，1992），钙离子流入可引发许多细胞内下游的事件，包括蛋白激酶的激活，即早基因的表达，新蛋白的合成，最终导致神经元结构和功能的变化，产生众多生物学效应（Kem et al，2000）。

突触前膜 α_7nAChR 兴奋后，能通过增强囊泡和突触前膜的融合、胞吐，及钙内流兴奋电压依赖性钙通道使突触前膜去极化，而增加或激发一系列递质的释放，包括谷氨酸、多巴胺、去甲肾上腺素、乙酰胆碱及 γ-氨基丁酸（GABA）等的释放。突触后膜 α_7nAChR 的兴奋除了能使突触后膜去极化直接兴奋神经元外，还能调节 GABA 的释放。因此，α_7nAChR 具有调节神经元兴奋性的功能，可使神经元处于一种合适的生理状态，维持正常的行为反应，尤其是认知过程。

α_7 亚型受体的特异性激动剂 GTS-21 提高小鼠、猴子、大鼠和兔子的认知行为。Damaj 及其同事以小鼠为实验动物，用 tail flick test（甩尾试验）作为指标，观察到胆碱具有镇痛作用，但该作用被 α_7 受体拮抗剂 MLA 和 α-Bgt 所拮抗，而 $\alpha_4\beta_2$ 受体拮抗剂和美加明未能拮抗该作用（Damaj et al，2000）。Klink 等发现中脑被盖的 α_7 亚型受体参与烟碱诱导的多巴胺释放和烟碱戒断症状（Klink et al，2001）。Shaw 等依据 α-Bgt 抑制烟碱抗 β-amyloid 毒性的作用，而 α_7 亚型受体选择性兴奋剂假木贼碱（anabasine）的衍生物，3;（4）-二甲基氨基肉桂酰立丁 Anabasine-deriver（3-（4）-dimethylaminocinnamylidineu）具有保护细胞的效果。提出 α_7 亚型受体以级联方式将信号传给磷酸烯醇丙酮-3-激酶（PI-3-K），这最终有助于拮抗 $A\beta_{1\sim42}$，产生神经保护作用（Shaw et al，2002）。激活 α_7 亚型受体也可减少脊髓运动神经元因缺乏神经生长因子而致的细胞凋亡。

α_7nAChR 在发育过程中有重要作用，可以调节神经环路的可塑性，参与神经元的分化，包括细胞数量的增加、凋亡的诱导和神经元的降解（Nai et al，2003）。α_7 亚型受体可以调节神经环路的可塑性，参与神经元的分化包括细胞数量的增加、凋亡的诱导和神经元的降解（Orr-Urtreger et al，2000）。Broide 等发现 α_7 纯合子 leu250Thr 点突变的转基因小鼠躯体感觉皮质的神经元出现凋亡，且大部分小鼠在出生后 24h 内死亡（Broide，2001）。Orr-Urtreger 等在小鼠 α_7L250T 基因突变模型上，观察到功能学的改变：α_7L250T 基因突变受体对兴奋剂亲和力高，失敏速率降低，拮抗剂如 DhβE 可激活该受体。他们认为由于 α_7 亚型受体对 Ca^{2+} 通透性高，α_7L250T 基因突变受体延长通道开放时间，会引起神经元内 Ca^{2+} 的聚集，而细胞内 Ca^{2+} 水平的增加会导致细胞死亡，尤为发育中的神经元（Orr-Urtreger et al，2000）。正常情况下，α_7 亚型受体的快速失敏动力学，可限制乙酰胆碱诱发的 Ca^{2+} 内流，能够减少神经元的降解（Cordero-Erausquin et al，2000）。

α_7 亚型受体显示出相对于 Na^+ 而言，对 Ca^{2+} 的高度通透性：通过使神经元除极和激活电压门控 Ca^{2+} 通道引起 Ca^{2+} 内流，从而有效增加细胞内 Ca^{2+} 浓度。Ca^{2+} 是 α_7 亚型受体激活后引发的诸多事件中的关键性介质，Ca^{2+} 流入可引发许多细胞内下游的事件，包括蛋白激酶的激活，即早基因的表达，新蛋白的合成，最终导致神经元结构和功能的变化，产生众多生物学效应（Kem，2000）。

Sharma 报道了 α_7 nAChR 在胶质细胞中的作用，他们发现海马星形胶质细胞也表达功能性 α_7 nAChR，该受体产生可识别的电流使胞浆 Ca^{2+} 大幅上升，但与神经元一般的配体门控离子通道（包括 nAChR）不同，星形胶质细胞上的 α_7 nAChR 主要通过释放细胞内储存的 Ca^{2+} 增加胞浆 Ca^{2+} 浓度（Sharme，2002）。

（五）α_7 nAChR 有关的疾病

近年有不少研究证实，α_7 nAChR 与 AD、青少年肌阵挛癫痫（Elmslie F V，1997; Neu bauer，1998）、精神分裂症（Freedman，1997）和帕金森病等多种神经精神科疾病有关，使其成为近年的一个研究热点。

（六）α_7 nAChR 的药理学特征

1. 长期给予激动剂和竞争性拮抗剂后受体数目上调

在其他递质系统中，长期给予激动剂后，表现为受体数目下调，且这种改变与 mRNA 的表达改变有关。而脑 N 受体在特异性激动剂持续或反复作用下，受体数目发生同源性上行性调节，但其 mRNA 的表达无变化（Gentry，2002）。这提示 N 受体数目的增加并非由转录增加引起，而是发生在转录后的过程中。

对 α_7nAChR 数目变化的研究也有报道，Kawai 等（2001）研究表明烟碱长期处理后，α_7nAChR 的数量显著增加。不但单独激动剂上调受体数目，而且长期给予竞争性拮抗剂也上调受体数目，在表达 α_7nAChR 的 HEK293 细胞系（Molinari，1998）和 PC12 细胞（Jonnala，2001），长期给予 MLA 该亚型受体的表达增加。我们将 MLA（4.8mg/kg）腹腔连续 8d 注射昆明小鼠后，免疫组织化学结果显示受体数目上调，但其机制尚不清楚（Miao，2006）。

2. 失敏态 N 受体具有生物学功能

受体失敏是指受体对外界各种刺激的重复或长时程作用反应性下降，是细胞对外界过度刺激的一种保护性反应，是受体激动过程中的普遍现象。

N 受体属于配体门控性离子通道受体家族，通过不同活动状态调节神经元的活性，主要有静息态、激活态和失敏态。其中，失敏态依离子通道关闭的动力学特征分为快速失敏态（I）和缓慢失敏态（D）。α_7nAChR 为快速失敏态 N 受体亚型。

尽管有学者认为基于失敏态脑 N 受体功能上的特征性标志是不再介导 ACh 的 N 样反应，且处于无功能状态，但近年来诸多文献报道了失敏态 N 受体的生物学作用，包括细胞保护作用、参与突触可塑性过程、调节局部神经元回路的兴奋性节律等。汪海等首次提出失敏态 N 受体对 M 受体的活性具有增敏作用的新观点。

3. α_7 nAChR 的激动剂和拮抗剂

1）激动剂

乙酰胆碱、维生素 B 复合体、胞核嘧啶、烟碱等作为此受体的激动剂，在药物中已有多年的历史，近年来又发现一些作用于烟碱型乙酰胆碱受体的激动剂。

（1）地棘蛙素的类似物：电生理研究发现地棘蛙素的类似物（结构如图 11-2 所示）对 α_7nAChR 有明显的激动作用，EC_{50} 为 32.5μmol/L，而乙酰胆碱的 EC_{50} 为 137.3μmol/L 表明地棘蛙素的类似物是 α_7 nAChR 的选择性激动剂（Belluardo et al，2000）。

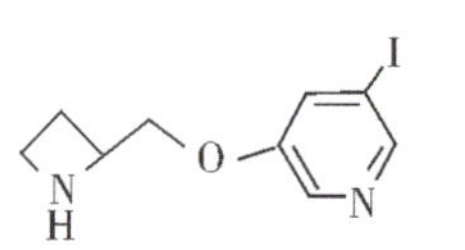

图 11-2　地棘蛙素的类似物

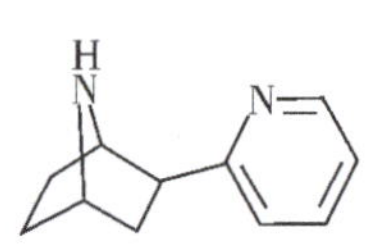

图 11-3　吡啶醚类化合物

（2）吡啶醚类化合物：吡啶醚类化合物（结构如图 11-3 所示）对［^{125}I］-α-环蛇毒素与 α_7nAChR 结合分析中表明，它对 α_7 nAChR 的亲和力分别是地棘蛙素的 1/60（Mcnerney et al，2000）。

（3）二苯乙烯类化合物：二苯乙烯类化合物（结构如图 11-4 所示）对鼠脑中另一种烟碱 α_7 nAChR 亚型有较好亲和选择性，R_2 为甲基时有亲和活性，但 R_1 为甲基时，化合物与受体亲和活性降低了 0.12%（Gotti et al，1998）。

（4）2，4-二甲氧基苯亚甲氧基（DMXBA，GTS-21）:GTS-21 是由 Gainesville 的 Florida 大学和日本 Tokushina 的 Taiho 药物公司的科学家们共同合作研究的，由海洋纽形动物类（Nemertea）两孔纽虫（Amphipoius）分泌的毒素新烟碱与2，4-二甲氧苯甲醛缩合而成，DMXBA（GTS-21）即3-（2，4-dimethoxybenzylidene）anabaseine［（2，4-二甲氧基苯亚甲氧基）-新烟碱二盐酸盐］。

Meyer等（Meyer，1998; De-Fiebre，1995）研究了其初级代谢物4OH-GTS-21是α7nAChR的部分激动剂（结构如图11-5），它对人脑及小鼠脑α_7nAChR亲和活性均较明显，Ki分别为0.17μmol/L和0.45μmol/L，GTS-21对人的α_7nAChR亲和力活性较其代谢物4OH-GTS-21低，Ki为23μumol/L，表明GTS-21具有前药的功能。

⑤螺环化合物：螺环化合物是Mullen等（2000）设计的，其中AR-R17779（结构如图11-6所示）对α_7nAChR的亲和活性是烟碱的5倍，比较对α_7和α_4B_2受体的亲和选择性，它对α_7nAChR的亲和选择性是烟碱的35000倍，是迄今所知的亲和选择性最高的α_7nAChR完全激动剂。

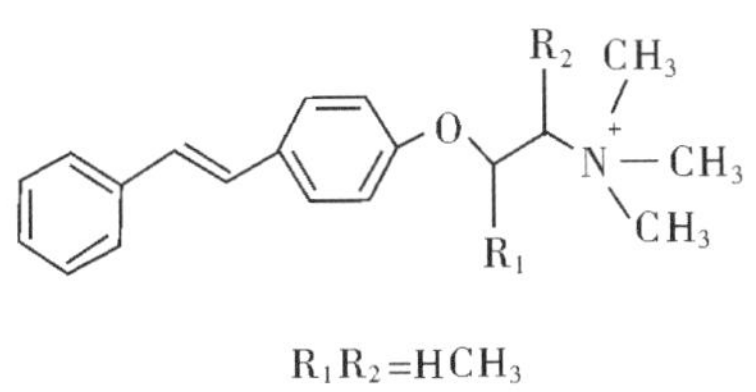

图11-4 二苯乙烯类化合物

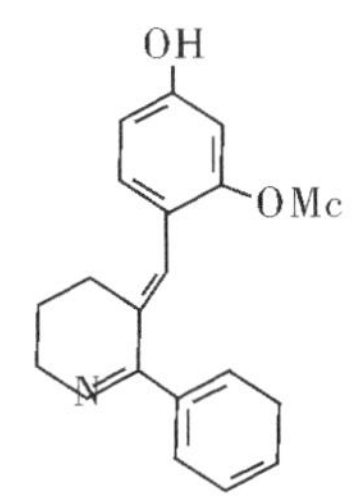

图11-5 4OH-GTS-21

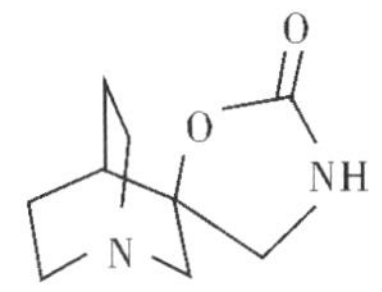

图11-6 AR-R17779

2）拮抗剂

一般认为α-银环蛇毒（α-bungarotoxin，α-Bgt）和甲基牛扁亭（methyllycaconitine，MLA）、螺毒素（a-IMI conotoxin）是强效、高选择的α_7亚型受体拮抗剂。

（1）α-银环蛇毒（α-bungarotoxin，α-Bgt）：α-银环蛇毒（α-bungarotoxin，α-Bgt）是银环蛇毒素中一种由74个氨基酸组成的碱性多肽，属于长链神经毒素，有典型的三指型空间结构（Cove，1986; Ohta et al，1987），可与乙酰胆碱受体上的α亚基特异性结合，从而竞争性阻断神经递质的传递，是研究神经系统中乙酰胆碱受体、神经递质的产生及其传递过程中分子机制的重要探针。正是由于α-银环蛇毒与神经递质受体特异性结合的特点，因而具有将其开发成治疗某些神经性疾病药物和新型、高效镇痛剂的可能性。

在哺乳动物脑内，纳摩尔浓度的α-Bgt可封闭α_7亚型受体对Ca^{2+}的通透性。

（2）甲基牛扁亭（methyllycaconitine，MLA）：MLA是燕草属植物飞燕草子（Delphinium spp.）的提取物甲基牛扁亭，是一种植物毒素（Manners, 1992, 1993），是α_7nAChR的竞争性拮抗剂，被大量用来研究α_7nACh(α_7nAChR)亚型的分布和功能（Alkondon et al，1993, 1996; Zaninetti et al，1999），静脉注射4.8mg/kg为半致死量。近年来的一些研究表明，MLA能通过对α_7nACh受体的损伤，导致对认知功能的损害（Winkler et al，1995; Francis 1993），MLA对哺乳类动物的神经型α_7nAChR的亲和性比其他烟碱受体都要高，因为其具有高亲和性、高选择性和具有功能性而成为针对α_7nAChR的治疗或药物选择新方向。

（3）螺毒素（Conotoxin，CTX）：是一类由10~30余个氨基酸残基组成的小肽，含2对或3对二硫键，是迄今发现的最小核酸编码的动物神经肽毒素，作用于神经突触后，乙酰胆碱受体（AChR）起阻断作用。芋螺毒素结合在神经和肌肉的受体上，具有高亲和力、高度专一性，是神经科学十分有效的探针。临床上用作特异诊断试剂，作为镇痛药具有疗效确切、不成瘾的特点。

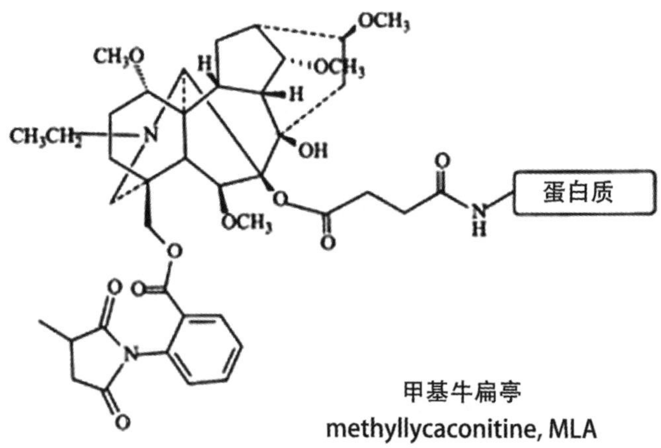

图 11–7　MLA 分子结构

二、阿尔茨海默病患者脑内的 N 受体 α_7 亚型

阿尔茨海默病患者脑中 α_7nAChR 的变化：越来越多的实验证明，阿尔茨海默病患者与该受体的变化有密切关系，且受体的变化出现最早。因此，近来许多实验工作者将目光瞄准了胆碱能系统受体的变化。以前，人们一直认为患者中枢胆碱能系统的病变主要在 M 受体系统，最新研究表明，M 受体的数目在阿尔茨海默病患者脑内并没有明显的改变（Nordberg et al，1992），而［^{3}H］acetylcholine、［^{3}H］nicotine、［^{125}I］α-BGT 等结合试验均显示 nAChR 数目有明显降低（Court，2001），尤以 α_7nAChR 的变化最具特征，故 nAChRs 尤其是 α_7nAChR 研究备受国内外学者青睐。

Nordberg 等人报道与［^{125}I］α-BGT 有高亲和力的 N 受体 α_7 亚型在阿尔茨海默病患者脑的颞叶中有较明显的下降，丘脑网状核中有 34% 的减少，在网状核的细胞层减少 50%;Guan（2000）报道 AD 海马［^{125}I］α-BGT 结合有 36% 的下降；但 Hellstrom（1995）发现阿尔茨海默病患者脑的 α_7 亚单位 mRNA 表达在海马增加 65%，而在颞叶皮质没有显著改变。诸多学者认为，α_7 亚单位 mRNA 表达的增加，可能是在这些脑区启动了代偿机制。

正常脑中无 α_7nAChR 沉积，阿尔茨海默病患者脑中有 α_7nAChR 的异常沉积，其沉积部位与 $A\beta_{1\sim42}$ 形成的老年斑的沉积部位一致，主要发生在海马和颞叶皮层，绝大部分在细胞外，偶尔在细胞内。α_7nAChR 与 $A\beta_{1\sim42}$ 可能在阿尔茨海默病患者脑中结合，使 α_7 受体遭受破坏或阻滞，或造成 α_7nAChR 介导的胆碱能神经元的死亡，从而影响认知和记忆。其病理机制可能为：在遗传等因素影响下，患者脑内 APP 的裂解发生改变，产生病理浓度的 β-淀粉样多肽。β-淀粉样多肽即与细胞表面的 α_7 受体结合，两者的结合可能对细胞产生以下一些影响：阻滞 α_7 受体功能，在突触前膜抑制受体依赖的钙活化及乙酰胆碱释放，在突触后膜使受体不能接受 ACh 的兴奋，从而影响认知和记忆；可能启动某些炎性机制或细胞凋亡的链级反应，造成 α_7 受体介导的胆碱能神经元的死亡，从而影响认知；破坏 α_7 受体，使受体脱落，并最终一起沉积在细胞外形成老年斑。另外，两者的结合还有可能进一步易化 $A\beta_{1\sim42}$ 的自身聚集，形成以 $A\beta_{1\sim42}$ 为主的老年斑。我们以往的离体实验证实，β－淀粉样多肽可引起 α_7nAChR 的缺损。α_7nAChR 在 AD 的发病机制中起重要的作用，它可能介导 β－淀粉样多肽的神经元毒性，并因与 β－淀粉样多肽结合造成自身受阻滞或破坏而影响认知和记忆（卢家红，2004）。

卢家红等（2002）用 PCR 进行人海马 α_7nAChR 的克隆时，发现 α_7 有 3 种片段，根据酶切图谱分析，其中 1 种正确，另外 2 种有片段缺失，缺失在缝接处，其中一种缺失的片段为 241~350，是第 4 外显子；另一种为 241~430，是第 4、第 5 两个外显子。其 RT-PCR 结果显示，30 例阿尔茨海默病患者和 27 例对照组老年人周围血中 α_7 mRNA（缺外显子 4）均有表达，但阿尔茨海默病组的表达水平低于对照组，差异具有显著统计学意义（$P<0.01$）。缺外显子 4 的 α_7 可变剪接形式在脑内是广泛存在的，他们认为，若假设周围血中这种可变剪接形式的水平能反映脑内的水平，而脑内 α_7 的可变剪接与 α_7 又是同步改变的，则可以得出这样的结论：在阿尔茨海默病患者中，脑内 α_7 mRNA 水平是降低的，降低的结果是 α_7nAChR 表达减少，ACh 兴奋低下，患者认知和记忆出现障碍。但 mRNA 水平和蛋白水平并不一定总是平行的，这取决于两者谁为因，谁为果：如果 mRNA 降低为因，则蛋白水平会随之平行降低；如果蛋白水平降低即受体破坏为因，则 mRNA 水平反而会代偿增高。所以他们虽然观察到了差异，其确切意义的解释还是有一定难度的。

由于脑内存在着众多的烟碱受体亚型，且作用各不相同，虽然目前的研究取得了一定成果，但各受体亚型的确切分布、功能及其与阿尔茨海默病发病之间的关系还未明确，仍有大量工作要做。

第四节 针对胆碱能神经功能的阿尔茨海默病治疗药物

阿尔茨海默病患者治疗理想的目的是控制受神经变性影响的神经递质，阻止甚或逆转阿尔茨海默病发病的各个环节，诸如 β－淀粉样多肽产生和沉积（Robinson et al，1997）。但迄今尚无一种方法能根本阻止疾病进展，临床上应用的主要是针对阿尔茨海默病患者脑中乙酰胆碱的含量和促进胆碱能神经功能的药物。根据该类药物作用的途径不同可分为 3 种：促进乙酰胆碱合成释放的药物；通过抑制乙酰胆碱酯酶（AChE）的活性达到减少乙酰胆碱的分解，以提高乙酰胆碱在突触间的含量而发挥治疗作用的乙酰胆碱酯酶抑制剂（AChEI）；激活突触后胆碱受体（M 和 N 受体）的药物。其中，乙酰胆碱酯酶抑制剂的研究较多，也较为成熟。

1）他克林（taurine，THA）是一个可逆性的乙酰胆碱酯酶抑制剂，于 1993 年成为美国食品和药品管理局（FDA）批准用于治疗阿尔茨海默病的第 1 个临床药物。该药口服后能通过血脑屏障，改善轻、中度阿尔茨海默病患者的行为和认知能力，其有效率为

30%~50%。目前已在美国、德国、法国、西班牙、意大利等国上市，是世界上使用最广泛的治疗 AD 的临床药物之一（Eagger et al，1991; Summers et al，1986; Pametti et al，1997），但该药对肝脏的毒副作用较大。为了保持其优点，改进其不足，国内外已经对他克林做了许多改进性研究（李加荣等，2003），结果发现 7 个碳原子直链烷烃耦联的双他克林衍生物的药效是他克林的 10 倍，而毒性仅是他克林的万分之一（Pang et al，1996），唯一不足的是水溶性、人体耐受性较差。

2）毒扁豆碱（physostigmine）可通过鼻腔黏膜吸收，使脑内及血液中的 AChE 受到抑制，进而对抗东莨菪碱（scopolamine，Scop）所致的学习记忆障碍。但由于毒扁豆碱的选择性低，毒副作用大，作为乙酰胆碱酯酶的抑制剂，不能成为临床应用药。作为第 2 代可逆性乙酰胆碱酯酶抑制剂的庚基毒扁豆碱（eptastigmine），是毒扁豆碱的氨基甲酸酯衍生物，脂溶性大、副作用少、毒性低、酶抑制作用时间较长，对中、轻度阿尔茨海默病患者的治疗效果比较理想。由 Mediolanum 公司开发的另一种毒扁豆碱亲脂性的衍生物，酒石酸庚基毒扁豆碱也是有效的乙酰胆碱酯酶抑制剂，可提高阿尔茨海默病患者脑内乙酰胆碱的水平，从而改善老年痴呆的症状。

3）加兰他敏（galanthamine）是从石蒜科植物石蒜（lycoris radiate）或黄花石蒜（lycoris aurea）中提取的一种生物碱，为 AChE 的竞争性、可逆性抑制剂，对中枢 AChE 的抑制具有选择性。在神经元和红细胞中抑制 AChE 的能力比在血液中高 50 倍，可以穿过血脑屏障，被认为是一种长效的 AChE 抑制剂。改善认知能力比他克林好，于 1995 年在奥地利获得注册批准（Gina et al，1996; Hermann et al，1997）。

4）多奈哌齐（aricept，donepezil，E2020）哌啶衍生物，于 1996 年 7 月获美国批准上市，1997 年 3 月成为英国第 1 个注册治疗 AD 的药物（HAChiro et al，2000）。该药易通过血脑屏障，对大脑内乙酰胆碱受体具有高度的选择性，作用时间长，并且对中枢乙酰胆碱的抑制作用具有可逆性，疗效与他克林相近，不会产生严重的不良反应，尤其没有肝脏毒性。盐酸多奈哌齐已于 1999 年 12 月分别在北京、广州、上海上市（杨小昕，2000）。

5）石杉碱甲（哈伯因）是从石杉属植物千层塔中分离出的一种生物碱，是一种强效的乙酰胆碱酯酶抑制剂，毒性远较他克林低，在中枢神经系统中可选择性地分布于皮质、海马等与学习记忆有关的脑区，能明显地促进学习记忆、改善学习记忆的障碍。动物试验表明，石杉碱甲提高大鼠大脑皮质乙酰胆碱水平的作用要比多奈哌齐和艾斯能更强，持续时间更长；动物行为学研究也显示，石杉碱甲在提高动物的学习、记忆能力方面，治疗指数明显高于他克林、毒扁豆碱和加兰他敏（王洪新 等，2001；章海燕 等，2003）。

6）重酒石酸卡巴汀（rivastigmine hydrogen tartrate，SDZENA-713）是第 2 代可逆性胆碱酯酶抑制剂，它和他克林的区别在于对中枢胆碱酯酶高度特异性，无肝脏毒性，选择性作用于脑部的非竞争性 AChEI。能使皮质和海马区 ACh 浓度升高，而脑桥和髓质处变化较小，说明该药可以提高识别能力和记忆能力，而不会引起延髓控制中枢或髓质小脑突触联系的紊乱。

7）干扰胆碱能系统的中药：

（1）增加 ACh 含量，或促进 ACh 的释放：李君庆等认为人参增强学习和记忆能力的有效成分为人参皂苷，其中人参皂苷 Rb1 和 Rg1，对学习记忆功能均有明显的改善作用 。林志宏等认为当归芍药散能显著提高 AChE 活性（张均田，2000）。黄飞华、周丽珍等给小鼠灌服中药后发现复方黄芪饮、补通 I 号通过提高 AChE 活性改善记忆功能。

（2）提高胆碱乙酰转移酶（ChAT）的活性，促进 ACh 的合成：赵伟康等用固真方对老年大鼠脑内胆碱能神经系统的影响，认为其方能提高胆（ChAT）的活性，促进 ACh 的合成（赵伟康，1990）。于庆海、马正立等认为党参、日本厚朴、当归芍药散、归脾汤、调心方、复方大黄制剂通降口服液、加味温胆汤、蛇床子素、补肾方、脑尔康能提高 CAT 活性，改善记忆（于庆海，1990；马立正 等，1993；王琪 等，1992；黄小愚 等，1991；田金州，1999；胡祥炬 等，2005；李玺 等，2003）。

（3）抑制胆碱酯酶（AChE）的活性，以减少 ACh 的分解：宫斌、张戈等认为补肾中药、补肾益精方、补肾益智方抑制 AChE 的活性，以减少 ACh 的分解 （宫斌，1996；张戈，2000；胡镜清 等，1999）。卫琮玲、卞慧敏、杨文明等认为智脑胶囊、定志丸、苓志丹、石杉碱甲、何首乌活性单体化合物大黄素 8-O-β - D、呆聪液、醒神丸、七圣丸增强记忆能力与抑制 AChE 的活性有关（卫琮玲，2004；卞慧欧，2004；杨文朋，2004；谢桂琴，2002；邓丽波，1990；周亚滨，2000；岳启安 等，2000；方玉珍，2001）。

（4）激活胆碱能 M、N 受体，增加 M、N 受体的数量或结合容量：王红认为党参其正丁醇部分可使中枢 M 受体密度提高，改善记忆功能 （王红，1993） 。聂淑琴编译报道当归芍药散能增加烟碱型乙酰胆碱受体，改善记忆障碍，显著改善 AD 患者的脑电图和抗血小板凝集作用（聂淑琴，1998）。史红等认为健脑合剂、呆聪液改善记忆功能与 M、N 受体有关（史红 等，2002；吴正治 等，1999）。明亮对环磷酰胺引起小鼠学习记忆缺失模型长期给予人参皂甙 Rb1 和 Rg1，能使动物体内毒蕈碱乙酰胆碱受体 （M 受体） 数量明显增加（明亮，1998）。吴正治等认为补肝温胆方（由天麻、菟丝子、人参等组成） 明显增加模型小鼠海马 M1 受体亚型含量，且呈现明显量效关系，但对 M2 受体无明显影响。

此外，通过影响胆碱能功能而达抗痴呆作用的中药还有黄芪、丹参、何首乌、山萸肉、葛根、石菖蒲、银杏叶、三七及一些有效成分如白芍总甙、健脑补肾丸等。

综上所述，中枢胆碱能系统在认知功能方面发挥着重要的作用。胆碱能系统功能的减退是 AD 等神经系统疾病发病的机制之一。以往的研究主要集中在对毒蕈碱受体与认知关系的研究，而最近的研究认为烟碱型受体在影响认知的过程中也发挥了重要的作用，因此发现哪些亚型充当重要的角色以及以这些亚型作为靶点研究和开发出有效的药物具有广阔的前景。

（田建英）

参考文献

[1] Abel T, Kaplan M P. Genetic approaches to the study of synaptic plasticity and memory Storage. CNS Spectra, 2003, 8: 597-610.

[2] Albrecht C, von Der Kammer H, Mayhaus M, et al. Muscarinic acetylcholine receptors induce the expression of the immediate early growth regulatory gene CYR61. J Biol Chem. J Biol Chem, 2015, 275(37): 28929-28936.

[3] Azam L, Winzer-Serhan U H, Chen Y, et al. Expression of neuronal nicotinic acetylcholine receptor subunit mRNAs within midbrain dopamine neurons. J Comp Neurol, 2002, 444: 260-274.

[4] Belluardo N, Mudo G, Blum M, et al. Central nicotinic receptors, neurotrophic factors and neuroprotection. Behav Brain Res, 2000, 113: 21-34.

[5] Berkeley J L, Gomeza J, Wess J, et al. M1 muscarinic acetylcholine receptors activate extracellular signal-regulated kinase in CA1 pyramidal neurons in mouse hippocampal slices. Mol Cell Neurosci, 2001, 18(5): 512-524.

[6] Berman D E, Hazvi S, Neduva V, et al. The role of identified neurotransmitter systems in the response of insular cortex to unfamiliar taste: activation of ERK1-2 and formation of a memory trace. J Neurosci, 2000, 20: 7017-7023.

[7] Blount P J, Nguyen C D, McDeavitt J T. Clinical use of cholinomimetic agents: a review. J Head Trauma Rehabil, 2002, 17: 314-321.

[8] Bores G M, Huger F P. Galanthamine derivatives for the treatment of Alzheimer's disease. Drugs of the Future, 1996, 21: 621-625.

[9] Bores G M, Huger F P, Petko W, et al. Pharmacological evaluation of novel Alzheimer's disease therapeutics: acetylcholinesterase inhibitors related to galanthamine, J Pharmacol Exp Ther, 1996, 277(2): 728-738.

[10] Cordero-Erausquin M, Marubio L M, Klink R et al. Nicotinic receptor function: new perspectives from knockout mice. TIPS, 2000, 21: 211-217.

[11] Court J, Martin-Ruiz C, Piggott M, et al. Nicotinic receptor abnormalities in Alzheimer's disease. Biol Psychiatry, 2001, 49: 175-184.

[12] Damaj M I, Meyer E M, Martin B R. The antinociceptive effects of alpha7 nicotinic agonists in an acute pain model. Neuropharmacology, 2000, 39(13): 2785-2791.

[13] Dominguez del Toro E, Juiz J M, Peng X, et al. Immunocytochemical localization of the alpha 7 subunit of the nicotinic acetylcholine receptor in the rat central nervous system. J Comp Neurol, 1994 Nov 15, 349(3): 325-342.

[14] Dunbar G L, Rylett R J, Schmidt B M, et al. Hippocampal choline acetyltransferase activity correlates with spatial learning in aged rats. Brain Re, 1993, 604: 266-272.

[15] Eagger S A, Levy R, Sahakian B J. Tacrine in Alzheimer's disease. Lancet. 1991, 337: 989-992.

[16] Ellison M, McIntosh J, Olivera B M. Alpha-conotoxins ImI and ImII. Similar alpha 7 nicotinic receptor antagonists act at different sites J Biol Chem, 2003, 10, 278(2): 757-364.

[17] Fabian-Fine R, Skehel P, Errington M L, et al. Ultra-structural distribution of the alpha7 nicotinic acetylcholine receptor subunit in rat hippocampus. J Neurosci, 2001, 21:7993-8003.

[18] Fenster C P, Rains M F, Noerager B, et al. Influence of subunit composition on desensitization of neuronal acetylcholine receptors at low concentrations of nicotine. J Neurosci, 1997, 1, 17(15):5747-5759.

[19] Ferreira A R, F ü rstenau L, Blanco C, et al. Role of hippocampal M1 and M4 muscarinic receptor subtypes in memory consolidation in the rat, Pharmacol Biochem Behav, 2003, 74(2):411-415.

[20] Fujii S, Ji Z, Morita N, Sumikawa K. Acute and chronic nicotine exposure differentially facilitate the induction

of LTP. Brain Res, 1999, 30（1）:137–143.

[21] Galli R L, Fine R E, Thorpe BC, et al. Antisense oligonucleotide sequences targeting the muscarinic type 2 acetylcholine receptor enhance performance in the Morris water maze. Int J Neurosci, 2000, 103(1–4):53–68.

[22] Ghelardini C, Galeotti N, Matucci R, et al. Antisense 'knockdowns' of M1 receptors induces transient anterograde amnesia in mice. Neuropharmacology. 1999, 38(3):339–348.

[23] Giovannini M G, Pazzagli M, Malmberg–Aiello P, et al. Inhibition of acetylcholine–induced activation of extracellular regulated protein kinase prevents the encoding of an inhibitory avoidance response in the rat. Neuroscience, 2005, 136(1):15–32.

[24] Granon S, Poucet B, Thinus–Blance C, et al. Nicotinic and muscarinic receptors in the rat prefrontal cortex: differential roles in working memory, response selection and effortful processing. Psychopharmacology, 1995, 119（2）:139–144.

[25] Greba Q, Munro L J, Kokkinidis L. The involvement of ventral tegmental area cholinergic muscarinic receptors in classically conditioned fear expression as measured with fear–potentiated startle. Brain Res, 2000 Jul 7, 870(1–2):135–141.

[26] Grossberg G T. Cholinesterase inhibitors for the treatment of Alzheimer's disease: getting on and staying on. Curr Ther Res Clin Exp, 2003 Apr, 64(4):216–235.

[27] Guan Z Z, Nordberg A, Mousavi M, et al. Selective changes in the levels of nicotinic acetylcholine receptor protein and of corresponding mRNA species in the brain of patients with Parkinson's disease. Brain Res, 2002 Nov 29, 956(2):358–366.

[28] Gutiérrez R, Rodriguez–Ortiz C J, De La Cruz V, et al. Cholinergic dependence of taste memory formation: evidence of two distinct processes. Neurobiol Learn Mem, 2003, 80(3):323–331.

[29] Hamilton S E, Nathanson N M. The M1 receptor is required for muscarinic activation of mitogen–activated protein (MAP) kinase in murine cerebral cortical neurons. J Biol Chem, 2001, 276(19):15850–15853.

[30] Heeschen C, Weis M, Aicher A, et al. A novel angiogenic pathway mediated by non–neuronal nicotinic acetylcholine receptors. J Clin Invest. 2002 Aug, 110(4):527–536.

[31] Jones S, Sudweeks S, Yakel J L. Nicotinic receptors in the brain: correlating physiology with function. Trends Neurosci, 1999, 22(12):555–561.

[32] Joseph R. Environmental influences on neural plasticity, the limbic system, emotional development and attAChment: a review. Child Psychiatry Hum Dev, 1999 spring, 29(3):189–208.

[33] Kem W R. The brain alpha7 nicotinic receptor may be an important therapeutic target for the treatment of Alzheimer's disease: studies with DMXBA (GTS–21). Behav Brain Res, 2000, 113(1–2):169–181.

[34] Klink R, de Kerchove d'Exaerde A, Zoli M, et al. Molecular and physiological diversity of nicotinic acetylcholine receptors in the midbrain dopaminergic nuclei. J Neurosci, 2001, 21(5):1452–1463.

[35] Kuczewski N, Aztiria E, Gautam D, et al. Acetylcholine modulates cortical synaptic transmission via different muscarinic receptors, as studied with receptor knockout mice. J Physiol, 2005 August 1, 566(Pt 3): 907–919.

[36] LA Chowicz JE, Duffy RA, Ruperto V, et al. Facilitation of acetylcholine release and improvement in cognition by a selective M2 muscarinic antagonist, SCH 72788. Life sci, 2001, 68(22–23):2585–2592.

[37] Malenka R C. LTP and LTD: dynamic and interactive processes of synaptic plasticity. Neuroscientist, 1995, 1(1):35–42.

[38] Martin–Ruiz CM, Piggott M, Gotti C et al. Alpha and beta nicotinic acetylcholine receptors subunits and synaptophysin in put amen from Parkinson's disease. Neuropharmacology, 2000, 39(13):2830–2839.

[39] Matsuyama S, Matsumoto A. Epibatidine induces long–term potentiation (LTP) via activation of $\alpha_4\beta_2$ nicotinic acetylcholine receptors (nAChRs) in vivo in the intact mouse dentate gyrus: both alpha7 and $\alpha_4\beta_2$ nAChRs essential to nicotinic LTP. J Pharmacol Sci, 2003, 93(2):180–187.

[40] Mcnerney ME, Pardi D, Pugh P C, et al. Expression and channel properties of α –bungarotoxin–sensitive acetylcholine receptors on chick cillary and choroids neurons. J Neurophysiol, 2000, 84(3):1314–1329.

[41] Miasnikov A A, McLin D 3rd, Weinberger N M. Muscarinic dependence of nucleus basalis induced conditioned receptive field plasticity, Neuroreport, 2001, 12(7): 1537–1542.

[42] Mike A, Castro N G, Albuquerque E X. Choline and acetylcholine have similar kinetic properties of activation and desensitization on the alpha7 nicotinic receptors in rat hippocampal neurons. Brain Res, 2000, 882(1–2):155–168.

[43] Miyakawa T, Yamada M, Duttaroy A, et al. Hyperactivity and intact hippocampus–dependent learning in mice lacking the M1 muscarinic acetylcholine receptor. J Neurosci, 2001, 21(14):5239–5250.

[44] Mogg A J, Whiteaker P, McIntosh J M, et al. Methyllycaconitine is a potent antagonist of alpha–conotoxin–MII–sensitive presynaptic nicotinic acetylcholine receptors in rat striatum. J Pharmacol Exp Ther, 2002, 302(1):197–204.

[45] Murray I V J, Lee V M Y, Trojanowski J Q. Synucleinopathies: a pathological and molecular review. Clin Neurosci Res, 2001, 1(6):445–455.

[46] Nai Q, McIntosh J M, Margiotta J F. Relating neuronal nicotinic acetylcholine receptor subtypes defined by subunit composition and channel function. Mol Pharmacol, 2003 Feb, 63(2):311–3244.

[47] Nestler E J, Hyman S E, Malenka R C. Molecular neuropharmacology: a foundation for clinical neuroscience. 1st Ed. New York: McGraw–Hill, 2001.

[48] Nordberg A. Neuroreceptor changes in Alzheimer disease. Cerebrovasc Brain Metab Rev, 1992 winter, 4(4):303–328.

[49] Orr–Urtreger A, Broide R S, Kasten M R, et al. Mice homozygous for the L250T mutation in the α_7 nicotinic acetylcholine receptor show increased neuronal apoptosis and die within 1 day of birth. J Neurochem, 2000, 74(5):2154–66.

[50] Pang Y P, Quiram P, Jelacic T, et al. Highly potent, selective, and low cost bis–tetrahydrozcridine inhibitors of acetyl cholinesterase. J Biol Chem, 1996, 271(39):23646–23649.

[51] Papke R L, Porter Papke J K. Comparative pharmacology of rat and human alpha7 nAChR conducted with net charge analysis. Br J Pharmacol, 2002, 137(1):49–61.

[52] Parnetti L, Senin U, Mecocci P. Cognitive enhancement therapy for Alzheimer's disease. The way forward. Drugs, 1997, 53(5):752–768.

[53] Parsons S M. Transport mechanisms in acetylcholine and monoamine storage. FASEB J, 2000, 14(15):2423–

2434.

[54] Paterson D, Nordberg A. Neuronal nicotinic receptors in the human brain. Prog Neurobiol, 2000 May, 61(1):75–111.

[55] Prenzel N, Zwick E, Daub H, et al. EGF receptor transactivation by G–protein–coupled receptors requires metalloproteinase cleavage of proHB–EGF. Nature. 1999 Dec 23–30, 402(6764):884–888.

[56] Robinson S R, Bishop G M. A beta as a bioflocculant: implications for the amyloid hypothesis of Alzheimer's disease. Neurobiol Aging. 2002 Nov–Dec, 23(6):1051–1072.

[57] Rosenblum K, Futter M, Jones M, et al. ERKI/II regulation by the muscarinic acetylcholine receptors in neurons. J Neurosci, 2000, 20(3): 977–985.

[58] Selkoe D J. Alzheimer's disease: genes, protein, and therapy. Physiol Rev. 2001, 81(2):741–766.

[59] Sharma G, Vijayaraghavan S. Nicotinic cholinergic signaling in hippocampal astrocytes involves calcium–induced calcium release from intracellular stores. Proc Natl Acad Sci USA, 2001, 98(7):4148–4153

[60] Shaw S, Bencherif M, Marrero MB. Janus kinase 2, an early target of α7 nicotinic acetylcholine receptor–mediated neuroprotection against Aβ–(1–42) amyloid. J Biol Chem, 2002, 277(47):44920–44924.

[61] Si M L, Lee T J F. Presynaptic alpha7–nicotinic acetylcholine receptors mediate nicotine–induced nitric oxidergic neurogenic vasodilation in porcine basilar arteries. J Pharmacol Exp Ther, 2001, 298(1):122–128.

[62] Skok Ⅵ. Nicotinic acetylcholine receptors in autonomic ganglia. Auton Neurosci, 2002, 97(1):1–11.

[63] Steensland P, Simms J A, Holgate J, et al. Varenicline, an alpha4beta2 nicotinic acetylcholine receptor partial agonist, selectively decreases ethanol consumption and seeking. Proc Natl Acad Sci USA, 2007, 104(30):12518–12523.

[64] Sugimoto H, Yamanishi Y, Iimura Y, et al. Donepezilhy drochloride(E–2020)and other AChEIs. Curr Med Chem, 2000, 7(3):303–339.

[65] Summers W K, Majovski L V, Marsh G M, et al. Oral tetrahydroaminoacridine in long–term treatment of senile dementia, Alzheimer type. N Engl J Med, 1986, 315(20):1241–1245.

[66] Treinin M, Chalfie M. A mutated acetylcholine receptor subunit causes neuronal degeneration in C. elegans. Neuron, 1995 Apr, 14(4):871–877.

[67] Trojanowski J Q. Emerging Alzheimer's disease therapies: focusing on the future. Neurobiol Aging, 2002, 23(6):985–990.

[68] Uryu S, Tokuhiro S, Murasugi T, et al. A novel compound, Rs–1178 specifically inhibits neuronal cell death mediated by beta–amyloid–induced macrophage activation in vitro. Brain Res, 2002, 946(2):298–306.

[69] Webster R. Neurotransmitters, drugs and brain function. 1st ed. Chi Chester: John Wiley & Sons, 2001.

[70] 李加荣，杨新华，李媛艳，等．他克林二联体类似物的合成和药理研究进展．合成化学，2003, 11(3): 209–212.

[71] 梅镇彤．学习记忆的神经生物学．上海：科技教育出版社，1997:12.

[72] 茹立强，王才源，殷光甫．神经科学基础．北京：清华大学出版社，2004: 303.

[73] 舒斯云，包新民，张魁华．大鼠纹状体边缘区内烟碱型乙酰胆碱受体 mRNA 的表达．第一军医大学学报，2001, 21(1): 1–4.

[74] 王洪新，王键．石杉碱甲的研究进展．中国野生植物资源，2001, 20(6): 4-10.

[75] 宣爱国，龙大宏，杨丹迪，等，BDNF 和神经干细胞联用对老年痴呆鼠基底前脑胆碱能神经元和学习记忆的影响．神经解剖学杂志，2005, (4): 37-43.

[76] 张均田．老年痴呆症的发病机理及治疗策略．药学学报，2000, 35(8): 535-640.

[77] 章海燕，唐希灿．石杉碱甲：具有治疗神经退行性疾病的前景药物．上海医药，2003, 24(3): 112-120.

第十二章
阿尔茨海默病的神经功能和影像学

内容提要

近年来，临床上神经电生理和神经影像学（结构影像学和功能影像学）检查在阿尔茨海默病的早期诊断和鉴别诊断方面取得了长足的发展。常见的方法有采用电磁信号检测的脑电图、脑磁图、血氧水平依赖性测量的功能磁共振成像等，它们为判断大脑认知功能提供了一种客观的、灵敏的、无创性的、有价值的电生理指标，在阿尔茨海默病的准确诊断和早期发现中起到不可替代的价值，使得早期干预和治疗阿尔茨海默病成为可能，也为阿尔茨海默病的研究带来更加广阔的空间。

目　录

阿尔茨海默病是老年人最常见的慢性神经退行性疾病之一，是一种极具破坏性的进行性神经系统变性病，主要表现为记忆力减退，并伴有其他认知功能损害的获得性、持续性、进展性智能减退综合征。在我国年龄 >65 岁的老年人群中，阿尔茨海默病的发病率为 5% ~15%，并且随着年龄的增长而剧增。目前，阿尔茨海默病临床诊断没有特异指标，治疗上没有特效药物，患者就诊率低，接受治疗比例低。因此，寻找适合无创的、功能性、敏感、可靠的早期诊断阿尔茨海默病的方法显得尤其重要。近年来，临床上神经电生理和神经影像学（结构影像学和功能影像学）检查在阿尔茨海默病的早期诊断和鉴别诊断方面取得了长足的发展。

目前，能反映脑功能的影像方法有许多种，常见的方法可以分为有创和无创 2 类（见图 12-1）。无创的方法包括采用电磁信号检测的脑电图（electroencephalography，EEG）和脑磁图（magnetoencephalography，MEG），血氧水平依赖性测量的功能磁共振成像（functional magnetic resonance imaging，fMRI）和测量代谢水平的近红外光谱（near-infrared spectroscopy，NIRS）等技术。此外，脑神经信息的获取还可以采用有创的方法，包括神经元放电信号（spikes）测量及皮层电位（electrocorticography，ECoG）的测量。

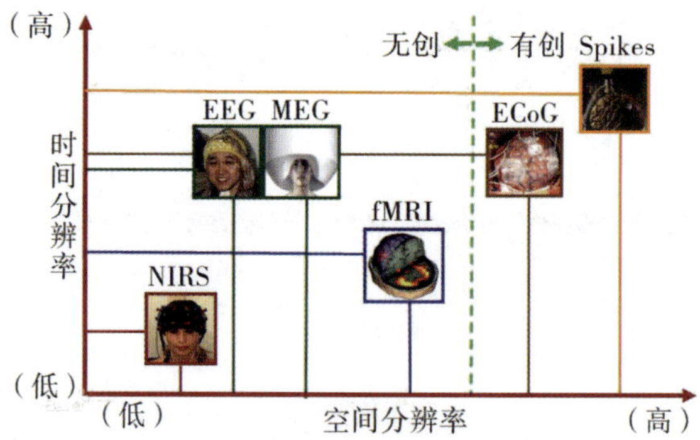

图 12-1　脑功能影像学方法

第一节　神经电生理

神经电生理学是研究肌肉和神经细胞电活动的科学，为判断大脑认知功能提供了一种客观的、灵敏的、无创性的、有价值的电生理指标。因此，电生理检查在一定程度上是很重要的辅助诊断方法，特别是药物治疗评价的重要手段。目前，电生理检查手段为脑电图和诱发电位。

目前通过脑电图（EEG）事件相关电位（ERP）以及脑电事件相关电位（EEG/ERP）等神经电生理技术对认知方面的研究相对较多，这些技术为阿尔茨海默病（AD）的临床诊断和治疗提供了有价值的线索。由于阿尔茨海默病的特征是认知功能的进行性衰退，因此在诊断或在治疗随访过程中，功能性检查是较为实用的方法。除了 CT、MRI、神经心理学辅助检查诊断外，应用脑电图事件相关电位以及脑电事件相关电位等神经电生理技术，在鉴别早期阿尔茨海默病患者和健康老人时方面有一定的帮助和实用价值。根据脑电波形情况来评价痴呆患者脑功能异常程度，能比较客观地反映老年人的脑机能水平，又可以对痴呆类别进行鉴别，这类指标具有较大的临床辅助意义，可以作为检查阿尔茨海默病患者脑机能的一项常用指标。

一、脑电图

脑电图（electroencephalogram，EEG）是研究脑科学的重要工具。从临床医学角度来看，脑电图是评价脑功能状态的一个敏感指标，是通过电极记录下来的脑细胞群的自发性、节律性电活动。阿尔茨海默病被认为是以认知和记忆损害为特征的器质性疾病。由于脑电图反映的是大脑皮质的功能，因此有助于对器质性脑综合征的诊断和预后评估。

（一）正常老年人的脑电图（EEG）

由于阿尔茨海默病主要发生于老年人，因此了解正常老年人的脑电图改变非常必要。α 波频率是脑电图的一个重要特征，成人的 α 波频率在 8~13Hz。1977 年 Huges 发现，70~80 岁之间的老年人（尤其是 80~90 岁之间）与年轻人相比较，其后头部的频率变慢。随后，Arenas 等（1986）、Katz 和 Horowitz（1982）及 Torres 等（1983）几位学者研究发现，正常老年人的平均 α 波频率接近 10Hz。虽然早期有些研究均发现老年人的 α 频率变慢，但由于选择的对象不同，得出的结论亦有一些差异。Pedley 和 Miller 等（1983）认为，α 频率 <8.5Hz 是不正常的；也有人认为老年人 α 节律低于 8Hz 就不正常。但更多学者研究发现，几乎所有 84 岁以下健康、认知功能正常的受试者的 α 节律均在 8Hz 以上。具有代表性的 Soininen 和 Riekkinen（1992）研究发现，年龄大与 α 波频率变慢没有相关性，δ、θ、α 和 β 相对活动频率在各年龄组间没有差别。另外，Benner 等（1995）的一项老年人的研究发现，年龄在 60~87 岁老人尽管线性分析显示脑波频率随年龄增大而变慢，但是将他们按 10 岁一个年龄段进行分组后比较，差异没有显著性。有研究发现，正常老年人的 EEG 常有局灶性 θ 和 δ 慢活动的现象，这种慢波常局限于颞区，而且多在左侧，并且在老年人中还存在变异（Katz et al，1982）。这种慢波主要出现在左侧，原因不明，这种现象被称为“老年人良性颞一过性慢波（benign temporal transients of elderly）”（见图 12-2）。有学者（Torres et al，1983）认为如果按照年轻人的标准来判断，52% 无症状的健康老年人的 EEG 是不正常的。但是 Arenas（1986）等发现，经过筛选确定健康的 50 例老人中（年龄在 60 岁以上），36% 的觉醒期 EEG 存在颞区间歇性局限性慢波活动，这与 Katz 和 Horowitz（1982）的研究结果一致。

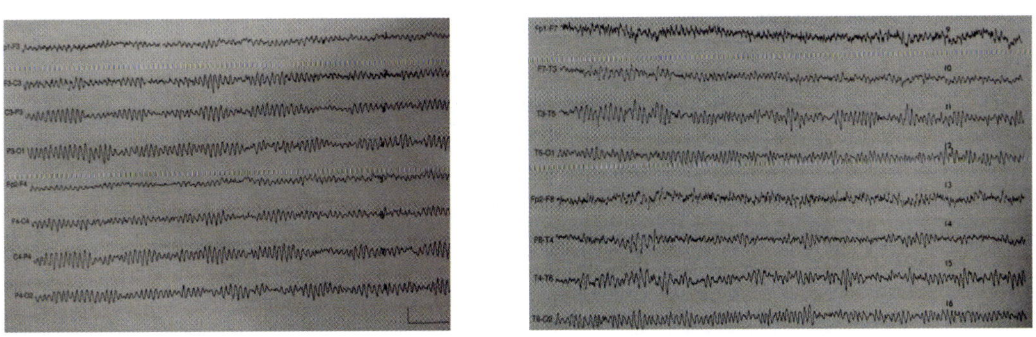

A. 男，80 岁，正常脑电图，为 9~10Hz α 节律　B. 男，78 岁，正常脑电图，老年人良性颞区一过性慢波

图 12-2　正常脑电图波型

脑电图前额部慢波增多可能是脑老化的自然体现。出现轻度颞叶慢波活动的临床意义还不明确，多数研究并没有显示这些局灶性异常活动与神经系统损害之间有相关性（Benner et al，1995）。而颞部慢波增多对认知功能下降有良好的预测作用，因此脑电图可被用作认知功能减退的辅助诊断工具（苗茂华，2005）。

（二）阿尔茨海默病（AD）的脑电图

世界范围的流行病学研究显示，阿尔茨海默病在 65 岁以上的人群中发病率为 2%~6%（Rocca et al，1986），而 50%~60% 的痴呆病例是阿尔茨海默病（Terry et al，1983）。大多数阿尔茨海默病患者缺乏明显家族史，属于散发病例，临床起病隐匿，进行性加重，多种高级皮层认知功能损伤，而全身其他方面状况相对良好。Terry 和 Katzman（1983）综述多个研究发现，阿尔茨海默病的 EEG 变化是全面性的，异常率为 87%（Gordon，1968），以弥漫性背景活动异常为主。病程早期临床症状轻时脑电图可以正常，或仅表现为 α 节律变慢（8~9Hz），调节不良，或有 α 波泛化现象。以后后头部节律进一步减慢，弥漫的低至中波幅 θ 活动增多。随着疾病的发展，认知损伤的加重，θ 活动成主要的背景活动，且出现不规则弥漫 δ 活动（见图 12-3）；也可能出现全面性、高波幅、规则或半节律性 δ 活动，以额颞区占优势。自发或巴比妥类药物诱发的 β 活动减少或消失。阿尔茨海默病患者的睡眠周期遭到破坏，纺锤波发育较差，K 综合波也难被激发。局灶性异常不是阿尔茨海默病的 EEG 特征。Gordon 等（1968）和 Ohannesson 等（1979）研究认为。痴呆患者智力损害的严重程度和脑电图的异常呈现正相关。阿尔茨海默病患者的 EEG 很少出现癫痫样放电，极少数的阿尔茨海默病患者会随病情进展出现肌阵挛，但他们的 EEG 缺乏像 CJD 那样的特征性的周期性尖 - 慢复合波（periodic sharp-wave complexes，PSWC）。在严重病例可见三相波发放，常出现在枕后区域。研究还发现，三相波通常和痴呆的严重程度有关。

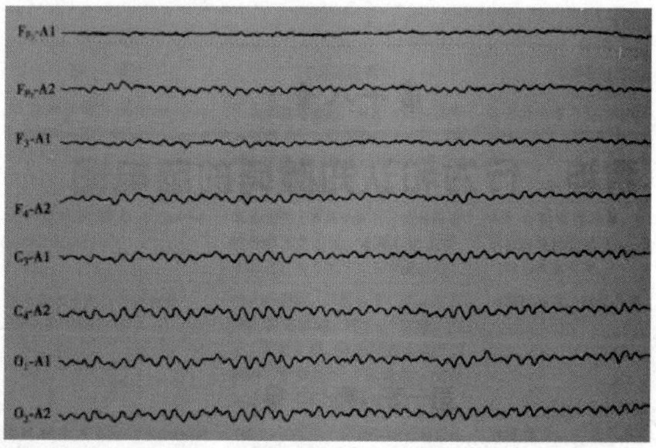

男，70 岁，阿尔茨海默病，轻度异常脑电图，持续性、弥漫性节律性 θ 波。

图 12-3　阿尔茨海默病脑电图波形

尽管许多研究报道，几乎所有的阿尔茨海默病患者均有 EEG 异常，表现为背景节律变慢，但这种结论仅在中 - 重度痴呆患者中较为肯定。中至晚期的阿尔茨海默病患者 EEG 大多数表现为中 - 重度异常，不论是目测还是计算机分析，均与认知损伤程度之间有较好的相关性。研究表明，清醒期 EEG 异常对阿尔茨海默病诊断敏感性为 87%，阴性预测值为 0.83。异常 EEG 对阿尔茨海默病的诊断有 82.5% 的预测价值，但是在认知障碍出现的早期阶段，患者的 EEG 可能是正常的。因此，EEG 完全正常的痴呆患者一般可排除阿尔茨海默病。此点对鉴别阿尔茨海默痴呆和假性痴呆有一定帮助，假性痴呆清醒 EEG 多为正常或轻度异常。

EEG 对于预测痴呆进展方面的研究：Berg 和 Williams（1995）、Coben 等（1985）发现应用频谱、EEG 分析后，EEG 不能预测阿尔茨海默病患者在随访 1 年后痴呆的进展情况。还有学者发现 EEG 异常的患者与 EEG 正常的患者比较，两者认知功能损害的表现不同，那些在首次检查后的 1 年随访期内出现 EEG 恶化表现的患者，相比 EEG 平稳的患者，其应用能力方面下降更明显，有发生锥体外系症状的趋势，而且难于独立生活。

影像学研究发现，痴呆患者的认知损害与疾病相关的脑室大小、脑沟扩大有一定相关性，尤其在痴呆严重阶段明显。然而，阿尔茨海默病患者弥散性 EEG 异常和脑萎缩程度并不相关，因为 EEG 反映的是脑功能紊乱而不是神经组织的减少，故两者之间不相关可以理解。但是，大部分神经功能研究发现，EEG 背景波慢化的程度与患者认知功能损害的程度相关。

（三）阿尔茨海默病与睡眠脑电图（冯峰 等，2008）

Kleitman 及 Dement 于 1957 年观察到成人睡眠中有周期性眼球运动，在描记脑电图的同时描记了眼电图，发现睡眠分为快速眼动（Rapid Eye Movement，REM）睡眠及非快速眼动（Non Rapid Eye Movement，NREM）睡眠两种时相。从此，人们对睡眠的认识有了重大的突破，开始了睡眠研究的新阶段。

阿尔茨海默病患者睡眠脑电图的研究也得到了迅速发展。Montplaisir 等（1996）研究了阿尔茨海默病患者的睡眠结构和 REM 睡眠的特点，发现阿尔茨海默病患者 REM 睡眠的平均时限缩短，故 REM 睡眠占总睡眠的比例较正常对照缩短。而且，阿尔茨海默病患者 REM 睡眠 EEG 的减慢程度较清醒 EEG 更为显著。研究发现，相对于清醒 EEG 而言，阿尔茨海默病患者的睡眠 EEG，尤其是 REM 睡眠 EEG 的慢波化更明显。早期研究表明，REM 睡眠 EEG 的改变可作为预测阿尔茨海默病状态的较好指标。REM 睡眠 EEG 的变化更突出，主要表现为单纯 δ 活动和 θ 活动的增加及单纯 α 和 β 活动的减少。Petit D 等（1993）用区域频谱分析（Regional Spectral Analyses）研究了 8 例轻中度阿尔茨海默病患者清醒和 REM 睡眠的 EEG，与正常对照相比，阿尔茨海默病患者额区、顶枕区和颞区的清醒 EEG 有某种程度的变慢，而单个波段和慢波快波（慢快比）在 REM 睡眠中改变更明显，且 REM 睡眠 EEG 最显著的特征是不同区域的减慢程度不一致。Hassainia 等（1997）用显著概率图（significance probability mapping）研究了阿尔茨海默病患者 EEG 变慢的特定皮质区域，发现 REM 睡眠 EEG 在颞区和额区变慢更明显，而清醒 EEG 仅在额区明显变慢。REM 睡眠 EEG 的量化分析结果与阿尔茨海默病的整体认知功能也存在相关性，而且与两侧大脑半球的局部皮质血流量的非对称性亦有相关。REM 睡眠 EEG 较清醒 EEG 更适合作为阿尔茨海默病的生物学指标。阿尔茨海默病患者除了 REM 睡眠 EEG 波频变慢、平均时限缩短外，NREM 睡眠 EEG 亦有异常表现，主要表现为 II 期睡眠纺锤和 K 综合波减少。因清醒 EEG 对阿尔茨海默病的鉴别诊断价值有限，人们就运用了诸如脑电地形图（BEAM）REM 睡眠 EEG 等新技术来提高痴呆电生理学检查方法的灵敏度和特异度。REM 睡眠 EEG 改变可有效鉴别阿尔茨海默病和其他多种疾病。

（四）多发脑梗死性痴呆（MID）的脑电图

在痴呆的病因方面，阿尔茨海默病也可合并其他痴呆。多发脑梗死性痴呆（MID）是仅次于阿尔茨海默病的常见病因，老年人多发，有时患者这两种病同时存在。和阿尔茨海默病相比，EEG 局灶性异常在 MID 中更常见。HAChinski 和 Bowler J（1993）等对 MID 的定义为：由于多发的梗死（任何单独的一个均不能导致痴呆）导致全面的认知损害，强调了痴呆反映的是多个梗死的累积效应。局灶性异常的范围和程度取决于脑梗死的部位和范围，梗死范围越大，局灶性异常越明显。局灶性或一侧性 EEG 异常见于典型的多发性脑梗死。但 60% 的缺血性脑血管病 EEG 没有明显的局灶性异常，而是表现为弥漫性异常。深部小的腔隙性脑梗死对 EEG 的影响不大。

Robert 等（1978）对 33 例血管性痴呆患者和 48 例非血管性痴呆患者的脑电图进行了比较研究，分为 4 型进行描述：Ⅰ型（正常 EEG）、Ⅱ型（β 活动过多）、Ⅲ型（θ 活动为主）

与Ⅳ型（δ 活动为主）。在血管性痴呆中，Ⅰ型和Ⅱ型占 33%，Ⅲ型占 61%，Ⅳ型占 6%；而在非血管性痴呆中，Ⅲ型占 46%，Ⅳ型占 19%。值得注意的是，74% 的血管性痴呆患者有局灶性的 EEG 异常，而非血管性痴呆患者仅为 19% 局灶性异常。

因此，EEG 的局灶性慢波和局灶性神经系统体征有助于鉴别血管性痴呆和阿尔茨海默病的痴呆。Leuchter（1992）根据皮层－皮层相干性和长束皮层－皮层下网络相干性的比例，成功地鉴别了 76% 的患者为阿尔茨海默病患者。还有学者发现了频谱的差别：阿尔茨海默病与同样程度痴呆的 MID 患者相比，阿尔茨海默病患者有更多的 θ 和 δ 波，更少的 α 波。

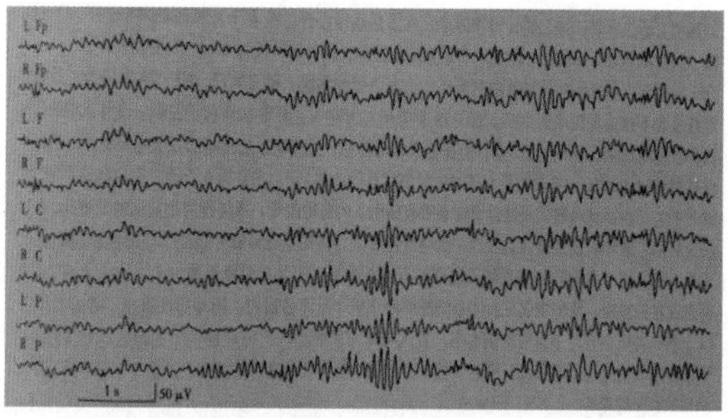

男，67 岁，MID，轻度异常脑电图，θ 节律呈阵发性出现，右侧中央、顶区著显著。

图 12-4　多发脑梗死性脑痴呆脑电图波形

二、事件相关电位

（一）事件相关电位原理

事件相关电位（event-related potentials，EP）为外部刺激引起的神经系统电变化，可采用信号平均技术进行记录。这些所谓的诱发电位（EP），其本质为在很大程度上依赖于外部刺激的电位，通称为“外源性”或“刺激相关性”电位，包括脑干听觉诱发电位（BAEP）、躯体感觉诱发电位（SEP）、视觉诱发电位（VEP）、经颅电或磁刺激产生的运动诱发电位（VEP），均在临床得到广泛应用。总的来讲，这些电位均不依赖于受试者的注意水平或对刺激感兴趣的程度，可以在受试者睡眠时或者意识丧失时记录。

然而还有一类诱发电位称为内源性或事件相关性电位（endogenous or event-related potential，ERP），定义为：一种特殊的、长潜伏期的脑诱发电位，是指受试者注意到某客观事物并对其进行高级认知加工时，如思维、情感、记忆、判断等，通过平均叠加技术在其头颅表面记录到的大脑电位。经典的 ERP 成分是指 P1、N1、P2、N2、P3（P300）。事件相关电位不但能够反映机体生理过程的电位变化，而且还反映了认知过程的心理活动（陈兴时 等，2001），故也被称为“认知电位”。由于在 300ms 左右出现的正相认知电位最具代表性，所以简称 P300。

同外源性 EP 一样，ERP 也可以在对外界刺激进行反应时记录到。但与外源性 EP 不同的是，这些电位只有在受试者选择性注意到刺激串时才出现，并且只有当受试者能够从一组刺激（非靶）中区分出一个刺激或事件（靶）时才能诱发。此外，预期的刺激意外消失时也可以记录到这些电位。因此，ERP 相对独立于刺激的物理特征，而更主要地依赖于靶刺激或实际出现的事件的设置。

实验研究发现，ERP 和区分靶与非靶刺激作业中的有关各种认知加工过程密切相关。常用的用于诱发 ERP 的实验设计是所谓的 Oddball 系列。在这种模式下，受试者需要注意两种不同的刺激，其中一种刺激呈现的频率较高（频繁刺激），并由此造成受试者的预期；另一种刺激的呈现频率很低（少见刺激），正是这种低频率刺激诱发出 ERP 内源性的成分。P300 一般在 300~350ms 引出，1000ms 后消失。说明它和普通诱发电位的不同，绝不是“纯生理反应”过程，而是含有丰富的心理意义的过程，反映了大脑对信息的初步认知加工。

（二）阿尔茨海默病的 ERP 研究

阿尔茨海默病和多发脑梗死性痴呆（MID）多见。Goodin（1986）报告 27 例伴有痴呆和 26 例不伴有痴呆的多发性脑梗死患者 P300 潜伏期（PL）较正常人延长。Cohen 对 40 例阿尔茨海默病患者及 40 例正常人采用视觉事件相关电位研究显示，患者组 P300PL 延长、N200~300 波段的波幅较正常人高。李卫平等（1994）对 10 例阿尔茨默海病患者和 19 例正常人进行听觉事件相关电位研究，发现阿尔茨海默病组患者 N1 波 PL 明显延长，P300 出现率低，为 40%，P300 PL 显著延长，波幅明显降低。一般认为，N1 可能与人的注意和警觉有关，P300 则与脑的认知过程密切相关，可反映智能状况。由以上结果提示，阿尔茨海默病患者在全面智能衰退的情况下，还伴有注意力和警觉性显著下降。此学者继续研究发现，在对阿尔茨海默病患者进行体外反搏循环脑灌注治疗后的 P300 出现率由 40% 增至 80%，PL 有缩短趋势，N1 的 PL 平均值也显著缩短，因此认为 P300 及 N1 在阿尔茨海默病研究中是值得注意的指标。

李长彬等（1993）对 57 例脑梗死患者及 40 例正常人进行听觉事件相关电位研究，发现脑梗死患者 37 例（65%）异常；P300 PL 延长，波幅降低，波形不整。同时进行临床认知能力 30 题和社会功能活动能力测试，与正常对照组有显著差异，说明认知能力和社会活动能力都下降。并将结果与 P300 做了比较，提示 P300 对老年脑梗死认知和判断能力是一项敏感、客观的检测手段。张景贵等对 36 例阿尔茨海默病患者、35 例 MID 患者和 35 例正常人进行听觉事件相关电位研究，发现 Alzheimer 病组、血管性痴呆组 ERP 测定的异常率为 94. 4%（34/36）和 85. 7%（30/35），2 组 ERP 中 N2、P3 波潜伏期较正常对照组延长，P3 波幅降低，其差异具有统计学意义（P<0. 01）；而 Alzheimer 病组 ERP 测定 N2、P3 波潜伏期较血管性痴呆组延长，P3 波幅降低，其差异具有统计学意义，认为阿尔茨海默病患者的认知功能损害比 MID 患者的认知功能损害更为严重。事件相关电位（ERP）是检测阿尔茨海默患者病认知功能的较客观的方法（见图 12-5、图 12-6）。

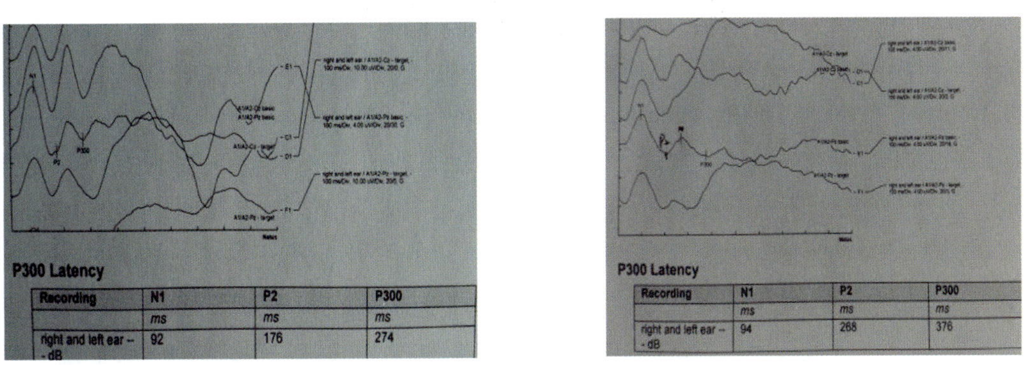

A. 正常认知电位 P300，潜伏期正常（274ms）　B. 阿尔茨海默病患者认知电位 P300，潜伏期明显延长（376ms）

图 12-5　认知电位 P300

三、展望

（一）EEG/ERP

国外学者将脑电图与事件相关电位结合进行研究（EEG/ERP）。ERP 用 EEG 测量，使用放置在颅骨表面的电极测量大脑的电位变化，EEG 反映神经处理的大量信息，其中也包括特殊事件刺激的信息，将多次的 EEG 结果进行叠加和平均后就得到特定的 ERP。

（二）ERP/fMRI

通过前面的 ERP 研究，有学者认识到情绪对认知功能的影响不是广泛性地促进或削弱那么简单，而是基于不同的认知系统、不同的神经机制，存在着特异性作用。李雪冰采用事件相关电位（ERP）和功能磁共振技术（fMRI），系统地考察了情绪和工作记忆 3 个子成分间的关系，将脑成像、电生理和行为方面的研究有机结合，可以用于阿尔茨海默病认知方面的研究。

（三）BCI- 生物反馈：脑机接口

“脑机接口”技术的原理是：当一个人的大脑在进行思维活动、产生意识（如动作意识）或受到外界刺激（如视觉、听觉等）时，伴随其神经系统运行的还有一系列脑电活动，这些脑电信号可以通过特定的技术手段加以检测，然后再通过信号处理（特征提取、功能分类等），从中辨别出当事人的真实意图，并将其思维活动转换为指令信号，以实现对外部物理设备的有效控制。基于该原理，“脑机接口”技术系统像任何通讯及控制系统一样，由输入（如使用者的脑电信号）、输出（如控制外部设备的指令）、信号处理和转换等功能环节组成。

阿尔茨海默病的脑电生理检查虽不及 CT 或 MRI 的定位定性，但可判断老年患者脑功能损害程度，了解神经元自发放电频率变化，而脑电图对脑缺血极敏感，变化优先于形态学改变。

然而，脑电图只能反映大脑皮质及网状结构的部分活动，因而有其不可回避的局限性。脑电图正常并不能完全排除脑器质性疾病的可能性，而且痴呆患者的初期显示脑电图正常者亦不少见。另外，也有痴呆症状轻微而脑电图明显异常者。这种情况可见于甲状腺功能低下、低血糖、肝性障碍等代谢疾病。这些疾病在初期是可逆的，经治疗后可完全恢复，因此脑电图对于因身体疾病而出现的痴呆能够早期发现。

第二节　神经影像学

阿尔茨海默病早期诊断依靠早期发现。阿尔茨海默病特异性病理物质，分子影像学在这方面显示出独特优势。寻找特异、敏感、半衰期长的示踪剂，提高检测技术，量化检测指标，并使之更好地为作出临床诊断服务及提高治疗效果服务，这必然是未来研究的热点和方向。随着神经影像学研究的快速发展，除了脑脊液的生物标志物外，影像学标记已被加入修订后的国家神经、交流障碍与中风研究所和阿尔茨海默病及相关疾病协会 NINCDS-ADRDA 诊断标准策略中，并已逐步成为 MCI 和阿尔茨海默病临床研究诊断和鉴别诊断的重要依据，受到越来越多临床医生和学者的关注。

目前，临床上应用于阿尔茨海默病研究主要是核医学及磁共振分子成像技术。核医学脑显像除了显示脑的形态结构以外，主要用于显示脑的功能性影像，反映脑在血流灌注、能量代谢、神经受体等功能方面的变化。而且往往在脑的形态结构发生改变前便可获得功能改变的证据。后者常常反映疾病早期的病理、生理异常，故核医学分子成像技术在发现早期阿尔茨海默病病理性改变方面较传统的影像学技术显示出一定优势。阿尔茨海默病的特征性病理学改变主要为细胞 β－淀粉样多肽（β-amyloid peptides，Aβ）沉积及细胞内神经元纤维缠结（neurofibrillary tangles，NFT），并有皮质神经元及轴突的丢失。β－淀粉样多肽的生成和蓄积是阿尔茨海默病发病机制的中心环节。在体内发现 β－淀粉样多肽或 NFT 等特征性病理物质的沉积是早期诊断的关键，在此基础上，实现对阿尔茨海默病的早期干预，延缓病情进展，改善病情转归等有重要的现实意义。SPECT、PET 技术在诊断 MCI、早期阿尔茨海默病以及鉴别阿尔茨海默病与其他痴呆类型方面具有优势。

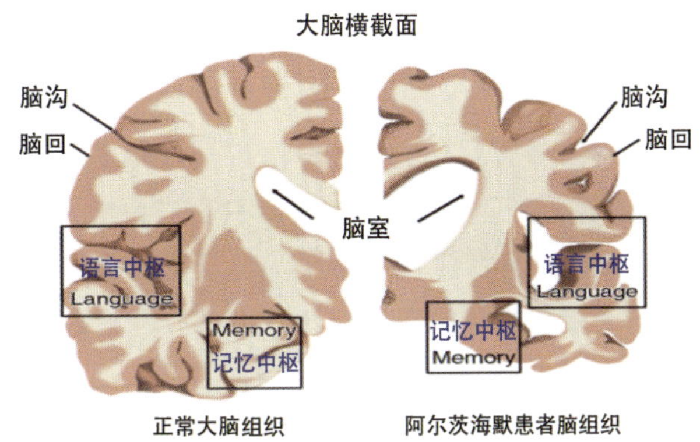

语言中枢(language)，记忆中枢(memory)

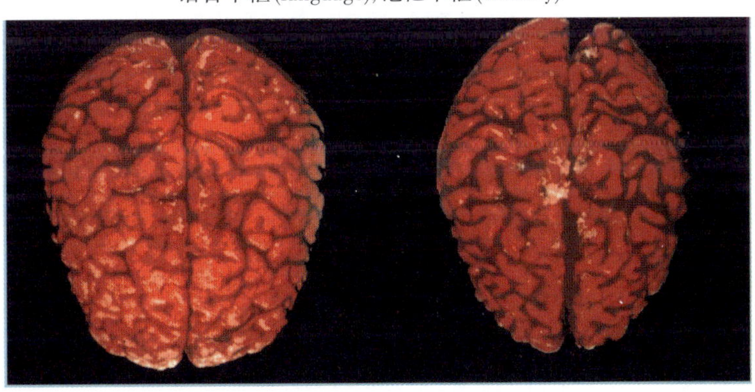

正常人（上左）和阿尔茨海默患者（上右）脑切片的改变

图 12-6 阿尔茨海默患者脑体积变化

一、有关图像采集分析中面临的问题

用皮层脑沟宽度（CSW）和三脑室宽度（TVW）分别作为衡量皮质萎缩和深层白质萎缩的指标。影像学研究发现，正常男性从 40 岁、女性从 50 岁就开始出现萎缩，60 岁以后出现显著改变。阿尔茨海默病患者的脑萎缩更加严重，50 岁以后就可出现普遍的萎缩，其中以海马区及顶－颞叶为著（Ritchie et al，2002）。

轻症阿尔茨海默病患者即可有脑萎缩存在。最近有人采用 MRI 截面体积定量研究，采用连续 MRI 结果叠加分析方法测定少量弥漫性大脑体积减小，在轻中度阿尔茨海默病患者组，脑萎缩的程度为同期健康老年人的 40 倍。Fox 等（1996）对 28 例具有家族性阿尔茨海默病高危因素、并无症状的阿尔茨海默病个体进行前瞻性观察，5 例发生阿尔茨海默病。通过体积定量 MRI 结果发现，疑患阿尔茨海默病者，每年脑萎缩平均为 1.5%，明显高于健康对照组的 0.2% 和其余 23 例未发生阿尔茨海默病的高危组的 0.1 %，提出采用敏感的测定方法，可在阿尔茨海默病的早期即发现脑萎缩的速率增加，在部分病例脑萎缩速率增加的出现先于临床症状。

早期发现和诊断阿尔茨海默病有关的病理结构变化，是影像学者关注的热点。高分辨率图像采集技术为人脑解剖结构的定量分析提供了一个非常有效的非侵入手段，被广泛用于早期阿尔茨海默病的检测和诊断中。但如何进行脑组织分割和三维脑结构的参数化，以及三维核磁共振数据的分割，算法的速度和精度是研究核磁共振脑图像分析的关键核心。

记忆障碍是阿尔茨海默病最早期和最突出的功能障碍。海马区主司记忆，通过 MRI 研究证实海马和内嗅皮质的早期变化与阿尔茨海默病的病理一致。发现阿尔茨海默病患者脑萎缩通常开始于内侧颞叶和边缘区，随后蔓延到顶叶，最后到额叶皮质。大量影像学观察研究数据表明，阿尔茨海默病患者存在着不同程度的海马体积萎缩和相应的侧脑室体积增大及颞角扩大现象。在阿尔茨海默病患者病程早期的脑部，海马及内嗅皮层和周围侧脑室的体积已出现明显的变化。首先累及的内嗅皮层和海马区域出现萎缩，之后逐渐扩展到扣带回和新皮质联合区。神经纤维的缠结数量与痴呆的程度呈正比关系。

但如何分析采集的影像数据，是研究阿尔茨海默病的关键。Laakso 等（1998）认为使用核磁共振图像中人工分割的海马，能高精度地区分正常人和阿尔茨海默病患者。其对 55 例阿尔茨海默病、43 例年龄相关性记忆损害（AAMI）、42 名认知正常的老年对照和 20 名年龄小于 50 岁的对照组，采用 MRI 测定海马体积和海马内侧面积，发现阿尔茨海默病组海马回萎缩明显，而 AAMI 和对照组无改变。采用这种定量的 MRI 测定可把 92% 的阿尔茨海默病与非阿尔茨海默病患者区分开来，同时测定海马面积只能区分 80%，提出海马体积定量方法可以在阿尔茨海默病早期即可发现海马萎缩的存在，具有较高的特异性和敏感性。但单凭如海马或内嗅皮质数据不足以将正常人、轻度认知障碍（MCI）和阿尔茨海默病患者区分开。

如何鉴别 MCI 和阿尔茨海默病早期也是影像学技术新的研究热点。轻度认知功能障碍（Mild Cognitive Impairment，MCI）是一种临界于正常的随机性认知能力改变和痴呆之间的认知损伤状态，“之间”并不一定“过渡”。MCI 和痴呆各为一种独立的综合征，但是 MCI 患者发生痴呆的比例比认知正常的人群发生痴呆的比例要高。MCI 分为单域遗忘型、多域遗忘型、单域非遗忘型和多域非遗忘型 4 种亚型。其中遗忘型 MCI（amnesic mild cognitive impairment，a-MCI）发展为阿尔茨海默病的概率大约是正常老人的 10 倍，部分 a-MCI 是阿尔茨海默病发病的前期。

结合多结构影像数据的综合分析有利于 MCI 和阿尔茨海默病患者的早期鉴别。Westman 等（2011）使用多元数据分析，更具体的正交偏最小二乘潜结构分析，通过结合脑整体和局部结构的体积多项测量，显著提高鉴别阿尔茨海默病、MCI 和年龄相当健康人群体的准确率。Plant 等（2010）结合支持向量机、贝叶斯统计和投票特征间隔 3 种不同的分类器，开发了一种新的数据挖掘框架，获得了预测 MCI 到阿尔茨海默病转化的模式匹配的一个量化指标，并发现大脑区域包括大脑前扣带回和眶额皮层最有预测性。Misra 等（2009）采用基线扫描和纵向跟踪脑萎缩方式，发现 SPARE-AD（用于早期识别阿尔茨海默病的空间模式异常）的脑萎缩模式变量，是一个预测 MCI 短期向阿尔茨海默病转化的标志物。范勇使用高维模式分类方法，整合分析 MRI 和 PET 图像，研究早期阿尔茨海默病结构和功能的标记物，发现多结构 MRI 和功能 PET 模态特征，在预测 MCI 中有高敏感性和特异性。宋余庆等（2010）使用加入旋转规范化循环算子的 Gabor 小波变换技术，对医学 CT 图像进行纹理特征分类的研究，解决了图像拍摄角度变化对分类产生的影响，提高了分类精确度。章讳讳采用扩散张量磁共振图像和模式识别技术，一种新的计算机辅助诊断方法，测量胼胝体膝部、胼胝体压部和海马的表观扩散系数和各向异性分数，可对阿尔茨海默病患者组与对正常对照组老年人进行鉴别。Davatzikos 等（2011）研究发现并提出 SPARE-AD 可以作为区分阿尔茨海默病和额颞叶痴呆的标志物，他们认为 SPARE-AD 不仅对预测老年人是否向到 MCI 的转归有良好的效果，也可以结合脑脊液标志物，对可能转化到阿尔茨海默病的 MCI 患者进行早期预测。也有人提出用一种基丁对称性的特征提取方法能提高病变明显的人脑 CT 图像识别度。应用优化基于体素的形态学方法分析阿尔茨海默病患者和正常对照者的 MRI 图像全脑和局部脑灰质的体积，结果发现阿尔茨海默病患者的全脑灰质体积明显降低，海马、海马旁回、颞叶、岛叶等局部脑区的体积明显萎缩。

尽管有关脑图像分析技术研究有了很大的进步，但是在提取与疾病病理相关的特征和分类器的使用上仍存在一些问题。而且，由于一些技术上的限制，如医学影像成像和医学影像分析等，对于大脑的结构和功能的认识还存在很多不足，尤其是对一些特定区域的认识没有一个统一的标准，存在一定的分歧。同时，这些问题影响脑图像分类准确率的提高，制约着脑影像研究的深入。

二、研究阿尔茨海默病常规的神经影像学方法

（一）线性测 ss 前角指数（FHI）

头颅最大内横径与前角间最大距离之商；三脑室宽度（TVW）：第三脑室的最大横径；皮层脑沟宽度（CSW）：测量颅 CT 平片最上 3 个层面脑沟的平均宽度；外侧裂宽度（LFW）：测量岛叶到颞叶内侧的最大距离（于慧玲 等，1994；吴恩惠，2001），见图 12-7。

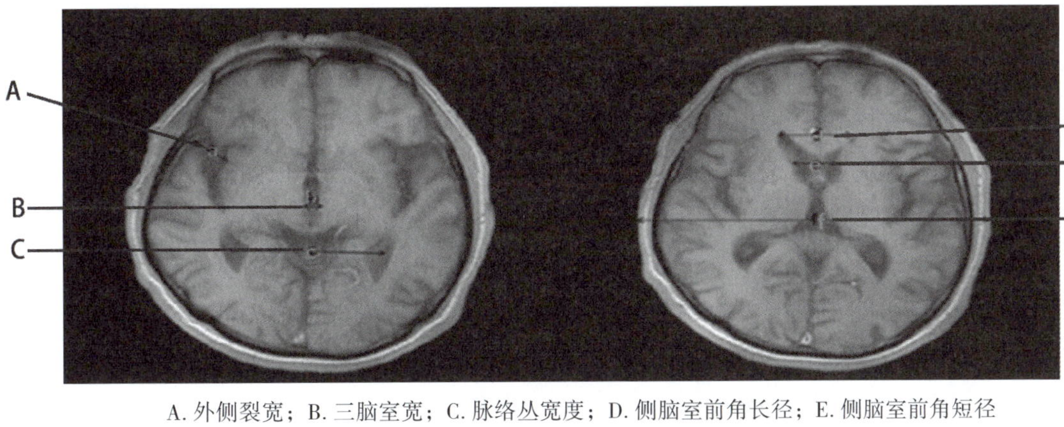

A. 外侧裂宽；B. 三脑室宽；C. 脉络丛宽度；D. 侧脑室前角长径；E. 侧脑室前角短径

图 12-7 阿尔茨海默病大脑灰质萎缩性测量

（二）海马体积和颅脑容积的测量

参考 Wolf 等（2001）和 Rossi 等（ 2007）的研究方法，应用西门子工作站重建后利用手工测绘法，分别测量左侧海马体积（LHPV）、右侧海马体积（RHPV）和颅脑容积（ICV）。

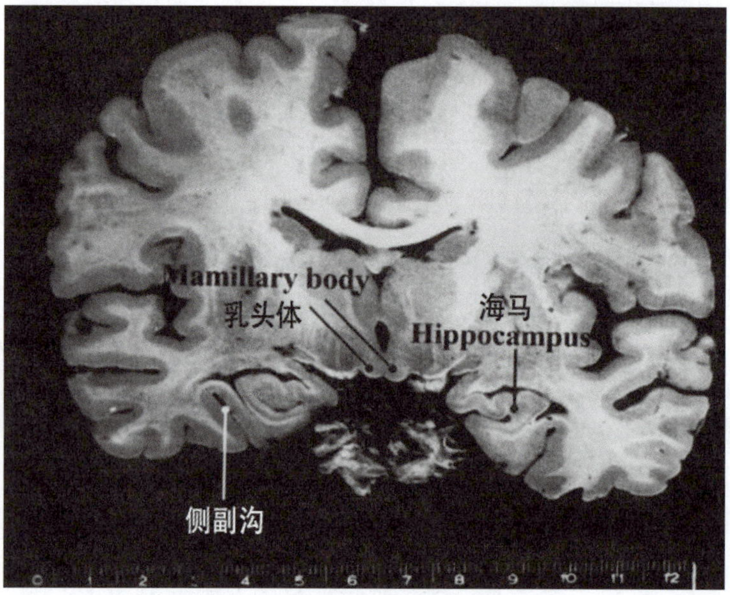

图 12-8　海马体积和颅脑容积的测量

首先确定海马的边界：头部起始处前上方以侧脑室沟状隐窝为界区分海马头部与杏仁体，下方以白质分隔海马和下托，外侧界为侧脑室颞角边缘，内侧分界较模糊，可从下界向内侧延伸，确定其大体轮廓，从该层面开始向后逐层勾勒冠状断面的海马面积；海马体部结构与头部略有差异，可见齿状回与海马呈“C”形环抱，但其定界与头部基本相同；海马尾部逐渐变细，上界为穹隆脚和胼胝体压部，下界为扣带回峡部和海马旁回，到四叠体平面终止。分别测量各断面的海马面积，再乘以扫描厚度 1mm，得出海马体积。颅脑容积的测定是将颅腔类似成一个椭球形，通过在 T1 加权像上的轴位测量颅腔的最大前后径、左右径，在矢状位上测量颅顶至枕骨大孔水平的距离，根据公式计算出颅腔的容积。

（三）线性测量常用指标

包括海马结构高度和宽度、脉络膜裂宽度、海马旁回高度、颞角高度和宽度、内嗅皮层厚度、脉络膜裂宽度与海马高度比值、海马高度与宽度乘积、颞角高度与宽度乘积。

（四）体积测量常用指标

包括海马结构、侧脑室颞角、海马旁回、内嗅皮层和部分颅腔体积。

（五）线性测量与体积测量的比较研究

体积指标和线性指标的敏感性、特异性均较高，前者鉴别能力更强。体积测量的操作复杂，而线性测量的方法简单易行。

（六）线性测量 / 体积测量在阿尔茨海默病有关研究中的应用

Laakso 等（1998）对 55 例阿尔茨海默病、43 例年龄相关性记忆损害（AAMI）、42 名认知正常的老年对照组采用这种定量 MRI 测定，认为应用海马体积定量方法可以在阿尔茨海默病早期发现海马萎缩，具有较高的特异性和敏感性。其次是海马旁回（Parahippocampal Gyrus，PHG）和内嗅区（entorhinal）萎缩。Krasuski 等（1998）对轻症阿尔茨海默病患者行双侧海马回、杏仁回和前后海马旁回的 MRI 影像测量，发现阿尔茨海默病患者右前 PHG 体积（包括内嗅皮层）和颞叶内侧（medial temporal lobe）体积明显缩小，对阿尔茨海默病患者组可达到 94% 的正确诊断。Jack 等（2005）研究发现，对照组海马回体积每年变化的平均速率为 -1.55%，颞叶角回体积每年增长平均速率为 6.15%，而在阿尔茨海默病组分别为 -3.98% 和 14.16%，明显高于对照组（$P<0.01$ 和 $P=0.002$），分别按年龄和性别配对比较，阿尔茨海默病患者海马回萎缩速率和颞叶角回增加的速率均为对照组的 2.5 倍，说明测量海马回和颞叶角回的体积变化对于诊断阿尔茨海默病和评估病程具有重要意义。Kantarci（2001）采用自动测量海马体积的方法也发现，正常人和阿尔茨海默病患者海马和内嗅皮质体积大小有明显差异。

此外，测量发现，阿尔茨海默病患者内嗅侧皮层（entorhinal）体积减小。Juottonen 等（1998）对 16 例经组织学证实的 Apo E4 等位基因阳性的阿尔茨海默病患者和无该基因携带的阿尔茨海默病患者，以及其 31 名年龄、性别配对的健康对照进行 MRI 测定内嗅侧皮层的体积，与对照组比较，Apo E4 基因携带的阿尔茨海默病患者鼻内侧皮层体积减少发生率 45%（女性大于男性，$P=0.014$），非携带者阿尔茨海默病患者发生率减少 27%，两者差异非常显著（$P=0.0001$）。通过测量研究还发现，阿尔茨海默病患者双顶叶进行性萎缩。Ross 等（2007）用纵向观察方法发现 4 例 MRI 图像上表现为双顶叶进行性萎缩，最终发生阿尔茨海默病，同时 SPECT 检测显示双顶叶低灌注。采用体积定量 MRI 测定发现，脑岛叶（insular）和顶叶皮层体积萎缩。疑诊阿尔茨海默病患者有显著的顶叶和脑岛叶皮层萎缩（$P<0.01$，$P<0.002$），这表明应用测量对早期诊断阿尔茨海默病具有重要意义。近年来的研究表明，MRI 体积测量比线性测量或面积测量诊断阿尔茨海默病更敏感，尤其对轻、中度的阿尔茨海默病患者，定期随访的体积测量被认为是目前诊断阿尔茨海默病最敏感的形态学方法。

值得注意的是：由于个体发育的差异，海马的体积具有个体的差异性，但其与颅脑的关系相对恒定，因而可以通过颅脑的容积来消除个体间海马体积的差异性，也就是海马体积的标准化处理：（海马体积 / 颅脑容积）× 1000。体积标准化公式 $V_n=V_i/PCV \times PCVA$。

（七）白质病变的半定量分级

根据 Abaron-Peretz 标准将白质病变分为 4 级：1 级为两侧侧脑室前角或侧脑室后角可见少许低密度区，2 级为两侧侧脑室前角和侧脑室后角均可见低密度区，3 级为沿侧脑室周围可见连续的斑片状低密度区，4 级为侧脑室周围及放射冠内可见成片的低密度区。

（八）白质病变的 DTI 定量测定

在阿尔茨海默病患者的病理损伤区域，分别选取联络纤维中的上纵束、下纵束和钩束，联合纤维中的胼胝体膝部、胼胝体压部，投射纤维中的内囊前肢、膝部和后肢，作为感兴趣区域（ROI），分别在 DTI 图上测量其 FA 值和 ADC 值，每个 ROI 大小控制在 5~10 个体素范围之内。FA 值代表纤维束的各向异性程度，范围在 0~1 之间，FA 值越接近 1，表示纤维束的各向异性越高；越接近 0，则表示纤维束的各向同性越大。ADC 代表白质中水分子的弥散程度，水分子的弥散运动越激烈，ADC 的值也就越大。纤维束中不同的颜色代表不同的走行：绿色代表纤维束前后走行，蓝色代表纤维束上下走行，红色代表纤维束左右走行，其他方向的走行是这 3 种颜色不同程度的混合色，颜色的亮暗反映 FA 值的大小。见图 12-9、图 12-10。

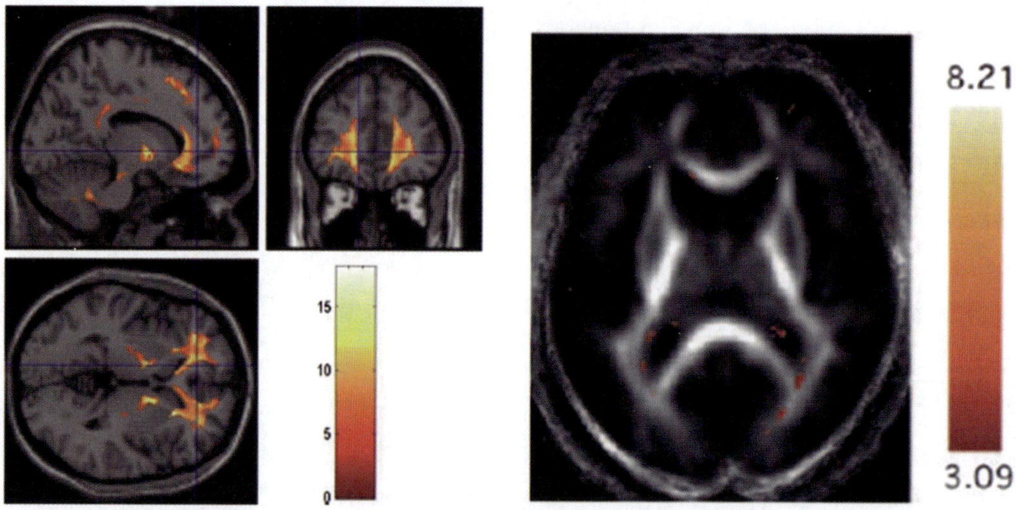

图 12-9 早期阿尔茨海默病患者前额叶和胼胝体膝部

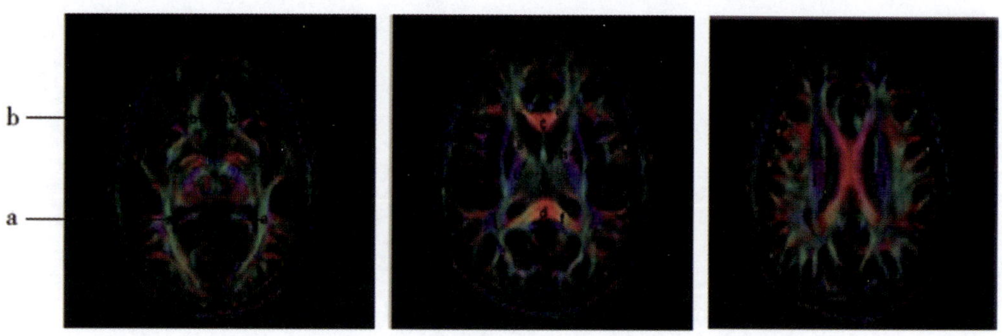

a. 下纵束；b. 钩束；c. 胼胝体膝部；d. 胼胝体压部；e. 扣带束前部；f. 扣带束后部；g. 内囊前肢；h. 内囊膝部；i. 内囊后肢；j. 上纵束

图 12-10 白质病变的 DTI 定量测定

（九）1H-MRS 扫描

以矢状位作为定位像，采用点分辨选择波谱（point resolved selective spectroscopy，PRESS）法进行扫描，分别采集感兴趣区域（ROI）。

尽量避开周围的侧脑室及脑沟脑池内的脑脊液和白质区域。利用分析软件对 MRS 原始数据进行处理后得出 N- 乙酰天门冬氨酸（NAA）、胆碱复合物（Cho）、肌酸（Cr）各物质的浓度，再转换成 NAA/Cho、NAA/Cr、Cho/Cr 等代谢物比值。

阿尔茨海默病的 ROI 的测量：主要将与阿尔茨海默病病理改变相关的区域，如海马、颞叶内侧、丘脑和内囊 4 个区域作为感兴趣区域（ROI）进行 MRS 代谢值的测量，测量不同 ROI 的 NAA、Cho、Cr 代谢值。研究认知损伤的代谢物如 NAA、Cho、MI、Cr、Lac、脂质（Lip）、谷氨酸（Glu）等变化。NAA 主要存在于神经元中，由神经元线粒体合成，在 MRS 中 NAA 的峰值出现于 2.05ppm 处；Cho 测量的是各种胆碱类化合物的总量，峰值位于 3.22ppm；Cr 测量值除包括肌酸外，还有磷酸肌酸和少量的 Y- 氨基丁酸（GABA）、赖氨酸（Lys）、谷胱甘肽（GSH）等。峰值位于 3.05ppm 处。

第三节　神经影像学在阿尔茨海默病研究中的发展和应用

一、阿尔茨海默病的结构影像学研究

（一）计算机断层扫描（computed tomography，CT）

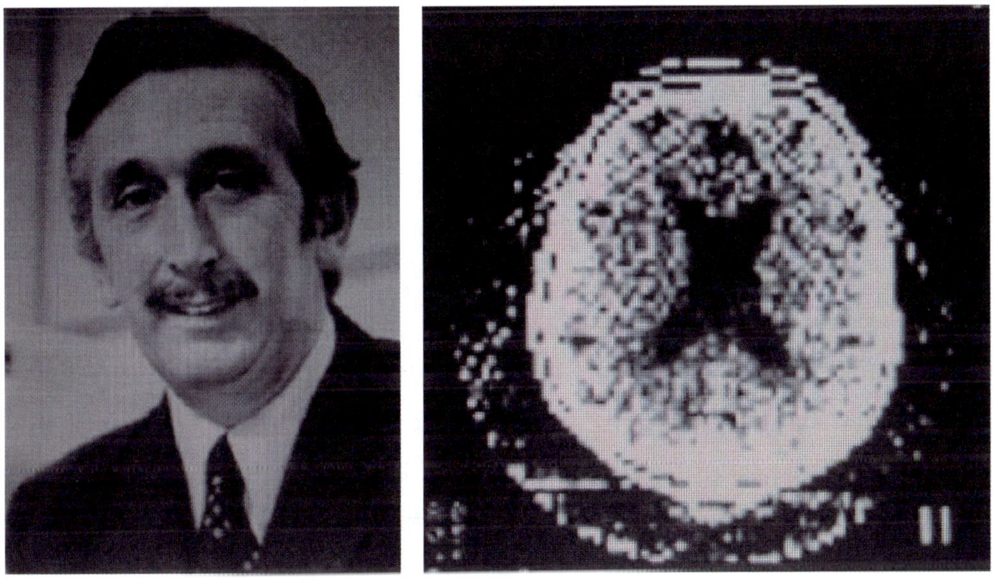

图 12-11　CT 发明者 Hounsfield（1975）

自 20 世纪 70 年代起，即有学者利用 CT 对阿尔茨海默病进行研究，可显示脑室不成比例的增大，脑沟、脑池加深、加宽。对阿尔茨海默病，早期的 CT 显示的主要的改变是皮质萎缩、脑沟增宽；中晚期，还表现有脑室扩大。通常观察海马周围裂的变化，并测量海马内侧的脑脊液池（HCSF），即测定环池内侧边到颞叶内侧边之间的距离。HCSF 是 CT 诊断阿尔茨海默病较特异的指标之一。有研究通过测定三脑室的宽度和侧脑室中央指数作为阿尔茨海默病的 CT 诊断指标。测定中颞叶最小宽度也可辅助阿尔茨海默病的诊断。但常规 CT 对阿尔茨海默病的诊断敏感性、特异性较低，仅用于粗略评价大脑萎缩程度。观察发现，阿尔茨海默病患者主要表现 3 种脑萎缩：颞叶萎缩（主要是内颞叶），表现颞叶脑沟增多、加深，内颞叶变窄，鞍上池和环池增宽、侧脑室颞角扩大等；脑白质萎缩，显示第Ⅲ脑室和侧脑室体部增宽；全脑皮质萎缩，可见双侧大脑半球脑沟增多、加深和脑裂普遍增宽。颞叶、海马是阿尔茨海默病病变的敏感区域，也是 CT 研究的热点。CT 研究表明，海马萎缩是阿尔茨海默病，尤其对于早老性阿尔茨海默病患者是一个特异性指标。

CT存在的不足是对于软组织对比分辨率不高，区分脑灰、白质不佳，难于行体轴冠、矢状断面的直接扫描，颅底骨质结构伪影干扰大，对幕下结构显示不清，很难准确了解海马和颞叶的受损情况。所以，CT检查对阿尔茨海默病的早期诊断价值不大，目前已经很少用于阿尔茨海默病研究，并被MRI取代。

（二）核磁共振成像（magnetic resonance imaging，MRI）

1. 结构性MRI成像测量

MRI在临床应用始于20世纪70年代。结构性MRI成像测量方法包括简单易行的平面（亦称线性）测量和准确率较高的三维（3D-MRI）体积测量。MRI对软组织分辨率高，可清楚区分脑灰、白质，能三维显示脑组织。无颅底骨伪影干扰，能进行脑内结构的线性、面积和体积测量，特别是在斜冠状面显示颞叶、海马的萎缩更准确可靠，目前被认为是用于测量阿尔茨海默病患者颞叶和海马体积的最佳神经影像学技术之一。有学者对阿尔茨海默病患者组及健康年龄对照组分别进行海马体积和杏仁核体积的测定，结果发现阿尔茨海默病患者组海马和杏仁核体积与正常对照组比较明显缩小。Fox等（1996）对14例FAD有家族史但无明显临床症状的检查者进行5个月到6年的追踪研究，发现早期阿尔茨海默病患者大脑萎缩的速度明显较老年人快，动态观察大脑容积对阿尔茨海默病的早期诊断更具有临床意义。观察海马的高度、侧脑室颞角的宽度及脉络丛的宽度等内侧颞叶，能鉴别阿尔茨海默病患者与健康人群，其中对右侧侧脑室颞角宽度的测量特异度最高，超过90%。

海马萎缩可作为MRI向阿尔茨海默病进展的预测指标，但由于其与生理性萎缩存在很多重叠，故对患者个体的预测价值有限。内嗅区皮质萎缩较海马萎缩出现早，因此其为阿尔茨海默病早期预测更敏感的指标。Chetelat等（2003）将阿尔茨海默病患者的MRI全脑形态异常区域与PET的低代谢比较，发现这两种影像技术所显示的异常脑区部位基本一致。内侧颞叶、扣带回后部、颞顶叶皮质的轻度萎缩可早于临床上痴呆症状的出现，海马及内嗅皮质体积在阿尔茨海默病患者与正常老年对照组间有显著的差异，是阿尔茨海默病患者MRI早期特征。同时对海马及内嗅皮质MRI体积测定可提高阿尔茨海默病的诊断准确率。

但MRI在提高阿尔茨海默病诊断准确率的同时，也存在一些问题。MRI体积测量费时、费力，单纯依靠它也可能会出现阿尔茨海默病假阳性诊断，因为海马及内嗅皮质的萎缩并非阿尔茨海默病特有，所以在其他一些疾病，如颞叶癫痫 、精神分裂症也可见到类似改变。另外阿尔茨海默病在神经元变性、缺失的同时常常伴有胶质的增生，从而使脑萎缩的程度因胶质增生不能显现。因此，阿尔茨海默病的MRI体积测量，需要结合其他检查指标。

核磁共振成像技术对轻度认知障碍的研究。目前认为，轻度认知障碍（mild cognitive impairment, MCI）是介于正常脑老化与痴呆之间的临床状态，部分逐渐发展成阿尔茨海默病，故学者们对预测MCI向阿尔茨海默病转化极为关注。近年来，愈来愈多的医生和研究者将MRI技术应用于轻度认知功能障碍的临床研究。Jack（2005）通过MRI对海马、内嗅皮质（EC）、全脑和脑室体积进行测定，计算1~5年受试者大脑年萎缩速度，比较正常人、MCI和阿尔茨海默病患者的差异，结果表明3组受试者大脑每年均有不同程度萎缩，以遗忘型轻度认知损害（aMCI）进展至阿尔茨海默病患者年萎缩速度最快，而MCI未进展至阿尔茨海默病次之，正常对照者最慢。为观察MCI向阿尔茨海默病转化过程中脑结构变化特点，Whitwell对aMCI向阿尔茨海默病转化的患者，分别在确诊阿尔茨海默病前3年、1年和诊断时，进行3次动态MRI检查，采用VBM法评价，分析每一观察时间点患者脑萎缩状态。结果显示：诊断前3年，灰质缺失部位主要位于颞叶内侧（包括杏仁核、海马前部和内嗅皮质），部分累及梭状回；诊断前1年，脑萎缩范围和程度加重，颞叶萎缩扩展至颞中回和颞叶较后区域，整个海马受累，并开始累及顶叶；诊断当时，脑萎缩范围更加广泛，以颞叶内侧和颞顶叶联合皮质萎缩程度更为严重，且累及额叶。提示阿尔茨海默病之病理改变最早发生在颞叶前内侧和梭状回。皮质厚度测量对皮质改变具有较高的敏感性。另有研究者应用MRI测定4个时间点的特定脑区域的变化，预测阿尔茨海默病准确率，结果预测时间从6个月（准确度76%）至3年（准确度70%）。

2. 纵向基于体素的形态研究

Frisoni等（2010）利用纵向基于体素的形态测量学方法跟踪研究患者的灰质变化情况，通过对转化为阿尔茨海默病患者和没有转化为阿尔茨海默病患者的比较分析表明，MCI转化为阿尔茨海默病者较未转化者灰质丢失更为广泛，与阿尔茨海默病患者类似；未转化者的灰质密度与正常者相似。采用同样方法，Karas等（2007）基于阿尔茨海默病患者灰质萎缩和正常人的结构数据深入分析发现，阿尔茨海默病患者的灰质在海马、颞极、颞岛、尾状核和丘脑内侧等部位明显萎缩，而在感觉、运动区、枕极和小脑等区域有散在萎缩。阿尔茨海默病患者的整体灰质体积与正常人相比下降了12%，在左半球的颞叶萎缩更为明显。Scuff等观察轻度和中度阿尔茨海默病患者相对于正常老年人皮层模式不对称性灰质分布和平均灰质萎缩率的变化特征，认为颞顶皮层的灰质萎缩最明显（20%~30%）。

Chen等（2011）纵向结构评估发现，阿尔茨海默病患者的脑灰质萎缩率远高于正常老年人的。Scahill等（2002）观察阿尔茨海默病患者局部灰质萎缩的时间发展变化特征，发现病程初期海马的萎缩最显著，随着病情发展，颞叶下外侧区域的萎缩显著，最后额叶灰质开始萎缩。

3. 遗传因素的影响

另有一项脑结构成像研究遗传因素对阿尔茨海默病发病的影响，研究显示迟发性阿尔茨海默病患者表现为海马、右侧颞叶和小脑萎缩，而早发性阿尔茨海默病患者呈现海马、颞叶、楔前叶、扣带回和额下回萎缩。早发性患者以楔前叶萎缩为主，迟发性患者则以颞叶内侧萎缩更为严重。

4. 结构网络的影响

早发性患者注意力、言语功能和执行能力减退更为明显，在更多的联合皮质处出现皮质迅速变薄。He等发现，阿尔茨海默病患者形态学结构网络出现明显异常，表现为全局网络效率下降和局部网络效率提高。Yao等（2010）研究，MCI患者灰质结构网络的网络属性处于正常对照者与阿尔茨海默病患者之间，这为MCI损害是介于正常老龄化与痴呆之间的一种临床状态的理论提供了形态学变化依据。

总而言之，脑结构影像学为早期诊断阿尔茨海默病提供了可能。早期的CT改变主要是皮质萎缩、脑沟增宽；中晚期还表现有脑室扩大。海马是阿尔茨海默病累及的主要结构，但是

CT 难以准确显示海马萎缩，且对脑白质的改变敏感性不高，所以逐渐被 MRI 所取代。MRI 在所有影像学手段中，对脑解剖结构的显示最清晰，分辨率最高，可清楚区分脑灰质和脑白质，显示痴呆患者脑沟增宽加深、脑室扩大的情况，并可在任意方向直接断层，进行脑内结构（如海马、杏仁核等）的线性、面积和体积测量，为评价患者的脑萎缩状况提供精确指标。

病理研究显示，内侧颞叶，包括海马和内嗅区皮质，在阿尔茨海默病早期即可出现大量神经元纤维缠结和老年斑沉积。内嗅区皮质为最早受累部位，海马萎缩可能是两者间投射纤维受影响的继发改变。因此，可通过测量海马及内嗅区的结构变化来早期诊断阿尔茨海默病。MRI 冠状位成像比 CT 更易评价内侧颞叶的变化。研究表明，以 MRI 检查显示海马萎缩作为阿尔茨海默病患者与正常老年人的区分指标，其敏感度为 80%~90%。此外，MRI 对脑白质改变的显示敏感性高于 CT，非常适合显示早期脑白质病灶的部位、范围和程度，这在鉴别阿尔茨海默病与血管性痴呆时起重要作用。患者如在没有或只有轻度 T2WI 脑白质高信号时，则更倾向于诊断阿尔茨海默病。但是，对 MRI 图像的解释易受个人主观影响，缺乏一致性，且脑室扩大和脑沟增宽也可出现在正常老年人中，并不是痴呆的唯一征象。如需准确评价痴呆患者症状的严重程度，MRI 便略显不足，且对痴呆等原发性神经变性疾病作出早期诊断价值有限。

二、功能影像研究

近年来，随着医学影像学的飞速发展，多种新技术相继问世，如功能磁共振成像（fMRI）、单光子发射型计算机断层（SPECT）、正电子发射型计算机断层（PET）等。它们各具特点，分别用于显示解剖结构、评价脑功能和代谢、显示分子标记物等，为早期诊断阿尔茨海默病提供了可能性。既往阿尔茨海默病主要是在出现痴呆症状后通过认知 - 精神有关量表进行评估，并结合影像学等检查作出临床诊断，但是等临床症状明显时诊断的阿尔茨海默病患者基本都处于中晚期。因此，阿尔茨海默病治疗的真正希望在于早期识别和干预。

功能影像主要反映成像组织器官的生理或生化特性，如功能血流代谢水平等，这种影像更接近人体的生命本质而能够准确地诊断疾病，包括单光子发射计算机断层摄影（single photon emission computed photography，SPECT）和正电子发射断层摄影（positron emission tomography，PET），功能 MRI（fMRI）及磁共振波谱（MRS）等。脑功能影像学检查有助于观察阿尔茨海默病患者主要的病理学特征，如神经元丢失、神经元纤维缠结沉积、胆碱能耗竭、老年斑等，有助于理解阿尔茨海默病的病理生理学机制。由于大脑局部病变早期常表现为血流及代谢活动改变，后期才有结构变化，故脑功能影像学技术能够帮助辨认阿尔茨海默病早期病理变化。

（一）磁共振波谱（MRS）

1. MRS 是目前研究组织代谢和功能的无创性影像技术

MRS 原理：MRS 在均匀磁场不同化合物中的同一种原子由于其化学结构的差异，其共振频率也不相同，这种频率差异被称为化学位移。MRS 就是利用 MR 中的化学位移现象来测定分子组成及空间分布的一种检测方法。在 MRS 谱线上，峰值曲线下的面积代表物质的含量，峰值在频率轴上的位置代表物质的种类，常用系统磁共振的频率的百万分之几（ppm）表示。目前最常用氢离子核共振波谱（H-MRS），能够检测多种代谢物：N - 乙酰天门冬氨酸 NAA）、胆碱（Cho）、肌醇（MI）、肌酸（Ce）等。N - 乙酰天门冬氨酸（NAA）神经元存活的标志物，主要反映神经元及其轴突活性的变化和数量的多少；胆碱（Cho）参与细胞膜和髓鞘的形成，任何导致鞘磷脂分解及细胞膜崩解的病理生理过程都会引起 Cho 的升高；肌醇（MI）是神经胶质细胞的标志物，其水平升高提示胶质增生；总肌酸（Cr）包括肌酸和磷酸肌酸，含量比较稳定，常用作对照值来衡量其他代谢物的含量。在活体脑组织中，H-MRS 检查可以检测到 4 个主要的共振峰：N- 乙酰天门冬氨酸（NAA）、胆碱（Cho）、肌酸（Cr）和肌醇（MI），此外还有葡萄糖（Glu）和乳酸（Lac）等。一些研究表明，阿尔茨海默病患者的认知功能下降与内侧颞叶区 NAA/Cr 水平明显下降、MI/Cr 水平升高有关。颞、顶、额叶的联络皮质内的 NAA/Cr 比值也明显降低。

2. H-MRS

^{1}H-MRS 有助于区分阿尔茨海默病和 MCI，观察疾病的进展以及检测药物的疗效。Jessen 研究结果显示，阿尔茨海默病组与正常对照组和 MCI 组相比，NAA 显著减低（2009）。Wang 等（2009）结果显示阿尔茨海默病，MCI 和正常对照组，海马区 NAA/Cr 和 MI/NAA 有显著差别。阿尔茨海默病组和 MCI 组的 MI/NAA 和 MMSE 评分显著关联性，认为海马和后扣带回的 MI/NAA 比值变化和认知能力的下降密切相关，该区的 MI/NAA 可以用来鉴别阿尔茨海默病和 MCI。

3. N－乙酰天门冬氨酸（NAA）

Heun 等（1997）和 Parnetti 等（1997）的研究表明，阿尔茨海默病患者与正常对照组比较，双侧颞叶及额叶 NAA 水平均明显降低，MI 水平均明显增高。NAA/MI 比值在两组均有统计学差异。此外，Peden 等（1993）对 11 例阿尔茨海默病患者及 11 例正常对照组额叶、顶叶进行 MRS 研究发现，与正常对照组比较，阿尔茨海默病患者脑灰质内 NAA 水平较正常对照组明显降低，而在脑白质内这种变化并不明显。因此，NAA 值的下降可作为鉴别正常老化与病理性痴呆的有效手段，其下降程度随临床症状而更明显，这种改变与 MMSE 评分相一致。

4. 存在的问题

MRS 虽然是目前无创的研究人脑代谢、生化改变及化合物定量分析的手段，但因其空间分辨率低，易受皮下脂肪及颅骨干扰，不能测量代谢物的绝对浓度，限制了其在临床的应用。

（二）功能性核磁共振成像（functional Magnetic resonance imaging，fMRI）

1. 皮质活动的功能定位

采用功能 MRI（fMRI）成像技术可检测大脑在接受刺激和任务时，脑功能区的活动引起的脑灌注变化，用于皮质活动的功能定位，对局部区域脑的活动进行评价。广义的 fMRI 包括：①脑血流测定技术，包括注射造影剂、灌注加权和目前的 BOLD 效应成像。②脑代谢测定技术，包括 ^{1}H 和 ^{31}P 的化学位移成像。③神经纤维示踪技术，包括扩散张量和磁化学转移成像。目前应用最广泛的是 BOLD 效应的 fMRI，也即通常的 fMRI。血氧水平依赖效应（BOLD）由 Ogawa 等于 1990 年首次发现并命名，BOLD 效应 fMRI 是基于神经元功能活动对局部耗氧量和脑血流影响程度不匹配所导致的局部磁场性质变化的原理。血红蛋白包括含氧血红蛋白和去氧血红蛋白，2 种血红蛋白对磁场有完全不同的影响。氧合血红蛋白是抗磁性物质，对质子弛豫没影响，而去氧血红蛋白属顺磁物质，能产生横向磁化弛豫时间（T2）缩短效应（preferential T2 proton relaxation effect，PT2PRE）。因此，当去氧血红蛋白含量增加时，T2 加权像信号减低。当神经元兴奋时，电活动可引起脑血流量显著增加，同时氧的消耗量也增加，但增加幅度较低，其综合效应是局部血液氧含量的增加，去氧血红蛋白的含量减低，削弱了 PT2PRE，T2 加权像信号增强。神经元兴奋能引起局部 T2 加权像信号增强，表明 T2 加权像信号能反映局部神经元的活动。这就是 BLOD 效应（blood oxygenation level dependent）。因此 fMRI 具有以下特点：①可以无创地记录人或动物的脑信号。②与正电子发射断层扫描相比有较高的空间分辨率和时间分辨率，且不具放射性，可对同一患者重复检查而无危险性，可广泛应用于人脑认知功能的研究。③可以记录 3 ~6mm 的空间分辨率。虽然与 EEG 等技术相比时间分辨率较差，但这主要是记录对象本身的原因，并非技术本身的不足。EEGG 量电 / 神经活动，而 fMRI 测量血液活动。血液活动的响应时间显然更长。

2. 显示执行动态联合特征任务

fMRI 成像在阿尔茨海默病应用研究领域和临床诊断方面已广泛开展。fMRI 可显示执行动态联合特征任务，有望成为临床上早期诊断阿尔茨海默病的一种有效影像技术手段，见图 12-11。目前阿尔茨海默病的 fMRI 相关研究，主要集中在阿尔茨海默病患者和阿尔茨海默病易感人群在视、空间技能、语言记忆、角度鉴别以及嗅觉功能障碍等方面。Fleisher 等（2005）利用成对成语对高危人群进行检查，结果发现高危人群出现与阿尔茨海默病病理相关的多脑区激活，认为在阿尔茨海默病发病前多年就出现了记忆系统功能上调。Johnson 等（2013）对患者进行单词语义识别试验，亦发现左额下回区域萎缩越明显，受激活区域越大，信号越强。对此现象的解释是所谓的代偿性补充假说（compensatory-recruitment hypothesis），即对于有记忆问题的患者而言，完成同样的任务需要做出更多的努力，而部分尚存的健康神经组织可以替代已有病变组织，从而出现被激活脑区的强度增加，范围扩大，而对于有明确病变的区域，激活程度是下降的，但其前提是所接受的任务足够难，超过了代偿性补充的范畴。代偿假设尚需要对阿尔茨海默病前驱阶段不同激活模式和 阿尔茨海默病病理之间的关系进行纵向研究来加以验证。

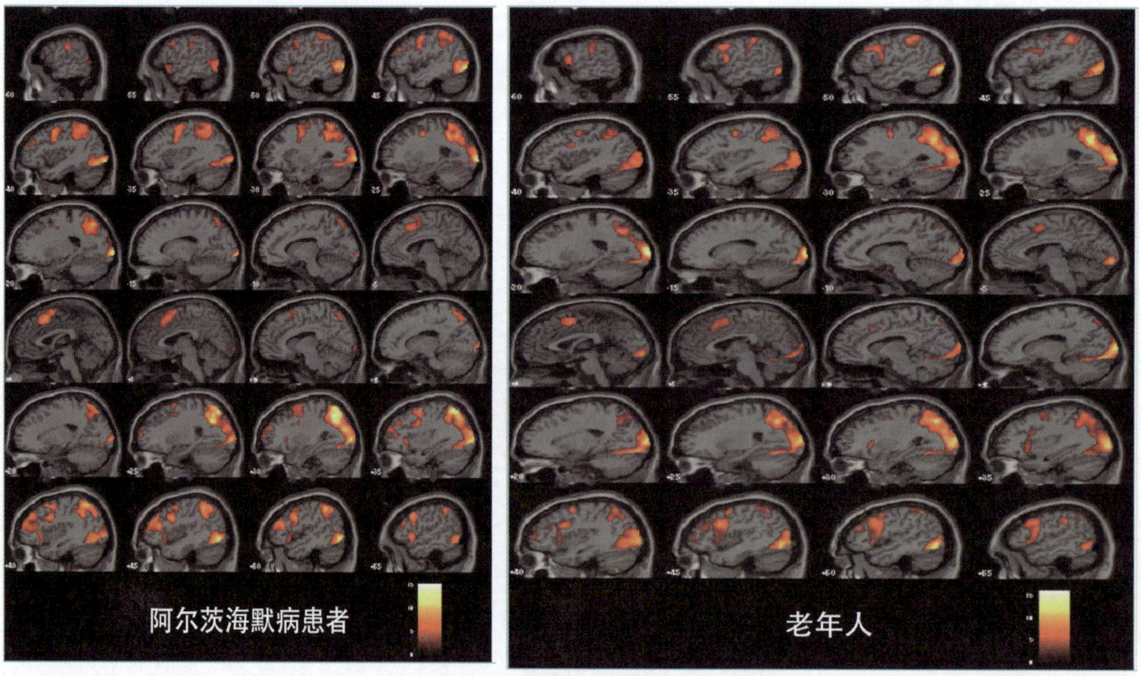

图 12-12　fMRI 显示执行动态联合特征任务

阿尔茨海默病高危人群在出现神经退行性变的临床症状之前，已存在潜在功能异常。fMRI 不仅可以获得大脑的结构像和功能像，还可以准确空间定位，多次重复试验，揭示脑的结构、功能和行为机制之间的联系。由此研究者可观察脑内的变化，以及变化的发生部位和程度，还可以跟踪识别各药物作用部位、过程及机制，预测正常脑和病变区脑组织的各种活动，为临床和基础医学研究提供强有力证据。

3. 静息态功能磁共振成像

近年来静息态功能磁共振成像（resting state functional magnetic resonance imaging，resting state fMRI）技术受到关注。静息态 fMRI 可用于观察脑局部活动特征和脑网络特征。静息态 fMRI 呈现局部自发性脑活动异常和各脑区间功能连接异常，可以解释阿尔茨海默病患者记忆力和执行能力障碍的神经机制，从而被越来越多地应用于阿尔茨海默病的研究。有学者结合任务态和静息态 fMRI 分析技术研究，发现阿尔茨海默病患者执行识别任务与前额叶外侧区激活增加有关，而这一区域亦与静息态 fMRI 提示的功能连接增强区域相同。采用静息态 fMRI 对阿尔茨海默病患者的脑功能网络进行构建，发现其局部效率较正常对照受试者显著降低。Buckner 等（2009）发现脑功能连接枢纽区域易受攻击，脑功能网络节点，主要在默认网络（DMN）与阿尔茨海默病患者 β－淀粉样多肽沉积脑区高度重叠。Sanz-Arigita 等（2010）发现阿尔茨海默病患者全脑长距离功能（前后功能）连接下降，表现为全脑信息整合功能异常。认为脑功能连接异常有助于判断阿尔茨海默病严重程度，并可作为监测阿尔茨海默病病程的影像学标志。Zhang 等（2010）用基于兴趣区的功能连接方法研究发现，后扣带回功能连接区域大小与轻、中、重度阿尔茨海默病患者病情进展有关。采用大尺度网络方法区别阿尔茨海默病与非阿尔茨海默病的灵敏度和特异度均可达 80% 以上，区分 MCI 和正常对照更是高达 90%。也有学者应用低频振荡振幅（ALFF）方法对静息态 fMRI 观察结果进行分析，通过计算一定频率范围（0.01~0.08Hz）波峰高度的平方根，评价自发性神经活动强度，可以较直接地反映静息态低频振荡活动。一系列静息态 fMRI 技术分析研究结果表明，MCI 和阿尔茨海默病患者后扣带回和双侧海马局部神经活动幅度和同步性均低于正常对照者，而这些区域与记忆功能有关，后扣带回可能是阿尔茨海默病患者的重要易损脑区。也进一步解释了 MCI 和阿尔茨海默病患者记忆力损害的神经机制。

（三）扩散加权成像 / 扩散张量成像（DWI 和 DTI）

近年来，随着白质研究的增加和核磁（magnetic resonance，MR）新技术的发展，人们逐渐发现在很多疾病的发展过程中，白质的改变与疾病的严重程度有着密切的关系。之前，对于白质病变的判断多局限于视觉评价、半定量等级法或是体积测量法，随着扩散加权成像（diffusion-weighted imaging，DWI）和扩散张量成像（diffusion tensor imaging，DTI）技术的发展和应用，人们对白质纤维束有了进一步的了解。DWI 是一种特殊的 MR 信号序列，能够很好地显示组织内部水分子的运动情况，而 DTI 是 DWI 技术的进一步发展，不仅可以显示水分子的弥散程度，还能够观察白质纤维束的走行情况，对临床疾病的认识和判断都有很大的帮助。

白质病变（white matter lesion，WML）是一种脑部的病理性改变，在很多神经系统疾病（如脑梗死、多发性硬化等）中都有表现。白质病变（WML）在认知功能障碍的发生发展过程中也扮演着重要的角色。大量研究表明，阿尔茨海默病患者在病变早期即存在白质纤维异常，可能是多种病理过程共同作用的结果，如亚临床状态的存在、脑白质稀疏、铁代谢异常、胶质增生及少突胶质细胞对自由基的易感性等因素。脑白质损害通常认为是脑部小血管病变的标志，与血管性痴呆关系密切。

1. DWI 和 DTI 工作原理

（1）扩散加权成像（DWI）是一种对组织中水分子的微观运动敏感的技术。水分子的扩散能力与组织超微结构对其的限制作用有关，在患阿尔茨海默病时，淀粉样蛋白沉积、髓鞘脱失和轴突 wallerian 变性可引起细胞膜破坏，使水分子扩散的限制能力下降，即水分子的扩散力增高，出现相应区域的表观弥散系数增高；同时与老年斑有关的胶质增生可以使细胞外间隙增大，从而对水分子扩散的限制力下降，出现表观弥散系数的增高。表观弥散系数（apparent diffusion coefficient，ADC）描述水分子弥散的快慢，定量表示微观结构变化引起的水分子扩散系数的改变，早期反映疾病的微小改变。对于阿尔茨海默病患者，在影像学能证实的海马体积减少前，甚至在 fMRI 检测出现异常前就能出现 ADC 的增高，因此，ADC 可作为阿尔茨海默病早期诊断的有价值的指标。DWI 的横、纵向研究 MCI 和 AD 患者的海马 ADC 值均增高，在预测疾病进展方面，DWI 是一个近似于或优于结构性 MRI 测量。DWI 扫描时间短，对运动伪影相对不敏感，更适合于阿尔茨海默病患者的扫描方法。但它空间分辨率低，易受其他破坏细胞膜结构因素的影响，且阿尔茨海默病患者与健康老年人的 ADC 值有较大重叠，仍不是一个理想的指标。

（2）扩散张量成像（diffusion tensor imaging，DTI）。DTI 主要用于分析水分子扩散的部分各向异性分数，提供组织微观结构和神经纤维走行、受损程度等信息，多用于白质纤维完整性的研究。在 DTI 上可以显示异性分数 FA 值降低，可能与细胞膜氧化应激损伤、水肿和离子或流体稳态性改变，以及细胞骨架功能异常相关的轴流减少等因素有关。DTI 是在 DWI 基础上，在 6 个或更多个线形方向上施加弥散敏感梯度而获取的图像，反映弥散各向异性，常用各向异性分数（fractional anisotropy，FA）和平均弥散率（mean diffusivity，MD）描述。FA 是反映组织各向异性最敏感的指标，受神经纤维的直径、密度和髓鞘化程度的影响，反映神经纤维的完整性及损伤情况，FA 值越高，说明各向异性越强，组织结构的排列越规则紧密。MD 代表与扩散方向无关的扩散程度，MD 值越大，说明扩散程度越高。DTI 是 DWI 基础上进一步的技术改进，它可定向地或非对称地研究组织内水的微观运动，这种方法最早用于脑白质束的研究。DTI 由于能反映阿尔茨海默病患者脑内水分子扩散的异常改变，间接指明扩散屏障，如细胞膜、轴索的病变，能显示出 T2W1 上形态正常区域的病变，可作为阿尔茨海默病的早期影像学诊断技术。近年来，关于扩散张量成像（DTI）应用于阿尔茨海默病研究的文献较多，其优势在于可显示脑白质异常改变并进行定量检测。

2. 阿尔茨海默病的早期白质 DTI 改变

研究证实，在阿尔茨海默病的早期阶段就可出现白质 DTI 的改变，并可被用于反映阿尔茨海默病的病程。Takahashi 等（2002）研究表明，阿尔茨海默病患者颞叶皮质下白质、胼胝体后部和前、后扣带回的扩散各向异性（FA）分数明显下降，认为这些改变主要是灰质内神经元丢失造成 Wallerian 变性，组织学上表现的髓鞘脱失、轴索及树突减少所致。随访发现阿尔茨海默病患者双侧钩束 FA 值较正常对照者明显降低。Yoshiura 等（2002）观察不同病程的阿尔茨海默病患者时发现，平均弥散率（MD）与简易精神状态量表 MMSE 评分有显著相关性，即与阿尔茨海默病的严重程度有显著的相关性，可用于反映与阿尔茨海默病进展相关的扣带回后部白质的组织病理学改变，可作为反映阿尔茨海默病的有用的生物学指标。胼胝体和额叶的白质扩散 FA 的变化也与 MMSE 有显著相关。最近，基于 DTI 的纤维素追踪成像技术（diffusion tensor tractography，DTT）也被用于阿尔茨海默病的研究中，Yasmin 等（2008）基于 DTT 的纤维素追踪成像技术对阿尔茨海默病患者的弓状束（uncinate fasciculus，UF）研究发现，患者弓状束的 FA 值能反映阿尔茨海默病相关的组织病理进程。利用弥散张量成像（DTI）发现白质网络结构是一种小世界拓扑结构，白质网络的属性与人的行为方式具有一致性。而阿尔茨海默病患者该结构的处理效率较健康老年人有所下降，提示异常拓扑结构的形成。MCI 和阿尔茨海默病患者的白质纤维束在多个区域存在异常，如胼胝体、上纵束、下纵束等，这提示患者的脑部信息传递功能可能出现了障碍。目前的 DTI 研究表明，除了运动传导束以外，脑内白质出现明显的扩散减低，可反映阿尔茨海默病的病理及临床过程。

3. 轻度认知损害白质 DTI 变化

MCI 轻度认知损害患者也存在多个白质纤维束结构异常，提示其脑结构网络模式已发生异常改变。Zhang 等（2010）观察发现阿尔茨海默病和 MCI 患者海马旁回白质、后扣带回等与记忆功能相关脑区的平均扩散率（MD）升高、FA 值下降，且阿尔茨海默病较轻度 MCI 患者更明显。Teipel 等（2010）显示，MCI 患者胼胝体前部 FA 值明显减低，额顶叶和扣带回均发生萎缩。一项应用 VBM 法的影像学研究证实，大部分 MCI 和轻度阿尔茨海默病患者 FA 值降低部位主要集中于上纵束、额上回弓状纤维、扣带回、丘脑上脚和下脚、双侧大脑皮质下核团旁白质、内囊等部位。一项历时 12 年的随访研究结果显示，在记忆力明显下降的老年人群中，额顶叶灰质扩散的减低与皮质厚度减少相关，尤其是后扣带回、楔前叶和额上回，并认为后扣带回和（或）楔前叶扩散减低，对早期诊断阿尔茨海默病具有特异性。

4. 存在的问题

尽管 DTI 应用广泛，但也有不足之处，如较小纤维束显示不佳或不能显示；弥散梯度引起涡流，使纤维束方向确定不可靠；磁场不均匀性使图像扭曲变形；水肿等因素使纤维受压与破坏判断不准确。

（四）MRI 测定脑铁含量

细胞内的神经纤维缠结（neurofibrillary tangles，NFTs）和细胞外 β－淀粉样斑块（β－淀粉样多肽斑）是阿尔茨海默病的标志性病理改变，这些病理改变与脑铁含量密切相关。尸检对脑组织的生化分析显示，阿尔茨海默病患者脑组织铁含量明显升高（Bartzokis et al，1994），其中，基底核是铁含量升高的主要部位。铁作为顺磁性物质，可降低质子弛豫率，在 T2WI、T2*WI 及 SWI 上均成低信号，淀粉样斑块有内源性铁的沉积（Chamberlain et al，2009），在 MR 图像上可以产生对比，可对阿尔茨海默病进行评价。

虽然铁可以缩短 T2、T2* 时间，影响组织的 R2、R2*，但铁并不是缩短 T2 时间的特异性物质，因而，虽然 T2* 和 R2* 与铁含量存在较好的相关性，但并不能完全排除其他因素导致的 T2 值缩短。House 等（2008）采用 1.4T MR 对阿尔茨海默病患者和健康对照者尸检脑组织进行测量，发现阿尔茨海默病患者颞叶皮质的铁浓度比对照组者明显升高。此外，Yao 等（2009）健康受试者和阿尔茨海默病患者脑标本同时采用 1.5T、3.0T 以及 7.0TMR 进行 T2*WI GRE 序列扫描，并对脑标本进行组织学检查，结果显示，应用 R2* 对脑铁浓度分析比较可信，在所选择的 4 个感兴趣区（尾状核、壳核、苍白球和丘脑）内，R2* 值随着场强的增加而增加，两者之间存在近似线性的关系，而且随着铁浓度的增加，R2* 值受场强的影响也就愈加明显。在 7.0T MR 上测得的苍白球 R2* 值比在 1.5T MR 上所测得的 R2* 值高 5 倍，而且不存在磁饱和效应，这一结果进一步证明了，应用超高场磁共振扫描，不仅可获得较高的空间分辨率，对脑铁的敏感性也大大增加（Schenek et al，2006）。多项研究表明，阿尔茨海默病患者脑组织中铁含量增高的部位与病变所累及的部位一致，脑组织铁含量的增高在阿尔茨海默病发病中发挥着重要作用。

（五）PET 技术在阿尔茨海默病研究中的应用

1. PET 原理

PET 是将人体代谢所需要的物质（如葡萄糖）标记上短寿命的放射性核素，如 ^{15}O（半衰期 2min）、^{11}C（半衰期 20min）、^{18}F（半衰期 110min）等，制成显像剂注入到人体后进行扫描成像。根据探测的 r 射线形成脑的影像，评估大脑的葡萄糖代谢和脑血流灌注。在病变早期处于分子水平变化阶段。形态结构改变之前，根据测定脑葡萄糖代谢率（CMRGlu）以观察阿尔茨海默病患者脑功能代谢变化，达到早期诊断目的。

通过正电子发射断层扫描（positron emission tomography, PET）是利用正电子放射性核素及其标记化合物发射的 β 粒子在体内经湮灭辐射产生 2 个方向相反、能量均等的 γ 光子，同时入射至互成 180° 的 2 个探测器并被接收，再置换成空间位置和能量信号，经计算机处理重建出这些标记化合物在体内的 3 个断面的断层影像的一种技术。PET 作为一种功能显像，可以通过反映葡萄糖代谢的显像剂（18F-FDG），利用独特的符合成像技术，显示出阿尔茨海默病病灶的分布及葡萄糖代谢变化，直接反映阿尔茨海默病病变的特定部位及此部位的代谢特征（Morris，2005）。18F- 脱氧核糖葡萄糖正电子扫描（18FDG- PET）获得美国 FDA 批准，根据探测的 γ 射线形成脑的 PET 影像（Singh et al，2006）被作为阿尔茨海默病的诊断技术。

2. 正电子发射断层扫描（PET）

（1）利用 PET 对阿尔茨海默病作出诊断利用 PET 对阿尔茨海默病做出诊断。除了临床检查之外，脑脊液和 MRI 以及 PET 显像都有益于阿尔茨海默病的诊断。利用 PET 诊断阿尔茨海默病包括定性和定量两方面。定性的目的是确定是否为阿尔茨海默病，定量的目的是确定敏感的界限值，达到能与正常人相鉴别、并对阿尔茨海默病进行分期的目的。阿尔茨海默病患者 FDG-PET 可以观察到颞顶部和（或）扣带回后部代谢减低，这将帮助 FTD 和阿尔茨海默病的鉴别。FTD 在 FDG-PET 上表现为额叶的代谢减低。图 12-12 所示，分别是正常人、阿尔茨海默病和 FTD 患者的 FDG-PET（上面一行）和横断位 FLAIR 图像。阿尔茨海默病患者顶叶代谢降低（黄色箭头），而 FTD 患者则是额叶代谢减低（红色箭头）。

^{18}F-FDGPET 可以显示正常老年人葡萄糖代谢正常，双侧额叶、颞叶、顶叶 ^{18}F-FDG 呈对称正常分布，而阿尔茨海默病患者呈葡萄糖代谢减低，在一定部位可出现示踪剂分布减少。阿尔茨海默病患者的后顶叶、颞叶、额叶可呈现示踪减低，而感觉运动皮质、视觉皮质和皮

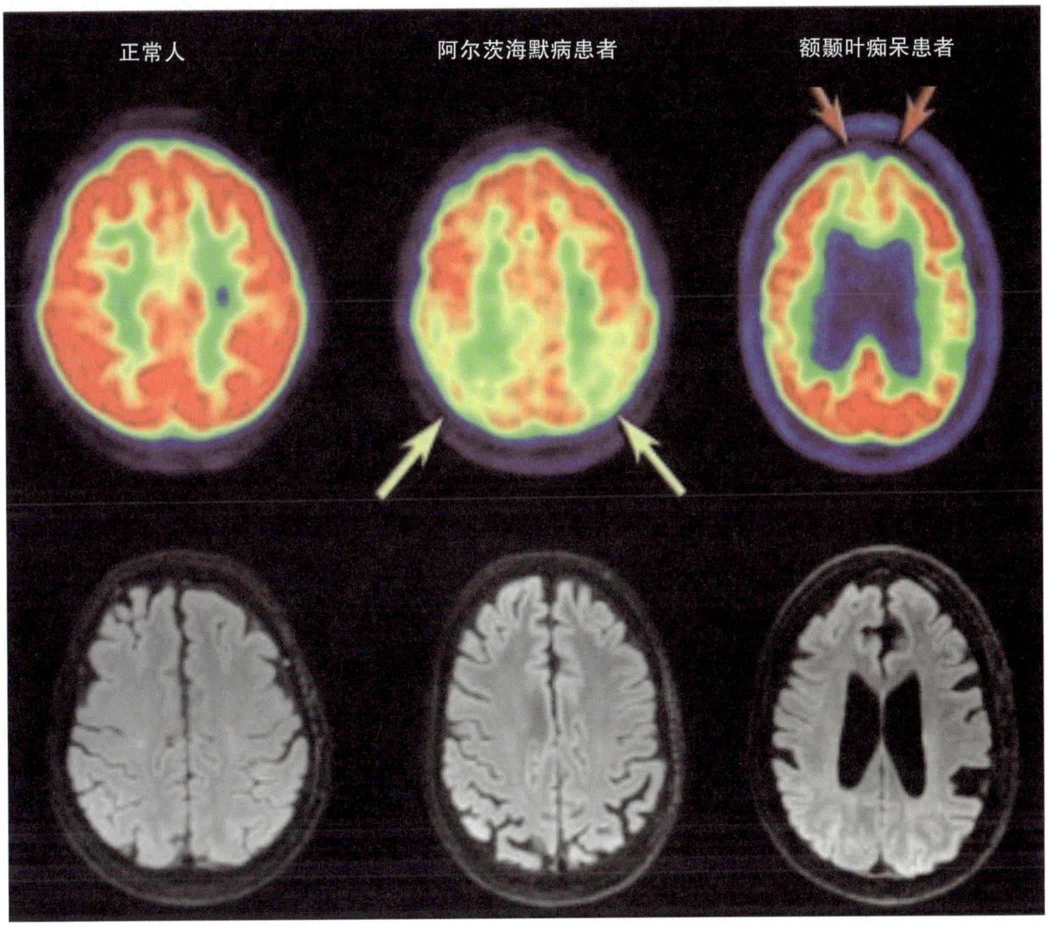

图 12-13 ¹⁸F-FDGPET 显示葡萄糖代谢

质下的灰质不受影响。额叶受累与否，可作为鉴别早期阿尔茨海默病的诊断标准，早期阿尔茨海默病病灶局限在后顶叶、颞叶，一般不累及额叶，而中晚期阿尔茨海默病常累及额叶。国内也用 PET 对阿尔茨海默病诊断和中医治疗进行了较系统的研究。

阿尔茨海默病患者的 ^{18}F-FDG PET 显像呈现特征性皮质低代谢，其降低程度和范围与疾病严重程度呈正相关，与年龄相匹配的正常对照者相比，阿尔茨海默病患者全脑葡萄糖代谢率降低 30%~70%，且多呈双侧性。对海马和内嗅皮质葡萄糖代谢率降低的纵向研究可以预测认知功能正常向轻度认知损害的转化，随访研究发现，进展为阿尔茨海默病的 MCI 患者与病情稳定者相比，其基线 ^{18}F-FDG PET 显像表现为皮质代谢率降低更明显，降低速度更迅速。额颞叶痴呆（FTD）、路易体痴呆（DLB）等多种神经变性疾病 ^{18}F-FDG PET 显像提示，不同痴呆类型均有其特征性脑代谢改变，典型的皮质代谢改变，不仅可以鉴别阿尔茨海默病与其他神经变性疾病，而且有助于判断阿尔茨海默病患者预后。

（2）PET 对早发性家族性阿尔茨海默病的研究。^{18}F-FDG PET 显像研究显示，早发性家族性阿尔茨海默病常染色体基因突变携带者、认知功能正常的载脂蛋白 E（Apo E）基因（晚发性阿尔茨海默病危险因素）携带者、认知功能正常但有主观记忆力减退患者，其脑代谢异常变化早于临床症状和脑结构变化，是良好的早期诊断和预测临床转归的影像学检测手段。

（3）认知激活试验研究PET代谢改变。可分析代谢与认知功能的关系，有助于发现患者局部脑组织代谢降低与行为语言视觉空间功能障碍的相关性（Zhou et al，2010）。辨认测验研究显示，阿尔茨海默病的全脑代谢增加低于正常对照组；词汇测验激活时，阿尔茨海默病的右半球糖代谢增加，而对照组则左半球增加；记忆测验激活时，可见阿尔茨海默病的代谢重新分配。与SPECT相比，反映的代谢缺陷更准确，能敏感地发现更早期的患者。在患者没有明显认知障碍行为改变前，只是主诉记忆力下降时，检查就能发现这些患者的颞顶叶及扣带回区域葡萄糖代谢降低，以扣带回最为显著。

（4）PET安全可靠。PET显像剂的研制成功和定量分析方法的改进，可以从不同侧面研究阿尔茨海默病。PET采用短半衰期核素，可在短期内反复使用，有较好的影像对比度和空间分辨率，这将为阿尔茨海默病的诊断、治疗以及研究提供帮助。尽管PET检查所用核素有一定的放射性，但所用核素量很少，而且半衰期很短（2~110min），在受检者体内存留时间很短。1次PET全身检查的放射线照射剂量远远小于1个部位的常规CT检查，因而安全可靠。该技术的发展为阿尔茨海默病早期诊断、研究药物作用机制及其疗效评估提供了新的可能性。

（5）存在问题。目前使用PET诊断早期阿尔茨海默病仍然存在一些问题，如：颞顶叶代谢缺陷并非阿尔茨海默病独有，也见于其他神经精神疾病，如血管性痴呆伴或不伴有痴呆的帕金森病、路易体痴呆等。PET的诊断能力、影像分析技术、对照组的变异等可能影响研究结果，故大部分研究没有分析其特异性和敏感性。也由于它时间分辨率、检查费用高，过程繁琐且有放射性，使其临床应用受到限制（许松云 等，2012）。

（六）淀粉样蛋白MRI和PET成像技术

1. 检测β-淀粉样多肽

β-淀粉样多肽（amyloid peptides，Aβ）是淀粉样前体蛋白（amyloid precursor protein，APP）经β、γ分泌酶异常剪切产生的β-淀粉样多肽，含39～43个氨基酸。其具有自身聚集的特性，在细胞外过量聚集即形成淀粉样斑块，产生细胞毒性。目前认为，β-淀粉样多肽的过量聚集是阿尔茨海默病发病的中心环节，能够反映脑内β-淀粉样多肽负荷状态的分子影像学技术无疑具有诱人的前景。

Kandimalla等（2007）应用MRI检测出β-淀粉样多肽为诊断阿尔茨海默病亚临床提供了可能。已有研究证实，高场强MRI下，可以不借助对比剂就检测到阿尔茨海默病转基因小鼠脑内表现为低信号β-淀粉样多肽斑。有学者研究发现，^{19}F标记的一种亲淀粉状蛋白刚果红染色复合物，能够穿过阿尔茨海默病转基因小鼠的血脑屏障，在MRI上检测出β-淀粉样多肽为阿尔茨海默病的早期诊断提供有效的信息。研究者认为直接检测β-淀粉样多肽斑而不使用对比剂的方法反映了β-淀粉样多肽斑块中的铁浓度，成熟的β-淀粉多肽斑中含铁比较多，分布也比较集中；而早期的β-淀粉样多肽斑块中含铁量相对少一些，分布比较稀疏。使用特异MRI对比剂可以更早检测出阿尔茨海默病中β-淀粉样多肽斑，并且可以对斑块精确定量分析，区分早期阿尔茨海默病和正常老化中斑块的差异，对阿尔茨海默病的早期诊断及干预治疗具有重要意义。

到目前为止，有关β-淀粉样多肽斑的研究还只是在阿尔茨海默病模型鼠上进行，虽然可以早期诊断，但何时能够应用到临床实践中，以及是否需要使用对比剂和对比剂用量问题，都还需要进一步研究。

β－淀粉样多肽的 PET 显像。近年研制出能够选择性与 β－淀粉样多肽相结合的放射性显像剂，其中最早应用于临床的是 ^{11}C－匹兹堡复合物 B（^{11}C－PIB），可以评价 β－淀粉样多肽沉积变化。^{11}C－PIB PET 显像研究显示，与正常对照者相比，阿尔茨海默病患者脑组织中有明显的 β－淀粉样多肽沉积，且 PET 所显示的沉积部位与尸检或活检结果基本一致，主要分布于额叶、顶叶、颞叶。在出现认知损害症状之前即可观察到 β－淀粉样多肽沉积，提示淀粉样多肽 PET 显像可以作为阿尔茨海默病临床前诊断标志。

纵向研究表明，阿尔茨海默病患者脑组织 ^{11}C－PIB 沉积可于临床症状出现之前即达到平台期，但其沉积量并不随病程的延长而明显增加，这不同于 ^{18}F-FDG 代谢改变与临床症状进展相关。

MCI 是正常老龄化与阿尔茨海默病的过渡阶段，其中遗忘型 MCI（aMCI）是阿尔茨海默病的前驱阶段，已成为共识。随访研究也证实，^{11}C－PIB PET 显像淀粉样蛋白阳性的 MCI 患者较阴性患者更易进展为阿尔茨海默病。PET 显像技术，目测即可区分 76% 阿尔茨海默病、38% MCI 和 14% 健康老年人；采用定量阈值可以鉴别 84% 阿尔茨海默病、45% MCI 和 23% 健康老年人。β－淀粉样多肽 PET 显像用于临床诊断具有较好的应用前景。

Small 等（2006）用靶向正电子显像剂（^{18}F-FDDNP）区分阿尔茨海默病、MCI 及正常对照组，结果发现与健康对照组和 MCI 比较，阿尔茨海默病患者脑皮质（尤其是病理改变严重的颞叶、额叶、顶叶海马等）放射性摄取量增加和滞留时间延长，提示 ^{18}F-FDDNP 显像用于阿尔茨海默病的诊断与鉴别诊断具有潜在价值。Kadir 等（2010）发现另一种靶向显像剂 ^{11}C-PIB，在轻度 MCI 和阿尔茨海默病患者中可见 ^{11}C-PIB 的高摄取，而在健康者帕金森病（PD）额叶痴呆患者中，其摄取不高，显示其用于早期探测和鉴别阿尔茨海默病的可能性，但研究病例数尚不多。

2. 存在的问题

β－淀粉样多肽斑块显像的研究尚存在着许多问题，如：目前的研究结果并不一致，显像是否确实对轻度乃至的诊断更有效。现已观察到，脑内 β－淀粉样多肽显像剂的摄取增加并非阿尔茨海默病所特有（也可见于 Lewy 体痴呆）；动物实验研究发现，在痴呆出现前即有 β－淀粉样多肽聚集。用 ^{11}C-PIB 显像发现，25% 的老年健康对照者脑皮质有轻度的放射性摄取增加。这些问题尚待深入地探讨。

（七）SPECT 在阿尔茨海默病研究中的应用

1. SPECT 原理

单光子发射计算机体层扫描（single photon emission computed tomography，SPECT）脑灌注显像是放射性核素体层显像的一种，该技术可以克服平面显像对器官、组织重叠造成小病灶的掩盖，提高对深部病灶的分辨率和定位准确性。它是利用能自由穿透血脑屏障进入脑组织的放射性核素脑显像剂，在脑组织中浓聚的数量与血流量呈正比，并在脑组织内稳定停留，可以用核医学仪器进行显像以获得脑血流灌注影像。作为探索阿尔茨海默患者体成像研究的第一步，SPECT 脑灌注示踪剂已被反复探索证实了 25 年。通过静脉注射常用的 99mTc 标记的放射性药物如 99mTc 2 六甲基丙烯胺肟（99mTc 2 HMPAO）等作为显像剂，透过血脑屏障后快速进入脑组织，与局部脑血流量的分布呈正比，在血流丰富的脑组织中发射单光子，然后利用断层扫描和影像重建，构成多个方位的断面和三维立体像。SPECT 通过选用亲脂性，能通过血脑屏障的示踪剂，其降解产物的分布能反映脑血流的情况。它通过局部脑血流（rCBF）的测定客观反映脑功能的改变。

2. 用于 SPECT 技术进行阿尔茨海默病的诊断

SPECT 是目前应用最为广泛的脑功能检查影像技术，大多数 SPECT 研究都证实，阿尔茨海默病患者双侧颞叶及顶叶的血流灌注呈现下降趋势，可伴或不伴有轻度的额叶灌注下降。Guedj 等（2006）的研究发现，阿尔茨海默病患者扣带回后部的 rCBF 降低，这一结果有助于阿尔茨海默病的早期诊断和鉴别诊断，并可以用来预测遗忘型轻度认知障碍（aMCI）患者向阿尔茨海默病的转化情况。近来有研究者用一种锚定蛋白（annexinV）用于 SPECT 技术进行阿尔茨海默病的诊断，取得了良好效果，但因其摄取机制及与细胞凋亡的关系不清楚，且样本量较小，不能广泛应用于临床。SPECT 研究显示，阿尔茨海默病和正常组织相比，患者颞顶叶的灌注减低，基底节丘脑、脑干和小脑基本不受影响，这种特征性表现的患者后扣带回皮质低灌注，该部位的低灌注预示着进展为阿尔茨海默病的危险性很大。灌注模式与不同的痴呆类型相关，双侧颞顶叶的灌注异常与阿尔茨海默病相关，前额叶的灌注减低与额颞叶痴呆相关，双枕叶的低灌注可能与 Lewy 体痴呆有关，而散在的灌注异常则可能是血管性痴呆，这些有助于临床的鉴别诊断。

由于大脑局部病变起始于代谢活动的降低，继而引起血流的改变，最后发展为结构的异常，因此想要早期发现大脑局部的变化，首先需要观察代谢活动的改变。目前 SPECT 使用的主要是亲脂性的示踪剂，如 Tcm- 六甲基丙稀胺肟或 N- 异丙基 -P- 碘苯丙氨。尤以前者最为常用。两种示踪剂均能通过血脑屏障，并代谢为低脂溶性产物，后者的分布能反映局部脑血流灌注的情况。

3. SPECT 优缺点

SPECT 对人体无创伤，可用于动态观察疾病的演变过程，客观反映疾病严重程度及评价药物疗效，价格较 PET 低廉，已成为早期诊断阿尔茨海默病的重要手段。但由于它空间分辨率较低，影像对比度较差，与 PET 不同的是，它不能测量脑组织葡萄糖代谢情况，使其特异性及准确性下降，其鉴别诊断价值还待进一步研究。

（八）阿尔茨海默病的 MRI 分子成像

从阿尔茨海默病特征性病理改变出发，构建 MR 靶向显像用于显示阿尔茨海默病特征性病理改变，有望实现无创性、特异性地诊断阿尔茨海默病，是研究阿尔茨海默病的 MRI 分子成像的目的。目前，研究者已将 MRI 分子影像作为关注焦点。而 PET 是一种借助扫描放射性示踪剂在人体内活动，获取细胞活动或代谢信息，并用以成像的核医学影像手段，也是目前临床应用最广的分子影像学技术。在 PET 上检测到的双侧颞顶叶和扣带回糖代谢减低是最常见的阿尔茨海默病描述性诊断标准。

^{18}F-FDG PET 显示，阿尔茨海默病患者葡萄糖代谢的严重缺陷程度与尸检发现的神经元丢失和神经胶质细胞增生的程度密切相关，因此，用于葡萄糖代谢的显像剂能反映阿尔茨海默病病变的特定部位及其代谢特征。此外，^{18}FDG -PET 对预测阿尔茨海默病发生具一定的价值，

见图 12-13。

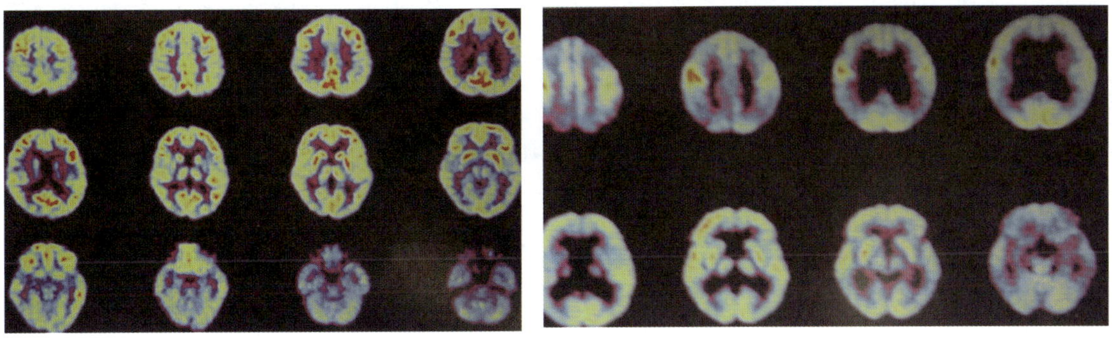

A. 正常脑组织　　　　B. 阿尔茨海默病脑组织

图 12-14　^{18}FDG-PET 正常脑组织和阿尔茨海默病脑组织

近年来采用新的 PET 示踪剂 ^{11}C -PIB-PET，采取动态显像，分析大脑皮质感兴趣区（ROI）与小脑比值，或定量分析脑分布容积比（DVR）以及脑功能分析软件等。与 FDG-PET 相比，PIB-PET 对葡萄糖代谢的改变更敏感，在阿尔茨海默病患者出现认知功能下降的临床症状前就能进行早期诊断，已成为阿尔茨海默病研究的热点。^{18}F3-BAY94-9172 和 ^{18}F-AV-45 都是近期应用于人体研究的两种 Aβ PET 显像剂，它们的结构与 PIB 相似，对 β-淀粉样多肽斑块都有很好的亲和力。尽管与 PIB 比较，其敏感性可能较低，但与前几种比较，其优势在于可以被 ^{18}F 标记，使半衰期得以延长，更适合临床的推广应用。

此外，Higuchi 等（2005）选用靶向 β-淀粉样蛋白的探针 FSB，应用 ^{19}F 和 ^{1}H-MRI 探测 β-淀粉样多肽的沉积。Sigurdsson 等（2008）用靶向 β-淀粉样多肽的钆对比剂，将其应用于阿尔茨海默病转基因小鼠，很好地显示 β-淀粉样多肽的沉积。当然，上述 MRI 分子探针目前还仅在实验室研究阶段。

三、小结

尽管对阿尔茨海默病的神经影像学研究已取得了长足的进步，但是对于阿尔茨海默病的个体化早期诊断仍存在诸多不足，需要结合更多的生物学标志如脑脊液 β-淀粉样多肽和 τ 蛋白角度，方能满足诊断需要。例如，近年来被国内外广为评述的阿尔茨海默病神经影像学计划（ADNI）取得了重大突破，该研究建立的诊断模型使得对正常老龄化、早期轻度认知损害、晚期轻度认知损害和阿尔茨海默病的早期诊断成为可能。

MRI 检查证实阿尔茨海默病的特征改变主要位于内侧颞叶和海马。早期阿尔茨海默病的临床症状特点是发作性记忆障碍，记忆功能是由内侧颞叶（medial temporal lobe，MTL）系统和一系列皮质区实现的，这两个区域被称为默认网络。这个默认网络中有一个特别的区域——后内侧皮质，它包括楔前叶和后扣带，这个区域在早期阿尔茨海默病中很易受损。这些区域在记忆编码和读取中发挥重要作用，并且与 MTL 有功能上的联系。结合海马的容积成像，三维重建图，皮质厚度测量更有应用前景。功能神经成像技术，在阿尔茨海默病鉴别诊断中发挥着重要的作用。使用 SPECT 通过 99mTc- HMPAO 成像检测血流，可以用来区分阿尔茨海默病和额颞叶痴呆。多巴胺运输的改变可以通过 ^{123}I–fluoro propyl carboxymetoxy nortropane 反映，进而将阿尔茨海默病与 Lewy 小体、帕金森病痴呆区分。使用 PET 观察脑内糖代谢可以很好地将阿尔茨海默病与正常对照组和非阿尔茨海默病痴呆组区分。这种方法在美国已得到广泛使用，对早期阿尔茨海默病的敏感性和特异性较高。侧颞、枕区 temporal parietal 区和扣带后回 posterior cingulate 皮层糖代谢水平下降是阿尔茨海默病的诊断标准。以 ^{18}F 标记的 β－淀粉样多肽配体作为显像剂的 PET 成像，可以在体内直接观察，β－淀粉样多肽分布影像检查结果与 β－淀粉样多肽的脑脊液浓度相匹配，阿尔茨海默病发展过程中，β－淀粉样多肽水平的变化出现在症状和脑损伤之前。一种新型的用于观察代谢的 MRI 技术也可以显示 β－淀粉样多肽清除异常。

但是，对于国内患者来说，PET 和 SPECT 价格高昂，应用受限。眼睛视网膜上的感光细胞成了新的突破口。感光细胞是与脑神经元直接相连，二者受损情况存在关联。阿尔茨海默病患者除了内嗅区和海马的萎缩外，眼睛特别是视网膜亦有受累。这些改变是由于神经细胞的丢失和退变，导致视神经纤维层的变薄，杯状视盘增加，视网膜血管变薄和视觉障碍，这些改变可直接通过眼科技术观察到。

综上所述，研究大脑活动中的功能连接关系，既要求高分辨率的空间定位，还要求能反映这种连接关系的时间过程。单靠一种模式的成像方式往往难以达到目的。为此，多模式脑成像方式的融合成了一种可能的解决方法。阿尔茨海默病已不是一种单纯的神经科疾病，其带来的社会问题和潜在影响为全世界所瞩目。对于阿尔茨海默病的影像诊断，虽然目前为止尚无明确的标准。但近年来随着医学影像学革命浪潮的到来，各种影像学检查技术的发展日趋完善，其对阿尔茨海默病的准确诊断和早期发现已经具有不可替代的价值，充分利用磁共振成像的高空间分辨率和脑电信号的高时间分辨率，并将两方面的信息整合到一起，成了大家关注的一个重要领域。特别是 MRS、脑铁含量测定及功能磁共振成像技术的发展，为阿尔茨海默病的影像学诊断提供了新的方法和途径。尤其是形态学和功能学成像的联合使用，有望为阿尔茨海默病的早期诊断和脑内代谢的改变提供准确的影像学和生化、功能证据，使得早期干预和治疗阿尔茨海默病成为可能，而且先进的影像检查手段必将为阿尔茨海默病的研究带来更加广阔的空间。

第四节　血管性认知功能障碍的神经影像学

一、血管性痴呆

（一）概述

脑血管病在世界范围内是老年人的常见病、多发病。血管性认知功能障碍（vascular cognitive impairment，VCI）是因一系列急性或慢性的脑血管因素（包括缺血、出血或急慢性缺血缺氧性脑病等）导致脑细胞损害而引起的，以认知功能受损为基本特征的痴呆综合征，病情进一步发展恶化可演变为血管性痴呆（vascular dementia，VD），它与老年性痴呆共同构成老年期痴呆的主要 2 大类型。 患脑血管疾病后常常出现认知功能障碍。脑血管病不仅导致痴呆，还导致不符合痴呆标准但有明确的不同类型和程度的认知功能损害。由血管因素引起的认知功能障碍被称为血管性认知功能损害(vascular cognitive impairment, VCI)(Hachinski et al，1993)。目前，有更明确的定义是指，由脑血管病危险因素（高血压、糖尿病、高血脂）等明显脑梗死和脑出血等或不明显白质疏松和慢性脑缺血等脑血管病引起的从轻度认知障碍到痴呆的一大类综合征。VCI 分为 3 个临床亚型：非痴呆血管性认知功能损害（VCIND）、血管性痴呆和伴有血管因素的阿尔茨海默病混合性痴呆。随时间推移和病情发展，多数 VCIND 将发展为 VD[6] 如在 VD 发生后再开始治疗，已有的损害多不能逆转，因此在不可逆脑损害发病前进行早期的干预将有可能推迟或阻止痴呆的发生（曾湘良，2010）。

流行病学调查显示，临床上大多数认知功能障碍通常出现在卒中 3 个月内，脑卒中后痴呆患病率为 14%~32%，卒中 3 个月后有的患者为 VaD，卒中 5 年后则增加到 33% 患者发展为 VaD。研究表明，先前有卒中历史的人患老年痴呆率大约为无卒中史的 2 倍。卒中后认知能力的下降可能更普遍。研究表明，脑梗死增加了痴呆的危险性。神经心理测验证明绝大多数卒中患者在卒中后都有一定程度的认知障碍。VD 具有一定的可治性和可逆性，若能早期发现脑卒中无痴呆认知功能障碍（vascular cognitive impairment no dementia，VCIND）并积极进行治疗，可在不同程度上改善认知能力，延缓痴呆进展甚至减轻痴呆程度。目前临床上认知障碍诊断最常用的是神经心理学量表，但量表检查具有一定的主观性，因此将量表与客观性较强的影像学检查结合起来更准确、客观。

引入神经影像学这一客观的指标，可使认知障碍的诊断主客观相结合，提高对认知障碍的诊断水平。早期发现认知障碍并阻止其发展、积极治疗是目前急需完成的任务。

（二）血管性认知功能损害（VCI）的结构影像学特点

1. MRI 对于小的血管性病灶和深部的白质疏松症更有优势

神经影像学是 VCI 诊断标准的重要组成部分，CT 和 MRI 对于检测大的动脉缺血性疾病同样可靠，MRI 对于小的血管性病灶和深部的白质疏松症更有优势。缺血性疾病在影像学上的病变范围是否导致认知损害与脑梗死体积病变部位数量、次数、白质疏松及脑萎缩均有一定关系。利用神经影像学的异常表现有助于在临床工作中尽早发现 VCI 的可能病例。结合神经病理学和头颅 CT、MRI 等影像学研究后多数学者认为，脑梗死体积与 VCI 的严重程度有密切关系。血管性痴呆主要与梗死灶的部位和梗死灶的大小相关，事实上重要部位的梗死小的梗死体积（1~30mL），也可能出现痴呆如在丘脑部位。

2. 梗死部位

梗死部位对认知功能的影响是至关重要的。目前认为下列部位对认知缺失有重要作用，如累及角回、丘脑、顶叶、基底节及脑室周围白质等易发生血管性认知功能障碍，也是中风常见有特点的认知综合征。丘脑在认知损伤发展中起中心作用，在缺血性中风后易发展为认知损伤。心脏病、附壁血栓脱落发生在脑内主要血管梗死，尤其是在额叶、顶叶、颞叶等区域脑梗死也易发生痴呆。研究表明，脑卒中后认知障碍的发生与脑卒中多次发病或病灶数目等有密切关系，即梗死灶数目越多，其认知障碍发生率越高，痴呆程度越严重。研究发现同样体积的脑梗死，当为多发脑梗死时，更容易引起认知功能障碍。多发梗死与较差的记忆、运算速度和执行功能之间存在相关性，不依赖于心血管疾病，白质损伤和脑萎缩。

3. 脑白质病变

大多数 VaD 有弥漫性伴有融合较大病灶的脑白质病变（Fazekas et al，1987）。这些患者部分因皮质萎缩导致脑室扩大，有些人还有内侧颞叶的萎缩。图 12-14 是一个 VaD 患者脑 CT 的图像，内侧颞叶是正常的。

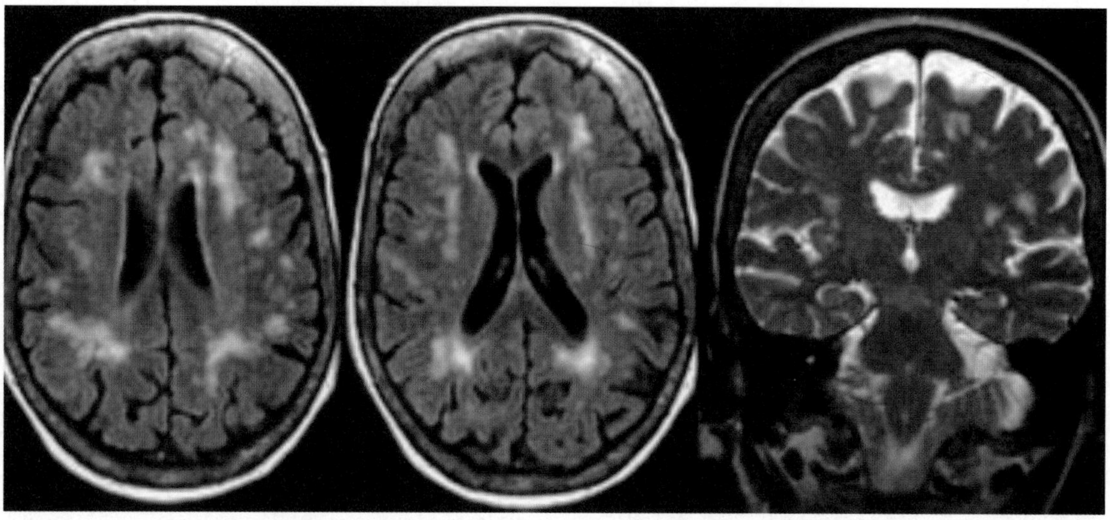

没有内侧颞叶萎缩。

图 12-15　VaD 患者脑 CT 图像

白质疏松（leuokoaraiosis）指脑室周围深部白质区域受缺血影响而导致缺血性脱髓鞘改变，影像学上表现为脑室周围或皮质下半卵圆中心区 CT 上低密度信号或 MRI 的 T2W 高信号。需要指出的是，并非所有的白质疏松均意味着缺血性损害在正常压力性脑积水部分，脑部遗传性感染性等疾病中也可以出现相似的白质信号改变，白质的变化并不是脑梗死的特异性改变。大样本研究结果也证明白质疏松与认知功能缺损有关。临床流行病学病理研究表明，人脑白质的变化可能有不同程度的认知功能障碍。脑白质病变与执行功能障碍有关，而且严重程度和脑白质病变的位置有关。认知功能的下降与脑萎缩的程度更加一致。

4. 全脑萎缩

出现脑萎缩伴认知功能障碍时，常常诊断为轻度认知功能障碍 MCI 而不诊断为 VCI。但是研究表明，无论哪种类型痴呆在脑结构的检查中都可见到脑容量的减少，特别是全脑和海马的灰质，白质部位及脑室扩大等脑萎缩表现。Broderick 等（2001）对脑血管病患者的研究发现，脑室容积的扩大与认知功能下降两者之间有较好的一致性。同样也发现，认知功能损害的严重程度与脑室扩大、海马萎缩、白质高信号的增多及皮质、灰质萎缩等有关。对预测中风后痴呆症内侧颞叶萎缩比白质高信号更重要。脑萎缩与 MCI 之间有密切的联系。脑萎缩与血管性认知功能障碍和变性痴呆均有关系，但 VCI 的结构影像学特点除脑萎缩外，还有脑血管疾病病变表现。

VCI 的严重程度取决于卒中及脑血管病的严重程度。脑梗死部位、大小、数量、次数及是否有白质疏松和脑萎缩，是早期预测认知功能障碍的程度、及早进行干预性治疗防止血管性认知损害继续加重的重要指标。VCI 在很大程度上是可以预防的，重要的是早期发现、早期治疗。

二、脑小血管病

脑小血管病（small vessel disease，SVD）属于微小动脉病变，已成为血管性痴呆的最常见病因，也是混合性痴呆的主要病因之一，目前多项研究结果显示 SVD 可导致认知功能障碍。MRI、CT 是目前 SVD 的主要影像学检查方法，主要表现为腔隙性脑梗死以及脑白质疏松。前者为小动脉完全闭塞，后者为不完全缺血所致。脑白质异常高信号（WMH）和腔隙性脑梗死在老年人中是常见的，通常被认为是小血管疾病的主要证据。Fazekas 等（1987）提出使用横断位 FLAIR 或者 T2WI 对脑白质损伤进行分级检测，

脑小血管病包括小动脉微动脉、毛细血管和小静脉病变，但目前临床上更多认为脑小血管病指的是脑小动脉以及微动脉血管病（Schmidtke et al，2005），脑小血管病的特点是执行障碍式的认知功能障碍，其神经功能缺损包括失衡、排尿障碍、情绪障碍等。在最新型功能核磁共振成像研究中发现，血管疾病相关的纤维束微观结构的损伤影响认知功能（Papma et al，2013）。

神经影像学观察脑小血管病的表现主要为腔隙性脑梗死、脑白质病变、脑微出血以及扩大的周围血管间隙。腔隙性脑梗死主要分布在基底节区、丘脑、内囊、外囊等，与脑穿支动脉供血区损伤一致（Chang，2012）。T2WI、FLAIR 及 DWI 序列均能清晰显示脑白质病变，3 种序列结合能充分显示其形态信号特点，其中脑白质异常高信号（white matter hyperintensities，WMH）病变区主要在半卵圆中心、放射冠、基底节区。使用 Fazekas 分级能评估脑白质损害程度，出现腔隙性脑梗死、脑白质病变等患者 MMSE 评分明显低。随着病变数目、部位的不断增多，患者 MMSE 评分减低与 Fazekas 分级能有显著相关性。脑小血管病目前检查方式主要是以神经影像学检查为主，随着影像技术的不断发展，可以选用相对无创的 CTA 检查，来观察部分的颅内小血管情况（周宏等，2010）。神经影像学检查方法对脑小血管病的临床诊断提供了形态依据，结合功能性的评估更有利于脑小血管病临床诊疗。

第五节　轻度认知损害的神经影像学

轻度认知损害（mild cognitive impairment，MCI）是临床前期的阿尔茨海默病（AD）或阿尔茨海默病的极早期阶段，每年有 15%~20% 的 MCI 患者发展成痴呆，其诊断主要依据病史和神经心理学检查。随着影像学以及计算机辅助技术基于体素的统计分析、功能成像等技术的发展，神经影像在诊断中的作用越来越重要。

一、MCI 的结构磁共振成像

结构性磁共振成像技术可以清晰地显示脑萎缩及脑室扩大等大体结构的变化。目前已有研究显示，海马结构的实际大小与活体神经影像学相关，在活体通过神经影像学测定是否存

在海马结构的萎缩可反映出实际组织学损伤及神经元丢失状况。

Erten-Lyons 等发现，监测 MCI 患者颞角体积的改变有助于鉴别稳定型 MCI 和向痴呆进展型的 MCI。研究显示，海马结构越小，向阿尔茨海默病转化率越高。Saka 等通过颞叶萎缩的钩间距（inter uncal distance，IUD）的测量分析得出 IUD 值在 28.3 mm 时，其鉴别 MCI 和阿尔茨海默病的有效率达 92.5%，且与 MMSE 量表的评价结果呈明显相关。

多数研究证明，内侧颞叶萎缩可能是 MCI 的特异表现并预示易进展为阿尔茨海默病的可能。极少数，如 Kumar 等（2006）纵向研究利用磁共振扫描脑室脑比率测定年龄偏年轻患者皮质萎缩海马和杏仁核体积，结果不支持其作为预测的特征。

总之，对结构磁共振成像发现的皮质萎缩程度进行纵向分析，可以监测 MCI 患者的疾病进展情况，也可以对新治疗手段的疗效进行评估。

二、MCI 的功能性磁共振成像（fMRI）

Dickerson 等（2004）对 32 例有轻度认知功能障碍非痴呆老年患者进行了与记忆相关的颞叶内侧区域的 fMRI 的前瞻性研究，结果显示，在临床痴呆量表（CRD- SB）评估中，对于临床损伤较重的患者，即使考虑到海马萎缩的因素，在记忆编码的同时其右侧海马旁回的激活程度也较高。颞叶内侧激活程度的增加可能是对阿尔茨海默病病理蓄积的一种代偿性反应，可将其作为临床症状加重的一个标志。类似的结果在近期的一些高场强 fMRI 研究中也得以证实。Yetkin 等（2006）在一组 MCI 、阿尔茨海默病和正常志愿者的 fMRI 视觉记忆功能研究中发现，阿尔茨海默病和 MCI 较正常老年对照组所激活的功能区明显增多，多分布于右侧额上回、双侧颞中回、额中回及双侧扣带回的前部，并且 MCI 组较阿尔茨海默病组右侧海马旁回、右侧豆状核、右侧梭状回、左侧额下回、左侧缘上回及双侧扣带回的激活区增多，提示随着病程的进展代偿性的功能激活区将逐渐减少。

研究显示，fMRI 能够显示经乙酰胆碱酯酶抑制剂治疗前后以及不同给药剂量、给药方式下 MCI 患者的脑皮层激活区的改变（Yetkin et al，2006），为临床药物研究提供了一种有效而客观的疗效评估方法。

三、MCI 的磁共振波谱（MRS）

采用氢质子磁共振波谱（H － MRS）成像技术，可动态检测脑组织中对脑功能至关重要的多种脑代谢物，如 N － 乙酰天门冬氨酸（NAA）、谷氨酸（Glu ）、三胺甲（（TMA）、肌酐（Cr）、肌醇（MI）等。这些代谢物存在于特定的神经元、细胞膜、胶质代谢和能量代谢中，其中用于认知障碍患者诊断的主要指标是 NAA、MI 和 Cho。NAA 主要在神经元线粒体内合成，存在于神经元细胞及其轴突内，是神经轴索密度和异型性的标志物。

关于 NAA 的生理学作用目前尚不清楚，一般认为，灰质 NAA 水平反映了神经元缺失和代谢状态的改变，白质内 NAA 浓度减低反映轴索损伤（Petrella et al，2006）。而 MI 主要存于神经胶质细胞中，是神经胶质细胞的标志物。Cho 的主要成分为游离胆碱、甘油磷酸胆碱及磷酸胆碱，胆碱与细胞膜磷脂的分解和合成有关，同时参与细胞膜和髓鞘的构成，并且是神经递质乙酰胆碱的前体。

大多数研究发现，MCI 患者的大脑半球脑组织存在广泛的 NAA 含量减少，MI 含量增加，与正常老年组相比差异具有统计学意义（Kantarci，et al，2000; Herminghaus et al，2003）。Metastasio 等在一项对 MCI 患者的 1H – MRS 长期随访研究中发现，进展型 MCI 与稳定型 MCI 间 NAA/Cr 比率存在明显差异，而 den Heijer 等（2006）提出，Cho/Cr 比率较高的老年人发展为认知障碍的危险性较高。

此外，采用 MRS 技术还可检测多种磷脂代谢物（den Heijer et al, 2006），如阿尔茨海默病患者病变的突触膜上富含磷脂代谢物，磷酸二酯和甘油磷脂酰乙醇胺浓度均与存在淀粉样斑块及出现精神症状有关。采用该技术进行定量检测，敏感度较高，但是特异度较低。

四、MCI 的正电子发射断层扫描

Chetelat 等（2003）对 17 例患者进行为期 18 个月的随访发现，转变成阿尔茨海默病的 10 例 MCI 患者均有颞顶叶皮质 ^{18}F-FDG 吸收下降；对 21 例遗忘型 MCI 患者进行研究发现，记忆编码过程与经海马标准化部分容积效应校正的脑葡萄糖利用率有关，提取过程与扣带回后部这种校正的脑葡萄糖利用率有关，表明患者存在记忆编码和提取的神经基础部分性分离。另一项纵向研究，Drzezga 等（2003）观察了 18 例 MCI 患者，1 年后有 8 例发展为阿尔茨海默病；与健康对照组比较，进展型 MCI 患者在静息状态下，海马、额下回、颞叶中部、顶下小叶和后扣带回的葡萄糖代谢减低，而在稳定型患者中只观察到很少区域有代谢减低；进展型与稳定型比较，代谢降低的区域为楔前叶和后扣带回。

以上研究结果提示，^{18}F-FDG 有助于将 MCI 患者分为不同的亚型，并预示将来进展为阿尔茨海默病的可能性。将心理学任务结合 PET 试验，Nishi 等（2010）发现 MCI 患者的右内侧颞叶、前额叶、左侧顶下小叶和两侧扣带回后部的低代谢与延迟记忆受损有关，右前额叶的低代谢则与执行功能降低有关；而 Wolhoyd 等（2009）发现，MCI 患者海马代谢能够预测情景记忆再认知测试成绩。C-6- 匹茨堡化合物 B（^{11}C-PIB），可与脑内 β – 淀粉样多肽特异性结合，从而进行定性定量分析。

Tosun 等（2011）研究显示，MCI 患者 β – 淀粉样多肽负荷与脑萎缩的关系发现，楔前叶 β – 淀粉样多肽增加与内侧颞叶萎缩速率呈正相关，这增加了将 ^{11}C-PIB-PET 用于阿尔茨海默病早期预测的可能性。

五、MCI 的单光子发射计算机断层显像

可通过观测局部脑血流（regional cerebral blood fluid，rCBF）来判断该区域脑功能状况，以前研究发现阿尔茨海默病患者认知功能的改变与脑血流的改变有密切关系。采用单光子发射体层摄影（SPECT），可发现阿尔茨海默病和 MCI 患者的边缘叶灌注降低，SPECT 诊断早期阿尔茨海默病的敏感性和特异性较 PET 稍低，但用于血管性痴呆的鉴别诊断明显优于 PET。

Hirao 等（2005）通过 SPECT 对 76 例遗忘型 MCI 患者 3 年随访发现，52 例转变为阿尔茨海默病，转变组相对稳定组的顶深部、角回以及楔前叶的局部血流量减低，在 MCI 患者进

展预测方面有一定帮助。Staffen 等（2006）和 Hirao 等（2005）研究发现，有相当一部分 MCI 患者的 MMSE 量表评分在正常范围，而其 SPECT 图像已经明确显示其右侧大脑半球的皮质血流量较正常对照组减低。

六、MCI 的扩散张量成像（DTI）

扩散张量成像技术（diffusion tensor MR imaging，DTI）属于扩散成像的一种。在人体生理条件下，水分子在各个方向上的扩散率不同，即各向异性扩散，DTI 能够测量到三维空间方向上水分子扩散的方向和扩散程度，描述组织的各向异性特点，精确地显示白质纤维走行方向、纤维束的密度以及髓鞘的厚度。在认知病变的早期，可能由于微循环的改变、氧自由基的毒性作用、β 淀粉样物质沉积或是 Wallerian 变性，引起局部神经纤维髓鞘的肿胀和变性，或是脱髓鞘改变，对水分子的各向异性扩散产生影响，DTI 有望通过对这些病理变化的检测，为临床早期发现病灶以及病程监测和疗效评估等提供新的依据。

Sitoh 等（2004）用扩散张量技术研究了脑白质损害在痴呆中的作用。结果表明，白质损害在亚洲老年痴呆患者中很普遍，与不伴有白质损害者相比，阿尔茨海默病伴白质损害者的痴呆和功能障碍更为严重。Medina 等（2006）发现 MCI 患者三角区白质的各向异性（fractional anisotropy ，FA）值较对照组有明显减低，且 MCI 和阿尔茨海默病患者的 FA 值间存在部分交叉。扣带回后部白质纤维束被认为是与记忆相关的重要的神经基质，Fellgiebel 等（2005）采用伪彩编码的扩散张量技术发现了 MCI 患者该区域白质束 FA 及其扩散率较正常组间存在明显差异。

七、脑血流灌注检查

顶叶是葡萄糖代谢减低在认知功能改变方面较为敏感的部位，其次为颞叶，再次为额叶。采用脱氧葡萄糖正电子发射计算机体层摄影（FDG- PET）技术能够检测局部脑组织的代谢水平。健康老人可出现顶叶葡萄糖代谢的减低，但程度较轻，MCI 患者顶叶葡萄糖代谢进一步减低，可以发现 MCI 患者的颞叶内侧代谢降低，而早期阿尔茨海默病最典型的改变是双侧顶颞叶交界处皮层及扣带回代谢降低，且与阿尔茨海默病早期的神经病理改变程度相关（Amaiz et al，2001）。MCI 患者的葡萄糖代谢水平介于正常老人与阿尔茨海默病患者之间。Chetelat 等（2003）指出，FDG-PET 能够显示 MCI 患者扣带回后部以及邻近扣顶部脑组织的低代谢和低灌注状态，并可以作为提示 MCI 向阿尔茨海默病转变的预测信号。PET 已发现，血流或代谢的改变模式与认知损害的模式相关。Johnson 等（2005）采用动脉自旋标记法（arterial spin-labeling，ASL）对一组阿尔茨海默病、MCI 及正常认知的老年人的局部脑灌流进行比较研究，结果发现在阿尔茨海默病和 MCI 患者的右侧顶深部脑组织灌流量较正常组明显减低。

八、小结

MCI 的主要影像学表现有结构 MRI 观察到内嗅皮质海马和颞叶的萎缩，PET 和 SPECT 检测到额叶、颞叶、顶叶、扣带回后部、楔前叶和海马等部位的脑灌注减低或代谢异常，fMRI

显示人脑默认网络前额叶的激活异常。

随着影像学资料的积累，影像学与神经心理学生物学标志物研究的配合，以及大规模人群长期随访研究，一定会推动对阿尔茨海默病和 MCI 发病机制发展过程的认识，为预后和早期干预提供科学可靠的依据。

第六节　艾滋病相关痴呆症磁共振诊断研究进展

一、概述

艾滋病相关痴呆（HAD，HIV associated dementia）是艾滋病病毒感染中枢神经所产生的并发症，又称 HIV 脑病。本病常发生于艾滋病病程的中晚期，特别晚期 HIV 感染者的 HAD 发病率可高达 20%~30%。HAD 造成患者识别能力降低、运动迟缓、智力减退等不同程度的行为改变及认知能力、运动功能的障碍。MRI 是目前 HAD 脑部病变的主要诊断方法。磁共振波谱（H-MRS）是一种无创并且能够直接观察人体内生化物质含量改变的影像学技术。目前常用于检测痴呆的脑部改变，也可作为判定对痴呆患者所用的治疗手段是否起到作用的一种方法。DIT（弥散张量成像）是一种能在活体显示白质纤维素走行的无创成像方法，目前不能用于确诊 HAD，而是起到辅助诊断作用。

HAD 的病理改变：HAD 的病变部位主要发生在脑白质及皮质下，有些病变轻微的发生在额颞部或基底神经节。CT、MRI 显示以上部位不同程度的萎缩，同时可伴有灰质结构的消失。病理检查可发现突出小体结构消失，突触密度和树突状连接减少，可认为是 HAD 病理改变的典型特征之一。Albright 发现小胶质细胞、巨噬细胞、星形胶质细胞、多核巨细胞以及淋巴细胞在脑组织中浸润。Bruce 等（2003）研究表明，小胶质细胞数量的大量增多与认知功能是否损伤关系最为密切。Catani 等（2003）研究发现，易萎缩的皮下灰质结构内小胶质细胞的活跃程度与 HAD 的病理过程密切相关。

二、HAD 的影像学诊断方法

（一）MRI 诊断 HAD 患者脑部病变

MRI 是目前诊断 HAD 患者脑部病变的主要影像学方法，AIDS 引起中枢神经系统疾病最常见的病为 HIV 脑炎，又称为 AIDS 痴呆。有资料表明，HAD 患者脑部病理表现通常为脑白质弥漫性神经胶质细胞结节，MRI 表现为 T1WI 低信号、T2WI 高信号。MRI 增强检查不强化。此病变多位于脑室周围、半卵圆中心的白质区，多对称，呈弥散状（Ragin）。史大鹏（2006）研究表明，HIV 有嗜神经特质，可早期侵犯中枢神经系统，其 MRI 表现为弥漫性脑白质病变，T1WI 低信号、T2WI 高信号。可融合，其病变部位位于半卵圆中心，脑室周围白质无占位效应，不强化。HAD 患者脑白质病变的同时多伴有脑萎缩。脑萎缩也是 AIDS 患者最常见的 MRI 表现（费军 等，1999），可表现为全脑型或中央型。AIDS 患者尸检病例最常见的病变为脑萎缩，MRI 表现为双侧额叶顶叶脑沟增宽，脑回变窄，双侧脑室额角增宽（张大海 等，2001）。有文献表明，当脑白质弥漫性病变或其他病变出现时，脑萎缩并不明显。但也有资料表明，脑萎缩改变十分明显（Mark et al，1989）。有文献报道HAD可侵灰质（张锦恒）。但也有资料表明，HAD患者灰质并未被侵犯（Trltot et al，1990）。

（二）H-MRS为HAD诊断提供补充信息

MRS是一种利用磁共振现象核化学位移作用，进行一系列特定原子核及化合物分析的影像学方法。原子核的共振频率不仅取决于加磁场强度和原子核本身的物理性质，同时还受原子核在化合物中的化学环境的影响。即使是同一种原子核（如H核），其所在的化学环境不同，进动频率就不同，产生磁共振的频率也就不同，在波谱上产生共振峰就有所差别，这种现象就是化学位移。由于化学位移的不同，不同的化合物可根据其在MR波谱上的共振峰不同加以区别。共振峰的面积与共振核的数目成正比，因此可以用来定量分析（Engelharadt et al，2005）。

反映大脑机体情况的主要化合物有NAA（氮－乙酰天门冬氨酸），由线粒体产生，是神经元功能和数量的标志物，存在于神经元胞体和轴突内，也是神经元成熟的标志，正常时显示峰值最高，其下降是判断神经元丢失及损伤的可靠指标。Cho（胆碱类复合物）组成细胞膜，与细胞的完整程度相关。Cho升高提示磷脂酶活性升高，细胞膜水解加速。Cr（肌酸）作为细胞内标准物，多数情况下肌酸总量保持相对恒定。Lac（乳酸）为无氧酵解物，积聚时提示细胞缺氧。MI（肌醇）是神经胶质细胞及其增生的标志。

H-MRS可以反映AIDS患者脑部病变，通常会出现认知功能障碍，更严重者会出现痴呆症状，其病变部位通常与额叶白质区、神经基底节区的神经胶质增生有关联（Engelharadt et al，2005）。史大鹏等（2006）报道HAD患者脑白质区、基底节区NAA/Cr指数常降低，Cho/Cr的比例常升高，且代谢物的异常改变通常和HAD患者的认知障碍及严重程度有密切关系。史大朋等（2006）对此进行了相关研究，将AIDS患者分为2组，一组出现认知障碍（ADC），一组未出现认知障碍（NAS），将这2组与正常对照组（SN）进行对比。研究结果表明，在额叶白质区测得ADC和NAS组NAA/Cr均下降，但ADC组比NAS组下降幅度大。ADC组与SN组相比，Cho/Cr下降。在基底节区，与SN组相比，ADC和NAS组NAA/Cr均下降，ADC组的Cho/Cr明显下降。以上数据均有统计学意义。在后顶叶正中灰质区，ADC组NAA/Cr下降，Cho/Cr下降，但差异无统计学意义。因此，H-MRS检测对于早期发现AIDS患者脑部神经病变有重要意义。

H-MR是唯一一种在活体内检测组织化学成分的检查方法，对HAD患者脑内代谢物变化进行研究，对临床治疗及患者生存质量有所帮助。有学者对此进行研究，将HAD患者分为A、B两组，A组HAD分期小于1期，B组HAD分期大于2期。将A、B两组在各个区域内检测，结果为NAA/Cr、Cho/Cr无明显差异。在顶叶白质区域与C组（对照组）进行对比得出NAA/Cr有统计学意义减低。Cho/Cr无统计学差异，说明HAD患者顶叶以神经元成分减少为主，胶质增生不明显。但部分患者有腱反射亢进症状，是否与顶叶皮层或白质改变有关还不能确定，需要做进一步研究。海马是记忆功能的主要中枢结构，痴呆发生的早期，常伴有脑萎缩以及海马体积的缩小。在海马区，A、B两组与C组相互比较均有NAA/Cr统计学意义减少，Cho/Cr改变同样有统计学意义，提示海马区以神经元减少及胶质增生为主，可能属于HAD的早期症状（齐石 等，2011）。学者Engelharadt等

（2005）对此进行研究，认为海马尤其是扣带回后部最早出现变化，其 MRS 影像学表现为 NAA、NAA/Cr 值降低。基底节区，A 组与 C 组相比较，NAA/Cr、Cho/Cr 无统计学差异；B 组与 C 组比较，NAA/Cr 有统计学意义减低，Cho/Cr 无统计学意义，提示 HAD 患者早期基底节神经元明显减少，胶质增生不明显。而中晚期基底节神经元减少明显。这一研究表明，上述 3 个区域可以反映 HAD 患者脑内的变化，但仍不能作为诊断 HAD 分期的依据（齐石 等，2011）。

（三）DTI 检测 MIC 与脑部白质 FA 值

磁共振弥散张量成像（DTI），是在弥散加权成像（DWI）的基础上发展起来的，是 DWI 的发展和深化。DTI 是利用 MRI 的特殊序列，观察活体组织中水分子的围观扩散运动的成像方法。DTI 也是能在活体显示白质纤维素走行的无创成像方法，反映白质纤维素的病理状态及其邻近的病变的解剖关系。DTI 通常用各向异性分数（FA）值和表观扩散系数（ADC）值反映其检测结果。FA 值用于描述纤维的席位结果和完整性指标，定量分析各向异性程度。FA 值下降提示白质纤维素局部结构完整性遭到破坏。ADC 值用于描述水分子扩散自由度的标量，在 ADC 图中，信号强度与 ADC 值呈正相关。

DTI 目前并没有作为诊断 HAD 的手法，但对 MIC（轻度认知功能损害）以及脑白质 FA 值的检测可作为 HAD 诊断与鉴别诊断信息的补充。HIV 在早期进入中枢神经系统，产生神经方面的损伤。MIC 通常为首发症状。DIT 通过检测 MIC 患者脑白质微结构病理改变及严重程度这一方法尽早发现 MIC。Muller 和 Medina 对 18 例 MIC 患者进行研究，认为 DTC 显示微结构异常敏感，提示早期海马功能不全，轻度 MIC 患者白质 FA 值较对照组明显降低。Christopher 等（2013）对 10 例 HIV 感染者进行 DTI 检测，发现 FA 值与 CD4+T 细胞计数下降以及皮质下白质平均弥散值（Dav）升高有相关性，说明 FA 值可以作为 HIV 感染的神经影像学标记。在 HIV 侵袭中枢神经系统过程中，额叶皮质下白质最易受累，半卵圆中心相对较晚才受累，因为这一区域 Dav 值多正常。

DIT 是最敏感的检测与年龄相关的白质改变的成像技术，这一技术可以用于排除因年龄关系脑部白质改变造成的 MIC。Schiavone 等（2001）研究发现，脑白质的改变与年龄增长有关，且白质 FA 值与年龄有明显的相关性。Schlaggar 等（2002）研究认为，FA 值与认知功能在正常发育的脑组织、额颞叶白质联系区相一致。

目前，DTI 常用于全脑成像测定研究，主要评估 HIV 患者认知功能状况以及多重神经病理学改变。通过定量的全脑测定，包括 FA 值、ADC 值和 MTR 值，将来源于直方图的定量全脑测定数据与 HIV 患者和对照者比较，同时进行 MR 与认知功能状况之间关系的分析。由此得出的结论为：HIV 患者全脑 FA 和 MTR 减少与痴呆的严重程度相关。全脑 MTR 和 ADC 与精神运动性缺陷相关，对 MR 测定之间的关系进行评价后表明，ADC 与 MTR 之间相关，FA 与 ADC 和 MTR 之间均不相关。研究表明，定量全脑 MR 测定可用于 HIV 疾病负担评估，FA 与痴呆严重程度相关，以及 MTR 的降低可用于区别 HIV 患者和对照组。以上这些定量方案与影像学检查手法相结合可能会给 HIV 患者提供更全面的脑信息。

（四）结论

目前 MRI 仍旧是诊断 HAD 的主要方法，H-MRS 和 DIT 作为近年来新兴的检查技术，目前不能作为诊断方法，只能作为辅助诊断方法，为 HAD 诊断提供补充数据和信息，辅助确诊 HAD。但是随着影像技术的发展，H–MRS 和 DIT 有望在 HAD 诊断这一领域拥有更为广阔的发展前景。

第七节　其他

来自国际阿尔茨海默病学会的 2015 年 4 月 16 号最新消息，美国医疗保险和医疗补助服务中心（CMS）已经批准了为期 4 年的 1 亿美元项目，名为 Imaging Dementia—Evidence for Amyloid Scanning。由阿尔茨海默病协会的 Maria Carrillo 牵头，由 College of Radiology（ACR）in Reston、Virginia 管理实施。这个庞大的研究计划旨在考察 β – 淀粉样多肽成像如何在临床和高等学院执行。目的评估将扫描获得结果是否能影响到有认知障碍症状的患者诊断、管理和未来的医疗保健，而不能仅靠临床诊断单方面确诊。“从临床使用淀粉样蛋白成像获得的更多的认识不仅对准确诊断阿尔茨海默病重要，也为未来使用评价药物治疗提供了有力依据”。Maria Carrillo 对国际阿尔茨海默病论坛如是说。

（田建英）

参考文献

[1] Aharon–Peretz J, Cummings J L, Hill M A. Vascular Dementia and Dementia of the Alzheimer Type. Cognition, Ventricular Size, and Leukoaraiosis. Arch Neurol, 1988, 45（7）: 719–721.

[2] Albright A V, Soldan S S, Gonzalez, S F et al. Pathogenesis of human immunodeficiency virus, induced neurological disease. J Neurovirol 2003, 9: 222–227.

[3] Amaiz E, Jelic V, Almkvist O, et al. Impaired cerebral glucose metabolism and cognitive functioning predict deterioration in mild cognitive impairment .Neuroreport, 2001, 12（4）: 851–855.

[4] Apostolova L G, Dutton R A, Dinov I D, et al. Conversion of mild cognitive impairment to Alzheimer disease predicted by hippocampal atrophy maps. Arch Neurol, 2006, 63（5）: 693–699.

[5] Arenas A M, Brenner R P, Reynolds C F. Temporal slowing in the elderly revisited. Am J EEG Technol, 1986, 26: 105–114.

[6] Arriagada P V, Growdon H, Hedley–Whyte E T, et al. Neurofibrillary tangles but not senile plaques parallel duration and severity of Alzheimer's disease. NEUROLOGY, 1992, 42: 631–639.

[7] Ballard C, Gauthier S, Corbett A, et al. Alzheimer's disease. Lancet. 2011, 377（9770）: 1019–1031.

[8] Banmer R. Basic principles of diffusion weighted imaging. Eur J Radiol, 2003, 45（3）: 169–184.

[9] Bartzokis G, Sultzer D, Lu P H, et al. Heterogeneous age related breakdown of white matter structural integrity: implications for cortical “disconnection” in aging and Alzheimer's disease. Neurobiol Aging, 2004, 25（7）: 843–851.

[10] Bartzokis G, Sultzer D, Mintz J, et al. In vivo evaluation of brain iron in Alzheimer's disease and normal subjects using MRI . Biol Psychiatry, 1994, 35（7）: 480–487.

[11] Benner R P, Ulrich R F, Reynolds CF. EEG spectral findings in healthy, elderly men and women—sex differences. Electroencephalog Clin Neur Neurophysiol, 1995, 94: 1–5.

[12] Berg M J, Williams L S. The transient syndrome of head Ache with neurologic deficits and CSF lymphocytosis. Neurology. 1995, 45 (9) : 1648–1654.

[13] Blennow K, de Leon M J, Zetterberg H. Alzheimer's disease. Lancet, 2006 Jul 29, 368 (9533) : 387–403.

[14] Blennow K, Hampel H, Weiner M, et al H. Cerebrospinal fluid and plasma biomarkers in Alzheimer disease. Nat Rev Neurol, 2010, 6: 131–144.

[15] Bonte F J, Harris T S, Hynan L S, et al. Tc–99m HMPAO SPECT in the differential diagnosis of the dementias with histopathologic confirmation. Clin Nucl Med, 2006, Jul.31 (7) : 376–378.

[16] Bowler J V. The concept of vascular cognitive impairment. J Neurol Sci, 2002, 203–204: 11–5.

[17] Brien J T, Erkinjuntti TR, Eisberg B, et al. Vascular cognitive impairment. Lancet Neurol, 2003, 2: 89– 98.

[18] Broderick J P, Gaskill M, Dhawan A, et al. Temporal changes in brain volume and cognition in a randomized treatment trial of vascular dementia. J Neuroimaging. 2001, 11 (1) : 6–12.

[19] Bruce–Keller A J, Chauhan A, Dimayuga F O, et al. Synaptic transport of human immunodeficiency virus2 Tat protein causes neuro2 toxicity and gliosis in rat brain. J Neuroscience, 2003, 23 (23) : 8417–8422.

[20] Buckner R L, Sepulcre J, Talukdar T, et al. Cortical hubs revealed by intrinsic functional connectivity: mapping, assessment of stability, and relation to Alzheimer's disease. J Neurosci, 2009, 29: 1860–1873.

[21] Catani M V, Corasaniti M T, Ranalli M, et al. The Tat antagonist neomycin B hexa–arginine conjugate inhibits gp–120–induced death of human neuroblastoma cells J Neurochemical, 2003, 84 (6) : 1237– 1245.

[22] Chamberlain R, Reyes D, Curran G L, et al. Comparison of amyloid plaque contrast generated by T2–weighted, T2*–weighted, and susceptibility–weighted imaging methods in transgenic mouse models of Alzheimer's disease . Magn Reson Med, 2009, 61 (5) : 1158–1164.

[23] Chang G Y. Acute simultaneous multiple lacunar infarcts: a severe disease entity in small artery disease. Eur Neurol, 2012, 68 (4) : 258.

[24] Chen G[a], Ward BD, Xie C, et al. Classification of Alzheimer disease, mild cognitive impairment, and normal cognitive status with large –scale network analysis based on resting. State functional sMR imaging. Radiology, 2011, 259: 213–221.

[25] Chen[b] Y, Korczykowski M, Martinez P M, et al. Voxel–level comparison of arterial spin–labeled perfusion MRI and FDG–PET in Alzheimer' disease. Neurology, 2011, 77 (22) : 1977–1985.

[26] Chételat G, Desgranges B, de la Sayette V, et al. Mild cognitive impairment: Can FDG–PET predict who is to rapidly convert to Alzheimer's disease? Neurology, 2003, 60 (8) : 1374–1377.

[27] Chételat G, Desgranges B, Landeau B, et al. Direct voxel–based comparison between grey matter hypometabolism and atrophy in Alzheimer's disease. Brain, 2008, 131: 60–71.

[28] Chetelat G[1], Desgranges B, de la Sayette V, et al. Dissociating atrophy and hypometabolism impact on episodic memory in mild cognitive impairment. Brain, 2003, 126: 1955–1967.

[29] Cho H, Jeon S, Kang S J, et al. Longitudinal changes of cortical thickness in early–versus late– onset Alzheimer's disease. Neurobiol Aging, 2013, 34: 1921–1925

[30] Christopher N, Edward T, Sabrina B K, et al. The prevalence of hearing impairment in the 6 months–5 years HIV/AIDS–positive patients attending paediatric infectious disease clinic at Mulago Hospital. Int J Pediatr Otorhinolaryngol, 2013, 77 (2) : 262–265.

[31] Coben L A, Danziger W, Storandt M. A longitudinal EEG study of mild senile dementia of Alzheimer type at 1 and 2.5 years. Electroencephalogr Clin Neurophysiol 1985, 61: 101–112.

[32] Colliot O, Ch é telat G, Chupin M, et al. Discrimination between Alzheimer Disease, Mild Cognitive Impairment, and Normal Aging by Using Automated Segmentation of the Hippocampus 1, Radiology, 2008, 248 (1) : 194.

[33] Cristopher G F, Aziz M D, Ryan E et al. Diffusion tensor imaging of patients with HIV and normal appearing white matter on MR images of the brain. A JNR, 2001, 22 (2) : 277–283.

[34] Davatzikos C, Xu F, An Y, et al. Longitudinal progression of Alzheimer's–like patterns of atrophy in normal older adults: the SPARE–AD index.Brain, 2009, 132 (Pt 8) : 2026–2035.

[35] Davatzikos C, Xu F, An Y, et al. Prediction of MCI to AD conversion, via MRI, CSF biomarkers, and pattern classification. Neurobiol Aging, 2011, 32 (12) : 2322–2327

[36] de Leon M J, Convit A, Wolf O T, et al. Prediction of cognitive decline in normal elderly subjects with fluoro–2–deoxy–D–glucose/poitron–emission tomography (FDG/PET) . Proc Natl Acad Sci USA, 2001, 98: 10966–10971.

[37] Toledo–Morrell L, Stoub T R, Bulgakova M, et al. MRI–derived entorhinal volume is a good predictor of conversion from MCI to AD. Neurobiol Aging, 2004, 25 (9) : 1197–1203.

[38] Heijer T, Sijens P E, Prins N D, et al. MR spectroscopy of brain white matter in the prediction of dementia. Neurology, 2006, 66 (4) : 540–544.

[39] Desmond D W, Moroney J T, Paik M C, et al. Frequency and clinical determinants of dementia. J Neuropathol EXP Neurol, 2000, 591: 931.

[40] Dickerson B C, Salat D H, Bates J F, et al. Medial temporal lobe function and structure in mild cognitive impairment. Ann Neurol, 2004, 56 (1) : 27–35.

[41] Dickerson B C. Functional magnetic resonance imaging of cholinergic modulation in mild cognitive impairment. Curr Opin Psychiatry, 2006, 19 (3) : 299–306.

[42] Dobert N, Pantel J, Frolich L, et al. Diagnostic value of FDG–PET and HMPAO–SPET in patients with mild dementia and mild cognitive impairment: metabolic index and perfusion index. Dement Geriatr Cogn Disord, 2005, 20 (2–3) : 63–70.

[43] Drzezga A, Grimmer T, Riemenschneider M, et al. Prediction of individual clinical outcome in MCI by means of genetic assessment and (18) F–FDGPET.JNuclMed, 2005, 46: 1625–1632.

[44] Drzezga A, Lautenschlager N, Siebner H, et al. Cerebral metabolic changes accompanying conversion of mild cognitive impairment into Alzheimer's disease: a PET follow–up study. Eur J Nucl Med Mol Imaging, 2003, 30 (8) : 1104–1113.

[45] Engelharadt E, Moreira D M, Laks J, et al. Alzheimer's disease and proton magnetic resonance spectroscopy of limbic regions: a suggestion of a clinical–spectroscopic staging. Arq Neuropsiquai, 2005, 63 (2) : 195–

200.

[46] Enon H, Durieu I, Guerouaou D, et al. Poststroke dementia: incidence and relationship to prestroke cognitive decline. Neurology, 2001, 57: 12–16.

[47] Erten–Lyons D, Howieson D, Moore M M, et al. Brain volume loss in MCI predicts dementia. Neurology, 2006, 66（2）: 233–235.

[48] Eskildsen S F, Coupé P, Garc í a–Lorenzo D, et al. Prediction of Alzheimer's disease in subjects with mild cognitive impairment from the ADNI cohort using patterns of cortical thinning. Neuroimage, 2013, 65: 511–521.

[49] Fan Y, Resnick S M, Wu X, et al. Structural and functional biomarkers of prodromal Alzheimer's disease: a high–dimensional pattern classification study. Neurolmage, 2008, 41（2）: 277–285.

[50] Fazekas F, Chawluk J B, Alavi A, et al. IMR signal abnormalities at 1.5 T in Alzheimer's dementia and normal aging. AJR Am J Roentgenol, 1987, 149（2）: 351–356.

[51] Fellgiebel A, Muller M J, Wille P, et al. Color–coded diffusion–tensor–imaging of posterior cingulate fiber tracts in mild cognitive impairment. Neurology, 2005, 26（8）: 1193–1198.

[52] Fleisher A S, Houston W S, Eyler L T, et al. Identification of Alzheimer disease risk by functional magnetic resonance imaging. Arch Neurol, 2005, 62（12）: 1881–1888.

[53] Fornarelli D, Ascoli G, Rossi R, et al. Clinical and instrumental diagnosis of Alzheimer' s and multi–infarct dementia. Radiol Med, 1996, 92（1/2）: 22–27.

[54] Forsberg A, Engler H, Almkvist O, et al. PET imaging of amyloid deposition in patients with mild cognitive impairment. Neurobiol Aging, 2008, 29: 1456–1465.

[55] Foster N L, Heidebrink J L, Clark C M, et al. FDG–PET improves accuracy in distinguishing frontotemporal dementia and Alzheimer's disease. Brain, 2007, 130（Pt 10）: 2616–2635.

[56] Fox N C, Scahill R I, Crum W R, et al. Correlation between rates of brain atrophy and cognitive decline in AD. Neurology, 1999, 52（8）: 1687–1689.

[57] Fox N C, Warrington E X, Freeebor P A, et al. A longitudinal MRI study: Presympromatic hippocampal atrophy in Alzheimer disease. Brian, 1996, 119（6）: 2001–2007.

[58] Free S L, Bergin P S, Fish D R, et al. Methods for normalization of hippocampal volumes measured with MR. AJNR Am J Neuroradol, 1995, 16（4）: 637–643.

[59] Frisoni G B, Fox N C, Jack C R J, et al. The clinical use of structural MRI in Alzheimer disease. Nat Rev Neurol, 2010, 6（2）: 67–77.

[60] Glass J D, Fedor H, Wesselingh S L et al. Immunocytochemical quantization of human immunodeficiency virus in the brain: Correlation with dementia. Ann Neurol, 1995, 38（5）: 755–762.

[61] GoeKoop R, Rombouts S A, Jonker C, et al. Challenging the cholinergic system in mild cognitive impairment: a pharmacological fMRI study. Neuroimage, 2004, 23（4）: 1450–1459.

[62] Goodin D S. P300 latency as a biologic marker of dementia. Biol Psychiatry, 1986, 21（12）: 1111–1113.

[63] Gordon E B. Serial EEG studies in presenile dementia. Br J Psychiatry, 1968, 114: 779–780.

[64] Guedj E, Barbeau E J, Didic M, et al. Identification of subgroups in amnestic mild cognitive impairment.

Neurology, 2006, 67 (2) : 356-358.

[65] Guo L, Duggan J, Cordeiro M F. Alzheimer's disease and retinal neurodegeneration. Current Alzheimer Research, 2010, 7: 3 -14.

[66] HAChinske V C, Lassen NA, Marshall J. Multi-infarct dementia, a cause of mental deterioration in the elderly. Ancet, 1974, 2: 207-210.

[67] HAChinski V C, Bowler J V. Vascular dementia. Neurology, 1993, 43 (10) : 2159-2160.

[68] Hassainia F, Petit D, Nielsen T, et al. Quantitative EEG and statistical mapping of wakefulness and REM sleep in the evaluation of mild to moderate Alzheimer's disease. Eur Neurol, 1997, 37 (4) : 219-224.

[69] He J, Farias S, Martinez O, et al. Differences in brain volume, hippocampal volume, cerebrovascular risk factors, and apolipoprotein E4 among mild cognitive impairment subtypes. Arch Neurol, 2009, 66: 1393-1399.

[70] He Y, Chen Z, Evans A. Structural insights into aberrant topological patterns of large-scale cortical networks in Alzheimer's disease. J Neurosci, 2008, 28: 4756-4766.

[71] Herholz K, Schopphoff H, Schmidt M, et al. Direct comparison of spatially normalized PET and SPECT scans in Alzheimer's disease. J Nucl Med, 2002, 43 (1) : 21-26.

[72] Herminghaus S, Frolich L, Gorriz C, et al. Brain metabolism in Alzheimer disease and vascular dementia assessed by in vivo proton magnetic resonance spectroscopy. Psychiatr Res Neuroimaging, 2003, 123 (3) : 183-849.

[73] Heun R, Schlegel S, et al. Proton Magnetic resonance spectroscopy in dementia of Alzheimer type . Int J Geriatr Psychinatry, 1997, 12 (3) : 349-358.

[74] Higuchi M I, Wata N, Matsuba Y, et al. 19F and 1H-MRI detection of amyloid beta plaques in vivo. Nat Neurosci, 2005, 8 (4) : 527-533.

[75] Hirao K, Ohnishi T, Hirata Y, et al. The prediction of rapid conversion to Alzheimer's disease in mild cognitive impairment using regional cerebral blood flow SPECT. Neuroimage, 2005, 28 (4) : 1014-1021.

[76] House M J, St Pierre T G, Mclean C. 1.4 T study of proton magnetic relaxation rates, iron concentrations, and plaque burden in Alzheimer's disease and control postmortem brain tissues. Magn Reson Med, 2008, 60 (1) : 41-52.

[77] Hughes J R, Cayaffa J J. The EEG in patients at different ages without organic cerebral disease. Electroencephalogr Clin Neur Neurophysiol, 1977, 42: 776-784.

[78] Ishii K, Sasaki H, Kono A K, et al. Comparison of gray matter and metabolic reduction in mild Alzheimer's disease using FDG-PET and voxel-based morphometric MR studies . Eur J Nucl Med Mol Imaging, 2005, 32: 959-963.

[79] Jack C R Jr, Knopman D S, Jagust W J, et al. Tracking pathophysiological processes in Alzheimer's disease: an updated hypothetical model of dynamic biomarkers. Lancet Neurol, 2013, 12: 207-216.

[80] Jack C R, Shiung M M, Weigand S D, et al. Brain atrophy rates predict subsequent clinical conversion in normal elderly and amnestic MCI. Neurology, 2005, 65 (8) : 1227- 1231.

[81] Jacobs H I, van Boxtel M P, Gronenschild E H, et al. Decreased gray matter diffusivity: a potential early Alzheimer's Dement, 2013, 9: 93-97.

[82] Jagust W, Thisted R, Devous M D Sr, et al. SPECT perfusion imaging in the diagnosis of Alzheimer's disease: a clinical pathologic study. Neurology, 2001, 56（7）: 950–956.

[83] Jessen F, Feyen L, Kucinski T, et al. A multicennter H–MRS study of the medial temporal lobe in MCI and dementia Alzheimer's and Dementia. Eur Radiol, 2006, 16（5）: 1096–1103.

[84] Jessen F, Gur O, Block W, et al. A Multicenter（1）H–MRS study of the medial temporal lobe in AD and MCI. Neurology, 2009, 72（20）: 1735–1740.

[85] Johannesson G, Hagberg B, Gustafson L, et al. EEG and cognitive impairment in presenile dementia. Acta Neurol Scand, 1979, 59: 225–240.

[86] Johnson K A, Sperling R A, Gidicsin C M, et al. AV45–A11 study group. Florbetapir（F18–AV–45）PET to assess amyloid burden in Alzheimer's disease dementia, mild cognitive impairment, and normal aging. Alzheimer's Dement, 2013, 9（5 Suppl）: 72–83.

[87] Johnson N A, Jahng G H, Weiner M W, et al. Pattern of cerebral hypoperfusion in Alzheimer disease and mild cognitive impairment measured with arterial spin–labeling MR imaging: initial experience. Radiology, 2005, 234（3）: 851–859.

[88] Juottonen K, Lehtovirta M, Helisalmi S, et al. Major decrease in the volume of the entorhinal cortex in patients with Alzheimer's disease carrying the apolipoprotein E epsilon4. J Neurol Neurosurg Psychiatry, 1998, 65(3): 322–327.

[89] Kadir A, Nordberg A. Target–specific PET probes for neurodegenerative disorders related to dementia. J Nucl Med, 2010, 51: 1418–1430.

[90] Kalvaclh P, Gregova D. Cerebral microangiopathy in the mosaic of new discoveries.J Neurol Sci, 2005, 229: 7–12.

[91] Kandimalla K K, Wengenack T M, Curran, et al. Pharmacokinetics and amyloid plaque targeting ability of a novel peptide–based magnetic resonance contrast agent in wild–type and Alzheimer's disease transgenic mice. J Pharmacol Exp Ther, 2007, 322（2）: 541–549.

[92] Kantarci K, Jack C R Jr, Xu Y C, et al. Mild cognitive impairment and Alzheimer disease: regional diffusivity of water, Radiology, 2001, 219（1）: 101–107.

[93] Kantarci K, Jack C R, Xu Y, et al. Regional metabolic patterns in mild cognitive impairment and Alzheimer's disease: A 1H MRS study. Neurology, 2000, 55（2）: 210–217.

[94] Kantarci K, Petersen R C, Boeve B F, et al. DWI predicts future progression to Alzheimer disease in amnestic mild cognitive impairment. Neurology, 2005, 64（5）: 902–904.

[95] Kantarci K, Reynolds G, Petersen R C, et al. Proton MR spectroscopy in mild cognitive impairment and Alzheimer disease: comparison of 1.5 and 3 T. AJNR, 2003, 24（5）: 843–849.

[96] Kantarci K. Magnetic resonance markers for early diagnosis and progression of Alzheimer's disease. Expert Review of Neurotherapeutics, 2005, 5（5）, 663–670.

[97] Karas G, Scheltens P, Rombouts S, et al. Precuneus atrophy in early–onset Alzheimer's disease: a morphometric structural MRI study.Neuroradiology, 2007, 49（12）: 967–976.

[98] Katz R I, Horowitz G R. Electroencephalogram in the septuagenarian: studies in a normal geriatric population.

J Am Geriatr Soc, 1982, 3: 273–275.

[99] Kim E J, Cho S S, Jeong Y, et al. Glucose metabolism in early onset versus late onset Alzheimer's disease: an SPM analysis of 120 patients. Brain, 2005, 128: 1790–1801.

[100] Kitamura S, Kiuchi K, Taoka T, et al. Longitudinal white matter changes in Alzheimer's disease: a tractography–based analysis study. Brain Res, 2013, 1515: 12–18.

[101] Dement W, Kleitman N. Cyclic variations in EEG during sleep and their relation to eye movements, body motility, and dreaming. Electroencephalogr Clin Neurophysiol, 1957, 9（4）: 673–90.

[102] Krasuski J S, Alexander G E, Horwitz B, et al. Volumes of medial temporal lobe structures in patients with Alzheimer's disease and mild cognitive impairment(and in healthy controls). Biol Psychiatry, 1998, 43(1): 60–68.

[103] Krishnan K R, Charles H C, Doraiswamy P M, et al. Randomized, placebo–controlled trial of the effects of donepezil on neuronal markers and hippocampal volumes in Alzheimer's disease. Am J Psychiatry, 2003, 160（11）: 2003–2011.

[104] Laakso M P, Soininen H, Partanen K, et al, MRI of the hippocampus in Alzheimer disease: sensitivity, specificity, and analysis of the incorrectly classified subjects. Neurobiol Aging, 1998, 19（1）: 23–31.

[105] Lampl Y, Lorberboym M, Blankenberg F G, et al. Annexin V SPECT imaging of phosphatidylserine expression in patients with dementia. Neurology, 2006, 66（8）: 1253–1254.

[106] Lee P L, Yiannoutsos C T, Ernst T, et al. A multi–center H–MRS study of the AIDS dementia complex: Validation and preliminary analysis. J Magn Reson Imaging, 2003, 17（6）: 625–633.

[107] Letendre S L, Ellis R J, Everall I, et al. Neurologic complications of HIV disease and their treatment. Top HIV Med, 2009, 17（2）: 47–56.

[108] Leuchter A F, Newton T F, Cook I A, et al. Change in brain functional connectivity in Alzheimer–type and Multi–infarct dementia. Brain, 1992, 115: 1543–1561.

[109] Liddell D W. Investigation of EEG findings in presenile dementia. J Neurol Neurosurg Psychiatry, 1958, 21: 173–176.

[110] Lo C Y, Wang P N, Chou K H, et al. Diffusion tensor tractography reveals abnormal topological organization in structural cortical networks in Alzheimer's disease. Neurosci, 2010, 30（50）: 16876–16885.

[111] Mailer J J, Reglade–Meslin C, Anstey K J, et al. Sex and symmetry differences in hippocampal volumetrics: before and beyond the opening of the crus of the fornix. Hippocampus, 2006, 15（1）: 80–90.

[112] Makoroff K L, Cecil K M, Care M, et al. Elevated lactate as an early marker of brain injury in inflicted traumatic brain injury. Rediate Radiol, 2005, 35（7）: 668–676.

[113] Mark A S, Atlas S W. Progressive multifocal leukoencephalopathy in patients with AIDS: appearance on MR images. Radiology, 1989, 173（2）: 517–520.

[114] Mawuenyega K G, Sigurdson W, Ovod V, et al. Decreased clearance of CNS beta–amyloid in Alzheimer's disease. Science, 2010, 330: 1774.

[115] Mcevoy L K, Fennema–Notestine C, Roddey JC, et al. Alzheimer disease: quantitative structural neuroimaging for detection and pre– diction of clinical and structural changes in mild cognitive impairment.

Radiology, 2009, 251 (1) : 195–205.

[116] McKeith I, O'Brien J, Walker Z, et al. Sensitivity and specificity of dopamine transporter imaging with 123FP–CIT SPECT in dementia with Lewy bodies: a phase III, multicentre study. Lancet Neurol, 2007, 6: 305–13.

[117] McNeill R, Sare G M, Manoharan M, et al. Accuracy of single–photon emission computed tomography in differentiating frontotemporal dementia from Alzheimer's disease. J Neurol Neurosurg Psychiatry, 2007, 78 (4) : 350–355.

[118] Medina D, De Toledo M L Urresta F, et al. White matter changes in mild cognitive impairment and AD: A diffusion tensor imaging study. Neurodiol Aging, 2006, 27 (5) 163–672.

[119] Medina D, De Toledo–Morrell L, Urresta F, et al. White matter changes in mild cognitive impairment and AD: A diffusion tensor imaging study. Neurobiol Aging, 2006, 27 (5) : 663–672.

[120] Medina D, De Toledo–Morrell L, Urresta F, et al. White matter changes in mild cognitive impairment and AD: a diffusion tensor imaging study. Neurobiol Aging, 2006, 27: 663–672.

[121] Melhem E R, Mori S, Mukundan G, et al. Diffusion tensor MR imaging of the brain and white matter tractography. AJR, 2002, 178 (1) : 3–16.

[122] Metastasio A, Rinaldi P, Tarducci R, et al. Conversion of MCI to dementia: Role of proton magnetic resonance spectroscopy. Neurobiol Aging, 2006, 27 (7) : 926–932.

[123] Misra C, Fan Y, Davatzikos C. Baseline and longitudinal patterns of brain atrophy in MCI patients, and their use in prediction of short–term conversion to AD: results from ADNI. Neuroimage, 2009, 44 (4) : 1415–1422.

[124] Mistur R, Mosconi L, Santi S D, et al. Current challenges for the early detection of Alzheimer's disease: brain imaging and CSF studies. J Clin Neurol, 2009, 5: 153–166.

[125] Mitchell A J, Shiri–Feshki M.Rate of progression of mild cognitive impairment to dementia: meta–analysis of 41 robust inception cohort studies. Acta Psychiatr Scand, 2009, 119: 252–265.

[126] Möller C, Vrenken H, Jiskoot L, et al. Matter atrophy in early–and late–onset Alzheimer's disease. Neurobiol Aging, 2013, 34: 2014–2022.

[127] Montplaisir J, Petit D, McNamara D, et al. Comparisons between SPECT and quantitative EEG measures of cortical impairment in mild to moderate Alzheimer's disease. Eur Neurol, 1996, 36 (4) : 197–200.

[128] Morra Z, Tu L, Apostolova, et al. Automated mapping of hippocampal atrophy in 1–year repeat MRI data from 490 subjects with Alzheimer's disease, mild cognitive impairment, and elderly controls, Neurolmage, 2009, 45 (1) :3–15.

[130] Morris J C, Dementia update 2005. Alzheimer Dis Assoc Disord, 2005, 19 (2) : 100–117.

[131] Morris J C, Storandt M, Miller J P, et al. Mild cognitive impairment represents early–stage Alzheimer disease. Archives of Neurology, 2001, 58 (3) : 397–405.

[132] Mory J, Bobek–Billewicz B, Dziewiatkowski J, et al. Changes in the volume of temporal lobe structures related to Alzheimer's type dementia. Folia Neuropathol, 2002, 40 (2) : 47–56.

[133] Muller M J, Greverus D , Dellani P R , et al. Functional implications of hippocampal volume and diffusivity

in mild cognitive impairment neuroimage, 2005, 28（4）: 1033–1042.

[134] Muller M J, Greverus D, Weibrich C, et al. Diagnostic utility of hippocampal size and mean diffusivity in amnestic MCI. Neurobiol Aging, 2007, 28（3）: 398–403.

[135] Mungas D, Reed B R, Jagust W J, et al. Volumetric MRI predicts rate of cognitive decline related to Alzheimer' disease and cerebrovascular disease. Neurology, 2002, 59（6）: 867.

[136] Newberg A, Alavi A, Reivich M. Determination of regional cerebral function with FDG-PET imaging in neuropsychiatric disorders. Semin Nucl Med, 2002, 32（1）: 13–34.

[137] NICE SCIE guideline to improve care of people with dementia, 22 November, 2006.

[138] Nishi H, Sawamoto N, Namiki C, et al. Correlation between cognitive deficits and glucose hypometabolism in mild cognitive impairment. J Neuroimaging, 2010, 20（1）: 29–36.

[139] Nordberg A. PET imaging of amyloid in Alzheimer's disease. Lancet Neurol, 2004, 3: 519–527.

[140] O'Brien J T, Paling S, Barber R, et al. Progressive brain atrophy on serial MRI in dementia with Lewy bodies, AD, and vascular dementia. Neurology, 2001, 56: 1386.

[141] Obrist W D. EEG and intellectual function in the aged. Electroencephalogr Clin Neur Neurophysiol, 1972, 33: 253（abst）.

[142] Ogawa S, Lee T M, Kay A R, et al. Brain magnetic resonance imaging with contrast dependent on blood oxygenation. Proc Natl Acad Sci USA, 1990, 87（24）: 9868–9872.

[143] Papma J M, de Groot M, de Koning I, et al. Cerebral small vessel disease affects white matter microstructure in mild cognitive impairment. Hum Brain Mapp, 2013; 22, 370.

[144] Parnetti L, Tarducci R, Presciutti O, et al. Proton magnetic resonance spectroscopy can differentiate Alzheimer's disease from normal aging. Mech Ageing Dev, 1997, 97（1）: 9–14.

[145] Peden C J, Rutherford M A, Sargentoin J, et al. Proton spectroscopy of the neonatal brain following hypoxic-ischemic injury.Dev Med Child Neurol, 1993, 35: 502–510.

[146] Pedley T A, Miller J A. Clinical neurophysiology of aging and dementia. Adv Neurol, 1983, 38: 31–39.

[147] Pennanen C, Kivipelto M, Tuomainen S, et al. Hippocampus and entorhinal cortex in mild cognitive impairment and early AD. Neurobiol Aging, 2004, 25（3）: 303–310.

[148] Petersen R C, Smith G E, Waring S C, et al. Mild cognitive impairment: clinical characterization and outcome. Arch Neurol, 1999, 56: 303–308.

[149] Petit D, Lorrain D, Gauthier S, et al. Regional spectral analysis of the REM sleep EEG in mild to moderate Alzheimer's disease. Neurobiol Aging, 1993, 14（2）: 141–145.

[150] Petrella J R, Coleman R E, Doraiswamy P M, et al, Neuroimaging and early diagnosis of Alzheimer disease: a look to the future. Radiology, 2003, 226（2）: 315–336.

[151] Petrella J R, Krishnan S, Slavin M J, et al. Mild cognitive impairment: evaluation with 4-T functional MR imaging. Radiology, 2006, 240（1）: 177–186.

[152] Plant C, Teipel S J, Oswald A, et al. Automated detection of brain atrophy patterns based on MRI for the prediction of Alzheimer's disease. Neuroimage, 2010, 50（1）: 162–174.

[153] Pohjasvaara T, Mantyla R, Aronen H J, et al. Clinical and radiological determinants of prestroke cognitive

decline in a stroke cohort. J Neurol Neurosurg Psychiatry, 1999, 67: 742.

[154] Querbes O, Aubry F, Pariente J, et al. Alzheimer's disease Neuroimaging Initiative. Early diagnosis of Alzheimer's disease using cortical thickness: impact of cognitive reserve. Brain, 2009, 132: 2036–2047.

[155] Ragin A B, Storey P, Cohen B A, et al. Whole brain diffusion lensor imaging in HIV–associate cognitive impairment. AJNR, 2004, 25 (2) : 167–168.

[156] Reisa A, Sperling, Functional Alterations in Memory Networks in Early Alzheimer's disease. Neuromolecular Med, 2010, 12 (1) : 27–43.

[157] Ritchie K, Lovestone S. The dementias. Lancet, 2002, 360 (9347) : 1759–1766.

[158] Roberts M A, McGeorge A P, Caird F I. Electroencephalography and computerized tomography in vascular and nonvascular dementia in old age. J Neurol Neurosurg psychiatry, 1978, 41: 903–906.

[159] Rocca W A, Amaducci L A, Schoenberg B S. Epidemiology of clinically diagnosed Alzheimer's disease. Ann Neurol, 1986, 19: 415–424.

[160] Rossi R, Geroldi C, Bresciani L, et al. Clinical and neuropsychological features associated with structural imaging patterns in patients with mild cognitive impairment. Dement Geriatr Cogn Disord, 2007, 23 (3) : 175–183.

[161] Rupsing R, Borrie M, Smith M, et al. Reduced hippocampal glutamate in Alzheimer disease. Neurobiology of Aging, 2009, NBA73339 (9) : 1–9.

[162] Saka E, Dogan E A, Topcuoglu M A, et al. Linear measures of temporal lobe atrophy on brain magnetic resonance imaging (MRI) but not visual rating of white matter changes can help discrimination of mild cognitive impairment (MCI) and Alzheimer's disease (AD) . Arch Gerontol Geriatri, 2007, 44 (2) : 141–151.

[163] Sánchez-Juan P, Ghosh P M, Hagen J, et al. Practical utility of amyloid and FDG–PET in an academic dementia center. Neurology, 2014, 82 (3) : 230–238.

[164] Sanz–Arigita E J, Schoonheim M M, Damoiseaux J S, et al. Loss of 'small–world' networks in Alzheimer's disease: graph analysis of FMRI resting–state functional connectivity. PLoS One, 2010, 5 (11) : e13788.

[165] Scahill I, Schott M, Stevens M, et al. Mapping the evolution of regional atrophy in Alzheimer disease: unbiased analysis of fluid–registered serial MRI.Proc Natl Acad Sci USA, 2002, 99 (7) : 4703–4707.

[166] Scazynski J S, Sigurdsson S, Jonsdottir M K, et al. Cerebral infarcts and cognitive performance of location and number of infarcts.Stroke, 2009, 40 (3) : 677.

[167] Schaefer P W, Grant P E, Gonzalez R G. Diffusion–weighted MR imaging of the brain. Radiology, 2000, 217 (2) : 331–45.

[168] Scheinin N M, Aalto S, Koikkalainen J, et al. Follow–up of PIB uptake and brain volume in patients with Alzheimer disease and controls. Neurology, 2009, 1186–1192.

[169] Scheltens P, Fox N, Barkhof F, et al. Structural magnetic resonance imaging in the practical assessment of dementia: beyond exclusion. Lancet Neurol, 2002, 1: 13–21.

[170] Schenek J F, Zimmerman E A, Li Z, et al. High–field magnetic resonance imaging of brain iron in Alzheimer disease. Top Magn Reson Imaging, 2006, 17 (1) : 41–50.

[171] Schiavone F, Charlton R A Barrick T R, et al. Imaging age related cognitive decline: A comparison of diffusion tensor and magnetization transfer MRI. J Magn Reson Imaging, 2001, 29 (1) : 23–30.

[172] Schlaggar B L, Brown T T, Lugar H M, et al. Functional neuroanatomical differences between adults and school–age children in the processing of single words. Science, 2002, 296 (5572) : 1476–1479.

[173] Schmidtke K, Hull M. Cerebral small vessel disease: how does it progress. J Neurol Sci, 2005, 229: 13–20.

[174] Schwartzman R J. Reflex sympathetic dystrophy. Curt Opin Neurol Neurosurg, 1993, 6 (4) : 531–536.

[175] Sieweke N, Birklein F, Riedl B, et al. Patterns of hyperalgesia in complex regional pain syndrome. Pain, 1999, 80 (1–2) : 171–177.

[176] Sigurdsson E M, Wadghiri Y Z, Blind J A, et al. In vivo magnetic resonance imaging of amyloid plaques in mice with a non–toxic derivative. Neurobiol Aging, 2008, 29 (26) : 836.

[177] Silverman D H, Small G W, Chang C Y, et al. Positron emission tomography in evaluation of dementia: regional brain metabolism and long–term outcome. JAMA, 2001, 286: 2120–2127.

[178] Silvermun D H. Brain 18F–FDG PET in the diagnosis of neurodegenerative dementia: comparison with perfusion SPECT and with clinical evaluations lacking nuclear imaging. J Nucl Med, 2004, 45 (4) : 594–607.

[179] Singh V, Chertkow H, Lerch J P, et al. Spatial patterns of cortical thinning in mild cognitive impairment and Alzheimer's disease.Brain, 2006, 129 (11) : 2885– 2893.

[180] Sitoh Y Y, Sahadevan S. Clinical significance of cerebral white matter lesions in older Asians with suspected dementia. Ageing, 2004, 33 (1) : 67–71.

[181] Whitwell J L, Przybelski S A, Weigand S D, et al. 3D maps from multiple MRI illustrate changing atrophy patterns as subjects progress from mild cognitive impairment to Alzheimer's disease. Brain, 2007, 130: 1777–1786.

[182] Small G W, Kepe V, Ercoll L M, et al. PET of brain amyloid and tau in mild cognitive impairment. N Engl J Med, 2006, 355 (25) : 2652–2663.

[183] Soininen H, Riekkinen P J Sr. EEG in diagnostics and follow–up of Alzheimer's disease. Acta Neurol Scand Suppl, 1992, 139: 36–39.

[184] Staffen J, Schonauer U, Zauner H, et al. Brain perfusion SPECT in patients with mild cognitive impairment and Alzheimer's disease: comparison of a semiquantitative and a visual evaluation. J Neural Transm, 2006, 113 (2) : 195–203.

[185] Stebbins G T, Nyenhuis D L, Wang C, et al. Gray matter atrophy in patients with ischemic stroke with cognitive impairment. Stroke, 2008, 39: 785.

[186] Stout J C, Bondi M W, Jernigan T L, et al. Regional cerebral volume loss associated with verbal learning and memory in dementia of Alzheimer type. Neuropsychology, 1999, 13 (2) : 188–197.

[187] Svedberg M M, Hall H, Hellstrom–Lindahl E, et al. PIB–amyloid binding and levels of Abeta40 and Abeta42 in postmortem brain tissue from Alzheimer patients. Neurochem Int, 2009, 54: 347–357.

[188] Takahashi S, Yonezawa H, Takahashi J, et al. Selective reduction of diffusion anisotropy in white matter of Alzheimer disease brains measured by 3.0 Tesla magnetic resonance imaging. Neurosci Lett, 2002, 332 (1) :

45–48.

[189] Teipel S J, Meindl T, Wagner M, et al. Longitudinal changes in fiber tract integrity in healthy aging and mild cognitive impairment: a DTI follow–up study. J Alzheimer's Dis, 2010, 22: 507–522.

[190] Terry R D, De Teresa R, Hansen L A. Neocortical cell counts in normal human aging. Ann Neurol, 1987, 21: 530–539.

[191] Terry R D, Katzman R. Senile dementia of the Alzheimer type. Ann Neurol, 1983, 14: 497–506.

[192] Torres F, Faoro A, Loewenson R, et al. The electroencephalogram of elderly subjects revisited. Electroencephalogr Clin Neur Neurophysiol, 1983, 56: 391–398.

[193] Tosun D, Schuff N, Mathis C A, et al. Spatial patterns of brain amyloid–beta burden and atrophy rate associations in mild cognitive impairment. Brain, 2011, 134（Pt 4）: 1077–1088.

[194] Trotot P M, Vazeux R, Yamashita H K, et al. MRI pattern of progressive multifocal leukoencephalopathy(PML) in AIDS. Pathological correlations. J Neuroradiol, 1990, 17（4）: 233–254

[195] Ukmar M, Makuc E, Onor M L, et al. Evaluation of white matter damage in patients with Alzheimer's disease and in patients with mild cognitive impairment by using diffusion tensor imaging. Radiol Med, 2008, 113(6): 915–922.

[196] Umemura T, Kawamura T, Umegaki H, et al. Association of chronic kidney disease and cerebral small vessel disease with cognitive impairment in elderly patients with type 2 diabetes. Dement Geriatr Cogn Dis Extra, 2013, 3（1）: 212–222.

[197] Van C S, Seshadri S, Beiser A, et al. Dementia after stroke: the Framingham study .Stroke, 2004, 35: 1264–1268.

[198] Van de Pol L, Verhey F, Frisoni G, et al. White matter hyperintensities and medial temporal lobe atrophy in clinical subtypes of mild cognitive impairment: the DESCRIPA Study. J Neurol Neurosurg Psychiatry, 2009, 80: 1069–1074.

[199] Van Heertum R L, Greenstein E A. Tikofsky RS.2–deoxy–fluorglucose–positron emission tomography imaging of the brain: current clinical applications with emphasis on the dementias. Semin Nucl Med, 2004, 34（4）: 300–312.

[200] Walhovd K B, Fjell A M, Dale A M, et al. Multi–modal imaging predicts memory performance in normal aging and cognitive decline. Neurobiol Aging, 2010, 31（7）: 1107–1121.

[201] Walson T, Andermann F, Gloor P. Anatomy of amygdaloidal and hippocampal volume measurement by magnetic resonance imaging Neurology, 1992, 42（9）: 1642–1643.

[202] Wang Z, Zhao C, Yu L, et al. Regional metabolic changes in the hippocampus and posterior cingulate area detected with 3–Tesla magnetic resonance spectroscopy in patients with mild cognitive impairment and Alzheimer disease. Acta Radiol, 2009, 50（3）: 312–319.

[203] Watson C, Jack C R Jr, Cendes F. Volumetric magnetic resonance imaging, Clinical applications and contributions to the understanding of temporal lobe epilepsy. Arch Neurol, 1997, 54（12）: 1521–1531.

[204] Westman E, Simmons A, Zhang Y, et al. Multivariate analysis of MRI data for Alzheimer's disease, mild cognitive impairment and healthy controls. Neuroimage, 2011, 54（2）: 1178–1187.

[205] Whitwell J L, Przybelski S A, Weigand S D, et al. 3D maps from multiple MRI illustrate changing atrophy

patterns as subjects progress from mild cognitive impairment to Alzheimer's disease. Brain, 2007, 130: 1777–1786.

[206] Wolf H, Grunwald M, Kruggel F, et al. Hippocampal volume discriminates between normal cognition; questionable and mild dementia in the elderly. Neurobiol Aging, 2001, 22（2）: 177–186.

[207] Walhovd K B, Fjell A M, Amlien I, et al. Multimodal imaging in mild cognitive impairment: Metabolism, morphometry and diffusion of the temporal–parietal memory network. Neuroimage, 2009, 45（1）: 215–223.

[208] Wolk D A, GrAChev I D, Buckley C, et al. Association between in vivo fluorine 18–labeled flute methanol amyloid positron emission tomography imaging and in vivo cerebral cortical histopathology. Arch Neurol, 2011, 68: 1398–1403.

[209] Wright C B, Festa J R, Paik M C, et al. White matter hyperintensities and subclinical infarction: associations with psychomotor speed and cognitive flexibility. Stroke, 2008, 39: 800.

[210] Yao B, Li T Q, Gelderen P, et al. Susceptibility contrast in high field MRI of human brain as function of tissues iron content .Neuroirnage, 2009, 44（4）: 1259–1266.

[211] Yao Z, Zhang Y, Lin L, et al. Abnormal cortical networks in mild cognitive impairment and Alzheimer's disease. PLoS Comput Biol, 2010, 6（11）.

[212] Yasmin H, Nakata Y, Aoki S, et al. Diffusion abnormalities of the uncinate fasciculus in Alzheimer's disease: diffusion tensor tract–specific analysis using a new method to measure the core of the tract. Neuroradiology, 2008, 50（4）: 293–299.

[213] Yetkin F Z, Rosenberg R N, Weiner M R, et al. FMRI of working memory in patients with mild cognitive impairment and probable Alzheimer's disease. Eur Radiol, 2006, 16（1）: 193–206.

[214] Yoshiura T, Mihara F, Ogomori K, et al. Diffusion tensor in posterior cingulate gyrus: correlation with cognitive decline in Alzheimer's disease. Neuroreport, 2002, 13（17）: 2299–2302.

[215] Zamboni G, Wilcock G K, Douaud G, et al. Resting functional connectivity reveals residual functional activity in Alzheimer's disease. Biol Psychiatry, 2013, 74: 375–383.

[216] Zang Y F, He Y, Zhu C Z, et al. Altered baseline brain activity in children with ADHD revealed by resting–state functional MRI. Brain Dev, 2007, 29: 83–91.

[217] Zhang H Y, Wang S J, Liu B, et al. Resting brain connectivity: changes during the progress of Alzheimer disease. Radiology, 2010, 256: 598–606.

[218] Zhang Y, Schuff N, Jahng G H, et al. Diffusion tensor imaging of cingulum fibers in mild cognitive impairment and Alzheimer disease. Neurology, 2007, 68: 13–19.

[219] Zhou J, Greicius M D, Gennatas E D, et al. Divergent network connectivity changes in behavioral variant frontotemporal dementia and Alzheimer's disease. Brain, 2010, 133（5）: 1352–1367.

[220] 曾湘良 . 血管性认知功能障碍的神经影像学进展 . 现代医药卫生 , 2010, 25（9）: 1366–1367.

[221] 陈兴时 , 肖世富 , 张明园 . 老年性痴呆的脑电生理研究 . 上海精神医学 , 2001, 13（增刊）: 47–53.

[222] 丁蓓 . 轻度认知功能障碍的神经影像学研究进展 . 国外医学临床放射学分册 , 2007, 30（2）: 77–80.

[223] 费军 , 王茂强 . 获得性免疫缺陷综合征的脑部影像诊断 . 国外医学 – 临床放射学分册 , 1999, 3: 156–160.

[224]冯锋, 尚兰, 曹文胜, 等. 阿尔茨海默病睡眠脑电图的研究进展. 国际精神病学杂志, 2008, 35:（1）;4-7.
[225] 韩恩吉, 王翠兰. 实用痴呆学. 山东科学技术出版社, 2011.
[226] 李伯英. 轻度认知损害的神经影像学研究进展. 医学综述, 2014, 20（3）: 504-507.
[227] 李坤成. 阿尔茨海默病神经影像学研究进展. 中国现代神经疾病杂志, 2014, 14（3）: 176-180.
[228] 李淑宇, 蒲放. 阿尔茨海默病脑灰质体积异常的 MR1 研究. 中国医学影像技术, 2006, 22（8）: 293-295.
[229]李卫平, 杨文俊, 宋智礼, 等.10 例阿尔茨海默型老年痴呆事件相关电位的初步研究. 临床脑电图学杂志, 1994, 3: 15.
[230] 李雪冰, 罗跃嘉. 空间及言语工作记忆任务的情绪效应: 来自 ERP/ fMRI 的证据. 心理科学进展, 2011, 19（2）: 166-174.
[231] 李长彬, 刘云, 刘金石, 等. 脑梗死的 P300 识别电位的研究. 临床脑电图学杂志, 1993, 2: 25.
[232] 林伟曦. 人脑 CT 图像特征提取及其分类. 河北大学, 2008.
[233] 苗茂华. 太原市社区老年人认知功能下降的影响因素研究. 山西医科大学博士论文, 2005.
[234] 齐石, 李红军, 员达, 等.H-MRS 在 AIDS 相关痴呆临床应用. 放射学实践, 2011, 2(10):1032-1035.
[235] 石庆丽, 韩利坤, 袁春, 等. 阿尔茨海默病的影像学研究进展. 中国康复理论与实践, 2013, 19（4）: 354- 359.
[236] 史大鹏, 闫庆栋, 陈世华, 等.AIDS 脑部病变影像学表现分析. 实用放射学杂志, 2006, 22(2):143-146.
[237] 宋景贵.Alzheimer 病与血管性痴呆患者认知功能对照研究. 中风与神经疾病杂志, 2008, 25（6）: 710-412.
[238] 宋余庆, 刘博, 谢军. 基于 Gabor 小波变换的医学图像纹理特征分类. 计算机工程, 2010, 36（11）: 200-202.
[239] 孙冬, 张军建.H-MRS 在痴呆诊断与治疗中的应用研究进展. 卒中与神经疾病, 2008, 15（3）: 192-192.
[240] 王蕊, 李坤成, 刘树良, 等.MRI 线性测量与体积测量在 Alzheimer 病诊断中的比较研究. 中华放射学杂志, 2003, 37（5）: 389.
[241] 温洪波, 张振馨, 牛富生, 等. 北京地区蒙特利尔认知量表的应用研究. 中华内科杂志, 2008, 47（1）: 36-39.
[242] 吴恩惠. 头部 CT 诊断学. 北京: 人民卫生出版社, 2001: 178.
[243] 许松云, 单守勤, 冯玉奎, 等. 阿尔茨海默病的影像学诊断现状进展. 中国疗养医学, 2012, 21（12）: 1104- 1106.
[244] 于慧玲, 汤洪川. 健康老年人脑容量的线性测量参考值. 中华老年医学杂志, 1994, 13（2）: 80-83.
[245] 张大海, 攀树峰, 顾伟中.AIDS 的影像学表现（下）. 临床放射学杂志, 2001, 20（5）:331.
[246] 张锦恒, 王磊, 任月玲, 等.AIDS 患者脑部病变 MRI 表现. 现代医用影像学, 2009, 18（1）: 1-4.
[247]张新卿, 马云川, 闵宝权, 等. 不同痴呆程度阿尔茨海默病患者脑正电子发射计算机断层显像的研究. 中华医学杂志, 2001, 81（8）: 499-500.
[248] 张新卿, 闵宝权, 马云川, 等. 三种神经心理量表改变与阿尔茨海默病脑葡萄糖代谢的关系. 中华医学杂志, 2003, 83（2）: 100-102.

［249］章炜炜，张志广，冯树理，等．阿尔茨海默病 DT–N4RI 脑图像的识别．华大学报，2005, 45（12）．

［250］钟维佳，赵建农，谢微波，等．脑白质稀疏症的弥散张量研究．重庆医科大学学报，2008, 33（2）：198–202.

［251］周宏，黄雁，唐焱．脑小血管病的神经影像学表现与认知障碍的相关性．中南医学科学杂志，2013, 41（6）：587–89.

［252］周宏，曾自三．64 层螺旋 CT 血管成像技术在头颈部血管病变诊断的研究．广西医科大学学报，2010, 27（3）：403–405.

第十三章 阿尔茨海默病的预后

内容提要

阿尔茨海默病的预后一直是人们关心的问题，但是从目前的情况来看，由于缺乏有效的治疗和干预手段，而且其预后是由诸多因素决定的，所以阿尔茨海默病患者的预后并不乐观，预后的好坏取决于是否能够尽早地作出诊断，从而采取必要的干预手段，而这需要诊断手段的改进和新的诊断标准的制定。临床诊断目前还是最重要的，但这主要依赖于一系列的检查量表来判断病人病情的进展。实验室诊断主要依赖于大量的生物学标志物的检测，而这些标志物的特异性和精确性是辅助诊断的决定因素，因此这一切目前还在不断探索中。家庭因素在阿尔茨海默病的预后中也是不可忽视的因素之一，它包括对病人的关爱以及护理过程中所面临的诸多问题，重要的是要对病人疾病的发展阶段有一个清醒的认识。

目 录

第一节 概论

阿尔茨海默病的预后是由诸多的因素决定的，个体的差异性以及发病过程中的一些不可预判的因素都会影响到阿尔茨海默病的预后。但是总体来说，迄今为止，由于人们对阿尔茨海默病发病机制的了解仍然不是十分清楚，对于该疾病形成的原因仍然局限在目前所有的几种假设之上，如 β－淀粉样多肽学说、τ 蛋白学说，但是这些假说仍然仅仅还只是假说，距离我们真正搞清楚阿尔茨海默病的发病原因还需要走很长的路。由于发病的原因并不清楚，所以在治疗层面来说，目前还没有十分有效的手段，基于 β－淀粉样多肽学说所进行的免疫治疗又不断地遭受挫折，迄今为止完成的免疫治疗临床试验均宣告失败。一是 Elan 制药公司开展的 β－淀粉样多肽疫苗临床试验（AN1792），该研究在临床试验启动半年后终止，原因在于 β－淀粉样多肽疫苗接种后有 6% 的患者产生了自身免疫性脑膜脑炎。研究人员对参与试验的患者进行了 6 年的随访，发现 β－淀粉样多肽接种能产生抗 β－淀粉样多肽抗体并有效清除脑内 β－淀粉样多肽，但并不能改善患者的认知功能，也不能延长生存时间（Holmes et al，2008; Salloway et al，2009）。该试验中自身免疫性脑膜脑炎的原因在于 β－淀粉样多肽作为自身抗原，激活了自身反应性 T 细胞，导致 T 细胞浸润到脑组织而产生炎症。为避免 β－淀粉样多肽疫苗的不良反应，辉瑞公司开展了直接采用抗 β－淀粉样多肽抗体（Bapineuromab）的临床试验，2012 年 7 月揭晓的Ⅲ期临床研究表明，Bapineuromab 并不能改善或延缓 AD 的病情进展，且引起血管源性脑水肿和微血管出血等不良反应；该公司进行的另外一项免疫治疗临床试验（Ponezumab）由于未达到预期的疗效也宣告终止。除此之外，罗氏公司投入巨资研发的另一款单抗药物 Gantenerumab 在大型临床 III 期惨遇滑铁卢，这对于罗氏公司自身，乃至于阿尔茨海默病领域所有研发 β－淀粉样蛋白的药物企业都是一个沉重的打击。由此可见，目前对于阿尔茨海默病来说，它几乎就是一个巨大的陷阱，强生、瑞辉、礼来等运营商在这方面遭受到了重大的打击，而罗氏制药集团的另一款新药 Sembragiline，同样证实没有任何改善阿尔茨海默病患者认知功能的作用。

对阿尔茨海默病治疗药物开发研究的屡屡失败，很难使人们对该病的预后抱有乐观的态度。就目前的研究进展来看，短期内人类还无法跨越阿尔茨海默病治疗这座大山，而其中一个主要的原因就在于对它产生的机制还不是十分清楚。尽管从分子生物学、细胞生物学、病理学、毒理学、遗传学、流行病学等各个方面对 β－淀粉样蛋白进行了大量的研究，这方面的研究论文可以说有汗牛充栋之巨，但是迄今为止，β－淀粉样蛋白学说仍然停留在假说的层面上，与 β－淀粉样蛋白有关的斑块与阿尔茨海默病之间的关系到底是什么，它是诱发阿尔茨海默病发生的原因，还是阿尔茨海默病发生后所产生的结果，目前仍然不是十分地清楚。那么对于基于这种假说上的针对阿尔茨海默病的药物在研发方面所遭遇的失败，似乎就不那么难于理解了。既然阿尔茨海默病在治疗方面看不到一丝丝的曙光，那么它的预后也只能是黯然失色了。

阿尔茨海默病的预后从目前的研究结果来看并不乐观，主要原因已如前文所述是对其发生的机制仍然不是十分清楚。一百多年来，人们对于阿尔茨海默病预防和治疗的研究工作从未中止，但是迄今为止，还仍然停滞在一个探索阶段。目前有关阿尔茨海默病发病机制的研究仍然处在一个假说阶段，这也是阿尔茨海默病在治疗上的一个难点所在。由于没有有效的治疗手段，对于其预后来说，同样也没有乐观的前景可言。

阿尔茨海默病的发病年龄最早可以出现在 40 岁左右，但是表现出症状的病人一般却都在 60 岁以后。疾病早期的主要症状表现为记忆力的减退和无法集中注意力。但许多人对这些症状并不在意，因为他们常常将这些症状和衰老联系在一起，认为是衰老的自然表现而未能加以重视，而且宁愿去找医生确定这些症状是自然衰老的结果而不是阿尔茨海默病（Ogrocki，2004）。由于脑细胞的死亡，疾病的发展会越来越严重，以至于达到生活不能自理的境地，譬如一些日常最普通的工作，像做饭、洗衣和自我护理都变得无法完成。当脑细胞的丢失达到一定水平时，患者将会永远失去走路和说话的能力。在晚期阶段，阿尔茨海默病会损害大脑控制呼吸和吞咽的中枢以及身体抵抗感染的部位。值得注意的是，绝大多数导致阿尔茨海默病患者死亡的原因是由感染所引起的，譬如肺炎（Medical College of Wisconsin，2008）。

阿尔茨海默病的进程变异度很大，可以持续几个月甚至数十年，最长的报道有持续 21 年的。此外，该病主要出现在年龄超过 60 岁的老人中，但是有研究表明罹患此病时年龄较轻者其症状的进展则更为迅速（Gelb，2000）。阿尔茨海默病的进展程度通常通过对患者认知能力的测量来进行估计和判断，诸如向后计数或者描画一个相交的五边形。阿尔茨海默病的病情进展还可以通过对患者从事一些一般正常人每日都在从事的日常工作事务的能力来进行评估（Swanwick et al，1998）。

第二节　有关阿尔茨海默病的检查量表

一般来说，无论是临床医生还是从事阿尔茨海默病的研究工作者，都需要对阿尔茨海默病的预后和进展进行推测和判断，同时研究工作者也需要疾病进展的模型来设计出用于临床药物研究和开发所需的生物学标志物（biomarker）。Doody RS 等曾试验了一种经过计算的开始进展速率（calculated initial progression rate，CIPR）以确定随着时间的变化，这种 CIPR 是否可以用来预测阿尔茨海默病患者在认知、功能和行为的表现，以及是否可以用来对该病的生存率进行预测（Doody et al，2010）。该研究小组对 597 个阿尔茨海默病患者进行了长达 15 年的随访研究，他们使用标准的研究方法来评估患者的基本状况和疾病的进程，并且计算患者的初始（进展前）速率。他们设计了进展缓慢型、中型和进展迅速型 3 组不同的类型。使用混合效应分析，他们检测了基于标准测量基础上的对于进展前小组纵向性能的预测值，并使用 Cox 生存分析方法来比较各个进展速率不同小组的生存时间。结果发现：阿尔茨海默患者在初次就诊时通过简单的进展速率的计算可以为患者日后在认知、整体性能和日常生活中的活动性能提供一个较为可靠的信息。病情进展缓慢的患者同时也可能生存得久一些。

患者最初的和以后每年随访所得到的认知结果的判定包括以下指标：

一、简易精神状态检查表（mini mental status exam, MMSE）

该检查法（Folstein et al，1975）是由美国 Folstein 等人于 1975 年制定的，用于检查和判定痴呆患者的严重程度。该表由 20 道题组成，共分 5 个方面：定向力、记忆力、注意力和计算力、回忆及语言，共 30 项，每项回答正确得 1 分，回答错误或回答不出来评零分，量表总分范围为 0~30 分。

现给出简易精神状态简易智能精神状态检查量表（MMSE）操作说明。

（一）定向力（最高分：10 分）

（1）每答对一题得 1 分。

今天是星期几？几号？几月？什么季节？哪一年？

（2）请依次提问，每答对一题得 1 分。

你现在在哪个省？市？医院？科室？第几层楼？

（二）记忆力（最高分：3 分）

告诉被测试者你将问几个问题来检查他的记忆力，然后清楚、缓慢地说出 3 个相互无关的东西的名称（大约 1s 说 1 个），说完所有的 3 个名称后，要求被测试者重复它们。被测试者的得分取决于他们首次重复的答案（答对 1 个得 1 分，最多得 3 分）。如果他们没能完全记住，你可以重复，但你重复的次数不能超过 5 次。如果 5 次后他们仍然未记住所有的 3 个名称，那么对于回忆能力的检查就没有意义了。

如：“皮球”“国旗”“树木”等。

（三）注意力和计算力（最高分：5 分）

要求病人从 100 开始减 7，之后再减 7，一直减 5 次（即：93，86，79，72，65）。每答对 1 个得 1 分，如果前次错了，但下一个答案是对的，也得 1 分。

正确的次数：

（四）回忆能力（最高分：3 分）

如果前次被测试者完全记住了 3 个名称，现在就让他们再重复 1 遍，每正确重复 1 个得 1 分，最高 3 分。

如：“皮球”“国旗”“树木”等。

（五）语言能力（最高分：9 分）

（1）命名能力（0~2 分）：拿出你的手表给测试者看，要求他们说出这是什么，之后拿出钢笔问他们同样的问题。

（2）复述能力（0~1 分）：要求被测试者注意你说的话并重复 1 次，注意只允许重复 1 次。这句话是“四十四只石狮子”，只有正确、咬字清楚的才记 1 分。

（3）三步命令（0~3 分）：给被测试者一张空白平纸，要求对方按你的命令去做，注意不要重复或示范。只有按正确顺序做的动作才算正确，每个正确动作记 1 分。

右手拿纸，两手对折，放在大腿上。

（4）阅读能力（0~1 分）：在一张白纸上印有一行字“闭上您的眼睛”。要求被测试者读它并按要求做。只有他们确实闭上了眼睛才能得分。

（5）书写能力（0~1 分）：给测试者一张白纸，让他们自发地写出一个完整的句子。句子必须有主语、谓语、宾语，并有意义。注意你不能给任何提示。

（6）复写能力（0~1 分）：在一张白纸上画有交叉的 2 个五边形，要求被测试者照样准确地画出来。评分标准：五边形需画出 5 个清楚的角和 5 个边。同时，2 个五边形交叉处形成四边形。线条的抖动和图形的旋转可以忽略。

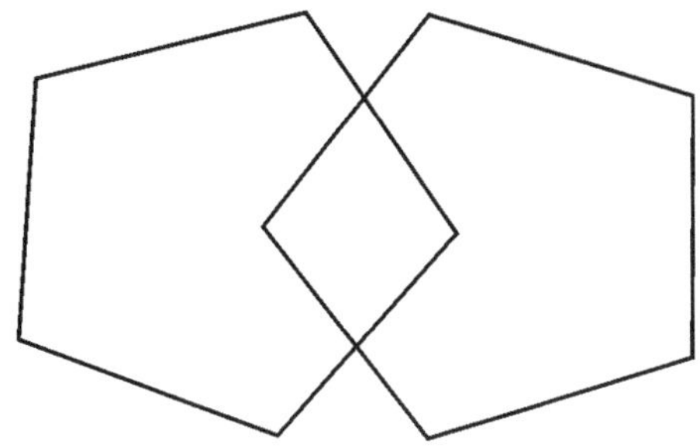

二、阿尔茨海默病评定量表的认知次量级表（Alzheimer's Disease Assessment Scale-Cognitive Subscale, ADAS-cog）

这是一种用来对阿尔茨海默病患者认知行为测验的方法（Rosen et al，1984），测试通常包括定向、语言（口语理解和表达、对测验指导语的回忆、自发言语中的找词困难、指令理解、命名 12 个真实物品与 5 个手指）、结构（模仿圆、2 个交错的四边形、菱形、立方体）、观念的运用、阅读 10 个形象性词语后即刻回忆 3 次的平均数与 12 个形象性词语的再认，共 11 题，费时 15~20min，满分 70 分。分数越高标志着认知能力损害越严重。对阿尔茨海默病患者组，施测者之间信度为 0. 99，间隔 1 个月再测相关性 0. 92，正常老人组则分别为 0. 92 与 0. 65。阿尔茨海默病患者组在 ADAS-cog 的每一个项目均显著差于正常匹配组的表现。未经治疗的中度阿尔茨海默病患者每年 ADAS-cog 总分下降 7 ~ 10 分。通常将改善 4 分作为临床上抗痴呆药物显效的判断标准。ADAS-cog 对极轻度和极重度的患者不够敏感。

三、语言系列注意力测验（verbal series attention test，VSAT）

这个测试（Mahurin et al，1996）包括数字、词语的正背和倒背（例如某年的某月）、对所说出的目标数字和字母的顺序和听力的警觉性，通过对完成测试所用时间的消耗（可到 480s）和所回答的错误的数量（可到 45 个）来进行计量和评估。

四、临床痴呆评分总和量表（Clinical Dementia Rating Scale Sum of Boxes，CDR-SB）

该评分来自与患者的面谈及患者智力状态的检查，并结合两者的评估而得出（Hughes et al，1982; Morris et al，1993）。CDR-SB 的分值（0~18）来自 6 个与认知领域有关的能力（cognitive domains or boxes）的得分总和，包括记忆能力、定向能力、判断和解决问题的能力、与人交流的能力、家庭中的作用和个人的业余爱好以及个人的护理能力。分值越高，反映总体损伤越严重。

五、身体自我维护量表（Physical self-maintenance Scale，PSMS）和工具性日常生活活动能力量表（Instrumental Activities of Daily Living Scale，IADL）

这 2 个表是用来衡量患者的功能恢复状况。这 2 个量表加在一起可以替换 Lawton 和 Brody 的日常生活活动量表（Lawton et al，1969）。身体自我维护量表（PSMS）对那些与每天的基本活动如吃饭和穿衣有困难的患者的状况做出量化，每一项的分值为 1~5 分，最大分值为 30 分，表示最大的损害状态。工具性日常生活活动能力量表（IADL）用来评估 8 种复杂的日常生活任务，譬如，电话的使用、购物能力以及交通工具的使用等。分值从 0~31，分值越高，意味着功能的损伤越严重。

有文献报道，影响阿尔茨海默病患者病情进展的协变量和在基础受访时所收集的信息取决于患者病前的智商情况［premorbid IQ，该智商情况可以通过美国版的新成人阅读试验（american version of the new adult reading test，AMNART）来获得（Nelson et al，1978; Grober et al，1991）］、年龄、性别、教育程度，以及幻觉、错觉、锥体外系症状出现的历史等（Stern et al，1994; Chui et al，1994）。Pavlik V 等人的研究发现，病前 IQ 在预测阿尔茨海默病患者的病情进展速率方面，是比教育程度更好的一个指标（Pavlik et al，2006）。在他们的另一项研究中，将病前 IQ 纳入了研究模型（Doody et al，2010），并且使用修改后的统一帕金森病评定量表的运动度量来捕捉锥体外系症状（Clark et al，1997）。

第三节　与阿尔茨海默病预后有关的生物学标志物的研究进展

近年来关于与痴呆有关的生物学标志物的研究引起了科学家们极大的重视，通过对脑脊液和血液中与痴呆有关的标志物的分析和研究，人们渴望对阿尔茨海默病以及其他因素所导致的痴呆患者的病因的诊断，以及病情发展的预后能够有一个精确的判断。大多数痴呆都可认为是种蛋白病（proteopathy），其特征是某些神经蛋白的非正常加工过程，诸如蛋白的片段的形成、蛋白的聚集，以及其他翻译后的修饰（post-translational modification，PTMs）功能发生障碍（Holmes 2012; Ingelson et al，2002），在蛋白质水平上对这些蛋白质作为诊断和预后的生物学标志物的潜在的可能性进行详尽的研究。但是，迄今为止，这些研究还是受限于这样的事实，即每一种蛋白质在痴呆形成和发展的整个过程中的病理改变并没有完全解决。这可能是由于在患者出现症状之前要做出对疾病的检测是一种非常困难的事情，因为这些症状在早期的认知能力改变之前的 20 年就可以检测得到（Bateman et al，2012）。在诊断确定痴呆的进展过程中的另一个复杂因素是这些与不同类型的痴呆有关的蛋白质之间有明显的交叉和重叠现象。这样仅仅观察蛋白水平的变化不足以为区别不同类型的痴呆提供足够的和详细的信息。

表 13–1　常见的痴呆类型及其所影响的蛋白质

痴呆类型	受影响蛋白	参考文献
阿尔茨海默病（AD）	τ，Aβ，Apo E，α-Synuclein	（Blennow，2004; Corder et al，1993; Mukaetova et al，2008）
血管性痴呆（VaD）	τ	（Schoonenboom et al，2012;　Kaerst et al，2013）
皮质基底节变性（CBD）	τ	（Josephhs et al，2006）
路易氏体痴呆（DLB）	α-synuclein	（Mukaetova et al，2008）
帕金森氏病痴呆	α-synuclein	（Tokuda et al，2010）
额颞叶痴呆		
FTLD-τ	τ	（Schoonenboom et al，2012; Josephhs et al，2006）
FTLD-TDP43	TDP43	（Igaz et al，2009; Zhang et al，2009）
FTLD-FUS	FUS	（Neumann et al，2009; Rober et al，2008）

唯一的例外是将翻译后修饰（PTMs）作为生物学标志物应用于阿尔茨海默病的研究中。这并不是一个新的方法，因为作为阿尔茨海病的生物学标志物，对于脑脊液中的 $A\beta_{1\text{-}42}$ 和磷酸化的 τ 蛋白（p- τ ）的形成已经进行了深入的研究。这是一个极好的例子，有助于理解分子病理如何在某些关键蛋白上造成一定的蛋白指纹图谱，这不仅有助于认识一些核心疾病的发病机制，而且对一些特殊的痴呆病例或痴呆亚型，从诊断和预后的价值上来说，提供了一个良好的机会。

（一）基于脑脊液的生物学标志物

大脑在分子水平上的病理学改变可以直接从脑脊液中反映出来，于是，脑脊液就成了阿尔茨海默病和其他相关的痴呆症的生物学标志物的主要研究来源。$A\beta_{42}$、总 τ 蛋白、磷酸化 τ 蛋白，以及 α－突触核蛋白（α-synuclein）是研究最多的脑脊液生物标志物（CSF-Biomarker），许多研究文献对其性能都进行了详尽的评估（Blennow et al，2003）。其他的生物标志物还包括载脂蛋白 E（apolipoprotein E，Apo E）、焦油脱氧核糖核酸结合蛋白 43（TAR DNA-binding protein 43，TDP-43）、融合肉瘤蛋白 （fused sarcoma protein，FUS）以及胶质细胞原纤维酸性蛋白 （glial fibrillary acidic protein，GFAP）。

$A\beta_{42}$ 是阿尔茨海默病细胞外淀粉样斑块的主要成分，并且是淀粉样前体蛋白 （amyloid precursor protein，APP）加工和斑块形成的标志。在患者阿尔茨海默病时，发现脑脊液中 $A\beta_{42}$ 的含量是下降的，这可能是由于沉积在斑块中的缘故 （Blennow，2004；Mattson et al，2009）。在阿尔茨海默病患者中，$A\beta_{42}$ 的产生是一个早期事件，所以测量脑脊液中 $A\beta_{42}$ 的含量，在有前驱症状的阿尔茨海默病患者中来筛查早期病例以及监视病情的发展不失为一种有效的策略。然而，时至今日，一旦认知功能受损的症状出现，测量脑脊液 $A\beta_{42}$ 含量的策略只能对支持诊断作为补充性的试验，并且对疾病的进展不能提供任何价值，因为作为生物学标志物，在疾病发展的早期就已经发现了它的异常 （Hansson et al，2006; Thinakaran et al，2008）。脑脊液中 $A\beta_{42}$ 的含量还可以用来区别阿尔茨海默病患者和非痴呆病患者的正常对照，它的敏感性是 59%~96%，特异性是 77%~89% （Blennow，2004; Hampel et al，2004; Shaw et al，2009; Duits et al，2014）。对于脑脊液中 $A\beta_{42}$ 含量的变化，在其他类型的痴呆患者中也进行了研究，结果发现：在额颞叶痴呆（FTLB）、路易体型痴呆（DLB）和血管型痴呆（VaD）病患者中有轻微的降低（Hansson et al，2006）。脑脊液中 $A\beta_{42}$ 含量还可以用来在非常轻型痴呆病患者中预测认知功能下降的速率，以及在有轻微型认知功能障碍病患者（mild cognitive impairment，MCI）中预测罹患阿尔茨海默病的可能性 （Hampel et al，2004; Snider et al，2004）。

脑脊液中总体 τ－蛋白（t- τ ）浓度是神经元损伤以及神经元和轴突变性的生物学标志物，许多研究已经表明与对照组病人相比，阿尔茨海默病患者脑脊液中 t- τ 的水平明显增高，其敏感性和特异性分别为 70%~83% 和 81%~92% （Blennow，2004; Hampel et al，2004; Shaw et al，2009; Duits et al，2014）。然而，对于阿尔茨海默病来说，脑脊液中总 τ－蛋白水平的改变并不是特异性的。在其他一些类型的痴呆患者中，它的水平也是升高的，譬如克罗伊茨费尔特－雅各布病（Creutzfeldt Jakob disease，CJD，即通常所说的疯牛病，简称克－雅氏病）以及绝大多数的患有路易体型痴呆（DLB）、额颞叶痴呆（FTLB）、血管型痴呆（VaD）和皮质性痴呆（CBD）的患者（Schoonenboom et al，2012; Hansson et al，2006）。

脑脊液中磷酸化 τ 蛋白（p-τ）反映了磷酸化的异常和神经纤维缠结（neurofibrillary tangle，NFT）的形成。在阿尔茨海默病患者中可以发现 p-τ 的水平有明显的增加。使用酶联免疫吸附测定法（ELISA）可以检测到不同磷酸化的抗原表位，诸如 p-τ（181）或者 p-τ（231）。脑脊液中 p-τ 水平可以用来区别阿尔茨海默病患者和其相应的正常对照人群，其敏感度为 68%~86%，特异性为 61%~73%（Shaw et al，2009; Duits et al，2014）。在克－雅氏病（CJD）和路易氏体型痴呆（DLB）患者中也可见脑脊液中 p-τ 有轻微的升高（Blennow，2004; Igaz et al，2009）。也有文献报道，用 p-τ 替代 t-τ 可以改善诊断的敏感性，并可分别用于阿尔茨海默病与路易体型痴呆（DLB）和额颞叶痴呆（FTD）的鉴别诊断（Hampel and Teipel，2004）。τ-τ 和 p-τ 都可以用来预测轻度认知障碍（MCI）患者向阿尔茨海默病的转化（Hansson et al，2006; Andreasen et al，2003）。

研究发现，与单一的生物标志物相比，脑脊液生物学标志物的组合（t-τ/Aβ_{42} 和 p-τ/Aβ_{42}）可以增加敏感性和特异性。由于 τ-τ/Aβ_{42} 的比率可以区别哪些轻度认知障碍的患者向阿尔茨海默病的转化，哪些患者不向阿尔茨海默病转化，所以表现出了作为临床前生物学标志物的可能性，虽然单纯的脑脊液样品分析并不能达到此目的（Duitset al，2014; Hulstaert et al，1999; Maddalena et al，2003）。此外，该比率对认知功能正常的老年人发展为痴呆的可能性的预测带来了新的希望（Fagan et al，2007）。

另一个有趣的脑脊液生物学标志物是 α-突触核蛋白。与 τ 蛋白和 Aβ_{1-42} 相比，人们对脑脊液中 α-突触核蛋白水平的研究比较少，α-突触核蛋白是路易氏体痴呆（DLB）患者路易氏体中的主要成分。研究表明，在路易体痴呆（DLB）患者和帕金森氏（PD）患者的脑脊液中，与正常对照人相比，α-突触核蛋白的水平明显降低，这表明该蛋白在脑脊液中水平的变化有可能用于不同类型的痴呆的诊断（Tokuda et al，2007; Mollenhauer et al，2006）。与这些研究结果相反，也有一些研究小组发现，与对照组和其他类型的痴呆患者相比，脑脊液中 α-突触核蛋白水平在路易体痴呆患者和帕金森氏患者之间没有明显的差别（Aerts et al，2006; Spies et al，2009; Reesink et al，2010）。

与健康患者和其他类型的痴呆患者相比，α-突触核蛋白寡聚体水平在路易体痴呆和帕金森患者的脑脊液中都增高（Tokuda et al，2010; Hansson et al，2014）。在帕金森患者中，α-突触核蛋白寡聚体与总的 α-突触核蛋白的比率仍然很明显，与类似的痴呆相比，α-突触核蛋白寡聚体与总的 α-突触核蛋白的比率是增高的（Parnetti et al，2014）。近来的研究还发现，脑脊液中 α-突触核蛋白水平在阿尔茨海默病患者中明显增高（Slaets et al，2014），这就提示 α-突触核蛋白对路易体痴呆和帕金森氏病可能不是特异性的，或者，又一次表明混合型的病理改变是常见的。

虽然几种脑脊液生物学标志物对诊断和预后带来了新希望和可能性，但是仍然存在着明显的缺点并限制了其在临床上的使用（表 13-2）。

对生物学标志物浓度缺乏标准化的分析和总体边界值的界定也是一个重要的限制其在临床使用的因素。对脑脊液的处理，不同的技术平台和不同的抗体的使用，是不同的研究者所报道的生物学标志物浓度差异和不同的主要原因（Rosen et al，2013）。好在国际标准化组织已经开始倡议争取减少存在于各研究团队之间和实验室内部的巨大的变异（Mattsson et al，2011）。脑脊液生物学标志物中一个受限制的因素是在不同类型的痴呆的蛋白质表达谱之间在在着重叠和交叉（Schoonenboom et al，2012）。最后要说明的是，脑脊液样品的收集仍然妨碍着脑脊液生物学标志物在临床上的使用，因为脑脊液的获取需要进行腰椎穿刺。尽管事实上腰椎穿刺的并发症比较少，但是在一般人看来，其操作过程仍然被认为是侵入性手术，此后的重复性的测试仍然是一个巨大的挑战（Schneider et al，2011; Henrikson et al，2014），所以脑脊液不能一直用于临床试验。从另一个角度讲，这些脑脊液蛋白质都与相应的疾病有着病理学上的联系，这有助于开发类似的存在于血液中的生物标志物的研究。

表 13-2　脑脊液生物学标志物的优点和缺点

优点	缺点
便于诊断	取样困难
可进行预后判断	不易标准化
	诊断价值受限
	假阳性 - 假阴性率
	与其他痴呆重叠交叉

（二）基于血液的生物学标志物

使用血液作为痴呆的生物学标志物的来源仍在研究中。与脑脊液相比，血液是一个非常实用的生物学标志物来源，它具有广泛的可用性，成本低、时间效能高，并且容易采集。已经有了几种现成的用于鉴定标志物的不同方法，包括淀粉样蛋白与 τ 蛋白病理学有关的生物学标志物，炎症、氧化应激、线粒体功能失常、神经元和微血管损伤的生物学标志物以及其他的生物学标志物组群（Henrikson et al，2014; Snyder et al，2014）。目前有 2 项主要挑战阻碍着血液生物学标志物的研究。首先是血液的复杂性和样品的极大的变异性，以及不同的研究者之间的巨大差异性。分析前和分析方法的差异是产生这些变化的一个重要的原因（Henrikson et al，2014）。第二个挑战是由于事实上血液并没有直接和大脑组织有接触，这样就限制了人们去理解大脑中的病理改变是怎样从血液分析物中反映出来，以及所感兴趣的血液中的分析物的绝对浓度。此外，血液中普遍存在的大量非特异性蛋白妨碍了对疾病特异性相关蛋白的鉴别。那么，要克服这些困难，来自脑脊液的那些特点明显的生物学标志物的经验，如 p- τ，可能是血液生物学标志物研究的起点，因为从某种意义上来讲，这些生物学标志物都是基于大脑特异性的病理改变才被注意和研发的。反映在血液中的脑脊液蛋白的病理改变可能是脑脊液被吸收进入血液的结果，或者是脑脊液穿过痴呆患者受了损伤的血脑屏障，也可能仅仅是通过简单的扩散作用而进入血液中的（Marques et al，2013; Sharma et al，2012; Desai et al，2007; Reiber，2003; Duong et al，1989）。来自大脑的蛋白是否可以作为一种生物学标志物而从血液中检测出来可能取决于该蛋白的浓度，在疾病发作期间其尝试的改变程度、蛋白的分子量以及其在血液中的半衰期（Reiber，2003）。所以，开发大脑蛋白在外周血液中的浓度和代谢的动力学改变也是一件十分有意义的事情。

脑脊液生物学标志物 τ－蛋白（τ）是一种大脑特异性蛋白，它可成为一种相关的生物学标志物并可从血液中进行检测。迄今为止，对于 τ－蛋白在血液中的水平所知甚少，而且这种蛋白在血液中的低含量妨碍了许多研究的进展（Zetterberg et al，2013）。Zetterberg H 等人研究发现，脑脊液中 τ－蛋白水平与其在血液中的水平并没有相关性，这就意味着 τ－蛋白的清除是受着不同的机制所调控的（Zetterberg et al，2013）。健康人群血液中 τ－蛋白的浓度范围为 10~100ng/L，脑脊液 / 血浆的比值为 10：1（Reiber，2003）。对于测定 τ－蛋白在血清 / 血浆中水平的方法仍在探索中。有少数几个研究报道，在阿尔茨海默病患者血浆中 τ－蛋白的水平有升高的现象（Zetterberg et al，2013；Chiu et al，2014）。这些研究的结果是令人鼓舞的，但是高灵敏度的检测方法是非常必要的。一种用来检测血浆中 τ－蛋白水平的高度灵敏的免疫分析技术已经被研发了出来，同样的类似的方法将会很快研究出来（Randall et al，2013）。

脑脊液生物学标志物中的另一个可能成为血液的生物标志物是 β－淀粉样多肽。许多研究工作者检测了血浆中 β－淀粉样多肽种类，但是结果却是互相矛盾的。有些学者报道了在阿尔茨海默病时血浆中 $A\beta_{42}$ 或 $A\beta_{40}$ 的水平是增高的，而另外一些学者的报道却是降低的。β－淀粉样多肽的水平在阿尔茨海默患者和健康的对照人群中的重叠和交叉也是非常明显的。更为重要的是，β－淀粉样多肽不是脑组织特异性的，它也可以在其他组织细胞中表达，这样一来，在测定和评估 β－淀粉样多肽的水平时，就存在着外周血中 β－淀粉样多肽的种类对脑源性 β－淀粉样多肽种类的干扰现象。此外，β－淀粉样多肽与血浆蛋白的结合，以及 β－淀粉样多肽寡聚体的形成都妨碍着对 β－淀粉样多肽免疫的定量分析（Hansson et al，2012; Zetterberg et al，2013）。

最后，有一些研究对帕金森氏病和路易体痴呆病患者血浆中 α－突触蛋白和其寡聚体的水平进行了测定。但是想要将血中 α－突触蛋白作为一个有效的生物学标志物，还需要进行一些附加的试验，当进行蛋白定量的时候，不得不考虑红细胞中所出现的高水平的 α－突触蛋白（Barbour et al，2008）。

综上所述，从血浆分析所得出的这些前后矛盾的发现说明，为了增加得到一种疾病特异性的生物学标志物的可能性，需要一些病理特异性的蛋白的组合并对这些蛋白进行修饰，在血液样品中要做比在脑脊液样品中更多的这样的工作。

（三）基于血液的生物学标志物——蛋白质分解

如上所述，要在血液中鉴别和测定一种脑特异性的蛋白会受到诸多因素的限制，诸如血脑屏障，大量的非特异蛋白的存在以及循环血液中存在的一些共存病的蛋白质。使用翻译后含有新表位的截断蛋白作为痴呆病的生物学标志物或许会克服这些复杂性（Wang et al，2012; Karsdal et al，2010）。由疾病特异性重组的蛋白质和作用于检测完整蛋白的蛋白产生的靶向目标蛋白可能会减少存在于诊断组间的蛋白的重叠交叉。蛋白质的蛋白酶水解并形成不同大小的蛋白片段是一个翻译后过程，已经鉴别到了几种与阿尔茨海默病和其他类型的痴呆相关的裂解产物、$A\beta_{42}$、$A\beta_{40}$，以及几种其他的 N－或 C－末端截断形式的 β－淀粉样多肽片段，所有这些都是蛋白酶裂解蛋白质为片段的绝好例子。τ－蛋白、Apo E、α－突触核蛋白、TDP-43 和 GFAP 的裂解都有过报道（Martin et al，2011; Meredith et al，2013; Marques et al，1996; Liu et al，2005; Rohn，2008）。

尽管许多上述的蛋白片段在文献中都有过报道并在脑脊中进行过测试，但是绝大多数并没有在血液中进行过研究。通过特异性蛋白酶所产生的靶向蛋白的裂解可能会对各种不同类型的痴呆提供一些全新的生物学标志物，并产生一个新的针对每种疾病的特异性的蛋白质图谱，这些都是基于与病理学有关的片段和蛋白酶。使用蛋白片段作为血液中的生物学标志物而不是用完整的蛋白的优点在于，它能非常容易地从中枢神经系统释放到外周循环中来。小的蛋白片段由于其本身的分子量小，比较容易通过血脑屏障并容易进行检测（Shayo et al，1997; Mackic et al，1997; Kastin et al，1999; Pan et al，2004; Shahim et al，2015）（见图 13-1）。

此外，应用疾病特异性蛋白质裂解片段来鉴定不同类型的痴呆的新的生物学标志物，最重要的是要确定和验证每一种新的生物学标志物的能力（见图 13-2）。BIPED 分类系统（burden of disease，investigative，prognostic，efficacy of intervention and diagnostic，疾病的负担，研究，预后，干预的有效性和诊断）是一个专门术语，首次用在骨关节炎的生物学标志物的分类，旨在改善生物学标志物的开发和验证（Henrikson et al，2014）。在痴呆患者中使用 BIPED 分类有助于生物学标志物在研发过程，包括在临床试验过程中的目标的鉴定和验证。

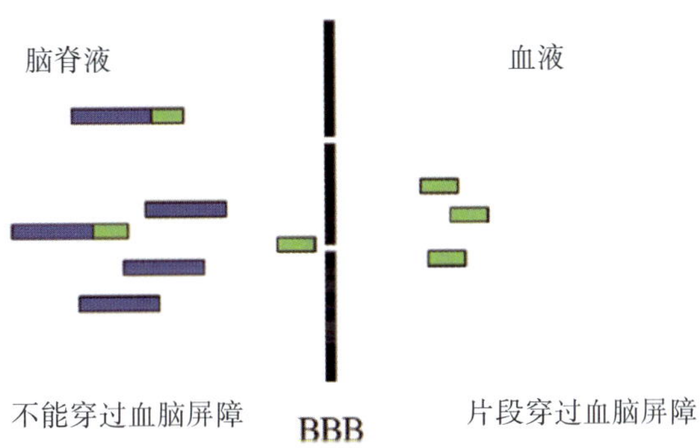

图 13-1 蛋白质裂解片段穿过血脑屏障图示

与完整的蛋白质相比，蛋白质裂解片段由于本身的体积小，所以具有穿过屏障的优势（Wang et al，2012）。

蛋白	蛋白水解酶	降解片段
APP	解聚素和金属蛋白酶β分泌酶1和2，组织蛋白酶B，γ分泌酶	$A\beta_{42}$,$A\beta_{40}$,$A\beta_{n-42}$(n=2–11),$A\beta_{1-n}$(n=13–20),$A\beta_{1-28}$,$A\beta_{1-33}$,$A\beta_{1-34}$,$A\beta_{1-n}$(n=37–39),$A\beta_{1-n}$(n=14–17)
τ蛋白	半胱天冬酶，钙激活中性蛋白酶，凝血酶，组织蛋白酶B和嘌呤霉素敏感性氨基肽酶	片段在D13,E391和D421位裂解和一个17kDa片段
ApoE	?	一个22kDa的N-末端片段，C-末端截断式片段
α-synculein	基质金属蛋白酶，钙激活中性蛋白酶，组织蛋白酶	N-和C-末端截断式片段
GFAP	半胱天冬酶	在$VELD^{223}$和$DLTD^{266}$位裂解的片段
TDP-43	半胱天冬酶	25kDa和35kDa片段
FUS	?	?

图 13-2 参与不同类型的痴呆的蛋白病，以及与它们的截断形式和降解片段有关的主要神经蛋白

（四）淀粉样前体蛋白（Amyloid Precursor Protein，APP）

来自全长淀粉样前体蛋白的不同形式的衍生物是细胞外淀粉样斑块的主要组成成分。淀粉样前体蛋白是一种跨膜蛋白，在人类存在着 3 种异构体：APP695、APP751 和 APP770。APP695 是存在于神经元中的主要形式，也是唯一的含有编码 β–淀粉样多肽基因序列的异构体（Brunholz et al，2012; De Strooper，2010）。在正常细胞中，淀粉样前体蛋白涉及以激酶为基础的信号转导、生长调控、轴突生长、突触形成，以及细胞粘连等生命过程（Thinakaran and Koo，2008; Zhang et al，2011）。淀粉样前体蛋白被分泌酶和半胱氨酸蛋白酶在不同的剪切位点所裂解，从而导致了许多蛋白片段的形成和释放（Josephs et al，2006; Kaerst et al，2013）。淀粉样前体蛋白的裂解过程可按照淀粉样蛋白通路（amyloidogenic pathway）或者非淀粉样蛋白通路（non–amyloidogenic pathway）来进行。形成衰老性斑块的主要成分的 β–淀粉样多肽是由淀粉样蛋白通路所产生的，通过 β–分泌酶和 γ–分泌酶对淀粉样前体蛋白的连续性裂解，从而产生了 $A\beta_{40}$ 和 $A\beta_{42}$。BACE1（β–site APP cleaving enzyme 1，贝塔位点淀粉样前体蛋白裂解酶 1）、BACE2（β–site APP cleaving enzyme 2，贝塔位点淀粉样前体蛋白裂解酶 2）和组织蛋白酶 B（cathepsin B）已经被确认为 β–分泌酶，主要负责 β–淀粉样多肽的产生。γ 分泌酶属于膜结合的蛋白酶复合物（早老素 1，早老素 2，nicastrin，Aph–1 和 Pen–2）(Josephs et al，2006; Kaerst et al，2013）。在非淀粉样蛋白通路的裂解过程中，淀粉样前体蛋白被 α–分泌所裂解，α 分泌酶结合到淀粉样前体蛋白上并且从 β–淀粉样多肽的内部裂解淀粉样前体蛋白，从而阻止了 β–淀粉样多肽的形成。所有的已经确认的 α–分泌酶都来自一个叫作去整合素（disintegrin）和金属蛋白酶（metalloproteases，ADAMs）的家族。

β–淀粉样多肽的积累是神经变性的一个早期过程，可导致寡聚体、原纤维的形成，最终导致细胞外斑块的形成。在诊断成立前的 5~10 年甚至更早，脑脊液中 $A\beta_{42}$ 水平就变得不正常了（Buchhave et al，2012; Jack et al，2013）。脑脊液中 $A\beta_{42}$ 的浓度开始异常性地增加，紧接着伴随着一个急剧的下落。在突变体的携带者中（例如在 APP 基因中，早老素 1 或者早老素 2），脑脊液 β–淀粉样多肽水平在疾病发作的 25 年以前就开始变得不正常了（Bateman et al，2012）。细胞内 β–淀粉样多肽水平引起突触功能异常、神经纤维缠结的形成和神经元的丢失。$A\beta_{42}$ 是 β–淀粉样多肽的主要的毒性形式，而 $A\beta_{40}$ 却表现出神经保护作用（Zhang et al，2011; Zou et al，2003）。

在脑淀粉样蛋白血管病（cerebral amyloid angiopathy，CAA）的患者中检测到了 $A\beta_{42}$ 和 $A\beta_{40}$ 的存在，该疾病可能是与阿尔茨海默病同时存在的一种疾病，抑或是一种单独的发现。脑脊液中 $A\beta_{42}$ 和 $A\beta_{40}$ 的水平在患脑淀粉样蛋白血管病（CAA）和脑淀粉样蛋白血管病相关的炎症患者（CAA–ri）中低于正常的对照人群（Verbeek et al，2009）。还有脑脊液中抗 β–淀粉样多肽的自身抗体水平在 CAA–ri 患者中是增高的，这与在临床试验中检测阿尔茨海默患者的免疫学变化时所得到的与淀粉样蛋白相关的影像异常是相似的（Piazza et al，2013）。有人建议，脑脊液中抗 β–淀粉样多肽的自身抗体的浓度可以用作阿尔茨海默患者在临床免疫试验时的生物学标志物（Piazza et al，2013; Boncoraglioa et al，2015）。

β–淀粉样多肽还要通过不同的蛋白酶进行进一步的裂解并形成不同长度的多肽片段。

由 β－淀粉样多肽的 N－或者 C－末端截断所产生的多肽形式很多，在脑脊液中有许多已经被鉴定出来了，如 $A\beta_{n\sim42}$（n=2~11）、$A\beta_{1\sim n}$（n=13~20）、$A\beta_{1\sim28}$、$A\beta_{1\sim33}$、$A\beta_{1\sim34}$ 和 $A\beta_{1\sim n}$（n=37~39）。在阿尔茨海默病患者的脑脊液中发现这些多肽的水平是升高的，但是仅有极少数是与斑块的形成相关的（Bibl et al，2012; Larner，1999; Portelius et al，2007; Portelius et al，2010）。

近来有研究报道，在脑脊液中部分已经鉴定的 β－淀粉样多肽是产生于不同的 APP 加工通路（Portelius et al, 2011）。在这条通路中，APP 被 α－分泌酶和 β－分泌酶裂解，而 γ－分泌酶没有参与。阿尔茨海默病患者脑脊液中许多来自这个通路的多肽水平是升高的，说明在阿尔茨海默病患者中这个通路的上调是对淀粉样通路增加所做的反应（Portelius et al, 2011b）。已经鉴定出了这个通路所产生的产物是 $A\beta_{1\sim14}$，$A\beta_{1\sim15}$ 和 $A\beta_{1\sim16}$。在 β－淀粉样多肽 C 末端从残基 15 处截断的其他多肽，和从 N 末端开始的终止于 β 分泌酶位点的 11 种多肽已经从脑脊液中鉴定出来。这些多肽包含有 β－淀粉样多肽的部分序列，但并不是 β－淀粉样多肽的降解产物，因为它们开始于 β 分泌酶裂解位点的上游。有许多这种多肽在阿尔茨海默病患者中是升高的，它们也可能是通过另外的裂解通路产生的（Portelius et al, 2011b）。

在对阿尔茨海默病轻度认知功能障碍患者和正常对照人群的横向研究中已经对血浆中 $A\beta_{42}$、$A\beta_{40}$ 水平，以及 $A\beta_{42}/A\beta_{40}$ 的比率进行了检测。结果表明，在诊断的各组患者之间有明显的重叠和交叉，而且来自不同的研究小组之间的结果是互相矛盾的（Thambisetty and Lovestone，2010）。为了评估 $A\beta_{42}$ 和 $A\beta_{40}$ 与疾病进展的关系，在一些纵向研究中同样对 $A\beta_{42}$ 和 $A\beta_{40}$ 水平进行了测定。虽然在各个个体研究中这些结果并不是十分清楚，但是这些数据表明，$A\beta_{42}$ 基线水平的降低预示着患有阿尔茨海默病的风险大为增加（Thambisetty and Lovestone，2010）。近来有研究对血浆中 $A\beta_{1\sim17}$ 的水平进行了定量研究，结果显示与阿尔茨海默病的临床诊断有着非常明显的联系，预示着 β－淀粉样多肽片段作为生物学标志物的极大的可能性（Perez-Brijalba et al，2015）。对血浆中剩余的 β－淀粉样多肽裂解产物的水平仅有少数的人进行了研究，必须研发具有高特异性的抗体和十分可靠的免疫分析方法，并将其用于检测这些不同大小的裂解产物的研究中。

（五）τ 蛋白

τ 蛋白是细胞内非溶性纤维结构的基本成分，通常也叫作神经纤维缠结（NTFs）。τ 蛋白属于微管相关蛋白家族，并能结合、稳定和促进微管的组装。τ 蛋白也参与信号转导通路和细胞骨架结组织（Iqbal et al，2005）。

τ 蛋白主要在中枢和外周神经系统中表达并大量存在于神经轴突中。在成人大脑中有 6 种不同的异构体，它们的大小是不同的并具有 3 个或 4 个微管结合区域。在 6 种形式中，每个都具有不同的功能（Buee et al，2000; Spillantini and Goedert，2013）。正常人大脑中含有 3 个或 4 个结构域的 τ 蛋白异构体的比率是 1 ∶ 1，但是这个比率在不同的 τ 蛋白病中会发生改变。此外，τ 蛋白不同的异构体与不同的 τ 蛋白病有关，并且影响不同的大脑区域，这就提示异构体的图谱可用来对不同的 τ 蛋白病进行分类（Ltic er al, 2004; mackenzie et al, 2008）。除了阿尔茨海默病外，τ 蛋白病还包括额颞叶痴呆（FTLD）、进行性核上型麻痹

（progressive supranuclear palsy）、皮质性痴呆（CBD）和朊病毒病（Schoonenboomet al，2012; Buee et al，1999）。

在阿尔茨海默患者，脑脊液中，总 τ 蛋白（t-τ）和磷酸化 τ 蛋白（p-τ）浓度在 β-淀粉样多肽之后会变得异常，其水平进行性升高一直到作出诊断的时候。这样，与晚期转变者相比，τ 蛋白水平在具有早期转变的轻度认知障碍（MCI）患者中是升高的（BAChhave et al，2012; Jack et al，2013）。在突变体的携带者脑脊液中，τ 蛋白水平在症状出现的 15 年前就已经开始升高了（Bateman et al，2012）。

溶解性的 τ 蛋白向非溶解性的包含物的转变是阿尔茨海默病和其他 τ 蛋白病的中心事件，包含物的形成是由蛋白聚集的错误折叠所介导的。蛋白聚集是一种自我蔓延的过程，并可以从一个神经元传到另一个神经元（Mohamed et al，2013）。τ 蛋白的聚集和错误折叠是由异常的磷酸化和蛋白酶裂解所诱导形成的。过度磷酸化的 τ 蛋白是神经纤维缠结的主要成分，而且有几种激酶和磷酸化酶参与其中。在正常情况下，磷酸化水平是处于一个正常状态，但是在病理情况下，磷酸化状态是异常的，这导致其对微管蛋白结合的亲和力下降，并促进微管的解体（Iqbal et al，2005; Spillantini and Goedert，2013）。

虽然许多研究都报道了总 τ 蛋白（t-τ）和磷酸化 τ 蛋白（p-τ）存在于脑脊液中，但是这些蛋白在脑脊液中的类型并不是完全清楚的。大量的研究都提示，脑脊液中存在着不同的 τ 蛋白和磷酸化 τ 蛋白（Iqbal et al，2005; Buee et al，2000）。最近的另一项研究发现，脑脊液 τ 蛋白和磷酸化 τ 蛋白是作为 N- 末端和含有中间结构域的片段存在的（Meredith et al，2013）。阿尔茨海默病患者组人群与正常对照组人群相比，τ 蛋白特异性片段的水平是明显升高的，所以非常具有潜在的诊断学价值，但是仍然需要在其他类型的痴呆患者中测量这些片段的含量（Meredith et al，2013）。

仅有少量的研究评估了血浆中总 τ 蛋白和 τ 蛋白片段的水平。结果表明，血浆中总 τ 蛋白水平在阿尔茨海默患者中是升高的，并与其对照人群有重叠交叉现象（Zetterberg et al，2006）。于是，使用血浆总 τ 蛋白作为诊断所用的生物学标志物的价值就不是很清楚了。最近有研究发现，在血清中存在能产生 τ 蛋白片段的蛋白酶（Shahimet et al，2015; Henriksen et al，2015; Henriksen et al，2013）。这些片段与阿尔茨海默病患者的症状有相关性，可以在早期阿尔茨海默病中用来预测疾病的进展（Henriksen et al，2015; Henriksen et al，2013），反映了 τ 蛋白裂解的病理学相关性。

有这样一种可能性，即总 τ 蛋白的分析也可能检测到 τ 蛋白的某些片段并将其作为多重系统，可以用于检测总 τ 蛋白，这是最有可能区别于依赖所用抗体的一个不同的检测方法。除非设计出一种像夹心酶联免疫分析的分析方法，使用既可以检测 N- 末端序列又能检测 C- 末端的抗体，这种可能性才能成立。

在痴呆患者中，τ 蛋白的裂解是通过半胱天冬酶和钙蛋白酶来完成的，但是其他一些蛋白酶也参与其中，包括凝血酶、组织蛋白酶和嘌呤霉素敏感的氨基肽酶（Hanger and Wrayn，2010）。已经发现 τ 蛋白的某些蛋白水解片段对不同的 τ 蛋白病是特异的，这就提示不同的蛋白酶对个体 τ 蛋白病是特异的（Hanger and Wrayn，2010）。已有研究报道了几种不同的 τ 蛋白片段，绝大多数的研究是半胱天冬酶裂解所产生的 τ 蛋白片段，裂解部位在 D13、

E391 和 D421，以及钙蛋白酶裂解所产生的 17KD 的片段，这些都与阿尔茨海默病有关（Martin et al，2011）。绝大多数的研究所报道的 τ 蛋白片段仅仅是在体外、阿尔茨海默病影响的大脑和转基因动物中分析得出的（Iqbal et al，2005）。

（六）Apo E

已知 Apo E 的 ε4 等位基因与阿尔茨海默病的发生风险有着极大的关系。Apo E 是血浆中和大脑中胆固醇和其他脂质的主要转运蛋白，在大脑和肝脏中的含量极为丰富（Mahley，1988）。在中枢神经系统，Apo E 主要在星形胶质细胞中合成，但是也以微量的形式存在于一些神经元、活化的小胶质细胞、少突神经胶质细胞和室管膜层细胞中。在神经元中，Apo E 的合成是在神经元应激和损伤所诱导的并在皮质和海马神经元中检测到了载脂蛋白的合成（Huang et al，2004）。在正常大脑中，Apo E 与维持神经元的修复有关，并且参与胆固醇的动态平衡（Leduc et al，2010）。Apo E 是一种多型性蛋白，其主要的异构体是 ε2、ε3 和 ε4。3 种异构体的不同仅仅由于在 112 位和 158 位有单个不同的氨基酸的替换所形成（Mahley，1988; Hatters et al，2006）。Apo E 的 ε4 等位基因是晚期发作的家族性以及散发型的阿尔茨海默病的危险因子（Corder et al，1993; Bertramand Tanzi，2008）。一般人群中有 10%~15% 的人带有 Apo E 的 ε4 等位基因，而在阿尔茨海默患者中有大约 40%~65% 的人带有该等位基因。绝大多数人群是 Apo E 的 ε3 等位基因的纯合子。第三种常见的异构体 ε2 在一般人群中的出现概率是 5%~10%。Apo E 的 ε2 等位基因对认知功能有保护作用，与降低阿尔茨海默病相关疾病的负担有关（Suri et al，2013; Serrano-Pozo et al，2015）。

Apo E 的纯合子 ε4 等位基因的纯合性导致年龄在 85 岁时罹患阿尔茨海默病的风险达到 50%~90%，而携带一个基因拷贝的杂合子个体的风险仅为 45%。而对那些没有 Apo E ε4 等位基因的个体来说，其罹患阿尔茨海默病的风险仅为 20%（Corder et al; Harris et al，2004）。已经发现 Apo E 与淀粉样斑块和神经纤维缠结共定位（Huang et al，2004）。据推测，Apo E 的等位基因 ε4 在阿尔茨海默病的病理学机制中的作用可能包括调节 β- 淀粉样多肽的沉积和 β- 淀粉样多肽，以及淀粉样斑块的清除、调节 τ 蛋白的磷酸化和神经纤维缠结的组装、神经元信号转导通路的功能紊乱、诱导 β- 淀粉样多肽调节的溶酶体的泄漏、增加阿尔茨海默病患者动脉粥样硬化和血管的炎性反应，以及神经元的凋亡（Huang et al，2004; Tibolla et al，2010）。但是，它在阿尔茨海默病的病理学中的确切作用仍然不是十分清楚（Huang et al，2004）。除了阿尔茨海默病之外，ε4 等位基因还与脑淀粉样蛋白血管病（CAA）、出血、τ 蛋白病、路易体痴呆（DLB）、帕金森氏病（PD）和多发性硬化有关（Greeberg et al，1996; Pinholt et al，2006; Joseph et al，2004; Martinez et al，2005）。

有一些学者对 Apo E 在脑脊液中的水平进行了研究，一部分学者发现阿尔茨海默患者脑脊液中 Apo E 的水平是降低的，而另外一些研究却表明是增高的（Hesse et al，2000）。在路易体痴呆和帕金森氏病患者的脑脊液中也检测到了载蛋白 E 的水平有升高现象（Vijayaraghavan et al，2014）。

也有报道关于对血浆中 Apo E 水平的测定，但是正像在脑脊液中观察到的结果一样，这些结果并不是一致的。Taddei 等（Taddei et al，1997）的研究发现，与正常对照人群相比，血浆中 Apo E 的水平在阿尔茨海默病人群中是升高的。与此研究相反，澳大利亚 AIBL 公司的研究结果却发现，血浆中 Apo E 和 Apo E 水平在阿尔茨海默病患者中是降低的，并与疾病的水平呈相关关系（Gupta et al，2011）。另外两个研究结果，分别是 Rotterdam 的研究和 Apo Europe 的研究，也观察到了在阿尔茨海默病患者中 Apo E 的水平与正常对照人群相比是降低的（Slooter et al，1998; Siest et al，2000）。然而，在 Rotterdam 的研究中，当通过用 Apo E 基因型、年龄和性别进行校正后，这些差异并不是明显的（Slooter et al，1998）。最近的研究发现，血浆中 Apo E 水平的降低与不依赖于载脂蛋白基因型的阿尔茨海默病形成的风险相关，这说明 Apo E 作为临床前标志物的潜在的可能性（Rasmussen et al，2015）。

载蛋白 E 的异常蛋白酶水解在与 Apo E 有关的阿尔茨海默病的发病过程中扮演着重要的角色。Apo E 受到细胞内蛋白水解酶的裂解而形成具有神经毒性的片段。在体外培养的神经元细胞和阿尔茨海默病患者的大脑中已经检测到了这些片段，而且研究表明，这些片段可以诱导 τ 蛋白的磷酸化并在中枢神经系统的神经元中与磷酸化 τ 蛋白（p- τ ）和磷酸化的神经丝蛋白一起形成神经纤维缠结样的聚合物（Huang et al，2001; Wellnitz et al，2005）。此外，这些片段还妨碍了神经元中线粒体的功能，从而促进了神经变性的发生。与认知功能正常的对照人群相比，Apo E 的降解片段的水平在阿尔茨海默病患者的大脑中是升高的（Marques et al，1996）。重要的是，Apo E 的 ε4 要比 ε3 更容易受到蛋白酶的水解而片段化（Huang et al，2001; Brecht et al，2004）。在这些水解片段中，在脑组织和脑脊液中检测到了一种 22KD 的 N- 末端的水解片段。有趣的是，来源于 Apo E ε4 的 22KD 片段要比来自相应的 Apo E ε3 的 22KD 片段具有更强的神经毒性（Marques et al，1996）。在阿尔茨海病患者的大脑中还检测到了一些来自 Apo E 的 C- 末端的截断的大小不同的蛋白片段。其中有一种叫作 Apo E4（Δ272–299）片段，该片段可与磷酸化 τ 蛋白和磷酸化的神经丝蛋白相互作用而形成内涵体（Huang et al，2001）。一种新的特异性胰凝乳蛋白酶样的蛋白酶被认为是参与了这些片段的形成，但是还需要进一步的研究才能确定（Tamboli et al，2014）。

迄今为止，还没有对 Apo E 片段在血浆中的水平的测定，以及它们与阿尔茨海默病和其他类型的痴呆的相关研究的报道。

（七）α – 突触核蛋白

α – 突触核蛋白是一种小分子蛋白，位于中枢神经系统和外周神经系统中。已经发现，α – 突触核蛋白可以特异性地结合于前突触囊泡的膜上，还有小部分的 α – 突触核蛋白分布在整个神经系统中(Pacnefti et al,2014)。α – 突触核蛋白还在其他组织中表达，包括红细胞（Barbour et al，2008）、肾、肺和肝（Ltic et al，2004）。α – 突触核蛋白的特异性功能目前仍然不清楚，但是它与许多痴呆的发生有关，包括阿尔茨海默病、路易体痴呆和帕金森氏病。α – 突触核蛋白聚集形成路易体的组成成分，该小体可在神经元的胞浆中观察到。这种聚集可以在上述除了阿尔茨海默病以外的痴呆病患者的脑组织中观察到，并被认为是在突触核蛋白病中神经变性发展的关键步骤。但是，有证据提示，α – 突触核蛋白在 τ 蛋白的聚集过程中起着重要作用，在阿尔茨海默病中已经观察到了这种作用（Jensen et al，1999; Iqbal et al，2005）。此外，在缺乏路易痴呆病理学改变的阿尔茨海默病患者的大脑中也发现了溶解性 α – 突触核蛋白水平的升高，其水平与认知功能的损害程度成正相关关系（Larson et al，2012）。

对许多类型的痴呆病患者的脑脊液中 α – 突触核蛋白水平和它的寡聚体进行了测定和评

估。α－突触核蛋白性能上的差异在许多不同的临床研究中是不一致的。大多数的研究表明，路易氏体痴呆和帕金森氏病患者脑脊液中 α－突触核蛋白水平要比阿尔茨海默病患者和其他的痴呆病患者低（Tokuda et al，2006; Mollenhauer et al，2006; Kasuga et al，2010）。然而，其他的研究结果则推断，脑脊液中 α－突触核蛋白水平在各种痴呆病患者之间没有差异［Spies et al，2009）。路易氏体痴呆和帕金森氏病患者脑脊液中 α－突触核蛋白寡聚体水平要比对照人群和阿尔茨海默病患者高（Hansson et al，2014）。

有一些研究者检测了路易氏体痴呆和帕金森氏病患者血浆中 α－突触核蛋白和其寡聚体的水平。与对照组相比，α－突触核蛋白和其寡聚体的水平在帕金森氏病患者血浆中是升高的（El–Agnaf et al，2006; Lee et al，2006; Duran et al，2010; Foulds et al，2011）。然而，另外一些研究者的结果却是与此相矛盾的（Park et al，2011; Laske et al，2011）。同样，路易氏体痴呆病患者血浆中 α－突触核蛋白寡聚体的水平要比对照人群高，而血浆中 α－突触核蛋白的水平要比阿尔茨海默病患者和正常对照人群低（El–Agnaf et al，2006; Laske et al，2011）。

大多数的研究集中在完整的 α－突触核蛋白的聚集。但是最近的研究提示，α－突触核蛋白的降解片段在突触核蛋白病的病理学中的作用才是值得注意的。在帕金森氏病和路易氏体痴呆病患者的大脑中已经鉴定出了 α－突触核蛋白的降解片段（Liu et al，2005；Levin et al，2009）。一个值得注意的蛋白酶是钙蛋白酶，已经在体外研究中发现此酶可以产生能诱导 α－突触核蛋白聚合的裂解产物。钙蛋白酶从 α－突触核蛋白的 N－末端和 C－末端进行裂解（Dufty et al，2007）。金属蛋白酶（MMPs）也在 α－突触核蛋白的聚合过程中起着重要的作用并形成路易体。由金属蛋白酶 1 或者金属蛋白酶 3 产生的部分裂解能增强蛋白的聚集性（Dufty et al，2007），而且在帕金森氏患者中这 2 种蛋白酶的水平都是升高的（Lorenzi et al，2002; Kim et al，2007）。神经脉蛋白（Neurosin）是另一个有意义的蛋白酶，特别是在阿尔茨海默病患者的淀粉斑中发现了此酶的存在（Ogawa et al，2000）。在脑脊液中也鉴定出了神经脉蛋白，并且发现该酶水平在神经突触病患者中要比阿尔茨海默病患者和正常人群低（Wennstrom et al，2013）。最后要提的是，组织蛋白酶（cathepsin）是已知的参与 α－突触核蛋白裂解的酶（Cookson et al，2009）。α－突触核蛋白裂解片段在脑脊液和血浆中出现的意义仍然需要进一步的研究。

（八）焦油脱氧核糖核酸结合蛋白——43 和融合肉瘤蛋白

焦油脱氧核糖核酸结合蛋白 43（TDP–43）是一个核蛋白，其功能是调节转录和外显子的剪切（Igaz et al，2009; Hu et al，2009）。已经知道 TDP–43 与泛素阳性、τ 蛋白阴性内涵体是额颞叶痴呆发病机制中的一个关键蛋白。额颞叶痴呆是除阿尔茨海默病之外最常见的一种痴呆类型，通常在 65 岁以前发病（Snowden，2002），并且区分阿尔茨海默病与额颞叶痴呆是一项颇具挑战性的事情，因为 2 者具有许多共同的临床特征（Roscovsky et al，2011）。

在额颞叶痴呆中，TDP–43 经历一系列的翻译后修饰，诸如异常的泛素化、过度磷酸化和蛋白水解酶在 N－末端裂解（Igaz et al，2009; Zhang et al，2009）。此外，TDP–43 可以从核内移位到胞浆中，形成胞浆内的含有泛素化的和异常性磷酸化的 TDP–43 的非溶性内涵体（Igaz et al，2009）。

在阿尔茨海默病和其他几种类型的帕金森氏病患者中检测到了焦油脱氧核糖核酸结合蛋

白-43神经元和胶质细胞的内涵体（Lagier-Tourenne et al，2010）。在25%~30%的散发型阿尔茨海默病患者和14%的家族性阿尔茨海默病患者中发现了TDP-43内涵体。当与没有TDP-43内涵体的阿尔茨海默病患者相比，脑内出现TDP-43内涵体的阿尔茨海默病患者表现出更为严重的脑萎缩和更严重的损伤（Wilson et al，2011）。此外，在阿尔茨海默病患者脑中还检测到了半胱氨酸天冬氨酸蛋白酶3裂解的TDP-43，而且被认为与神经变性有着很密切的关系（Rohn，2008）。这就提示TDP-43与特异性的阿尔茨海默病生物学标志物结合，可用来确定哪些有风险的患者会发展成为严重的临床缺陷。

焦油脱氧核糖核酸结合蛋白43在脑脊液中的水平是可以检测到的而且已经发现，与对照组人群相比，它在额颞叶痴呆病患者中是升高的（Steunacker et al，2008; Kasai et al，2009）。血浆中TDP-43的水平也已经测试过，在额颞叶痴呆和一种阿尔茨海默病亚型的患者其水平也是升高的（Foulds et al，2008; Foulds et al，2009）。

对TDP-43的裂解也进行了研究。TDP-43的N-末端裂解会产生C-末端片段，但是其裂解位点和功能在额颞叶痴呆的病理学方面的作用还不完全清楚。在一项体外研究中，2个由半胱氨酸天冬氨酸蛋白酶所裂解的25KD和35KD的C-末端片段已经被确定了（DeMarco et al，2014）。已经发现TDP-43的25KD片段可以诱导细胞内有毒的、非溶解性的和泛素-磷酸化-阳性聚集物的形成。所以，蛋白酶裂解引发TDP-43从核内向胞浆的易位并诱导毒性的不溶性内涵体的形成（Zhang et al，2009）。半胱氨酸天冬氨酸蛋白酶3、7、6和8都参与TDP-43的裂解（DeMarco et al，2014）。

脑脊液和血浆中的TDP-43裂解片段还未进行过研究。

焦油脱氧核糖核酸结合蛋白43和它的裂解片段对τ蛋白-阴性额颞叶痴呆来说，是一个潜在性的生物学标志物而且有可能用于对于痴呆的鉴别诊断，并有助于把τ蛋白-阴性额颞叶痴呆和τ蛋白病区分开来。

另一个可以应用在痴呆的鉴别蛋白是融合肉瘤的RNA结合蛋白（RNA-Binding Protein Fused in Sacoma，FUS）。FUS蛋白是由疾病引起的，存在于10%~20%的散发型额颞叶痴呆病患者中（FTLD-FUS），它对TDP-43是阴性的（Neumann et al，2009; Roeber et al，2008; Mackenzie et al，2014）。FUS蛋白结合到DNA和RNA上，并参与许多细胞活动，诸如细胞增殖、DNA修复、转录调控、RNA剪切与RNA转运（Zinszner et al，1997; Perrotti et al，1998; Bertrand et al，1999; Baechtold et al，1999; Yang et al，1998）。在绝大多数类型的细胞中，FUS广泛地在细胞核和胞浆中表达，在神经元和胶质细胞中，它主要在细胞核中表达（Anderson et al，2008）。对于额颞叶痴呆病患者，FUS蛋白主要出现在细胞质中，而FUS在细胞核中的水平是降低的，这就意味着蛋白的离域化。FUS的离域和聚集导致了细胞质中内涵体的形成，这就是FUS型额颞叶痴呆的主要特征（Neumann et al，2009; Lagier-Tourenne et al，2010）。此外，在小鼠模型中发现，FUS蛋白的过度表达可导致神经变性（Mitchell et al，2013）。

迄今为止，FUS在脑液和血浆中的水平和它的降解片段都未见报道。

（九）胶质细胞原纤维酸性蛋白

胶质细胞原纤维酸性蛋白（glial fibrillary acidic protein，GFAP）是一种三型中间纤维（type III intermediate filament，IF）蛋白，在特异类型细胞中组成细胞骨架的一部分。除了

GFAP在这些细胞的结构特性中的关键作用外，它还参与了许多基本的细胞活动，包括运动性（Yoshida et al，2007）、自噬作用（Bandyopadhyay et al，2010）、突触形成（Emirandetti et al，2006）和髓鞘形成（Geméniz et al，2000）。

虽然GFAP起初被认为是星形胶质细胞的特异性标志，但随后就证实GFAP存在于外周的胶质细胞和非胶质细胞中（Kato et al，1990; Riol et al，1997; Hainfellner et al，2001; Carotti et al，2008）。无论是非痴呆性老年人还是有痴呆症的患者，差不多在大脑的所有区域都观察到了GFAP的存在，但是，它主要在海马区域（Roelofs et al，2005; Middeldorp et al，2009; Kamphuis et al，2014）以及室管膜下区和嗅觉系统表达（Roelofs et al，2005; Middeldorp et al，2009; Kamphuis et al，2014; vandeBerge et al，2010）。在阿尔茨海默病患者的海马组织里存在着许多这样的异构体，显示了转录水平的差异，说明存在着许多剪接变异体（Kamphuis et al，2014）。

GFAP异构体的差别转录水平可能会影响细胞的功能和（或）形态学改变，体外转染分析结果提示，GFAP异构体在形成有功能的中间纤维蛋白的能力是不同的（Roelofs et al，2005; Kamphuis et al，2014; Perng et al，2008; Blechingberg et al，2007）。总的来说，GFAP在阿尔茨海默病和其他类型的痴呆病中的作用还不是十分清楚的。目前已知的是GFAP与涉及淀粉样前体蛋白裂解的蛋白（Nielsen et al，2002; Zhang et al，2000），以及对分子伴侣介导的自噬（CMA）（Bandyopadhyay et al，2010）有调控作用的蛋白有相互作用。GFP可能既会抑制又能促进分子伴侣介导的自噬（CMA），而且GFAP的磷酸化状态可能会影响这个平衡（Bandyopadhyay et al，2010）。τ蛋白的不完全的CMA能促进τ蛋白的聚集（Wang et al，2009），这是包括阿尔茨海默病在内的许多τ蛋白病的明显的特征（Wang et al，2010）。

研究表明，GFAP在脑内一些区域表达增高，这些区域包括涉及记忆功能和与阿尔茨海默病的病理学改变的区域，诸如β-淀粉样多肽的沉积和神经纤维缠结的形成（Wharton et al，2009; Muramori et al，1998; Porchet et al，2003; Simpson et al，2010; Johnson et al，1997）。还有，阿尔茨海默病的持续时间和病程的进展与阿尔茨海默病颞叶中GFAP的上调有着很强的关联性（Kamphuis et al，2014; Muramori et al，1998; Ingelsson et al，1997）。

在脑脊液中，与对照人群相比，GFAP水平在阿尔茨海默病患者中是升高的（Ingelsson et al，1997; Rosengren et al，1994; Jesse et al，2009; vanEijk et al，2010）。而且，GFAP的水平随着阿尔茨海默病患者病情的严重程度而增高（Fukuyama et al，2001）。绝大多数的研究结果认为GFAP水平的增高与年龄无关，但是Rosengren等的研究结果认为这2个参数之间有相关关系（Rosengren et al，1994）。

在其他有神经系统疾病和大脑损伤的患者，如克雅氏病（CJD）（Jesse et al，2009; vanEijk et al，2010）、中风（Brouns et al，2010; Aurell et al，1991），以及创伤性脑损伤（Neseliue et al，2012; Fraser et al，2011）患者的脑脊液中，GFAP的水平同样是升高的。不管在这些疾病或损伤中所观察到的GFAP水平一般性地增高，GFAP可以与其他的生物标志物一起应用于鉴别诊断，例如，GFAP与胶质细胞-特异性S100钙结合蛋白B一起在区别克雅氏病和阿尔茨海默病中具有很大的可能性（Jesse et al，2009）。

最近有研究对 GFAP 在血浆中的水平进行了测定。范围广泛的有各种各样神经疾病的患者，一些痴呆患者都包括在内，血浆中 GFAP 水平看上去和年龄无关，甚至和性别也没有关系。没有哪种范畴内的疾病表现出 GFAP 水平的一致性增高（Mayer et al，2013）。

在离体实验中，GFAP 被半胱氨酸天冬氨酸蛋白酶 -6（caspse-6）在 VELD225 处裂解。结果是一个 GFAP 的 C- 末端的片段并不能组装成细丝，而 GFAP 的 N- 末端的片段在体外干扰了细丝的组装并且促进细胞丝间的聚集（Chen et al，2013）。半胱氨酸天冬氨酸蛋白酶 -3 可以在 DLTD266 处裂解 GFAP。研究发现，裂解的 GFAP 与半胱氨酸天冬氨酸蛋白酶 -3 在血管周围的凋亡的星形胶质细胞，以及阿尔茨海默病患者脑中一些特殊的富含斑块的区域共定位（Mouser et al，2006）。此外，研究表明，在大脑创伤之后（Lee et al，2000; Zoltewicz et al, 2012），在人的大脑以及脑脊液中可以看到钙蛋白酶 1 介导的 GFAP 的裂解产物。综上所述，这些数据提示，GFAP 是钙蛋白酶 1、半胱氨酸天冬氨酸蛋白酶 -3 和半胱氨酸天冬氨酸蛋白酶 -6 的目标蛋白，在阿尔茨海默病患者的大脑中星形胶质细胞的损伤可能会涉及 GFAP 的降解。

第四节　家庭因素在阿尔茨海默病预后中的作用

阿尔茨海默病（Alzheimer's disease，AD）属于中枢神经系统变性病，隐匿起病，缓慢进展，最终导致患者的认知功能和生活功能完全丧失。据目前研究结果显示，某些治疗可能暂时改善疾病症状或延缓疾病进展，但尚无任何方法能阻止疾病进展。阿尔茨海默病不仅给患者的健康造成严重的威胁，还给家属在心理上和经济上都带来了沉重的负担。随着人口老龄化，阿尔茨海默病的患病率逐渐增加，因此我们将面临着越来越多的阿尔茨海默病患者，以及由此引起的许多棘手的问题。家庭因素在阿尔茨海默病的预后中有着不可忽视的重要作用，包括对疾病的正确认识、患病后的治疗、重症患者的护理等一系列的问题。所以本节着重讨论一下这方面的问题。

我们前面已经讨论过，阿尔茨海默病是中枢神经系统的一种病变，主要以记忆力的损害为主要特征，通常的发病年龄在 60 岁左右。阿尔茨海默病从发现到现在，已经过去了 100 多年了。这 100 多年来，人们为阿尔茨海默病的诊断、防治已经做过不懈的努力，但遗憾的是，迄今为止，我们对阿尔茨海默病的认识仍然没有取得实质性的突破，尤其是病因，目前仍然停留在几个假说上面，这就使得科学家们和广大的医务工作者对阿尔茨海默病仍然是束手无策。对于一般人来说，首先应该端正的是对本病的认识，因为大多数人并不把阿尔茨海默病当作一种病来看，而是认为是一种衰老的表现。当然，这和阿尔茨海默病的发病人群主要是老年人有关，其实，要强调的是，阿尔茨海默病是一种病，这一点我们在前面的专门章节已经做过论述，这里就不再赘述。既然是一种病，那么我们就要将它作为一种病来对待。作为患者的家庭成员，就得时时关注着患者的表现，尽量做到尽早发现，尽早采取防治措施，这对阿尔茨海默患者的预后有着很重要的意义。

一旦患者被诊断患有阿尔茨海默病之后，需要特殊的护理。在西方发达国家，患病的老人一般来说主要在 3 个地方进行护理：①家里。②有辅助生活设施的一些护理机构（assisted living facilities），这主要是对处于阿尔茨海默病早期阶段的患者所用。辅助生活设施是为老年人设置的一种护理方式，是对那些在日常生活中需要帮助，但尽可能地能独立生活的老年人建立的一种机构。辅助生活设施机构的存在主要是为老年人弥合在独立生活和疗养院护理之间的差距。生活在辅助生活设施机构里面的老人既不用依靠自己而生活，也不需要不断地护理。辅助生活设施机构通常为生活在里面的老人提供与日常生活有关的一些帮助，譬如吃饭、洗澡、穿衣、洗衣服、收拾房间卫生，并且还帮助患者服药等。许多机构中也包括有独立的医疗护理的单元。但是，对居住在机构里面的老年人所提供的这些护理并不像疗养院护理那样细致和完备。辅助生活设施机构并不是疗养院的替代品，而是为许多老年人所提供的能够进行长期适当护理的一种中等水平的护理机构。就是为老年人设置的一种护理方式，它尽量让老人独立生活，但是也有日常护理的一些元素包括在内。③疗养院（nursing home）。疗养院在西方有各种不同的称呼，如 nursing home（疗养院）、convalescent home（康复医院、休养院）、skilled nursing facility （SNF）（特殊护理机构）、care home（为特殊人群所设立的护理中心）、rest home （老人院、疗养院）或 intermediate care（中间护理、中期医疗）等，疗养院可以提供一种住宅式护理（residential care）或者叫作入住式护理。这种机构能为入住的人群，即那些需要进行持续护理，并且不能料理日常生活的人提供必要的服务和护理。由技术熟练的护理人员提供 24h 的贴心护理和服务。在疗养院内还可以接受物理的、职业的和其他的康复性的治疗。有些疗养院还对阿尔茨海默病患者提供特殊的服务和支持。

国内的情况与西方不尽相同，虽然目前也有一些供老年人进行疗养和安居的机构，但是大多数的阿尔茨海默患者还是选择待在家里与家人一起生活，所以家庭的作用就显得格外重要。在疾病发生的早期阶段，病人表现出来的症状还不足以明显地影响到日常的基本生活。因为这个原因，阿尔茨海默病的许多症状通常被误认为是正常衰老的一部分。所以，家庭成员必须保持警觉，注意观察随着时间的推移而变得越来越糟糕的症状，这些症状可能就是阿尔茨海默病或者其他的痴呆所引起的，这一点是非常重要的。

有些患者自己可能会认识到这些症状，但是常常是家庭里的某个成员来提醒医生，并和医生进行预约，安排会诊的时间，并陪伴患者一起去看医生。家庭成员可以帮助医生提供以下问题:

（1）你注意到了什么症状?

（2）症状第一次出现是在什么时候?

（3）随着时间的改变，症状有无改变?

（4）患者是否还患有其他疾病及药物治疗情况?

（5）患者现在是否服药？如果在服药，是什么药?

（6）家族中有没有阿尔茨海默病的病史？

（7）你是否注意到了患者人格的改变，譬如抑郁、易怒、心胸狭窄、哭泣、情绪波动等?

（8）有没有发生过一些灾难性的事件，诸如，老伴或亲密朋友的去世、疾病、手术？是否注意到患者变得比较冷漠、疲乏，或者在这些事件以后变得对社交活动不感兴趣等?

当家里人被确认为阿尔茨海默病时，很多人难以接受这个事实，心理上存在着极大的压力。同时由于文化背景的差异，很多人对痴呆这个现象不能接受。此前对阿尔茨海默病认识上的不正确以及习惯性地将阿尔茨海默病称为老年性痴呆等，使得家庭对患有这种病的患者缺乏一个认识，甚至感觉到束手无策，不知如何应对。其实，家里成员应该在第一时间里向医生寻求帮助，了解该病的成因、发展趋势、治疗方法以及预后情况，等等。当然，只要你咨询医生，则医生就会对该病的情况进行解释，同时也会指导家人应该怎样进行护理，包括一些需要注意的事项。同时家庭成员也可以联络全国防治阿尔茨海默病组织，如阿尔茨海默病防治协会或者相关网站、老年教育和疾病的转诊中心以及其他相关机构。组织和机构可以提供痴呆患者的咨询服务，为护理者进行培训，提供阿尔茨海默病资料，也可以针对各个家庭提供个性化服务。 向这些阿尔茨海默病防治机构进行咨询，则可以掌握有关该病的第一手防治资料以及与护理有关的注意事项。另外，也可以寻找阿尔茨海默病支持小组或团体，支持小组或团体成员是一些具有类似经历和经验的人，他们完全可以为患者家属或护理者提供一些有益的想法和适用的方法。

家庭的另一个责任就是对患者的护理工作。对阿尔茨海默病有所了解之后，家庭成员应该仔细安排对患者护理方面的事宜。当病情处于刚开始的阶段，患者基本上还能做到生活自理，且与家人能进行合作，这时候的护理任务相对比较容易，只是做一些日常所必需的一般性安排；如果症状比较严重，而且患者无法作出合作时，这时候的护理任务就比较特殊，要根据患者的实际状态进行专人、专门的特殊护理。

阿尔茨海默病的一个最明显的特征就是记忆力的损害。患者由于记忆力受损，无法辨认身边的人，严重者甚至连家人也不认识，同时也记不住发生过的事情，出门连自己的家的位置也记不住，这种情况下极易走失。每年各地都不断有阿尔茨海默患者走失的案例，给家庭和社会带来了很大的负担。这种情况下一定要有专人陪伴，防止患者独自出门而走失，从而发生一些意想不到的事件。病情比较严重的患者的日常生活护理也是比较困难的事情，要照顾好患者每天的日常生活，包括穿衣、洗澡、吃饭、活动等基本的生活内容，最好是制定一个详细的和切实可行的日常生活和活动计划，不仅要保证患者的生活质量，同时也可以减轻家人和看护者的心理负担。有些痴呆患者同时患有相应的精神症状，如狂躁、抑郁、焦虑等，这种情况下对家庭护理造成了一定的困难，所以要有一定的针对性的护理计划，防止患者伤人和自伤，造成不必要的精神和经济负担。而对于一些卧床的患者，尤其是对于长期卧床患者则更要加强的护理，注意翻身，防止褥疮的发生，还要学会鼻饲等技巧，保证患者的营养摄入。

总之，家庭关爱对于阿尔茨海默病患者的预后有着很大的关系。就目前的情况来看，我们国家和西方发达国家在这一方面还存在着一定的差距，患者不可能长期住在疗养院，而由享有专门的有经验和技术的护理人员进行专门的看护，家庭承担着大量的护理工作。可喜的是，目前在国内一些地方，已经出现了成人日托服务机构，这也能为痴呆病患者的家庭暂解燃眉之急。总之，我们中华民族的传统道德文化是西方社会所比拟不了的，“老吾老，以及人之老，幼吾幼，以及人之幼”，我们要充分发挥传统文化中尊老爱幼的优良传统，在社会关怀、家庭关爱的前提下，阿尔茨海默病患者的前景还是十分乐观的。

第五节　阿尔茨海默病的阶段性

由于每个患有阿尔茨海病患者的状态不同，所以该病在症状和临床表现上有很大的差异性，主要表现为认知功能下降、精神症状和行为障碍、日常生活能力的逐渐下降。而就疾病的发展进程来说也有很大的不确定性。所以一般来说，当患了阿尔茨海默病之后，人们常常想问这样一些问题，“他（她）的情况到底有多差？”“到底他（她）还能活多久？”根据每个患者不同的身体状态和健康程度，以及所患疾病的不同阶段，很难笼统地给出一个答案，但是，一般来说，阿尔茨海默病是一种进展性的疾病，疾病的起病过程缓慢或隐匿，患者及家人常说不清何时起病。多见于 70 岁以上（男性平均 73 岁，女性为 75 岁）老人，少数患者在躯体疾病、骨折或精神受到刺激后症状迅速明朗化。女性较男性多（女：男为 3 ∶ 1）。通常有 3 种常用的系统用来界定阿尔茨海默病的阶段，而且每个阶段都伴随着不同的认知能力的下降和死亡率的不同。

当阿尔茨海默病患者和他们的家庭成员学会了如何来应付阿尔茨海默病的时候，他们有一些重要的问题常常萦绕在心头，那就是关于这种疾病的病程到底是个什么样子。所以他们常常会问这样一些问题，“他(她)到底处于疾病的哪个阶段？”“他(她)的状况会恶化吗？”“我们到底还有多少时间？”虽然，已经如前面所述，在疾病的病程方面，由于个体状况的巨大差异，每个患者的病程进展是完全不同的，但是医生会就家人所期盼的答案提供一些指导原则。一般认为，阿尔茨海默病是一种症状会逐渐加重的疾病，而且患者会渐渐地丧失某些功能。把一个病程为进展性的疾病硬要分成不同的阶段，很显然这种阶段性肯定也是主观的人为行为。但是对于患者护理方面来说，它可以提供一些有用的指导，所以这种病程阶段的划分还是具有一定的意义的。目前较为通用的一些模式已经被普遍接受，这里我们将就 3 种主要的模式进行介绍：一般的“轻度 - 中度 - 严重”模式（Generic “mild-moderate-severe model”）、临床痴呆评定量表（Clinical Dementia Rating Scale）以及全面衰退量表（Global Deterioration Scale）。

一、一般模式

虽然一般模式实际上并不是一种正规的分级系统，但是这种把患者分成轻度、中度和严重阶段的分类模式是临床医生所用的最为常见的一种病程阶段性的分级法。通常医生根据自己直观的判断来告诉患者家属患者是处于轻度、中度还是重度阶段。一般来说，根据认知能力和身体机能的恶化程度来划分这 3 个阶段。

（一）第 1 阶段（1~3 年）

为轻度痴呆期。表现为记忆减退，对近期事遗忘突出、判断能力下降，患者不能对事件进行分析、思考、判断，难以处理复杂的问题；对工作或家务劳动漫不经心，不能独立进行购物、经济事务等，社交困难；尽管仍能做些已熟悉的日常工作，但对新的事物却表现出茫然难解、情感淡漠、偶尔激惹、常有多疑、出现时间定向障碍、对所处的场所和人物能做出定向、对所处地理位置定向困难、复杂结构的视空间能力差、言语词汇少、命名困难。

（二）第 2 阶段（2~10 年）

为中度痴呆期。表现为远近记忆严重受损、简单结构的视空间能力下降，时间、地点定向障碍；在处理问题、辨别事物的相似点和差异点方面有严重损害，不能独立进行室外活动，在穿衣、个人卫生以及保持个人仪表方面需要帮助，计算不能，出现各种神经症状，可见失语、失用和失认；情感由淡漠变为急躁不安，常走动不停，可见尿失禁。

（三）第 3 阶段（8~12 年）

为重度痴呆期。患者已经完全依赖照护者，记忆力严重丧失，仅存片段的记忆；日常生活不能自理，大小便失禁，呈现缄默、肢体僵直，查体可见锥体束征阳性，有强握、摸索和吸吮等原始反射。最终昏迷，一般死于感染等并发症。

为了方便进行这种分期，医生还可以借助一些其他的评定量表并根据患者的分数来进行分级，如简易精神状态检查量表（Mini Mental Status Exam，MMSE）（见本章第一节）。MMSE 分值在 20~26 之间一般被认为是阿尔茨海默病的第 1 阶段，即轻度痴呆期；分值在 10~19 则被认为是中度痴呆期；若分值低于 10 分，则被认为是重度痴呆期。MMSE 分数不能提供很精确的痴呆分期，还有必要考虑其他的一些因素。此外，在对待受过高等教育的个体来说，在解释 MMSE 时尤其要小心。

二、美国华盛顿大学临床痴呆评定量表（Clinical Dementia Rating Scale，CDR）

临床痴呆评定量表（CDR）是由 John Morris 所设计的（它对轻度、中度、重度的定义使用）要比一般分级更为严格的定义。健康的正常人的认知能力被标记为 CDR 0，认知能力有问题的被标记为 CDR 0. 5。CDR 分数为 0. 5 大体上是指轻度认知功能障碍（mild cognitive impairment，MCI）。阿尔茨海默病的分级被标记为：CDR 1 为轻度，CDR 2 为中度，CDR 3 为重度。分值是建立在患者在 6 个方面的能力（表 13-3）

在每个方面，患者的能力被赋予 0、0.5（在某些方面）、1、2 或者 3 分。6 个方面的平均得分等于患者总的 CDR 分数。这 6 个方面的测试通常在大约 40min 内完成。

在所有的方面，CDR 分数为 0 分表示功能正常。

在记忆力方面，0.5 分表示轻度的症状但是常常有健忘的现象。分数为 1 分表示中度的记忆力丧失，近期的状况比较糟糕；分数为 2 分表示严重的记忆力丧失，记忆里仅仅保留有强化学习过的东西；分数为 3 分表示仅仅有残存的记忆碎片。

在定向力方面，患者不可能得到 0.5 分（也有人认为 CDR0.5 是指除时间定向有轻微困难外，能完全正确定向）；CDR 分数为 1 表示对与时间有关的东西时间定向有中度困难；对检查的地点能定向，在其他地点可能有地理性失定向；CDR2 代表时间定向有严重困难，通常对时间不能定向，常有地点失定向；CDR3 就意味着仅有人物定向。

在判断和解决问题的能力方面，CDR0.5 是指在解决问题、判别事物间的异同点方面有轻微缺损；CDR 1 就可能意味着在处理复杂问题方面有中度困难，但是社会判断能力还保存着；CDR 2 则是指在解决问题、判别事物间的异同点方面有严重损害，社会判断力通常受损；CDR3 则是完全不能做出正确判断或是解决任何问题。

在社会事务方面，CDR0.5 反映了在工作、购物、商业和财务以及社会团体之间的事务等方面已经出现了轻度的障碍；CDR1 是指在处理这些事务时需要帮助，但仍然可以从事其中某些活动；CDR2 是指那些虽然已经没有独立工作的能力，但是看起来状态很好，仍然可以带出家庭去参与这些活动的人；CDR3 是指那些不能带到社会活动中的患者。

在家庭和个人爱好方面，CDR0.5 是指在个人爱好和智力兴趣方面的活动轻微受损；

CDR1 则表明患者在家庭生活方面有轻度的、但是很明确的功能障碍，大多数复杂的家务工作和复杂的爱好和兴趣被放弃了；CDR2 是指患者仍可以从事简单的家务，但是兴趣无法持续并且受到限制；CDR3 则是指在这方面完全没有能力。

表 13-3 CDR 分级的 6 个方面

	健康 CDR=0	可疑痴呆 CDR=0.5	轻度痴呆 CDR=1	中度痴呆 CDR=2	重度痴呆 CDR=3
1. 记忆力	无记忆力缺损或只有轻微不恒定的健忘	轻微、持续的健忘，对事情能部分回忆。“良性”健忘	中度记忆缺损，对近事遗忘突出，缺损对日常生活活动有妨碍	严重记忆缺损，仅能记着过去非常熟悉的事情，对新发生的事情则很快遗忘	严重记忆力丧失，仅存片断的记忆
2. 定向力	完全正常	除在时间关系定向上有轻微困难外，定向力完全正常	在时间关系定向上有中度困难，对检查场所能作出定向，对其他的地理位置可能有定向	在时间关系上严重困难，通常不能对时间作出定向；常有地点失定向	仅有人物定向
3. 判断和解决问题的能力	能很好地解决日常、商业和经济问题，能对过去的行为和业绩作出良好的判断	仅在解决问题、辨别事物间的相似点和差异点方面有轻微的损害	在处理问题和判 断问题上有中度困难，对社会和社会交往的判断力通常保存	在处理问题、辨别事物的相似点和差异点方面有严重损害，对社会和社会 交往的判断力 通常有损害	不能作出判断，或不能解决问题
4. 社区事务能力	在工作、购物、一般事务、经济事务、帮助他人和与社会团体社交方面，具有通常水平的独立活动能力	在这些活动方面有损害的话，仅是可疑的或轻微的损害	虽然仍可以从事 部分活动，但不能独立进行这些活动；在不经意的检查中看起来表现正常	很明显地不能独立进行室外活动；但看起来能够参加家庭以外的活动	不能独立进 行室外活动，看起来病的很重，也不可能参加家庭以外的活动
5. 家庭和爱好	家庭生活，业余爱好、智力均保持良好	家庭生活，业余爱好、智力活动仅有轻微的损害	家庭生活有轻度而肯定的损害，较困难的家务事被放弃；较复杂的业余爱好和活动被放弃	仅能做简单的家务事；兴趣减少且非常有限，做得也不好	在自己卧室多，不能进行有意义的家庭活动
6. 个人生活自理	完全自理		需要监督	在穿衣、个人卫生以及保持个人仪表方面需要帮助	个人照料需要更多帮助，通常不能控制大小便

注：只有当损害是由于认知功能缺损引起才进行记分，由其他因素（如肢体残疾）引起的不记分。

最后，在个人护理方面，也没有 CDR0.5 分；CDR 分数为 1 是指患者在个人生活护理方面需要一些督促和提醒；CDR2 是指那些在穿衣和个人卫生方面需要帮助的患者；CDR 分数为 3 是指那些个人护理需要很多帮助、经常大小便失禁的患者。

Morris 为每项平均的 CDR 分值的优势和劣势做了总结：

（1）CDR0.5（有问题的，MCI）：轻度的健忘，指在定向能力和个人护理方面没有问题，在判断和解决问题方面、在社交事务方面的能力可疑或轻度障碍，在个人爱好和兴趣方面有轻微的损害。

（2）CDR1 （轻度）：中度的记忆力丢失，特别是近期记忆，时间定向力受损，在处理与时间相关的事务中有困难（诸如要追溯日期、月份等）；解决问题的能力受损害，可以维持人与人之间的社会关系和判断能力（诸如适当地微笑，握手等）；在购物、财务事务方面需要一定的帮助；在家庭生活方面有轻微的但是明确的能力受损，在个人护理方面需要一定程度的督促。

（3）CDR2（中度）：严重的近期记忆丧失，对时间没有定向（通常包括年）；判断和解决问题的能力严重受损，并有不适当的社会行为。虽然可以从家里带出来但完全不能在社区活动中起作用，保留有在家里做简单家务的能力，但是在穿衣和个人卫生方面需要帮助。

（4）CDR3（重度）：仅有一些片断记忆的能力，对时间和地点完全没有概念，完全不能解决问题并做出适当的判断，不能带出家庭参加社区活动，在家里也不能做简单的家务，对个人日常基本的生活活动需要明确的和完全的帮助。

患者的 CDR 分数应该定期地由医生来进行评估。

三、全面衰退量表（Global Deterioration Scale，GDS）

GDS 是由 Reisberg 和他的同事们所创建的并通常用于阿尔茨海默病的研究，对分级从正常到严重的 7 个主要的阶段进行了详细的临床描述。临床医生参照患者或所要照料的患者的症状，然后再决定患者病情的严重程度和属于哪个阶段。表 13–4 提供了阿尔茨海默病患者就他们疾病的进展状况所期待的详细解释。

表 13–4　全面衰退量表

分　期	症　状
1 期	没有记忆损害的主观投诉，也没有检查的证据
2 期	有主观的关于记忆力方面的投诉，通常是忘记名字或者放东西的地方
3 期	最早期的明确的记忆损害（例如，迷路、忘记归还所借阅的图书的信息）
4 期	临床仔细会谈时有明确的损害（例如，旅行和处理财务的能力下降、对眼前所发生的事件的了解减少）
5 期	病人没有外来的帮助则不能生存（例如，记不起最亲近的家庭成员的名字、地址或者电话号码等）
6 期	会忘记配偶的名字，在很大程度上不知道最近所发生的所有事情，对周围的情况还保留有一定的了解，妄想行为和激动兴奋是这一阶段最常见的
7 期	到了这个阶段，会失去语言能力和行走能力，病人出现大小便失禁，运动症状，诸如快速的抽搐运动（肌阵挛）和癫痫发作可能会发生在最后这两个阶段

四、衰退速率

从病理学上来讲，MCI 患者通常看起来是患有阿尔茨海默病，事实上 MCI 患者确实患有阿尔茨海默病。许多 MCI 患者可以处在这个阶段稳定许多年，但是，疾病直到发展到 CDR1 期才永远会进展下去，如果使用临床痴呆分析量表的话，大多数研究提示每年有 10% ~20% 的 MCI 患者会转变成轻度的阿尔茨海默病。一旦确诊为阿尔茨海默病，则衰退是不可逆的。在 5 年之内，2/3 的轻度阿尔茨海默患者会进入重度阶段。幸运的是，许多研究预示，这种进展速率在广泛利用阿尔茨海默病药物治疗之前就已经开始了，这些治疗措施可以延缓衰退速率。

其他一些对进展速率有正面或负面影响的因素包括疾病发生时的年龄、行为障碍的发生、运动迟缓和医学疾病等。发病时年纪轻的患者的衰退速率要比发病时年龄大的患者的衰退速率快得多。一般认为在年轻患者中的快的衰退速率反映了一种更为致命的疾病过程。患者患有明显的行为障碍，譬如幻觉，也有较快的衰退速率。同样，若是出现帕金森样症状，比如运动迟缓和僵硬，也是衰退速率加快的信号。最后，伴发一些明显的医学疾病的出现也通常与有关的阿尔茨海默病患者的突然衰退有关。作为一种并发症，阿尔茨海默病患者病情易于变得复杂，当他们无论因任何原因患病时，通常都是不能完全恢复的。具体原因还不是十分清楚，但是一个貌似有道理的解释理由是，在患者的大脑中一些相关的神经元的脆弱连接被这些疾病所打扰。一旦神经元之间的交流被打断，信号传导通路可能会很难再重建。

五、死亡率

一般来说，阿尔茨海默病患者从首次出现症状到死亡之间的时间是5~10年，虽然这个范围可以在2~20年的任何一个时间点。病程的长度受多种因素的影响，比如性别、其他医学问题的出现、早期检查，以及认知损害的程度等。美国西雅图华盛顿大学的EB Larson和他的同事的研究认为，阿尔茨海默病患者生存的中位数值从阿尔茨海默病确诊后在男性是4.2年，而在女性病人则为5.7年。阿尔茨海默病的女性患者在所有的年龄组都要比男性患者生存得长一些。总体来说，病人的MMSE分值较低，并同时伴有其他医学问题，如糖尿病和心功能衰竭，其生存周期都比较短。据估计，阿尔茨海默病患者所缩短的期望寿命值大约是5年。事实上，JS Tcshanz的研究提供证据表明，阿尔茨海默病对死亡率的影响要比包括糖尿病和心功能衰竭等在内的其他的慢性疾病的影响大得多。

从确定诊断到死亡之间的生存时间还依赖于诊断确定的时间有多早和认知功能的损害有多严重。大量的有关死亡率的研究发现，在诊断确定时候具有较低的MMSE分值的病人生存时间比较短。此外，美国芝加哥的Rush医学研究中心的JS Hui的研究表明，具有认知功能衰退速率最快的阿尔茨海默病患者的死亡率是那些认知功能衰退速率较慢的病人的8倍。这个研究结果和EB Larsen的研究结果相似，即那些在1年内MMSE分值降低到5分以上的阿尔茨海默病患者有60%的死亡风险。

阿尔茨海默病患者、家庭、朋友的历程，虽然在长度上不尽相同，但是有许多相似性。患者都经历病程的进展，每人的特点都是自主能力差，有很大的依赖性；看护者将会面临更加困难的挑战，医生和研究工作者也在尽最大的努力试图去停止认知功能的衰退和逆转疾病的影响。这个疾病的形式看起来是不可逆转的，但是我们每天都会有新的治疗方案和治疗药物的问世，而且每天都会取得小的战斗的胜利。我们有信心相信，下一个10年将会为阿尔茨海默病患者和其家庭提供新的治疗药物，并为那些新近确诊为阿尔茨海默病的患者提供新的希望。

六、不愿看医生的患者

上面所介绍的那些试验都是非常好的，但是如果你不带你亲爱的人去看医生，那么这些试验都是无用的。在现实生活中常常会有这样一种不正常的现象，家庭成员注意到患者的记忆力在下降，但是他本人自己却否认这一点。对于这种自我意识的问题有个专业术语叫作“病感失认症”（anosagnosia）。患有病感失认症的患者会毫无理由地认为他们为什么要为一些在他们看来并不存在的问题去看医生，有时候会变得偏执，认为被带去看医生进行记忆力的评估是家庭欺骗他们的一种阴谋，而且这种妄想不能通过说服患者来纠正。如果患者对仅仅带去看医生做记忆力评估做出这种反应的话，那么这就是一种信号，提示患者已经进入疾病的中度阶段，已经变得比被所看到的程度更为严重。

如何对付这种确实需要看医生，但他自己却坚决拒绝的患者呢？在这种情况下，护理人员有必要采取一些善意的哄骗伎俩。一种骗术是你自己预约医生，而在离家之前简单地告诉他，“到了你去看医生去做检查的时间了”，要尽量做得非常有技巧。如果患者坚持说他不知道这个预约看医生的事，你就告诉他这个预约是很早以前就做好的，并且拿出你已经写着预约时间的记事本给他看，并解释说到他的这个年纪，常规地检查一下血压、血液化验等是必需的，而且医生希望今天能见到他，并且医生在他的预约计划中给他预留了位置，如果他不去，医生会感到非常失望等，必须清楚地和坚定地表明今天必须看医生。

另外一种策略是假装是你去看医生而且希望他能陪伴你，一旦你们一起到了检查室，医生也来了，这种“狸猫换太子”的角色交换把戏就可轻而易举地完成了。另外一个主意就是你宣称医生打电话说是预约时间到了，无论如何，必须提前告诉医生（最好是在去看医生的当天提醒医生）真实的目的是给患者做记忆力的评估。

（崔建奇）

参考文献

[1] Aerts M B, Esselink R A J, Abdo W F, et al. CSF-alpha-synuclein does not differentiate between parkinsonian disorders. Neurobiol Aging, 2012, 33: 430-433

[2] Andersson M K, Stahlberg A, Arvidsson Y, et al. The multifunctional FUS, EWS and TAF15 proto-oncoproteins show cell type-specific expression patterns and involvement in cell spreading and stress response. BMC Cell Biol, 2008, 9: 37.

[3] Andreasen N, Vanmechelen E, Vanderstichele H, et al. Cerebrospinal fluid levels of total-tau, phospho-tau and A-beta 42 predicts development of Alzheimer's disease in patients with mild cognitive impairment. Acta Neurol Scand Suppl, 2003, 179: 47-51.

[4] Aurell A, Rosengren L E, Karlsson B, et al. Determination of S-100 and glial fibrillary acidic protein concentrations in cerebrospinal fluid after brain infarction. Stroke, 1991, 22（10）: 1254-1258.

[5] Baechtold H, Kuroda M, Sok J, et al. Human 75-kDa DNA-pairing protein is identical to the pro-oncoprotein TLS/FUS and is able to promote D-loop formation. J Biol Chem, 1999, 274: 34337-34342.

[6] Bandyopadhyay U, Sridhar S, Kaushik S, et al. Identification of regulators of chaperone-mediated autophagy, Mol Cell, 2010, 39: 535-547.

[7] Barbour R, Kling K, Anderson J P, et al. Red blood cells are the major source of alpha-synuclein in blood. Neurodegener Dis, 2008, 5: 55-95.

[8] Bateman R J, Xiong C, Benzinger T L S, et al. Clinical and Biomarker changes in dominantly inherited

Alzheimer's disease, N Engl J Med, 2012, 367: 795–804.

[9] Bertram L and Tanzi R E. Thirty years of Alzheimer's disease genetics: the implications of systematic meta-analyses. Nat Rev Neurosci, 2008, 9: 768–778.

[10] Bertrand P, Akhmedov AT, Delacote F, et al. Human POMp75 is identified as the pro-oncoprotein TLS/FUS: both POMp75 and POMp100 DNA homologous pairing activities are associated to cell proliferation. Oncogene, 1999, 18: 4515–4521.

[11] Bibl M, Gallus M, Welge V, et al. Amino terminally truncated and oxidized amyloid-β peptides in the cerebrospinal fluid of Alzheimer's disease patients. J Alzheimer's Dis, 2012, 29（4）: 809–816.

[12] Blechingberg J, Holm IE, Nielsen KB, et al. Identification and characterization of GFAP kappa, a novel glial fibrillary acidic protein isoform. Glia, 2007, 55: 497–507.

[13] Blennow K. Cerebrospinal fluid protein biomarkers for Alzheimer's disease. Neuro Rx, 2004, 1: 213–225.

[14] Blennow K, Hampel H. CSF markers for incipient Alzheimer's disease. Lancet Neurol , 2003, 2: 605–613.

[15] Boncoraglioa G B, Piazza F, Savoiardod M, et al. Prodromal Alzheimer's disease presenting as cerebral amyloid angiopathy-related inflammation with spontaneous amyloid-related imaging abnormalities and high cerebrospinal fluid anti-beta autoantibodies. J Alzheimer's Dis, 2015, 45: 363–367.

[16] Bogner S, Bernreuther C, Matschke J, et al. Immune activation in amyloid-β-related angiitis correlates with decreased parenchymal amyloid-β plaque load. Neurodegener Dis, 2013, 13（1）: 38–44.

[17] Brecht W J, Harris F M, Chang S, et al. Neuron-specific apolipoprotein e4 proteolysis is associated with increased tau phosphorylation in brains of transgenic mice. J Neurosci, 2004, 24: 2527–2534.

[18] Brouns R, DeVil B, Cras P, et al. Neurobiochemical markers of brain damage in cerebrospinal fluid of acute ischemic stroke patients. Clin Chem, 2010, 56（3）: 451–458.

[19] Brunholz S, Sisodia S, Lorenzo A, et al. Axonal transport of APP and the spatial regulation of APP cleavage and function in neuronal cells. Exp Brain Res, 2012, 217: 353–364.

[20] Buchhave P, Minthon L, Zetterberg H, et al. Cerebrospinal fluid levels of beta-amyloid1-42, but not of Tau, are fully changed already 5 to10 years before the onset of Alzheimer dementia. Arch Gen Psychiatry, 2012, 69: 98–106.

[21] Buée L, Bussière T, Buée-Scherrer V, et al. Tau protein isoforms, phosphorylation and role in neurodegenerative disorders. Brain Res Rev, 2000, 33: 95–130.

[22] Buée L, Delacourte A. Comparative biochemistry of tau in progressive supranuclear palsy, corticobasal degeneration, FTDP-17 and Pick's disease. Brain Pathol, 1999, 9: 681–693.

[23] Carotti S, Morini S, Corradini S G, et al. Glial fibrillary acidic protein as an early marker of hepatic stellate cell activation in chronic and post-transplant recurrent hepatitis C. Liver Transpl, 2008, 14: 806–814.

[24] Chen M H, Hagemann T L, Quinlan R A, et al. Caspase cleavage of GFAP produces an assembly-compromised proteolytic fragment that promotes filament aggregation. ASN Neuro , 2013, 5（5）: 100–125.

[25] Chiu M J, Chen Y F, Chen T F, et al. Plasma tau as a window to the brain-negative associations with brain volume and memory function in mild cognitive impairment and early Alzheimer's disease. Hum Brain Mapp, 2014, 35: 3132–3142.

[26] Chui H, Lyness S, Sobel E. Extrapyramidal signs and psychiatric symptoms predict faster cognitive decline in Alzheimer's disease. Arch Neurol, 1994, 51: 676–681.

[27] Clark C, Ewbank D, Lerner A, et al. The relationship between extrapyramidal signs and cognitive performance in patients with Alzheimer's disease enrolled in the CERAD Study. Consortium to Establish a Registry for Alzheimer's disease. Neurology, 1997, 49: 70–75.

[28] Cookson M R, α –Synuclein and neuronal cell death. Mol Neurodegener, 2009, 4: 9.

[29] Corder E H, Saunders A M, Strittmatter WJ, et al. Gene dose of apolipoprotein E type4 allele and the risk of Alzheimer's disease in late onset families. Science, 1993, 261: 921–923.

[30] DeMarco G, Lomartire A, Mandili G et al. Reduced cellular Ca^{2+} availability enhances TDP–43 cleavage by apoptotic caspases. Biochim Biophys Acta, 2014, 1843: 725–734.

[31] Desai B S, Monahan A J, Carvey P M, et al. Blood–brain barrier pathology in Alzheimer's and Parkinson's disease: implications for drug therapy. Cell Transplant, 2007, 16: 285–299.

[32] De Strooper B. Proteases and proteolysis in Alzheimer disease: a multifactorial view on the disease process. Physiol Rev, 2010, 90: 465–494.

[33] Doody R S, Pavlik V, Massman P, et al. Predicting progression of Alzheimer's disease, Alzheimer's Research and Therapy, 2010, 2（2）: 1–9.

[34] Dufty B M, Warner L R, Hou S T, et al. Calpain–cleavage of alpha–synuclein: connecting proteolytic processing to disease–linked aggregation. Am J Pathol, 2007, 170: 1725–1738.

[35] Duits F H, Teunissen C E, Bouwman F H, et al. The cerebrospinal fluid ‘Alzheimer profile’: easily said, but what does it mean? Alzheimer's Dement, 2014, 10（6）: 713–723.

[36] Duong T, Pommier E C, Scheibel A B. Immunodetection of the amyloid P Component in Alzheimer's disease. Acta Neuropathol, 1989, 78: 429–437.

[37] Duran R, Barrero F J, Morales B, et al. Plasma alpha–synuclein in patients with Parkinson's disease with and without treatment. Mov Disord, 2010, 25: 489–493.

[38] El–Agnaf O M A, Salem S A, Paleologou K E, et al. Detection of oligomeric forms of alpha synuclein protein in human plasma as a potential biomarker for Parkinson's disease. FASEBJ, 2006, 20: 419–425.

[39] Eliasson C, Sahlgren C, Berthold C H, et al. Intermediate filament protein partnership in astrocytes. J Biol Chem, 1999, 274: 23996–24006.

[40] Emirandetti A, Graciele Z R, Sabha M Jr, et al. Astrocyte reactivity influences the number of presynaptic terminals opposed to spinal motoneurons after axotomy. Brain Res, 2006, 1095: 35–42.

[41] Espinoza M, deSilva R, Dickson D W, et al. Differential incorporation of tau isoforms in Alzheimer's disease. J Alzheimer's Dis, 2008, 14: 1–16.

[42] Fagan A M, Roe C M, Xiong C, et al. Cerebrospinal fluid tau/beta–amyloid（42）ratio as a prediction of cognitive decline in nondemented older adults. Arch Neurol, 2007, 64: 343–349.

[43] Folstein M, Folstein S, McHugh P, Mini–Mental state. a practical method for grading the cognitive state of patients for the clinician. J Psychiatr Res, 1975, 12: 189–198.

[44] Foulds P, McAuley E, Gibbons L, et al. TDP–43 protein in plasma may index TDP–43 brain pathology in Alzheimer's disease and frontotemporal lobar degeneration. Acta Neuropathol, 2008, 116: 141–146.

[45] Foulds P G, Davidson Y, Mishra M, et al. Plasma phosphorylated–TDP–43 protein levels correlate with brain pathology in frontotemporal lobar degeneration. Acta Neuropathol, 2009, 118: 647–658.

[46] Foulds PG, Mitchell J D, Parker A, et al. Phosphorylated alpha-synuclein can be detected in blood plasma and is potentially a useful biomarker for Parkinson's disease. FASEBJ, 2011, 25 (12) : 4127-4137.

[47] Fraser D D, Close T E, Rose K L, et al. Severe traumatic brain injury in children elevates glial fibrillary acidic protein in cerebrospinal fluid and serum. Pediatr Crit Care Med, 2011, 12 (3) : 319-324.

[48] Fukuyama R, Izumoto T, Fushiki S. The cerebrospinal fluid level of glial fibrillary acidic protein is increased in cerebrospinal fluid from Alzheimer's disease patients and correlates with severity of dementia. Eur Neurol, 2001, 46 (1) : 35-38.

[49] Gelb D J. Measurement of progression in Alzheimer's disease: A clinician's perspective. Statistics in Medicine, 2000, 19: 1393-1400.

[50] Gim é nez Y R M, Langa F, Menet V, et al. Comparative anatomy of the cerebellar cortex in mice lacking vimentin, GFAP, and both vimentin and GFAP. Glia, 2000, 31: 69-83.

[51] Greenberg S M, Briggs M E, Hyman B T, et al. Apolipoprotein E epsilon 4 is associated with the presence and earlier onset of hemorrhage in cerebral amyloid angiopathy. Stroke, 1996, 27: 1333-1337.

[52] Grober E, Sliwinski M. Development and validation of a model for estimating premorbid verbal intelligence in the elderly. J Clin Exp Neuropsychol, 1991, 13: 933-949.

[53] Gupta V B, Laws S M, Villemagne VL, et al. Plasma apolipoprotein e and Alzheimer disease risk: the AIBL study of aging. Neurology, 2011, 76: 1091-1098.

[54] Hainfellner J A, Voigtlander T, Strobel T, et al. Fibroblasts can express glial fibrillary acidic protein (GFAP) in vivo. J Neuropathol Exp Neurol, 2001, 60: 449-461.

[55] Hampel H, Teipel S J. Total and phosphorylated tau proteins: evaluation as Core biomarker candidates in frontotemporal dementia. Dement Geriatr Cogn Disord, 2004, 17 (4) : 350-354.

[56] Hampel H, Teipel S J, Fuchsberger T, et al. Value of CSF beta-amyloid1-42 and tau as predictors of Alzheimer's disease in patients with mild cognitive impairment. Mol Psychiatry 2004, 9: 705-710.

[57] Hanger DP, Wray S. Tau cleavage and tau aggregation in neurodegenerative disease. Biochem Soc Trans, 2010, 38 (4) : 1016-1020.

[58] Hansson O, Hall S, Öhrfelt A, et al. Levels of cerebrospinal fluid α-synuclein oligomers are increased in Parkinson's disease with dementia and dementia with Lewy bodies compared to Alzheimer's disease. Alzheimer's Res Ther, 2014, 6 (3) : 25.

[59] Hansson O, Stomrud E, Vanmechelen E, et al. Evaluation of plasma A β as predictor of Alzheimer's disease in older individuals without dementia: a population-based study. J Alzheimer's Dis, 2012, 28: 231-238.

[60] Hansson O, Zetterberg H, Buchhave P, et al. Association between CSF biomarkers and incipient Alzheimer's disease in Patients with mild cognitive impairment: a follow-up study. Lancet Neurol, 2006, 5: 228-234.

[61] Harris F M, Tesseur I, Brecht W J, et al. Astroglial regulation of apolipoprotein E expression in neuronal cells-implications for Alzheimer's disease. J Biol Chem, 2004, 279: 3862-3868.

[62] Hatters D M, Peters-Libeu C A, Weisgraber K H. Apolipoprotein E structure: Insights into function. Trends Biochem Sci, 2006, 31: 445-454.

[63] Henriksen K, Byrjalsen I, Christiansen C, et al. Relationship between serum levels of tau fragments and clinical progression of Alzheimer's disease. J Alzheimer's Dis, 2015, 43 (4) : 1331-1341.

[64] Henriksen K, O' Bryant S E, Hampel H, et al. The future of blood-based biomarkers for Alzheimer's disease. Alzheimer's Dement, 2014, 10: 115-131.

[65] Henriksen K, Wang Y, Sørensen M G, et al. An enzyme-generated fragment of tau measured in serum shows an inverse correlation to cognitive function. PLoS One, 2013, 8 (5) : 649-690.

[66] Hesse C, Larsson H, Fredman P, et al. Measurement of apolipoprotein E (Apo E) in cerebrospinal fluid. Neurochem Res, 2000, 25: 511-517.

[67] Holmes C, Boche D, Wilkinson D, et al. Longterm effects of Abeta42 immunization in Alzheimer's disease: follow-up of a randomized, placebo-controlled phase I trial. Lancet, 2008, 372 (9634) : 216-223.

[68] Holmes C, Dementia. Medicine, 2012, 40: 628-631.

[69] Hu W T, Grossman M. TDP-43 and frontotemporal dementia. Curr Neurol Neurosci Rep, 2009, 9: 353-358.

[70] Huang Y, Liu X Q, Wyss-Coray T, et al. Apolipoprotein E fragments present in Alzheimer's disease brains induce neurofibrillary tangle-like intracellular inclusions in neurons. Proc Natl Acad Sci USA, 2001, 98: 8838-8843.

[71] Huang Y, Weisgraber K, Mucke L, et al. Apolipoprotein E. J Mol Neurosci, 2004, 23: 189-204.

[72] Hughes C, Berg L, Danziger W, et al. A new clinical scale for the staging of dementia. Br J Psychiatry, 1982, 140: 566-572.

[73] Hulstaert F, Blennow K, Ivanoiu A, et al. Improved discrimination of AD patients using beta-amyloid (1-42) and tau levels in CSF. Neurology, 1999, 52: 1555-1562.

[74] Igaz L M, Kwong L K, Chen-Plotkin A, et al. Expression of TDP-43 C-terminal fragments in vitro recapitulates pathological Features of TDP-43 proteinopathies. J Biol Chem, 2009, 284: 8516-8524.

[75] Ingelsson M, Fukumoto H, Newell K L, et al. Early A beta accumulation and progressive synaptic loss, gliosis, and tangle formation in AD brain. Neurology, 2004, 62: 925-931.

[76] Ingelsson M, Hyman B T. Disordered proteins in dementia. Ann Med, 2002, 34: 259-271.

[77] Iqbal K, Del A, Alonso C, et al. Tau pathology in Alzheimer disease and other tauopathies. Biochim Biophys Acta, 2005, 1739: 198-210.

[78] Iqbal K, Flory M, Khatoon S, et al. Subgroups of Alzheimer's disease based on cerebrospinal fluid molecular markers. Ann Neurol, 2005, 58: 748-757.

[79] Iwai A, Masliah E, Yoshimoto M, et al. The precursor protein of non-A beta component of Alzheimer's disease amyloid is a presynaptic protein of the central nervous system. Neuron, 1995, 14: 467-475.

[80] Jack C R, Knopman D S, Jagust W J, et al. Tracking pathophysiological processes in Alzheimer's disease: an updated hypothetical model of dynamic biomarkers. Lancet Neurol, 2013, 12 (2) : 207-216.

[81] Jensen P H, Hager H, Nielsen M S, et al. α-synuclein Binds to tau and stimulates the protein kinase A-catalyzed tau phosphorylation of serine residues 262 and 356. J Biol Chem, 1999, 274: 25481-25489.

[82] Jesse S, Steinacker P, Cepek L, et al. Glial fibrillary acidic protein and protein S-100B: different concentration pattern of glial proteins in cerebrospinal fluid of patients with Alzheimer's disease and Creutzfeldt-Jakob disease. J Alzheimer's Dis, 2009, 17 (3) : 541-251.

[83] Johnson G V, Seubert P, Cox T M, et al. The tau protein in human cerebrospinal fluid in Alzheimer's disease consists of proteolytically derived fragments. J Neurochem, 1997, 68: 430-433.

[84] Josephs K A, Petersen R C, Knopman D S, et al. Clinicopathologic analysis of frontotemporal and corticobasal degenerations and PSP. Neurology, 2006, 66: 41–48.

[85] Josephs K A, Tsuboi Y, Cookson N, et al. Apolipoprotein E epsilon 4 is a determinant for Alzheimer–type pathologic features in tauopathies, synucleinopathies, and frontotemporal degeneration. Arch Neurol, 2004, 61: 1579–1584.

[86] Kaerst L, Kuhlmann A, Wedekind D, et al. Cerebrospinal fluid biomarkers in Alzheimer's disease, vascular dementia and ischemic stroke patients: a critical analysis. J Neurol, 2013, 260: 2722–2727.

[87] Kamphuis W, Middeldorp J, Kooijman L, et al. Glial fibrillary acidic protein isoform expression in plaque related astrogliosis in Alzheimer' s disease. Neurobiol Aging, 2014, 35: 492–510.

[88] Karsdal M A, Henriksen K, Leeming D J, et al. Novel combinations of post–translational modification (PTM) neo–epitopes provide tissue–specific biochemical markers–are they the cause or the consequence of the disease? Clin Biochem, 2010, 43 (10–11) : 793–804.

[89] Kasai T, Tokuda T, Ishigami N, et al. Increased TDP–43 protein in cerebrospinal fluid of patients with amyotrophic lateral sclerosis. Acta Neuropathol, 2009, 117: 55–62.

[90] Kastin A J, Pan W, Maness L M, et al. Peptides crossing the blood–brain barrier: some unusual observations. Brain Res, 1999, 848: 96–100.

[91] Kasuga K, Tokutake T, Ishikawa A, et al. Differential levels of alpha–synuclein, beta–amyloid 42 and tau in CSF between patients with dementia with Lewy bodies and Alzheimer's disease. J Neurol Neurosurg Psychiatry, 2010, 81: 608–610.

[92] Kato H, Yamamoto T, Yamamoto H, et al. Immunocytochemical characterization of supporting cells in the enteric nervous system in Hirschsprung's disease. J Pediatr Surg, 1990, 25: 514–519.

[93] Kim Y S, Choi D H, Block M L, et al. A pivotal role of matrix metalloproteinase–3 activity in dopaminergic neuronal degeneration via microglial activation. FASEBJ, 2007, 21: 179–187.

[94] Lagier Tourenne C, Polymenidou M, Cleveland DW. TDP–43 and FUS/TLS: emerging roles in RNA processing and neurodegeneration. Hum Mol Genet, 2010, 19: R46–64.

[95] Larner A J. Hypothesis: amyloid beta–peptides truncated at the N–terminus contribute to the pathogenesis of Alzheimer's disease. Neurobiol Aging, 1999, 20: 65–69.

[96] Larson M E, Sherman M A, Greimel S, et al. Soluble alpha–synuclein is a novel modulator of Alzheimer's disease pathophysiology. J Neurosci, 2012, 32: 10253–10266.

[97] Laske C, Fallgatter A J, Stransky E, et al. Decreased alpha–synuclein serum levels in patients with Lewy body dementia compared to Alzheimer's disease patients and control subjects. Dement Geriatr Cogn Disord, 2011, 31: 413–416.

[98] Lawton J, Brody E. Assessment of older people: self–maintaining and instrumental activities of daily living scoring rules. Gerontologist, 1969, 9: 179–186.

[99] Leduc V, Jasmin-Bélanger S, Poirier J. APO E and cholesterol homeostasis in Alzheimer's disease. Trends Mol Med, 2010, 16: 469–477.

[100] Lee P H, Lee G, Park H J, et al. The plasma alpha–synuclein levels in patients with Parkinson's disease and multiple system atrophy. J Neural Transm, 2006, 113: 1435–1439.

[101] Lee Y B, Du S, Rhim H, et al. Rapid increase in Immunoreactivity to GFAP in astrocytes in vitro induced by acidic pH is mediated by calcium influx and calpain I. Brain Res, 2000, 864（2）: 220–229.

[102] Levin J, Giese A, Boetzel K, et al. Increased α-synuclein aggregation following limited cleavage by certain matrix metalloproteinases. Exp Neurol, 2009, 215: 201–208.

[103] Liu C W, Giasson B I, Lewis K A, et al. A precipitating role for truncated alpha-synuclein and the proteasome in alpha-synuclein aggregation: implications for pathogenesis of Parkinson disease. J Biol Chem, 2005, 280: 22670–22678.

[104] Lorenzl S, Albers D S, Narr S, et al. Expression of MMP-2, MMP-9, and MMP-1 and their endogenous counter regulators TIMP-1 and TIMP-2 in post mortem brain tissue of Parkinson's disease. Exp Neurol, 2002, 178: 13–20.

[105] Ltic S, Perovic M, Mladenovic A, et al. Alpha-synuclein is expressed in different tissues during human fetal development. J Mol Neurosci, 2004, 22: 199–204.

[106] Mackenzie I R A, Foti D, Woulfe J, et al. A typical frontotemporal lobar degeneration with ubiquitin-positive, TDP-43-negative neuronal inclusions. Brain, 2008, 131: 1282–1293.

[107] Mackic J B, Bading J, Ghiso J, et al. Circulating amyloid-beta peptide crosses the blood-brain barrier in aged monkeys and contributes to Alzheimer's disease lesions. Vascul Pharmacol, 2002, 38: 303–313.

[108] Mahurin R K, Cooke N. Verbal Series Attention Test: Clinical utility in the assessment of dementia. The Clinical Neuropsychologist, 1996, 10: 43–53.

[109] Maddalena A, Papassotiropoulos A, ü ller-Tillmanns B M, et al. Biochemical diagnosis of Alzheimer disease by measuring the cerebrospinal fluid ratio of phosphorylated tau protein to beta-amyloid peptide 42. Arch Neurol, 2003, 60: 1202–1206.

[110] Mahley R W. Apolipoprotein E: cholesterol transport protein with expanding role in cell biology. Science, 1988, 240: 622–630.

[111] Maiti T K, Konar S, Bir S, et al. Role of apolipoprotein E polymorphism as a prognostic marker in traumatic brain injury and neurodegenerative disease: a critical review. Neurosurg Focus, 2015 Nov, 39（5）

[112] Marques F, Sousa J C, Sousa N, et al. Blood-brain-barriers in aging and in Alzheimer's disease. Mol Neurodegener, 2013, 8（1）: 38.

[113] Martinez M, Brice A, Vaughan J R, et al. Apolipoprotein E4 is probably responsible for the chromosome 19 linkage peak for Parkinson's disease. Am J Med Genet B Neuropsychiatr Genet, 2005, 136B: 72–74.

[114] Marques M A, Tolar M, Harmony J A, et al. A thrombin cleavage fragment of apolipoprotein E exhibits isoform-specific neurotoxicity. Neuroreport, 1996, 7: 2529–2532.

[115] Martin L, Latypova X, Terro F. Post-translational modifications of tau protein: implications for Alzheimer's disease. Neurochem Int, 2011, 58: 458–471.

[116] Mattsson N, Andreasson U, Persson S, et al. The Alzheimer's Association external quality control program for cerebrospinal fluid biomarkers. Alzheimer's Dement, 2011, 7: 386–395.

[117] Mattsson N, Blennow K, Zetterberg H. CSF biomarkers: pinpointing Alzheimer pathogenesis. Ann NY Acad Sci, 2009, 1180: 28–35.

[118] Mayer C A, Brunkhorst R, Niessner M, et al. Blood levels of glial fibrillary acidic protein（GFAP）in

patients with neurological diseases. PLoS One, 2013, 8（4）: 62-101.

[119] Medical College of Wisconsin. Alzheimer's disease Treatment and Prognosis. 2000. Available at: http: // healthlink. mcw. edu/article/921383587. html.

[120] Meredith J E, Sankaranarayanan S, Guss V, et al. Characterization of novel CSF tau and p-tau biomarkers for Alzheimer's disease. PLoS One, 2013, 8: e76523.

[121] Middeldorp J, van denBerge SA, Aronica E, et al. Specific human astrocyte subtype revealed by affinity purified GFAP+1 antibody. Unpurified serum cross-reacts with neurofilament-L in Alzheimer PLoS One, 2009, 4: e7663.

[122] Mitchell J C, McGoldrick P, Vance C, et al. Overexpression of human wild-type FUS causes progressive motor neuron degeneration in an age-and dose-dependent fashion. Acta Neuropathol, 2013, 125: 273-288.

[123] Mollenhauer B, Cullen V, Kahnl-Krastins B, et al. Direct quantification of CSF α-synuclein by ELISA and first cross-sectional study in patients with neurodegeneration. Exp Neurol, 2008, 213: 315-325.

[124] Morris J. The clinical dementia rating （CDR）: current version and scoring rules. Neurology, 1993, 43: 2412-2414.

[125] Mohamed N V, Herrou T, Plouffe V, et al. Spreading of tau pathology in Alzheimer's disease by cell-to-cell transmission. Eur J Neurosci 2013，37: 1939-1948.

[126] Mouser P E, Head E, Ha K H, et al. Caspase-mediated cleavage of glial fibrillary acidic protein within degenerating astrocytes of the Alzheimer's disease brain. Am J Pathol, 2006, 168: 936-946.

[127] Mukaetova-Ladinska E B, Milne J, Andras A, et al. Alpha-and gamma-synuclein proteins are present in cerebrospinal fluid and are increased in aged subjects with neurodegenerative and vascular changes. Dement Geriatr Cogn Disord, 2008，26: 32-42.

[128] Muramori F, Kobayashi K, Nakamura I A. Quantitative study of neurofibrillary tangles, senile plaques and astrocytes in the hippocampal subdivisions and entorhinal cortex in Alzheimer's disease, normal controls and non-Alzheimer neuropsychiatric diseases. Psychiatry Clin Neurosci, 1998, 52. 593-599.

[129] Nelson HE, O' Connell A, Dementia. the estimation of premorbid intelligence levels using the New Adult Reading Test. Cortex, 1978, 14: 234-244.

[130] Neselius S, Brisby H, Theodorsson A, et al. CSF-biomarkers in Olympic boxing: diagnosis and effects of repetitive head trauma. PLoS One, 2012, 7（4）: 336-340.

[131] Neumann M, Rademakers R, Roeber S, et al. A new subtype of frontotemporal lobar degeneration with FUS pathology. Brain, 2009, 132: 2922-2931.

[132] Nielsen A L, Holm I E, Johansen M, et al. New splice variant of glial fibrillary acidic protein. GFAP epsilon. interacts with the presenilin proteins J Biol Chem, 2002, 277: 29983-29991.

[133] Ogawa K, Yamada T, Tsujioka Y, et al. Localization of a novel type trypsin-like serine protease, neurosin, in brain tissues of Alzheimer's disease and Parkinson's disease. Psychiatry Clin Neurosci, 2000, 54: 419-426.

[134] Ogrocki P K. What is the prognosis of Alzheimer's disease? 2004. Available at: http: //www. netwellness. org/question. cfm/30673. htm. Accessed April 03, 2008.

[135] Pan W, Kastin AJ. Polypeptide delivery across the blood-brain barrier. Curr Drug Targets CNS Neurol Disord, 2004, 3: 131-136.

[136] Parnetti L, Chiasserini D, Persichetti E, et al. Cerebrospinal fluid lysosomal enzymes and alpha-synuclein in Parkinson's disease. Mov Disord, 2014, 29: 1019-1027.

[137] Park M J, Cheon S M, Bae H R, et al. Elevated levels of α-synuclein oligomer in the cerebrospinal fluid of drug-naïve patients with Parkinson's disease. J Clin Neurol, 2011, 7: 215-222.

[138] Pavlik V, Doody R, Massman P, et al. Influence of premorbid IQ and education on progression of Alzheimer's disease. Dement Geriatr Cogn Disord, 2006, 22: 367-377.

[139] Reesink F E, Lemstra A W, Van Dijk K D, et al. CSF-alpha-synuclein does not discriminate dementia with Lewy Bodies from Alzheimer's disease. J Alzheimer's Dis, 2010, 22: 87-95.

[140] Perng M D, Wen S F, Gibbon T, et al. Glial fibrillary acidic protein filaments can tolerate the incorporation of assembly-Compromised GFAP-delta, but with consequences for filament organization and alpha B-crystallin association. Mol Biol Cell, 2008, 19: 4521-4533.

[141] Perez-Grijalba S M, Pesini V, Allue P, et al. A-beta （1-17） is a major amyloid-beta fragment isoform in cerebrospinal fluid and blood with possible diagnostic value in Alzheimer's disease. J Alzheimer's Dis, 2015, 43（1）: 47-56.

[142] Perrotti D, Bonatti S, Trotta R, et al. TLS/FUS, a pro-oncogene involved in multiple chromosomal translocations, is a novel regulator of BCR/ABL-mediated leukemogenesis. EMBOJ, 1998, 17: 4442-4455.

[143] Piazza F, Greenberg S M, Savoiardo M, et al. Anti-amyloid β autoantibodies in cerebral amyloid angiopathy-related inflammation: implications for amyloid-modifying therapies. Ann Neurol, 2013, 73（4）: 449-458.

[144] Pinholt M, Frederiksen J L, Christiansen M. The association between apolipoprotein E and multiple sclerosis. Eur J Neurol, 2006, 13: 573-580.

[145] Porchet R, Probst A, Bouras C, et al. Analysis of glial acidic fibrillary protein in the human entorhinal cortex during aging and in Alzheimer's disease. Proteomics, 2003, 3: 1476-1485.

[146] Portelius E, Bogdanovic N, Gustavsson M K, et al. Mass spectrometric characterization of brain amyloid beta isoform signatures in familial and sporadic Alzheimer's disease. Acta Neuropathol, 2010, 120: 185-193.

[147] Portelius E, Mattsson N, Andreasson U, et al. Novel Aβ isoforms in Alzheimer's disease-their role in diagnosis and treatment. Curr Pharm Des, 2011, 17: 2594-2602.

[148] Portelius E, Price E, Brinkmalm G, et al. A novel pathway for amyloid precursor protein processing. Neurobiol Aging, 2011, 32: 1090-1098.

[149] Portelius E, Tran A J, Andreasson U, et al. Characterization of amyloid-beta peptides in cerebrospinal fluid by an automated immunoprecipitation procedure followed by mass spectrometry. J Proteome Res , 2007, 6: 4433-4439.

[150] Randall J, Mörtberg E, Provuncher G K, et al. Tau proteins in serum predict neurological outcome after hypoxic Brain injury from cardiac arrest: results of a pilot study. Resuscitation, 2013, 84（3）: 351-356.

[151] Rascovsky K, Hodges J R, Knopman D, et al. Sensitivity of revised diagnostic criteria for the behavioural variant of frontotemporal dementia. Brain, 2011, 134: 2456-2477.

[152] Rasmussen K L, Tybjaerg-Hansen A, Nordestgaard B G, et al. Plasma levels of apolipoprotein E and risk of dementia in the general population. Ann Neurol, 2015, 77: 301-311.

[153] Reiber H. Proteins in cerebrospinal fluid and blood: barriers, CSF flow rate and source-related dynamics. Restor Neurol Neurosci, 2003, 21: 79–96.

[154] Riol H, Tardy M, Rolland B, et al. Detection of the peripheral nervous system (PNS) -type glial fibrillary acidic protein (GFAP) and its mRNA in human lymphocytes. J Neurosci Res, 1997, 48: 53–62.

[155] Roeber S, Mackenzie I R A, Kretzschmar H A, et al. TDP-43-negative FTLD-U is a significant new clinicopathological subtype of FTLD. Acta Neuropathol, 2008, 116: 147–157.

[156] Roelofs R F, Fischer D F, Houtman S H, et al. Adult human subventricular, subgranular, and subpial zones contain astrocytes with a specialized intermediate filament cytoskeleton. Glia, 2005, 52: 289–300.

[157] Rohn T T. Caspase-cleaved TARDNA-binding protein-43 is a major pathological finding in Alzheimer's disease. Brain Res, 2008, 1228: 189–198.

[158] Rosén C, Hansson O, Blennow K, et al. Fluid biomarkers in Alzheimer's disease-current concepts. Mol Neurodegener, 2013, 8: 20.

[159] Rosen W, Mohs R, Davis K. A new rating scale for Alzheimer's disease. Am J Psychiatry, 1984, 141: 1356–1364.

[160] Rosengren L E, Wikkelsø C, Hagberg L. A sensitive ELISA for glial fibrillary acidic protein: application in CSF of adults. J Neurosci Methods, 1994, 51(2):197–204.

[161] Salloway S, Sperling R, Gilman S, et al. A phase 2 multiple ascending dose trial of bapineuzumab in mild to moderate Alzheimer disease. Neurology, 2009, 73 (24) : 2061–2070.

[162] Schneider P, Hampel H, Buerger K. Biological marker candidates of Alzheimer's disease in blood, plasma, and serum. CNS Neurosci Ther, 2009, 15: 358–374.

[163] Schoonenboom N S M, Reesink F E, Verwey N A, et al. Cerebrospinal fluid markers for differential dementia diagnosis in a large memory clinic cohort. Neurology, 2012, 78 (1) : 47–54.

[164] Serrano-Pozo A, Qian J, Monsell S E, et al. APO E ε2 is associated with milder clinical and pathological Alzheimer's disease. Ann Neurol, 2015, 77 (6) : 917–929.

[165] Shahim P, Linemann T, Inekci D, et al. Serum tau fragments predict return to play in concussed professional ice hockey players. J Neurotrauma, 2016, 15; 33 (22) : 1995–1999.

[166] Sharma H S, Castellani R J, Smith M A, et al. The blood-brain barrier in Alzheimer's disease. Novel therapeutic targets and nanodrug delivery. Int Rev Neurobiol, 2012, 102: 47–90.

[167] Shaw L M, Vanderstichele H, Knapik-Czajka M, et al. Cerebrospinal fluid biomarker signature in Alzheimer's disease Neuroimaging initiative subjects. Ann Neurol, 2009, 65: 403–413.

[168] Shayo M, McLay R N, Kastin A J, et al. The putative blood-brain barrier transporter for the beta-amyloid binding protein apolipoprotein j is saturated at physiological concentrations. Life Sci, 1997, 60: 115–118.

[169] Siest G, Bertrand P, Qin B, et al. Apolipoprotein E polymorphism and serum concentration in Alzheimer's disease in nine European centres: the Apo Europe study. Apo Europe group. Clin Chem Lab Med, 2000, 38: 721–730.

[170] Simpson J E, Ince P G, Lace G, et al. Astrocyte phenotype in relation to Alzheimer-type pathology in the ageing brain. Neurobiol Aging, 2010, 31: 578–590.

[171] Slaets S, Vanmechelen E, Le Bastard N, et al. Increased CSF-alpha-synuclein levels in Alzheimer's disease: correlation with tau levels. Alzheimer's Dement, 2014, 10 (5 Suppl) : S290–298.

[172] Slooter A J C, DeKnijff P, Hofman A, et al. Serum apolipoprotein e level is not increased in Alzheimer's disease: the Rotterdam study. Neurosci Lett, 1998, 248: 21-24.

[173] Snider B J, Fagan A M, Roe C, et al. Cerebrospinal fluid biomarkers and rate of cognitive decline in very mild dementia of the Alzheimer type. Arch Neurol, 2009, 66: 638-645.

[174] Snowden J S, Frontotemporal dementia. Br J Psychiatry, 2002, 180: 140-143.

[175] Snyder H M, Carrillo M C, Grodstein F, et al. Developing novel blood-based biomarkers for Alzheimer's disease. Alzheimer's Dement, 2014, 10: 109-114.

[176] Spies P E, Melis R J F, Sjögren M J C, et al. Cerebrospinal fluid α -synuclein does not discriminate between dementia disorders. J Alzheimer's Dis, 2009, 16:363-369.

[177] Spillantini M G, Goedert M. Tau pathology and neurodegeneration. Lancet Neurol, 2013, 12: 609-622.

[178] Steinacker P, Hendrich C, Sperfeld A D, et al. TDP-43 in cerebrospinal fluid of patients with frontotemporal lobar degeneration and amyotrophic lateral sclerosis. Arch Neurol, 2008, 65: 1481-1487.

[179] Stern Y, Albert M, Brandt J, et al. Utility of extrapyramidal signs and psychosis as predictors of cognitive and functional decline, nursing home admission, and death in Alzheimer's disease: prospective analyses from the Predictors Study. Neurology, 1994, 44: 2300-2307.

[180] Suri S, Heise V, TrAChtenberg A J, et al. The forgotten APO E allele: a review of the evidence and suggested mechanisms for the protective effect of Apo Ee2. Neurosci Biobehav Rev, 2013, 37（10）: 2878-2886.

[181] Swanwick G R, Coen R F, Coakley D, et al. Assessment of progression and prognosis in 'possible' and 'probable' Alzheimer's disease. International journal of geriatric psychiatry, 1998, 13: 331-335.

[182] Taddei K, Clarnette R, Gandy S E, et al. Increased plasma apolipoprotein E （apo E） levels in Alzheimer's disease. Neurosci Lett, 1997, 223: 29-32.

[183] Tamboli I Y, Heo D, Rebeck G W. Extracellular proteolysis of apolipoprotein e （apo E） by secreted serine neuronal protease. PLoS One, 2014, 9: 93-120.

[184] Thambisetty M, Lovestone S. Blood-based biomarkers of Alzheimer's disease: challenging but feasible. Biomark Med, 2010, 4: 65-79.

[185] Thinakaran G and Koo EH. Amyloid precursor protein trafficking, processing, and function. J Biol Chem, 2008, 283: 29615-29619.

[186] Tibolla G, Norata G D, Meda C, et al. Increased atherosclerosis and vascular inflammation in APP transgenic mice with apolipoprotein E deficiency. Atherosclerosis, 2010, 210（1）: 78-87.

[187] Tokuda T, Qureshi M M, Ardah M T, et al. Detection of elevated levels of alpha-synuclein oligomers in CSF from patients With Parkinson disease. Neurology, 2010, 75: 1766-1772.

[188] Tokuda T, Salem S A, Allsop D, et al. Decreased alpha-synuclein in cerebrospinal fluid of aged individuals and subjects with Parkinson's disease. Biochem Biophys Res Commun, 2006, Oct 13, 349（1）: 162-166.

[189] vandenBerge S A, Middeldorp J, Eleana Z C, et al. Long term quiescent cells in the aged human subventricular neurogenic system specifically express GFAP-delta. Aging Cell, 2010, 9: 313-326.

[190] VanEijk J J, Van Everbroeck B, Abdo W F, et al. CSF neurofilament proteins levels are elevated in sporadic Creutzfeldt-Jakob disease. J Alzheimer's Dis, 2010, 21（2）: 569-576.

[191] Verbeek M M, Kremer B P H, Rikkert M O, et al. Cerebrospinal fluid amyloid beta （40） is decreased in

cerebral amyloid angiopathy. Ann Neurol, 2009, 66（2）: 245–249.

[192] Vijayaraghavan S, Maetzler W, Reimold M, et al. High apolipoprotein E in cerebrospinal fluid of patients with Lewy body disorders is associated with dementia. Alzheimer's Dement, 2014, 10: 530–540.

[193] Wang Y, Garg S, Mandelkow E–M, et al. Proteolytic processing of tau. Biochem Soc Trans, 2010, 38: 955–961.

[194] Wang Y, Martinez–Vicente M, Kruger U, et al. Tau fragmentation, aggregation and clearance: the dual role of lysosomal processing. Hum Mol Genet, 2009, 18（21）: 4153–4170.

[195] Wang Y, Sørensen M G, Zheng Q, et al. Will posttranslational modifications of brain proteins provide novel serological markers for dementias? Int J Alzheimer's Dis (2012) 2012:209409.

[196] Wellnitz S, Friedlein A, Bonanni C, et al. A13kDa carboxy–terminal fragment of Apo E stabilizes A beta hexamers. J Neurochem , 2005, 94: 1351–1360.

[197] Wennström M, Surova Y, Hall S, et al. Low CSF levels of both α–synuclein and the α–synuclein cleaving enzyme neurosin in patients with synucleinopathy. PLoS One, 2013, 8:e53250.

[198] Wharton S B, O' Callaghan J P, Savva G M, et al. Population variation in Glial fibrillary acidic protein levels in brain ageing: relationship to Alzheimer–type pathology and dementia. Dement Geriatr Cogn Disord, 2009, 27: 465–473.

[199] Wilson A C, Dugger B N, Dickson D W, et al. TDP–43 in aging and Alzheimer's disease–a review. Int J Clin Exp Pathol, 2011, 4: 147–155.

[200] Yang L, Embree L J, Tsai S, et al. Oncoprotein TLS interacts with serine–arginine proteins involved in RNA splicing. J Biol Chem, 1998, 273: 27761–27764.

[201] Yoshida T, Tomozawa Y, Arisato T, et al. The functional alteration of mutant GFAP depends on the location of the domain: morphological and functional studies using astrocytoma–derived cells. J Hum Genet, 2007, 52: 362–369.

[202] Zetterberg H, Blennow K. Plasma A beta in Alzheimer's disease–up or down? Lancet Neurol , 2006, 5: 638–639.

[203] Zetterberg H, Wilson D, Andreasson U, et al. Plasma tau levels in Alzheimer's disease. Alzheimer's Res Ther, 2013, 5: 9. ommun （2006） 349: 162–166.

[204] Zhang Y–J, Xu Y–F, Cook C, et al. Aberrant Cleavage of TDP–43 enhances aggregation and cellular toxicity. Proc Natl Acad Sci USA, 2009, 106: 7607–7612.

[205] Zhang Y, Thompson R, Zhang H, et al. APP processing in Alzheimer's disease. Mol Brain, 2011, 4: 3.

[206] Zhang Z, Nadeau P, Song W, et al. Presenilins are required for gamma–secretase cleavage of beta–APP and transmembrane cleavage of Notch–1. Nature Cell Biol, 2000.

[207] Zinszner H, Sok J, Immanuel D, et al. TLS （FUS） binds RNA in vivo and engages in nucleo–cytoplasmic shuttling. J Cell Sci, 1997, 110（Pt1）: 1741–1750.

[208] Zoltewicz JS, Scharf D, Yang B, et al. Characterization of antibodies that detect human GFAP after traumatic brain injury. Biomark Insights, 2012, 7: 71–79.

[209] Zou K, Kim D, Kakio A, et al. Amyloid beta–protein （A beta） 1–40 protects neurons from damage induced by Abeta1–42 in culture and in rat brain. J Neurochem, 2003, 87: 609–619.

第十四章
阿尔茨海默病的流行病学

内容提要

阿尔茨海默病的流行病学可描述其分布特征、探讨发病的相关因素、评价人群干预措施和临床治疗方案，为制定有效的预防措施及策略提供依据。越来越多的研究资料表明，阿尔茨海默病可能由多因素致病，病因复杂，既包括患者自身的生物学因素，又有多种环境和社会因素。对本病进行流行病学调查，可以进一步为病因学研究提供线索。

目　录

第一节　引言

20世纪50年代以来，随着人类社会经济文化与科学技术的快速发展，人口数量大幅增长，组成结构明显变化，老龄化趋势日益显著，威胁人类生命健康的疾病谱发生了质的转变。在以往对人类健康造成极大威胁的传染病、寄生虫病得到有效控制，发病率和死亡率均大幅下降的背景下，恶性肿瘤、心脑血管病等非传染性疾病对人类健康的危害日益凸显。人口老龄化所催生的老年期痴呆症，由于具有患病率高、致残率高、死亡率高等特点，给老年人群的生命健康造成了巨大的威胁。

阿尔茨海默病（Alzheimer diseases，AD）是老年期痴呆症中最常见的一种类型，约占其患病总人数的67%，平均生存期只有5.9年，目前已成为继心血管疾病、恶性肿瘤、脑卒中之后，老年人群的第4位死因。根据国际阿尔茨海默病协会（alzheimer disease international，ADI）于2015年8月25日发布的《世界阿尔茨海默病2015年报告》，截至2014年12月31日，全球共有阿尔茨海默病患者约4680万，而且正在以每3.2s 1例（每年新发病例990万人）的速度急剧增加。照此发展下去，预计到2030年，阿尔茨海默病患病人数将达到7470万，而到2050年则会达到1亿3150万人。

作为老年人，尤其是高龄老年人易患的智力致残性疾病，阿尔茨海默病不仅造成老年人群生活质量下降，同时易导致患者出现淡漠、抑郁、焦虑、激越、易激惹等精神行为症状，大大增加护理与照料难度，巨额的医疗及护理费用会给家庭及社会带来沉重的经济负担。因此，对阿尔茨海默病发病机制进行深入研究以达到最终预防治疗的目的，不仅是当前老龄社会中无法回避且亟待解决的公共卫生问题，更是一项严峻的社会问题。

阿尔茨海默病的流行病学研究是目前的热点之一。流行病学方法可用于描述包括阿尔茨海默病在内的老年期痴呆症的流行分布特征，探讨其发病相关因素，研究其自然史，并能评价人群干预措施和临床治疗方案等，为制定有效的预防措施及策略提供依据。

阿尔茨海默病的发病原因及相关危险因素至今尚未完全阐明。越来越多的研究资料表明，阿尔茨海默病可能是多因素致病，病因复杂，既包括患者自身的生物学因素，又有多种环境和社会因素。对本病进行流行病学调查，可以进一步为病因学研究提供线索。

第二节　人口老龄化是阿尔茨海默病患者剧增的关键因素

进入20世纪50年代后，世界人口的统计学特征表现正在发生着引人注目的改变，其中最为明显的特征就是世界各国均面临着一个共同的课题：人口老龄化。所谓人口老龄化，国际公认的标准是社会中≥60岁人口超过总人口的10%，或≥65岁人口超过总人口的7%。在20世纪里，人口寿命发生了巨大变化，平均预期寿命比1950年延长了20年，达到66岁，预计到2050年将再延长10年。联合国人口发展基金会的统计数据显示，2012年全世界60岁以上的人口已达到8.1亿，占各年龄段总人口的11%；预计到2050年，60岁以上的人口将达到20.3亿，占总人口的22%。目前全世界9人中就有1人在60岁或60岁以上，到2050年，这个比例会增加至5人中有1人。

由国际知名评级机构穆迪委托Elena Duggar和Madhavi Bokil于2014年发布的报告称，“人类终于迎来了人口转型”。史无前例的人口老龄化将对全球未来20年经济增长产生严重的负面影响。如果把20%以上的人口超过65岁的国家称为“超高龄”国的话，截至2014年，德国、意大利和日本已经是“现役”的“超高龄”国家，希腊和芬兰在2015年已经步入“超高龄”。到2020年，包括法国和瑞典在内的13个国家将加入这个行列。加拿大、西班牙和英国则在2025年，随后是美国2030年。当然，全球人口老龄化问题并不局限在欧洲和北美，新加坡和韩国也将在2030年加入该行列。同时，由于人口基数庞大以及计划生育政策的影响，中国会面临更为严重的人口老龄化压力。

2016 年 4 月 20 日，中国国家统计局发布 2015 年全国 1% 人口抽样调查主要数据，以 2015 年 11 月 1 日零时为标准时点，中国大陆 31 个省、自治区、直辖市和现役军人的总人口为 137349 万人，较 2010 年增长 2.52%，年平均增长率为 0.5%。其中，60 岁及以上人口为 22182 万人，占 16.15%。同第六次人口普查相比，60 岁及以上比重上升 2.89 个百分点，65 岁及以上人口比重上升 1.6 个百分点，显示中国大陆人口的老龄化问题非常明显。根据全国老龄办预测，我国老龄化进程将持续到 2050 年，届时抚养比将达到 27.9%（老年抚养比 = 65 岁以上人口 / 15~64 岁人口 ×100%）。

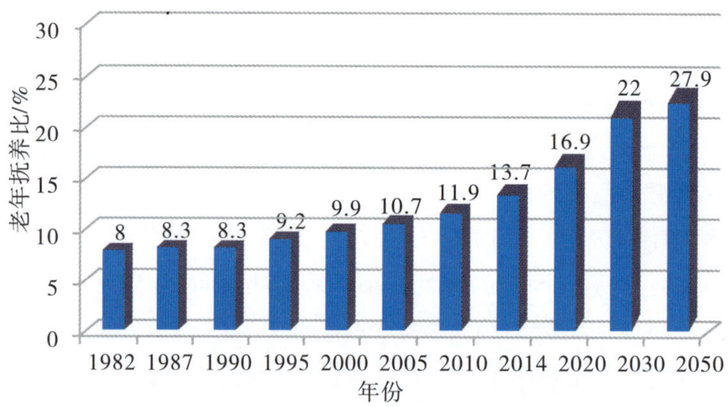

图 14-1　中国人口老年抚养比预测

全国老龄办的报告还显示，21 世纪的中国将是一个不可逆转的老龄社会。从 2001—2100 年，中国的人口老龄化发展趋势可以划分为 3 个阶段：第 1 阶段为 2001—2020 年：老龄化水平快速提升。这一阶段内，中国总人口年均增速约为 0.66%，而 60 岁以上老年人口增速比总人口增速高 3 个百分点，预计 2020 年 60 岁以上人口达 2.48 亿，占总人口的 17.17%，比 2000 年增加 6.7 个百分点。第 2 阶段为 2021—2050 年：加速老龄化阶段。这一阶段内，中国总人口开始实现负增长，人口老龄化将进一步加速。预计 2050 年，中国 60 岁以上人口达 4 亿以上，占总人口的 30% 以上。第 3 阶段为 2051—2100 年：稳定重度老龄化阶段。这一阶段内，60 岁以上人口将稳定在 3 亿 ~4 亿人，老龄化率维持在 30% 左右。

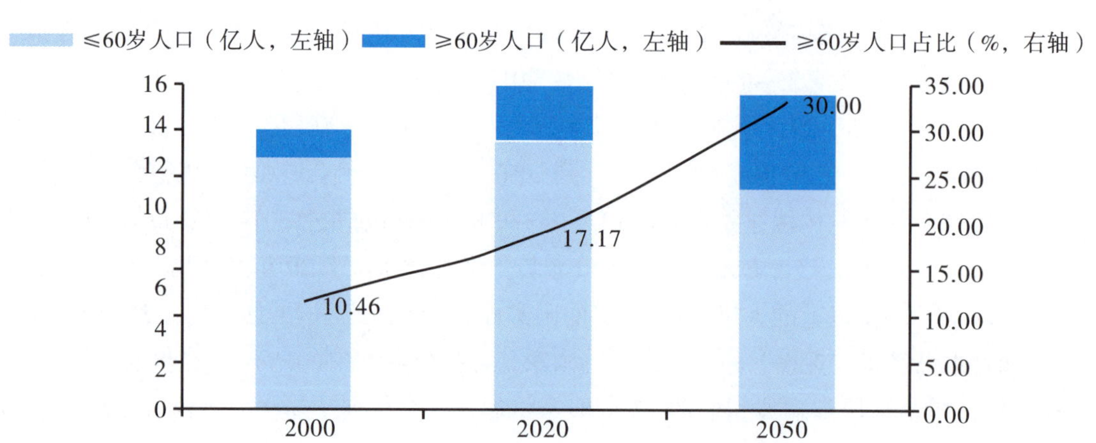

图 14-2　中国 60 岁以上人口占比预测

随着人口结构老龄化状况的加剧，包括阿尔茨海默病在内的各种老龄化疾病将不可避免地出现快速增长的态势。据统计，在年龄为 60 岁以上的老年人群中，每隔 5 年痴呆的患病率就会翻一番。因此，临床上表现为痴呆的老年人，在 60~65 岁的人群中有 1%，在 66~70 岁的人群中有 2%，在 71~74 岁的人群中有 4%，在 75~79 岁的人群中有 8%，在 80~84 岁的人群中有 16%，超过 85 岁的人群中有 30%~40%。由此可见，阿尔茨海默病的发病率随着年龄而快速增长，在超高龄老年人群中显得更为明显，这种病正以较高的发病率威胁着世界范围内老年人的身体健康，已经成为公认的“21 世纪的瘟疫”。

第三节　阿尔茨海默病的流行病学研究方法

近年来，阿尔茨海默病的流行病学研究已成为国内外研究热点之一。究其原因，一方面是由于世界人口的老龄化，老年期痴呆的服务需求日益增加；另一方面则由于流行病学研究的方法学日趋完善，激发了研究者的兴趣。

一、阿尔茨海默病的诊断标准

阿尔茨海默病的流行病学研究，首先是明确其定义，只有具备可操作的描述性定义和诊断标准，研究者才能根据定义和诊断标准来确定病例。但由于阿尔茨海默病是退行性脑病引起的痴呆，通常起病缓慢，进行性发展，无明确的起病时间，故研究时确定的痴呆症状，实际上仅是认知功能下降到某一阶段的表现而已。因此，在流行病学研究时常会发生诊断很难确定的情况。

1984 年，美国国立神经病、语言疾病和卒中研究所阿尔茨海默病及相关疾病协会（NINCDS-ADRDA）专家为阿尔茨海默病制定了统一标准，包括病史、临床检验、神经心理学检查和实验室评估，用“可能的、可能性大的、肯定的”3 级标准来分级诊断阿尔茨海默病，后经病理学方法证实准确率可达到 80%~100%。过去 30 年来，该标准在诊断阿尔茨海默病的可靠性和有效性方面得到了认可，根据临床症状与尸检病理学表现使诊断标准更能接近疾病的真实性。阿尔茨海默病确诊的标志由活检或尸检证实，拟诊是病人伴典型的临床症状而无其他病因，可疑是该病有可能发生痴呆。2011 年在老标准的基础上重新制定新的诊断标准，增加了神经心理学评估、 神经病理学、生物化学和遗传学，拓宽表型内容，如神经病理学改变先于临床痴呆前 10d 以上，脑脊液生物标志物特异性增高对诊断的敏感性增加。

此外，脑血管病与阿尔茨海默病共存日益引起人们的重视。新老标准的区别在于新标准包括认知的遗忘和非遗忘症状及其他认知领域改变较多，目前认为脑血管病能引起痴呆。血管性痴呆的定义是具有与认知损害发生或加重有关的短暂卒中史，有多个或广泛的梗死，或 MRI 有严重的高密度白质损害等。因此，脑血管病理学的表现减少，而幻觉、妄想、帕金森样运动及相关表现则提示路易体痴呆或其他类型痴呆。

目前需要解决的是“轻度痴呆”的诊断问题。由于“轻度痴呆”的认知缺损与正常老龄化难以区别，因此临床误诊率较高。在阿尔茨海默病的流行病学研究中，为了保证病例诊断的准确性，经常会漏掉部分轻度病人，造成病例选择的偏颇。由 Petersen 提出的轻度认知功能障碍（mild cognitive impairment，MCI）的概念，是认知功能处于正常与痴呆之间的一种过渡状态，年龄 > 65 岁老年人群中患病率为 10%~20%，超过半数的 MCI 患者在 5 年内进展为痴呆，只有少部分 MCI 患者认知功能可保持稳定，甚至恢复正常。因此早期识别 MCI，对于痴呆的早期诊断、预测以及延缓痴呆的发生、发展具有非常重要的意义。

二、阿尔茨海默病的三阶段调查法及检测工具

由于阿尔茨海默病是慢性进行性病变，一次检查对 MCI 患者诊断较难，因此经常采用随访的方式进行。目前限于诊断技术，对阿尔茨海默病的流行病学研究，多采用三阶段调查法。

（一）第一阶段是筛查

先用简单的工具对调查人群进行初步筛查，可节省大量人力和物力。筛查阳性或疑似阳性对象可进一步进行详细的诊断性检查。

由于尚缺乏诊断痴呆的可靠生物学指标，所以这种调查方法在实际操作上只是局限于评价认知功能。用于筛查的工具通常称为痴呆筛查量表，一般都是由一组简短的检查定向、记忆及一般知识的问题组成，例如简明智力测验（abbreviated mental test，AMT）、简短便携式智力状态问卷（short portable mental status questionnaire，SPMSQ）、Blessed-Roth 痴呆量表（Blessed-Roth dementia scale，BRDS）等。

另外，还有一些较为复杂的筛查工具，例如简易智能状态检查量表（mini-mental state examination，MMSE）、Mattis 痴呆评定量表（mattis dementia rating scale，MDRS）、剑桥认知检查（cambridge cognitive examination，CCE）等。这些筛查工具涉及的认知功能相对要复杂些，包括语言理解、计算能力、概念抽象能力及读、写、画的能力等。用这些工具来筛查痴呆已被证明具有比较好的效度，但对于发现早期痴呆和轻度认知功能损害者价值有限。

MMSE 是目前应用较多的筛查方法，其分界值的确定因样本和地区的差异而有所不同。而筛查分界值的高低，直接影响痴呆患者的早期发现，也影响患病率。因此在选择筛查界限值时，适当提高分界值，可以减少假阴性结果，使患者尽早获得诊断。MMSE 的测试结果中有多种因素可导致假阳性和假阴性，因此 MMSE 只能是判断认知功能是否正常的非特异性指标，可用于认知功能的普查，但不能取代临床诊断。MMSE 得分低于正常，提示应进一步接受详细的临床和辅助检查，明确其认知状态以利作出正确诊断。

由于痴呆的认知功能下降表现为不同方面，有近期记忆、远期记忆、计算、语言、视空结构、社会功能等，但目前还没有一个能全面反映各种功能下降，且敏感性和特异性都较高的量表，因此目前通常的做法是采用能反映各种认知及社会适应功能的多项测验组成的成套量表。

（二）第二、三阶段

第二阶段为诊断性检查。对筛查阳性者（即分界值以下）进行成套神经心理测试以助诊断。而第三阶段，则是在一段时间后（如半年后）对进入第二阶段可疑的病例进行复查并确诊，这 2 个阶段均为确定病例的诊断性检查。

诊断性检查的测试工具包括：日常生活功能量表（ADI）、社会功能量表（pfeffers outpatient disability questionnaire，POD）、Fuld 物体记忆测验（Fuld object-memory evaluation，FOM）、言语流畅性测验（rapid verbal retrieve，RVR）、韦氏成人智力测验的 2 个分测验（数

字广度测验，DS 和积木测验，BD）、抑郁量表（HAMD）及 HAChinski 缺血评分量表等。

作为测试认知功能的各个分测验，FOM、RVR、DS、BD 等均已被以往的研究证实，能够较好地反映认知功能的各个方面，并且广泛应用于痴呆的辅助诊断和流行病学调查。FOM 是一组包括记忆、视物命名和学习功能的综合神经心理测试，能检出患者以记忆为主的广泛心理障碍，检测痴呆的特异性为 90%，敏感性为 16.7%~77.1%。RVR 是检测语言能力的神经心理测试，有文化程度的差异，检测痴呆的特异性为 89.8%，敏感性为 66.2%。BD 是韦氏智力测验的一个分测验，用于检测认知功能中的图形识别与构造功能。作为诊断工具，还可有不同的组合测验，其原则是既要尽可能多地覆盖各项认知功能以免因出现偏差而误诊，也要考虑到操作性和受试者的依从性。

三、流行病学调查对象的选择

阿尔茨海默病的流行病学调查的另一个关键问题是研究人群的代表性。在流调时所选取的研究人群应是自然人群的无偏差样本。但在实际工作中，不同年龄和性别的人群对调查的应答率极有可能不同。如比较年轻的、女性更愿意接受调查，各项检查的配合也好。这样势必造成了调查人群在年龄和性别构成上和实际人群不符。既然年龄和性别是阿尔茨海默病的重要影响因素，调查这样的有偏样本获得的粗率肯定不能反映实际人群的真实情况。因此在分析结果时，除了讨论应答人群和实际人群人口学资料的差别外，应分别计算不同性别和年龄组人群的患病率、发病率和死亡率。年龄组应设每 5 岁一组，若放宽年龄组分层（例如设为每 10 岁一组）会将年龄相关的偏倚带入结果。然而，即便在同一年龄组中，两性间不同的生存率也会影响患病率的可比性，如女性的寿命比男性长，因此最好以男性和女性分别计算各自的年龄组患病率。计算总的患病率时应依据标准人口构成计算标化患病率。

四、目前国内阿尔茨海默病流行病学调查出现差别的主要原因

近些年来，多宗阿尔茨海默病流行病学调查研究陆续在国内展开，报道的阿尔茨海默病患病率为 0.2%~5.81%，出现了较大差别，究其原因是多方面的。首先，这些调查虽然方法大多相似，多以 MMSE 为筛查工具，且以文化水平不同来确定不同的界限值，但是对复查和确定诊断则在方法上有区别。多数诊断依据病史、症状和体征，或以各种神经心理功能测试结果为主，再结合临床而诊断。其次，调查大多集中在大中城市进行，如北京、天津、上海、武汉和常州。其中仅高氏等的调查包括城市、城镇和农村。在痴呆类型的构成上，以北京和上海分别代表我国北方和南方，其结果有很大差异。至于阿尔茨海默病的患病率也不同。如同为北方的天津市的调查结果是 65 岁以上的老年性痴呆的患病率最高（5.81%），不仅高于北京的调查，也高于上海的调查结果。同样，同为南方的几篇调查结果也有很大差异。常州 65 岁以上老年人身心健康调查结果是老年性痴呆的患病率为 0.6%，明显低于上海调查结果中的患病率。看来，调查结果不同，不能以地区不同为主要原因。

国内几篇主要的老年性痴呆的专题调查结果虽然显示阿尔茨海默病的患病率有很大差异，但均表现为女性患者高于男性，大多高 2~3 倍以上。其他几篇报道有类似结果，仅赵氏的调查结果是男性和女性阿尔茨海默病的患病率相等。如前所述，这种性别上的差异可能是由于

妇女的寿命倾向较长，因此表现妇女患阿尔茨海默病的危险性比男性要高。此外，由于女性寿命长，寡居多，以及老年人中女性一般受教育少，都可造成不利的心理因素，致易患阿尔茨海默病。

总之，在临床实际工作中，要根据评定目的、对象来选择适宜的方法，可以合并使用几种检查。无论如何，心理测验不能完全代替临床，它必须和病史、影像学、生化检查等结合，才能对病情有全面的了解。

第四节　阿尔茨海默病的患病率及其分布特点

一、老年期痴呆及阿尔茨海默病的患病率调查

阿尔茨海默病的流行病学调查可以分为横断面调查和追踪调查。前者可以获得包括阿尔茨海默病在内的各种老年期痴呆的患病率，而追踪调查则可以获得痴呆的发病率、死亡率等指标，两者均可同时进行痴呆患病、发病或死亡的相关因素分析。虽然从研究证据的可信度来说，追踪调查更有说服力，但由于横断面调查相对简单，所以作为阿尔茨海默病的流调基础在实际应用中更为广泛。

目前，阿尔茨海默病的患病率调查已经在世界各国普遍开展。Brookmeyer 等报道，美国 1997 年阿尔茨海默病在 75~79 岁、80~84 岁、85~89 岁和 90 岁以上人群中患病率分别为 4.3%、8.5%、16.0% 和 28.5%，阿尔茨海默病患病人数已达 232 万，并预期在未来 50 年翻两番。Lobo 等对 8 个欧洲国家进行了 11 次研究分析，结果显示欧洲 65 岁以上老年人群年龄标准化的痴呆患病率为 6.4%，其中阿尔茨海默病为 4.4%。在亚洲地区 Yamada 等报道，日本 65 岁以上老年期痴呆的患病率为 3.8%，其中阿尔茨海默病为 2.1%，阿尔茨海默病女性患病率高于男性。Suh 等报道了韩国 1037 名年龄在 65~94 岁之间老年人的调查，结果显示痴呆患病率为 6.8%，其中阿尔茨海默病为 4.2%。

目前我国痴呆患病率研究的文章相对较多，但由于调查人群、调查时间、调查地点、抽样方法、诊断标准等不同，所以调查结果往往不同。随着研究者普遍采用标准化的检查工具及国际诊断标准（如 NINCDS-ADRDA 及 DSM-IV）后，调查结果渐趋一致。目前普遍的调查共识是，我国各种老年期痴呆的患病率在 5% 左右，其中阿尔茨海默病患病率为 3% 左右，是我国痴呆患病的主要亚型。部分不同年代的重复调查结果表明，痴呆的患病率基本稳定，但较新的一项 20 年的系统性综述研究表明我国的痴呆患病率有上升的趋势。

二、阿尔茨海默病在各种老年期痴呆病中所占的百分比

根据报道，国外 65 岁以上老人的各种老年期痴呆的患病率是 6.6%~15.8%，其中阿尔茨海默病的患病率为 0.8%~7.5%，占总的老年期痴呆的比重为 24%~84%，大家普遍认为阿尔茨海默病占总的老年期痴呆的比例比其他亚型高。但同时西方研究者们传统上认为，在亚洲和西方人种中，阿尔茨海默病和血管性痴呆（vascular dementia，VD）与其他类型的痴呆构成比有很大差异。一项对日本裔美国人的研究显示，30%~60% 的痴呆由血管性因素引

起，近 50% 由阿尔茨海默病引起。而在西方人群中，50%~75% 的痴呆由阿尔茨海默病引起。

早期国内的局部资料也显示了同样的结果：我国居民痴呆的患病水平低于欧美国家，且血管性痴呆相对常见。但近年来，随着国际标准在更多地区的采用，进行了大规模的抽样调查证实，阿尔茨海默病是我国居民痴呆的主要亚型，痴呆患病率水平及其主要亚型构成近似于西方国家。其中最具代表性的是“九五”期间张振馨等对北京、上海、成都、西安 4 地的 34807 人（≥ 55 岁）进行的长期流调研究。按照中国 1999 年人口年龄构成标化，55 岁以上的中国人中有 310 万阿尔茨海默病患者和 140 万血管性痴呆患者，65 岁以上中国老年人的阿尔茨海默病患病率达 4.8%（表现出患病率随着年龄增长呈指数增长），而血管性痴呆的患病率为 1.1%（与年龄趋势只有微弱相关性）；在所有年龄组中，血管性痴呆的患病率均低于阿尔茨海默病的患病率，这进一步证实我国老年痴呆的亚型构成与西方国家相似。

三、阿尔茨海默病患病率的地区分布

2005 年，国际阿尔茨海默病协会组织专家对 14 个区域的痴呆发生率和风险进行了估计并达成共识。当时，流行病学资料显示全球共有包括阿尔茨海默病在内的痴呆病人约 2400 万，每年新增病例 460 万。其中，北美和西欧 60 岁以上的人群发病率最高，分别为 6.4% 和 5.4%；其次是拉丁美洲 4.9%；中国及太平洋周边国家为 4.0%。从年发病率看，北美为 10.5/1000 人，西欧为 8.8/1000 人，拉美为 9.2/1000 人，中国及周边国家为 8.0/1000 人。

但是，10 年之后，ADI 发布的《世界阿尔茨海默病 2015 年报告》却令人惊奇地发现，截至 2014 年 12 月 31 日，全球共有阿尔茨海默病患者约 4680 万，而且正在以每 3.2s 1 例（每年新发病例 990 万人）的速度急剧增加。10 年之中，完成了阿尔茨海默病病例的翻番。照此发展下去，预计到 2030 年阿尔茨海默病患病人数就将达到 7470 万，而到 2050 年则会达到 1.315 亿人。

在国家层面上，2015 年中国的痴呆人数位居首位，共有 950 万患者，而且将继续快速增长。其他痴呆患者较多的国家包括美国（420 万人）、印度（410 万人）、日本（310 万人）、巴西（160 万人）等。而到 2050 年全球增加的近 1 亿例患者中，将主要分布在中低收入国家。根据世界银行分类，2015 年，58% 的痴呆患者生活在中低收入国家；2030 年，该比例将升至 63%；而 2050 年，将升至 68%。

表 14-1　我国近 10 年来报道的各省市地区 65 岁以上阿尔茨海默病患病率

地区	患病率	地区	患病率
四川省新津县	1.44 %	广东省沿海地区	4.72 %
中国香港	3.6 %	西安地区	3.81 %
成都地区	3.43 %	重庆地区	4.8 %
北京城乡	4.03 %	上海市	2.71 %
湖南长沙市	6.4 %	舟山市定海城区	5.98 %
安徽省阜阳市	3.97 %		

四、阿尔茨海默病的患病率与年龄分布关系

国内外调查结果均表明，老年期痴呆患病率随年龄增长而上升，对1945—2001年间几十份老年期痴呆患病率调查资料进行分析，60~94岁每5岁分为一年龄组，每增加1个年龄组，患病率增加1倍。Hofman对欧洲12份资料的总结得出，从60岁开始，每5岁一个年龄组，患病率分别为1.0%、1.4%、4.1%、5.7%、13.0%、21.6%、32.7%，此现象以后多次被证实。但在高龄老人组不显示此规律，表现为从80~84岁后老年期痴呆患病率增长缓慢，95岁后不再增加，基本稳定在40%的水平。Richie进一步提出能够描绘痴呆患病率与年龄的相关曲线可为“S”形。李格报告，在60~69岁组，老年期中、重度痴呆患病率仅为0.64%，而80岁及以上组高达10.7%。张明园报告65岁以上老年期痴呆（包括轻度）患病率为4.61%，85岁以上高达24.29%。

五、阿尔茨海默病的患病率与性别分布关系

性别分布是否存在差异各调查结果不一致。多数调查结果显示，女性患病率高于男性。但不同类型痴呆性别差异不同，总的痴呆中各年龄段有的研究表现为女性的患病率高于男性，另一些则为男性的患病率高于女性，但阿尔茨海默病各年龄段女性的患病率几乎是男性的2倍。而VD则是男性患病率高于女性。

老年期痴呆总的患病率如果男性高于女性，可能与该地区的男性VD的患病率较高有关。国内李格、张明园报告，无论是阿尔茨海默病还是VD均以女性患病率为高。陈学诗报告，阿尔茨海默病女性患病率高于男性，VD男性患病率高于女性。

从上述大量调查资料来看，阿尔茨海默病患病率的性别差异非常显著，女性患病率明显高于男性，男女患病率比为1:3。即使以年龄、社会经济水平等影响因素加以矫正，上述差异仍然显著。这可能与女性高龄人数多于男性，并且女性有痴呆的优势基因，体内性激素变化特点和受教育程度低有关。

第五节　阿尔茨海默病的发病率及其分布特点

在流行病学研究中，发病率比患病率更为重要，因为它能直接提示阿尔茨海默病的危险因素，更好地描述阿尔茨海默病的三间分布。但是由于前瞻性的群体发病率研究费时、费力，难度较高，因此对发病率的研究相对较少。欧美各国关于阿尔茨海默病发病率的报道在20世纪90年代才逐渐增多。Clarke在对美国65岁以上老年人进行了8年随访后发现，每5岁组发病率分别为0.72%、1.32%、1.63%、3.46%、2.56%、1.41%。表14-2是欧洲早前调查的阿尔茨海默病发病率结果。

近年来，Jorm等对欧美、东亚23个国家的阿尔茨海默病发病率进行了调查分析。结果表明，阿尔茨海默病发病率随年龄增长呈指数增长，甚至在90岁年龄段的老年人中也存在。而总发病率并无性别差异，但高龄女性阿尔茨海默病多见。欧洲国家阿尔茨海默病不同的年龄组的发病率：65~69岁为2.5%，70~74岁为5.2%，75~79岁为10.7%，80~84岁为22.1%，85~89

岁为 46.1%。美国在上述各年龄段中阿尔茨海默病的发病率依次为 6.1%、11.1%、20.1%、38.4%、74.5%，而东亚各国的发病率则依次为 0.7%、2.1%、5.8%、14.9%、39.7%。报告从发病率方面显示出阿尔茨海默病发病率存在着明显的地区差异。东亚各国阿尔茨海默病发病率虽较欧洲及美国低，但其指数增长速度更快，其年龄优势也将随人口快速老龄化而丧失。

表 14-2 欧洲各地阿尔茨海默病发病率（/（1000 人・年））

	65~	70~	75~	80~	85~	90~
丹麦	6.0	15.1	26.9	74.1		
欧洲四国合作分析（Launer LJ）	1.1	2.7	9.8	21.6	38.0	65.6
欧洲四国合作分析（Fratiglioni L）	1.2	3.3	9.1	21.8	35.3	53.5+
男	0.9	3.0	6.9	14.8	24.2	20.0+
女	2.2	3.8	10.3	27.3	41.5	69.7+

我国关于阿尔茨海默病发病率的研究从 20 世纪 90 年代后基本与其他国家同步，但相关报道仍相对较少。早期有代表性的是上海张明园和美国 UCSD 的联合研究，对 3 379 名 65 岁以上基线调查时无痴呆老人进行了 5 年随访，结果发现 65 岁以上阿尔茨海默病的年发病率为 0.89%，低于欧洲各国报道的阿尔茨海默病的年发病率 1.2%。经 Logistic 逐步回归分析发现，年龄每增加 5 岁，阿尔茨海默病的发病率则增加 1.06 倍。而性别未能进入回归方程，提示男女阿尔茨海默病的发病率差异无统计学意义，与 Jorm 等的观点相同。近年来这项工作已陆续展开（表 14-3）。

表 14-3 近年来我国老年期痴呆发病率研究结果

地区（报道年份）	研究对象	年龄（岁）	随访时间	诊断标准	发病率	相关因素
上海（2000）	1515 例社区人群	≥ 55	4.5 年	DSM- Ⅲ	痴呆：0.53% AD：0.34% VD：0.15%	年龄高、受教育程度低、Apo E4 基因
上海（2004）	2015 例社区人群	≥ 60	3 年	DSM- Ⅲ -R、HAChinski 缺血量表	痴呆：0.5% AD：0.3% VD：0.2%	年龄高、女性、受教育程度为文盲
成都（2005）	2900 例社区人群	≥ 55	3.5 年	痴呆：DSM- Ⅲ -R AD：NINCDS/ADRDA VD：NINCDS/AIREN	痴呆：5.69/（1000 人・年） AD:3.87/（1000 人・年） VD:1.84/（1000 人・年）	年龄高
重庆（2006）	2632 例社区人群	≥ 60	2 年	DSM- Ⅲ -R	痴呆：2.29%	饮酒
北京（2010）	2025 例社区人群	≥ 60	7.25 年	痴呆：DSM- Ⅳ AD：NINCDS/ADRDA VD：NINCDS/AIREN	痴呆：0.84/（1000 人・年） AD：0.41/（1000 人・年） VD：0.35/（1000 人・年）	年龄高、文盲、卒中、收缩压高

续表

地区（报道年份）	研究对象	年龄（岁）	随访时间	诊断标准	发病率	相关因素
安徽（2011）	1526 例社区人群	≥ 65	7.5 年	GMS-AGECAT	痴呆：14.7/(1000 人·年)	年龄高、女性、教育程度低、吸烟、心绞痛、同住家庭成员少
北京（2012）	2162 例社区人群	≥ 65	5 年	DSM- Ⅳ、10/66 国际痴呆项目	10/66 标准：24/（1000 人·年） DSM- Ⅳ标准： 农村，18/（1000 人·年） 城市，17/（1000 人·年）	年龄高、女性（农村）、受教育程度低（城市）
北京（2013）	2025 例社区人群	≥ 65	5 年	10/66 国际痴呆项目、CSID	痴呆：1.77%	高龄、吸烟、腰臀比大、脑卒中史、体育锻炼

第六节　阿尔茨海默病的预后和病死率

阿尔茨海默病是一种不可逆的慢性进展性疾病，现有的治疗措施均不能逆转其发展；其进展速度亦无法预测，且个体差异大。存活时间 2~20 年，平均 7 年左右，ADI 发布的《世界阿尔茨海默病 2015 年报告》则认为患者平均生存期只有 5.9 年。多数患者于疾病晚期死于严重的并发症（如肺部感染等）。

随访研究表明，阿尔茨海默病患者的病死率大大高于同年龄组老人。Snowdon 调查显示，相较于对照组 30.0% 的死亡率，确诊为老年期痴呆的患者 6 年死亡率高达 87.5%。国内关于阿尔茨海默病病死率的研究，也随着发病率的调查于 20 世纪 90 年代陆续展开（表 14–4）。北京和上海的随访研究得出了与国外同行相同的结论，其标化死亡比为 2.95~3.53。上海应用 logistic 比例风险模型预测死亡因素时得出，痴呆在导致 75 岁以上老人的死因中约占 1/4，因此可以说阿尔茨海默病已成为继心脑血管病、恶性肿瘤之后的危害老年人生命的主要疾病。

表 14–4　近年来我国老年期痴呆发病率研究结果

地区（报道年份）	研究对象	年龄（岁）	随访时间	诊断标准	死亡率相关结果
上海（1994）	3531 例社区人群，其中痴呆 197 例	≥ 65	5 年	痴呆：DSM- Ⅲ AD：NINCDS/ADRDA VD:DSM- Ⅲ、HAChinski 量表	AD、VD 的 5 年病死率（调整年龄和性别）：62.2%、77.4% AD、VD 的 5 年死亡率比：2.65、3.54
北京（1994）	1090 例社区人群，其中痴呆 14 例	≥ 60	3 年	DSM- Ⅲ	中重度痴呆年病死率、标化死亡比、平均生存时间：29.5%、2.95、8 年
上海（1997）	3531 例社区人群，其中痴呆 197 例	≥ 65	5 年	DSM- Ⅲ -R	痴呆、AD、VD 年病死率：19.89%、17.68%、25.7% AD、VD 标准死亡比：3.35、5.23

续表

地区（报道年份）	研究对象	年龄（岁）	随访时间	诊断标准	死亡率相关结果
成都（2004）	3841 例社区人群，其中可疑痴呆和痴呆共 140 例	≥ 55	3.3 年	痴呆：DSM- Ⅲ -R AD：NINCDS/ADRDA VD:NINCDS/AIREN、HAChinski 缺血量表	CDR 可疑痴呆和痴呆的 3.3 年病死率：15.0%、28.5% AD、VD 的 3.3 年病死率：28.8%、33.9% 可疑痴呆和痴呆的 3.3 年生存率：60.0% 和 37.6%
北京（2010）	2162 例社区人群，其中痴呆 137 例	≥ 65	5 年	10/66 国际痴呆项目	5 年痴呆病死率：66.4%；痴呆平均生存时间：4.2 年；痴呆程度严重、严重失能、有其他疾病、年龄高预示痴呆患者生存时间短
上海（2010）	5863 例社区人群，其中痴呆 191 例	≥ 55	40 月	痴呆：DSM- Ⅳ AD：NINCDS/ADRDA VD：NINCDS/AIREN	痴呆年龄标化死亡率：6.06/（1 000 人 · 年）；痴呆与非痴呆生存期有明显差异，但 AD 和 VD 组没有差异；痴呆、AD 和 VD 死亡的 HR：1.63、1.71、1.45 年龄高、痴呆程度严重、身体和认知功能差预示痴呆患者预后差
北京（2011）	2788 例社区人群，其中痴呆 171 例	≥ 60	7.25 年	痴呆：DSM- Ⅳ AD：NINCDS/ADRDA VD：NINCDS/AIREN	痴呆粗死亡率和年龄标化死亡率：7.8/（1000 人 · 年）、5.5/（1000 人 · 年），痴呆粗病死率和年龄标化病死率：236/（1000 人 · 年）、206/（1000 人 · 年）；痴呆、AD 和 VD 的死亡 HR: 2.181、2.524、1.859
北京（2012）	2162 例社区人群	≥ 65	5 年	DSM- Ⅳ、10/66 国际痴呆项目	痴呆病死率: 168.1/（1000 人·年）（城市）、216.1/（1000 人 · 年）（农村）；痴呆死亡 HR（调整年龄和性别）：3.02（城市）、3.59（农村）
广州（2014）	5276 例社区人群，其中痴呆 183 例	≥ 55	7 年	DSM- Ⅲ -R AD：NINCDS/ADRDA VD:NINCDS/AIREN、HAChinski 缺血量表	痴呆程度：CDR 痴呆、AD、VD 病死率：18.55/（1000 人·年）、17.69/（1000 人·年）、19.05/（1000 人 · 年） 年龄高、认知功能损害重增加痴呆患者死亡危险

第七节　阿尔茨海默病的危险因素研究

随着社会老龄化问题的日趋突出，阿尔茨海默病的发病率出现快速上升，严重威胁老年人健康。目前关于阿尔茨海默病病因的研究很多，但因为本病为多因素致病，病因复杂，既包括患者自身的生物学因素，又有多种环境与社会因素的影响，因此确切的致病因素尚未找到。10余年来，随着对阿尔茨海默病发病机理的深入研究，用流行病学方法对阿尔茨海默病进行病因和危险因素的分析也取得了很多进展。

目前结论较为一致的危险因素包括：老龄化、女性性别、遗传因素、低教育水平、脑外伤病史等。另外近年提到的血管因素，包括脑血管病、糖尿病、高血压等对阿尔茨海默病的发病也有比较肯定的影响。还有一些因素与阿尔茨海默病的发病关系尚未完全阐明，如吸烟、饮酒及职业种类等。

一、老龄化

老龄化是阿尔茨海默病目前最为肯定的危险因素。国内的多数流行病学研究显示，阿尔茨海默病是与年龄相关的疾病，随着年龄的增加，发病率和患病率显著增加。尤其在65岁以后，大约年龄每增加5岁，发病率和患病率即增加1倍。国外有人对75岁以上非痴呆老人进行了5年的前瞻性随访研究发现，75岁组阿尔茨海默病患病率为13.8%，80岁组为14.2%，≥85岁组则为20%。至于高龄促进阿尔茨海默病发病的原因，“老年氧化抑制”学说认为，老年人体细胞内生物大分子的累积损害，会造成蛋白质氧化损害和功能丧失；另外可能存在一种与年龄相关的生物过程的下降，该过程对维持神经细胞正常功能是必要的。

二、女性性别

关于性别与阿尔茨海默病的关系，许多流行病学调查显示男女阿尔茨海默病患病率存在明显差异，女性患病率是男性的1.5~3倍。但因阿尔茨海默病患病率与年龄密切相关，这种患病率的性别差异可能部分归因于女性寿命较长以及痴呆发病后女性比男性存活时间更长，为证明女性罹患阿尔茨海默病的危险性大于男性，就必须排除这些影响。Jorm AF对世界各地区的阿尔茨海默病患病率进行年龄标化后比较，女性的患病率仍显著高于男性；55岁以上各年龄组的年龄别患病率也是女性高于男性。有国内文献Meta分析结果得出女性性别确实是阿尔茨海默病危险因素的结论，发病率资料Meta分析表明女性发生阿尔茨海默病的RR值为1.6（95% CI值为1.2~2.1）。据2014年美国阿尔茨海默病协会发布的《阿尔茨海默病的事实和数字》，65岁时女性患阿尔茨海默病的评估风险为17.2%，约为乳腺癌的2倍。而同龄的男性风险约为9.1%，因此女性患阿尔茨海默病的风险要比男性高。

目前，对于女性阿尔茨海默病患病率较高的机制尚在研究中。有学者认为，女性阿尔茨海默病患病率高于男性的原因，可能是绝经期的女性雌激素降低，增加了女性的发病率。研究提示雌激素可以增加大脑皮层的血液供应，降低β－淀粉样物质的沉积，增加基底前脑胆碱乙酰基转移酶的水平，加强葡萄糖的转运和代谢，雌激素受体的多形性可能与阿尔茨海默病的发病有关。另有人认为促性腺激素黄体生成素在阿尔茨海默病发生中有一定作用，因为平行对照研究显示，易于患阿尔茨海默病的女性黄体生成素的水平高于男性；而且在阿尔茨海默病患者中，男女性患者的这一差距更大。这一发现可望支持“黄体生成素在阿尔茨海默病发生中的作用”。

三、遗传因素

痴呆家族史是目前较为肯定的危险因素。沈渔村曾对阿尔茨海默病的可能危险因素进行了病例对照研究，结果显示，阿尔茨海默病病人亲属中有痴呆病史者的比例明显高于对照（一级和二级亲属的 *OR* 分别为 3.43 和 5.00）。姚佳红等在以包括城乡人口的人群为基础的病例对照研究中同样发现，在调整混杂因素后痴呆家族史和阿尔茨海默病的发生有显著联系（OR=2.07，P=0.018），提示阿尔茨海默病具有家族聚集性。

阿尔茨海默病目前已经明确的易感基因有 4 种，即淀粉样前体蛋白基因（APP）、早老素 -1（PSEN1）、早老素 -2（PSEN2）及载脂蛋白 E（Apo E），其中前 3 种基因与早发性阿尔茨海默病（EOAD）密切相关，而 Apo E 是目前唯一公认的晚发性阿尔茨海默病（LOAD）的易感基因。然而这些种基因突变仅仅可以解释目前 30% 左右的阿尔茨海默病病例的原因，因此必然存在其他更多的易感基因参与阿尔茨海默病的发生。近年来，关于阿尔茨海默病易感基因的研究已经成为探索其发病机制的重要方向，一些新的易感基因如凝聚素（CLU）基因、磷脂酰肌醇结合网格蛋白组装蛋白（PICALM）基因及补体受体 1（CR1）基因等逐渐被发现，但研究结果仍然存在分歧，且其相关性背后的潜在机制仍不确定。

四、低教育水平

低教育水平与阿尔茨海默病的关系是近年来对痴呆危险因素的研究中结论较明确、结果较为一致的观点。国外流行病学研究表明，低教育水平的患者（受教育时间≤ 6 年）比高教育水平的患者（受教育时间 > 6 年）较易发展成为阿尔茨海默病。国内社区的一些调查结果表明，受教育程度越高，发生阿尔茨海默病的危险性越低。文盲组的阿尔茨海默病发病率为 16.8%，受教育时间 1~6 年者为 11.7%，受教育时间 6~12 年者为 11.6%，受教育时间 > 12 年者为 1.8%。

低教育水平可能通过多个途径影响阿尔茨海默病发病：①教育和社会经济水平低，意味着在成年时期，接触感染性疾病、慢性疾病、有害物质等的机会将增多，而这些因子可能是阿尔茨海默病的危险因素。②儿童和青春期的环境暴露可能与阿尔茨海默病有关：家庭的社会经济水平低下，意味着出生的下一代在母体内和幼年时期营养较差，进而影响脑组织发育。③高教育和职业水平可能起到了“认知储备”的作用，高教育水平者脑内树突密度较高，阿尔茨海默病的病理改变需要发展到较严重的程度才出现临床症状。因此，在阿尔茨海默病临床严重程度相同的情况下，高教育和职业水平者的病理改变更为严重，发病进展速度更快。

需要强调的是，受教育水平对阿尔茨海默病的发生起着重要的作用，文盲或低文化程度已成为阿尔茨海默病发病的重要预测因素。而且，发现低教育和社会经济水平与阿尔茨海默病二者之间的显著性联系，很可能只是了解阿尔茨海默病病理生理过程的第一步，它可能只

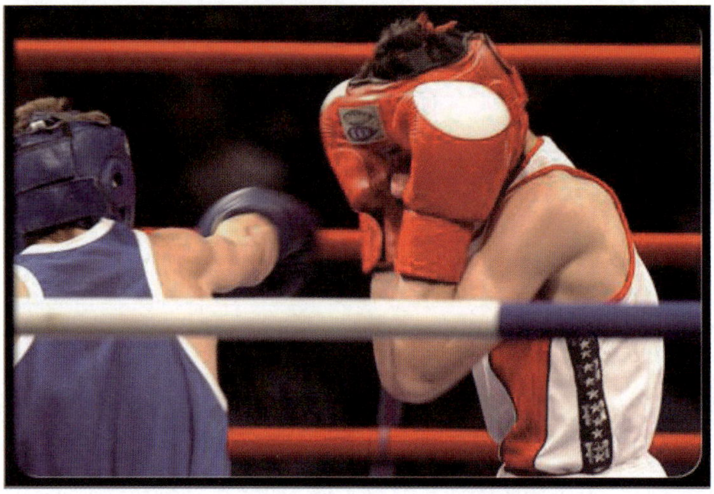

图 14-3　脑外伤病史是 AD 的高危因素之一

是与阿尔茨海默病联系更加密切的危险因素的替代品。从另一个方面讲，受教育水平也可能是阿尔茨海默病的一个保护因素。反其道而行之，发展教育事业，提高教育水平，可对阿尔茨海默病起到一定的预防效果。

五、脑外伤病史

早前观察发现，拳击手罹患老年期痴呆者较多，他们的脑皮层中有 β－淀粉样多肽斑块缠结，引起人们对脑外伤史与阿尔茨海默病关系研究的兴趣。后来进一步研究发现，无论是有丧失意识（昏迷）的脑震荡还是无意识丧失的脑外伤患者，都容易患老年痴呆。Monique 等进行病例对照研究发现，有头部创伤史者患阿尔茨海默病的 OR 为 1.8（95% CI 值为 1.13~2.7），从而提示头部创伤与阿尔茨海默病的发生呈正相关趋势。

这些结果进一步激发了人们对脑部外伤病史与阿尔茨海默病病理生理过程发生联系的可能途径进行研究的兴趣。研究发现，创伤性脑外伤病史和 Apo E 等位基因，可以叠加效应，大幅增加阿尔茨海默病的患病风险。这就显示，脑部外伤可以导致淀粉样前体蛋白表达增多和 β－淀粉样蛋白在脑内沉积，对某些与阿尔茨海默病病理发生过程密切相关的早期事件的出现具有催化剂功能。尸检结果也支持这样的观点：脑损伤后 β－淀粉样蛋白沉积和神经元内 τ 蛋白增多，脑脊液（CSF）中 β－淀粉样蛋白浓度升高，APP 过量产生。

截至目前，“早年脑外伤病史是阿尔茨海默病发生的高危险因素”这一结论已基本得到肯定，虽然其机制尚需进一步研究证实，但可以形成共识的是平常对颅脑创伤的预防必须予以重视。防止头部撞击与头外伤后 β－淀粉样多肽斑块形成，将是有效预防阿尔茨海默病的可行措施之一。

六、血管危险因素

近年来，血管危险因素对阿尔茨海默病发病的影响越来越受到重视。究其原因，还是类似脑外伤，与遗传因素等相比较，多数具有可控性，可以针对性地对老年人群的血管危险因素进行有效控制。这样，不仅可以防止其他系统疾病的发生，也可以有效预防阿尔茨海默病的发生和进行。

（一）高血压

高血压被认为是阿尔茨海默病发病的独立危险因素。Meyer 等进行大样本病例对照的流行病学研究表明，阿尔茨海默病组中高血压的患病率为 78%，而正常对照组中为 35.5%。Tervo 等对 747 名正常人群进行了为期 3 年的流行病学随访研究，发现高血压病是阿尔茨海默病患者独立的危险因素。尽管如此，关于高血压与痴呆的关系是有争议的，有流行病学研究报道高血压病人的痴呆发生率高，但其他一些临床研究报道，积极治疗高血压并不能减少痴呆的发生。高血压影响阿尔茨海默病的发生，主要是因为高血压导致脑动脉硬化和毛细血管病变，进而影响脑内淀粉样蛋白的代谢，最终可能导致神经元变性、死亡和大脑的认知下降。

（二）糖尿病

糖尿病对阿尔茨海默病的影响较高血压显得更加重要。多个病例研究均报道糖尿病促使阿尔茨海默病的形成。Meyer 等的报道显示阿尔茨海默病人群中糖尿病患病率为 17.1%，明显高于正常对照组（4.4%）。 糖尿病对阿尔茨海默病的影响主要通过其导致脑微小血管的病理病变，同时包括糖基化的损伤，最终导致慢性脑灌注不足，促使阿尔茨海默病的发生。

（三）高脂血症

大量病例对照研究表明，阿尔茨海默病病例组的血脂较对照组显著偏高，并且高脂血症患病率也明显偏高。目前有大量的研究还表明，对高脂血症患者使用他汀类药物可以有效地防止阿尔茨海默病的发生，其机理尚不完全清楚。脂质代谢异常是动脉粥样硬化形成的病理基础，同时也可以导致脑部微循环缺血，进而促使阿尔茨海默病的发生及发展。

（四）心脏病

最近有研究者认为，心脏病也可能是阿尔茨海默病的重要危险因素之一。在阿尔茨海默病患者中，心脏病患病率是 56.1%，显著高于正常组（24.5%）。心脏病对阿尔茨海默病的影响主要是通过影响血流动力学因素、脑的灌注与代谢，最终导致痴呆的发生。

（五）短暂性脑缺血发作

短暂性脑缺血的反复发生必然导致脑灌注不足、脑萎缩、脑白质缺血，因此短暂性脑缺血也是阿尔茨海默病的危险因素之一。在 Meyer 等的研究中，阿尔茨海默病患者的短暂性脑缺血发作病史显著高于（26.8%）正常对照组（10.3%）。

（六）颈动脉疾病

有研究报道，阿尔茨海默病的发生与无症状性左侧颈内动脉高度狭窄密切相关，其中的机制可能并非潜在的血管危险因素或动脉粥样硬化所致。近期，Silvestrini 等通过对阿尔茨海默病进行 1 年随访研究发现，颈动脉粥样硬化促进阿尔茨海默病患者认知进一步减退，该研究对颈动脉狭窄、内中膜厚度及斑块性质与认知减退的关系进行分析，最终发现重度颈内动脉狭窄是阿尔茨海默病患者认知减退的关键因素。

（七）脑白质改变

大量研究表明，脑白质改变在阿尔茨海默病患者中普遍存在，阿尔茨海默病患者的脑白质改变程度明显重于正常对照组。脑白质改变被认为是小血管病变的结果。因此，本项研究观察脑白质改变对于我们认识小血管病变有着重要的作用。

七、吸烟与饮酒

吸烟与饮酒一直被认为是阿尔茨海默病的重要危险因素。近年来大量的流行病学研究结果进一步确认了吸烟与饮酒对阿尔茨海默病的作用。大多数研究认为，吸烟和过量的饮酒可能导致老年人的认知减退，甚至达到痴呆程度。单独分析吸烟对阿尔茨海默病的影响，结果表明吸烟使老年人群患阿尔茨海默病的危险性显著增加；既往有吸烟史者的相对危险度为 0.74，持续吸烟者的相对危险度为 2.3。吸烟对阿尔茨海默病的影响机制目前尚未完全明确，目前认为吸烟主要通过影响血管内皮的生理功能，导致动脉粥样硬化的发生，进而影响认知功能损害。

关于饮酒与阿尔茨海默病的关系，目前的研究者认为饮酒并非完全是危险因素，而适量饮酒可能对阿尔茨海默病存在保护作用，女性大约每天饮酒少于 40g，男性大约每天饮酒少于 80g 时可降低阿尔茨海默病发生的危险。另一个大样本的前瞻性研究对 1464 名老人进行了 23 年随访，最终得出结论表明无饮酒史组的阿尔茨海默病患病率较过量饮酒组少 1/2。因此，过量饮酒应该是阿尔茨海默病的危险因素。除了饮酒量对阿尔茨海默病有着不同的影响，饮用酒的类型可能也对阿尔茨海默病影响不同，比如葡萄酒的保护作用可能大于损坏作用。

八、职业

研究表明，从事体力劳动、服务业等职业的人员，如果长期暴露于某些工业有机溶剂如甲醇、苯类溶剂等，可导致神经元形态学改变，因此这些职业可能成为阿尔茨海默病的潜在危险因素之一。另外，电磁辐射与阿尔茨海默病的发生也有关联，长期暴露于电磁场中将影响钙离子平衡，启动神经系统退行性病变，从而导致阿尔茨海默病的发生。口服含铝药物或使用铝锅也可能是阿尔茨海默病发生的危险因素。目前研究者们正在对这些危险因素作进一步的前瞻性研究。

第八节　阿尔茨海默病的保护因素研究

阿尔茨海默病的保护因素的研究就是指针对其危险因素进行积极干预和防治，使其向相反方向发展形成保护因素，它是与其危险因素研究相辅相成的。例如，可以在推测低教育、年龄增加（老龄化）、头部外伤、雌激素缺乏等危险因素的基础上，早期即给予积极防治，即早年接受教育或智力因素、抗衰老、预防头部外伤和各种心脑血管疾病、雌激素替代治疗等即可能具有防止或延迟阿尔茨海默病和痴呆发生的保护作用。

根据国际阿尔茨海默病协会发布的《2014 年世界阿尔茨海默病报告》，糖尿病可以使痴呆的风险增加 50%。引申开来，报告同时建议糖尿病和高血压的危险因素，如肥胖及缺乏体育活动也应该被视为阿尔茨海默病的危险因素。尽管心血管健康状况在很多高收入国家中有所改善，不过报告承认很多中低收入的国家糖尿病、心脏病和中风发病率出现增高。这项报告强调了戒烟和降低痴呆风险之间的关系。报告引用了一项针对老年人痴呆发病率的研究，该研究证实已戒烟人群和从未吸烟的人群发生痴呆的风险很接近，而持续吸烟的人痴呆风险要比前面两种人要高得多。

但是，广义上的阿尔茨海默病保护因素，绝不应仅限于此。从本质上讲，提高老年人生活质量才是根本所在。因此，在积极有效防治可导致阿尔茨海默病的老年病的同时，主动改进居住方式和餐饮、睡眠等生活习惯，积极参加身心锻炼，开展适宜娱乐和社会活动，通过持续思维刺激等从根本上保持老年人的脑健康和身心健康，最终达到寓防于乐、快乐生活、颐养天年的目的。

一、居住方式

增加阿尔茨海默病风险的居住方式主要包括居住条件差和独居（丧偶或未婚）。居住方式可以改变老人的性格、生活习惯及精神状态，而忧郁可能是居住方式对阿尔茨海默病产生影响的重要途径。因此，改善居住条件，与配偶或子女同住均可能是预防阿尔茨海默病的重要途径。

二、睡眠模式

随着年龄增长，老年人的睡眠模式也在逐渐改变，包括总睡眠时长与效率的降低，睡眠片段化的增加以及入睡困难，快速动眼睡眠与慢波睡眠时长的降低。尽管其中某些改变可能是衰老的正常表现，但个别变化将会导致潜在病理状态或神经退行性病变过程。睡眠－清醒周期，通过脑区以及神经递质系统间复杂的相互作用予以调节；而这些神经递质大多涉及记忆与认知功能。正是因为如此，睡眠障碍可能导致阿尔茨海默病的发生，同时阿尔茨海默病以及其他类型痴呆患者经常出现睡眠问题。

三、饮食习惯

大量研究均表明，过多进食高胆固醇食物的饮食习惯有可能导致患阿尔茨海默病的概率增加。进食过多含有饱和脂肪酸的食物，例如黄油和红肉有可能提升脑内淀粉样蛋白的水平。因此，改变饮食习惯也能较好地预防阿尔茨海默病的发生，强调多吃蔬菜、水果、鱼、坚果类食物，其次才是谷类，并且烹饪时希望使用植物油来代替动物油，尤其提倡用橄榄油。这种饮食结构可能富含碳水化合物，具有抗炎症及抗氧化的重要作用，从而进一步对阿尔茨海默病患者的认知起到保护作用。

四、维生素缺乏

在早年的临床实践及研究中，维生素 E 是较好的辅助治疗阿尔茨海默病的药物，因此维生素 E 的缺乏可能是导致阿尔茨海默病的危险因素之一。其他维生素缺乏也可能影响阿尔茨海默病的发生和进展，如维生素 C 及维生素 B_{12}。

五、药物因素

药物对老年人的影响较年轻人可能会更大，主要是因为一些老年人对药物的代谢能力较差。而老年人机体功能降低，罹患各系统疾病的概率均增加，因此不可避免会使用各种药物。有研究表明，如果长期使用苯二氮卓类药物就可能导致老年人群的认知功能全面减退；麻醉药使用后也会引起老年患者术后认知减退；大剂量及长期服用非甾体类消炎镇痛药，会使老年人群出现可逆性的认知减退，使阿尔茨海默病患者认知进一步下降；而所有抗癫痫药物均可能导致认知下降。

六、心理健康水平

抑郁与阿尔茨海默病有着密切的相关性，既往有抑郁症的人群较对照组人群更容易发生阿尔茨海默病，同时抑郁可能也是阿尔茨海默病的一个临床表现。脑卒中后的严重抑郁者发生痴呆的概率显著高于脑卒中后无抑郁者，若对脑卒中后的抑郁早期进行干预和治疗，可使认知功能部分恢复。另外的研究还显示，老年人情感淡漠也可能促使阿尔茨海默病的发生。

七、运动锻炼

阿尔茨海默病患者均存在不同程度生活活动能力及社会活动能力障碍，因此有研究认为中老年人群坚持进行适度的运动，可降低阿尔茨海默病的患病风险。近期的 Meta 分析更进一步综合分析了多个研究，他们认为中老年人群坚持任何程度的身体锻炼，都可以较好地预防痴呆的发生。运动对阿尔茨海默病的预防可以维持老年人群的生活活动能力，同时可以增加其机体功能，减少药物的使用，改善心理状态，并且还可以辅助控制血管危险因素、增加脑血流量。

2014 年 9 月，国际阿尔茨海默病协会委托来自英国伦敦皇家学院的 Martin Prince 教授领衔的专家队伍经过调查，发布了主题为“痴呆和降低风险评估”的《2014 年世界阿尔茨海默病报告》，其要点如下：

（1）目前世界各国处理主要非传染病的项目必须更多地关注老年人。虽然目前“全球计划都在关注更年轻的人以预防过早死亡，但证据显示在生命晚期戒烟或控制糖尿病能有效地降低痴呆发病率”。而痴呆“在社会中造成的经济损失比癌症、心脏病、中风和糖尿病 4 种非传染性疾病（NCDs）加到一起都大”。但是，近期的研究表明，大众对于痴呆可改善危险因素的认知程度非常低下。“因此，有一件事必须去做，那就是除了其他优先的 NCDs 之外，也要确保认知能力的健康以及痴呆流行状况处于监控下，并确保预防痴呆的项目能够合理地优先化并保持在正轨上”。

（2）报告给出一个理念，即如果糖尿病和高血压得到控制，并能通过有效的措施降低心脏病风险并督促人们戒烟，那么广大人群在生命晚期出现痴呆的风险会降低。

（3）报告也评估了教育对痴呆风险的影响，结果表示有接受较好教育机会的人在生命后期发生痴呆的概率较低。作者声称他们的证据虽然提示教育不会影响导致痴呆的大脑变化，但是教育确实对智力功能有所影响。

（4）报告的作者们称，同样重要的是需要在中年时保护大脑的健康。研究显示，带着一个发育良好的、健康的大脑进入老年的人，在年岁高时享受更快乐和更独立生活的机会要高一些，同时发展成痴呆的机会则会降低。虽然大脑健康在生命的各个阶段都很重要，但是在中年时尤其重要，因为大脑内导致痴呆的变化在症状表现出来数十年前就已经开始了。

（5）报告认为，未来全球痴呆的流行情况取决于改善公共健康措施的成败。报告提出，将解决全球非传染性疾病（NCDs）负担的项目结合起来将会是战略性的、高效的以及高性价比的。

第九节 阿尔茨海默病的疾病负担

研究阿尔茨海默病的疾病负担是评估其宏观影响并制定防治战略的重要依据，包括疾病本身的医治费用和照料者的费用等。这些费用可以分为金钱消耗和非金钱的间接消耗部分，前者如医疗费用和用于支付照料者的劳务费等，而间接消耗则更是无法衡量，如妻子用于照顾罹患阿尔茨海默病的丈夫所花费的时间等。目前，对阿尔茨海默病的疾病负担的研究仍没有统一的标准，大多数研究仅仅计算了医院的治疗、护理、药物使用、社区护理等直接费用，仅有部分研究涵盖了未付钱的照料者帮助患者的时间，而很少有人能考虑到阿尔茨海默病导致的过早死亡或能力丧失带来的社会经济损失。

1990 年，在《全球疾病负担（Global Burden of Disease，GBD）》研究报告中引入了伤残调整生命年（disability adjusted life year，DALY）的概念，用减寿年数（years of life lost，YLL）加伤残年数（years lived with disability，YLD）的时间之和，来表示因阿尔茨海默病等疾病导致的过早死亡或能力丧失带来的经济社会损失。这个指标同时考虑了死亡和伤残的损失，是一个能衡量患病和死亡的共同影响的综合指标，可以用于比较治疗或预防手段对疾病控制的作用。

经 GBD 研究测算，2004 年，包括阿尔茨海默病在内的老年期痴呆的 DALY 损失，约占所有疾病 DALY 损失合计的 0.8%（分别占 0.2% 的 YLL 损失和 1.6% 的 YLD 损失）。由于阿尔茨海默病等痴呆症主要发生在老年期，因此它们的 DALY 损失占所有 60 岁及以上人群疾病 DALY 损失合计的 4.1%（分别占 0.99% 的 YLL 损失和 11.33% 的 YLD 损失）。图 14-4 显示了 60 岁及以上人群慢性病的疾病负担。可以看出，痴呆的 YLD 损失占老年慢性病的第 2 位（11.9%），仅次于失明。同时由于痴呆并不直接致死，所以其 YLL 损失仅占老年慢性病的 1.1%。这些数据为我们认识阿尔茨海默病的社会经济影响起到管中窥豹的作用。

2015 年 8 月，国际阿尔茨海默病协会发布了《世界阿尔茨海默病 2015 年报告》（图 14-4），采用与 2010 年相同的方法对痴呆症的世界社会经济费用进行了评估。该方法先估计了每一个国家的人均费用，包括 3 个亚类：直接医疗费用、直接社会照料费用（付费的专职家庭照料、居家及养老院照料）以及日常照料花销（不付费），然后乘以该国痴呆患病人数，最终计算出一个国家的总费用。

报告显示，全球痴呆费用已从 2010 年的 6040 亿美元增加到了 2015 年的 8180 亿美元，5 年之间增长了 35.4%。这 8180 亿美元相当于世界 GDP 的 1.09%，比 2010 年估值增加了 1.01%。这意味着，如果全球痴呆照料是一个国家的话，那它将是世界上排名第 18 位的经济体，超过了很多著名公司的市值，如苹果公司（7420 亿美元）和 Google 公司（3680 亿美元）。报告还显示，除了日常照料的花销，总的直接费用占全球 GDP 的 0.65%。费用的 3 个亚类（直接医疗、社会照料、日常照料）的分布没有明显的变化。直接医疗照护的费用占全球痴呆费用的大约 20%，而直接社会部门照料费及日常照料费各约占 40%。日常照料费用所占比例在非洲地区最高，在北美洲、西欧及某些南亚地区最低，而社会部门照料费则呈相反趋势。

对比 2010 年报告可以发现，中国是全球阿尔茨海默病患者人数增速最快的国家 / 地区之一。2010 年中国的阿尔茨海默病患者数就达到了 569 万，经过 5 年快速增长，目前中国已经成为世界上阿尔茨海默病患者最多的国家，65 岁以上的老人中有 900 多万人患有阿尔茨海默

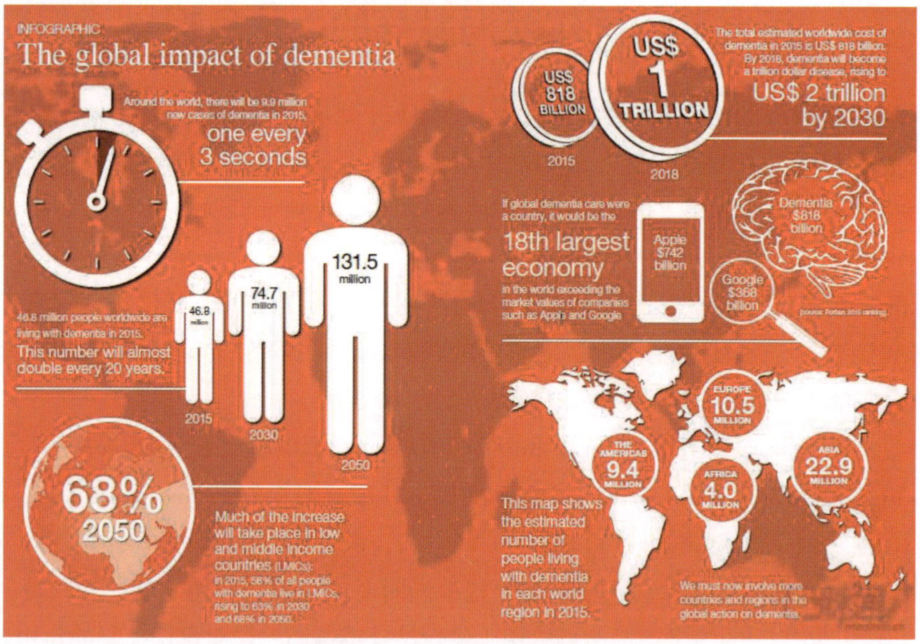

图 14-4 ADI 发布的《世界阿尔茨海默病 2015 年报告》

病，意味着全球每 4 个阿尔茨海默病患者中就有 1 个是中国人，同时还有 4000 万人患有轻度认知障碍。包括世界所有区域的报告显示，全球痴呆费用评估以非洲及东亚地区增长量最大，这很可能与这些区域的高患病率有关。

综合以上研究可以看出，在人口老龄化的基础上，阿尔茨海默病已经成为人类生命与健康最大的威胁之一，尤其是中国更是深受其害的重灾区。然而，与此形成鲜明对比的是目前阿尔茨海默病的受重视程度。全球阿尔茨海默病及其他类型的痴呆患者中，仅有 22% 接受过正规诊治。而在中国，这个比例甚至更低，有 49% 的病例被误认为是自然老化现象，仅 21% 的患者得到了规范诊断，仅 19.6% 接受了药物治疗，表现出明显的“三低”困局（即就诊率低、诊断率低和治疗率低）。

之所以出现这种窘境，深究其因，由流行病学调查落后造成的预防措施制定失策是不容回避的主要原因之一。因此，专家们普遍呼吁，进一步加强我国包括阿尔茨海默病在内的痴呆病的流行病学研究。具体措施包括如下几点：

（1）充分认识人口老龄化和老年痴呆对我国社会经济发展和医疗保健事业带来的巨大挑战。科研管理和决策部门应重视规划老年痴呆的流行病学研究，确立重点研究课题，通过合理分配研究资源鼓励该领域研究，尤其鼓励国内不同地区间以及国际间协作研究。

（2）选择有代表性的社区人群作为研究对象，开展长期随访研究。

（3）将心脑血管病流行病学研究资料和经验应用于老年痴呆流行病学研究，与临床神经病学以及心理学、老年病学、颅脑神经影像学和神经病理学等相结合，开展综合研究。

（4）积极开展国际合作，吸收和借鉴国际先进技术、标准方法以及独特的学术观点和科研思维方式，提高研究成果水平。

（5）加强专业人才培养，推进现代流行病学方法在阿尔茨海默病流行病学分支学科的形成和发展。

（牛建国）

参考文献

[1] Aevarsson O, Skoog I. A population-based study on the incidence of dementia disorders between 85 and 88 years of age. J Am Geriatr Soc, 1996, 44(12): 1455–1460.

[2] Fargo K N, Aisen P, et al. 2014 Report on the Milestones for the US National Plan to Address Alzheimer's Disease. Alzheimers Dement, 2014, 10(5 Suppl):S430–452.

[3] Alzheimer's Association. 2008 Alzheimer's disease facts and figures. Alzheimers Dement, 2008, 4(2):110–133.

[4] Alzheimer's Association. 2009 Alzheimer's disease facts and figures. Alzheimers Dement, 2009, 5(3):234–270.

[5] Alzheimer's Association. 2010 Alzheimer's disease facts and figures. Alzheimers Dement, 2010, 6(2):158–194.

[6] Alzheimer's Association. 2011 Alzheimer's disease facts and figures. Alzheimers Dement, 2011, 7(2):208–244.

[7] Alzheimer's Association. 2012 Alzheimer's disease facts and figures. Alzheimers Dement, 2012, 8(2):131–168.

[8] Alzheimer's Association. 2013 Alzheimer's disease facts and figures. Alzheimers Dement, 2013, 9(2):208–245.

[9] Alzheimer's Association. 2014 Alzheimer's disease facts and figures. Alzheimers Dement, 2014, 10(2):e47–92.

[10] Alzheimer's Association. 2015 Alzheimer's disease facts and figures. Alzheimers Dement, 2015, 11(3):332–384.

[11] Anstey K J, Bahar-Fuchs A, Herath P, et al. A 12-week multidomain intervention versus active control to reduce risk of Alzheimer's disease: study protocol for a randomized controlled trial. Trials, 2013, 14（1）:60.

[12] Bennett D A, Wilson R S, Schneider J A, et al. Education modifies the relation of AD pathology to level of cognitive funciton in older persons. Neurology, 2003, 60: 1909–1915.

[13] Bernardi L, Geracitano S, Colao R, et al. AbetaPP A713T mutation in late ons et Alzheimer's disease with cerebrovascular lesions. J Alzheimers Dis, 2009, 17(2):383–389.

[14] Berrino F. Western diet and Alzheimer's disease. Epidemiol Prev, 2002, 26: 107–115.

[15] Burns M, Olin V, Duff K, et al. Apolipoprotein E, cholesterol and Alzheimer's disease. Neurobiology of Aging, 2002, 23(1S): 401.

[16] Chu L W, Yik P Y, Mok W, et al. A 2-year open-label study of galantamine therapy in Chinese Alzheimer's disease patients in Hong Kong. Int J Clin Pract, 2007, 61(3):403–410.

[17] De Kosky S T. Antioxidants in Alzheimer's disease: intervention and prevention studies. Neurobiology of Aging, 2002, 23(1S): S280.

[18] Devanand D P, Pelton G H, Cunqueiro K, et al. A 6-month, randomized, double-blind, placebo-controlled pilot discontinuation trial following response to haloperidol treatment of psychosis and agitation in Alzheimer's disease. Int J Geriatr Psychiatry, 2011, 26(9):937–943.

[19] Emmerzaal T L, Kiliaan A J, Gustafson D R. 2003–2013: a decade of body mass index, Alzheimer's disease, and dementia. J Alzheimers Dis, 2015, 43(3):739–755.

[20] Evans D A, Funkenstein H H, Albert M S, et al. Preyalence of Alzheimer's disease in a community population of older persons: higher than previously reported. JAMA, 1989, 262(18): 2551–2556.

[21] Fratiglioni L , Huixin W, Winblad B.An active and socially integrated lifestyle may protect against dementia. Neurobiology of Aging, 2002, 23(IS): S7.

[22] Gardette V, Lapeyre–Mestre M, Piau A, et al. A 2–year prospective cohort study of antidementia drug non–persistency in mild–to–moderate Alzheimer's disease in Europe : predictors of discontinuation and switch in the ICTUS study. CNS Drugs, 2014, 28(2):157–170.

[23] Grant W B, Campbell A, Itzhaki R F, et al. The significance of environmental factors in the etiology of Alzheimer's disease. J Alzheimer's Dis, 2002, 4: 179–189.

[24] Green R C, Cupples A A, Go R, et al. Risk of dementia among white and African American relatives of patients with Alzheimer disease. JAMA, 2002, 287: 329–336.

[25] Gustafson D, Rothenberg E, Blennow K, et al. An 18–year follow–up of overweight and risk of Alzheimer disease. Arch Intern Med, 2003, 163(13):1524–1528.

[26] Haan M N, Mungas D M, Gonzalez H M, et al. Preyalence of dementia in older 1atinos: the influence of type 2 diabetes mellitus, stroke and genetic factors. JAGS, 2003, 51: 169–177.

[27] Haupt M, Kurz A, Jänner M. A 2–year follow–up of behavioural and psychological symptoms in Alzheimer's disease. Dement Geriatr Cogn Disord, 2000, 11(3):147–152.

[28] Hofman A, Rocca W A, Brayen C, et al. The prevalence of dementia in Europe: a collaborative study of 1 980–1990 findings. Int J Epidemiol, 1991, 20: 736–748.

[29] Huang Funan, Yang Weiping, Ai Wenbin, et a1. Neurotransmitter receptors and brain aging and Alzheimer's disease: Ⅱ The mechanism of neurotransmitter receptors damage caused by free radicals in brain aging. Abstracts of the 1st Intern Conf on AD and related neurodegenerative disorders. PR China: Wuhan, 2001, 49.

[30] Juan D, Zhou D H, Li J, et al. A 2–year follow–up study of cigarette smoking and risk of dementia. Eur J Neurol, 2004, 11(4):277–282.

[31] Kall K, Murrell J, Ogunniyi A, et al. Cholesterol, Apo E genotype, and Alzheimer disease. Neurology, 2006, 66: 223–227.

[32] Kalmijn S, Foleyd, White L, et al. Metabolic cardiovascular syndrome and risk of dementia in Japanese–American elderly men. The Honolulu–Asia aging study. Arterioscler Thromb Vasc Biol, 2000, 20(10): 2255–2260.

[33] Kivipelto M, Ngandu T, Fratiglioni L, et al. Obesity and Vascular Risk Factors at Midlife and the Risk of Dementia and Alzheimer Disease. Arch Neurol, 2005, 62: 1556–1560.

[34] Knopman D S, Jack C R Jr, Wiste H J, et al. 18F–fluorodeoxyglucose positron emission tomography, aging, and apolipoprotein E genotype in cognitively normal persons. Neurobiol Aging, 2014, 35(9):2096–2106.

[35] Larson E B. An 80–year–old man with memory loss. JAMA, 2000, 283(8):1046–1053.

[36] Launer L J. Demonstrating the case that AD is a vascular disease: epidemiologic evidence. Ageing Research Reviews, 2002, 1: 61–77.

[37] Le Duff F, Develay A E, Quetel J, et al. The 2008–2012 French Alzheimer plan: description of the national Alzheimer information system. J Alzheimers Dis, 2012, 29(4):891–902.

[38] Leifer B P. Early Diagnosis of Alzheimer's Disease: Clinical and Economic Benefits. JAGS, 2003, 51: S281–S288.

[39] Leon J. The 1990/1991 National Survey of Special Care Units in Nursing Homes. Alzheimer Dis Assoc Disord, 1994, 8 Suppl 1:S72–86.

[40] Lindsay J, Laurin D. Risk factors for Alzheimer's disease: a prospective analysis from the Canadian Study of Health and Aging. Am J Epidemiol, 2002, 156: 445–453.

[41] Ma Yong–Xing, Yu Zhuo–Wei, Lu Pei–Fang, et al. The prevalence, Certain Pathogenesis and Preliminary Intervention about Mild Cognitive Impairment(MCI) in the Old–Old. Abstract book of the 8th Asia/Oceania Regional congress of Gerontology and Geriatrics. Beijing, 2007: 283.

[42] Ma Yong–Xing, Zhue Yue, Wang Zhan–Shun, et al. Cognitive Impairment and Dementia in the Aged and Preaged: System Complexity Theory and Intervention. Abstract book of the 8th Asia/Oceania Regional congress of Gerontology and Geriatrics. Beijing, 2007: 273.

[43] Macé S, Cousin E, Ricard S, et al. ABCA2 is a strong genetic risk factor for early–ons et Alzheimer's disease. Neurobiol Dis, 2005, 18(1):119–125.

[44] Mateo I, Sánchez–Juan P, Rodríguez–Rodríguez E, et al. 14–3–3 zeta and τ genes interactively decrease Alzheimer's disease risk. Dement Geriatr Cogn Disord, 2008, 25(4):317–320.

[45] MausbACh B T, AschbACher K, Mills P J, et al. A 5–year longitudinal study of the relationships between stress, coping, and immune cell beta(2)–adrenergic receptor sensitivity. Psychiatry Res, 2008, 160(3):247–255.

[46] McDonald R J. Multiple combinations of co–factors produce variants of age–related cognitive decline: theory. Can J Exp Psych, 2002, 56: 221–239.

[47] McKeith J, Del Ser T, Spano P, et al. Efficacy of rivastigmine in dementia with lewy bodies: A randomised, double blind, placebo–controlled international study. Lancet, 2000, 356: 2031–2036.

[48] Meguro K, Shimada M, Yamaguchi S, et al. A 5–year retrospective examination of cognitive screening test stages in normal older adults and patients with Alzheimer's disease: the Tajiri project. J Gerontol B Psychol Sci Soc Sci, 2001, 56(5):314–318.

[49] Mielke M M, Zande P P, Sjogren M, et al. High total cholesterol levels in late life associated with a reduced risk of dementia. Neurology, 2005, 64: 1689–1695.

[50] Moffat S D, Zonderman A B, Metter E J, et al. Free testosteron and risk for Alzheimer disease in older men. Neurology, 2004, 62:188–193.

[51] Moreira P I, Zhu X, Lee H G, et al. The (un)balance between metabolic and oxidative abnormalities and cellular compensatory responses in Alzheimer disease. Mechanisms of Ageing and development, 2006, 127: 501–506.

[52] Murrell J, Ghetti B, Cochran E, et al. The A431E mutation in PSEN1 causing familial Alzheimer's disease originating in Jalisco State, Mexico: an additional fifteen families. Neurogenetics, 2006, 7(4):277–279.

[53] Ngandu T, Lehtisalo J, Solomon A, et al. A 2 year multidomain intervention of diet, exercise, cognitive training, and vascular risk monitoring versus control to prevent cognitive decline in at-risk elderly people (FINGER): a randomised controlled trial. Lancet, 2015, 385(9984):2255–2263.

[54] Nilsson J, Östling S, Waern M, et al. The 1-month prevalence of generalized anxiety disorder according to DSM-IV, DSM-V, and ICD-10 among nondemented 75-year-olds in Gothenburg, Sweden. Am J Geriatr Psychiatry, 2012, 20(11):963–972.

[55] Ott A, Slooter A J C, Hofman A, et al. Smoking and the risk of dementia and Alzheimer's disease in a population-based cohort study: the Rotterdam Study. Lancet, 1998, 351: 1840–1843.

[56] Perez F, Helmer C, Dartigues J F, et al. A 15-year population-based cohort study of the incidence of Parkinson's disease and dementia with Lewy bodies in an elderly French cohort. J Neurol Neurosurg Psychiatry, 2010, 81(7):742–746.

[57] Pfitzenmeyer P, Mourey F, Manckoundia P, et al. A 4-year follow-up of very old patients presenting with frontal-subcortical dysfunction compared with Alzheimer's disease patients. Gerontology, 2005: 51(1):62–65.

[58] Pola R, Flex A, Gaetani E, et al. The –174 G/C polymorphism of the interleukin-6 gene promoter is associated with Alzheimer's disease in an Italian population. Neuroreport, 2002, 13(13):1645–1647.

[59] Ravaglia G, Forti P, Maioli F, et al. Education, occupation, and prevalence of dementia: findings from the Conselice study. Dement Geriatr Cogn Disord, 2002, 14: 90–100.

[60] Rippon G A, Tang M X, Lee J H, et al. Familial Alzheimer disease in Latinos Interaction between Apo E, stroke, and estrogen replacement. Neurology, 2006, 66: 35–40.

[61] Roks G, Cruts M, Bullido M J, et al. The –491 A/T polymorphism in the regulatory region of the apolipoprotein E gene and early-ons et Alzheimer's disease. Neurosci Lett, 1998, 258(2):65–68.

[62] Rose S E, de Zubicaray G I, Wang D, et al. A ^{1}H MRS study of probable Alzheimer's disease and normal aging: implications for longitudinal monitoring of dementia progression. Magn Reson Imaging, 1999, 17(2):291–299.

[63] Ross A J, SAChdev P S, Wen W, et al. ^{1}H MRS in stroke patients with and without cognitive impairment. Neurobiol Aging, 2005, 26(6):873–882.

[64] Sabbagh M N, Messis C, Friedland R P, et al. The 5th International Conference on Alzheimer's Disease and related disorders in the Middle East, 15–17 May, 2009, Limassol Cyprus. J Alzheimers Dis, 2012, 30(3):711–727.

[65] Selkoe D J. Alzheimer's disease is a synaptic failure. Science, 2002, 298: 789–791.

[66] Shumaker S A, Legault C, Kuller L, et a1. Conjugated Equine Estrogens and Incidence of Probable Dementia and Mild Cognitive Impairment in Postmenopausal women. Women's Health Initiative Memory Study. JAMA, 2004, 291: 2947–2958.

[67] Stewart R, Masaki K, Xue Q L, et al. A 32-year prospective study of change in body weight and incident dementia: the Honolulu-Asia Aging Study. Arch Neurol, 2005, 62(1):55–60.

[68] Sun W, Jia J. The +347 C promoter allele up-regulates MAPT expression and is associated with Alzheimer's disease among the Chinese Han. Neurosci Lett, 2009, 450(3):340–343.

[69] Torreilles F, Touchon J. Pathogenic theories and intrathecal analysis of the sporadic from of Alzheimer's

disease. Prog Neurobiol, 2002, 66: 191-203.

[70] Town T, Paris D, Fallin D, et al. The -491A/T apolipoprotein E promoter polymorphism association with Alzheimer's disease: independent risk and linkage disequilibrium with the known Apo E polymorphism. Neurosci Lett, 1998, 252(2):95-98.

[71] Von-Strauss E, Viitanen M, De R D, et al. Aging and the occurrence of dementia: findings from population based cohort with a large sample of nonagenarians. Arch Neurol, 1999, 56(5): 587-592.

[72] Wang W, Wu S, Cheng X, et al. Prevalence of Alzheimer's disease and other dementing disorders in an urban community of Beijing, China. Neuroepidemiology, 2000, 19 (4): 194-200.

[73] Winblad B, Wimo A, Engedal K, et al. 3-year study of donepezil therapy in Alzheimer's disease: effects of early and continuous therapy. Dement Geriatr Cogn Disord, 2006, 21(5-6):353-363.

[74] Wollmer M A, Streffer J R, Lütjohann D, et al. ABCA1 modulates CSF cholesterol levels and influences the age at onset of Alzheimer's disease. Neurobiol Aging, 2003, 24(3):421-426.

[75] Zekanowski C, Religa D, Safranow K, et al. The -22c/t polymorphism in presenilin 1 gene is not connected with late-onset and early-onset familial Alzheimer's disease in Poland. J Neural Transm (Vienna), 2005, 112(6):839-845.

[76] Zhang M, Katzman R, Salmon D, et al. The prevalence of dementia and Alzheimer's disease in Shanghal, China: impact of age, gender, and education. Ann Neurol, 1990, 27: 428-437.

[77] Zhang Y, Zhang J, Tian C, et al. The -1082G/A polymorphism in IL-10 gene is associated with risk of Alzheimer's disease: a meta-analysis. J Neurol Sci, 2011, 303(1-2):133-138.

[78] 贾西津，李淑然．老年期痴呆与抑郁的流行病学及其方法学．中国心理卫生杂志，1999, 13(2):94-96.

[79] 马永兴，王赞舜，王传馥．老年认知功能障碍及阿尔茨海默病发病机制防治的最新研究进展．老龄化与老年医学新进展．上海：上海医科大学出版社，1999:389-395.

[80] 屈秋民，乔晋，杨剑波，等．西安地区中老年人的痴呆患病率调查．中华老年医学杂志，2001, 20(4): 283-286.

[81] 闰芳，李淑然，许亮，等．社区老年期痴呆和老年抑郁症的两年随访研究．中国心理卫生杂志，2003, 17 (11):745-748.

[82] 沈渔，李永彤，李格，等．Alzheimer 性痴呆危险因素的病例对照研究．中华神经精神科杂志，1992, 25: 284-287.

[83] 唐牟尼，马崔，韩海英，等．广州市城乡养老院 60 岁及其以上人群痴呆检出率的调查．中华神经科杂志，2007, 40:109-112.

[84] 张明园，郭起浩．从流行病学的观点看中国的痴呆．中国心理卫生杂志，1998, 12: 9-11, 42.

[85] 张振馨，魏镜，洪震，等．北京市城乡痴呆及其主要亚型的患病率．中华神经科杂志，2001, 34(4): 199-203.

第十五章
阿尔茨海默病对社会经济的冲击

内容提要

进入老龄化社会之后，一个不可忽视的问题就是阿尔茨海默病的发病率激增，因为这种疾病主要发生在60岁以上的人群中。阿尔茨海默病给社会经济的发展带来了巨大的冲击，已经成为健康保健、医疗护理方面的巨大负担，同时对国民经济发展的影响也是不可忽视的。许多世界名人因患有阿尔茨海默病而使人们对此疾病有所关注，这其中就包括美国前总统雷纳德·里根，他使得全球的人都关注阿尔茨海默病。

目　录

第一节　阿尔茨海默病给社会带来沉重的负担

随着人类科学技术的发展和进步，尤其是医学科学的发展以及环境卫生的改善，人们的期望寿命值和生活质量在不断地提高，如今老龄人群的比例也在逐渐增长。在许多发达国家，也包括我们国家在内，都逐步进入了一个老龄化社会。在老年人比例增高的同时也带来了痴呆发病率的提升，因为痴呆主要影响60岁以上的人群，而阿尔茨海默病也是痴呆的主要形式（Prince et al，2009），所以阿尔茨海默病的比率也相对提高。阿尔茨海默病占了所有痴呆病例的42%~81%（Nussbaum et al，2003），它的特点是进展性的、全面的智力衰退，包括记忆力、学习能力、定向能力、语言能力、理解能力和判断能力。阿尔茨海默病影响患者日常生活的能力（ADI，2014），造成患者和他们家属的悲痛，并对医疗保健系统产生了过多的需求，成了长期医疗护理方面一个巨大的负担（Wimo et al，2010）。由于目前对阿尔茨海默病的进展尚无有效的治疗和干预措施，而阿尔茨海默病的发病率从65岁后年龄每增加5岁，发病率就翻一番（Brookmeyer et al，2008），所以面对其他疾病死亡率的下降，阿尔茨海默病的全球负担正在增加，估计从2006年的2660万人会增加到2050年的1.068亿人（Brookmeyer et al，2007）。一些证据表明，在美国和欧洲，阿尔茨海默病的发病率有降低的趋势（Matthews et al，2013；Oiu et al，2013；Langa，2015），可能的原因是减少了暴露于与阿尔茨海默病风险因子相关的小生活方式，诸如肥胖、糖尿病和吸烟（Langa，2015；Satizabel et al，2014）。但是，在我国，由阿尔茨海默病引起的痴呆已经成为人们特别关注的话题（Stouthard et al，1997），因为随着收入水平的增加和正在发生的人口结构的转变，与生活方式相关的危险因子目前也正在增加，老年人群数量的增长意味着阿尔茨海默病已经成为中国未来老年人的主要疾病。中国人的平均寿命在1993—2012年的20年间已经从70岁增加到75.2岁，根据人口比例估算，我国60岁以上的人群可能会从2010年的12%增加到2050年的33%（USCB，2014），而60岁以上的人群正是阿尔茨海默病最容易发生的年龄段。除了对人口增长造成的负担之外，有学者推测，由于阿尔茨海默病所产生的巨大的健康和护理负担将会自始至终给已经受到影响的中国经济的发展造成一个无法估量的冲击。以前的经济学研究推测2009年在世界范围内，为痴呆患者的花费为4 210亿美元，而中国在阿尔茨海默病上的开支约占了全球负担的10%（410亿美元）（ADI，2009）。以上海为例，在2006年花在每个阿尔茨海默患者身上的费用为19001人民币（2384美元，2006年的汇率）（Wang et al，2008）。但是非直接的（即未付的）护理费用（56%）部分左右着对整个费用多少的判断。以前的估算是由基于疾病费用来计算患者的直接的花费和间接的护理费用以及医药费用而得出的，所以，现有的对阿尔茨海默病的费用的估算忽略了对经济的更为广泛的溢出和互动效应。一般来说，在一定程度上，随着时间的推移，由非护理人员在护理方面所花费的时间也有一定的成本支出。以上各部门的经济效应，对中国未来因阿尔茨海默病对健康和经济所造成的负担的预测的规模提示中国的劳工市场也会受到影响。预测中国经济的发展、老年工作人群比例的增加、劳动力过剩（Das，2013）、长期的医疗健康和护理负担这些因素的联合作用将会影响劳动力供应和工资水平。M.R. Keogh-Brown等人就阿尔茨海默病对中国经济的冲击作用进行了研究，他们使用包括阿尔茨海默病进展的流行病模型和宏观经济学一般均衡模型（computable general equilibrium，CGE）的双仿真模型框架（double-simulation model framework）对2011—2050年阿尔茨海默病对中国经济的冲击和影响作用进行了预测（Marcus et al，2016）。由于经济的飞速发展，老年人群的增加和劳工市场结构的改变，中国的情况非常复杂并难以进行预测。但是CGE模型捕捉了所有有关的劳工市场结构以及公立的和私立的健康机构预算冲击，包括正在增长的60~70岁的工人人群，这个人群对剧烈增长的患有阿尔茨海默病的退休工人家属的比例产生了巨大的影响。M.R. Keogh-Brown等人的研究表明，未来中国人阿尔茨海默病的流行趋势以及对医保系统的负担见图15-1。从2011—2050年预测的阿尔茨海默病的流行趋势（图15-1a），阿尔茨海默病的发病率将从2011年的590

万迅速增加到2050年的2 770万，其中55%的患者处于阿尔茨海默病的1期（轻型）阶段。2013年预测的阿尔茨海默病的患病人数为640万人，这个数字与近期公开发表的文献基本吻合，2013年远东地区总的阿尔茨海默病的发病人数为1 050万人（Prince et al，2013），说明M.R. Keogh-Brown等人所用的模型还是基本上可行的。阿尔茨海默病对健康的负担（图15-1b），通过伤残调整寿命年计算（disablity adjusted life years，DALYs），在整个40年间，从620万增加到2240万美元，损失寿命年数（year of life lost，YLL）部分从45%增加到50%，进入阿尔茨海默病2期的生活在残疾状态下的年数部分（years lived with a disability，YLD）从30%下降到25%。图15-1c是在实际的劳动力下降方面所衍生的减少，包括直接的健康效应，正式的和非正式的医务护理，估计从2011年中国劳动力的0.37%增加到2050年的1.16%。图15-1d是政府财政预算中非护理花费部分，由于医疗单位花费的价格指数的保守性，随着时间的流逝，这部分将呈下降趋势。

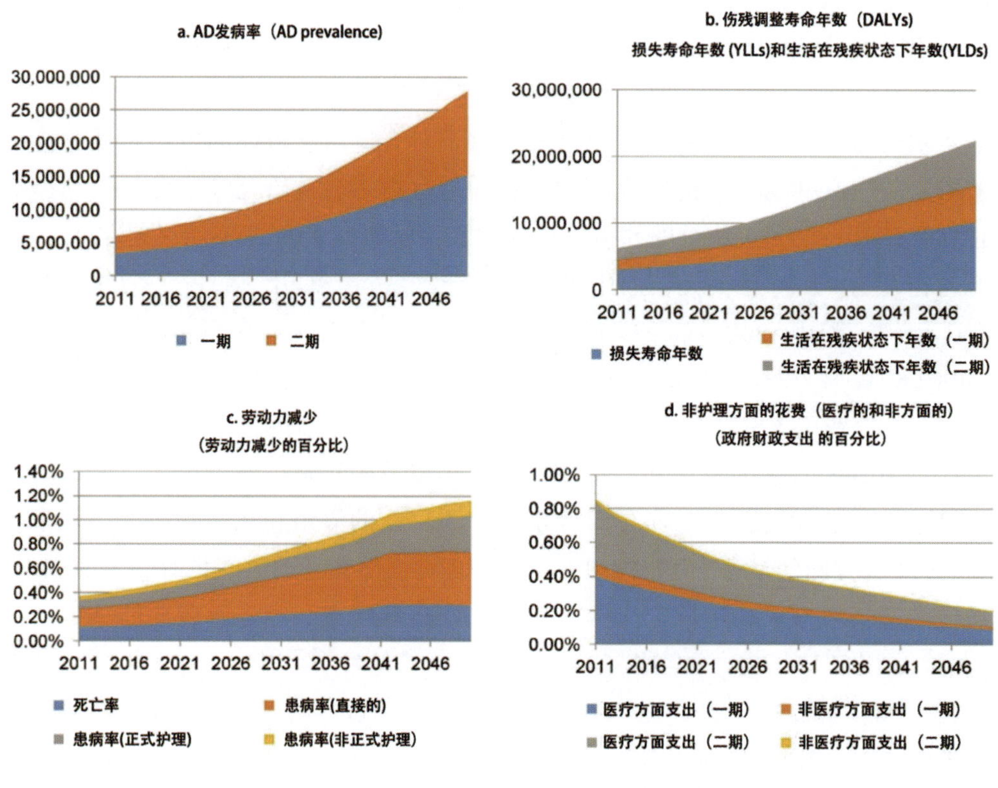

图15-1　中国阿尔茨海默病的负担冲击

表15-1　2011—2050年中国人均每病人每年阿尔茨海默病的负担［净现值（NPV）；8.0%每年的贴现率］

经济指标	GDP累计净现值（2011—2050；10亿美元）	占GDP净现值的百分比（2011—2050）份额	占有率
AD的经济负担	7 962	1.25%	100%
分解1			
死亡率	901	0.14%	11.3%
1期	3 585	0.56%	45%
2期	3 478	0.55%	43.7%

续表

经济指标	GDP 累计净现值（2011—2050；10 亿美元）	占 GDP 净现值的百分比（2011—2050）份额	占有率
分解 2			
直接的病人原因导致			
劳动力减少			
死亡率	901	0.14%	11.3%
患病率	1 286	0.20%	16.2%
间接的护理劳动力减少			
正常的护理	1 924	0.30%	24.2%
非正常的护理	798	0.13%	10.0%
其他间接花费			
医疗费	2 731	0.43%	34.3%
非医疗花费	319	0.05%	4.0%
健康指标			
AD 流行率	累积病例年（2011—2050；百万）	占老年人比率百分比（年龄 >60）	
总患病率	575	4.3%	
1 期	323	2.42%	56.1%
2 期	252	1.89%	43.9%
AD 健康的负担	累积寿命年（2011—2050；百万）	占老年人比率百分比（年龄 >60）	
总体（调整伤残寿命年）	531	3.98%	
损失生命年数	244	1.82%	45.9%
生活在残疾状态的年数	287	2.15%	54.1%
患病率（YLD）			
1 期	132	0.99%	46.1%
2 期	155	1.16%	53.9%
护理指标			
非正式护理时间损失	累积寿命年（2011—2050；百万）	占累积生命年的比率（所有年龄）	
日常生活的个人活动	57	0.11%	
理工作时间损失	累积工作年（2011—2050；百万）	占累积工作年的比率（所有年龄）	
总计	63	0.22%	
正式护理	45	0.16%	71.5%
非正式护理	18	0.06%	28.5%

表 15-2 呈现了阿尔茨海默病给经济造成的负担，总结了累积的健康和护理指标，来自上述的阿尔茨海默病健康预测以及累积的经济指标。在 2011—2050 年完全根除阿尔茨海默病将会增加中国国内生产总值达 8 万亿美元。由于以前的对阿尔茨海默病在经济上的花费使用了不同的方法，对疾病负担的经济学组成的价值是不同的，因而没有直接的比较疾病负担的预测。但是，就数据的内容来说，累计的 40 年的冲击与目前中国 2012 年的国民生产总值（8.1 万亿美元）是有比较性的，并且足以支撑未来 40 年的政府公共卫生预算的 1/4（目前占国民生产总值的 5%~5.4%）。表 15-2 中的分解经济指标表明了主要驱动的相对重要性。表 15-1 表明患病率的影响（88.7%）超过了死亡率的影响（11.3%），然而表 15-2 表明患病率的冲击主要由医疗费用所决定（34.3%），以及正式的护理（24.2%）。从劳动力市场的前景来看，阿尔茨海默病对经济的负担来源于 3 种基本相同的部分，包括患者特异性的劳动力影响（28%），间接的护理劳动力影响（34%）和间接的医疗花费（38%）。劳动力市场的影响占了总的经济负担的 62%。这说明了正确的工资模拟对阿尔茨海默病在经济负担方面评估的重要性。表 15-2 中的累积经济指标与以前预测的阿尔茨海默病对健康的负担是一致的，说明了阿尔茨海默病将是未来中国人的极大负担。在未来的 40 年中，4.3% 的中国人口将年龄超过 60 岁并可能患有阿尔茨海默病，这将导致由阿尔茨海默病引起的 4% 的伤残调整寿命年的损失。来自非正式的看护者的劳动力影响只占总的经济负担的 10%，但是，由于更多的人遭受护理负担和痛苦，从经济上讲，在那些年长的护理者中的非经济型护理者的时间损失是劳动力市场时间损失的 3~7 倍（从低到高）。非经济型健康负担指标，包括患者特异性的功能丧失和非经济型护理者的时间损失，代表了对经济指标的重要补充，从这里来看，政策制定者能够评估阿尔茨海默病的治疗和制定投资决定的人类财富的含义。

表 15-2　2011—2050 中国人均每病人每年阿尔茨海默病负担［净现值（NPV）；8.0% 每年的贴现率］

总数	平均每人国民产值净现值		每年每人国民产值的净现值	
	美元 (2011 净现值)	占年度每人国民总产值净现值百分比美元 (2011)	美元 (2011 净现值)	占总数%
	253.4	0.89%	45328	
分解 1				
死亡率	−59.6	−0.21%	5 121	11.3%
一期	159.5	0.56%	20 416	45.0%
二期	154.7	0.55%	19 801	43.7%

根据人口的改变，表 15-3 提示对疾病的经济负担是每人每年 253 美元。这就提示阿尔茨海默病所造成的经济负担将会减少所有中国人终生的经济收入，不管年龄，将近 1%，甚至校正了金钱的时间价值。每个活着的患者的国民产值的净现值大约在 45 300 美元。阿尔茨海默病的经济负担的动态轨迹可以从表 15-4 看到。为了比较和基准目的，图 15-4 中表示的是真实的国民产值（美元）影响（2011 年），而表 15-4c~d 显示的是国民产值净现值的影响。这些经济负担，通过真实的国民产值的影响来估算，从 2011 年的 150 亿，呈指数形式增长到 2050 年的 10 700 亿。

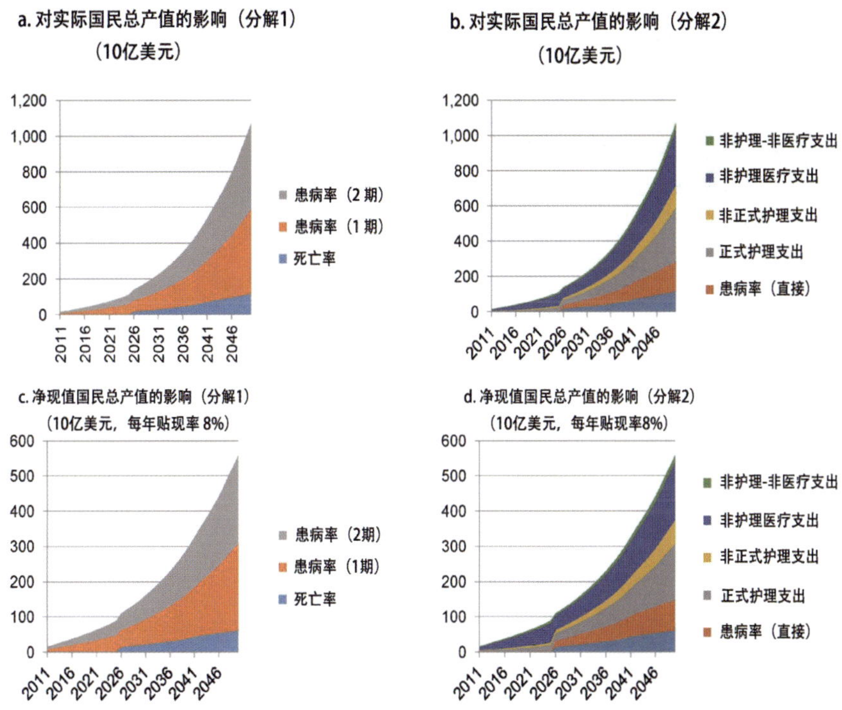

图 15-2　中国阿尔茨海默病负担对国民总产值净现值的影响变化

然而，由于方法学的不同，我们对 2050 年宏观经济的模拟估算在规模上以疾病药费为基础的美国 2050 年对阿尔茨海默病的经济负担的预测是 11 000 亿美元（以 2015 年的物价计）（Wang et al, 2008）。这就意味着在未来的 40 年，中国在经济（工资）条件和阿尔茨海默病健康负担方面和美国基本是相当的。

表 15-4c~d 所显示的国民生产值净现值的动态轨迹，表明未来阿尔茨海默病对中国负担也是呈指数关系增长，到 2050 年经济负担对中国的经济（5 590 亿美元）是 2011 年（150 亿美元）的 37 倍还多。此外，分解国民产值净现值的影响显示增加疾病对经济造成的负担在 2025 年有一个跳跃式的增长（当非技术性劳工不再超出市场需求），1 期和 2 期伤残率作用的长期的经济负担部分（表 15-1）是相同的，还有死亡率部分的增加（从 2011 年的 1% 到 2015 年的 11%），直接伤残部分（从 2011 年的 2% 到 2015 年的 16%），同时伴随着医疗费用部分的跌落（从 2011 年的 63% 降低到 2050 年的 30%）（表 15-2）。负担权重的转换既反映了人们对健康重要性认识的提高，同时也反映了护理工作对中国劳工市场的需求，以及医疗费用的降低主要是由于医疗单位费用的保守的价格指标。如果随着时间的推移医疗单位成本增长过快，那么医疗费用的权重和总的经济对疾病的负担也会增加得非常明显，总体来说，快速的和加速膨胀的阿尔茨海默病对经济带来的负担，反映了中国未来人口变化的重要性，以及未来 40 年中国经济增长和发展的轨迹。

第二节　罹患阿尔茨海默病的世界名人

阿尔茨海默病的多发年龄在 60 岁以后，所以这个人群的患病率是最高的（当然也有早

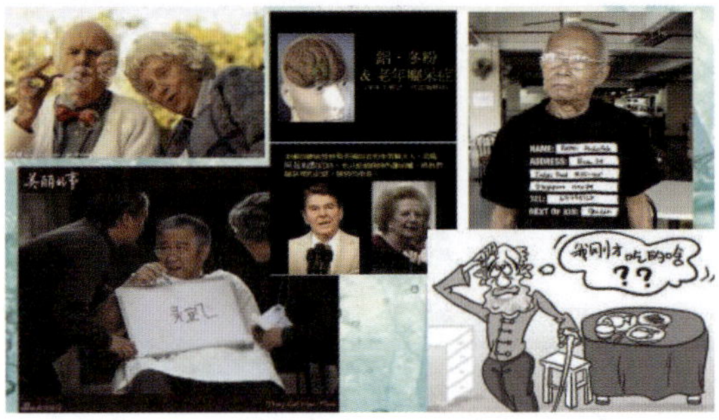

图 15-3　阿尔茨海默病患者的世界

发型阿尔茨海默病，早发型阿尔茨海默病的发病率要比晚发型的低，主要是家族性的，与遗传有关），所以阿尔茨海默病也被称为“老人杀手”，在年龄超过60岁的老人中，大约有5%的男性和6%的女性患病。今天，由于科学技术的发展和进步，物质的充裕，环境卫生的改善，人们的期望寿命也在不断地延长。而人类寿命的延长，说明进入老龄的人群数量在增加，同时也就意味着患病的患者也会增多。世界阿尔茨海默病协会2015年的公布调查结果显示，全球2015年新增加痴呆患者的数量为990万，平均每3s就有1名新的患者，到2050年，全球患有阿尔茨海默病的病人将从目前的4600万人增加到1.315亿人。美国阿尔茨海默病的研究工作多年来一直走在前沿，美国阿尔茨海默病也公布了2015年美国阿尔茨海默病年度报告，2015年的年度报告的名字叫作“事实与数据”。88页的报告详尽地描述了阿尔茨海默病在各个方面的进展及现状。据估计，2015年美国治疗痴呆的费用约为2260亿美元，到2050年会高达1万亿美元。世界阿尔茨海默病2015年报告的出炉提供了一些令人清醒的数据。同样长达88页的报告更新了全球痴呆的患病率、发病率、费用以及趋势的最新数据，并估计这些数字在未来将如何增长。作者指出，由于现有证据质量的改变，新报告中计算的患病率与2009年发布的《世界阿尔茨海默病报告》不同。尽管随着公共卫生的改善，高收入国家特定年龄段痴呆的患病率可能会有所下降，但报告指出“目前支持这一观点的证据薄弱且尚无定论”。

阿尔茨海默病的平均生存期只有5.9年，是威胁老人健康的“4大杀手”之一，每年全世界有无数的老人被它夺去生命。说到这个病，人们会想起因为患上这种病而在2004年去世的美国前总统里根。其实，世界上有很多像里根这样的名人，他们曾经历生命的最辉煌时期，但在步入老年之后，却没能逃脱阿尔茨海默病的魔爪，最后在与病魔的抗争中痛苦离去。

一、美国前总统里根，他使得全球的人都关注起阿尔茨海默病

罗纳德·威尔逊·里根（Ronald Wilson Reagan）于1911年2月6日生于美国伊利诺伊州坦皮科城。美国杰出的右翼政治家，曾担任第33任加利福尼亚州州长，第40任（第49~50届）美国总统（1981—1989年）。他也是一名伟大的演讲家。在踏入政坛前，里根也担任过运动广播员、救生员、报社专栏作家、电影演员、电视节目演员、励志讲师，并且是美国影视演员协会（screen actors guild）的领导人。他的演说风格高明而极具说服力，被媒体誉为“伟大的沟通者”（the great communicator）。历任总统之中，他就职年龄最大，并且是历任总统中唯一的一位演员出身的总统。里根在1989年1月11日于白宫的总统办公室经由电视转播发表了全国告别演说，9d后便离开总统职位，由布什接任。在布什的就职典礼结束后，里根回到了他位于加州圣芭芭拉市（Santa Barbara）附近的大牧场，每天在那里写他的自传、骑马、伐木。他最后迁徙至位于加州贝艾尔（Bel-Air）的新家。在1989

年的秋天，里根应富士通集团之邀前往日本进行了 2 次演说并参加了几次宴会，这 9d 的行程付给里根的酬金高达百万元，超过了他担任 8 年总统的薪水总和。里根偶尔会代表共和党露面，包括在 1992 年的共和党全国代表大会上，他发表了精彩演说。他公开支持单项否决权、平衡预算的宪法修正案，并撤销宪法第 22 号修正案——限制了总统只能连任 1 次的修正案。

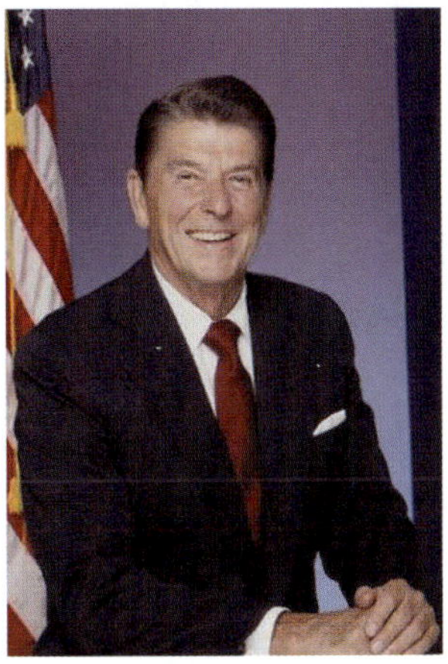

图 15-4　美国前总统里根

1994 年 11 月 5 日，里根宣布他被诊断出罹患阿尔茨海默症。他经由手写信件来向全国说明他的健康状况，由于他一向乐观的态度，他最后总结道："我知道我正在走向我人生旅程中的黄昏。我知道对美国而言前方总是有着灿烂的黎明的。谢谢你们，我的朋友们。愿上帝永远祝福你们。"一年接着一年过去，阿尔茨海默病慢慢地摧毁了里根的脑部能力，迫使他过着与世隔绝的生活。2000 年 8 月，美国《新闻和世界周刊》报道出里根病危的消息，但顽强的生命力使里根又活了近 4 年。到了 2003 年年底，里根进入阿尔茨海默症的末期。

2004 年 6 月 5 日，里根于家中死于肺炎，享年 93 岁。他的遗体开放让公众瞻仰。整场国葬仪式庄严，隆重盛大，在世的数位美国总统和众多外国元首都参加了这次葬礼。由于里根在世时酷爱吉利贝利公司出产的软心豆粒糖，也放了一小罐在他口袋中随他下葬。

里根是到目前为止活得最久的美国总统，总计 93 年多，超过了约翰・亚当斯的纪录，里根也是就职时最老的（70 岁）总统。

盖洛普民意测验做了一次谁是最受欢迎的美国总统的调查。罗纳德・里根得到最高的 87% 支持，接下来依序是约翰・肯尼迪、德怀特・艾森豪威尔、富兰克林・德拉诺・罗斯福。里根在接下来每年的许多民调测验中继续被选为最好的美国总统之一。

从 1994 年被确诊患上阿尔茨海默病，到 2004 年 6 月 5 日以 93 岁高龄病逝，在这期间的 10 年间，美国媒体将一个患了阿尔茨海默病的前总统的生活情况不断公布在媒体上，使得全世界的人都"目睹"了里根病情发展的全过程。美国媒体曾这样报道里根的情况："这位曾连任 2 届美国总统的重量级人物如今不仅不会说话、步行，不能自己吃饭，甚至认不出自己的妻子。他整日卧床，只偶尔坐一会儿轮椅。"1994 年，里根患阿尔茨海默病的情况首次被披露后，里根夫妇 2 人的生活便发生了很大变化。起初，里根每天还花好几个小时待在世纪城办公室。他经常锻炼，打高尔夫球，在特工处保安人员陪同下沿海滩散步。随着里根的病情不断加重，南希对丈夫更是悉心照料，并对此毫无怨言。但她不再播放里根政治生涯中的重大事件录像了，因为这时的里根已经认不出里面的人。

里根被确诊患上阿尔茨海默病后，就向社会公开了自己的病情，以自己的知名度唤醒全世界对这种疾病的关注。1983 年，里根在担任总统时就签署法令，将每年的 11 月定为全国阿尔茨海默病月，而 1995 年成立的里根和南希研究所，也是专门研究这种疾病的。

正是里根和夫人南希与疾病斗争的巨大勇气，赢得了人们的高度评价：里根对人类的最大贡献之一，就是引起了全世界对这种疾病的关注。

美国阿尔茨海默病协会资深副主席凯恩说："里根为战胜阿尔茨海默病做出了 2 项巨

大贡献，一是极大地提高了公众对这种病的认识，二是使人们勇于公开谈论这种疾病。阿尔茨海默病过去是一种许多人羞于启齿的病症，里根的勇气鼓舞了成千上万的患者。”

二、英国前首相撒切尔夫人

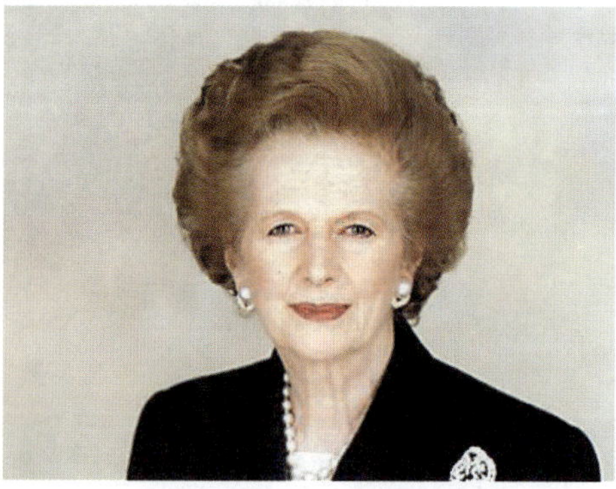

图 15–5　英国前首相撒切尔夫人

玛格丽特·希尔达·撒切尔，英国右翼政治家，第 49 任英国首相，1979—1990 年在任。她是至今为止英国唯一的一位女首相，也是自 19 世纪初利物浦伯爵以来连任时间最长的英国首相。她的政治哲学与政策主张被通称为“撒切尔主义”，在任首相期间，对英国的经济、社会与文化面貌作出了既深且广的改变。在担任首相前后因高姿态地反对共产主义，而被苏联媒体戏称为“铁娘子”，这个绰号甚至成为她的主要标志。

1970 年，进入爱德华·希思内阁担任教育及科学大臣。1975 年出任保守党党魁。1979 年率领保守党重夺政权，展开保守党长达 18 年的执政。其领导保守党在 1979 年、1983 年和 1987 年 3 次大选中接连胜出，仅次于哈罗德·威尔逊。1990 年未能击败党内对手迈克尔·赫尔塞廷，宣布辞职，其后她所属意的候选人财政大臣约翰·梅杰参选并最终获胜，她于 11 月 28 日正式离任，结束了长达 11 年 6 个月的执政。1990 年下台后，继任的保守党约翰·梅杰政府以及工党托尼·布莱尔政府，依然沿行了她所推行的经济变革，该政策方向持续到 2008 年世界金融危机爆发。

2013 年 4 月 8 日，撒切尔夫人因中风病逝，终年 87 岁，骨灰被安葬在切尔西皇家医院墓地、亡夫丹尼斯的坟墓旁边。2002 年 3 月，由于数次轻度中风，撒切尔夫人退出一切社交活动。中风后，撒切尔夫人的记忆力大大受损，她几乎从不读书看报，因为这对于她已经“毫无意义”，她几乎是看了下句忘了上句，有时候甚至是一句话没有读完就忘了开头。不过她患上的健忘症非常奇怪，她能清楚地回忆起半个世纪前的事情。有一次，她的一位朋友来看她，在交谈中对方随口说道：“哦！这简直就像战时的定量配给！”撒切尔夫人在听到“定量配给”后眼睛一亮，萎靡的她忽然容光焕发，滔滔不绝地和朋友讲述起了二战时的许多往事，包括她如何将单调乏味的猪肉罐头烹调成美味食品的每一个小细节。

2008 年 9 月 4 日，英国前首相玛格丽特·撒切尔之女卡罗尔·撒切尔正式出版《在金鱼碗里游泳》一书，书中详细叙述了当年 83 岁的撒切尔夫人自 8 年前开始失忆，随后患上严重的阿尔茨海默病一事。卡罗尔告诉读者，撒切尔夫人几乎无法拼凑出一句完整的话。“现在，只有当她谈及唐宁街首相府的生活时，才能偶尔看到当年的影子。”卡罗尔写道，“我总以为母亲永远不会老去，她是铁打的、坚不可摧的，她的记忆力曾经如同高效数据库，能随口说出几年前的经济统计数据，不用查阅任何资料。实在难以想象曾经睿智能干的母亲已患上阿尔茨海默病。”“可如今，她会在完全不自知的情况下重复问同一个问题。医生说，这是多次中风留下的后遗症。”

第 84 届奥斯卡奖最佳女主角奖由《铁娘子》一片中饰演英国前首相撒切尔夫人的美国

演员梅丽尔·斯特里普夺得。面对《铁娘子》，英国各界感受各有不同。有消息称，影片未能全面描绘撒切尔在1979—1990年在位期间的政策和对英国造成的影响，反而透过影像强调她罹患阿尔茨海默病的光景，英国社会对此多有微词。

撒切尔夫人本人和家人始终拒绝观看影片。女儿卡洛透露，影片开拍前，梅丽尔曾要求与撒切尔夫人见面，但遭回拒。卡洛说，她和兄长马克都收到《铁娘子》在伦敦首映的邀请，但她们没有兴趣参加，“我们的母亲也不会观看这部电影”。

影片中某些场景把这位前首相塑造成一个罹患阿尔茨海默病的老妇，在英国朝野争议不断，多位英国议员认为，这部影片对撒切尔夫人形象塑造“冒昧且不公正”。

三、英国前首相因病辞职

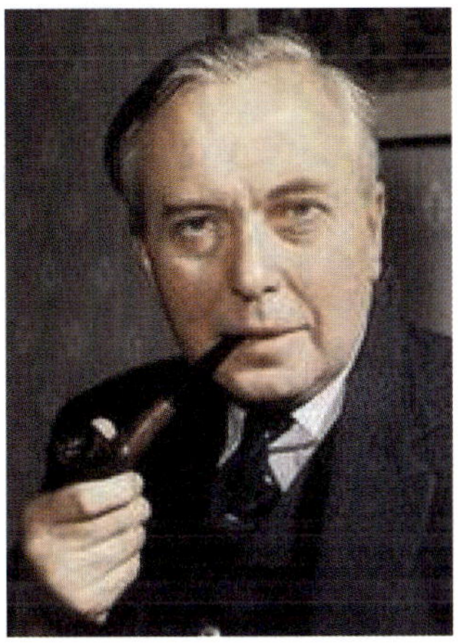

图 15-6 英国前首相威尔逊

詹姆士·哈罗德·威尔逊，里沃的威尔逊男爵，KG，OBE，FRS，PC（James Harold Wilson，Baron Wilson of Rievaulx，1916年3月11日至1995年5月24日），是20世纪一位最重要的英国政治家。曾分别在1964年、1966年、1974年2月和1974年6月的大选中胜出。虽然他每次在大选中只是险胜，但综合而言，他在大选赢出的次数，冠绝所有20世纪的英国首相。另外，比较其他同时代的政治人物，他被普遍认为是一位智慧型的政治家。在1964—1970年和1974—1976年4月间，威尔逊2度担任英国首相，他以自己招牌式的吸烟斗形象，很快受到公众的喜爱。

正当政治生涯如日中天的时候，威尔逊却在1976年3月做出震惊全国的决定：辞去首相的职务。因为这时他已经感受到阿尔茨海默病的影响：记忆力衰退，难以集中精神处理政务。

1976年3月16日，威尔逊突然以倦怠为由，宣布自己将会辞去首相一职。而早在20世纪60年代晚期，威尔逊就已向同僚透露，自己最多只能够续任8~9年首相。到了1976年，威氏发现自己患上初期的阿尔茨海默病，以往强劲的记忆力和集中力皆急速退化。

威尔逊宣布辞职后，英女皇伊丽莎白二世特意到唐宁街10号参加晚宴，以感谢他的贡献。除他以外，只有丘吉尔爵士曾获同样的荣誉。

1983年，威尔逊正式从下议院退休，之后不久，他的阿尔茨海默病的病情明显恶化，精神状态更是不断衰退。1985年以后，威尔逊已甚少在公众场合露面。1995年5月24日，威尔逊因大肠癌于伦敦病逝，享年79岁。

四、《百年孤独》作者马尔克斯

凭借《百年孤独》得到1982年诺贝尔文学奖的国际文学大家、哥伦比亚作家加西亚·马尔克斯，近年也患上了阿尔茨海默病。后由马尔克斯的弟弟杰梅披露，时年85岁的马尔克斯因患阿尔茨海默病再也无法写作，计划中的回忆录《为小说而生》的第二、第三部也将无法完成。这位文学巨匠经常不记得什么时候吃的早餐，连最亲近的朋友都不认得。其弟透露，马尔克斯家族有阿尔茨海默病遗传史，此前马尔克斯因患淋巴癌接受化疗，导致大脑部神经元受损，加速了他罹患阿尔茨海默病。

“但他依然幽默、快乐和充满激情，就跟他平时那样。”

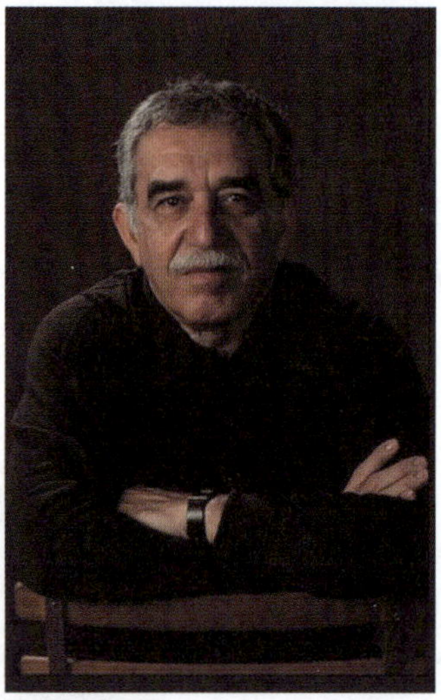

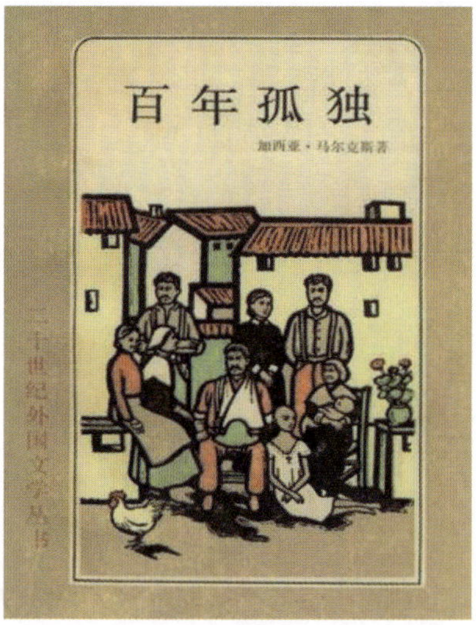

图 15–7 马尔克斯和他的《百年孤独》

马尔克斯得了阿尔茨海默病，开始了遗忘这个过程，开始遗忘这个世界。在他的《百年孤独》中已经提前预言了自己的这一命运，或者说，“失眠症”那一段写的就是他所经历的家族噩梦。

《百年孤独》中讲述了这样的情节：一种会传染的失眠症袭击马孔多，村民开始失眠，50 多个小时无法睡着。这种疾病袭来时，一个也逃避不了。伴随失眠症而来的是健忘症，最后奥雷连诺上校发明了如何与健忘症作斗争的方法。对此，书中这样写道：

在几个月中帮助大家跟健忘症进行斗争的办法，是奥雷连诺发明的。他发现这种办法也很偶然。奥雷连诺是个富有经验的病人——因为他是失眠症的第一批患者之一。有一次，他需要一个平常用来捶平金属的小铁砧，可是记不起它叫什么了。父亲提醒他：“铁砧。”奥雷连诺就把这个名字记在小纸片上，贴在铁砧底儿上。现在，他相信再也不会忘记这个名字了。可他没有想到，这件事儿只是健忘症的第一个表现。

过了几天他已觉得，他费了很大劲才记起试验室内几乎所有东西的名称。于是，他给每样东西都贴上标签，现在只要一看标签上的字，就能确定这是什么东西了。不安的父亲叫苦连天，说他忘了童年时代甚至印象最深的事，奥雷连诺就把自己的办法告诉他，于是霍·阿·布恩迪亚首先在自己家里加以采用，然后在全镇推广。他用小刷子蘸了墨水，给房里的每件东西都写上名称：“桌”“钟”“门”“墙”“床”“锅”。然后到畜栏和田地里去，也给牲畜、家禽和植物标上名字：“牛”“山羊”“猪”“鸡”“木薯”“香蕉”。人们研究各种健忘的事物时逐渐明白，他们即使根据标签记起了东西的名称，有朝一日也会想不起它的用途。随后，他们就把标签搞得很复杂了。一头乳牛脖子上挂的牌子，清楚地说明马孔多居民是如何跟健忘症作斗争的：“这是一头乳牛。每天早晨挤奶，就可得到牛奶，把牛奶煮沸，掺上咖啡，就可得牛奶咖啡。”就这样，他们生活在经常滑过的现实中，借助字能把现实暂时抓住，可是一旦忘了字的意义，现实也就难免忘诸脑后了。

在这本小说里，马尔克斯提醒所有人，历史是那么容易遗忘。家族遗传病的梦魇也许在时刻提醒马尔克斯本人，拒绝遗忘，逃避遗忘。马孔多每一代布恩迪亚家族的男人都是无疾而终。而他作为加西亚·马尔克斯家族一员，在阿尔茨海默病面前，无处逃遁，但正如《百年孤独》的中文译者范晔得知老马罹患阿尔茨海默病所感叹的，“或许他不像别人以为的‘失智’，而是脱去尘俗缠累，终于进入吉卜赛智者梅尔基亚德斯的境界”。

五、高锟：2009 年诺贝尔物理学奖得主

高锟，华裔物理学家，生于中国上海，祖籍江苏金山(今上海市金山区)，拥有英国、美国国籍并持中国香港居民身份，在香港和美国加州山景城两地居住。高锟为光纤通讯、电机工程专家，华文媒体誉之为“光纤之父”、普世誉之为“光纤通讯之父”（father of fiber optic communications），曾任香港中文大学校长。2009 年，与威拉德·博伊尔和乔治·埃尔伍德·史密斯共享诺贝尔物理学奖。

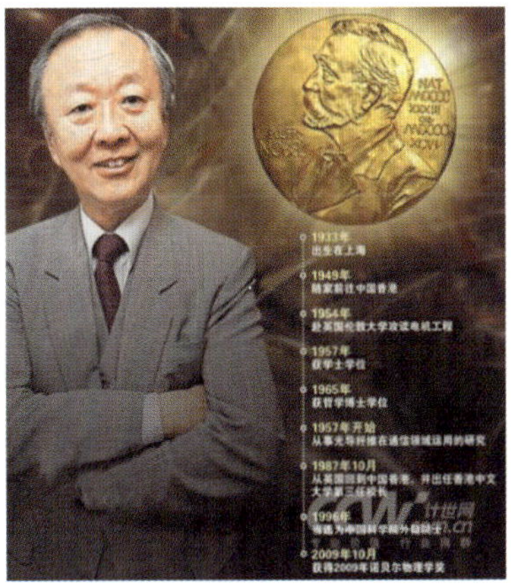

图 15-8　华裔物理学家高锟

高锟在 2002 年或之前完成英文自传《A Time and a Tide: Charles K. Kao: A Memoir》，许迪锵翻译的中文译本《潮平岸阔——高锟自述》于 2005 年出版。2003 年年初，高锟证实罹患早期阿尔茨海默病，并接受治疗，但到 2009 年高锟得到诺贝尔物理学奖时才被广泛报道。据诺贝尔奖得主高锟的夫人黄美芸向媒体透露，高锟 20 年前就有老年痴呆的迹象，2002 年病情恶化，目前注意力最多集中 5~10min，对日常生活已没有主见。在 2010 年 10 月 21 日“世界阿尔茨海默病日”当天，“光纤之父”高锟夫妇成立“高锟慈善基金”，并协同志愿机构和大学资源，教育公众认识阿尔茨海默病。其夫人黄美芸接受香港《明报》采访时指高锟“老人家记性差”，时而忘记锁匙或书本放在哪里，不过病情轻微，认人、认路均没有问题。高锟时常在太太的扶持下在校园内四处走动，香港中文大学的学生们大都有幸时常看到他们夫妇相互扶持、相濡以沫的幸福场景。

2009 年 10 月 6 日，瑞典皇家科学院向高锟颁授诺贝尔物理学奖。12 月 8 日，高锟的演说《古沙递捷音》由夫人和中大 4 名教授按照《潮平岸阔》内容代笔，夫人代为发表。12 月 10 日，高锟在诺贝尔典礼上获特别安排，免除走到台中领奖、鞠躬 3 次的礼仪，瑞典国王卡尔十六世·古斯塔夫破例走到他面前颁奖。皇家科学院说，高锟在“有关光在纤维中的传输以用于光学通信方面”取得了突破性成就，他将获得 2009 年物理学奖一半的奖金，共 500 万瑞典克朗。

（崔建奇）

参考文献

[1] A A. Changing the Trajectory of Alzheimer's disease: How a Treatment by 2025 Saves Lives and Dollars. Alzheimer's Association，Chicago, 2015.

[2] ADI. World Alzheimer Report 2014. Alzheimer's disease International，London, 2014.

[3] ADI. World Alzheimer Report 2009. Alzheimer's disease International, London, 2009.

[4] Brookmeyer R, Gray S, Kawas C. Projections of Alzheimer's disease in the United States and the public health impact of delaying disease onset. Am. J. Public Health,1998, 88: 1337–1342.

[5] Brookmeyer R, Johnson E, Ziegler–Graham K, et al. Forecasting the global burden of Alzheimer's disease. Alzheimer's Dement, 2007, 3:186–191.

[6] Das M, N'Diaye P. Chronicle of a Decline Foretold: Has China ReAChed the Lewis Turning Point? IMF Working Paper WP/13/26 (January, http://www.imf.org/external/pubs/ft/wp/2013/wp1326.pdf (accessed June 24, 2015)).

[7] Katzman R. The prevalence and malignancy of Alzheimer disease: A major killer. Arch Neurol, 1976, 33 (4):217–218.

[8] Langa K M. Is the risk of Alzheimer's disease and dementia declining? Alzheimer's Res. Ther, 2015, 7: 34.

[9] Marcus R, Keogh–Brown, Henning Tarp Jensen, et al. The Impact of Alzheimer's Disease on the Chinese Economy. EBioMedicine, 2016, 4: 184–190.

[10] Matthews F E, Arthur A, Barnes L E, et al. A two–decade comparison of prevalence of dementia in individuals aged 65 years and older from three geographical areas of England: results of the Cognitive Function and Ageing Study I and II. Lancet, 2013, 382: 1405–1412.

[11] Nussbaum R L, Ellis C E. Alzheimer's disease and Parkinson's disease. N. Engl. J. Med., 2003, 348: 1356–1364.

[12] Prince M J, Acosta D, Castro–Costa E, et al. Packages of care for dementia in low– and middle–income countries. PLoS Med., 2009, 6: e100–176.

[13] Prince M, Guerchet M, Prina M. Policy Brief for Heads of Government: The Global Impact of Dementia 2013–2050. Alzheimer's disease International, London, 2013.

[14] Qiu C, von Strauss E, Bäckman L, et al. Twenty–year changes in dementia occurrence suggest decreasing incidence in central Stockholm, Sweden. Neurology, 2013, 80:1888–1894.

[15] Satizabal C L, Beiser A, Chêne G, et al. Temporal trends in dementia incidence in the Framingham study. Alzheimer's Dement, 2014, 10.

[16] Wang G, Cheng Q, Zhang S, et al. Economic impact of dementia in developing countries: an evaluation of Alzheimer–type dementia in Shanghai, China. China J. Alzheimer's Dis, 2008, 15: 109–115.

[17] Wimo A, Winblad B, Jönsson L. The worldwide societal costs of dementia: estimates for 2009. Alzheimer's Dement, 2010,6: 98–103.

[18] http://news.medlive.cn/uploadfile/20150902/14411602338388.pdf.

第十六章 阿尔茨海默病的研究历史与方向

内容提要

英国诗人雪莱曾这样写道："历史，是刻在时间记忆上的一首回旋诗。"以史为鉴，读史明智。对AD的研究已有百余年的历史，科学家们在这百年的研究中不断从前辈的经验和教训中汲取力量，不断思考，不断创新，不断反省，逐渐形成了相应的学术流派。通过学习历史，我们可以了解科学家们对该病的不断认识过程；通过学习历史，我们可以了解对该病治疗手段的研究方向。

目　录

第一节　阿尔茨海默病的研究历史

一、20世纪中叶前：临床与实验学的发现

1906年11月4号，在德国图宾根（Tubingen）召开的第37届德国西南精神病学年会上，阿勒斯·阿尔茨海默（Alois Alzheimer）医生首次在会议报告中描述了 "一种罕见的疾病"（Alzheimer，1907）。患者名为奥古斯特·蒂（Auguste D.），56岁，女性，于1901年来法兰克福精神病院就诊。就诊时出现了如下症状：逐渐增强的睡眠障碍，严重的记忆缺失，毫无根据地猜疑家人包括怀疑丈夫的忠诚度，讲话困难并且很难理解别人的言语，随着时间的推移，其症状逐渐恶化，并于1906年去世。由于阿尔茨海默医生第一次见到像奥古斯特·蒂一样的病例，他很好奇奥古斯特·蒂脑内发生了哪些改变，在征得患者家属的同意后对奥古斯特·蒂进行了尸体解剖，并且将她的大脑组织运输到慕尼黑。在德国著名病理学家克雷佩

林（Emil Kraepelin）教授的实验室，借助显微镜和一些神经染色技术，他惊奇地发现，奥古斯特·蒂的大脑严重萎缩，在掌管着人的记忆、思考、判断和语言能力的大脑皮层部分尤为明显。显微镜下，小血管里布满了脂肪沉积物，坏死的脑细胞和异常的沉积物充满了四周，并且脑内具有神经元纤维缠结和老年斑的形成。由于当时德语在精神病学科里面是通用语言，随后，在 1910 年，克雷佩林在其撰写的第八版精神病学一书中首次提出“阿尔茨海默病” 的概念，也从此在医学和社会学的词典中加入了这样一个沉重的名词，并开启了人类对该病的研究旅程。

1911 年，阿尔茨海默医生报道了另外一例男性患者约瑟夫·福，该患者在慕尼黑接受了 3 年多的住院治疗后去世（Alzheimer，1911）。在克雷佩林 1910 年的著作中已经明确指出，约瑟夫·福所患的就是阿尔茨海默病。随后，根据尸检结果再次确认了诊断。但与奥古斯特·蒂不同，在约瑟夫·福的脑内仅仅发现了老年斑，并没有神经元纤维缠结。这给当时的研究带来了争论：这种只有老年斑病理特征的病例与那种老年斑与神经元纤维缠结并存的病例是否属同一种类型疾病。直到 1998 年，借助现代的显微成像手段，穆勒和格雷柏 2 位科学家发现，约瑟夫·福和奥古斯特·蒂的病理改变是阿尔茨海默病不同病程阶段的表现（Moller et al，1998），并且，通过分子生物学检测手段，格雷柏还发现了约瑟夫·福事实上还是一个 Apo E ε 3 等位基因突变的纯合子携带者（Graeber et al，1997）。由此，阿尔茨海默医生事实上不仅仅是报道了这样一个疾病，还首次发现了该病不同阶段的病理特征，虽然当时他并不清楚他的贡献。

事实上，老年斑不仅仅存在于阿尔茨海默病的患者脑内。1911 年，西姆克维茨（Simchowitz）在一些老年的痴呆患者脑内发现了一些颗粒空泡样的退变和老年斑，但对于这些斑块的形成究竟是血管源性还是局域源性这个问题，科学家们各执其说。1927 年，保罗·迪（Paul Divry）在其发表的论文中指出，基于老年斑与神经元纤维缠结的核心部分都是嗜刚果红特征，他认为二者的来源事实上是一样的，并且，他首次指出了淀粉样蛋白与老年斑之间的关系（PD，1927）。之后，对于这类病变的称呼从“脑血管的嗜刚果红退变”，演变成为“嗜刚果红的血管病”，以及最终定义为“脑淀粉样血管病”（cerebral amyloid angiopathy，CAA）（Vinters，1987）。

1915 年 12 月 19 日，阿尔茨海默医生因心力衰竭在西里西亚的布雷斯劳市（现波兰的弗洛茨瓦夫）逝世，享年 51 岁。阿尔茨海默医生是整个阿尔茨海默病研究领域的奠基人，也是该病病理学研究的开创人。他坚信临床工作与实验室研究是相互促进、相互补充的，他借助显微镜技术来探索精神病学患者脑内的微观结构变化的思路在此后逐渐得到了发扬光大（Weber，1997）。虽然在他 1906 年的会议报道中，没有几位科学家对他的报道感兴趣，并且之后的一段时间里，在饱受战乱和面临经济复苏艰巨任务的这个星球里，这个疾病的重要性也没有得到关注，以至于他的名字被遗忘了近半个世纪，但让他生前完全没有想到的是，他所报道的这个病例在 100 年之后的今天受到了全球的高度关注，他的名字也永远铭刻在神经和精神疾病研究的历史丰碑上。

二、电镜发明后带来的革命

1931 年，德国人厄恩斯特·莱兹（Ernst Leitz）与卡尔·蔡斯（Carl Zeiss）共同研发了电子显微镜，其放大倍数可高达 100 万倍。电镜的发明为科学家提供了有利工具，极大地促进了脑细胞的深入研究。1963 年，英国科学家基德（Kidd M）和美国科学家罗伯特·特里（Robert Terry）分别在 Nature 和 J Neuropathol Exp Neurol 杂志上发表论文（Terry，1963；

Kidd，1963），他们同时利用电镜鉴定出AD患者脑内的神经元纤维缠结的主要成分是双螺旋纤维丝。基德在文中写道："与正常人脑内神经元相比，AD患者脑内存在大量异常的神经元，这些神经元内包含了许多长短不一的成束状的平行状纤维丝，它们往往覆盖了核所在位置，只留下了一小部分正常的胞浆环绕在细胞膜周围。令人印象深刻的是，在某些层面的脑片中，纤维丝在出现分叉或者形成螺旋的位置形成了一个环。""在束状纤维的中间，发现了一些类似阿米巴形状样的退化的线粒体。"

1964年，特里又在《American Journal of Pathology》上发表论文，详细描述了AD患者脑内的超微结构变化（Terry et al，1964）。他描写道："电镜下，我们可以看到AD患者的老年斑主要由4个部分组成，中心区的纤维状核，细胞核周体，大量神经原纤维充斥的轴突和树突以及由高密度小体组成的细胞突起""老年斑核心区域的纤维状物质与神经原纤维缠结不一样，其细胞组分可能是小胶质细胞……来自神经元的轴树突内高密度的物质往往只能在老年斑中检测到""在AD患者脑组织中，可以发现4种不同类型的纤维成分，在轴突中发现的100A直径的神经元纤维在缠结和异常的树突中很常见，而在树突中发现的200A的神经原纤维却在神经的核周体中很少见，星形胶质细胞纤维往往是60A，中空而结实，斑块内纤维丝是90A直径，相互交错且中空""斑块由淀粉样纤维丝组成核心，由过度神经丝充斥的轴突和树突以及含有薄层样致密物的神经突起围绕在核心周围"。

这些借助于电子显微镜的发现，较大程度地帮助了科学家们进一步深入理解AD脑内的病理改变并且提供了开展下一步分子生物学机理研究的方向。并且，基于此，人们开始将脑内老年斑的含量及受损脑的体积等参数与临床痴呆程度进行关联性分析，尽管若干年之后（1991年）发现这些关联并不正确。

三、20世纪后期：2大学说的奠定

1976年，神经病学家罗伯特·卡兹曼（Robert Katzman）在他编辑出版的《神经病学档案》（《Archives of Neurology》）中，把阿尔茨海默病确定为痴呆的最常见病因及威胁公共健康的主因之一。伴随阿尔茨海默病的发病率上升及其危害与日俱增，国际上纷纷成立了多个研究机构，如美国国家老年研究院、阿尔茨海默病协会等，并投入大量的资金致力于该病的深入探索和研究，并基于这些研究成果逐渐形成了如下有关疾病形成的2大学说：

（一）β-淀粉样蛋白学说

1984年，研究员George Glenner和Cai'ne Wong利用液相色谱技术首次从AD患者脑内分离出一种新的脑血管淀粉样蛋白，即β-淀粉样物。目前认为它是组成阿尔茨海默病脑内斑块的主要成分，也是引发神经细胞损伤的主要诱因（Glenner et al，1984）。

1992年，基于前期研究，研究者提出了淀粉样肽级联假说（amyloid cascade hypothesis）（Hardy et al，1992）。该假说最初认为，当β-淀粉样多肽产生增多或清除减少时，β-淀粉样多肽聚集积累形成淀粉样斑块，进一步导致神经元死亡和神经纤维缠结形成，从而引起了认知功能的障碍。因此，我们有必要从β-淀粉样多肽的生成开始探讨整个β-淀粉样蛋白学说。

1. APP基因及突变体研究

β-淀粉样前体蛋白（APP）是一类I型跨膜糖蛋白，其基因定位于第21号染色体，由19个外显子横跨290kb的基因组区域而组成（Yoshikai et al，1990）。在人类染色体上，由于选择性剪切的不同，可以产生不同的APP亚型，其长度从365~770个氨基酸不等，其中APP695亚型在人神经组织中高表达。由于APP基因较长，其突变被作为家族性AD遗传的最早研究基因。目前已有50个APP的基因突变被证明与AD相关（表16-1），其中，瑞典型突变体是 670 位赖氨酸突变为天冬氨酸，671 位的蛋氨酸突变为亮氨酸的双突变体，这个突变体是 Mullan 等人于 1992 年在 2 个瑞典 AD 家系中发现的（Mullan et al，1992）。而且，基于这个突变体所制备的细胞模型（Citron et al，1992）和转基因鼠（Chapman et al，1999）模型都出现了 $A\beta_{40}$ 或 $A\beta_{42}$ 的含量升高，但并不改变 $A\beta_{40}/A\beta_{42}$ 的比例。另外一种重要的突变体是印第安型突变体，是由第 717 位的缬氨酸突变为苯丙氨酸，最早由印第安纳大学医学院的 Murrell 等人从 1 个罗马尼亚的早发性 AD 家系中鉴定出来的（Murrell et al，1991）。之后在一个先人是罗马尼亚的奥地利人中和 2 个德国兄妹的病例中也发现了同样的突变（Finckh et al，2005）。这个突变体的特点是发病年龄非常早，如后面发现的 3 个病例的发病年龄均不超过 40 岁。将该突变体转入各种细胞系中的研究发现，V717F 的突变主要增加的是 $A\beta_{42}/A\beta_{40}$ 的比例（Suzuki et al，1994；Tamaoka et al，1994）。随后，在 717 位点上，人们还先后发现了 V717G（Chartier-Harlin et al，1991）、V717I（Goate et al，1991）、V717L（Murrell et al，2000）3 种突变体。有意思的是，这个位点的突变均可以明显增大 $A\beta_{42}/A\beta_{40}$ 的比例。并非所有的 APP 基因突变体都是促进 β-淀粉样多肽形成的，2012 年，冰岛科学家 Jonsson T 等人报道了一种位于 APP 基因 673 位氨基酸由丙氨酸突变为苏氨酸的突变体，该突变位点临近于 APP 的 β 分泌酶切割位点，突变后可以降低 β-淀粉样多肽的生成约 40%，并且携带此突变体的个体能避免出现与衰老相关的学习记忆障碍（Jonsson et al，2012）。

表 16-1　常见 APP 突变及致病性

突变位点	临床表型	病原性	神经病理	生物学效应	突变位置	突变类型和密码子变化	动物模型	原始文献
A201V	PDD	AD：不致病	无效	未知；电脑模拟显示此突变是“可以容忍的”	编码外显子 5	错义突变，GCG 变为 GTG	0	Sassi et al，2014
E246K	AD	AD：致病性未知	未知	未知；电脑模拟显示此突变是“可能有害的”	编码外显子 6	错义突变，GAG 变为 AAG	0	Sala rigerio et al，2015
R468H	无	AD：不致病	无效	未知	编码外显子 11	错义突变，CGC 变为 CAC	0	Schulte et al，2015
A479S	无	AD：不致病	无效	未知	编码外显子 11	错义突变，GCT 变为 TCT	0	Sala rigerio et al，2015
K496Q	AD	AD：致病性未知	在 AD 的 1 例尸检确认中发现有此变异	未知；电脑模拟显示此突变是“可能有害的”	编码外显子 12	错义突变，AAG 变为 CAG	0	Sassi et al，2014
A500T	无	AD：不致病	无效	未知	编码外显子 12	错义突变，GCA 变为 ACA	0	Schulte et al，2015
Y538H	AD	AD：不致病	其神经病理和 AD 一致，但并不归因于此突变	未知；电脑模拟显示此突变是“可能有害的”	编码外显子 13	错义突变，TAT 变为 CAT	0	Sassi et al，2014
V562I	无	AD：不致病	无效	未知；电脑模拟显示此突变是“可以容忍的”	编码外显子 13	错义突变，GTT 变为 ATT	0	Sassi et al，2014
E599K	PDD	AD：不致病	无效	未知；电脑模拟显示此突变是“可能有害的”	编码外显子 14	错义突变，GAA 变为 AAA	0	Sassi et al，2014

续表

突变位点	临床表型	病原性	神经病理	生物学效应	突变位置	突变类型和密码子变化	动物模型	原始文献
T600M	无	AD：不致病	无效	未知	编码外显子 14	错义突变，ACG 变为 ATG	0	Schulte et al，2015
P620L	AD	AD：不致病	在 AD 的 1 例尸检确认中发现有此变异	未知；电脑模拟显示此突变是“可以容忍的”	编码外显子 14	错义突变，CCG 变为 CTG	0	Sassi et al，2014
T663M	PDD	AD：不致病；PDD：致病性未知	未知	未知	编码外显子 16	错义突变，ACG 变为 ATG	0	Schulte et al，2015
E665D	无	AD：不致病	无效	未知	编码外显子 16	错义突变，GAG 变为 GAC	0	Peacock et al，1994
KM670/671NL（Swedish）	AD	AD：致病	伴随有脑沟扩大和轻度脑室扩大的广义脑萎缩	增加总的 β-淀粉样多肽；增加 Aβ40 和 Aβ42 的生成和分泌，但二者比率不变	编码外显子 16	错义突变，AAG 变为 AAT；ATG 变为 CTG	48	Mullan et al，1992
A673T	无	AD：保护性	与减少 Aβ 沉积有关，被认为能对抗淀粉样病变	降低约 40%Aβ 多肽的生成，且产生的 Aβ 不易聚集	编码外显子 16	错义突变，GCA 变为 ACA	0	Jonsson et al，2012；Peacock et al，1993
A673V	AD	AD：致病	通过 CERAD 标准诊断为 AD，伴随严重的 Aβ 沉积，τ 病变和 CAA（braak Ⅳ期），其沉积物中包含了异常高水平的 Aβ40，通常定位在血管周围	在体外，A673V 将 β 分泌酶对 β-淀粉样多肽的剪切过程转移向更易生成淀粉样蛋白的方向，从而增加了 β-淀粉样多肽的聚集；但 A673V 与野生型 β-淀粉样多肽共孵育则抑制了淀粉样蛋白的生成及其毒性	编码外显子 16	错义突变，GCA 变为 GTA	0	Di Fede et al，2009
H677R（English）	AD	AD：致病性未知	未知	加速聚合反应的动力学，比野生型的细胞毒性更大	编码外显子 16	错义突变，CAT 变为 CGT	0	Janssen et al，2003
D678H（Taiwanese）	AD	AD：致病	未知，SPECT 成像显示患者双边顶叶皮层和左颞叶灌注不足	增加 A_{42} 和 A_{40} 的分泌，提高了条件培养基中 A_{42} 与 A_{40} 的比率，当与 Cu^{2+} 和 Zn^{2+} 共孵育时，突变的 β-淀粉样多肽展现出高的离子结合能力，其离子诱导而成的 β-淀粉样多肽寡聚物明显增多，体外的毒性明显高于野生型 β-淀粉样多肽	编码外显子 16	错义突变，GAC 变为 CAC	0	Chen et al，2012
D678N（Tottori）	AD	AD：致病	显著的脑萎缩，双侧海马萎缩，无局灶性脑梗死和出血灶	加速聚合反应的动力学，比野生型的细胞毒性更大	编码外显子 16	错义突变，GAC 变为 AAC	0	Wakutani et al，2004

续表

突变位点	临床表型	病原性	神经病理	生物学效应	突变位置	突变类型和密码子变化	动物模型	原始文献
E682K（Leuven）	AD	AD：致病	双侧海马体积缩小，皮层 PiB 摄取模式与 AD 相似	BACE1 剪切移向 b-位点，形成更多的 β-淀粉样多肽，A_{42}/A_{40} 升高	编码外显子 16	错义突变，GAA 变为 AAA	0	Zhou et al，2011
K687N	AD	AD：致病	未知，MRI 显示患者存在全脑轻度萎缩，无出血点或血管损害；其脑脊液中的生物指标与 AD 一致，总 τ 和磷酸化 τ 水平升高，A_{1-42} 水平降低	降低 α 分泌酶对 APP 的剪切，减少总的 sAPP，尤其降低了 sAPPa；增加 A_{40} 和 A_{42} 的量；此突变 β-淀粉样多肽单独作用对人神经母瘤细胞的毒性弱于野生型 β-淀粉样多肽，但其与等摩尔的野生型 β-淀粉样多肽混合后毒性增加；突变 β-淀粉样多肽单独孵只能形成低聚体寡聚物，若和野生型 β-淀粉样多肽共孵则形成高聚体寡聚物	编码外显子 16	错义突变，AAA 变为 AAT	0	Kaden et al，2012
A692G（Flemish）	AD	AD：致病	脑血管周围沉积有 β-淀粉样多肽，大量老年斑，营养不良的神经突，脑淀粉样血管病，出血性脑梗死	在 CHO、HEK-293 和 H4 细胞中增加了 A_{42} 和 A_{40} 的分泌，改变 APP 剪切过程	编码外显子 17	错义突变，GCA 变为 GGA	0	Hendriks et al，1992
E693del（Osaka，E693 △，E693delta）	AD	AD：致病	未知，PiB-PET 成像显示脑内存在非常低的淀粉体	降低 A_{42} 和 A_{40}，但二者比率不变；此突变的 β-淀粉样多肽对脑啡肽酶和胰岛素降解酶抵抗性增加；人工合成的此突变 β-淀粉样多肽的寡聚化能力增强，但纤维化能力不变；相比于野生型 β-淀粉样多肽，其对 LTP 的抑制作用更强	编码外显子 17	缺失突变，GAA 缺失	1	Tomiyama et ak，2008
E693G（Arctic）	AD	AD：致病	脑成像显示无中风或血管损伤，有神经炎性斑和神经原纤维缠结	增加了 Arctic Aβ40 形成原纤维的倾向和其速度；降低了脑啡肽酶对 β-淀粉样多肽的降解	编码外显子 17	错义突变，GAA 变为 GGA	5	Kamino et al，1992；Nilsberth et al，2001
E693K（Italian）	AD	AD：致病	大小不一的血肿，蛛网膜下腔出血，血铁黄素沉积而成的疤痕，小型梗塞；血管壁和神经纤维网沉积有 Aβ 阳性免疫反应；无神经原纤维缠结和神经炎性斑	A_{42} 增加，A_{40} 跟对照组相比无明显区别；降低了 A_{42}/A_{40} 的比率	编码外显子 17	错义突变，GAA 变为 AAA	0	Bugiani et al，2010

续表

突变位点	临床表型	病原性	神经病理	生物学效应	突变位置	突变类型和密码子变化	动物模型	原始文献
E693Q（Dutch）	遗传性脑出血伴随荷兰型淀粉样变	AD：致病	脑血管沉积有大量Aβ，脑出血，脑实质中存在一些弥散性的斑块	在体内加速β-淀粉样多肽聚集、纤维化；改变APP的剪切过程，增加了β-淀粉样多肽起始段Asp1、Val18和Phe19的相对量	编码外显子17	错义突变，GAA变为CAA	4	Levy et al，1990；Van Broeckhoven et al，1990；Fernandez-Madrid I et al，1991
D694N（Iowa）	AD，CAA	AD：致病；CAA：致病	大量淀粉样脑血管，广泛的神经原纤维缠结，老年斑中$A\beta_{40}$含量高，出血性损害，枕叶皮质钙化	增加了β-淀粉样多肽的纤维化，放大了β-淀粉样多肽的毒性作用	编码外显子17	错义突变，GAT变为AAT	2	Grabowski et al，2001
L705V	CAA	CAA：致病	严重性的CAA，脑出血，"vessel-within-vessel"形态，无老年斑和神经原纤维缠结	未知	编码外显子17	错义突变，CTC变为GTC	0	Obici et al，2005
G708G	无	AD：不致病	无效	未知	编码外显子17	沉默突变，GGC变为GGT	0	Balbin et al，1992
G709S	PDD	AD：不致病；PDD：致病性未知	未知	未知	编码外显子17	错义突变，GGT变为AGT	0	Schulte et al，2015
A713T	AD，CAA	AD：致病；CAA：致病	多变的；大脑皮层萎缩，广泛的老年斑，神经炎性斑，CAA多变	在尸检大脑中未发现A_{42}/A_{40}比率的变化	编码外显子17	错义突变，GCG变为ACG	0	Carter et al，1992；Armstrong J et al，2004
A713V	无	AD：不致病	无效	未知	编码外显子17	错义突变，GCG变为GTG	0	Jones et al，1992
T714A（Iranian）	AD	AD：致病	进行性的皮层萎缩，白质损伤	未知	编码外显子17	错义突变，ACA变为GCA	0	Pasalar et al，2002
T714I（Austrian）	AD	AD：致病	严重的神经元丢失；弥散性的胶质增生；神经原纤维缠结；老年斑，包括弥散性的"云"斑块	升高的A_{42}/A_{40}比率（约11倍）；A_{42}增加，A_{40}减少	编码外显子17	错义突变，ACA变为ATA	1	Kumar-Singh et al，2000
V715A（German）	AD	AD：致病	顶枕叶的低灌注	升高的A_{42}/A_{40}比率	编码外显子17	错义突变，GTG变为GCG	0	Cruts et al，2003
V715M（French）	AD	AD：致病	进行性的皮层萎缩，基础代谢率减退	降低了总β-淀粉样多肽，尤其是A_{40}；A_{42}无变化	编码外显子17	错义突变，GTG变为ATG	0	Ancolio et al，1999

续表

突变位点	临床表型	病原性	神经病理	生物学效应	突变位置	突变类型和密码子变化	动物模型	原始文献
I716F	AD	AD：致病	神经元纤维变化（braak Ⅳ期）；淀粉样沉积（C期）；杏仁核有路易小体	升高的 A_{42}/A_{40} 比率；A_{42} 增加，A_{40} 减少；C端APP片段增多；胞内段APP产生减少	编码外显子17	错义突变，ATC变为TTC	2	Guerreiro et al，2010
I716T	AD	AD：致病	未知	未知	编码外显子17	错义突变，ATC变为ACC	0	Terreni et al，2002
I716V（Florida）	AD	AD：致病	弥散性皮层萎缩，以前颞叶最为显著	$A_{42(43)}$ 增加，且 $A_{42(43)}/A_{40}$ 的比率升高	编码外显子17	错义突变，ATC变为GTC	1	Eckman et al，1997
V717F（Indiana）	AD	AD：致病	未知	升高的 A_{42}/A_{40} 比率	编码外显子17	错义突变，GTC变为TTC	10	Murrell et al，1991
V717G	AD	AD：致病	其神经病理至少有一例与AD相似	升高的 A_{42}/A_{40} 比率；A_{42} 增加，A_{40} 减少	编码外显子17	错义突变，GTC变为GGC	0	Chartier-Harlin et al，1991
V717I（London）	AD	AD：致病	多变的；存在轻微的淀粉样脑血管病，皮层和脑干有路易小体以及大量的斑块和缠结	升高的 A_{42}/A_{40} 比率；其中 A_{42} 增加，A_{40} 减少	编码外显子17	错义突变，GTC变为ATC	12	Goate et al，1991
V717L	AD	AD：致病	未知；一日本家族病例的MRI结果显示双侧海马和大脑皮层存在相对较小的萎缩性变化	升高的 A_{42}/A_{40} 比率；A_{42} 增加，A_{40} 减少	编码外显子17	错义突变，GTC变为CTC	0	Murrell et al，2003
T719P	AD	AD：致病	未知；MRI显示存在颞叶萎缩	降低了CSF中的总β-淀粉样多肽，包括 $A\beta_{1-40}$ 和 $A\beta_{1-42}$，同时有 $A\beta_{1-38}$ 的相对升高	编码外显子17	错义突变，ACC变为CCC	0	Ghidoni et al，2009
L723P（Australian）	AD	AD：致病	未知	在CHO细胞中增高了 A_{42}	编码外显子17	错义突变，CTG变为CCG	0	Kwok et al，2000
K724N（Belgian）	AD	AD：致病	PiB-PET显示大脑皮层遍布淀粉体	升高的 A_{42}/A_{40} 比率；A_{42} 增加，A_{40} 减少	编码外显子17	错义突变，AAG变为AAC	0	Theuns et al，2006
H733P	无	AD：不致病	无效	未知	编码外显子17	错义突变，CAT变为CCT	0	Guerreiro et al，2010
c.*18 C>T	CAA	CAA：致病性未知	未知；成像显示右大脑中动脉存在缺血，颞叶和顶叶有血肿；MRI显示皮层有大量微出血，同时白质信号高	未知	3' 非编码区域	点突变	0	Nicolas et al，2015

续表

突变位点	临床表型	病原性	神经病理	生物学效应	突变位置	突变类型和密码子变化	动物模型	原始文献
c.*331_*332del	CAA	CAA：致病	未知；成像显示多种的蛛网膜下出血，颞叶、额叶和顶叶存在血肿，表面铁沉积症，皮层微出血，以及白质信号高	在高度保守的非编码区域发生了 2 个碱基对（TA）。当将其克隆进荧光素酶报告基因后，发现此变体促进了 APP 的表达（约 1.5 倍）。APP 的上调至少一部分是由于 miRNA 结合的改变引起的	3' 非编码区域	缺失突变	0	Nicolas et al，2015
c.*372 A>G	CAA	CAA：不致病	未知；至少 2 例此突变携带者存在与 CAA 一致的血肿和微出血，但这种变化在对照组也有检测到	未知	3' 非编码区域	点突变	0	Nicolas et al，2015

引用自 www.alzforum.org/database。

APP 分子也具备一定的生理功能，如，敲除了 APP 的小鼠，海马神经元生存能力明显降低，并且神经突起的生长，轴突生长和分叉也明显受阻（Perez et al，1997；Allinquant et al，1995）；利用 siRNA 技术或者 APP 的特异性抗体抑制 APP 的表达，可以损伤整体水平的 LTP（Herard AS），并且损伤与情景相关的恐惧记忆和参考记忆（Puzzo et al，2006）。敲除 APP 基因的小鼠其体重比同龄正常小鼠轻 15%~20%，且运动能力减弱，前肢紧握能力降低（Zheng et al，2011）。随着年龄的增长，敲除 APP 小鼠出现的学习记忆障碍、LTP 损伤、海马和皮层的胶质增生并且伴有 synaptophysin、synapsin 和 MAP2 等突触标记物含量的下降（Dawson et al，1995）。

2. APP 的剪切

APP 经由 α－分泌酶或 β－分泌酶来启动 2 种不同的剪切。经由 α－分泌酶剪切形成可溶性细胞外片段 sAPPα 和一个含 83 个 AA 的羧基端（CTF83）。后者由名为 γ－分泌酶（PS1 和 PS2 组成其催化亚单位）的蛋白进一步剪切。CTF83 剪切为细胞内肽 AICD/AID（amyloid precursor protein intracellular domain/amyloid intracellular domain 淀粉样前体蛋白胞内域 / 淀粉样蛋白胞内域）和一个小的 P3 肽。当 APP 由 β－分泌酶剪切时，产生可溶性细胞外片段 sAPPβ 和一个含 99 个 AA 的羧基端（CTF99）。后者进一步被 γ－分泌酶剪切产生 AICD/AID 及由 40~42 AA 组成的称为 β－淀粉样多肽的片段。因此 β－淀粉样多肽的形成需要 β－分泌酶和 γ－分泌酶。

3. APP 的分泌酶

目前发现，作用于 APP 的主要有 3 种分泌酶：α－分泌酶、β－分泌酶和 γ－分泌酶。

（1）α－分泌酶：是一类膜结合蛋白，具有一些共同的特征。包括：与 APP 在胞浆内共定位；能够识别 APP 分子的赖氨酸 16- 亮氨酸 17 的切割位点对 APP 蛋白进行水解；其活性可以被异羟肟酸为基础的金属蛋白酶所抑制；在细胞内过表达后，可以促使 sAPP 分泌增加，敲除之后减少 sAPP 的分泌，等等。科学家们发现，ADAM 家族成员中众多分

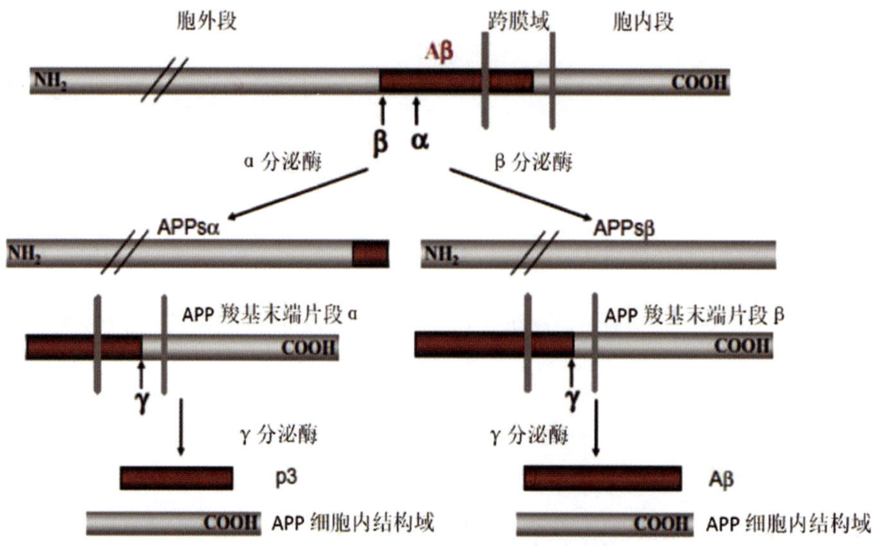

图 16-1　APP 的 2 种代谢通路

子可以扮演 α-分泌酶的角色。ADAM 分子具有多个结构域的跨膜蛋白质分子，其中包括信号肽序列、前序列、金属蛋白酶结构域、解聚素结构域、富含半胱氨酸结构域、表皮生长因子重复序列、跨膜区和胞内段。目前发现，ADAM9、10、17 和 19 均具有 α-分泌酶活性，并且在过表达 ADAM10 的 AD 模型小鼠中，β-淀粉样多肽含量和老年斑的沉积是减少的，并且伴有学习记忆损伤的改善。

由 α-分泌酶切割 APP 之后所产生的 sAPP 片段在神经元存活和突触可塑性中都发挥了重要的作用。在氧糖剥夺细胞模型和兴奋性细胞毒性模型中，sAPP 可以通过抑制钙内流和增加钾电流并稳定细胞膜电位来保护神经元免受损伤（Furukawa et al，1996；Mattson et al，1993）。在神经干细胞中，sAPP 能够促进神经干细胞的神经突起生长，其机制是通过活化 MAPK 通路（Gakhar-Koppole et al，2008）。在整体动物水平，通过侧脑室注射 sAPP 可以有效地增强小鼠的学习记忆能力（Meziane et al，2008），反之，通过向海马内注射对抗 sAPP 的抗体则明显抑制大鼠海马 DG 区的 LTP （Taylor et al，1998）。已知在瑞典型 APP 突变体携带者的脑脊液中，sAPP 的浓度明显减少（Lannfelt et al， 2008），在部分散发型 AD 的患者脑内，sAPP 表达水平升高（Lewczuk et al，1995）或者不变（Sennvik et al，2008）。

（2）β-分泌酶：β-分泌酶的发现始于 1999 年，全球一共有 5 个不同的实验室先后纯化或克隆了 β-分泌酶，并且分别命名为 BACE、Asp2、memapsin2 （Sinha et al，1999；Vassar et al R，1999；Hussain et al，1999；Yan R Lin X et al，2000）。但随后经过进一步研究确定，这些均为同一种蛋白，即 BACE1。

β-分泌酶的主要生物学特性如下：①许多组织和细胞中都有 β-分泌酶，而神经细胞中的活性最高；②因为 β-分泌酶选择性地裂解与细胞膜结合的 APP，所以普遍认为它也是膜结合蛋白或者与细胞膜有密切的联系；③在显酸性的细胞器（如内涵体和高尔基体）中，β-分泌酶呈高活性；④基因突变实验表明，β-分泌酶对 APP 的裂解有序列特异性。目前认为 BACE1 具有 β-分泌酶的所有特性。BACE1 也属于 I 型跨膜蛋白，具有胞内活性位点，包含 501 个氨基酸。从 N 端开始依次为：信号肽（1 ~ 21），前蛋白区（22 ~ 45），成熟蛋白催化区（46 ~ 460），单一跨膜区（461 ~ 477），C 末端（478 ~ 501）等多个结构域。其中 DTGS（93 ~ 96）和 DSGT（289 ~ 292）是天冬氨酸蛋白酶高度保守的信号序列，是 BACE1

结合、催化 APP 水解的活性位点（Schmidt et al，2003）。

随后，科学家们还发现 BACE2 与 BACE1 具有 55% 的同源性。二者具有同样的天冬氨酰蛋白酶的模块所组成的活性中心：DTGS 和 DSGT。研究发现，尽管二者的同源性较高，但在 AD 神经元中 β－淀粉样多肽的生成方面，BACE1 比 BACE2 的贡献更大。原因如下：①在脑内，BACE1 的 mRNA 水平比 BACE2 高很多，尤其是在神经元中以 BACE1 表达为主，而在胶质细胞中以 BACE2 的表达为主；②在敲除 BACE1 的小鼠中，β－淀粉样多肽几乎完全消失（Luo et al，2001；Roberds et al，2001）；③在用特异性的 siRNA 或反义核苷酸技术干扰 BACE1 表达之后，脑内 β－分泌酶的整体活性显著降低；④近年来，科学家们还发现了 BACE1 的反义 RNA 可以作为一种非编码 RNA 调控 BACE1 的表达，进而影响 AD 中 β－淀粉样多肽的生成。

之后，人们还发现了一种新的 β－分泌酶 cathepsins（Hook et al，2001）。与 BACE1 不同之处在于，cathepsins 只能裂解人野生型的 APP 分子，对于在 β－分泌酶裂解位点发生突变的 APP 分子，如瑞典型突变体、cathepsins 是不能发挥裂解作用的（Luo et al，2001；Roberds et al，2001）。在过表达人野生型 APP 小鼠的脑内敲除 cathepsin B 能明显降低 $A\beta_{1\sim40}$ 或者 $A\beta_{1\sim42}$ 的含量，而在过表达人瑞典型和印第安纳型突变 APP 的小鼠脑内敲除 cathepsin B 则无上述效果（Hook et al，2009）。

β－分泌酶切割 APP 之后主要形成的是 sAPPβ 片段，其主要比 sAPP 缺少 C 末端的 16 个氨基酸。但与 sAPP 截然不同的是，sAPPβ 缺乏 sAPP 的大部分神经保护的功能（Furukawa et al，1996）。在对氧糖剥夺，兴奋性毒性和 β－淀粉样多肽毒性的神经保护作用方面，sAPPβ 的作用比 sAPP 弱 50~100 倍（Barger et al，1997；Furukawa et al，1996），在蛋白酶小体抑制剂 epoxomicin 诱导的细胞死亡和树突退行性病变条件下，sAPPβ 并不能发挥任何保护作用（Copanaki et al，2010）。而且，sAPPβ 也不参与 LTP 的形成，提示 sAPP 的 C 末端 16 个氨基酸可能是其参与 LTP 的关键结构域。已知 APP 和 APLP2 基因的双敲除小鼠在围产期死亡，如果敲入 sAPP 则可以避免这种死亡，但敲入 sAPPβ 却无效（Li et al，2010；Weyer et al，2011）。sAPPβ 在体内也并非一无是处，例如，它可以通过激活 Egr1（early growth response protein, Egr1）的表达来减少细胞间的黏附，并且增加轴突的延伸（Chasseigneaux et al，2011）。另外，sAPPβ 可以作为死亡受体 6（TNF 家族的成员）的配体，结合后促发 caspase6 的活化，并且特异性引发轴突的降解（Nikolaev et al，2009）。还有的研究表明，sAPPβ 能够促进胶质细胞的分化，但抑制神经干细胞的分化（Kwak et al，2006）。

（3）γ－分泌酶：γ－分泌酶裂解 APP 主要位于内膜部分的 γ－裂解点，其产物可以是 $A\beta_{1\sim40/42}$、P3 或 $AICD_{59/57}$。

目前认为，γ－分泌酶的活性至少需要 4 个蛋白分子作为亚基，PS1 或者 PS2、Nct、Aph-1 和 Pen-2，这 4 个分子按照 1∶1∶1∶1 的比例组成 γ－分泌酶复合体（Wolfe，2008）。近年来，又发现了复合体的第 5 个成分——CD147 分子，在其缺失的时候，γ－分泌酶活性显著增强（Zhou et al，2006；Zhou et al，2005）。人类 APH1 有 2 个亚型 APH1a 和 APH1b，其中 APH1a 又因 C 末端长短不同存在 2 种剪接变体：APH1 aL（long）和 APH1 aS（short）。APH-1 是维持 γ－分泌酶复合体蛋白裂解活性所必需的组分，它主要通过 α－螺旋结合域与复合物相结合，并且帮助维系整个复合物的稳定（Lee et al，2004）。γ－分泌酶复合体中，PS1 和 PS2 是具备实际蛋白酶活性的分子，在脑内，PS1 是主要的早老素。全长的 PS 蛋白包括 9 个跨膜结构域并且在第 6~7 个跨膜结构域的胞内段环中被裂解而产生氨基末端，羧基末端片段（Thinakaran et al，1996）。Nicastrin 的主要作用是维持 γ－分泌酶复合体的结构稳定性及调节细胞内蛋白的转运（Zhang et al，2005）。

β-淀粉样多肽是γ-分泌酶裂解之后的重要产物之一，也是AD发病的核心分子。它的产生依赖于APP分别经过β-分泌酶和γ-分泌酶裂解后。一般认为，β-淀粉样多肽是在内酶系统和反式高尔基体中产生并且通过胞吐的方式分泌到细胞外。β-淀粉样多肽在体内还可以被一些蛋白酶所识别并被进一步降解，这些酶主要包括胰岛素降解酶（Kurochkin et al，1994）、neprilysin（Iwata et al，2000）、BACE1（Huse et al，2002）和cathepsin B（Mueller-Steiner et al，2006）。β-淀粉样多肽的另一种修饰是位于其氨基端的谷氨酸残基在谷氨酰肽环转移酶作用下形成氨基末端截断的焦谷氨酸 $A\beta_{3\sim40/42}$，而后者是可以作为种子促发β-淀粉样多肽生成。如果抑制谷氨酰肽环转移酶的活性，可以有效逆转AD模型小鼠的β-淀粉样多肽生成和认知功能障碍（Schilling et al，2008）。β-淀粉样多肽的第23位氨基酸天冬氨酸如果被改变为异天冬氨酸也可以促进β-淀粉样多肽聚集（Shimizu et al，2002）。在AD患者的脑脊液中，β-淀粉样多肽的含量不增反减，尤其是 $A\beta_{42}$ 在脑脊液中的含量降低被认为是AD的一个较好的早期生物标记。$A\beta_{42}$ 的这种变化很有可能是因为脑脊液清除β-淀粉样多肽能力降低，导致大量β-淀粉样多肽在脑内聚集从而形成老年斑（Shaw et al，2009）。目前认为β-淀粉样多肽的毒性主要是β-淀粉样多肽在细胞外形成了可溶性的寡聚体并且抑制了NMDA受体介导的突触传递并最终引起突触功能减退和丢失。但是该假说一直存在一个关键的问题没有阐释清楚，那就是位于细胞膜外的β-淀粉样多肽寡聚体是不可能自由通透细胞膜的，它是如何引起神经细胞内的功能障碍甚至细胞死亡的机制仍然未知。直到2009年，耶鲁大学的Strittmatter研究组报道了一种位于细胞膜上的Prion蛋白作为β-淀粉样多肽的受体，并且β-淀粉样多肽通过与Prp的结合可以介导其神经毒性作用。在敲除Prp受体或者Prp突变的小鼠脑内，β-淀粉样多肽无法发挥其神经毒性，包括损伤LTP等（Lauren et al，2009）。这项研究非常有意义，它首次将细胞外的β-淀粉样多肽信号与细胞膜信号转导通路联系起来，通过这种联系，已经能够初步阐释和解决细胞外的β-淀粉样多肽是如何引起细胞内的神经毒性的。随后，在2012年，Strittmatter研究组进一步研究发现，β-淀粉样多肽与细胞膜上的Prp受体结合后，可以促进Prp与Fyn的结合，并且促发NMDA的NR2B受体的磷酸化，进而引起突触膜上的NMDA受体含量减少。当缺失Prp或者Fyn的时候，β-淀粉样多肽所引起的树突棘丢失和乳糖脱氢酶的释放等现象消失。这项研究深入揭示了β-淀粉样多肽结合Prp之后的下游信号通路，为阐释细胞外的β-淀粉样多肽神经毒性提供了新的分子生物学依据（Um et al，2012）。但这项研究也受到了一些质疑和挑战，如2010年，加州大学圣迭戈分校的Malinow课题组发现，尽管β-淀粉样多肽可以与Prp结合，但在敲除Prp的小鼠里，并没有发现 $A\beta_{42}$ 寡聚体所引起的突触毒性有所减弱（Kessels et al，2010）。之后，英国科学家John Collinge发现了相比较于单聚体，球状寡聚体和纤维状的β-淀粉样多肽而言，原纤维状的β-淀粉样多肽是最易与Prp结合的种类，并且这种结合可以引起Prp依赖的突触毒性，而这种状态的β-淀粉样多肽实质上是一种由β-淀粉样多肽纳米管组成的三螺旋结构（Nicoll et al，2013）。这项研究比较好地解答了在β-淀粉样多肽引起的突触毒性是否需要Prp介导的问题，即不同种类的β-淀粉样多肽与Prp的结合能力是不一样的，而且所引起的下游分子效应也并不相同。

AICD是γ-分泌酶裂解CTF83或CTF99片段之后形成的产物。它在体内也具备一定的生理功能。目前发现，大约有20多个蛋白可与AICD/AID互相作用（Muller et al，2007）。它与核适配器蛋白质Fe65、组蛋白乙酰转移酶Tip60形成多聚体复合物，促进多种基因的转录（Cao et al，2001），已知这些基因影响发育、突触可塑性、细胞骨架动态。AICD/AID也具有调节钙、细胞内 ATP 平衡（Hamid et al，2007），控制神经网络，微管稳定，细胞死亡（Ghosal et al，2009），调节 β－淀粉样多肽降解酶 neprilysin 的转录失活的功能（Pardossi-Piquard et al，2005）。

4. β－淀粉样蛋白学说的发展和挑战

β－淀粉样蛋白学说自建立以来，遭受了很多的质疑和挑战。β－淀粉样蛋白学说最早提出的依据就是在 AD 患者脑内发现了大量的老年斑块，但是，后来的多项研究表明，脑内的斑块含量与 AD 患者的认知下降程度并没有一个明显的相关性（Arriagada et al，1992），而且，在老龄猴中，认知功能的障碍也与脑内老年斑的含量没有明显关系（Sloane et al，1997）。更有甚者，在一部分脑内含有老年斑的健康人群中，认知能力并没有明显受损的迹象（Katzman et al，1988）。当然，正是这种质疑也反过来促进了 β－淀粉样蛋白学说的进一步延伸和发展。人们又提出了并非是这种形成斑块（终末期）的 β－淀粉样多肽而是早期可溶性的 β－淀粉样多肽具有神经毒性，从而引起了 AD 的各种表型。新的假说主要基于如下的实验学依据：①在 AD 病人的老年斑和脑脊液中都分别发现了 β－淀粉样多肽的寡聚物（单体，二聚体，三聚体等）（Roher et al，1996; Enya et al，1999; McLean et al，1999）。②在离体或者在体水平，给以 β－淀粉样多肽寡聚物（从 AD 病人脑内提取或人工制备），均能对海马突触可塑性和记忆造成显著损伤（McDonald et al，1994；Sweeney et al，1997；Walsh et al，2002）。③ APP 转基因鼠在淀粉样斑块出现前即有认知功能障碍（Hsia et al，1999; Moechars et al，1999）。

5. 基于 β－淀粉样蛋白学说的治疗方案

鉴于 β－淀粉样蛋白学说在 AD 研究领域的重要性，大量的药物开发和治疗方案都围绕 β－淀粉样蛋白学说而展开研究。简单可以概括为如下几个方面：

（1）降低 β－淀粉样多肽的生成：由于 β－淀粉样多肽的生成主要是 APP 经过 β－分泌酶和 γ－分泌酶剪切后形成，同时 APP 通过 α－分泌酶通路的剪切减弱，因此，对于降低 β－淀粉样多肽的治疗手段一般分为抑制 β－分泌酶或 γ－分泌酶，激活 α－分泌酶 3 类。其中大部分研究还是集中在对 β－分泌酶的抑制方面。目前对 β－分泌酶的抑制剂研究主要分为基于羟亚乙基的抑制剂、基于羟乙胺的抑制剂、基于混甲胺的抑制剂、有机大环的抑制剂和拟肽类 β－分泌酶的抑制剂（Ghosh et al，2012）。但是比较遗憾的是，迄今为止，仍只有少量 β－分泌酶的抑制剂走上了 I 期临床实验。其主要问题在于，β－分泌酶的抑制剂不光可以抑制 β－分泌酶，还可以抑制其他的天冬氨酸蛋白酶，并且，β－分泌酶的抑制剂的血脑屏障通透性一直都是一个大的难题。针对 γ－分泌酶所研制的抑制剂也有一些进展，如 LY45139 在人群的随机对照实验中能够有效降低轻中度 AD 患者的 β－淀粉样多肽含量（Borgegard et al，2012）。但由于 γ－分泌酶的生理学功能中也包括能够有效切割 Notch 信号通路的分子，以至于对其抑制剂的使用必须格外谨慎（Kreft et al，2009）。

（2）抑制 β－淀粉样多肽的寡聚化或纤维化：根据 β－淀粉样蛋白学说的进展，现在的流行观点认为是 β－淀粉样多肽的寡聚化或者纤维化介导了整个 β－淀粉样多肽的毒性，基于此，干预 β－淀粉样多肽的寡聚化或者纤维化形成也不失为一种较好的治疗方案。早在 1994 年，美国哈佛大学的科学家 Alfredo Lorenzo 和 Bruce A. Yankner 发现刚果红染料可以与纤维状的 β－淀粉样多肽结合并且抑制其进一步纤维化及神经毒性（Lorenzo and Yankner，1994）。随后，一系列的磺化染料如香豆酮化合物（Allsop et al，1998）、磺化阴离子（Kisilevsky et al，1995）及两性表面活性剂（di-C6-PC 和 di-C7-PC）（Wang et al，2005）都被证明可以有效地抑制 β－淀粉样多肽聚集。之后，褪黑素（Pappolla et al，1998）、烟碱（Salomon et al，1996），雌激素（Mook-Jung et al，1997）和蒽环霉素 4'- 碘代 -4'- 去氧阿霉素（Merlini et al，1995）等也被发现可以抑制 β－淀粉样多肽的聚集并降低 β－淀粉样多肽的神经毒性。

与此同时，研究发现，一些小分子多肽类药物如 N 端甲基化的 β－淀粉样多肽 （25~35）和 β－淀粉样多肽 （16~20）衍生物（Hughes et al，2000；Gordon et al，2002）以及赖氨酸的六聚物（KLVFFKKKKKK）（Pallitto et al，1999）都可以直接与全长的 β－淀粉样多肽结合并且减少其纤维状形成以削弱其细胞毒性。最新发现的一种药物 iAβ5p 是一种 β 片层的阻断剂，能够有效降低 β－淀粉样多肽的形成并改善空间学习记忆能力（Hong-Q et al，2012）。

（3）调节 β－淀粉样多肽的降解和清除：近年来，人们开始关注 β－淀粉样多肽多肽降解和清除的调控机制，并且先后发现了一系列的蛋白水解酶在其中发挥了重要的作用。它们包括：Neprilysin （NEP）（Howell et al，1995），胰岛素降解酶 （IDE）（99），内皮素转化酶 （ECE-1）（Eckman et al，2001），血纤维蛋白溶酶（Verde et al，1988），血管紧张素转换酶 （ACE）（Hu et al，2001），组织蛋白酶 B（Mueller-Steiner et al，2006），氨基肽酶（Sevalle et al，2009），白明胶酶 A（Yamada et al，1995），基质金属内肽酶 -9（Backstrom et al，1996），凝血因子 XIa （Saporito-Irwin et al，1995），抗体轻链 c23.5 和 hk14 （Rangan et al，2003），uPA/tPA- 血纤维蛋白溶酶系统（Sasaki et al，1988）和 α2- 巨球蛋白复合物（Qiu et al，1996）。基于调控这些酶的活性从而寻找降解 β－淀粉样多肽的新办法也在陆续开展中。

（二）τ 蛋白学说

1986 年，研究者（Grundke-Iqbal I 等）发现，τ 蛋白是纤维缠结的主要成分，而纤维缠结是阿尔茨海默病的第 2 大病理特征，也是神经细胞变性的又一主因（Grundke-Iqbal et al，1986）。

1. τ 蛋白的生理

τ 蛋白是一种微管相关蛋白，在生理状况下，它能调节微管的装配、动态特性以及空间结构 （Drechsel et al，1992；LoPresti P et al，1995）。最近还有研究发现，τ 蛋白能调节诸多细胞器如线粒体的轴突转运（Ebneth et al，1998）。τ 蛋白只被单个基因编码，在成年大脑中此基因通过选择性剪切能表达出 6 种主要的 τ 蛋白亚型 （Neve et al，1986；Goedert et al，1989）。τ 蛋白与微管蛋白 tubulin 的相互作用依赖于其分子结构中被外显子 9~12 所编码的 4 个重复序列（包含着 31~32 个氨基酸残基）（Lee et al，1989）。针对外显子 10 的选择性剪切产生了包含 3 或者 4 重复序列的亚型（3R 和 4R τ 蛋白）。成年人的大脑中包含了等量的 3Rτ 蛋白和 4Rτ 蛋白，然而，在胎儿的大脑中，仅仅只有 3R 存在，这一现象体现了个体发育对外显子 10 剪切的调控 （Goedert et al，1990）。大脑中不同的区域也存在的 3R 和 4R τ 蛋白的含量不同，比如海马的颗粒细胞层就只含有 3R τ 蛋白（Goedert et al，1989）。生理状态下，神经元内的 τ 蛋白主要集中在轴突（Binder et al，1985），以一种高度可溶的磷酸化蛋白形式存在（Kosik et al，1990）。磷酸化作用也受发育的调控，在胚胎和早期发育阶段，τ 蛋白的磷酸化程度高，此时最短的 τ 蛋白亚型表达。反之，成年的大脑表达了 6 种 τ 蛋白亚型，同时这些 τ 蛋白也有着相对低一些的磷酸化水平（Grundke-Iqbal et al，1986）。

2. τ 基因的突变

相比 APP 基因的突变而言，τ 基因的突变对 AD 的意义要小很多。事实上，τ 的突变最先于 1998 年在与 17 号染色体相关的额颞叶痴呆伴有帕金森病的 FTDP-17T 这种疾病中被发现（Hutton et al，1998；Poorkaj et al，1998）。但由于 τ 的突变在整个 τ 病变的形成中作用十分重要，因此，我们也总结了一下 τ 各种突变体的相关病理意义（表 16-2）。

表 16-2 常见 Tau 突变体及其临床意义

突变位点	临床表型	病原性	神经病理	生物学效应	突变位置	突变类型和密码子变化	动物模型	参考文献
P4T	无	AD：不致病	无效	未知；电脑模拟提示可能有害	编码外显子 1	错义突变，CCC 突变为 ACC	0	Sala Frigerio et al，2015
R5C	PDD	PDD：致病性未知	未知	未知	编码外显子 1	错义突变，CGC 突变为 TGC	0	Schulte et al，2015
R5H	FD	FTD：致病性未知；AD：致病性未知	额颞叶神经元丢失，主要发生在胶质细胞的 τ 沉积，进行性麻痹样直细管，4R 聚集，肌酸可溶性 τ	减少 τ 促进微管装配的作用。在体外促进纤维形成	编码外显子 1	错义突变，CGC 突变为 CAC	0	Hayashi et al，2002
R5L	进行性核上性麻痹	其他 T 蛋白病变：致病	皮层下不可溶性 τ 的聚集，主要为带有 0 或 1 个氨基末端插入的 4R τ（比如 0N4R 或 1N4R）。皮层区域不可溶性 τ 也含有 1N3R τ	减少 τ 促进微管装配的作用。对 τ 亚型合成比无影响	编码外显子 1	错义突变，CGC 突变为 CTC	0	Poorkaj et al，2002
H14H	无	FTD：不致病	无效	未知	编码外显子 1	点突变，沉默突变，CAC 突变为 CAT	0	Guerreiro et al，2010
T17M	无	FTD：不致病	无效	经由电脑模拟预计可能影响蛋白功能	编码外显子 1	错义突变，ACG 突变，为 ATG	0	Guerreiro et al，2010
Y18Y	无	FTD：不致病	无效	未知	编码外显子 1	点突变，沉默突变，TAC 突变为 TAT	0	Houlden et al，1999
T30A	无	FTD：不致病	无效	未知	编码外显子 1	错义突变，ACC 突变为 GCC	0	Guerreiro et al，2010
T39T	无	FTD：致病性未知	未知	未知	编码外显子 1	点突变，沉默突变，ACG 突变为 ACA	0	Houlden et al，2003
A41T	PD	PD：致病性未知	未知	未知	编码外显子 1	错义突变，GCT 突变为 ACT	0	（Schulte et al，2003）
G55R	FTD	FTD：致病	未知；MRI：额叶，颞叶萎缩	体外带有 G55R 突变的 4R τ 比野生型 4R τ 更有效地促进微管装配。这种效果是亚型特异性的，而且在 3R τ 中未发现	编码外显子 2	错义突变，GGA 突变为 AGA	0	Iyer，2013

续表

突变位点	临床表型	病原性	神经病理	生物学效应	突变位置	突变类型和密码子变化	动物模型	参考文献
V75A	FTD	FTD：致病性未知	额颞叶萎缩和额中央及顶叶灌注不足	未知	编码外显子 3	错义突变，GTG 突变为 GCG	0	Gallo et al，2010
G86S	无	FTD：致病性未知	PET：额代谢减退	外显子 2 或 3 正常剪切无效。创造一个预测的磷酸化位点和一个预测的 0- 糖基化位点	编码外显子 3	错义突变，GGC 突变为 AGC	0	Stanford et al，2004
A90V	AD	AD：致病性未知	未知	未知；电脑预测为良性	编码外显子 3	错义突变，GCC 突变为 GTC	0	Sala Frigerio et al，2015
A152T	AD，路易小体痴呆，FTD，皮质基底核退化，进行性核上性麻痹，pallido-nigro-luysial 萎缩性变体进行性核上性麻痹，其他 T 蛋白病变，PDD	AD：危险因素；FTD：危险因素；DLB：危险因素	非常多变，典型显著的 τ 病理伴随多变的路易小体，淀粉样蛋白板块或 TDP-43 病理	减少结合微管的能力，减少微管装配效率并损害微管稳定性。更倾向于形成 τ 寡聚体和通过胱门蛋白酶的蛋白水解作用	编码外显子 7	错义突变，GCC 突变为 ACC	0	Kovacs et al，2011
P176P	无	FTD：不致病	无效	未知	编码外显子 7	点突变，沉默突变，CCG 突变为 CCA	0	Rizzu et al，1999
A178T	无	FTD：不致病	无效	未知	编码外显子 7	错义突变，GCT 突变为 ACT	0	Houlden et al，1999
G200E	无	FTD：不致病	无效	未知；电脑模拟显示此突变是“可能有害的”	Coding Coding	错义突变，点突变，沉默突变	0	Sassi et al，2014
P200P	无	FTD：不致病	无效	未知	编码外显子 9	点突变，沉默突变，CCC 突变为 CCT	0	Guerreiro et al，2010
P202L	无	FTD：不致病	无效	未知	编码外显子 4a	错义突变，CCG 突变为 CTG	0	Lilius et al，1999

续表

突变位点	临床表型	病原性	神经病理	生物学效应	突变位置	突变类型和密码子变化	动物模型	参考文献
R211H	无	FTD：不致病	未知	未知	Coding	错义突变，CGC 突变为 CAC	0	Schulte et al，2015
G213R	AD	FTD：不致病；AD：致病性未知	未知	未知；电脑模拟显示此突变是“可能有害的”	编码外显子 4a	错义突变，GGG 突变为 AGG	0	Jin et al，2012
V224G	AD，无	FTD：不致病；AD：致病性未知	未知	未知；电脑模拟显示此突变是“可能有害的”	编码外显子 4a	错义突变，GTC 突变为 GGC	0	Jin et al，2012
A227A	无	FTD：不致病	无效	这种变体与 H_2 单体型分离，可能与脑中升高的 τ 水平相关。	编码外显子 9	点突变，沉默突变，GCA 突变为 GCG	0	Rizzu et al，1999
Q230R	无	FTD：不致病，AD：致病性未知	无效	未知	编码外显子 4a	错义突变，CAA 突变为 CGA	0	Rademakers et al，2004
A239T	FTD	FTD：不致病	在一个归因于 GRN 突变的 τ 阴性微脉管型神经病理个体中发现	未知	编码外显子 9	错义突变，GCC 突变为 ACC	0	Pickering-Brown et al，2000
N255N	无	FTD：不致病	无效	未知	编码外显子 9	点突变，沉默突变，AAT 突变为 AAC	0	Poorkaj et al，1998
K257T	与皮克氏病一致的 T 蛋白病	其他 τ 蛋白病变：致病；FTD：致病性未知	额颞萎缩，尤其在颞叶。大量类似于散发性皮克氏病的 τ 阳性的皮克氏小体在新皮层、海马，以及一些皮层下区。部分胞体有弥散的过度磷酸化 τ	带有 K257T 突变的重组 τ 蛋白表现出降低的促进微管装配的能力	编码外显子 9	错义突变，AAG 突变为 ACG	0	Rizzini et al，2000
I260V	FTD	FTD：致病	广泛的 τ 病理，但无神经纤维缠结或皮克氏体。轻度可见的额叶萎缩和前侧脑室扩张，双侧硬膜下血肿。神经退行性变伴神经胶质过多症，轻度空泡化，神经元萎缩及额叶丢失	τ 聚集选择性升高（只有 4R 亚型）。外显子 10 剪切没有被破坏	编码外显子 9	错义突变，ATC 突变为 GTC	0	Grover et al，2003
L266L	无	FTD：不致病	无效	未知	编码外显子 9	点突变，沉默突变，CTG 突变为 CTA	0	Guerreiro et al，2010

续表

突变位点	临床表型	病原性	神经病理	生物学效应	突变位置	突变类型和密码子变化	动物模型	参考文献
L266V	FTD	FTD：致病	严重额颞叶萎缩。广泛的神经元丢失和胶质增生。大量 τ 阳性包含物，包括皮克氏体。τ 阳性的嗜银星形胶质细胞伴随矮胖细丝和圆形或不规则形嗜银包含物	外显子 10+ τ 的 mRNA 水平和可溶性 4R τ 升高。τ 诱导的微管装配程度降低。τ 自组装中 3R 亚型特异性升高	编码外显子 9	错义突变，CTG 突变为 GTG	1	Kobayashi et al，2003
P270P	无	FTD：不致病	无效	未知	编码外显子 9	点突变，沉默突变，CCG 突变为 CCA	0	Rizzu et al，1999
G272V	FTD	FTD：致病	严重额颞叶萎缩。海马和尾状核神经元丢失。皮层和基底核"气球细胞"。皮层和皮层下区多发 τ 阳性包含物	与野生型相比突变 τ 蛋白是磷酸化更有利的基底	编码外显子 9	错义突变，GGC 突变为 GTC	2	Hutton et al，1998
G273R	FTD	FTD：致病	未知	未知	编码外显子 9	错义突变，GGG 突变为 AGG	0	van der Zee et al，2006
N279K	FTD	FTD：致病	广泛的神经元和胶质 τ 聚集在皮层、基底核、脑干核以及白质。不可溶性组分主要为 4R τ。内侧颞皮层和上、下运动神经元显著的 τ 沉积伴随皮质脊髓束退化	剪切的影响类似于许多内含子突变，导致更为频繁的外显子 10 在 mRNA 转录本中出现	编码外显子 10	错义突变，AAT 突变为 AAG	0	Wszolek et al，1992
K280 del	AD，FTD，无	FTD：致病性未知；AD：致病性未知	多变。由 3R 而不是 4R τ 组成的皮克氏体和严重的额颞皮层萎缩。缠结（Braak 分期 4），神经炎的淀粉样斑块，广泛路易小体病理，轻度到严重的脑血管动脉粥样硬化，以及轻度淀粉样蛋白血管病	K280del 变体在它抑制外显子 10 包含和导致 3R τ 转录本过多方面是罕见的。它同样表现出减少 τ 促进微管装配能力的作用	编码外显子 10	Deletion AAG 突变为 AAT	2	Momeni et al，2009
L284L	FTD	FTD：致病	各种 τ 聚集在神经元和胶质。除此之外，大量弥散的和神经炎性的 Aβ 斑块，可能由于偶发的 AD	L284L 沉默突变增加含有外显子 10 的转录本并减少缺少外显子 10 的转录本。这种突变被认为破坏外显子剪切沉默元件	编码外显子 10	点突变，沉默突变，CTT 突变为 CTC	0	D'souza et al，1999

续表

突变位点	临床表型	病原性	神经病理	生物学效应	突变位置	突变类型和密码子变化	动物模型	参考文献
L284R	进行性核上性麻痹	其他 τ 蛋白病变：致病；FTD：不致病	未知	未知	编码外显子10	错义突变，CTT突变为CGT	0	Rohrer et al，2011
D285D	无	FTD：不致病	无效	未知	编码外显子4a	点突变，沉默突变，GAC突变为GAT	0	Poorkaj et al，1998
D285N	进行性核上性麻痹，无	FTD：不致病；其他 τ 蛋白病变：Incomplete Penetrance	未知	未知	编码外显子4a	错义突变，GAC突变为AAC	0	Guerreiro et al，2010
S285R	进行性核上性麻痹	FTD：致病性未知；PSP：致病	未知	在体外，这种突变影响外显子10剪切，导致4R τ 的过多生产	编码外显子10	错义突变，AGC突变为AGA	0	Ogaki et al，2013
V287I	AD	AD：致病性未知	未知	未知	编码外显子10	错义突变，GTC突变为ATC	0	Jin et al，2012
V289A	无	FTD：不致病	无效	未知	编码外显子4a	错义突变，GTA突变为GCA	0	Poorkaj et al，1998
N296 del	进行性核上性麻痹，PD	其他 τ 蛋白病变：致病	右中央前回和脑干萎缩，以及黑质，数个脑干核团，间脑神经元丢失和胶质增生。许多脑区神经元发生过度磷酸化的 τ 和神经纤维缠结。星形胶质细胞和少突细胞 τ 聚积	N296del突变对于外显子10几乎无影响，但明显降低 τ 促进微管装配的能力并提高它聚积成纤维的能力	编码外显子10	Deletion AAT突变为CAT	0	Pastor et al，2001
N296D	FTD	FTD：致病	未知；图像示颞叶萎缩	未知	编码外显子10	错义突变，AAT突变为GAT	0	Cohn-Hokke et al，2014
N296H	FTD	FTD：致病	局部额颞叶萎缩，τ 阳性星形胶质细胞增生，神经元和胶质中磷酸化 τ 聚积，以及4R τ 聚积	这种突变增加 τ 蛋白mRNA中外显子10的包含并因此增加4R/3R τ 的比值。它减低 τ 促进微管蛋白聚合和微管装配的能力。它对 τ 纤维形成几乎无影响	编码外显子10	错义突变，AAT突变为CAT	0	Iseki et al，2001

续表

突变位点	临床表型	病原性	神经病理	生物学效应	突变位置	突变类型和密码子变化	动物模型	参考文献
N296N	FTD，进行性核上性麻痹	FTD：致病；PSP：致病	额颞萎缩，苍白球，黑质，蓝斑神经元丢失。非染色质神经元肿胀，τ 阳性包含物全脑分布。海马和大脑皮层斑块和缠结少见	这种沉默突变增加 τ 蛋白 mRNA 中外显子 10 的包含并因此增加 4R/3R τ 的比值	编码外显子 10	点突变，沉默突变，AAT 突变为 AAC	0	Spillantini et al，2000
A297V	AD	AD：致病性未知	未知	未知	编码外显子 4a	错义突变，GCC 突变为 GTC	0	Jin et al，2012
V300I	无	FTD：不致病	无效	未知；电脑模拟显示是良性和耐受良好的	编码外显子 10	错义突变，GTC 突变为 ATC	0	Guerreiro et al，2010
P301L	FTD	FTD：致病	τ 聚积主要为4R τ。大量胞浆 τ 沉积在多个脑区，包括海马，新皮层，黑质。额颞叶皮层有严重的神经元丢失，胶质增生，以及一些气球细胞	明显促进 beta 折叠形成和加速双螺旋丝形成。不影响外显子 10 剪切	编码外显子 10	错义突变，CCG 突变为 CTG	8	Hutton et al，1998
P301P	FTD	FTD：不致病	患者有严重的额颞叶皮层，苍白球，黑质，红核，以及齿状核神经元丢失。这些区域神经元和胶质有 τ 阳性纤维结构。这样的病理归因于 MAPT IVS10+11 突变，患者也携带有这种突变	4R/3R τ 的比值无改变	编码外显子 10	点突变，沉默突变，CCG 突变为 CCA	0	Miyamoto et al，2001
P301S	FTD	FTD：致病	额颞叶萎缩且在神经元和胶质细胞中广泛的过度磷酸化 τ 包含物	P301S 突变的重组 τ 蛋白显示明显损害的促进微管装配的能力	编码外显子 10	错义突变，CCG 突变为 TCG	3	Bugiani et al，1999
P301T	FTD 额颞叶性痴呆	FTD：致病	在额叶和颞叶有更明显的轻微脑萎缩	未知	编码外显子 10	错义突变，CCG 突变为 ACG	0	Llado et al，2007
G303V	进行性核上性麻痹	τ 蛋白病变：致病；FTD：不致病	轻微的额叶和颞叶萎缩伴有神经元丢失、胶质增生、侧脑室增大、微空泡形成。在神经元和神经胶质有 τ 蛋白积累，包括神经元纤维缠结。4R 亚型比例增高	未知	编码外显子 10	错义突变，GGC 突变为 GTC	0	Ros et al，2005

续表

突变位点	临床表型	病原性	神经病理	生物学效应	突变位置	突变类型和密码子变化	动物模型	参考文献
S305I	嗜银颗粒痴呆	FTD：不致病；τ 蛋白病变：致病性未知	内侧颞叶皮层、海马和杏仁核有广泛的神经原丢失。无典型的神经元纤维缠结、皮克氏病和神经炎性斑块出现。胞质 τ 分散在神经元、少突胶质细胞的螺旋体和嗜银颗粒中。τ 活化结构仅由 4R 亚型构成	影响外显子 10 的剪切，导致过多的 4R 亚型产生	编码外显子 10	错义突变，AGT 突变为 ATT	0	Kovacs et al，2008
S305N	FTD 额颞叶性痴呆	FTD：致病	在额叶、颞、孤立、中央后皮质以及在齿状回有大量的神经元纤维缠结，包括一些不寻常的在原子核周围的环形形态。在神经元和神经胶质有神经元纤维缠结	茎环结构的不稳定导致 3R 和 4R 比值改变	编码外显子 10	错义突变，AGT 突变为 AAT	0	Iijima et al，1999；Kobayashi et al，2002
S305S	FTD 额颞叶性痴呆进行性核上性麻痹	τ 蛋白病变: 致病; FTD：致病	可变的，但与细胞消亡、神经元膨胀、星形胶质细胞 τ 活化有关，限制皮质萎缩。嗜银性神经纤维缠结与 PSP 诊断有关，与 FTDP-17 无关	沉默突变增加了外显子 10 剪切，导致过量的 τ 蛋白 4R 亚型产生	编码外显子 10	沉默突变，AGT 突变为 AGC	0	Stanford et al，2000；Skoglund et al，2008
L315L	FTD 额颞叶性痴呆	FTD：致病	未知	未知	编码外显子 11	沉默突变，CTG 突变为 CTA	0	
L315R	FTD 额颞叶性痴呆；无	FTD：不完全显性	在神经元（类皮克包涵体）和星形胶质细胞中存在大量 τ 蛋白病变，在额颞皮质和海马中尤其明显。从大脑皮质中提取到的 τ 蛋白表现为带状和扭曲的细丝	重组 L315R τ 蛋白表现出促进微管组装	编码外显子 11	错义突变，CTG 突变为 CGG	0	van Herpen et al，2003
K317M	τ 蛋白病变伴随帕金森症和运动神经元疾病	其他 τ 蛋白病变：致病	严重的黑质退化伴随大量的神经元消亡和神经胶质增生。无路易氏小体和皮克小体。在运动神经元胞核和脊髓前角存在严重的神经元消亡。在少突胶质细胞和星形胶质细胞有频繁出现的各种包涵体。神经元中发现了磷酸化 τ 阳性的前缠结和缠结	未知	编码外显子 11	错义突变，AAG 突变为 ATG	0	Zarranz et al，2005

续表

突变位点	临床表型	病原性	神经病理	生物学效应	突变位置	突变类型和密码子变化	动物模型	参考文献
K317N	球状胶质 τ 蛋白病	GGT：致病	脑叶萎缩，在额下回尤其明显。白质病变，包括液泡、胶质增生和有髓纤维的损伤。大量的 τ 蛋白病变，包括神经元、星形胶质细胞和少突胶质细胞中 τ 阳性包涵体。τ 蛋白病变的分布和球状胶质 τ 蛋白病 III 型一致	微管蛋白聚合受损。τ 蛋白聚合方式改变，变为以亚型特异性的方式。4R 亚型 τ 组装增多，而 3R 亚型 τ 聚合、错误组装、细丝形成减少	编码外显子 11	错义突变，AAG 突变为 AAC	0	Tacik et al，2015
S318L	阿尔茨海默病，无	AD：致病性未知	未知	未知	编码外显子 4a	错义突变，TCG 突变为 TTG	0	Jin et al，2012
S320F	FTD 额颞叶性痴呆	FTD：致病	病灶的两侧有前颞叶萎缩并伴有非常轻微的额叶萎缩。在颞叶皮层、扣带回，内嗅皮层和海马出现严重的神经损伤和神经胶质增多	显著减弱 τ 促进微管组装的能力。去除潜在的 τ 蛋白磷酸化位点	编码外显子 11	错义突变，TCC 突变为 TTC	0	Rosso et al，2002
S320Y	τ 蛋白病变伴有皮克病	其他 τ 蛋白病变：致病	未知	未知	编码外显子 11	错义突变	0	
P332S	FTD 额颞叶性痴呆	FTD：致病	初级躯体运动区和运动前区皮层萎缩。类似神经元的 τ 阳性病变皮克氏病，在齿状回尤为明显，且包含 τ 蛋白 3R 和 4R 亚型聚合	减弱微管结合的能力	编码外显子 11	错义突变，CCA 突变为 TCA	0	Deramecourt et al，2012
G335S	FTD 额颞叶性痴呆	FTD：致病	额叶和颞叶、海马和黑质退化。广泛的 τ 蛋白沉积、神经元纤维缠结和神经纤维网串联，但是没有皮克小体。神经元和神经胶质存在 τ 阳性包涵体。肌氨酰不可溶 τ 表现为成对的螺旋状、带状以及更不规则的绳子样扭曲的细丝	减弱 τ 蛋白促进微管组装的能力	编码外显子 12	错义突变，GGC 突变为 AGC	0	Spina et al，2007
G335V	FTD 额颞叶性痴呆	FTD：致病	未知	减弱 τ 蛋白促进微管组装的能力。肝素诱发的重组 τ 组装成的细丝的产量增加	编码外显子 12	错义突变，GGC 突变为 GTC	0	Neumann et al，2005

续表

突变位点	临床表型	病原性	神经病理	生物学效应	突变位置	突变类型和密码子变化	动物模型	参考文献
Q336R	FTD 额颞叶性痴呆	FTD：致病	额叶、前颞叶、海马、杏仁核萎缩。在一些区域神经元损伤和反应性胶质化严重，形成海绵状结构。过度磷酸化 τ 在肿胀（皮克）细胞中积累。皮克氏小体包含有 3R 和 4R 亚型 τ 蛋白，和类似神经元纤维缠结的结构	τ 原纤维生成增加。和大部分 MAPT 错义突变相反，Q336R 增强而不是减弱突变的 τ 促进微管组装的能力	编码外显子 12	错义突变，CAG 突变为 CGG	0	Pickering-Brown et al，2004
V337M（Seattle Family A）	FTD 额颞叶性痴呆	FTD：致病	在大脑皮层的几个地区、杏仁核、海马旁回存在由成对的螺旋丝形成的神经元纤维缠结，但没有斑块形成	加速 τ 蛋白聚合形成细丝。突变型 4R 亚型也比野生型更有利于底物磷酸化	编码外显子 12	错义突变，GTG 突变为 ATG	3	Poorkaj et al，1998；Sumi et al，1992
E342V	FTD 额颞叶性痴呆	FTD：致病	明显的额颞叶神经元损伤，胞质 τ 聚合，成对的螺旋状 τ 细丝，τ 亚型 4R mRNA 增加，增加 4R τ 但无 E2 或 E3 插入（4R0N），减少 4R τ 并伴有这些插入（4R1N and 4R2N）	未知	编码外显子 12	错义突变，GAG 突变为 GTC	0	Lippa et al，2000
S352L	其他 τ 蛋白病变	其他 τ 蛋白病变：致病	大量的 τ 蛋白病变	重组 S352L τ 表现出减少微管结合，加速纤维形成	编码外显子 12	错义突变，TCG 突变为 TTG	0	Nicholl et al，2003
S356T	FTD 额颞叶性痴呆	FTD：致病	额颞叶和海马萎缩。出现一些海绵状结构。大量的 τ 蛋白病变（例如成熟的神经纤维缠结和缠结前体，促 τ 聚集）。β 淀粉样病变大量缺失	未知	编码外显子 12	错义突变，TCC 突变为 ACC	0	Momeni et al，2010
I360V	帕金森病	FTD：致病；PD：致病性未知	未知	未知	编码外显子 12	错义突变，ATC 突变为 GTC	0	Schulte et al，2015
V363I	FTD 额颞叶性痴呆	FTD：不完全显性	未知；MRI 显示大范围脑萎缩	未知	编码外显子 12	错义突变，GTC 突变为 ATC	0	Munoz et al，2007；Anfossi et al，2011

续表

突变位点	临床表型	病原性	神经病理	生物学效应	突变位置	突变类型和密码子变化	动物模型	参考文献
P364S	FTD 额颞叶性痴呆	FTD：致病	在多区域包括基底核、黑质、蓝斑、运动皮质区、脊髓前角出现神经元丢失和胶质反应性增生。神经元 τ 内含物，尤其是球状神经元纤维缠结和一些类火焰状神经元纤维缠结。在一些案例中出现皮克小体包含物	和野生型 τ 相比，减弱促进微管组装的能力，增加 τ 聚集比例。增加染色体不稳定性和淋巴细胞和成纤维细胞突变携带者的人类基因组突变	编码外显子 12	错义突变，CCT 突变为 TCT	0	Rossi et al，2012
G366R	FTD 额颞叶性痴呆	FTD：致病	未知；MRI 显示中度到重度的对称性脑萎缩，主要涉及额叶与脑室扩大	和野生型 τ 相比，减弱促进微管组装的能力，但是有类似的聚合动力学。增加染色体不稳定性和淋巴细胞和成纤维细胞突变携带者的人类基因组突变	编码外显子 12	错义突变，GGA 突变为 AGA	0	Rossi et al，2014
K369I	FTD 额颞叶性痴呆	FTD：致病	脑萎缩，在颞叶尤其明显。大量的 τ 阳性皮克小体和皮克细胞，并不能和在大脑皮层、海马和皮层下脑区散发的皮克氏病区分开来	与 K369I 突变重组的 τ 蛋白促进微管组装的能力减弱	编码外显子 12	错义突变，AAA 突变为 ATA	0	Neumann et al，2000
R370W	无	FTD：不致病	不适用	未知	编码外显子 4a	错义突变，CGG 变为 TGG	0	Lilius et al，1999
G389R（G>A）	FTD，皮克氏病	FTD：致病；其他 τ 蛋白病：致病	严重的额叶萎缩，神经元丢失，胶质细胞增生和组织空泡化	重组 G389R τ 显示出促进微管组装能力的下降和钙蛋白酶 I 消化的易感性增加	编码外显子 13	错义突变，GGG 变为 AGG	0	Pickering-Bro et al，2000
G389R（G>C）	FTD	FTD：致病	出现许多新皮质 τ 阳性的类皮克体内含体和丝状轴突内含体	重组 G389R τ 显示出促进微管组装能力的下降	编码外显子 13	错义突变，GGG 变为 CGG	0	Murrell et al，1999；Ghetti et al，2000；Rossi et al，2008
R406W	AD，FTD	FTD：致病	双侧额颞叶萎缩。神经元丢失，胶质细胞增生，以及丰富的 τ 阳性内含体，包括神经原纤维缠结。一般稀疏或无 Aβ 斑块	可能会损坏促进微管组装的能力	编码外显子 13	错义突变，CGG 变为 TGG	5	Hutton et al，1998

续表

突变位点	临床表型	病原性	神经病理	生物学效应	突变位置	突变类型和密码子变化	动物模型	参考文献
N410H	皮质基底节变性	其他 τ 蛋白病：致病	额上回轻度萎缩及侧脑室扩大。中脑神经黑色素损失。丰富的 4R τ 阳性的星形胶质细胞斑块和线状细丝出现在灰质和白质中。在额上回有丰富的膨大的神经元。显著的 TDP-43 病理，特别是在基底神经节	在患者脑中 4R / 3R τ mRNA 比值增加。与 N410H 突变重组的 τ 与野生型相比增加了 τ 蛋白质的形成，降低微管组装率，并降低整体的微管聚合	编码外显子 13	错义突变，AAT 变为 CAT	0	Kouri et al，2014
S427F	AD，无，PDD	PDD：致病性未知；AD：致病性未知	未知	未知；电脑模拟预测是可能有害的	Coding	错义突变，TCC 变为 TTC	0	Schulte et al，2015
T427M	FTD，PD	FTD：致病；PD：致病性未知	未知；核磁共振成像显示中度额颞叶萎缩	未知	编码外显子 13	错义突变，ACG 变为 ATG	0	Giaccone et al，2005
H441Y	无	FTD：不致病	不适用	未知	编码外显子 6	错义突变，CAC 变为 TAC	0	Poorkaj et al，1998
S447P	无	FTD：不致病	不适用	未知	编码外显子 6	错义突变，TCC 变为 CCC	0	Spillantini et al，2000
R448*	PD	PD：致病性未知	未知	未知	Coding	无义突变，CGA 变为 TCA	0	Schulte et al，2015
T504T	无	FTD：不致病	不适用	未知	编码外显子 8	沉默突变，ACT 变为 ACC	0	Higgins et al，1999
P511R	无	FTD：不致病	不适用	未知	Coding	错义突变	0	Schulte et al，2015
IVS9-10 G>T（g (-10) t）	FTD	FTD：致病	未知	这个内含子突变增强了剪接受体部位，导致外显子 10 更频繁地融入 mRNA 转录本	非编码内含子 9	点突变，G 变为 T	0	Malkani et al，2006
IVS9-15 T>C	FTD	FTD：致病性未知	重度额颞叶萎缩伴随相对受损的运动和视觉皮层。严重的海马病理与神经元被密集的星形胶质细胞增生取代。丰富的 τ 病理变化，主要由 3R τ 异构体构成，与皮克氏病一致。在皮层存在类神经元纤维缠结	与另一个剪接位点的变异体共转染时，这种变异降低了外显子 10 融入转录本，产生更多的 E10- 转录本并导致过剩的 3R τ 异构体	非编码内含子 9	点突变，T 变为 C	0	Anfossi et al，2011

续表

突变位点	临床表型	病原性	神经病理	生物学效应	突变位置	突变类型和密码子变化	动物模型	参考文献
IVS10+3 G>A	FTD	FTD：致病	丰富的丝状 τ 沉积在新皮质，一些在皮质下核、脑干、脊髓。沉积在神经元和神经胶质细胞，特别是少突胶质细胞。τ 的长丝是扭曲的，由 4R τ 异构体组成	破坏一个预测的茎环结构，导致这种剪接位点的使用增加和 4R τ 异构体水平升高	非编码内含子 10	点突变，G 变为 A	0	Spillantini et al，1998
IVS10+4 A>C	FTD	FTD：致病性未知	重度额颞叶萎缩伴随相对受损的运动和视觉皮层。严重的海马病理与神经元被密集的星形胶质细胞增生取代。丰富的 τ 病理变化，主要由 3R τ 异构体构成，与皮克氏病一致。在皮层存在类神经元纤维缠结	与另一个剪接位点的变异体共转染时，这种变异降低了外显子 10 融入转录本，产生更多的 E10–转录本并导致过剩的 3R τ 异构体	非编码内含子 10	点突变，A 变为 C	0	Anfossi et al，2011
IVS10+11 T>C	FTD	FTD：致病	严重的神经元丢失存在于额叶和颞叶皮质、苍白球、黑质、红核、齿状核。神经元和胶质细胞存在 τ 阳性纤维状结构	相对于3R τ，4R τ 增加	非编码内含子 10	错义突变，T 变为 C	0	Miyamoto et al，2001；Kowalska et al，2002
IVS10+12 C>T	FTD	FTD：致病	τ 在神经元和神经胶质细胞聚集。分离的 τ 细丝是扭曲的，呈带状，由过度磷酸化 4R τ 异构体组成	破坏外显子 10 的剪接，增加了包含外显子 10 的 τ mRNA 的比例，从而导致了过剩的 4R 异构体	非编码内含子 10	点突变，C 变为 T	0	Yasuda et al，2000
IVS10+13 A>G	FTD	FTD：致病	额叶和颞叶严重的刀刃状萎缩。频繁的神经纤维和胶质缠结。偶尔膨大的神经元并损伤黑质	这个内含子突变被认为通过破坏一个调控外显子 10 可变剪接的茎环结构打乱了一个剪接位点	非编码内含子 10	点突变，A 变为 G	0	Hutton et al，1993
IVS10+14 C>T	FTD	FTD：致病	额颞叶皮质的萎缩和海绵状变化。黑质和杏仁核的神经元缺失和胶质细胞增生。4R τ 的沉积	破坏一个调控外显子 10 选择性剪接的茎环结构，导致外显子 10 更频繁地加入并导致 4R τ 异构体的比例增加	非编码内含子 10	点突变，C 变为 T	0	Chasseigneaux et al，2011

续表

突变位点	临床表型	病原性	神经病理	生物学效应	突变位置	突变类型和密码子变化	动物模型	参考文献
IVS10+15 A>C	FTD	FTD：致病	未知；影像学检查显示双侧前颞叶萎缩和代谢减退	破坏一个调控外显子 10 选择性剪接的茎环结构，导致外显子 10 更频繁地加入并导致 5R τ 异构体的比例增加	非编码内含子 10	点突变，A 变为 C	0	McCarthy et al，2015
IVS10+16 C>T	AD, FTD, 进行性核上麻痹	FTD：致病	额叶和颞叶神经元丢失，灰质胶质细胞增生和神经纤维空泡化。伴随游离黑色素的皮质神经元膨胀，黑质退化。τ 阳性神经元	破坏一个调控外显子 10 选择性剪接的茎环结构，导致外显子 10 更频繁地加入并导致 6R τ 异构体的比例增加	非编码内含子 10	点突变，C 变为 T	1	Hutton et al，1993
IVS10+19 C>G	FTD	FTD：致病	额叶萎缩，额叶灌注不足	改变外显子 10 的剪接，导致 3R τ 异构体增加。升高的 3R τ 被证明能降低微管组装	非编码内含子 10	点突变，C 变为 G	0	Stanford et al，2003
IVS10+25 C>T	无	FTD：不致病；AD：不致病	不适用	未知	非编码内含子 10	点突变，C 变为 T	0	Roks et al，1999
IVS10+29 G>A	无	FTD：不致病	不适用	IVS10 + 29 G>A 似乎不改变外显子 10 的剪接	非编码内含子 10	点突变，C 变为 A	0	D'souza et al，1999；Roks et al，1999

注：表格翻译自 www.alzforum.org/database。

3. τ 蛋白的磷酸化修饰

许多神经退行性疾病，包括阿尔茨海默病（AD），在中枢神经系统中都表现出了显著的 τ 病理改变，这些疾病被统称为 τ 蛋白病（Hanger et al，2009；Lee et al，2001；Hernande et al，2007；Ludolph et al，2009；Alonso et al，1994）。在 τ 蛋白病中，原本天然的非折叠的 τ 变得过度磷酸化、泛素化，聚集成了细胞内纤维状的结构，这些都或多或少导致了突触和神经元的丢失。在异常磷酸化的基础上，τ 与微管的亲和力降低了，并且从微管上游离下来（Alonso et al，1996；Gustke et al，1992）。AD 脑内的 τ 聚集于神经元核周体并形成了配对螺旋状纤维（PHF）（Grundke-Iqbal et al，1986；Ivy et al，1989）。在单细胞层面，缺陷始于对 τ 的磷酸化修饰，这导致了微管的扰动从而达到被称作 "前缠结" 的阶段（Berger et al，2007），过了这一阶段，微管的失稳导致了树突微管的丢失、突触的丢失、质膜的退化，最终诱发了细胞死亡（Iqbal et al，2009）。

根据现有报道，τ 蛋白上有 66 个可以被磷酸化的位点，总结如表 16-3 所示。

表 16-3 已知 τ 磷酸化位点及对应酶

位点	τ 种类	激酶	酯酶	抗体
T17		CK-I		
Y18	AD	cAb1/Fyn		
Y29	AD	cAb1/Fyn		
T39	AD	CK-II		
S46	AD	CK-I，Erk 1/2，GSK -3b	PP-2A，PP-2B	pS46
T50		CK-I，Erk 1/2，GSK -3β，Sapk		
T52		CK-II		
S56		CK-II		
T69	AD	Sapk		
T95		CK-I		
T101		CK-I		
T102		CK-I		
T123	AD	CK-I		
S131		CaM K-II，CK-I		
T135		CaM K-II		
S137	AD			
T149		CK-I，GSK -3β		
T153	AD	Cdc2，Erk 1/2，GSK -3β，sapk		
T169		CK-I		
T175	AD	GSK -3β		
T181	成人，幼儿，AD	Cdk5，Erk 1/2，GSK -3β，Sapk	PP-2A，PP-2B，PP-5	pT181，AT270
S184		CK-I，GSK -3β		
S195		Cdk5，GSK -3β		
S198	幼儿，AD	CK-I，GSK -3β，PKA		
S199	成人，幼儿，AD	CK-I，Cdk5，Erk 1/2，GSK -3β	PP-1，PP-2A，PP-2B，PP-5	pS199
S202	成人，幼儿，AD	Cdc2，Cdk5，Erk 1/2，GSK -3β，Sapk	PP-1，PP-2A，PP-2B，PP-5	
T205	成人，AD	Cdc2，Cdk5，Erk 1/2，GSK -3β，Sapk	PP-1，PP-2A，PP-2B，PP-5	pS202，pT205，AT8
S208	AD	CK-I，GSK -3β，PKA		pS208
S210	AD	CK-I，GSK -3β，PKA		
T212	成人，AD	CaM K-II，CK-I，Cdc2，Cdk5，Erk 1/2，GSK -3β	PP-1，PP-2A，PP-2B，PP-5	

续表

位点	τ 种类	激酶	酯酶	抗体
S214	成人，AD	CaM K-II，CK-I，PKA，Cdk5，AMPK	PP-1，PP-2A，PP-2B，PP-5	pT212，pS214，AT100，CP3
T217	幼儿，AD	Cdk5，Erk 1/2，GSK -3β，PKA	PP-1，PP-2A，PP-2B	pT217
T220		GSK -3β，PKA		
T231	幼儿，AD	Cdc2，Cdk5，GSK -3α，GSK -3β，Sapk，AMPK，MARK4	PP-1，PP-2A，PP-2B，PP-5	pT231，pS235，TG3，AT 180，PHF27
S235	幼儿，AD	Cdc2，Cdk5，Erk 1/2，GSK -3α，GSK -3β，Sapk	PP-1，PP-2A，PP-2B，PP-5	pS235
S237	AD	CK-I，GSK -3β		
S238	AD	CK-I		
S241	AD	CK-I，GSK -3β		
T245		GSK -3β，PKA		
S258		CK-I，GSK -3β，PKA		
S262	AD	CaM K-II，CK-I，GSK -3β，Mark，PKA，AMPK，SAD	PP-1，PP-2A，PP-2B，PP-5	pS262，12E8
T263		CK-I		
S285	AD	CK-I，GSK -3β		
S289		CK-I，GSK -3β		
S293		Mark，AMPK		
S305	AD	CK-I，GSK -3β，PKA		
S324	AD	GSK -3β，Mark，PKA，AMPK		
S341		CK-I		
S352	AD	CK-I，GSK -3β，PKA		
S356	AD	CaM K-II，CK-I，GSK -3β，Mark，PKA，AMPK，MARK4	PP-2A，PP-2B	pS356，12E8
T361		CK-I		
T373		CK-I，Cdk5，GSK -3β		
S383		ELK		
T386		CK-I，CK-II		
Y394	幼儿，AD	cAb1/Fyn		
S396	成人，幼儿，AD	CK-I，Cdk5，Erk 1/2，GSK -3β，Sapk，AMPK，MARK4	PP-1，PP-2A，PP-2B，PP-5	pS396，pS404，PHF-1，AD2，8D8
S400	幼儿，AD	CK-II，GSK -3β，Cdk5		
T403	幼儿，AD	GSK -3β，AMPK		pT403
S404	成人，幼儿，AD	CK-I，Cdc2，Cdk5，Erk 1/2，GSK -3α，GSK -3β，Sapk，AMPK	PP-1，PP-2A，PP-2B，PP-5	pS404，PHF-1，AD2

续表

位点	τ 种类	激酶	酯酶	抗体
S409	AD	GSK -3β，PKA	PP-1，PP-2A，PP-2B，PP-5	pS409，PG5
S412	AD	CK-I，CK-II，GSK -3β，PKA		
S413	AD	CK-I，CK-II，GSK -3β，PKA	PP-1	
T414		CK-I，CK-II，GSK -3β，PKA		
S416	AD	CaM K-II，CK-I，CK-II，GSK -3β，PKA		
S422		Erk 1/2，Sapk，AMPK，MARK4	PP-2A，PP-2B	pS422，R145
S433		CK-I		
S435		CK-I		

4. τ 蛋白的其他修饰方式

除了磷酸化，AD 中 τ 蛋白还存在其他的修饰方式，分述如下：

（1）τ 蛋白糖基化。糖基化是在蛋白质多肽主链上以共价键的形式加上糖基的修饰，包括 N- 糖基化和 O- 糖基化 2 种模式。糖链通过与蛋白质的天冬氨酸的自由 NH_2 基共价连接将这种糖基化称为 N- 糖基化，糖链与蛋白质的丝氨酸或苏氨酸的自由 OH 基共价连接称为 O- 糖基化。从 AD 脑内分离出来的 τ 蛋白是异常糖基化修饰的（Takahashi et al，1999；Wang et al，1996），离体条件下，将缠结的 τ 蛋白进行去糖基化修饰后，可以将 τ 蛋白转变为连续成束的纤维状并且可以恢复 τ 蛋白的微管结合能力（Wang et al，1996）。τ 蛋白在糖基化修饰后能够降低其被 PKA、CDK5、GSK3β 磷酸化的水平（Liu et al，2002），并且，通过 O-（连接）-N- 乙酰葡糖胺（O-GlcNAc）糖基化修饰（O-GlcNAcylation）嫁接形成的 O- 糖基化可以降低大鼠皮质和海马内的 τ 蛋白磷酸化（Yuzwa et al，2008）。更有意思的是，在丝氨酸 356 位点发生 O-GlcNAcylation 的 τ 蛋白可以明显阻碍 τ 蛋白的异常聚集（Yu et al，2008）。在 AD 脑内，τ 蛋白的 O-GlcNAcylation 水平也与 τ 蛋白磷酸化水平呈负相关，提示 O-GlcNAcylation 可以负向调控 τ 蛋白的磷酸化（Lefebvre et al，2003；Liu et al，2009；Robertson et al，2004）。虽然 τ 蛋白包含有 11 个假设的 O- 糖基化位点（T181，S199，S202，T205，T212，S214，T217，S262，S356，S404，S422），但每摩尔 τ 蛋白中仅有 4 个位点是可以糖基化修饰的（Arnold et al，1996）。

（2）τ 蛋白糖化。糖化是指在衰老过程中蛋白质的非酶依赖的糖基化过程，其是发生于蛋白质的赖氨酸和碳水化合物（葡萄糖或者果糖）之间的反应。发生糖化修饰的蛋白质往往不容易被降解，并且对氧化反应很敏感，还能促发自由基的形成（Yan et al，1994）。τ 蛋白一共有 12 个糖化位点，其中有 7 个位于微管结合区域（NACharaju et al，1997）。τ 蛋白的糖化还能阻碍 τ 蛋白的降解，并且促进其病理性聚集及神经细胞的死亡（Ledesma et al，1996；Smith et al，1996），但 τ 蛋白的糖化自身并不诱导 τ 蛋白的聚集（Necula et al，2004）。

（3）τ 蛋白的脯氨酰异构化。脯氨酰异构化是蛋白质内的二硫键重排，这种反应可以引起目标蛋白的构象在顺式和反式之间相互转变。τ 蛋白的脯氨酰异构化主要发生在 Thr231 位点（Bulbarelli et al，2009；Zhou et al，2000），主要起作用的酶为 pin1。τ 蛋白在被 pin1 催化从顺式向反式结构转换后，其空间结构发生变化，使其更易被 PP2a 去磷酸化并恢复其微管结合能力（Hamdane et al，2006；Lavoie et al，2003）。

（4）τ 蛋白的截断化。AD 中，τ 蛋白的截断化发生在 D13、E391 和 D421 3 个位点（Basurto-Islas et al，2008；Horowitz et al，2004），τ 蛋白的这些截断体能够加速其聚集并且参与神经元凋亡（Chung et al，2001；Fasulo et al，2005；Garcia-Sierra et al，2008）。Caspase-3 可以切割 τ 蛋白的 D421 位点进而导致 46kDa 和 20kDa 的片段形成，而 calpain 对 τ 蛋白切割则主要在 N 端的 45 或 230 残基，从而形成了一个 17kDa 的片段（Park et al，2005）。在 AD 脑内，这些截断的 τ 蛋白在 PHF 中大量存在，并且与 AD 的进程密切相关（Horowitz et al，2004；Mena et al，1996；Gamblin et al，2003）。

（5）τ 蛋白的硝基化。硝基化是指在有机分子的酪氨酸上加上二氧化氮的修饰。τ 蛋白的硝基化可以发生于 Y18、Y29、Y197、Y394 4 个位点，与磷酸化一样，τ 蛋白的硝基化也可以促进 τ 蛋白的聚集（Horiguchi et al，2003）。在 AD 脑内，τ 蛋白的硝基化主要发生于 Y29 位点（Reynolds et al，2005），Y18 位点的硝基化在 AD 和正常人中无明显差异（Reyes et al，2008），另外，2 个位点的硝基化目前还未在 AD 脑内检测到，但二者均可以促进 τ 蛋白的多聚体形成（Reynolds et al，2005）。已知过氧硝酸盐能够促进 τ 蛋白的硝基化，并且可以抑制 τ 蛋白的微管结合能力并且加速 τ 蛋白的寡聚化（Reynolds et al，2006；Zhang et al，2005）。

（6）τ 蛋白的多聚胺化。多聚胺化反应是由谷氨酰胺转移酶介导的以谷氨酰胺为酰基供体，赖氨酸为酰基受体的反应。聚胺化反应产生的是 γ-谷酰基-ε-赖氨酸异构肽键并且驱使蛋白质之间的交联。在 τ 蛋白中，已经鉴定出有 8 个受体位点（Q6、Q88、Q124、Q244、Q276、Q288、Q351、Q424）和 10 个供体位点（K24、K163、K174、K180、K190、K225、K234、K240、K383、K385）（Murthy et al，1998）。其中最主要的供体位点是 Q424，而最主要的受体区域位于 K163~K240 之间。τ 蛋白的多聚胺化一般发生在 NFT 形成之前（Singer et al，2002），并且在 AD 脑内的前额叶皮层区域，谷氨酰胺转移酶的活性是显著升高的（Citron et al，2001；Johnson et al，1997）。

（7）τ 蛋白的泛素化。泛素化是指蛋白质上特异性地结合了 1 个或多个泛素分子，从而使其在胞浆中能够被泛素蛋白酶小体系统所降解。τ 蛋白的泛素化主要发生在 C 末端的几个位点（K254、K311 和 K353）（Cripps et al，2006；Morishima-Kawashima et al，1993）。在过表达突变 τ 蛋白的小鼠给予锂剂的处理能够通过增加 τ 蛋白的泛素化而减轻 τ 蛋白的损伤（Nakashima et al，2005）。

（8）τ 蛋白的苏木素化。τ 蛋白的 K340 位点可以被 SUMO1（小泛素化样修饰蛋白 1）进行苏木素化（Dorval et al，2006）。有趣的是，SUMO1 在 APP 转基因鼠的老年斑中与 τ 蛋白聚集体共定位，但却与突变 τ 蛋白转基因鼠的磷酸化 τ 蛋白不共定位，提示 τ 蛋白的苏木素化依赖于淀粉样蛋白的毒性（Takahashi et al，2008）。

（9）τ 蛋白氧化。不管是离体还是在体水平，τ 蛋白也可以发生氧化修饰，从而引起 PHF 的聚集（Schweers et al，1995；Landino et al，2004）。τ 蛋白的氧化主要发生于 C322 位点，但其氧化之后对 τ 蛋白病变形成的意义尚未知（Schweers et al，1995）。

第二节　阿尔茨海默病的研究方向

随着新兴分子生物学、光遗传学、影像学、纳米科学等研究手段的不断提升和迅猛发展，大批科学家开始运用多学科的综合技术对阿尔茨海默病展开了一系列新的研究，也涌现出一批新的研究方向，其中不乏有望阐释 AD 早期病理改变重要分子机制，开发新的 AD 早期诊断技术和治疗手段的新研究方向。本章主要选择神经生物学研究领域的几个方向进行阐述。

一、β－淀粉样多肽与 τ 蛋白的协同作用

β－淀粉样多肽学说的支持者和 τ 蛋白学说的支持者在 AD 学术界曾是 2 个打得不可开交的学术派别，但近年来的发现，让 2 个学派的支持者们也开始“以和为贵”了，主要原因在于一些新的研究揭示了 β－淀粉样多肽与 τ 蛋白的协同作用，尤其是 2 者在引起早期 AD 突触病理改变中的协同作用。2007 年，Roberson 等人首次发现，将 APP 过表达小鼠与 τ 蛋白敲除的小鼠杂交后，可以减轻 APP 小鼠的认知损伤程度及癫痫的易感性（Roberson et al，2007）。随后，人们发现正常 τ 蛋白可以通过在突触后组分中募集 Fyn 激酶，从而介导 β－淀粉样多肽的突触毒性，敲除 τ 蛋白则可以避免 Fyn 激酶的聚集，从而减弱 β－淀粉样多肽的突触毒性（Ittner et al，2010；Roberson et al，2011）。在培养的原代神经元中加入从 AD 患者脑内分离的 β－淀粉样多肽寡聚体不仅能够促进 τ 蛋白的过度磷酸化，还能够引起神经突起的退行性病变（Jin et al，2011）。机制方面，德国马普实验室的 Mandelkow 教授领导的小组发现，β－淀粉样多肽可以引起钙稳态的失衡和线粒体的异常，从而引起 τ 蛋白的树突移位及树突棘损伤（Zempel et al，2010；Zempel et al，2013）。另一方面，τ 蛋白在生理条件下可以促使 Fyn 激酶募集到树突棘，磷酸化 NMDA 受体的 NR2B 亚基，而在 β－淀粉样多肽刺激作用下，τ 蛋白能够募集更多的 Fyn 激酶到达树突棘，从而增强了 β－淀粉样多肽的突触毒性作用（Ittner et al，2010）。Fyn 激酶与 τ 蛋白的结合是由两个结构域介导的，SH_2 结构域在 Tyr18 发生磷酸化后结合 τ 蛋白，SH_3 结构域结合 τ 蛋白蛋白的氨基末端结构域中 PXXP 基元（Lee et al，1998；Lee et al，2004）。由此，τ 蛋白介导的 β－淀粉样多肽的突触毒性与 Fyn 激酶密切相关。因此，在敲除了 Fyn 激酶或者是敲除了氨基末端的 T（与 Fyn 结合能力丧失）的小鼠中，β－淀粉样多肽引起的突触毒性完全消失（Ittner et al，2010）。在这些小鼠脑内，突触后 Fyn 水平明显降低，其底物 NR2B 的磷酸化也相应减少，进而促进了 NMDA 受体与 PSD-95 的相互作用以维系正常的突触功能。此外，Polleux 教授小组发现，β－淀粉样多肽可以引起突触外 NMDA 受体过度兴奋并进而诱导细胞内钙水平增加，随后激活激酶 AMPK 和 PAR-1/MARK，并进一步导致 τ 蛋白的过度磷酸化。已知存在 β－淀粉样多肽寡聚体时，AMPK 已被证实会导致 τ 蛋白 Ser422 位点的磷酸化（Mairet-Coello et al，2013）。人们还发现，在培养的 CA3 海马神经元中过度磷酸化的 τ 蛋白积聚在树突棘（Zempel et al，2013；Hoover et al，2010），将人源性 APP 转基因小鼠与人源性 τ 蛋白转基因小鼠杂交会增强 τ 蛋白的聚集伴有树突棘损失，并加速认知损伤（Chabrier et al，2014），如果将人源性 APP 转基因小鼠与人源性 τ 蛋白 P301L 突变小鼠进行杂交，小鼠在 4 月龄均出现死亡（Ittner et al，2011）。在皮质 V 层的锥体神经元并没

有在树突棘检测到过度磷酸化的 τ 蛋白，即使是在胞体树突区几乎完全充满丝状过度磷酸化 τ 蛋白的神经元中也没有在树突棘上发现过度磷酸化的 τ 蛋白，这与海马上现象并不一致。目前的观点是，由于皮层锥体神经元树突棘以肌动蛋白细胞骨架为主，而 CA3 海马神经元偶尔含有微管，这种细胞骨架蛋白的不同造成了这一差异现象（Hoffmann et al，2013；Sorra et al，2000）。

二、τ 蛋白病变的传播

在 τ 蛋白病变的临床过程中存在 τ 蛋白的病理学传播，这就表明了 τ 蛋白聚合物可在细胞间传播。目前，已经有了实验性依据支持这一观点，科学家们观察到无论是在体内还是体外都会出现 τ 蛋白聚合物从一个神经元蔓延到另一个神经元。从 P301S 小鼠的脑匀浆液中提取多量的 AT100 和银染阳性的纤维性 τ 蛋白包含物，然后注射到从未产生纤维性 τ 蛋白病变的 ALZ17 小鼠（人类野生型 τ 蛋白）海马和大脑皮层区域中。结果发现，野生型人 τ 蛋白在这些转基因小鼠的神经元（NFTs 和 NTs）和少突胶质细胞中呈细丝状聚集，与人类 τ 蛋白病变中所发现的包含物相似。更加惊人的是，这些细丝状的 τ 蛋白病变并不局限于注射的区域，而是随着时间的推移，同时向周围甚至更远的有突触联系的脑区扩展，证实了 τ 蛋白聚集物是可以在细胞间转移的（Probst et al，2000；Allen et al，2002；Clavaguera et al，2009）。一项研究报道，在野生型小鼠的脑中注射来自 AD 鼠的 τ 蛋白寡聚物后，这些野生型小鼠被诱导出 τ 蛋白，同时出现 τ 蛋白的传播现象（Lasagna-Reeves et al，2012）。不仅在这些小鼠的海马注射区域银染阳性，其邻近的脑区，如大脑皮层、胼胝体和下丘脑也出现银染阳性，这就证实了纤维性 τ 蛋白病变是可以传播的。在一种仅在内嗅皮层神经元表达人类突变型 P301L τ 蛋白的小鼠模型中，人们发现年龄依赖性的 τ 蛋白聚集不仅仅出现在内嗅皮层区的转基因神经元中，在内嗅区皮层首次出现 τ 蛋白包含物的数月后，海马区的神经元也出现纤维状的 τ 蛋白病变 （Liu et al，2012；de Calignon et al，2012）。这 2 项研究结果排除了在内嗅区皮层外的 τ 蛋白病变是由被转基因的泄露表达造成的，进一步证实了 τ 蛋白聚集是由神经元向神经元传播的。

三、小胶质细胞的异常

小胶质细胞是一类位于脑内的吞噬细胞，在病理情况下活化。近年来，随着 GWAS 及其他系统生物学研究技术的发展，人们发现小胶质细胞的不良性活化在 AD 的发病中起了重要作用。在这些新发现的基因中，首先就是 TREM2（triggering receptor expressed on myeloid cells 2，编码骨髓细胞触发受体蛋白 2）分子。TREM2 分子的 rs75932628（R47H）突变体，明显抑制 TREM2 的功能并且增加 AD 的严重性（Cruchaga et al，2013；Guerreiro et al，2013）。生理状态下，TREM2 分子通过 DAP12 和 SYK 分子促进酪氨酸的磷酸化，从而促发吞噬作用。最近的研究发现，DAP12 分子是晚发型 AD 患者的关键性分子。在 5 转 FAD 小鼠（一种 AD 模型小鼠，同时会有 APP 的 3 种突变和 PS1 的 2 种突变）、APP/PS1 小鼠、APP23 小鼠的老年斑周围，都发现了 TREM2 的含量明显升高（Jay et al，2015；Wang et al，2015；Melchior et al，2010）。正常的 TREM2 可以作为纤维状 β－淀粉样多肽诱发的阴离子和两性离子脂类的感受器，而 R47H 突变型的 TREM2 则失去了这一重要功能，进而损伤小胶质细胞的活化（Wang，2015）。其他近期发现的与 AD 中小胶质细胞异常活化的基因整理如表 16-4 所示。

表 16-4 与小胶质细胞异常活化相关的 AD 致病基因

GWAS 基因	染色体定位	功能	细胞内定位	脑内分布小胶质细胞	星型胶质细胞	神经元
Apo E4	19q13.2	脂质代谢通路	胞浆、内酶体	++	+++	+
TREM2	6p21.1	免疫应答 / 抗炎	胞膜	+++	–	–
CD33	19q13.3	免疫应答 / 内吞	胞膜	+++	–	–
CR1	1q32	免疫应答 / 补体系统	胞膜	++	–	++
CLU	8p21–p12	脂质代谢通路 / 免疫应答 / 补体系统	胞浆，细胞外	+	+++	+
MS4A4E/6A	11q12.1–q12.2	免疫应答	胞膜	++	–	–
ABCA7	19p13.3	脂质代谢通路 / 免疫应答 / 补体系统	胞膜	+++	++	+++
MEF2C	5q14.3	免疫应答 / 内吞	核 / 胞浆	++	+	+++
INPP5D	2q37.1	免疫应答	胞膜	+++	+	–
HLA–DR5/DR1	6q21.3	免疫应答	胞膜，细胞外	+++	+	–
EPHA1	7q34	免疫应答 / 内吞	胞膜	+	+	+
PICALM	11q14	内吞	高尔基体、囊泡、核	+++	+	+
BIN1	2q14	内吞	核 / 胞浆	+++	+	++
PTK2B	8p21.1	内吞	胞膜 / 核 / 胞浆	+++	–	+
CASS4	20q13.31	细胞骨架 / 轴突转运	细胞骨架	+++	–	+

四、自噬障碍与阿尔茨海默病

近年来，自噬障碍在阿尔茨海默病发病中的作用也得到了深入研究。2005 年，科学家们在阿尔茨海默病患者脑内的老年斑周围的营养不良性神经突起里发现了大量的自噬空泡样病变（Nixon et al，2005），从而首次为自噬在阿尔茨海默病发病中的作用提供了神经病理学依据。随后，人们发现一种在自噬囊泡聚集中起重要作用的分子 Beclin1 的蛋白和 mRNA 水平在阿尔茨海默病患者皮层内含量明显降低，提示阿尔茨海默病中自噬可能是处于抑制状态。并且，如果将 Beclin 的杂合子缺失小鼠与阿尔茨海默病模型小鼠杂交，可以明显促进 β－淀粉样多肽的异常沉积，这种作用可以被过表达 Beclin 所逆转（Pickford et al，2008）。2010 年，2 篇来自不同实验室的报道发现，在对阿尔茨海默病的模型小鼠使用雷帕霉素（可以促进自噬）处理可以明显降低 β－淀粉样多肽在锥体神经元的聚集并延迟学习记忆障碍（Caccamo et al，2010；Spilman et al，2010）。由于自噬的终末阶段是溶酶体的适度融合并降解自噬体中的内容物，但是在阿尔茨海默病患者脑内，溶酶体的功能却是受到明显抑制的。在家族性阿尔茨海默病患者中，PS1 的突变可以抑制其纤维母细胞的溶酶体酸化，从而引起自噬空泡的聚集以至于不能被溶酶体降解（Lee et al，2010）。这也就解释了为什么在阿尔茨海默病患者脑内可以看到大量的自噬空泡，但阿尔茨海默病患者脑内自噬的活性却是降低的。

（朱铃强）

参考文献

[1] Allen B, Ingram E, Takao M, et al. Abundant tau filaments and nonapoptotic neurodegeneration in transgenic mice expressing human P301S tau protein. The Journal of neuroscience: the official journal of the Society for Neuroscience, 2002, 22（21）: 9340–9351.

[2] Allinquant B, Hantraye P, Mailleux P, et al. Downregulation of amyloid precursor protein inhibits neurite outgrowth in vitro. The Journal of cell biology, 1995, 128（5）: 919–927.

[3] Allsop D, Howlett D, Christie G, et al. Fibrillogenesis of beta–amyloid. Biochemical Society Transactions, 1998, 26（3）: 459–463.

[4] Alonso A C, Grundke–Iqbal I, Iqbal K. Alzheimer's disease hyperphosphorylated tau sequesters normal tau into tangles of filaments and disassembles microtubules. Nature medicine, 1996, 2（7）: 783–787.

[5] Alonso A C, Zaidi T, Grundke–Iqbal I, et al. Role of abnormally phosphorylated tau in the breakdown of microtubules in Alzheimer disease. Proceedings of the National Academy of Sciences of the United States of America, 1994, 91（12）: 5562–5566.

[6] Alzheimer's A. Über eigenartige Krankheitsfälle des späteren Alters.Z Ges Neurol Psychiatr, 1911, 4: 356–385.

[7] Alzheimer's A. Über eine eigenartige Erkrankung der Hirnrinde. Allgemeine Zeitschrift f ü r Psychiatrie und psychisch–gerichtliche Medizin, 1907, 64: 146–148.

[8] Ancolio K, Dumanchin C, Barelli H, et al. Unusual phenotypic alteration of beta amyloid precursor protein（betaAPP） maturation by a new Val–715→Met betaAPP–770 mutation responsible for probable early–onset Alzheimer's disease. Proceedings of the National Academy of Sciences of the United States of America, 1999 , 96（7）: 4119–4124.

[9] Anfossi M, Bernardi L, Gallo M, et al. MAPT V363I variation in a sporadic case of frontotemporal dementia: variable penetrant mutation or rare polymorphism? Alzheimer disease and associated disorders, 2011, 25（1）: 96–99.

[10] Anfossi M, Vuono R, Maletta R, et al. Compound heterozygosity of 2 novel MAPT mutations in frontotemporal dementia. Neurobiology of aging, 2011, 32（4）: 757 e1– e11.

[11] Armstrong J, Boada M, Rey M J, et al. Familial Alzheimer disease associated with A713T mutation in APP. Neuroscience letters, 2004, 370（2–3）: 241–243.

[12] Arnold C S, Johnson G V, Cole R N, et al. The microtubule–associated protein tau is extensively modified with O–linked N–acetylglucosamine. The Journal of biological chemistry, 1996, 271（46）: 28741–28744.

[13] Arriagada P V, Growdon J H, Hedley–Whyte E T, et al. Neurofibrillary tangles but not senile plaques parallel duration and severity of Alzheimer's disease. Neurology, 1992, 42（3 Pt 1）: 631–659.

[14] Backstrom J R, Lim G P, Cullen M J, et al. Matrix metalloproteinase–9（MMP–9） is synthesized in neurons of the human hippocampus and is capable of degrading the amyloid–beta peptide（1~40）. The Journal of neuroscience: the official journal of the Society for Neuroscience, 1996, 15; 16（24）: 7910–7919.

[15] Balbin M, Abrahamson M, Gustafson L, et al. A novel mutation in the beta–protein coding region of the amyloid beta–protein precursor（APP） gene. Human genetics, 1992, 89（5）: 580–582.

[16] Barger S W, Harmon A D. Microglial activation by Alzheimer amyloid precursor protein and modulation by

apolipoprotein E. Nature, 1997, 388（6645）: 878–881.

[17] Basurto–Islas G, Luna–Munoz J, Guillozet–Bongaarts A L, et al. Accumulation of aspartic acid421– and glutamic acid391–cleaved tau in neurofibrillary tangles correlates with progression in Alzheimer disease. Journal of neuropathology and experimental neurology, 2008, 67（5）: 470–483.

[18] Berger Z, Roder H, Hanna A, et al. Accumulation of pathological tau species and memory loss in a conditional model of tauopathy. The Journal of neuroscience: the official journal of the Society for Neuroscience, 2007, 27（14）: 3650–3662.

[19] Binder L I, Frankfurter A, Rebhun L I. The distribution of tau in the mammalian central nervous system. The Journal of cell biology, 1985, 101（4）: 1371–1378.

[20] Borgegard T, Gustavsson S, Nilsson C, et al. Alzheimer's disease: presenilin 2–sparing gamma–secretase inhibition is a tolerable A beta peptide–lowering strategy. The Journal of neuroscience: the official journal of the Society for Neuroscience, 2012, 32（48）: 17297–17305.

[21] Bugiani O, Giaccone G, Rossi G, et al. Hereditary cerebral hemorrhage with amyloidosis associated with the E693K mutation of APP. Archives of neurology, 2010, 67（8）: 987–995.

[22] Bugiani O, Murrell J R, Giaccone G, et al. Frontotemporal dementia and corticobasal degeneration in a family with a P301S mutation in tau. Journal of neuropathology and experimental neurology, 1999, 58（6）: 667–677.

[23] Bulbarelli A, Lonati E, Cazzaniga E, et al. Pin1 affects tau phosphorylation in response to A beta oligomers. Molecular and cellular neurosciences, 2009, 42（1）: 75–80.

[24] Caccamo A, Majumder S, Richardson A, et al. Molecular interplay between mammalian target of rapamycin（mTOR）, amyloid–beta, and tau: effects on cognitive impairments. The Journal of biological chemistry, 2010, 285（17）: 13107–13120.

[25] Cao X, Sudhof T C. A transcriptionally [correction of transcriptively] active complex of APP with Fe65 and histone acetyltransferase Tip60. Science, 2001, 293（5527）: 115–120.

[26] Carter D A, Desmarais E, Bellis M, et al. More missense in amyloid gene. Nature genetics, 1992, 2（4）: 255–256.

[27] Chabrier M A, Cheng D, Castello N A, et al. Synergistic effects of amyloid–beta and wild–type human tau on dendritic spine loss in a floxed double transgenic model of Alzheimer's disease. Neurobiology of disease, 2014, 64: 107–117.

[28] Chapman P F, White G L, Jones M W, et al. Impaired synaptic plasticity and learning in aged amyloid precursor protein transgenic mice. Nature neuroscience, 1999, 2（3）: 271–276.

[29] Chartier–Harlin M C, Crawford F, Houlden H, et al. Early–onset Alzheimer's disease caused by mutations at codon 717 of the beta–amyloid precursor protein gene. Nature, 1991, 353（6347）: 844–846.

[30] Chasseigneaux S, Dinc L, Rose C, et al. Secreted amyloid precursor protein beta and secreted amyloid precursor protein alpha induce axon outgrowth in vitro through Egr1 signaling pathway. PLoS One, 2011, 6(1): e16301.

[31] Chen W T, Hong C J, Lin Y T, et al. Amyloid–beta（A beta）D7H mutation increases oligomeric Abeta42 and alters properties of A beta–zinc/copper assemblies. PLoS One, 2012, 7（4）: e35807.

[32] Chung C W, Song Y H, Kim I K, et al. Proapoptotic effects of tau cleavage product generated by caspase–3. Neurobiology of disease, 2001, 8（1）: 162–172.

[33] Citron B A, Santa Cruz K S, Davies P J, et al. Intron–exon swapping of transglutaminase mRNA and neuronal

Tau aggregation in Alzheimer's disease. The Journal of biological chemistry, 2001, 276（5）: 3295–3301.

[34] Citron M, Oltersdorf T, Haass C, et al. Mutation of the beta–amyloid precursor protein in familial Alzheimer's disease increases beta–protein production. Nature, 1992, 360（6405）: 672–674.

[35] Clavaguera F, Bolmont T, Crowther R A, et al. Transmission and spreading of tauopathy in transgenic mouse brain. Nature cell biology, 2009, 11（7）: 909–913.

[36] Cohn–Hokke P E, Wong T H, Rizzu P, et al. Mutation frequency of PRKAR1B and the major familial dementia genes in a Dutch early onset dementia cohort. Journal of neurology, 2014, 261（11）: 2085–2092.

[37] Copanaki E, Chang S, VlAChos A, et al. sAPP alpha antagonizes dendritic degeneration and neuron death triggered by proteasomal stress. Molecular and cellular neurosciences, 2010, 44（4）: 386–393.

[38] Cripps D, Thomas S N, Jeng Y, et al. Alzheimer disease–specific conformation of hyperphosphorylated paired helical filament–tau is polyubiquitinated through Lys–48, Lys–11, and Lys–6 ubiquitin conjugation. The Journal of biological chemistry, 2006, 281（16）: 10825–10838.

[39] Cruchaga C, Kauwe J S, Harari O, et al. GWAS of cerebrospinal fluid tau levels identifies risk variants for Alzheimer's disease. Neuron, 2013, 78（2）: 256–268.

[40] Cruts M, Dermaut B, Rademakers R, et al. Novel APP mutation V715A associated with presenile Alzheimer's disease in a German family. Journal of neurology, 2003, 250（11）: 1374–1375.

[41] Dawson G R, Seabrook G R, Zheng H, et al. Age–related cognitive deficits, impaired long–term potentiation and reduction in synaptic marker density in mice lacking the beta–amyloid precursor protein. Neuroscience, 1999, 90（1）: 1–13.

[42] De Calignon A, Polydoro M, Suarez–Calvet M, et al. Propagation of tau pathology in a model of early Alzheimer's disease. Neuron, 2012, 73（4）: 685–697.

[43] Deramecourt V, Lebert F, Maurage C A, et al. Clinical, neuropathological, and biochemical characterization of the novel tau mutation P332S. Journal of Alzheimer's disease: JAD, 2012, 31（4）: 741–749.

[44] Di Fede G, Catania M, Morbin M, et al. A recessive mutation in the APP gene with dominant–negative effect on amyloidogenesis. Science, 2009, 323（5920）: 1473–1477.

[45] Dorval V, Fraser P E. Small ubiquitin–like modifier（SUMO）modification of natively unfolded proteins tau and alpha–synuclein. The Journal of biological chemistry, 2006, 281（15）: 9919–9124.

[46] Drechsel D N, Hyman A A, Cobb M H, et al. Modulation of the dynamic instability of tubulin assembly by the microtubule–associated protein tau. Molecular biology of the cell, 1992, 3（10）: 1141–1154.

[47] D'souza I, Poorkaj P, Hong M, et al. Missense and silent tau gene mutations cause frontotemporal dementia with parkinsonism–chromosome 17 type, by affecting multiple alternative RNA splicing regulatory elements. Proceedings of the National Academy of Sciences of the United States of America, 1999, 96（10）: 5598–5603.

[48] Ebneth A, Godemann R, Stamer K, et al. Overexpression of tau protein inhibits kinesin–dependent trafficking of vesicles, mitochondria, and endoplasmic reticulum: implications for Alzheimer's disease. The Journal of cell biology, 1998, 143（3）: 777–794.

[49] Eckman C B, Mehta N D, Crook R, et al. A new pathogenic mutation in the APP gene（I716V）increases the relative proportion of A beta 42（43）. Human molecular genetics, 1997, 6（12）: 2087–2089.

[50] Eckman E A, Reed D K, Eckman C B. Degradation of the Alzheimer's amyloid beta peptide by endothelin–converting enzyme. The Journal of biological chemistry, 2001, 276（27）: 24540–24548.

[51] Enya M, Morishima–Kawashima M, Yoshimura M, et al. Appearance of sodium dodecyl sulfate–stable amyloid

beta-protein（A beta）dimer in the cortex during aging. The American journal of pathology, 1999, 154（1）: 271-279.

[52] Fasulo L, Ugolini G, Cattaneo A. Apoptotic effect of caspase-3 cleaved tau in hippocampal neurons and its potentiation by tau FTDP-mutation N279K. Journal of Alzheimer's disease: JAD, 2005, 7（1）: 3-13.

[53] Fernandez-Madrid I, Levy E, Marder K, et al. Codon 618 variant of Alzheimer amyloid gene associated with inherited cerebral hemorrhage. Annals of neurology, 1991, 30（5）: 730-753.

[54] Finckh U, Kuschel C, Anagnostouli M, et al. Novel mutations and repeated findings of mutations in familial Alzheimer disease. Neurogenetics, 2005, 6（2）: 85-89.

[55] Furukawa K, Barger S W, Blalock E M, et al. Activation of K^+ channels and suppression of neuronal activity by secreted beta-amyloid-precursor protein. Nature, 1996, 379（6560）: 74-78.

[56] Furukawa K, Sopher B L, Rydel R E, et al. Increased activity-regulating and neuroprotective efficacy of alpha-secretase-derived secreted amyloid precursor protein conferred by a C-terminal heparin-binding domain. Journal of neurochemistry, 1996, 67（5）: 1882-1896.

[57] Gakhar-Koppole N, Hundeshagen P, Mandl C, et al. Activity requires soluble amyloid precursor protein alpha to promote neurite outgrowth in neural stem cell-derived neurons via activation of the MAPK pathway. The European journal of neuroscience, 2008, 28（5）: 871-882.

[58] Gallo M, Tomaino C, Puccio G, et al. Novel MAPT Val75Ala mutation and PSEN2 Arg62Hys in two siblings with frontotemporal dementia. Neurological sciences: official journal of the Italian Neurological Society and of the Italian Society of Clinical Neurophysiology, 2010, 31（1）: 65-70.

[59] Gamblin T C, Chen F, Zambrano A, et al. Caspase cleavage of tau: linking amyloid and neurofibrillary tangles in Alzheimer's disease. Proceedings of the National Academy of Sciences of the United States of America, 2003, 100（17）: 10032-10037.

[60] Garcia-Sierra F, Mondragon-Rodriguez S, Basurto-Islas G. Truncation of tau protein and its pathological significance in Alzheimer's disease. Journal of Alzheimer's disease: JAD, 2008, 14（4）: 401-409.

[61] Ghetti B, Murrell J R, Zolo P, et al. Progress in hereditary tauopathies: a mutation in the tau gene（G389R）causes a Pick disease-like syndrome. Annals of the New York Academy of Sciences, 2000, 920: 52-62.

[62] Ghidoni R, Albertini V, Squitti R, et al. Novel T719P A beta PP mutation unbalances the relative proportion of amyloid-beta peptides. Journal of Alzheimer's disease: JAD, 2009, 18（2）: 295-303.

[63] Ghosal K, Vogt D L, Liang M, et al. Alzheimer's disease-like pathological features in transgenic mice expressing the APP intracellular domain. Proceedings of the National Academy of Sciences of the United States of America, 2009, 106（43）: 18367-18372.

[64] Ghosh A K, Brindisi M, Tang J. Developing beta-secretase inhibitors for treatment of Alzheimer's disease. Journal of neurochemistry, 2012, 120 Suppl 1: 71-83.

[65] Giaccone G, Rossi G, Farina L, et al. Familial frontotemporal dementia associated with the novel MAPT mutation T427M. Journal of neurology, 2005, 252（12）: 1543-1545.

[66] Glenner G G, Wong C W. Alzheimer's disease: initial report of the purification and characterization of a novel cerebrovascular amyloid protein. Biochemical and biophysical research communications, 1984, 120（3）: 885-890.

[67] Goate A, Chartier-Harlin M C, Mullan M, et al. Segregation of a missense mutation in the amyloid precursor protein gene with familial Alzheimer's disease. Nature, 1991, 349（6311）: 704-706.

[68] Goedert M, Jakes R. Expression of separate isoforms of human tau protein: correlation with the tau pattern in

brain and effects on tubulin polymerization. The EMBO journal, 1990, 9（13）: 4225–4230.

[69] Goedert M, Spillantini M G, Potier M C, et al. Cloning and sequencing of the cDNA encoding an isoform of microtubule–associated protein tau containing four tandem repeats: differential expression of tau protein mRNAs in human brain. The EMBO journal, 1989, 8（2）: 393–399.

[70] Gordon D J, Tappe R, Meredith S C. Design and characterization of a membrane permeable N–methyl amino acid–containing peptide that inhibits Abeta1~40 fibrillogenesis. The journal of peptide research: official journal of the American Peptide Society, 2002, 60（1）: 37–55.

[71] Grabowski T J, Cho H S, Vonsattel J P, et al. Novel amyloid precursor protein mutation in an Iowa family with dementia and severe cerebral amyloid angiopathy. Annals of neurology, 2001, 49（6）: 697–705.

[72] Graeber M B, Kosel S, Egensperger R, et al. Rediscovery of the case described by Alois Alzheimer in 1911: historical, histological and molecular genetic analysis. Neurogenetics, 1997, 1（1）: 73–80.

[73] Grover A, England E, Baker M, et al. A novel tau mutation in exon 9（1260V）causes a four–repeat tauopathy. Experimental neurology, 2003, 184（1）: 131–140.

[74] Grundke–Iqbal I, Iqbal K, Quinlan M, et al. Microtubule–associated protein tau. A component of Alzheimer paired helical filaments. The Journal of biological chemistry, 1986, 261（13）: 6084–6089.

[75] Grundke–Iqbal I, Iqbal K, Tung Y C, et al. Abnormal phosphorylation of the microtubule–associated protein τ（tau）in Alzheimer cytoskeletal pathology. Proceedings of the National Academy of Sciences of the United States of America, 1986, 83（13）: 4913–4917.

[76] Guerreiro R, Wojtas A, Bras J, et al. TREM2 variants in Alzheimer's disease. The New England journal of medicine, 2013, 368（2）: 117–127.

[77] Guerreiro R J, Baquero M, Blesa R, et al. Genetic screening of Alzheimer's disease genes in Iberian and African samples yields novel mutations in presenilins and APP. Neurobiology of aging, 2010, 31（5）: 725–731.

[78] Guerreiro R J, Washecka N, Hardy J, et al. A thorough assessment of benign genetic variability in GRN and MAPT. Human mutation, 2010, 31（2）: e1126–1140.

[79] Gustke N, Steiner B, Mandelkow E M, et al. The Alzheimer–like phosphorylation of tau protein reduces microtubule binding and involves Ser–Pro and Thr–Pro motifs. FEBS letters, 1992, 307（2）: 199–205.

[80] Hamdane M, Dourlen P, Bretteville A, et al. Pin1 allows for differential tau dephosphorylation in neuronal cells. Molecular and cellular neurosciences, 2006, 32（1–2）: 155–160.

[81] Hamid R, Kilger E, Willem M, et al. Amyloid precursor protein intracellular domain modulates cellular calcium homeostasis and ATP content. Journal of neurochemistry, 2007, 102（4）: 1264–1275.

[82] Hanger D P, Anderton B H, Noble W. Tau phosphorylation: the therapeutic challenge for neurodegenerative disease. Trends in molecular medicine, 2009, 15（3）: 112–119.

[83] Hardy J A, Higgins G A. Alzheimer's disease: the amyloid cascade hypothesis. Science, 1992, 256（5054）: 184–185.

[84] Hayashi S, Toyoshima Y, Hasegawa M, et al. Late–onset frontotemporal dementia with a novel exon 1（Arg5His）tau gene mutation. Annals of neurology, 2002, 51（4）: 525–530.

[85] Hendriks L, van Duijn C M, Cras P, et al. Presenile dementia and cerebral haemorrhage linked to a mutation at codon 692 of the beta–amyloid precursor protein gene. Nature genetics, 1992, 1（3）: 218–221.

[86] Herard A S, Besret L, Dubois A, et al. siRNA targeted against amyloid precursor protein impairs synaptic activity in vivo. Neurobiology of aging, 2006, 27（12）: 1740–1750.

[87] Hernandez F, Avila J. Tauopathies. Cellular and molecular life sciences: CMLS, 2007, 64（17）: 2219–2233.

[88] Higgins J J, Adler R L, Loveless J M. Mutational analysis of the tau gene in progressive supranuclear palsy. Neurology, 1999, 53（7）: 1421–1424.

[89] Hoffmann N A, Dorostkar M M, Blumenstock S, et al. Impaired plasticity of cortical dendritic spines in P301S tau transgenic mice. Acta neuropathologica communications, 2013, 1: 82.

[90] Hong-Qi Y, Zhi-Kun S, Sheng-Di C. Current advances in the treatment of Alzheimer's disease: focused on considerations targeting Abeta and tau. Translational neurodegeneration, 2012, 1（1）: 21.

[91] Hook V, Toneff T, Bogyo M, et al. Inhibition of cathepsin B reduces beta-amyloid production in regulated secretory vesicles of neuronal chromaffin cells: evidence for cathepsin B as a candidate beta-secretase of Alzheimer's disease. Biological chemistry, 2005, 386（9）: 931–940.

[92] Hook V Y, Kindy M, Reinheckel T, et al. Genetic cathepsin B deficiency reduces beta-amyloid in transgenic mice expressing human wild-type amyloid precursor protein. Biochemical and biophysical research communications, 2009, 386（2）: 284–288.

[93] Hoover B R, Reed M N, Su J, et al. tau mislocalization to dendritic spines mediates synaptic dysfunction independently of neurodegeneration. Neuron, 2010, 68（6）: 1067–1081.

[94] Horiguchi T, Uryu K, Giasson B I, et al. Nitration of tau protein is linked to neurodegeneration in tauopathies. The American journal of pathology, 2003, 163（3）: 1021–1031.

[95] Horowitz P M, Patterson K R, Guillozet-Bongaarts A L, et al. Early N-terminal changes and caspase-6 cleavage of tau in Alzheimer's disease. The Journal of neuroscience: the official journal of the Society for Neuroscience, 2004, 24（36）: 7895–7902.

[96] Houlden H, Baker M, Adamson J, et al. Frequency of tau mutations in three series of non-Alzheimer's degenerative dementia. Annals of neurology, 1999, 46（2）: 243–248.

[97] Howell S, Nalbantoglu J, Crine P. Neutral endopeptidase can hydrolyze beta-amyloid（1~40）but shows no effect on beta-amyloid precursor protein metabolism. Peptides, 1995, 16（4）: 647–652.

[98] Hsia A Y, Masliah E, McConlogue L, et al. Plaque-independent disruption of neural circuits in Alzheimer's disease mouse models. Proceedings of the National Academy of Sciences of the United States of America, 1999, 96（6）: 3228–3233.

[99] Hu J, Igarashi A, Kamata M, et al. Angiotensin-converting enzyme degrades Alzheimer amyloid beta-peptide（A beta）; retards A beta aggregation, deposition, fibril formation; and inhibits cytotoxicity. The Journal of biological chemistry, 2001, 276（51）: 47863–47868.

[100] Hughes E, Burke R M, Doig A J. Inhibition of toxicity in the beta-amyloid peptide fragment beta -（25–35）using N-methylated derivatives: a general strategy to prevent amyloid formation. The Journal of biological chemistry, 2000, 275（33）: 25109–25115.

[101] Huse J T, Liu K, Pijak D S, et al. Beta-secretase processing in the trans-Golgi network preferentially generates truncated amyloid species that accumulate in Alzheimer's disease brain. The Journal of biological chemistry, 2002, 277（18）: 16278–16284.

[102] Hussain I, Powell D, Howlett D R, et al. Identification of a novel aspartic protease（Asp 2）as beta-secretase. Molecular and cellular neurosciences, 1999, 14（6）: 419–427.

[103] Hutton M, Lendon C L, Rizzu P, et al. Association of missense and 5'-splice-site mutations in tau with the inherited dementia FTDP-17. Nature, 1998, 393（6686）: 702–705.

[104] Iijima M, Tabira T, Poorkaj P, et al. A distinct familial presenile dementia with a novel missense mutation in

the tau gene. Neuroreport, 1999, 10（3）: 497–501.

[105] Iqbal K, Liu F, Gong C X, et al. Mechanisms of tau-induced neurodegeneration. Acta neuropathologica, 2009, 118（1）: 53–69.

[106] Iseki E, Matsumura T, Marui W, et al. Familial frontotemporal dementia and parkinsonism with a novel N296H mutation in exon 10 of the tau gene and a widespread tau accumulation in the glial cells. Acta neuropathologica, 2001, 102（3）: 285–292.

[107] Ittner L M, Gotz J. Amyloid-β and tau-A toxic pas de deux in Alzheimer's disease. Nature reviews Neuroscience, 2011, 12（2）: 65–72.

[108] Ittner L M, Ke Y D, Delerue F, et al. Dendritic function of tau mediates amyloid-beta toxicity in Alzheimer's disease mouse models. Cell, 2010, 142（3）: 387–397.

[109] Ivy G O, Kitani K, Ihara Y. Anomalous accumulation of tau and ubiquitin immunoreactivities in rat brain caused by protease inhibition and by normal aging: a clue to PHF pathogenesis? Brain research, 1989, 498（2）: 360–365.

[110] Iwata N, Tsubuki S, Takaki Y, et al. Identification of the major Abeta1~42-degrading catabolic pathway in brain parenchyma: suppression leads to biochemical and pathological deposition. Nature medicine, 2000, 6（2）: 143–150.

[111] Iyer A, Lapointe N E, Zielke K, et al. A novel MAPT mutation, G55R, in a frontotemporal dementia patient leads to altered Tau function. PLoS One, 2013, 8（9）: e76409.

[112] Janssen J C, Beck J A, Campbell T A, et al. Early onset familial Alzheimer's disease: Mutation frequency in 31 families. Neurology, 2003, 60（2）: 235–239.

[113] Jay T R, Miller C M, Cheng P J, et al. TREM2 deficiency eliminates TREM2+ inflammatory macrophages and ameliorates pathology in Alzheimer's disease mouse models. The Journal of experimental medicine, 2015, 212（3）: 287–295.

[114] Jin M, Shepardson N, Yang T, et al. Soluble amyloid beta-protein dimers isolated from Alzheimer cortex directly induce tau hyperphosphorylation and neuritic degeneration. Proceedings of the National Academy of Sciences of the United States of America, 2011, 108（14）: 5819–5824.

[115] Jin S C, Pastor P, Cooper B, et al. Pooled-DNA sequencing identifies novel causative variants in PSEN1, GRN and MAPT in a clinical early-onset and familial Alzheimer's disease Ibero-American cohort. Alzheimer's research & therapy, 2012, 4（4）: 34.

[116] Johnson G V, Cox T M, Lockhart J P, et al. Transglutaminase activity is increased in Alzheimer's disease brain. Brain research, 1997, 751（2）: 323–329.

[117] Jones C T, Morris S, Yates C M, et al. Mutation in codon 713 of the beta amyloid precursor protein gene presenting with schizophrenia. Nature genetics, 1992, 1（4）: 306–309.

[118] Jonsson T, Atwal J K, Steinberg S, et al. A mutation in APP protects against Alzheimer's disease and age-related cognitive decline. Nature, 2012, 488（7409）: 96–99.

[119] Kaden D, Harmeier A, Weise C, et al. Novel APP/Abeta mutation K16N produces highly toxic heteromeric Abeta oligomers. EMBO molecular medicine, 2012, 4（7）: 647–459.

[120] Kamino K, Orr H T, Payami H, et al. Linkage and mutational analysis of familial Alzheimer disease kindreds for the APP gene region. American journal of human genetics, 1992, 51（5）: 998–1014.

[121] Katzman R, Terry R, DeTeresa R, et al. Clinical, pathological, and neurochemical changes in dementia: a subgroup with preserved mental status and numerous neocortical plaques. Annals of neurology, 1988, 23(2):

138–144.

[122] Kessels H W, Nguyen L N, Nabavi S, et al. The prion protein as a receptor for amyloid–beta. Nature, 2010, 466（7308）: E3–4; discussion E–5.

[123] Kidd M. Paired helical filaments in electron microscopy of Alzheimer's disease. Nature, 1963, 197: 192–193.

[124] Kisilevsky R, Lemieux L J, Fraser P E, et al. Arresting amyloidosis in vivo using small–molecule anionic sulphonates or sulphates: implications for Alzheimer's disease. Nature medicine, 1995, 1（2）: 143–148.

[125] Kobayashi K, Hayashi M, Kidani T, et al. Pick's disease in 2 brothers with S305N mutation: note in supplement to an earlier communication. Clinical neuropathology, 2002, 21（4）: 191–193.

[126] Kobayashi T, Ota S, Tanaka K, et al. A novel L266V mutation of the tau gene causes frontotemporal dementia with a unique tau pathology. Annals of neurology, 2003, 53（1）: 133–137.

[127] Kosik K S. Tau protein and Alzheimer's disease. Current opinion in cell biology, 1990, 2（1）: 101–104.

[128] Kouri N, Carlomagno Y, Baker M, et al. Novel mutation in MAPT exon 13（p.N410H）causes corticobasal degeneration. Acta neuropathologica, 2014, 127（2）: 271–282.

[129] Kovacs G G, Pittman A, Revesz T, et al. MAPT S305I mutation: implications for argyrophilic grain disease. Acta neuropathologica, 2008, 116（1）: 103–118.

[130] Kovacs G G, Wohrer A, Strobel T, et al. Unclassifiable tauopathy associated with an A152T variation in MAPT exon 7. Clinical neuropathology, 2011, 30（1）: 3–10.

[131] Kowalska A, Hasegawa M, Miyamoto K, et al. A novel mutation at position +11 in the intron following exon 10 of the tau gene in FTDP–17. Journal of applied genetics, 2002, 43（4）: 535–543.

[132] Kreft A F, Martone R, Porte A. Recent advances in the identification of gamma–secretase inhibitors to clinically test the Abeta oligomer hypothesis of Alzheimer's disease. Journal of medicinal chemistry, 2009, 52（20）: 6169–6188.

[133] Kumar–Singh S, De Jonghe C, Cruts M, et al. Nonfibrillar diffuse amyloid deposition due to a gamma（42）–secretase site mutation points to an essential role for N–truncated A beta（42）in Alzheimer's disease. Human molecular genetics, 2000, 9（18）: 2589–2598.

[134] Kurochkin I V, Goto S. Alzheimer's beta–amyloid peptide specifically interacts with and is degraded by insulin degrading enzyme. FEBS letters, 1994, 345（1）: 33–37.

[135] Kwak Y D, Brannen C L, Qu T, et al. Amyloid precursor protein regulates differentiation of human neural stem cells. Stem cells and development, 2006, 15（3）: 381–389.

[136] Kwok J B, Li Q X, Hallupp M, et al. Novel Leu723Pro amyloid precursor protein mutation increases amyloid beta42（43）peptide levels and induces apoptosis. Annals of neurology, 2000, 47（2）: 249–253.

[137] Landino L M, Skreslet T E, Alston J A. Cysteine oxidation of tau and microtubule–associated protein–2 by peroxynitrite: modulation of microtubule assembly kinetics by the thioredoxin reductase system. The Journal of biological chemistry, 2004, 279（33）: 35101–35105.

[138] Lannfelt L, Basun H, Wahlund L O, et al. Decreased alpha–secretase–cleaved amyloid precursor protein as a diagnostic marker for Alzheimer's disease. Nature medicine, 1995, 1（8）: 829–832.

[139] Lasagna–Reeves C A, Castillo–Carranza D L, Sengupta U, et al. Alzheimer brain–derived tau oligomers propagate pathology from endogenous tau. Scientific reports, 2012, 2: 700.

[140] Lauren J, Gimbel D A, Nygaard H B, et al. Cellular prion protein mediates impairment of synaptic plasticity by amyloid–beta oligomers. Nature, 2009, 457（7233）: 1128–1132.

[141] Lavoie S B, Albert A L, Vincent M. Unexpected roles of the peptidyl-prolyl cis/trans isomerase Pin1. Medicine sciences: M/S, 2003, 19 (12) : 1251–1258.

[142] Ledesma M D, Medina M, Avila J. The in vitro formation of recombinant tau polymers: effect of phosphorylation and glycation. Molecular and chemical neuropathology / sponsored by the International Society for Neurochemistry and the World Federation of Neurology and research groups on neurochemistry and cerebrospinal fluid, 1996, 27 (3) : 249–258.

[143] Lee G, Neve R L, Kosik K S. The microtubule binding domain of tau protein. Neuron, 1989, 2 (6) : 1615–1624.

[144] Lee G, Newman S T, Gard D L, et al. Tau interacts with src-family non-receptor tyrosine kinases. Journal of cell science, 1998, 111 (Pt 21) : 3167–3177.

[145] Lee G, Thangavel R, Sharma V M, et al. Phosphorylation of tau by Fyn: implications for Alzheimer's disease. The Journal of neuroscience: the official journal of the Society for Neuroscience, 2004, 24 (9) : 2304–2312.

[146] Lee J H, Yu W H, Kumar A, et al. Lysosomal proteolysis and autophagy require presenilin 1 and are disrupted by Alzheimer-related PS1 mutations. Cell, 2010, 141 (7) : 1146–1158.

[147] Lee S F, Shah S, Yu C, et al. A conserved GXXXG motif in APH-1 is critical for assembly and activity of the gamma-secretase complex. The Journal of biological chemistry, 2004, 6; 279 (6) : 4144–4152.

[148] Lee V M, Goedert M, Trojanowski J Q. Neurodegenerative tauopathies. Annual review of neuroscience, 2001, 24: 1121–1159.

[149] Lefebvre T, Ferreira S, Dupont-Wallois L, et al. Evidence of a balance between phosphorylation and O-GlcNAc glycosylation of tau proteins–a role in nuclear localization. Biochimica et biophysica acta, 2003, 20; 1619 (2) : 167–176.

[150] Levy E, Carman M D, Fernandez-Madrid I J, et al. Mutation of the Alzheimer's disease amyloid gene in hereditary cerebral hemorrhage, Dutch type. Science, 1990, 248 (4959) : 1124–1126.

[151] Lewczuk P, Kornhuber J, Vanderstichele H, et al. Multiplexed quantification of dementia biomarkers in the CSF of patients with early dementias and MCI: a multicenter study. Neurobiology of aging, 2008, 29 (6) : 812–818.

[152] Li H, Wang B, Wang Z, et al. Soluble amyloid precursor protein (APP) regulates transthyretin and Klotho gene expression without rescuing the essential function of APP. Proceedings of the National Academy of Sciences of the United States of America, 2010, 107 (40) : 17362–17367.

[153] Lilius L, Froelich Fabre S, Basun H, et al. Tau gene polymorphisms and apolipoprotein E epsilon4 may interact to increase risk for Alzheimer's disease. Neuroscience letters, 1999, 277 (1) : 29–32.

[154] Lin X, Koelsch G, Wu S, et al. Human aspartic protease memapsin 2 cleaves the beta-secretase site of beta-amyloid precursor protein. Proceedings of the National Academy of Sciences of the United States of America, 2000, 97 (4) : 1456–1460.

[155] Lippa C F, Zhukareva V, Kawarai T, et al. Frontotemporal dementia with novel tau pathology and a Glu342Val tau mutation. Annals of neurology, 2000, 48 (6) : 850–858.

[156] Liu F, Iqbal K, Grundke-Iqbal I, et al. Involvement of aberrant glycosylation in phosphorylation of tau by cdk5 and GSK-3beta. FEBS letters, 2002, 530 (1-3) : 209–214.

[157] Liu F, Shi J, Tanimukai H, et al. Reduced O-GlcNAcylation links lower brain glucose metabolism and tau pathology in Alzheimer's disease. Brain: a journal of neurology, 2009, 132 (Pt 7) : 1820–1832.

[158] Liu L, Drouet V, Wu J W, et al. Trans-synaptic spread of tau pathology in vivo. PLoS One, 2012, 7 (2): e31302.

[159] Llado A, Ezquerra M, Sanchez-Valle R, et al. A novel MAPT mutation (P301T) associated with familial frontotemporal dementia. European journal of neurology: the official journal of the European Federation of Neurological Societies, 2007, 14 (8): e9-10.

[160] LoPresti P, Szuchet S, Papasozomenos S C, et al. Functional implications for the microtubule-associated protein tau: localization in oligodendrocytes. Proceedings of the National Academy of Sciences of the United States of America, 1995, 92 (22): 10369-10373.

[161] Lorenzo A, Yankner B A. Beta-amyloid neurotoxicity requires fibril formation and is inhibited by Congo red. Proceedings of the National Academy of Sciences of the United States of America, 1994, 91 (25): 12243-12247.

[162] Ludolph A C, Kassubek J, Landwehrmeyer B G, et al. Tauopathies with Parkinsonism: clinical spectrum, neuropathologic basis, biological markers, and treatment options. European journal of neurology: the official journal of the European Federation of Neurological Societies, 2009, 16 (3): 297-309.

[163] Luo Y, Bolon B, Kahn S, et al. Mice deficient in BACE1, the Alzheimer's beta-secretase, have normal phenotype and abolished beta-amyloid generation. Nature neuroscience, 2001, 4 (3): 231-232.

[164] Mairet-Coello G, Courchet J, Pieraut S. The CAMKK2-AMPK kinase pathway mediates the synaptotoxic effects of Abeta oligomers through tau phosphorylation. Neuron, 2013, 78 (1): 94-108.

[165] Malkani R, D'souza I, Gwinn-Hardy K, et al. A MAPT mutation in a regulatory element upstream of exon 10 causes frontotemporal dementia. Neurobiology of disease, 2006, 22 (2): 401-403.

[166] Mattson M P, Cheng B, Culwell A R, et al. Evidence for excitoprotective and intraneuronal calcium-regulating roles for secreted forms of the beta-amyloid precursor protein. Neuron, 1993, 10 (2): 243-254.

[167] McCarthy A, Lonergan R, Olszewska D A, et al. closing the tau loop: the missing tau mutation. Brain: a journal of neurology, 2015, 138 (Pt 10): 3100-3109.

[168] McDonald M P, Dahl E E, Overmier J B, et al. Effects of an exogenous beta-amyloid peptide on retention for spatial learning. Behavioral and neural biology, 1994, 62 (1): 60-67.

[169] McLean C A, Cherny R A, Fraser F W, et al. Soluble pool of Abeta amyloid as a determinant of severity of neurodegeneration in Alzheimer's disease. Annals of neurology, 1999, 46 (6): 860-866.

[170] Melchior B, Garcia A E, Hsiung B K, et al. Dual induction of TREM2 and tolerance-related transcript, Tmem176b, in amyloid transgenic mice: implications for vaccine-based therapies for Alzheimer's disease. ASN neuro, 2010, 2 (3): e00037.

[171] Mena R, Edwards P C, Harrington C R, et al. Staging the pathological assembly of truncated tau protein into paired helical filaments in Alzheimer's disease. Acta neuropathologica, 1996, 91 (6): 633-641.

[172] Merlini G, Ascari E, Amboldi N, et al. Interaction of the anthracycline 4'-iodo-4'-deoxydoxorubicin with amyloid fibrils: inhibition of amyloidogenesis. Proceedings of the National Academy of Sciences of the United States of America, 1995, 92 (7): 2959-2963.

[173] Median H, Dotard J C, Mathis C, et al. Memory-enhancing effects of secreted forms of the beta-amyloid precursor protein in normal and amnestic mice. Proceedings of the National Academy of Sciences of the United States of America, 1998, 95 (21): 12683-12688.

[174] Miyamoto K, Kowalska A, Hasegawa M, et al. Familial frontotemporal dementia and Parkinsonism with a novel mutation at an intron 10+11-splice site in the tau gene. Annals of neurology, 2001, 50 (1): 117-

120.

[175] Moechars D, DewAChter I, Lorent K, et al. Early phenotypic changes in transgenic mice that overexpress different mutants of amyloid precursor protein in brain. The Journal of biological chemistry, 1999, 274(10): 6483–6492.

[176] Moller H J, Graeber M B. The case described by Alois Alzheimer in 1911. Historical and conceptual perspectives based on the clinical record and neurohistological sections. European archives of psychiatry and clinical neuroscience, 1998, 248 (3) : 111–122.

[177] Momeni P, Pittman A, Lashley T, et al. Clinical and pathological features of an Alzheimer's disease patient with the MAPT Delta K280 mutation. Neurobiology of aging, 2009, 30 (3) : 388–393.

[178] Momeni P, Wickremaratchi M M, Bell J, et al. Familial early onset frontotemporal dementia caused by a novel S356T MAPT mutation, initially diagnosed as schizophrenia. Clinical neurology and neurosurgery, 2010, 112 (10) : 917–920.

[179] Mook–Jung I, Joo I, Sohn S, et al. Estrogen blocks neurotoxic effects of beta–amyloid （1~42） and induces neurite extension on B103 cells. Neuroscience letters, 1997, 235 (3) : 101–104.

[180] Morishima–Kawashima M, Hasegawa M, Takio K, et al. Ubiquitin is conjugated with amino–terminally processed tau in paired helical filaments. Neuron, 1993, 10 (6) : 1151–1160.

[181] Mueller–Steiner S, Zhou Y, Arai H, et al. Antiamyloidogenic and neuroprotective functions of cathepsin B: implications for Alzheimer's disease. Neuron, 2006, 51 (6) : 703–714.

[182] Mullan M, Crawford F, Axelman K, et al. A pathogenic mutation for probable Alzheimer's disease in the APP gene at the N–terminus of beta–amyloid. Nature genetics, 1992, 1 (5) : 345–347.

[183] Muller T, Concannon C G, Ward M W, et al. Modulation of gene expression and cytoskeletal dynamics by the amyloid precursor protein intracellular domain （AICD）. Molecular biology of the cell, 2007, 18 (1) : 201–210.

[184] Munoz D G, Ros R, Fatas M, et al. Progressive nonfluent aphasia associated with a new mutation V363I in tau gene. American journal of Alzheimer's disease and other dementias, 2007, 22 (4) : 294–299.

[185] Murrell J, Farlow M, Ghetti B, et al. A mutation in the amyloid precursor protein associated with hereditary Alzheimer's disease. Science, 1991, 254 (5028) : 97–99.

[186] Murrell J R, Hake A M, Quaid K A, et al. Early–onset Alzheimer disease caused by a new mutation (V717L) in the amyloid precursor protein gene. Archives of neurology, 2000, 57 (6) : 885–887.

[187] Murrell J R, Spillantini M G, Zolo P, et al. Tau gene mutation G389R causes a tauopathy with abundant pick body–like inclusions and axonal deposits. Journal of neuropathology and experimental neurology, 1999, 58 (12) : 1207–1226.

[188] Murthy S N, Wilson J H, Lukas T J, et al. Cross–linking sites of the human tau protein, probed by reactions with human transglutaminase. Journal of neurochemistry, 1998, 71 (6) : 2607–2614.

[189] NACharaju P, Ko L, Yen S H. Characterization of in vitro glycation sites of tau. Journal of neurochemistry, 1997, 69 (4) : 1709–1719.

[190] Nakashima H, Ishihara T, Suguimoto P, et al. Chronic lithium treatment decreases tau lesions by promoting ubiquitination in a mouse model of tauopathies. Acta neuropathologica, 2005, 110 (6) : 547–556.

[191] Necula M, Kuret J. Pseudophosphorylation and glycation of tau protein enhance but do not trigger fibrillization in vitro. The Journal of biological chemistry, 2004, 279 (48) : 49694–49703.

[192] Neumann M, Diekmann S, Bertsch U, et al. Novel G335V mutation in the tau gene associated with early onset

familial frontotemporal dementia. Neurogenetics, 2005, 6（2）: 91–95.

[193] Neumann M, Schulz–Schaeffer W, Crowther R A, et al. Pick's disease associated with the novel Tau gene mutation K369I. Annals of neurology, 2001, 50（4）: 503–513.

[194] Neve R L, Harris P, Kosik K S, et al. Identification of cDNA clones for the human microtubule–associated protein tau and chromosomal localization of the genes for tau and microtubule–associated protein 2. Brain research, 1986, 387（3）: 271–280.

[195] Nicholl D J, Greenstone M A, Clarke C E, et al. An English kindred with a novel recessive tauopathy and respiratory failure. Annals of neurology, 2003, 54（5）: 682–686.

[196] Nicolas G, Wallon D, Goupil C, et al. Mutation in the 3'untranslated region of APP as a genetic determinant of cerebral amyloid angiopathy. European journal of human genetics: EJHG, 2016, 24: 92–98.

[197] Nicoll A J, Panico S, Freir D B, et al. Amyloid–beta nanotubes are associated with prion protein–dependent synaptotoxicity. Nature communications, 2013, 4: 2416.

[198] Nikolaev A, McLaughlin T, O'Leary D D, et al. APP binds DR6 to trigger axon pruning and neuron death via distinct caspases. Nature, 2009, 457（7232）: 981–989.

[199] Nilsberth C, Westlind–Danielsson A, Eckman C B, et al. The Arctic APP mutation （E693G） causes Alzheimer's disease by enhanced Abeta protofibril formation. Nature neuroscience, 2001, 4（9）: 887–893.

[200] Nixon R A, Wegiel J, Kumar A, et al. Extensive involvement of autophagy in Alzheimer disease: an immuno–electron microscopy study. Journal of neuropathology and experimental neurology, 2005, 64（2）: 113–122.

[201] Obici L, Demarchi A, de Rosa G, et al. A novel A beta PP mutation exclusively associated with cerebral amyloid angiopathy. Annals of neurology, 2005, 58（4）: 639–644.

[202] Ogaki K, Li Y, Takanashi M, et al. Analyses of the MAPT, PGRN, and C9orf72 mutations in Japanese patients with FTLD, PSP, and CBS. Parkinsonism & Related Disorders, 2013, 19（1）: 15–20.

[203] Divry P. Etude histochemique des plaques seniles. J Belg Neur Psychiatr, 1927, 27: 643–657.

[204] Pallitto M M, Ghanta J, Heinzelman P, et al. Recognition sequence design for peptidyl modulators of beta–amyloid aggregation and toxicity. Biochemistry, 1999, 38（12）: 3570–3578.

[205] Pappolla M, Bozner P, Soto C, et al. Inhibition of Alzheimer beta–fibrillogenesis by melatonin. The Journal of biological chemistry, 1998, 273（13）: 7185–7188.

[206] Pardossi–Piquard R, Petit A, Kawarai T, et al. Presenilin–dependent transcriptional control of the Abeta–degrading enzyme neprilysin by intracellular domains of betaAPP and APLP. Neuron, 2005, 46（4）: 541–554.

[207] Park S Y, Ferreira A. The generation of a 17 kDa neurotoxic fragment: an alternative mechanism by which tau mediates beta–amyloid–induced neurodegeneration. The Journal of neuroscience: the official journal of the Society for Neuroscience, 2005, 25（22）: 5365–5375.

[208] Pasalar P, Najmabadi H, Noorian A R, et al. An Iranian family with Alzheimer's disease caused by a novel APP mutation （Thr714Ala）. Neurology, 2002, 58（10）: 1574–1575.

[209] Pastor P, Pastor E, Carnero C, et al. Familial atypical progressive supranuclear palsy associated with homozigosity for the delN296 mutation in the tau gene. Annals of neurology, 2001, 49（2）: 263–267.

[210] Peacock M L, Murman D L, Sima A A, et al. Novel amyloid precursor protein gene mutation （codon 665Asp） in a patient with late–onset Alzheimer's disease. Annals of neurology, 1994, 35（4）: 432–438.

[211] Peacock M L, Warren J T, Allen D Roses, et al. Novel polymorphism in the A4 region of the amyloid

precursor protein gene in a patient without Alzheimer's disease. Neurology, 1993, 43（6）: 1254–1256.

[212] Perez R G, Zheng H, Van der Ploeg L H, et al. The beta–amyloid precursor protein of Alzheimer's disease enhances neuron viability and modulates neuronal polarity. The Journal of neuroscience: the official journal of the Society for Neuroscience, 1997, 17（24）: 9407–9414.

[213] Pickering–Brown S, Baker M, Yen SH, et al. Pick's disease is associated with mutations in the tau gene. Annals of neurology, 2000, 48（6）: 859–867.

[214] Pickering–Brown S M, Baker M, Nonaka T, et al. Frontotemporal dementia with Pick–type histology associated with Q336R mutation in the tau gene. Brain: a journal of neurology, 2004, 127（Pt 6）: 1415–1426.

[215] Pickering–Brown S M, Richardson A M, Snowden J S, et al. Inherited frontotemporal dementia in nine British families associated with intronic mutations in the tau gene. Brain: a journal of neurology, 2002, 125（Pt 4）: 732–751.

[216] Pickford F, Masliah E, Britschgi M, et al. The autophagy–related protein beclin 1 shows reduced expression in early Alzheimer disease and regulates amyloid beta accumulation in mice. The Journal of clinical investigation, 2008, 118（6）: 2190–2199.

[217] Poorkaj P, Bird T D, Wijsman E, et al. Tau is a candidate gene for chromosome 17 frontotemporal dementia. Annals of neurology, 1998, 43（6）: 815–825.

[218] Poorkaj P, Muma N A, Zhukareva V, et al. An R5L tau mutation in a subject with a progressive supranuclear palsy phenotype. Annals of neurology, 2002, 52（4）: 511–516.

[219] Probst A, Gotz J, Wiederhold K H, et al. Axonopathy and amyotrophy in mice transgenic for human four–repeat tau protein. Acta neuropathologica, 2000, 99（5）: 469–481.

[220] Puzzo D, Privitera L, Fa M, et al. Endogenous amyloid–beta is necessary for hippocampal synaptic plasticity and memory. Annals of neurology, 2011, 69（5）: 819–830.

[221] Qiu W Q, Borth W, Ye Z, et al. Degradation of amyloid beta–protein by a serine protease–alpha2–macroglobulin complex. The Journal of biological chemistry, 1996, 271（14）: 8443–8451.

[222] Rademakers R, Cruts M, van Broeckhoven C. The role of tau（MAPT）in frontotemporal dementia and related tauopathies. Human mutation, 2004, 24（4）: 277–295.

[223] Rangan S K, Liu R, Brune D, et al. Degradation of beta–amyloid by proteolytic antibody light chains. Biochemistry, 2003, 42（48）: 14328–14334.

[224] Reyes J F, Reynolds M R, Horowitz P M, et al. A possible link between astrocyte activation and tau nitration in Alzheimer's disease. Neurobiology of disease, 2008, 31（2）: 198–208.

[225] Reynolds M R, Berry R W, Binder L I. Site–specific nitration and oxidative dityrosine bridging of the tau protein by peroxynitrite: implications for Alzheimer's disease. Biochemistry, 2005, 44（5）: 1690–1700.

[226] Reynolds M R, Lukas T J, Berry R W, et al. Peroxynitrite–mediated tau modifications stabilize preformed filaments and destabilize microtubules through distinct mechanisms. Biochemistry, 2006, 45（13）: 4314–4326.

[227] Rizzini C, Goedert M, Hodges J R, et al. Tau gene mutation K257T causes a tauopathy similar to Pick's disease. Journal of neuropathology and experimental neurology, 2000, 59（11）: 990–1001.

[228] Rizzu P, Van Swieten J C, Joosse M, et al. High prevalence of mutations in the microtubule–associated protein tau in a population study of frontotemporal dementia in the Netherlands. American journal of human genetics, 1999, 64（2）: 414–421.

[229] Roberds S L, Anderson J, Basi G, et al. BACE knockout mice are healthy despite lacking the primary beta-secretase activity in brain: implications for Alzheimer's disease therapeutics. Human molecular genetics, 2001, 10 (12): 1317-1324.

[230] Roberson E D, Halabisky B, Yoo J W, et al. Amyloid-beta/Fyn-induced synaptic, network, and cognitive impairments depend on tau levels in multiple mouse models of Alzheimer's disease. The Journal of neuroscience: the official journal of the Society for Neuroscience, 2011, 31 (2): 700-711.

[231] Roberson E D, Scearce-Levie K, Palop J J, et al. Reducing endogenous tau ameliorates amyloid beta-induced deficits in an Alzheimer's disease mouse model. Science, 2007, 316 (5825): 750-754.

[232] Robertson L A, Moya K L, Breen K C. The potential role of tau protein O-glycosylation in Alzheimer's disease. Journal of Alzheimer's disease: JAD, 2004, 6 (5): 489-945.

[233] Roher A E, Chaney M O, Kuo Y M, et al. Morphology and toxicity of Abeta- (1~42) dimer derived from neuritic and vascular amyloid deposits of Alzheimer's disease. The Journal of biological chemistry, 1996, 271 (34): 20631-20635.

[234] Rohrer J D, Paviour D, Vandrovcova J, et al. Novel L284R MAPT mutation in a family with an autosomal dominant progressive supranuclear palsy syndrome. Neuro-degenerative diseases, 2011, 8 (3): 149-152.

[235] Roks G, Dermaut B, Heutink P, et al. Mutation screening of the tau gene in patients with early-onset Alzheimer's disease. Neuroscience letters, 1999, 277 (2): 137-139.

[236] Ros R, Thobois S, Streichenberger N, et al. A new mutation of the tau gene, G303V, in early-onset familial progressive supranuclear palsy. Archives of neurology, 2005, 62 (9): 1444-1450.

[237] Rossi G, Bastone A, Piccoli E, et al. New mutations in MAPT gene causing frontotemporal lobar degeneration: biochemical and structural characterization. Neurobiology of aging, 2012, 33 (4): 834 e1-6.

[238] Rossi G, Marelli C, Farina L, et al. The G389R mutation in the MAPT gene presenting as sporadic corticobasal syndrome. Movement disorders: official journal of the Movement Disorder Society, 2008, 23(6): 892-895.

[239] Rosso S M, van Herpen E, Deelen W, et al. A novel tau mutation, S320F, causes a tauopathy with inclusions similar to those in Pick's disease. Annals of neurology, 2002, 51 (3): 373-376.

[240] Sala Frigerio C, Lau P, Troakes C, et al. On the identification of low allele frequency mosaic mutations in the brains of Alzheimer's disease patients. Alzheimer's & dementia: the journal of the Alzheimer's Association, 2015, 11 (11): 1265-1276.

[241] Salomon A R, Marcinowski K J, Friedland R P, et al. Nicotine inhibits amyloid formation by the beta-peptide. Biochemistry, 1996, 35 (42): 13568-13578.

[242] Saporito-Irwin S M, Van Nostrand W E. Coagulation factor XIa cleaves the RHDS sequence and abolishes the cell adhesive properties of the amyloid beta-protein. The Journal of biological chemistry, 1995, 270(44): 26265-26269.

[243] Sasaki H, Saito Y, Hayashi M, et al. Nucleotide sequence of the tissue-type plasminogen activator cDNA from human fetal lung cells. Nucleic acids research, 1988, 16 (12): 5695.

[244] Sassi C, Guerreiro R, Gibbs R, et al. Investigating the role of rare coding variability in Mendelian dementia genes (APP, PSEN1, PSEN2, GRN, MAPT, and PRNP) in late-onset Alzheimer's disease. Neurobiology of aging, 2014, 35 (12): 2881 e1-6.

[245] Schilling S, Zeitschel U, Hoffmann T, et al. Glutaminyl cyclase inhibition attenuates pyroglutamate Abeta and Alzheimer's disease-like pathology. Nature medicine, 2008, 14 (10): 1106-1111.

[246] Schmidt B. Aspartic proteases involved in Alzheimer's disease. Chembiochem: a European journal of chemical biology, 2003, 4 (5) : 366–378.

[247] Schulte E C, Fukumori A, Mollenhauer B, et al. Rare variants in beta–Amyloid precursor protein (APP) and Parkinson's disease. European journal of human genetics: EJHG, 2015, 23 (10) : 1328–1333.

[248] Schweers O, Mandelkow E M, Biernat J, et al. Oxidation of cysteine–322 in the repeat domain of microtubule–associated protein tau controls the in vitro assembly of paired helical filaments. Proceedings of the National Academy of Sciences of the United States of America, 1995, 92 (18) : 8463–8467.

[249] Sennvik K, Fastbom J, Blomberg M, et al. Levels of alpha– and beta–secretase cleaved amyloid precursor protein in the cerebrospinal fluid of Alzheimer's disease patients. Neuroscience letters, 2000, 278 (3) : 169–172.

[250] Sevalle J, Amoyel A, Robert P, et al. Aminopeptidase A contributes to the N–terminal truncation of amyloid beta–peptide. Journal of neurochemistry, 2009, 109 (1) : 248–256.

[251] Shaw L M, Vanderstichele H, Knapik–Czajka M, et al. Cerebrospinal fluid biomarker signature in Alzheimer's disease neuroimaging initiative subjects. Annals of neurology, 2009, 65 (4) : 403–413.

[252] Shimizu T, Fukuda H, Murayama S, et al. Isoaspartate formation at position 23 of amyloid beta peptide enhanced fibril formation and deposited onto senile plaques and vascular amyloids in Alzheimer's disease. Journal of neuroscience research, 2002, 70 (3) : 451–161.

[253] Singer S M, Zainelli G M, Norlund M A, et al. Transglutaminase bonds in neurofibrillary tangles and paired helical filament tau early in Alzheimer's disease. Neurochemistry international, 2002, 40 (1) : 17–30.

[254] Sinha S, Anderson J P, Barbour R, et al. Purification and cloning of amyloid precursor protein beta–secretase from human brain. Nature, 1999, 402 (6761) : 537–540.

[255] Skoglund L, Viitanen M, Kalimo H, et al. The tau S305S mutation causes frontotemporal dementia with Parkinsonism. European journal of neurology: the official journal of the European Federation of Neurological Societies, 2008, 15 (2) : 156–161.

[256] Sloane J A, Pietropaolo M F, Rosene D L, et al. Lack of correlation between plaque burden and cognition in the aged monkey. Acta neuropathologica, 1997, 94 (5) . 471–478.

[257] Smith M A, Tabaton M, Perry G. Early contribution of oxidative glycation in Alzheimer disease. Neuroscience letters, 1996, 217 (2–3) : 210–211.

[258] Sorra K E, Harris K M. Overview on the structure, composition, function, development, and plasticity of hippocampal dendritic spines. Hippocampus, 2000, 10 (5) : 501–511.

[259] Spillantini M G, Murrell J R, Goedert M, et al. Mutation in the tau gene in familial multiple system tauopathy with presenile dementia. Proceedings of the National Academy of Sciences of the United States of America, 1998, 95 (13) : 7737–7741.

[260] Spillantini M G, Yoshida H, Rizzini C, et al. A novel tau mutation (N296N) in familial dementia with swollen AChromatic neurons and corticobasal inclusion bodies. Annals of neurology, 2000, 48 (6) : 939–943.

[261] Spilman P, Podlutskaya N, Hart M J, et al. Inhibition of mTOR by rapamycin abolishes cognitive deficits and reduces amyloid–beta levels in a mouse model of Alzheimer's disease. PLoS One, 2010, 5 (4) : e9979.

[262] Spina S, Murrell J R, Yoshida H, et al. The novel tau mutation G335S: clinical, neuropathological and molecular characterization. Acta neuropathologica, 2007, 113 (4) : 461–470.

[263] Stanford P M, Brooks W S, Teber E T, et al. Frequency of tau mutations in familial and sporadic

frontotemporal dementia and other tauopathies. Journal of neurology, 2004, 251（9）: 1098–1104.

[264] Stanford P M, Halliday G M, Brooks W S, et al. Progressive supranuclear palsy pathology caused by a novel silent mutation in exon 10 of the tau gene: expansion of the disease phenotype caused by tau gene mutations. Brain: a journal of neurology, 2000, 123 （Pt5）: 880–893.

[265] Stanford P M, Shepherd C E, Halliday G M, et al. Mutations in the tau gene that cause an increase in three repeat tau and frontotemporal dementia. Brain: a journal of neurology, 2003, 126（Pt 4）: 814–826.

[266] Sumi S M, Bird T D, Nochlin D, et al. Familial presenile dementia with psychosis associated with cortical neurofibrillary tangles and degeneration of the amygdala. Neurology, 1992, 42（1）: 120–127.

[267] Suzuki N, Cheung T T, Cai X D, et al. An increased percentage of long amyloid beta protein secreted by familial amyloid beta protein precursor （beta APP717） mutants. Science, 1994, 264（5163）: 1336–1340.

[268] Sweeney W A, Luedtke J, McDonald M P, et al. Intrahippocampal injections of exogenous beta–amyloid induce postdelay errors in an eight–arm radial maze. Neurobiology of learning and memory, 1997, 68（1）: 97–101.

[269] Tacik P, DeTure M, Lin W L, et al. A novel tau mutation, p.K317N, causes globular glial tauopathy. Acta neuropathologica, 2015, 130（2）: 199–214.

[270] Takahashi K, Ishida M, Komano H, et al. SUMO–1 immunoreactivity co–localizes with phospho–Tau in APP transgenic mice but not in mutant tau transgenic mice. Neuroscience letters, 2008, 441（1）: 90–93.

[271] Takahashi M, Tsujioka Y, Yamada T, et al. Glycosylation of microtubule–associated protein tau in Alzheimer's disease brain. Acta neuropathologica, 1999, 97（6）: 635–641.

[272] Tamaoka A, Odaka A, Ishibashi Y, et al. APP717 missense mutation affects the ratio of amyloid beta protein species （A beta 1~42/43 and a beta 1~40） in familial Alzheimer's disease brain. The Journal of biological chemistry, 1994, 269（52）: 32721–32724.

[273] Taylor C J, Ireland D R, Ballagh I, et al. Endogenous secreted amyloid precursor protein–alpha regulates hippocampal NMDA receptor function, long–term potentiation and spatial memory. Neurobiology of disease, 2008, 31（2）: 250–260.

[274] Terreni F, Franceschi, Forloni. Novel pathogenic mutation in an Italian patient with familial Alzheimer's disease detected in APP gene.Neurobiology of aging, 2002.

[275] Terry R D, Sonatas N K, Weiss M. Ultrastructural Studies in Alzheimer's Presenile Dementia. The American journal of pathology, 1964, 44: 269–297.

[276] Terry R D. The Fine Structure of Neurofibrillary Tangles in Alzheimer's disease. Journal of neuropathology and experimental neurology, 1963, 22: 629–642.

[277] Theuns J, Marjaux E, Vandenbulcke M, et al. Alzheimer dementia caused by a novel mutation located in the APP C–terminal intracytosolic fragment. Human mutation, 2006, 27（9）: 888–896.

[278] Thinakaran G, Borchelt D R, Lee M K, et al. Endoproteolysis of presenilin 1 and accumulation of processed derivatives in vivo. Neuron, 1996, 17（1）: 181–190.

[279] Tomiyama T, Nagata T, Shimada H, et al. A new amyloid beta variant favoring oligomerization in Alzheimer's –type dementia. Annals of neurology, 2008, 63（3）: 377–387.

[280] Um J W, Nygaard H B, Heiss J K, et al. Alzheimer amyloid–beta oligomer bound to postsynaptic prion protein activates Fyn to impair neurons. Nature neuroscience, 2012, 15（9）: 1227–1235.

[281] Van Broeckhoven C, Haan J, Bakker E, et al. Amyloid beta protein precursor gene and hereditary cerebral

hemorrhage with amyloidosis （Dutch）. Science, 1990, 248（4959）: 1120–1122.

[282] Van der Zee J, Rademakers R, Engelborghs S, et al. A Belgian ancestral haplotype harbours a highly prevalent mutation for 17q21–linked tau–negative FTLD. Brain: a journal of neurology, 2006, 129（Pt 4）: 841–852.

[283] Van Herpen E, Rosso S M, Serverijnen L A, et al. Variable phenotypic expression and extensive tau pathology in two families with the novel tau mutation L315R. Annals of neurology, 2003, 54（5）: 573–881.

[284] Vassar R, Bennett B D, Babu–Khan S, et al. Beta–secretase cleavage of Alzheimer's amyloid precursor protein by the transmembrane aspartic protease BACE. Science, 1999, 286（5440）: 735–741.

[285] Verde P, Boast S, Franze A, et al. An upstream enhancer and a negative element in the 5' flanking region of the human urokinase plasminogen activator gene. Nucleic acids research, 1988, 16（22）: 10699–10716.

[286] Vinters H V. Cerebral amyloid angiopathy. A critical review. Stroke: a journal of cerebral circulation, 1987, 18（2）: 311–324.

[287] Wakutani Y, Watanabe K, AdAChi Y, et al. Novel amyloid precursor protein gene missense mutation（D678N）in probable familial Alzheimer's disease. Journal of neurology, neurosurgery, and psychiatry, 2004, 75（7）: 1039–1042.

[288] Walsh D M, Klyubin I, Fadeeva J V, et al. Naturally secreted oligomers of amyloid beta protein potently inhibit hippocampal long–term potentiation in vivo. Nature, 2002, 416（6880）: 535–539.

[289] Wang J Z, Grundke–Iqbal I, Iqbal K. Glycosylation of microtubule–associated protein tau: an abnormal posttranslational modification in Alzheimer's disease. Nature medicine, 1996, 2（8）: 871–875.

[290] Wang S S, Chen Y T, Chou S W. Inhibition of amyloid fibril formation of beta–amyloid peptides via the amphiphilic surfactants. Biochimica et biophysica acta, 2005, 1741（3）: 307–313.

[291] Wang Y, Cella M, Mallinson K, et al. TREM2 lipid sensing sustains the microglial response in an Alzheimer's disease model. Cell, 2015, 160（6）: 1061–1071.

[292] Weber M M. Aloys Alzheimer, a coworker of Emil Kraepelin. Journal of psychiatric research, 1997, 31（6）: 635–643.

[293] Weyer S W, Klevanski M, Delekate A, et al. APP and APLP2 are essential at PNS and CNS synapses for transmission, spatial learning and LTP. The EMBO journal, 2011, 30（11）: 2266–2280.

[294] Wolfe M S. Inhibition and modulation of gamma–secretase for Alzheimer's disease. Aerotherapeutics: the journal of the American Society for Experimental Neuro Therapeutics, 2008, 5（3）: 391–398.

[295] Wszolek Z K, Pfeiffer R F, Bhatt M H, et al. Rapidly progressive autosomal dominant parkinsonism and dementia with pallido–ponto–nigral degeneration. Annals of neurology, 1992, 32（3）: 312–320.

[296] Yamada T, Miyazaki K, Koshikawa N, et al. Selective localization of gelatinase A, an enzyme degrading beta–amyloid protein, in white matter microglia and in Schwann cells. Acta neuropathologica, 1995, 89（3）: 199–203.

[297] Yan R, Bienkowski M J, Shuck M E, et al. Membrane–anchored aspartyl protease with Alzheimer's disease beta–secretase activity. Nature, 1999, 402（6761）: 533–537.

[298] Yan S D, Chen X, Schmidt A M, et al. Glycated tau protein in Alzheimer disease: a mechanism for induction of oxidant stress. Proceedings of the National Academy of Sciences of the United States of America, 1994, 91（16）: 7787–7191.

[299] Yasuda M, Takamatsu J, D'souza I, et al. A novel mutation at position +12 in the intron following exon 10 of the tau gene in familial frontotemporal dementia （FTD–Kumamoto）. Annals of neurology, 2000, 47（4）:

422–429.

[300] Yoshikai S, Sasaki H, Doh–ura K, et al. Genomic organization of the human amyloid beta–protein precursor gene. Gene, 1990, 87 (2) : 257–263.

[301] Yu C H, Si T, Wu W H, et al. O–GlcNAcylation modulates the self–aggregation ability of the fourth microtubule–binding repeat of tau. Biochemical and biophysical research communications, 2008, 375 (1) : 59–62.

[302] Yuzwa S A, Macauley M S, Heinonen J E, et al. A potent mechanism–inspired O–GlcNAcase inhibitor that blocks phosphorylation of tau in vivo. Nature chemical biology, 2008, 4 (8) : 483–490.

[303] Zarranz J J, Ferrer I, Lezcano E, et al. A novel mutation （K317M） in the MAPT gene causes FTDP and motor neuron disease. Neurology, 2005, 64 (9) : 1578–1585.

[304] Zempel H, Luedtke J, Kumar Y, et al. Amyloid–beta oligomers induce synaptic damage via Tau–dependent microtubule severing by TTLL6 and spastin. The EMBO journal, 2013, 32 (22) : 2920–2937.

[305] Zempel H, Thies E, Mandelkow E, et al. Abeta oligomers cause localized Ca^{2+} elevation, missorting of endogenous tau into dendrites, tau phosphorylation, and destruction of microtubules and spines. The Journal of neuroscience: the official journal of the Society for Neuroscience, 2010, 30 (36) : 11938–11950.

[306] Zhang Y J, Xu Y F, Chen X Q, et al. Nitration and oligomerization of tau induced by peroxynitrite inhibit its microtubule–binding activity. FEBS letters, 2005, 579 (11) : 2421–2927.

[307] Zhang Y W, Luo W J, Wang H, et al. Nicastrin is critical for stability and trafficking but not association of other presenilin/gamma–secretase components. The Journal of biological chemistry, 2005, 280 (17) : 17020–17026.

[308] Zheng H, Jiang M, Trumbauer M E, et al. beta–Amyloid precursor protein–deficient mice show reactive gliosis and decreased locomotor activity. Cell, 1995, 81 (4) : 525–531.

[309] Zhou L, Brouwers N, Benilova I, et al. Amyloid precursor protein mutation E682K at the alternative beta–secretase cleavage beta'–site increases Abeta generation. EMBO molecular medicine, 2011, 3 (5) : 291–302.

[310] Zhou S, Zhou H, Walian P J, et al. CD147 is a regulatory subunit of the gamma–secretase complex in Alzheimer's disease amyloid beta–peptide production. Proceedings of the National Academy of Sciences of the United States of America, 2005, 102 (21) : 7499–7504.

[311] Zhou S, Zhou H, Walian P J, et al. The discovery and role of CD147 as a subunit of gamma–secretase complex. Drug news & perspectives, 2006, 19 (3) : 133–138.

[312] Zhou X Z, Kops O, Werner A, et al. Pin1–dependent prolyl isomerization regulates dephosphorylation of Cdc25C and tau proteins. Molecular cell, 2000, 6 (4) : 873–883.

第十七章 阿尔茨海默病的研究方法和研究思路

内容提要

阿尔茨海默病的研究方法主要依赖于分子生物学技术和实验动物学模型的建立，近年来新的研究手段的发展和建立为阿尔茨海默病的研究提供了有效的手段，本章拟对这方面的进展做一简要的介绍。

目　录

第一节　研究阿尔茨海默病的实验动物模型

一、研究阿尔茨海默病的实验动物模型的意义

随着20世纪下半叶经济的发展和医疗水平的提高，人类平均寿命大大延长，以阿尔茨海默病为代表的一些老年性疾病发病率也随之迅速升高，对阿尔茨海默病的研究越来越受到广泛关注。在疾病的研究中，以人本身作为实验对象，依靠临床治疗积累的经验不仅在时间和空间上都存在局限性，而且许多实验在道义上和方法上也受到限制。因此，建立能够全面复

制病因、病理机制和病理改变的动物模型对于疾病的研究具有非常重要的意义。理想、完善的疾病动物模型在探明疾病发病机制、开拓新的治疗手段、研发新型治疗药物等方面都是有力的工具。

二、阿尔茨海默病的实验动物模型应具备的特征

阿尔茨海默病的病因与发病机制极为复杂，是环境因素与遗传因素共同作用的结果，是以渐进性认知功能损害为特征的多病因疾病，该病既有其特征性的神经病理性改变，又有神经递质的改变，这些都给阿尔茨海默病的动物模型的制作造成了困难。那么什么样的阿尔茨海默病模型才是理想的呢？根据阿尔茨海默病的病理特征和症状表现，研究者认为，理想的阿尔茨海默病的动物模型应具备以下 3 个方面的特征：①具备阿尔茨海默病的主要病理学特征——脑内出现老年斑（senile plaque, SP）和神经纤维缠结（nerve fiber fangles, NFT）；②出现大脑神经元死亡、突触丢失和反应性胶质细胞增生等病理变化；③出现认知和记忆功能障碍。虽然目前阿尔茨海默病的动物模型种类繁多，但它们大多只能模拟该疾病某一方面的特征，能比较全面地模拟复制阿尔茨海默病疾病特点的新型动物模型还有待于科学家进一步的研究开发。

三、阿尔茨海默病的实验动物模型的分类

目前已建立的阿尔茨海默病的动物模型可分为非转基因模型和转基因模型两大类。这些动物模型主要是根据阿尔茨海默病发病过程中的一些病因学说建立起来的，如 β－淀粉样蛋白级联假说、τ 蛋白过度磷酸化学说、衰老伴随神经血管功能衰退学说、胆碱能学说、慢性缺血缺氧学说、代谢紊乱学说、神经炎症反应学说等。以下对各种模型的原理、制作方法进行简要介绍，并分析其特点以及可能的应用。

（一）非转基因阿尔茨海默病的动物模型

非转基因模型大部分只针对疾病某一方面的因素来制作阿尔茨海默病模型，相比阿尔茨海默病错综复杂的病理过程来说有一定的差距，更重要的是缺乏阿尔茨海默病脑内特征性病理变化，即阿尔茨海默病病理改变中的 SP 和 NFT。其优点是制作方法相对简单、重复性和稳定性较好、成本较低、适合大规模药物筛选。

1. β－淀粉样蛋白级联假说相关的动物模型

β－淀粉样蛋白级联假说认为，过量的 β－淀粉样蛋白（β-amyloid protein，Aβ）沉积于脑内从而引起神经元的变性是诱发阿尔茨海默病的重要因素，也是阿尔茨海默病发病的中心环节；继发于 β－淀粉样蛋白聚积的事件包括老年斑的形成、氧化应激、炎性反应、τ 蛋白高度磷酸化形成神经元纤维缠结，多种因素的共同作用最终导致细胞死亡。与此学说相关的 β－淀粉样多肽脑内注射模型已有多年研究历史：早在 1991 年，美国科学家 Kowall 等就已发现成年大鼠脑皮层 β－淀粉样蛋白沉积可以引起神经元及其轴突相应的病理改变；随后，他们将 β－淀粉样蛋白注射入实验动物脑内，发现 β－淀粉样蛋白可引起脑部局部坏死、神经元缺失和胶质细胞增生。同年，Frautschy 等将 β－淀粉样蛋白注射入大鼠脑内海马区成功建立了痴呆模型，并且 1 个月后在模型动物的海马区域中观察到大量神经元丢失的现象。

β－淀粉样蛋白脑内注射模型经过多年研究，已形成相对成熟的实验方法体系。目前在单一 β－淀粉样蛋白注射损伤造模基础上，研究者还建立了 β－淀粉样蛋白和氯化铝、β－淀粉样蛋白和 IBO 等复合注射模型。以上模型均能较好的模拟阿尔茨海默病病理特征，模型动物出现与阿尔茨海默病患者相似的行为障碍和记忆缺损症状，并且可以通过调整 β－淀粉样蛋白的注射量来控制海马区组织的病变程度，因此目前脑内注射 β－淀粉样蛋白是一种较好的制备阿尔茨海默病动物模型的方法。该类模型可用于研究阿尔茨海默病治疗药物在 β－淀粉样蛋白聚集和沉积、神经毒性作用和小胶质细胞的炎性反应等方面的作用，是临床前药效学评价的重要模型。但该模型也有其不足之处：在对动物脑内注射 β－淀粉样蛋白的同时，注射操作本身将对脑组织形成局部穿透性损伤；大量的 β－淀粉样蛋白聚集在注射位点局部而不是弥散地分布到脑内；动物体内的清除机制可能对注入的 β－淀粉样蛋白产生一定程度的清除等，这些都可能会对造模效果产生不利影响。

2. τ 蛋白过度磷酸化学说相关的动物模型

阿尔茨海默病的重要病理特征——NFT（nerve fiber tangles）的主要纤维成分是双螺旋状细丝，双螺旋状细丝是由异常磷酸化的 τ 蛋白聚集而成，因此 τ 蛋白与阿尔茨海默病的发生、发展有着密切关系。造成 τ 蛋白异常磷酸化的原因可能是由于其磷酸激酶和磷酸酶之间的平衡被打破。冈田酸是一种磷酸酯酶 2A 和磷酸酯酶 Ⅰ（PP2A、PP1）抑制剂，在体外可以调节多种蛋白质和酶的磷酸化状态，从而影响它们的功能和活性。研究者将冈田酸注入大鼠海马背侧，诱导出双螺旋细丝和营养不良性神经黏膜，并呈现 APP 免疫反应阳性，微管相关蛋白 -2（MAP-2）明显降低（Lee et al，2000）。也有研究发现（Chen et al，2006），向大鼠额叶皮质注射岗田酸在增加 τ 蛋白磷酸化的同时，还显著增强细胞周期蛋白 B1 的表达，引发神经元有丝分裂样溃变。此类模型可用于探讨阿尔茨海默病的 NFT 的发生与发展以及药物的防治效应。

3. 衰老学说相关的动物模型

衰老是阿尔茨海默病已确定的危险因素之一，随着年龄的增长，阿尔茨海默病患病率呈指数升高的趋势。调查发现，年龄超过 65 岁，每增加 5 岁阿尔茨海默病病人的比例就增加 1 倍。此类模型就是以衰老作为阿尔茨海默病发病基础，通过各种方法促进动物的衰老来达到制作阿尔茨海默病动物模型的目的。主要包括以下几个类型：

（1）自然衰老阿尔茨海默病的动物模型：通过动物本身的自然衰老来获得的阿尔茨海默病的动物模型，包括老龄大鼠、小鼠及猴等。这类模型的认知障碍等神经系统改变是自然发生的，较其他动物模型更贴近阿尔茨海默病的真实病理生理改变。但动物难以大量获得，老龄动物易死亡，并不能保证每一只都具有阿尔茨海默病的特征。

（2）快速老化小鼠（senescence accelerated mouse，SAM）模型：SAM 是由日本京都大学竹田俊男教授经 20 年近代延交培育而成（Takeda et al，1997），遗传背景清晰，衰老状态稳定。在 SAM 模型的 12 个亚系中，SAM P8 和 SAMP10 可作为自然发病的老化痴呆鼠模型，平均存活期 340d 左右，经过 4 ~ 6 个月的成长期后，出现学习记忆障碍及阿尔茨海默病的细胞生物学和分子生物学上的病理改变，但是 SAM 模型小鼠与阿尔茨海默病的发病机制是否一致还需进一步研究，另外 SAM 小鼠价格昂贵，寿命短，不适用于周期长的药物筛选和行为学实验。

（3）D- 半乳糖诱导的亚急性衰老模型：D- 半乳糖损害模型是由我国学者首先提出的，动物表现出学习记忆力减退，行动迟缓，毛发稀疏等老化征象。皮质神经元中细胞器减少，线粒体膨胀呈空泡样变性，粗面内质网脱颗粒，蛋白质合成减少，神经元丢失，这与老年动物的生理表征一致（朱亚珍 等，2007）。

通过模拟衰老过程而得到的动物模型比较真实地再现了阿尔茨海默病的病理生理改变，与阿尔茨海默病有一定的相似性。但衰老只是阿尔茨海默病发病的危险因素，并不能保证老龄动物就一定会发展成阿尔茨海默病，且一般不出现阿尔茨海默病的 SP 与 NFT 等特征，不易饲养和生存。

4. 胆碱能学说相关的动物模型

乙酰胆碱（acetylcholine，ACh）是一种重要的参与学习记忆的中枢神经递质，20 世纪 70 年代中期，关于阿尔茨海默病的第一个神经化学线索来自神经元合成与释放 ACh 发生严重的退行性变，人们发现在病人边缘与大脑皮质区域与 ACh 合成、降解有关的胆碱乙酰转移酶（ChAT）和乙酰胆碱酯酶（AChE）的含量与活性下降，并且这些区域伴随有胆碱能神经元胞体的缺失。换句话说，即内侧隔核与基底前脑胆碱能系统功能降低。这个发现使药理学家的研究聚焦在如何提高突触间隙 ACh 的水平，主要是通过抑制 ACh 的降解来实现。这些努力的最终结果导致胆碱酯酶抑制剂类的药物用于治疗阿尔茨海默病。

现已确认胆碱能系统的活性与人的学习记忆与认知活动过程密切相关。基底前脑胆碱能神经元、海马和皮层及它们之间的通路，是学习记忆功能的重要结构基础。阿尔茨海默病患者基底前脑胆碱能神经元大量损伤或死亡、突触前 ACh 的合成、ChAT 的活性以及对胆碱的摄取能力都明显下降，这些变化的程度与患者认知功能损害的程度呈正相关（Torry et al，1985）。因此认为脑内胆碱能神经系统的退化是阿尔茨海默病学习记忆功能减退的主要原因之一，由此逐渐形成了阿尔茨海默病发病的胆碱能学说。在这一学说的基础上，人们采用各种方法来破坏动物大脑的胆碱能系统的功能，促使其发生学习记忆障碍而达到制作阿尔茨海默病的动物模型的目的。

在哺乳动物脑内，基底前脑 NBM（nucleus basalis of meynert）是胆碱能神经元存在的主要部位，大脑皮层和海马中的胆碱能投射纤维有 70% 来自于 NBM。根据阿尔茨海默病发病的胆碱能损伤学说，阿尔茨海默病的发生是由于内侧隔核与基底前脑胆碱能系统功能降低引起的，该类模型通过多种方式损毁此区域，以制备基底前脑胆碱能系统损伤的阿尔茨海默病模型，从而模拟出阿尔茨海默病的认知功能缺陷和基底前脑胆碱能系统广泛的功能损害。这类模型主要有：

（1）电损毁和外科损毁模型：通过对动物进行手术，参照动物脑立体定位图谱，用电灼伤的方法损毁 NBM，或用外科手术切断海马穹隆伞。手术后动物出现了学习和记忆功能障碍，但病理上未出现 SP 和 NFT，且这种方法损毁范围较大，目前基本不采用。

（2）化学损毁模型：将兴奋性氨基酸如鹅膏蕈氨酸（ibotenic acid，IBO）、海仁酸（kainic acid，KA）、使君子酸（quisqualic acid，QA）和 N- 甲基 -D- 天冬氨酸（NMDA）等注入动物的基底大细胞核可建立阿尔茨海默病模型（Solroniew et al，1985）。AF64A 是一种胆碱能神经末梢特异性神经毒素，其结构与胆碱相似，理论上仅为胆碱能神经元所摄取，能选择性地作用于高亲和力胆碱转运（HAChT）系统。采用立体定位注射的方法损毁神经元的核周体，而并不破坏通过此区域的神经纤维，因此损毁的选择性较好，动物有记忆力功能障碍，但并不出现 SP 和 NFT 病理改变。

20 世纪 70 年代末到 80 年代初，随着其他神经递质缺失相继在阿尔茨海默病患者脑组织中被发现和确定，研究者发现阿尔茨海默病的发病机制不同于帕金森病，并不是单一神经递质退行性疾病，而是混合在一起的多种递质系统退化所引起。人们的注意力逐渐集中到突触功能障碍和核周质退化的机制，因为它们会影响到边缘系统和联合皮质多种类型的神经元。这种认识可以解释为什么大多数服用胆碱酯酶抑制剂的患者，其远期临床疗效并不理想。基于以上原因，本模型只复制了阿尔茨海默病胆碱能功能减退的特征，并未复制出其他递质功能减退的表征，更没有出现阿尔茨海默病的典型病理改变 SP 和 NFT。

5. 慢性缺血和缺氧阿尔茨海默病的动物模型

研究发现阿尔茨海默病患者处于长期慢性缺氧的状态，大脑供血不足可以导致脑损伤等一系列的临床症状。研究提示用老年动物制作慢性脑缺血模型会引起行为学上的障碍，并且脑组织出现与阿尔茨海默病患者相似的病理特征，此模型经水迷宫的测试结果显示，动物的空间记忆能力明显下降，病理学检查发现神经元缺失，大脑血流量明显减少并且趋于老化，胶质原纤维酸性蛋白免疫反应增强（Torry，2000）。该类模型仅可以模拟阿尔茨海默病的临床症状，缺乏阿尔茨海默病特有的组织病理改变。目前可认为大脑的慢性缺血缺氧是阿尔茨海默病发病的危险因素之一，但是否可作为阿尔茨海默病研究的动物模型尚待验证。

6. 与代谢紊乱相关的阿尔茨海默病的动物模型

随着阿尔茨海默病研究的不断深入，机体代谢紊乱诱发阿尔茨海默病的观点被作为研究阿尔茨海默病的新概念提出。II 型糖尿病是一种以胰岛素抵抗为病理基础，并伴有慢性高血糖为特征的代谢紊乱的常见的内分泌代谢病。胰岛素样生长因子（insulin-like growth factor，IGF-1）是附着在细胞上人类促生长素 HGH（human growth hormone）在肝脏中所制造的肽，执行促进生长及再生的功能。体内 IGF-1 系统受到干扰，胰岛素信号功能的下降会间接导致 τ 蛋白的过度磷酸化，体内的新陈代谢紊乱，出现与阿尔茨海默病患者相类似的病理改变。Duelli 等人通过将链脲菌素（streptozotocin，STZ）注射入大鼠脑室内，使神经元胰岛素受体损害，诱发动物产生糖尿病，从而引起局部糖代谢异常，该模型可用于阿尔茨海默病脑能量代谢的研究（Duelli et al，1994）。

（二）转基因阿尔茨海默病的动物模型

转基因是将外源性基因引入基因组，并使外源性基因稳定遗传的方法。在过去的 10 多年内，外源性基因转入哺乳动物基因组已发展成为常规的实验操作方法。传统的方法是将目的基因通过显微注射导入单细胞受精卵中，存活的受精卵移植到假孕动物的子宫内发育成个体。部分受精卵在尚未分裂时，外源性 DNA 已整合、进入动物染色体组。由这种卵发育而成的动物，由于其外源性基因整合进入生殖细胞，因而能稳定地将外源性基因遗传给子代。随着胚胎干细胞（embryonic stem，ES）技术的出现，以及同源重组基因打靶策略的发展，研究者能探寻特定基因的功能，并且能弄清楚基因的精细改变对基因功能的影响以及在体内产生的特定效应。这种新的有效转基因技术是首先建立ES细胞系，从发育中的囊胚内细胞团中取出细胞，在滋养层上或有分化抑制活性的培养基上传代以维持去分化状态，然后通过电击、转染、微注射等方法将外源性基因转入ES细胞，细胞经筛选后再送入囊胚，囊胚移植入假孕雌性动物体内发育成个体。这样出生的个体与传统的单细胞受精卵经显微注射的个体相比，多为嵌合体，因为携带转入基因的细胞只占整个囊胚的一部分。只要携带有外源性基因的细胞能发育成生殖系细胞，通过育种就可以建立转基因系。将外源性基因导入ES细胞要优于单细胞受精卵的显微注射，因为可以设计外源DNA，使之与内源的同源序列发生同源重组。Southern blot或PCR筛选后，可以鉴定出正确打靶的ES细胞克隆，经囊胚注射入宿主囊胚后发育成所要的嵌合体。

转基因动物可在体内研究某一特定致病基因的作用，是研究阿尔茨海默病独特而重要的模型。转基因动物分为2类：第1类是含有无效基因的小鼠——基因敲除鼠，它们通常用于了解敲除的基因在阿尔茨海默病病因中的功能，与此同时它们可以再插入相关的人类突变型基因，以避免内源性小鼠基因可能的干扰作用。第2类是阿尔茨海默病转基因小鼠表达阿尔茨海默病突变的致病基因，从而表现出相关的阿尔茨海默病表型的病理特征，通过对已存在的阿尔茨海默病转基因小鼠相杂交，附加额外的基因或因此来创造转双基因或多基因的小鼠。这样使得人们能对这些不同阿尔茨海默病相关因素的相互作用进行研究。基于遗传背景、繁殖能力、操作难度和经济等方面考虑，目前的转基因动物多选用小鼠。现有多种转基因小鼠均可表达与阿尔茨海默病病变有关的基因如APP、APP的C末端片段、τ、PS1、PS2、Apo E等。

转基因动物模型脑内可出现阿尔茨海默病特有的病理改变——β-淀粉样蛋白沉积、SP以及NFT的形成，在阿尔茨海默病动物模型方面取得了巨大的进步，为针对SP和NFT方面的新药筛选提供了良好的动物模型。但建立转基因动物模型需要复杂的技术和高昂的费用，这类模型缺乏一个衰老过程，不能完全具备理想阿尔茨海默病动物模型特征，鼠系的遗传背景之间的差异导致同一类转基因鼠出现差异，重复性较差。因此，转基因模型要在新药筛选和药理毒理学研究方面进一步推广应用，还需进行深入的研究和改进。

1.APP转基因模型

位于21号染色体上的APP基因所表达出的淀粉样前体蛋白（amyloid precursor protein，APP）是β-淀粉样蛋白的前体蛋白，APP基因发生突变极易引发家族性阿尔茨海默病。随着转基因技术水平的提高，APP转基因模型也在阿尔茨海默病研究中逐渐发展，APP基因的异常表达诱发β-淀粉样蛋白沉积、记忆水平下降和认知障碍的学说已被众多学者所认可。目前APP转基因模型的制作多是将突变APP基因与血小板源性生长因子（PDGF）相结合形成PDAPP基因，或是应用含有两个人类突变的APP基因的阮病毒启动子，导入到小鼠的受精卵中，使其稳定整合表达，并且遗传给后代，使后代相继表现出阿尔茨海默病的病理特征。

第一个增加小鼠大脑β-淀粉样蛋白水平的APP转基因动物模型的报道来自于转人类APP695swe和APP717V-F突变的PDAPP鼠。其APP水平为鼠内源APP的2~3倍，有β-淀粉样蛋白沉积的形成。该模型较高水平的表达了阿尔茨海默病病理特征，包括细胞外β-淀粉样蛋白的沉积，神经炎性斑块的出现，神经元突触丢失等，但其记忆水平与认知能力尚不清楚。用YAC技术和表达3倍于鼠APP水平的人类APPswe（R1.40）小鼠也显示出总β-淀粉样蛋白产量的提高和成比例增加的 Aβ_{42}（约占总量 20%），与先前体外转染 APPswe 细胞系的结果相似。Jeong Lewis 等（2011）对 APPV717I-CT100 转基因小鼠结合慢性应激的研究表明，该模型加速了认知障碍，并出现了过度表达的人 APP，尤其是在海马区内出现了淀粉样蛋白沉积等阿尔茨海默病特有的病理学特征。对 PDAPP 鼠进一步的分析表明 APP 和 APPs-β 的区域水平在所有年龄都是常量，而大脑一些区域中 β-淀粉样蛋白水平相对其他区域高，这些区域 β-淀粉样蛋白多肽的沉积随年龄增加而积累。与预期的结果相一致，APPV717I 突变的 PDAPP 小鼠产生的 Aβ_{42} 为 β-淀粉样蛋白的主要种类，而在含有 APPV717I 突变的阿尔茨海默病病人皮质也有相似的结果报道。国内目前也有此类转基因动物模型报道，秦川等制作的过度表达 APP695、751 小鼠，与对照组相比，Aβ_{42} 免疫组化显示大脑皮层、小鼠及海马的神经细胞有 β-淀粉样蛋白沉积形成，刚果红染色可见大脑皮层及皮层间有淀粉样物质形成。

2. PS1 转基因模型

位于 12 号染色体上的早老素 -1（PS1）基因及位于 1 号染色体上的早老素 -2（PS2）基因发生突变与家族性阿尔茨海默病发病有着密切关系。PS1M146V 小鼠是比较典型的转 PS1 基因动物（Duff et al，1996）。过度表达 PS1M146L 或 M146V 基因小鼠大脑中的 Aβ_{42} 的水平大约比表达 PS1 野生型小鼠的 Aβ_{42} 要高 30%，而 Aβ_{42} 水平却没有显著性差异。Catado 等（2004）利用血小板源性生长因子启动子促进神经元的表达，构建了几种过度表达突变型 PS1 的转基因鼠，发现可导致选择性增加 Aβ_{42} 的生成。Chui 研究发现 PS1 突变基因在体外能促进神经元死亡（1999），而 PS1 转基因鼠 13 个月以后神经元变性才显著加速，在病理学上虽未形成阿尔茨海默病特有的淀粉样斑块，但大量神经元细胞内出现 Aβ_{42} 沉积，该研究结果表明：PS1 基因突变是 β-淀粉样蛋白级联反应的上游阶段，与阿尔茨海默病的发生有着重要关系。PS2 转基因小鼠模型由于没有出现阿尔茨海默病相关病理学的改变，目前较少使用。

3. τ 蛋白转基因模型

阿尔茨海默病两大病理改变除了 SP 外，另一个是 NFT，它是由高度磷酸化的微管相关 τ 蛋白构成。正常的情况下，τ 蛋白分布于轴突，结合微管和聚合的微管蛋白，在轴突微管之间建立短的连接桥。阿尔茨海默病病理条件下，τ 蛋白被磷酸化重新分布于胞体和胞体树突室，在那里聚集形成丝状物（PHFs）。在疾病的晚期阶段，这些丝充满整个神经元胞体，形成 NFT。SP 和 NFT 能各自独立的发生，由 τ 蛋白聚集形成的纤维缠结在一些情况下与那些普通神经变性疾病中的纤维缠结难以区别，但在这些普通神经变性疾病中几乎没有发现含有 β-淀粉样蛋白多肽沉积物和 SP。相反，β-淀粉样蛋白的沉积物能在认知功能正常的老年人中发现，但却没有纤维缠结的发生。位于 17 号染色体上的 τ 蛋白基因突变，可能是诱发多种神经系统疾病的重要因素。研究表明阿尔茨海默病患者大脑皮质及海马区出现 NFTs 的主要原因是 τ 蛋白的过度磷酸化。因此可以认为 τ 蛋白基因突变将直接影响 τ 蛋白的结构和功能，可能是阿尔茨海默病的诱发因素之一。Lewis 等（2000）应用表现出运动和行为异常的 τ 蛋白突变 P301L 转基因小鼠研究发现，随着年龄的增长，基因剂量的增加 NFT 呈现逐渐增多的趋势，同时，在大多数 NFT 的区域观察到胶质细胞的增生，营养不良性轴突，周围神经元、骨骼及细胞的萎缩。这类模型较好地模拟了 NFT 的病理特征，可以作为研究 NFT 以及相关其他神经系统疾病的模型，但要成为阿尔茨海默病研究的模型，还需进行相应的深入研究。

4. 载脂蛋白 E（Apo E）转基因模型

载脂蛋白 E4（Apo E4）是与阿尔茨海默病相关联的危险因素。Apo E4 对含有 APP 突变的 FAD 有促进作用，但对具有 PS 突变的 FAD 却没有作用。Apo E4 与阿尔茨海默病的发病相关性不仅为病例对照研究数据所支持，而且在家族性阿尔茨海默病为基础的相关研究中得到支持。现在认为，晚期（发生于 65 岁以后）发病的阿尔茨海默病更为普遍，这类阿尔茨海默病患者的发病主要是与 Apo E4 有关，认为其参与了 β－淀粉样斑的形成。含有 Apo E4 表型的阿尔茨海默病患者大脑中 $A\beta_{40}$ 和 $A\beta_{42}$ 免疫反应斑的水平都比不含有 Apo E4 表型的阿尔茨海默病患者的水平要高（Huang，2011）。

Apo E 敲除小鼠的记忆障碍和胆碱能神经元异常表明了 Apo E 和阿尔茨海默病之间的一种联系。携带有 Apo E4 等位基因的阿尔茨海默病个体中，观察到 AChE 神经元的减少。而缺乏 Apo E 的小鼠，通过生物化学和免疫组织学测量发现其海马与皮质中的 AChE 活性下降，其在 Morris 水迷宫的工作记忆下降。这种在 Morris 水迷宫中的空间工作记忆障碍和胆碱能标记物的下降能够被 M1 激动剂治疗 3 周所逆转。然而，另有 Apo E 敲除小鼠胆碱能神经元研究发现，与配对的 C57B1/6 野生型小鼠相比，没有明显的胆碱能神经元数量和大小的减少及 AChE 活性的下降。前一个研究中报道的胆碱能缺陷可能是选择小鼠的遗传背景影响了胆碱能神经元生物特性。如果鼠系的精确遗传背景与已知和合适对照小鼠相比，那么从一个遗传背景到另一个遗传背景的结果不相一致性，最终是能提供有用的信息，这需要不同遗传背景中确立一个遗传背景作为标准通用的转基因鼠系。人类遗传疾病中个体不同外显率可能是由于遗传背景中突变的相互作用造成的，可能对于某些危险因子，如 Apo E4 基因的作用特别明显。PpoE 小鼠中的载脂蛋白基因敲除并替代成 Apo E 的异构体 Apo E3 或 Apo E4 已表现出其在水迷宫测试中出现的记忆力损害。在表达 Apo E4 的 6 月龄小鼠和对照小鼠或表达 Apo E3 小鼠的 Morris 水迷宫测试实验中，表达 Apo E4 的小鼠寻找隐藏平台潜伏期的时间明显较长。

缺乏 Apo E 的小鼠与 PDAPP 小鼠杂交的后代表现出 β－淀粉样多肽沉积显著的减少。纯合子的 PDAPP+/+Apo E+/+ 的小鼠 6 月龄时，海马与新皮质出现了许多 β－淀粉样多肽沉积，而 PDAPP−/−Apo E−/− 小鼠仅出现稀少的 β－淀粉样多肽免疫反应。与 PDAPP+/+ 和 Apo E+/+ 鼠相比，PDAPP+/+ Apo E−/− 小鼠的发生的沉积都是弥散斑。这个结果不能归因于改变的 APP 蛋白水平和 APP 代谢产生的 β－淀粉样多肽，因为在 2 月龄时，2 组的 APP 与 β－淀粉样多肽水平没有差别。虽然它的分子机制还不是很清楚，却在淀粉样假说和 Apo E4 危险因子之间建立了联系。

5. 多重转基因模型

阿尔茨海默病的发病过程复杂，与脑内多种基因调控失调有着密切联系，因此多重转基因模型相比前述的单一转基因模型，更能全面地模拟阿尔茨海默病的发病过程，多重转基因模型已经得到广泛关注，是当前阿尔茨海默病转基因动物模型的研究热点。Wengennck 等（2000）建立了 APPswe /PS1 M146L 转基因小鼠，表达人突变的 PS1（M146L）基因和 APP（K670N，M671L）基因，对该模型的大脑皮层的 5 个区域和双侧海马区定量确定 β－淀粉样多肽的沉积，经过 12 周后在转基因模型的皮层和海马区发现 β－淀粉样多肽沉积，到第 54 周时，病理学通过图像分析检查发现 β-淀粉样蛋白沉积已明显增加。Bell（2006）报道，8 个月的 APPK670N、M671L 及 PS1M146L 双转基因小鼠表现出脑皮质胆碱能神经元突触前终扣数量减少，弥散性淀粉样斑形成，较能代表淀粉样斑块病理过程的形成早期；而同龄的 APPK670N、M671L 单转基因小鼠并无淀粉样斑形成。最近，Heneka 等（2013）对 APP/PS1 双重转基因模型的研究表明，NLRP3 炎性小体或 Caspase-1 缺陷可使淀粉样沉积斑块减少，小胶质细胞清除 β-淀粉样蛋白能力提高，因此抑制 NLRP3 炎性小体 /Caspase-1 为代表的研究将成为阿尔茨海默病临床研究的新靶点，从而为阻断 NLRP3/Caspase-1 药物的创新提供广阔的前景，提供阿尔茨海默病治疗研究的新策略。

除了双重转基因模型外，近年有研究人员结合与阿尔茨海默病发病相关的基因创建了三重转基因模型。王利利等（2011）建立的 APP /PS1/ τ 转基因小鼠模型在 6 月龄时，Morris 水迷宫测试表明学习记忆能力出现障碍，并在大脑皮层和海马区内呈现阿尔茨海默病患者特有的 NET 和 SP 病理学改变。此外，Filali 等（2012）将三重转基因小鼠（APP /PS1 / τ ）与非转基因对照小鼠行为学检测进行对比发现，转基因小鼠在 T 型迷宫、物体识别、被动回避、旷场实验等测试中均表现学习记忆认知障碍，并出现 β-淀粉样蛋白沉积和 NFT 等与阿尔茨海默病患者类似的病理学特征。三重转基因模型在一定程度上能综合多种阿尔茨海默病发病相关因素，更能表现出阿尔茨海默病发病机制的复杂性。

四、小结和展望

目前阿尔茨海默病实验动物模型研究中一个需要关注的问题是如何评价阿尔茨海默病的模型出现的行为学改变？怎样反映在阿尔茨海默病病人所观察到的认知障碍？关于动物行为，其影响因素复杂多变，能被许多不同的遗传背景所影响，同时也极易受到环境因素干扰，因此，各种阿尔茨海默病的动物模型，特别是采用不同鼠系制作的转基因动物模型，只有对各种各样的变量尽可能提供足够的对照，才能理解因素之间复杂的相互作用。此外，需要进一步规范当前记忆测试系统，即“鼠化”人的行为学研究。例如，对现在老年人和阿尔茨海默病病人所用的记忆测试方法应容易转变为鼠的测试方法，如迷宫用于测试空间记忆。但这些测试方法只限于空间记忆测试，对于人类这种具有语言的高级生物，使用的是第二信号系统，不仅仅是空间记忆的丧失，还包括推理、抽象化和语言等方面能力的缺陷，而现有的迷宫记忆测试是无法模拟出阿尔茨海默病诸多方面认知缺陷的，这需要人们寻找更有效的认知测试方法来最大限度地检测出阿尔茨海默病动物模型的各种认知障碍。

总之，良好的阿尔茨海默病动物模型将使阿尔茨海默病的研究进入一个崭新的时代，随着阿尔茨海默病病因和发病机制知识的增加和更加完善的阿尔茨海默病动物模型的出现，我们将能够筛选得到具有良好开发前景的阿尔茨海默病治疗药物，使这些药物经临床前客观评价后顺利进入临床试验，从而大大加快阿尔茨海默病治疗药物的研发进程。但应该认识到，由于人和动物之间的差异性，即便某个阿尔茨海默病动物模型能够完全具备人类阿尔茨海默病的所有特征，筛选出的“有效药物”也未必对阿尔茨海默病患者一定有效，所以这些药物最终还是需要通过阿尔茨海默病患者的临床试验予以确认，才能研究出更有说服力的治疗阿尔茨海默病的临床药物。

第二节　遗传学方法和技术

人类遗传学的主要研究方法有系谱分析、数理统计、细胞遗传学方法、生物化学方法、体细胞遗传学方法、免疫学方法、双生儿法等。而针对阿尔茨海默病的研究，学者们也基本选用了人类遗传学的主要研究方法。

一、系谱分析

系谱分析是用于研究决定人类性状或疾病的基因的传递规律。在研究家族性阿尔茨海默病的过程中，为了确诊家系所患疾病是否为家族性阿尔茨海默病，首先要收集该家系发病成员的临床资料进行分析后，再收集所有能够联系到的成员资料，然后制作家系图谱（李强明 等，2013），最后再辅以对先证者进行行为学、CT、尸体剖检、脑组织神经病理学检测以及家族成员的染色体特征性的变化等遗传特点进行分析（徐文祯 等，1995；高至胜，1994）来确诊。

二、数理统计

数理统计是通过群体的调查和系谱分析，将获得的资料经过数学处理，进而进行人类某些性状或疾病基因的分布频率的测定，从而了解其传递规律及与种族、群体、环境、迁移、婚配方式之间的关系。

（一）Falconer 回归法估算遗传度（h^2）（Reitz C et al，2011）

遗传 $h^2=h/r$；其中 $h=pc(x_c-x_r)/ag$，$p=1-q$；h 的方差 $V_b=(p/a)c^2(P/a^2A)_r$；h^2 的标准误 $S(h^2)=Vb^{1/2}/r$；h^2 的 95% 可信限区间为 $h^2\pm1.96S(h^2)$；$t=h^2/S(h^2)$。公式中 b 代表先证者与亲属间的回归系数；r 代表亲缘系数，其中 I 级亲属为 1/2，II 级亲属为 1 /4，III 级亲属为 1/8；x 代表阈值与一般群体平均值的正态偏差；下标 c 代表一般群体；下标 r 代表患者亲属；q 代表患病率；$p=1-q$；a 代表患者的平均值与群体平均值的正态偏差；A 代表 I 级亲属中患者数；t 代表显著性检验。

（二）一般遗传模式估计（Reitz C et al，2011）

一般遗传模式的判断标准：如果 s/q 接近 $1/2q$，则为单基因显性遗传；如果 s/q 接近 $1/4q$ 时，则为单基因隐性遗传；如果 s/p 接近 $1/2q^{1/2}$ 时，则为多基因遗传。其中 s 代表同胞的患病率；q 代表一般人群的患病率。

（三）多基因遗传方式的确认

多基因遗传方式的估计方法应用江三多阈值模型理论推算，推算公式为 $x_r=x_c-rh^2a_c$，公式中 x 代表阈值与一般群体平均值的正态偏差；a 代表患者的平均值与一般群体平均值的正态偏差；下标 c 代表一般群体；下标 r 代表患者亲属；r 代表亲缘系数；h^2 代表遗传度。

张玉琦等（2013）对 29 个阿尔茨海默病先证者进行家系调查，应用 Falconer 回归法估算遗传度，应用 Penrose 法和江三多的阈值模型理论估计阿尔茨海默病的遗传模式。

（四）Meta 分析（窦超，2010）

Meta 分析是由社会心理学家 Glass 1976 年首先命名的。Meta 分析的意思是“more comprehensive”，即更加全面的综合，是以整合已有发现为目的，对单个研究结果的整合的统计学分析方法，也是将多个独立的、可以合成的临床研究综合起来进行定量分析的一种统计分析方法。

1. Meta 分析的产生背景

现代科学研究带来的信息量爆炸式增长，导致在公共卫生和医药决策中，由于时间和信息量的限制，研究成果必须要整合才能解决复杂的问题。分析作为一种鉴别、评价、整合的系统研究方式，能够把相关的研究结果进行汇总得到统一的结论，已经广泛应用于能够对介入提供强有力数据的随机对照实验中。对分散的研究结果进行合并的努力由来已久。早在 1904 年，统计学家 Karl Pearson 在其血清接种抗寒的预防作用的研究中，正式报道了从不同的样本中合并数据的技术，Pearson 提出的合并研究的原因至今仍被分析沿用，即许多研究，由于样本量太少而难以明确其结论。首次治疗干预效果的分析评价发表于 1955 年，被评价的治疗组的药物是安慰剂。作者在安慰剂在不同条件下，如术后伤口疼痛、咳嗽等的治疗疗效进行了简单的平均值计算，得出了安慰剂在病人中有显著作用的结论。1971 年，美国的 2 位学者 Light 和 Smith 提出，当在全世界范围内收集某疾病中各种疗法的小样本及单个临床研究实验结果，对其进行系统评价和统计分析，将尽可能真实的科学结论及时提供给社会，以促进真正有效的治疗方法的推广。

复杂疾病的病因往往是多个基因的突变或多态性的综合表观，是与环境因素共同作用的结果。在治疗方面，很难在短期内找到突破性的方法，而有效的预防是较好的措施。随着基因检测技术的不断完善，疾病的预防与基因多态性的关联越来越重要，而有效的预防需要很多易感性疾病的“标记”，也就是某个基因的特殊情况与某种疾病有很高的关联性的时候，可以将这一特殊情况作为该疾病易感性的“标签”。目前这种关联研究存在很多问题。

1）样本量太小：常见的复杂疾病与遗传危险因子的关联关系一般并不显著，所以，只有当样本量足够大时，才能真正做出判定是否可以作为易感性“标签”。但是大样本量需要的时间和人力都很难实现。在现实研究中，更多的是小样本量（500 人以下）的关联性研究，这样就导致各个研究之间的结论往往是互相冲突的，给基础和临床研究带来很多困扰。

2）异质性：基因多态性与疾病关联的研究，大样本量研究与小样本量研究往往存在结果的差异，不同人群之间的疾病的一致性、人群分层和混合等因素的影响，都会导致结果的冲突，很显著的例子就是人种的不同，或者相同人种在不同生活环境中产生的异质性，都是影响各研究间结果整合的重要因素。

3）关联研究的质量有待提高：研究者的知识背景和实验设计以及对实验结果中“非有利结果”的处理都可能影响关联研究的质量，尤其是现在很多关联研究都是由临床工作者利用第一手资料进行的初步研究，往往缺乏统计分析模型的严格选择。关联分析已经有一些针对性的改进方法，用于克服关联研究中的某些弊病，但是往往难以同时解决，为了达到检测基因多态性和疾病的弱关联性，客观上仍然需要较大样本量的研究，但是很少能够实现。

2. Meta 分析的目的

1）提高对初步结论的验证强度以及临床所见效果的评估力度：一般情况下，由于单个临床试验样本量较小，得到的某种效应结论难以明确，而这些效应对于临床意义重大。但如果要从统计学上来确定或者排除这些结论，则需要大样本量，实际操作难度大，代价高昂。利用 Meta 分析方法则更可行，同时还能够把许多已有的具备可比性的单个临床试验结果进行合并分析，从而改善对效应的估计值和把握度。

2）评价结论的一致性：临床医学领域关于某一问题经常有许多项目同时进行，由于研究结果具有偶然性等客观限制因素，使得每个研究者的研究结果都可能偏离实际结果得到不一致的结论。利用 Meta 分析进行有效的合并整合，就能够得到对这一研究较全面认识，解决研究者之间的不一致性。

3）寻求新的假说：Meta 分析能够回答单个临床试验中尚未提及或者不能回答的问题，尤其对于随机对照试验（ACT）得到的结果，通过整合分析可以提出一些尚未研究的新假说。

4）探索异质性的来源：Meta 分析能够定量综合估计处理效应的大小，改善效应估计值。Meta 分析相较传统的文献综述有很大的差异，最大的差异在于统计学方法的应用和样本的整合。

（1）传统综述只是对各个文献进行简单的融合，大部分是定性的分析和简单的平均值分析，并没有考虑到权重等统计学特性。Meta 分析中使用的相同效应指标能够对各研究的数据进行定量分析，并利用权重客观地将各研究间的差异进行分析筛除。

（2）传统综述因为是定性分析，因而主观影响较大。综述作者往往会根据自己的主观倾向对信息进行筛选，主要采用符合自身主观倾向的数据或者结论进行整合。Meta 分析有一套成熟稳定的步骤和明确的文献采纳和剔除标准，并对采纳的文献进行严格的统计学评估。全面系统的文献检索大大减少了偏倚的影响。

（3）Meta 分析对于不同结构形式的数据提供了不同的统计学模型，整个研究过程科学、严谨，分析结论客观性强。

（4）Meta 分析能够高效率地达到增加样本量和提高统计学检验的目的，能解决研究结果间的差异，发现已有研究的缺陷，发现、解决异质性，能够提出新的研究课题和方向，也能够为现实研究提供新的思路或证据。

3. Meta 分析的优势

（1）增强统计能效：通过整合大量的研究，增加了样本量，增强了关联效应的估值和评价。

（2）得到相对清晰的结论：当依照标准筛选出的研究的结果出现矛盾时，可以通过亚组分析进行分析、分组，或者采用 Meta 回归的方法来探索各个研究结果的异质性原因。

4. Meta 分析的方法和流程

1）文献检索：在 PubMed 数据库中检索关键词，综述类文章进行剔除，检索到的文献的参考文献也进行检索。

2）文献纳入标准：被纳入研究范围的文献需要满足以下条件：

（1）采用毫无关联的个体样本，家族数据需要剔除；

（2）病例和对照组都要有详细的基因分型以及频率数据；

（3）对照组的基因型分布符合哈代 – 温伯格均衡（Hardy–Weinberg equilibrium，HWE）。

3）数据提取：分别独立提取数据并核对一致。从文献中提取的数据包括：研究样本的种族和基因分型、年龄、性别及其他可能引起偏倚的因素等。患者和对照组的基因分型数据都进行提取。

4）统计分析。

5. Meta 分析在国内阿尔茨海默病研究中的应用

窦超（2010）进行了 a 抗糜蛋白酶（ACT）-17 A/T 多态性与阿尔茨海默病易感性间的关联 Meta 分析，并分别对高加索人群、东亚人群、美国混合种群进行了分析，发现在总体人群和高加索人群中 ACT-17 A/T 等位基因有显著的易感性，美国混合种群中的关联更加显著，但是由于种族没有区分难以得到明确结论，东亚人群中这一关联暂不成立。研究结果还提示东亚人群、拉美人群、非洲人群的研究需要加强，尤其是拉美和非洲人群，因为在美国混合种群中这些人群后裔带来的影响，很可能是关联比高加索人群更高的主要原因。雷婷（2012）和董永海（2014）等选用 Meta 分析分别对 2000—2009 年老年人群和 2000—2012 年中国≥ 60 岁老年人群进行老年期痴呆患病率调查；宋瑜等（2012）用 Meta 分析进行了 1981—2010 年公开发表的关于中国人群阿尔茨海默病干预措施的研究；文怡川等（2009）用 Meta 分析进行了 1997—2007 年生物医学期刊发表的有关针刺干预痴呆模型大鼠的随机对照实验的分析；龙元先等（2013）用 Meta 分析进行了 2002—2011 年国内发表的关于中国阿尔茨海默病主要影响因素的研究；任晓蕾等（2010）进行了石杉碱甲治疗轻、中度阿尔茨海默病有效性和安全性的 Meta 分析研究。

（五）基因表达数量性状基因座定位分析（expression quantitative trait loci，eQTL）（刘颖，2009）

1. 数量性状基因座定位（quantitative trait loci，QTL）的定义

在高等生物中，许多重要的农艺性状、生理性状及复杂疾病等都是复杂性状，如农作物的产量、高血压、糖尿病等，这些复杂性状受多个基因和环境因素的控制。复杂性状泛指由多基因和非遗传因素共同作用的一类性状，有别于传统的数量性状，侧重于从表型分布加以描述，复杂性状更侧重于从遗传基础的角度阐述某一性状的遗传特征。为了有效地研究多基因控制的复杂性状的遗传基础，早在 20 世纪 20 年代人们已尝试利用遗传标记将控制数量性状的众多主效基因定位在相应的染色体上，即进行数量性状基因座定位（Sax et al，1923）。

2. 传统数量性状基因座定位（QTL）分析存在的问题

传统的数量性状基因座定位分析只对个别或几个复杂性状进行数量性状基因座定位，从而获得控制复杂性状的一个或几个染色体区间，再通过精细定位等手段，发现其候选基因。实际上，由于定位到的数量性状基因座定位置信区间内包含了大量的基因，因此要精确定位到某 1 个或几个主效基因很具挑战性。这种困扰很大程度上制约了复杂性状的研究，某种程度上而言，已成为传统复杂性状研究的瓶颈。此外，传统数量性状基因座定位研究仍然是针对个别重要性状的独立分析，效率低下，而待研究的复杂性状却有成千上万个，显然这种研究策略已不能够满足人们大规模地探索复杂性状遗传基础的要求，更谈不上充分解释复杂的生命现象。因此，高通量、高效率的分析策略成为研究者的追寻目标。

3. 基因表达数量性状基因座定位（QTL）的遗传本质

基因表达数量性状定位的本质是定位控制 mRNA 表达变异的遗传因子。一个基因转录水平的调控受到多因素的影响，包括多个遗传和环境因子的影响。通过基因表达数量性状定位的方法能对基因组的几万个转录子同时进行 QTL 分析。转录子与传统意义上的表型不同，每个转录子在基因组上的相应位置是已知的。因此，可根据 eQTL 定位到的区间与转录子在

染色体上的相对位置，将 eQTL 分为顺式作用 eQTL（cis-eQTL）和反式作用 eQTL（trans-eQTL）：eQTL 被定位到基因自身所在的区域，则为顺式作用；反之，若被定位到基因自身所在基因组位置以外的其他区域，则为反式作用。例如，通过遗传相关分析得知芳（香）烃受体（arylhydrocarbon receptor，Ahr）的基因表达量和 AHR 蛋白的表达都与 Ahr 基因所在基因座高度相关，据此，可推断 Ahr 的基因表达量以及 AHR 蛋白的表达受 Ahr 基因所在基因座调控，这种受基因自身所在座位的基因座调节的方式称之为顺式调节（Williams et al，2006）。

（1）顺式作用基因表达数量性状基因座定位分析（eQTL）：从全基因组水平定位产生的顺式作用 eQTL 可能有以下几种情况：①由于基因自身启动子序列的多态性，从而造成了转录因子结合位点的变异或染色质结构的改变，进而引起基因表达的差异。产生这类变异的情况比较普遍，对小鼠海马的研究发现，大约有 900 个 cis-eQTL 是由于这类变异造成的（Lu，2007）。②由于邻近基因在编码序列上的改变，反式作用于其定位基因，从而引起其基因表达的改变。从定位分析图上来看这是一个 cis-eQTL，但从本质上来讲，这其实是一种反式作用的 eQTL，仅仅根据分离群体的表达数据很难将其与真正意义上的 cis-eQTL 区别开来，需要进一步的分子生物学实验，如建立荧光素酶报道系统，体外诱导后检测 mRNA 表达量等，深入了解其作用机制，从而判断其是否为真正意义上的 cis-eQTL。③转录子自身在编码区域内序列的改变，影响其他基因在蛋白水平的改变，最后反馈影响其自身的表达变异。这实质上是一种自身反馈调节作用。在对酵母的研究中发现，AMN1 基因就是通过一系列的反式作用之后，引起自身的表达改变（Ronald J et al，2005）。

（2）反式作用基因表达数量性状基因座定位分析（eQTL）：反式作用 eQTL 不同于顺式作用 eQTL，相对于定位的转录子而言，它定位于基因组其他位置，即不同染色体或相同染色体的不同区间（通常大于 20Mb）。反式作用一般是通过改变基因的编码序列，从而引起蛋白结构的改变，最终影响定位转录子的基因表达差异。反式作用也可能是转录因子通过其他某种途径发挥的作用。Morley 等（2004）在对人类类淋巴母细胞系（LCLs）进行研究时找到 110 个 cis-eQTL 和 17 个 trans-eQTL，并提出受顺式作用调节的基因远多于受反式作用调节的基因。但实际上，由于主调控子的存在，trans-eQTL 的数目可能要多于 cis-eQTL。

4. 基因表达数量性状基因座定位分析（eQTL）产生背景

在复杂性状的研究中，阐明控制复杂性状的基因间的互作、基因调控网络和代谢途径将成为该领域的主流研究方向。基因芯片技术的应用使得同时分析成千上万个基因的表达水平成为可能。Jansen（2001）提出将全基因组中的每个基因的 mRNA 表达量看作数量性状，对其进行数量性状基因座定位定位分析，即基因表达的数量性状定位分析技术（expression QTL，eQTL）（图 17-1），又叫遗传基因组学（genetical genomics）：通过基因芯片技术获得分离群体的全基因组表达谱，构建群体内每个个体的分子标记连锁图谱，QTL 分析定位控制某基因表达 QTL，并构建基因表达调控网络。1 个 eQTL 就是染色体上的 1 个位点，这个位点可以包含 1 个或多个基因，这个（些）基因控制着某个基因表达的遗传变异。遗传基因组学综合运用基因组学、统计遗传学和生物信息学的方法，寻找控制这些基因表达的上游调控位点，挖掘受该基因调节的下游基因及与该基因协同作用的基因，进而建立基因调控网络，以阐明基因调控的机制，从而在表达及调控 2 个水平研究控制复杂性状的遗传基础。

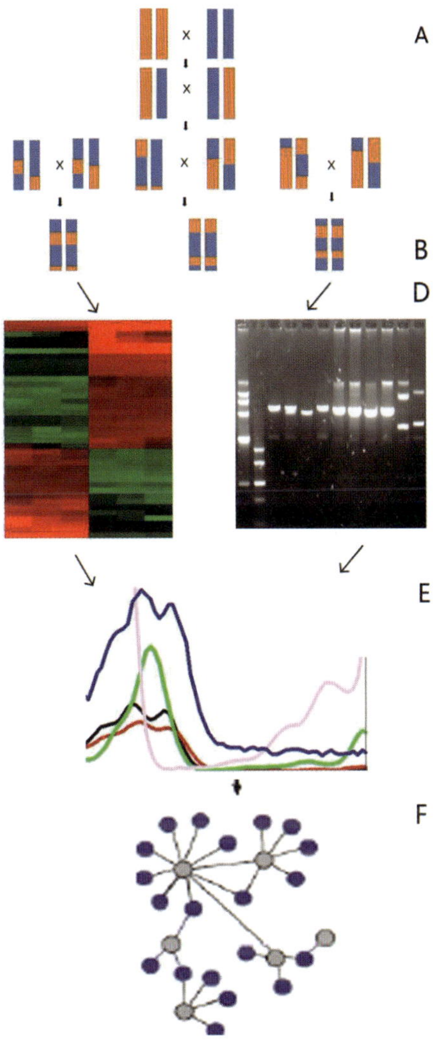

A. 亲本杂交；B. 获得的分离群体；C. 每个个体的全基因组表达谱；D. 分离群体个体的分子标记；E. 利用 QTL 定位分析方法定位；F. 基因调控网络的推断

图 17-1 基因表达数量性状定位分析技术的图示

5. 基因表达数量性状基因座定位分析（eQTL）的定义

eQTL 是结合了基因芯片技术和 QTL 定位技术（Sax K，1923），寻找基因组中控制某基因表达的上游调控位点，挖掘受该基因调节的下游基因以及与该基因协同作用的其他基因，建立基因表达调控网络，在基因表达和表达调控 2 个水平上研究基因表达变化的遗传基础，进而揭示复杂性状的分子机理和调控网络（Goring et al，2007；Morley et al，2004；Li，et al，2005；Shi et al，2005；Kirst et al，2004）。eQTL 分析综合运用了多门学科的研究方法，如分子生物学、生物信息学、生物统计学、基因组学与遗传学等。

6. 基因表达数量性状基因座定位分析（eQTL）的目的

借助 eQTL 分析，既可以通过基因芯片技术了解大多数基因表达的差异，同时又可以借助于 QTL 定位技术找到控制这些基因表达差异的上游基因位点。目前在研究阿尔茨海默病的发病机制及治疗上，由于缺乏整体和系统水平的研究，其分子机制的研究还未能取得突破性进展，病因学仍不清楚，没有理想的特异性早期诊断生物学标志，防治仍然是世界性的难题。而采用 eQTL 可对阿尔茨海默病发病候选基因进行全基因组水平的基因表达数量性状基因座定位分析。

7. 基因表达数量性状基因座定位分析（eQTL）的优点

eQTL 的优点在于能同时在某一时间、某一部位的 2 个层次上分析基因表达和控制基因表达的情况，达到系统了解基因转录的上游调控机制，最终构架基因表达网络模型的目的。因此 eQTL 比以往研究单个基因表达调控的效率高得多，能系统地反映基因表达及表达所受调控两个水平上的变化（陈颖 等，2009）。

8. 基因表达数量性状基因座定位分析（eQTL）方法

①已报道阿尔茨海默病发病相关基因的收集。②检测组织基因表达资料的收集。③表达数量性状基因座定位分析：采用区间作图（interval mapping）、复合连锁分析（composite mapping）和交互影响连锁分析（interactive mapping）的方法，在全基因组水平定位基因表达的 QTL（eQTL）。使用 QTL Reaper 软件（http：//www.genenetwork.org），快速扫描基因芯片表达资料，计算基因表达量与基因型（genotype）间的连锁程度。通过置换试验（permutation test）（1000~100 万次重复）确定连锁群体显著性水平阈值（LRS threshold）；通过 FDR（false discovery rate）方法筛选出具有统计学意义 eQTL 位点；通过 2000 次 bootstrap 分析确定 QTL 置信下限，判断所定位到的 QTL 位置的准确性。④等位基因特异性表达分析。

9. 基因表达数量性状定位技术的应用

（1）候选基因的挖掘：一旦在标记区间内发现存在具有统计学意义的 eQTL，那么这个位点很可能包含了控制着某个基因表达变异的候选基因。传统 QTL 定位很难确定其定位区间内的候选基因，而 eQTL 不同于传统的 QTL，如果定位到的 eQTL 具有顺式作用，那么往往认为引起该表达变异的基因就是其本身。与 cis-eQTL 的分析相比，找到 trans-eQTL 内的候选基因具有更大的挑战。目前主要有以下几种方法来剖析 trans-eQTL 内的候选基因：首先，在 trans-eQTL 区间内寻找自身为 cis-eQTL 的转录子，这些转录子很可能就是候选基因；其次，利用目前已发现的大量调控或生化途径，将定位转录子与 trans-eQTL 内的基因共定位于调控或生化网络将有助于发现目的基因。有研究报道通过特定的统计方法，如基于似然法因果模型选择法（LCMS）（Lamb J et al，2009），来剖析候选基因。此外，还可以通过差异表达、表型相关和序列多态性分析等生物信息学手段以及染色质免疫沉淀法、转基因技术、基因敲除等分子生物学方法对 trans-eQTL 内的候选基因进行进一步筛选，以最终找到目的基因。

（2）基因调控网络：生物体的功能是通过基因、蛋白质以及环境之间不同层次的交互作用来体现和完成的。生物体中的基因往往不是单独起作用，eQTL 技术结合了基因表达资料和表达水平 QTL 分析，可用于分析基因之间的调控关系，进而构建基因调控网络，可构建生长发育过程中不同时刻的基因表达调控网络，不同生理状态下的基因表达调控网络等。在 eQTL 研究中，由于顺式作用 eQTL 定位于基因本身所在的区域，故顺式作用 eQTL 可以直接提供候选基因的信息；反式作用 eQTL 区间内可能包含多个候选基因，通过前述多种生物信息学分析方法和现代分子生物学方法可筛选和发现其上游调控基因。Brem 和 Kruglyak 等（2005）在对酵母的实验研究中发现，在 3546 个高遗传率的转录子中，约 40% 未发现 QTL，约 16% 具有上位性 QTL。与传统 QTL 上位性的研究相比，目前对 eQTL 上位性的分析还停留在初步认识阶段，因此如何分析 eQTL 的上位性及调控网络之间的关系，还有待进一步的研究。

10. 基因表达数量性状基因座定位分析（eQTL）在国内阿尔茨海默病研究中的应用

陈颖（2009）采用遗传基因组学即基因表达数量性状定位的方法对 APP 基因进行了全基因组的定位分析。分析 APP 基因在 BXD RI 小鼠海马组织中表达变异的情况，并通过 RT-PCR 的方法对 APP 基因的表达进行定量分析，进一步确定基因芯片资料的准确性，采用区间作图的定位 APP 基因的上游调控位点，寻找 BXD RI 小鼠海马组织中基因与 APP 基因表达高度连锁的基因，从而构建 APP 基因的表达调控网络。张玉芳（2012）应用皮尔森相关系数法构建出 Soatl 基因网络通路，在这 18 个高度相关的基因中包含了 Ptgs2，在构建出的 Ptgs2 基因网络通路中也包含了 Soatl 基因，由此说明两者协同参与了阿尔茨海默病的发病。在构建的 Soatl 与 Ptgs2 基因共同参与的遗传网络中寻找到 Dnm3，Glul 两个基因，他们均参与了阿尔茨海默病的发病，其中 Dnm3 作为 Dnm 家族成员之一，还参与了胆固醇的运输与代谢。由此证实，Soatl 基因可能通过 Dnm3，Glul 这 2 个基因与 Ptgs2 基因联系起来共同参与阿尔茨海默病的发病。在该网络中，虽然 C530043G21Rik 基因的功能尚不明确，但可以推测它很可能参与或协同 Soatl 与 Ptgs2 基因共同参与阿尔茨海默病的发病，是阿尔茨海默病致病候选基因。

（六）基因序列函数

在人类基因库中识别出阿尔茨海默病的致病基因意义重大而深远。通过基因芯片技术可以得到大量基因的表达数据，检测基因在阿尔茨默病患者细胞和正常的人体细胞中的表达差异可以判断该基因是否与阿尔茨海默病相关。一般通过基因芯片技术得到的数据非常庞大，直接判断非常困难。因此设计一个合适的算法处理基因表达数据就显得十分重要，这将关系到能否快速准确的找到阿尔茨海默病的致病基因。

1. 基本蚁群算法

蚁群算法是人们仿照自然界中蚁群绕过障碍物、选择路径的整体行为研究得到的一种仿生类非线性优化算法（王书明 等，2009），是寻找最优路径的几率型算法。在研究蚂蚁觅食的过程中，生物学家发现蚁群在食物源和巢穴间的移动过程中会找到最短的路径。运动过程中，蚂蚁在经过的路径上留下一种称为外激素的信息素，其他蚂蚁能够在一定范围内感知路径上存在的信息素及其强度，并朝信息素强的方向移动，而在移动过程中同样也会留下信息素。信息素会随着时间的增长而挥发，但是挥发的过程很缓慢。某条路径上经过的蚂蚁越多，信息素浓度也就越大，后面的蚂蚁就越有可能选择该路径，从而路径上的信息素也就越多。该选择过程形成了一种正反馈机制，使得蚂蚁能更快速的往返于巢穴与食物源（宋雪梅 等，2005）。蚂蚁从巢穴到食物源选择路径的模拟图如下所示：

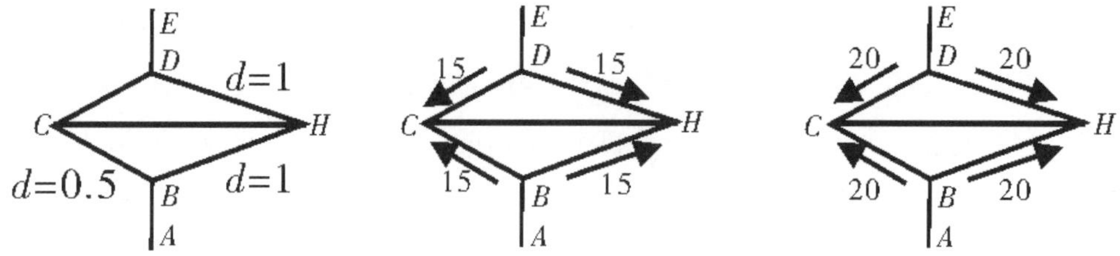

（a）初始距离 （b）t=0 蚂蚁以相同概率选择路径 （c）t=1 更多蚂蚁将选择较短路径

图 17–2 蚂蚁群路径选择模拟图

如图 17–2 所示，设 *A* 点为巢穴，*E* 点为食物源，线段 *CH* 为障碍物，*d* 为距离。蚂蚁若从 *A* 点到达 *E* 点，或者从 *E* 点返回 *A* 点，必须绕过障碍物。观察图 17–2（a）我们可以发现：路径 *A–C–E* 的距离比路径 *A–H–E* 的距离短，蚂蚁是怎样选择路径的呢？设每段时间（每单位时间）内有单位数量为 30 的蚁群由 *A* 点向 *E* 点出发，同样有单位数量为 30 的蚁群蚂蚁由 *E* 点向 *A* 点返回，并且每只蚂蚁都会在路径上留下单位 1 的信息素。刚开始，路径 *BH*、*BC*、*HD*、*CD* 上没有蚂蚁经过，此时这 4 条路径上的信息素为零。由巢穴 *A* 点到达路口 *B* 点或食物源 *E* 点到达路口 *D* 点的蚂蚁随机选择路径，不妨设蚂蚁选择各路径的概率相同，如图 17–2（b）所示。经过一段时间后，路径 *BCD* 上的信息素量明显比路径 *BHD* 上的信息素量多，大约是其 2 倍。再经过同等的时间后，大约有单位量为 20 的蚁群选择路径 *B–C–D*，只有单位量为 10 的蚁群选择路径 *B–H–D*，如图 17–2（c）所示。当蚁群往返于巢穴 *A* 和食物源 *E* 的次数逐渐增多，选择路径 *B–C–D* 的蚂蚁也会逐渐增多，最后必然会导致所有的蚂蚁都会选择最短的路径 *B–C–D*。蚁群觅食过程不断往复，必然会找到巢穴与食物源之间的最短路径。

由上述蚁群觅食行为的模拟和研究可知：单只蚂蚁的行为是随机的，但蚁群可以形成有序且最优的群体行为，其释放的信息素则是蚁群寻找最短路径重要的媒介和手段。基于蚂蚁的这种寻优机理，科学家研究并设计出了蚁群算法。蚁群算法模拟了真实蚂蚁的自组织和正反馈等方面的系统学特征，由于蚂蚁觅食行为与优化问题求解过程的非常相似，蚁群算法成为了优化问题的重要工具，如图 17–3 所示。

2. *K* 均值聚类（k–means clustering）算法

由于基本蚁群算法（ACO）在程序的运行过程中受蚂蚁的数量 m、城市数目 n 和迭代次数 t 的影响，蚂蚁的数量 m 和城市数目 n 越大，迭代次数 t 越多蚁群算法程序时间就越长，规模也就更庞大。并且人类的基因数目多达几万个，如果直接采用基本蚁群算法（ACO）去找阿尔茨海默病的致病基因就会很困难，必须寻找到另一种算法来缩小基因数据的规模，*K* 均值的聚类算法就能实现该想法。聚类是指在不知道数据类特性的前提下，按照数据的相似性将数据集重新组合成多个类的过程，*K* 均值聚类算法是一种有限迭代的聚类算法（宋丽红，2010）。

3. 基因序列函数在国内阿尔茨海默病研究中的应用

帅培（2012）结合基本蚁群算法和均值聚类算法创建算法模式，建立基因序列函数，在 22283 个基因中的基因中，找到了可能与阿尔茨海默病相关的基因即找到了候选致病基因，也找到了阿尔茨海默病的候选致病基因，有的基因已经被其他研究者证实确实与阿尔茨海默病相关。

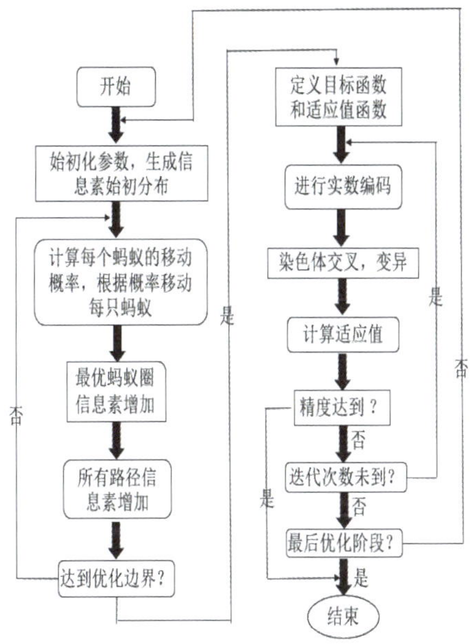

图 17-3　基本蚁群算法的程序结构流程图

（七）全基因组关联分析（genome wide association study，GWAS）（张雁明 等，2013）

随着人类基因组计划和多种模式植物基因组测序完成，基于序列—— 单核苷酸多态性（SNP）单体型图谱构建完成和高通量基因分型技术的快速发展，使得大样本全基因组水平基因分型成为可能。

1. 全基因组关联分析的定义（崔东红 等，2011）

全基因组关联分析（genome wide association study，GWAS），它是利用全基因组范围内筛选出高密度的分子标记对所研究的群体进行扫描（Aranzana et al，2005），分析扫描所得的分子标记数据与表型性状之间关联关系的方法。此方法基于分子标记水平，需要高密度遗传标记分型，如 SNP、CNV 等，在研究之前不再需要构建任何假设，一般不涉及候选基因的预测，可以直接研究全基因组水平的 DNA 变异。

2. 全基因组关联分析研究的方法

1）全基因组关联分析研究统计分析原理。

（1）基于无关个体的病例（郝兴杰 等，2016）对照（case-control）研究的设计，主要用于质量性状的研究，可用 4 格表的卡方检验来比较基因频率在研究组和对照组间的差异。假设受试个体来源于单一群体，且个体之间互不相关，然而试验中无论如何控制，不同程度的亲缘关系和群体分层等群体结构都是无法避免的，尤其是在样本数量巨大的情况下。

（2）基于随机人群的关联分析，主要用于数量性状的分析，可用协方差分析来研究 SNP 与某一数量性状的关联分析。

（3）基于有亲缘关系的群体（population-based cohorts）设计，假设受试个体来源于不同群体，在同一群体内的个体之间存在一定的亲缘关系，这种情况在动植物研究中极为常见。

在研究遗传标记与质量表型和数量表型的关联时可采用传递不平衡检验（TDT），当前应用最广泛的统计分析工具是 FBAT/PBAT 软件。

在进行全基因组关联分析时，要求遗传背景一致或者相似的群体，然而无论采用哪种设计，试验个体都会面临着群体分层和亲缘关系等群体结构导致虚假关联（spurious association）的结果。群体结构指来源于不同组别、群体或者地理区域的个体存在遗传差异，会导致群体之间的等位基因频率不同，表现为群体分层和亲缘关系。在进行关联分析时，如果忽略了群体结构的影响，将可能导致分析结果出现偏差，增加了假阳性错误的产生风险，在合并的群体中显著的 SNP 在各个群体中并不显著（Teo，2008），如图 17-4、图 17-5 所示。

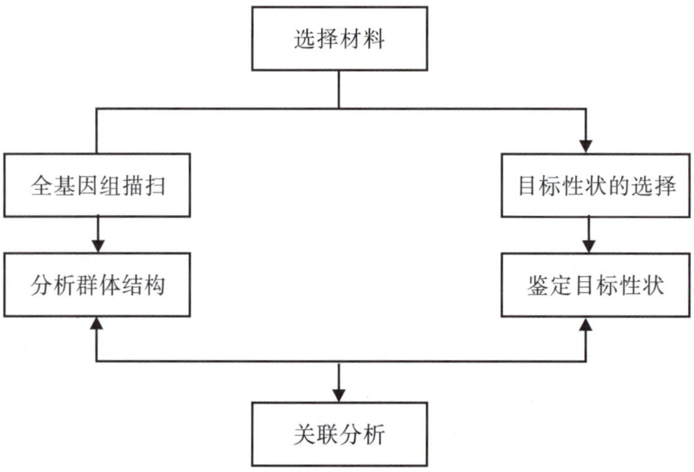

图 17-4　全基因组关联分析流程图

由于存在群体结构，不同亚群（sub-poulation）之间基因交流的频率很低，等位基因频率存在差异性，在合并群体中，基因型的频率出现偏离哈代 - 温伯格平衡检测（Hardy-Weinberg equilibrium test，HWE）预测值，这种现象称为华伦德效应（Wahlund effect）。在对遗传疾病和复杂性状进行全基因组关联分析时，首先要进行的就是对 SNP 进行质控，其中就包括 HWE，如果存在群体结构，尤其是不同亚群的遗传差异性较小，就需要增加样本数量来检测由于华伦德效应导致的 HWE 偏移。在过去 10 多年内，出现了许多处理群体结构的 GWAS 方法，其中主要有 4 种 GWAS 方法，分别为：

（1）基因组控制法（genomic control）：Devlin 等（1999，2001）最早提出利用基因组控制法来衡量群体结构对关联分析的影响。在进行 GWAS 时，标准的关联检验方法一般为卡方检验或者趋势卡方检验（armitage's trend test），当群体结构存在时，统计量服从 $\lambda\chi^2$ 分布，其中 λ 为基因组膨胀因子（genomic inflation factor），大小由群体结构控制，同时也受样本数量影响，可以用来衡量群体结构对关联分析的影响程度。在基因组控制法中，通过对原始的关联统计量统一除以 λ 得到新的统计量，实现对群体结构的校正。基因组膨胀因子 λ 可以通过基因组数据进行估测，假定选择了一组非关联的位点，那么每个位点的检验统计量服从 $\lambda\chi^2$ 分布，期望为 λ，原假设为随机变量的统计量服从自由度为 1 的 χ^2 分布，期望为 1，由于中位数比平均数更加稳健，在实际计算过程中多采用中位数进行比较，膨胀因子的计算公式：λ =

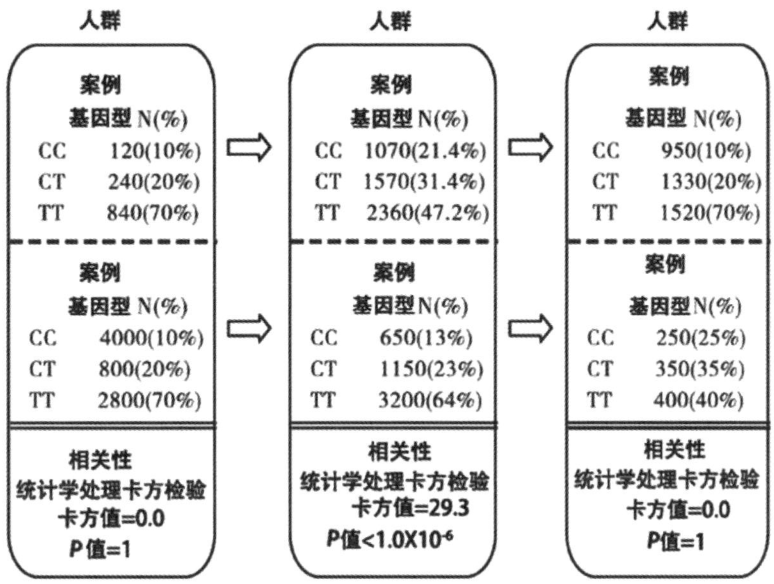

图 17–5　群体结构对于 GWAS 的影响

Median（T^2_i）/0.454 9 其中，0.454 9 表示原假设情况下统计量的中位数，Median（T^2_i）表示实际检验中统计量的中位数。

尽管基因组控制法能够处理群体结构造成的影响，但也有一些限制。对原始统计量统一进行校正，在一定程度上降低了检验的功效，尤其当群体结构的影响很大时，基因组控制法就比较保守（Yu et al，2006；Price et al，2006）。根据经验，当 $\lambda<1.01$ 时，认为群体结构影响很小；当 $1.01<\lambda<1.05$ 时，认为群体结构的影响中等，但仍然在接受的范围之内；当 $\lambda>1.1$ 时，表明群体结构影响很大，基因组控制法缺少检验的功效，需要选择其他方法对群体结构的影响进行校正（Zeuuini et al，2010）。

（2）分层分析法（stratification analysis）：在进行全基因组关联分析时样本可能混合了多个有遗传差异的亚群，对于亚群的划分可以根据地理区域、体型特征、经纬度等标准。然而这种划分方法比较主观，不能准确反映群体结构。如果能准确地将试验个体聚类分群并与遗传信息相匹配，将有利于进一步研究相关问题。Pritchard 等（1999）提出，在病例对照设计中可以利用非关联的分子标记去检测群体结构。随后，Pritchard 等（2000）采用贝叶斯聚类分析方法，假设有 k 个亚群，利用基因组上等位基因的基因型信息将受试个体分别指定到各个亚群中，并开发出相应的程序。在对群体进行划分之后，可以在亚群之内进行关联分析，Pritchard 等（2000）认为，经过分群之后，亚群内将不再存在群体结构，关联分析将不再受群体结构的影响，不会出现虚假关联结果。分层分析法的重要一步是对样本进行聚类分群，由于样本群体的遗传差异可能是连续的，分界不是绝对的，有些受试个体可能会被聚类到多个亚群中，该方法在用于全基因组大数据时，由于计算量太大限制了其使用。Alexander 等（2009）对程序的贝叶斯方法中的最大似然估计进行优化，开发了阿尔茨海默病 Mixtrue 程序，提高了计算效率，使其在聚类时可以适用于更多的标记。

（3）主成分分析法（principal components analysis，PCA）：主成分分析在应用 GWAS

之前主要是作为一种数据降维的技巧，将大量相关变量转换成一组很少的不相关变量，这些无关变量被称为主成分，通过主成分尽可能多的解释初始变量的变异程度。Patterson 等（2006）根据主成分分析的思想，利用受试个体之间的亲缘关系来研究样本的群体结构。具体步骤包括：首先，根据全基因组等位基因频率构建亲缘关系矩阵（kinship matrix）；然后，计算亲缘关系矩阵的特征值和特征向量，特征向量揭示了样本中的非随机成分，即群体结构；最后，根据特征值的大小选择几个特征向量代替亲缘关系矩阵。Price 等（2010）将主成分分析应用于全基因组关联分析，首先通过主成分分析基因型数据特征值和特征向量，然后用特征向量对初始基因型和表型进行校正，最后采用卡方趋势检验对校正后的基因型和表型进行关联分析。主成分分析和分层分析有很多联系和区别，分层分析的目的是通过聚类将样本分成明确的 k 个亚群，更直观地解释了群体结构，而主成分分析没有具体的模型，可适用于亚群分界不明显的样本群体，通过特征向量反映个体间的遗传差异是连续的，相较于分层分析更加稳健。在进行主成分分析时，各个特征向量是正交的，Price 等发现，特征向量的使用数目对初始基因型和表型校正影响不显著，默认的特征向量使用数目为 10 个，使用过多的特征向量去校正反而会减低检验的功效，Patterson 等建议采用 k 个显著的特征向量去校正初始基因型和表型。

（4）混合线性模型分析法（mixed-linear-model association，MLMA）：上述提到的基因组控制法、分层分析法和主成分分析法主要是为了校正群体结构中的群体分层的影响，但是对于群体结构中的亲缘关系的影响上述 3 种方法都存在不足（Price et al，2010；Yang et al，2014）。混合线性模型法在常规遗传育种中用于最佳线性无偏预测动物的育种值，可以直接将 2 个个体之间的亲缘关系整合到模型中，考虑各种固定因素和随机因素的效应，Yu 等（2006）首次将混合线性模型用全基因组关联分析方法进行研究，可以很好地控制群体结构的影响，降低虚假关联的产生并保持较高的检验功效。在混合线性模型中，最重要也是最耗时的一步就是方差组分的估计。Yu 等（2006）研究的方法在对每个标记进行关联分析时，都需要对方差组分重新叠加估计，计算压力过大，仅适用于样本量较少时进行全基因组关联分析，在样本量较大时利用混合线性模型不能够实现全基因组关联分析。Chen 等（2001）发现，当 SNPs 的效应很小时，方差组分可以近似等于全部 SNPs 估计的方差组分，只需要估计 1 次，使得混合线性模型法可以适用于大样本的全基因组关联分析。不断有研究者优化混合线性模型应用于全基因组关联分析的算法，采用 2 步计算的策略将方差组分估计与关联分析分开，开发出新的全基因组关联分析方法，其中包括 GRAMMAR（Aulchenko et al，2007）、EMMA（Kang et al，2008）、GAPIT（Zhang et al，2010）、EM-MAX（Kang et al，2010）、GRAMMAR-Gamma（Svishchfva et al，2012）、Fast-LMM（Lippert C et al，2011）、GCTA（Yang et al，2011a；Yang et al，2011b）和 GEMMA（Zhou et al，2012）等方法，在这些方法中，GRAMMAR、GAPIT、EMMAX、GRAMMAR-Gammar 属于近似算法，其他几种方法属于精确算法。

相较于基因组控制法、分层分析法和主成分分析法，混合线性模型法应用于全基因组关联分析有许多优势，但也存在一些不足和需要进一步改进的地方，例如在构建亲缘关系矩阵时如何选择全基因组上的分子标记才可以准确估计群体结构，在混合线性模型法运用于病例对照设计时会降低检验功效，将候选标记用于构建亲缘关系矩阵也将降低检验功效。Pirinen

等（2013）发现，将混合线性模型用于病例对照设计时，在混合线性模型中添加一些已知的协变量作为固定效应时，如果是常见疾病（发病率高于 20%），将会提高检验功效，但是对于罕见疾病，将会降低其检验功效，不能检测出新的遗传标记。在混合线性模型中，多基因效应和群体结构都会使 GWAS 的统计分布出现膨胀，现有的方法不能区别膨胀是来源于多基因效应还是群体结构造成的偏差，Bulik-Sullivan 等（2015）基于这点开发了新的方法 “连锁不平衡评分回归” 分析法，也证实了在大样本的全基因组关联分析中，统计分布的膨胀主要是由多基因效应造成的。现有的混合线性模型法大部分都建立在混合线性模型为无穷小的模型的假设之上，即所有的标记的影响都很小且都服从独立的正态分布，但实际上有影响的标记可能只有几千个，采用贝叶斯方法，可以区别效应大和效应小的标记，Loh 等（2015）基于这种情况,采用非无穷小的混合线性模型并优化了算法 BOLT-LMM,减少了计算过程中的迭代次数,也提高了检验功效（郝兴杰 等，2016）。

2）全基因组关联分析表型选择应遵循的原则：①选择遗传度较高的表型，遗传度低的表型会降低遗传学关联研究的把握度；②性状优于疾病（表型），疾病（表型）的状态模糊不清，很难测量，有时则会出现多种疾病（表型）混杂在一起而难以判断；③选择测量简单准确并且遗传力相对较高的数量表型，增加分析结果的可信度。

3. 全基因关联分析研究的优势

（1）高通量，一个反应可以同时检测成千上万个序列变异；

（2）研究不再涉及“候选基因”，所研究的基因可以是“未知”的；

（3）研究之前不再需要构建任何假设，即不需要预先用尚未阐明的生物学基础来做依据，不再需要假设某些特定的基因位点与目标性状或疾病相关。

总之，全基因组关联分析降低了大样本全基因组水平分析的成本，加快了人类疾病和植物分子育种的研究进程。

4. 全基因关联分析实现目标性状与遗传标记的关联分析的步骤

分为单阶段和 2 阶段或多阶段设计，其基本原理与经典的候选基因关联分析相同，即假设群体基因组中某 SNP 与疾病（表型）相关联，理论上该 SNP 等位基因频率在案例中应该高于对照。目前的全基因组关联分析多采用 2 阶段或多阶段设计：首先对小样本或个体覆盖整个基因组的所有 SNP 进行基因分型，筛选出最显著的 SNP，然后将第 1 阶段筛选出来的 SNP 进行第 2 阶段的更大样本的基因分型，最后结合 2 阶段或多阶段的结果进行综合分析。

（1）选择材料：应选择包含物种全部遗传变异的材料；

（2）分析群体结构：用 SNPs、AFLPs、SSRs 和 RFLPs 等大量独立的遗传标记来检测并校正材料群体结构；

（3）鉴定目标性状：选择的目标性状应兼顾许多重要特征，如生物学重要性、评价的准确性、相关数据采集的简易性及可重复性；最后，使用生物学分析软件进行关联分析。

5. 全基因关联分析研究的局限和挑战

全基因组关联分析在人类疾病遗传机理上的发现和植物功能基因组研究上的应用，在很大程度上增强了人们对复杂疾病和植物分子遗传机制的理解。但是，全基因组关联分析应用也存在一定的局限性。

（1）全基因组关联分析主要依赖统计分析，因此可能会出现比较多的假阳性和假阴性结果；其次，同一变异在一个群体中呈显著，在另外群体中有时却并不显著，重复性不好；

（2）全基因组关联分析可以确定与性状或疾病相关的位点而非直接确定基因本身，同时，对罕见和结构变异型突变不敏感；

（3）全基因组关联分析仅对相关基因与表现给出统计结论，没有基因功能研究的信息；

（4）全基因组关联分析的研究还面临 2 个挑战：全基因组关联分析研究必须致力于发现更多微效的与疾病(表型)关联的基因变异，阐明变异、基因、环境因素之间的交互作用关系，促进多个大型研究机构间的数据共享,共同促进全基因组关联分析研究的快速发展(张雁明 等，2013)。

6. 全基因组关联分析研究在散发性阿尔茨海默病中的应用

已发现的可导致家族性阿尔茨海默病的致病基因有 3 个，即 β－淀粉样前体蛋白［amyloid beta（Aβ）precursor protein，APP］、早老素（presenilin，PS1 和 PS2）。一旦携带有这些基因的致病突变，携带者将在约 40 岁出现痴呆症状，即为早老性痴呆。而对于散发性阿尔茨海默病来说，发病原因极其复杂，环境因素和遗传因素及其二者相互作用都可能影响阿尔茨海默病的发生和发展（Hardy et al，2002）。散发性阿尔茨海默病虽然没有单一的、决定性的致病基因突变，但是对同卵双生的孪生子的研究表明，散发性阿尔茨海默病的患病风险中遗传因素占了接近一半（Gatz et al，2006；Raiha et al，1996；Bergem et al，1997）。因此散发性阿尔茨海默病的遗传学研究对于深入理解和治疗阿尔茨海默病也十分重要。全基因组关联分析，是在人类全基因组范围内检测 DNA 序列变异，寻找与疾病高度相关的单核苷酸多态性（single-nucleotide polymorphism，SNP）（Gibson G，2010）。目前已有大量针对阿尔茨海默病的全基因关联分析研究，发现了众多的风险基因（Ertekin-Taner，2010）。通过深入分析这些看似分散和不相关的风险基因，可以揭示散发性阿尔茨海默病发病的可能机制，为治疗阿尔茨海默病的药物开发提供指导。

1）散发性阿尔茨海默病的风险基因：目前已有的阿尔茨海默病遗传学研究总共寻找到了大约 600 个与散发性阿尔茨海默病有关的风险基因（Bertram et al，2007）。然而，其中只有极少数风险基因可以在不同的研究中得到重复（Bertram L，2004）。迄今为止，重复性最好、最广为接受的风险基因是载脂蛋白 E（apolipoprotein E，Apo E）。造成这一现象可能因素有单一研究中的样本量、抽样偏倚、不同地域和遗传背景等带来的干扰等。为了克服这些问题，有些研究采取了荟萃分析（meta-analysis）的方法系统地回顾了已有的全基因关联分析研究，发现了一些影响散发性阿尔茨海默病患病风险的基因（Bertram et al，2007）。

（1）β－淀粉样前体蛋白：APP 基因编码一个单次跨膜的糖蛋白。它在包括脑和神经元在内的多种组织和细胞中表达（Thinakaran et al，2008）。目前 APP 蛋白的功能尚不十分明确，其被 α 分泌酶剪切后产生的 sAPPα 可以促进神经元发育和影响突触可塑性。APP 被 β 分泌酶和 γ 分泌酶先后切割形成 β－淀粉样蛋白（amyloid beta protein，Aβ）（Gandy S，2005）。而 APP 的胞内片段在被 γ 分泌酶切割后可以进入细胞核，起到调节基因表达的作用（Cao et al，2001）。

目前在 APP 上发现大约 25 个家族性阿尔茨海默病的致病突变。这些突变可以影响 APP

被 β 分泌酶切割[如 Swedish 突变(Citron et al,1994)]或促进 γ 分泌酶切割,从而产生更多 $A\beta_{42}$[如 Florida 突变(Eckman et al,1997)、London 突变(Goate et al,1991)]。在冰岛的人群中发现 A673T 突变对阿尔茨海默病有保护效果(Jonson et al,2012)。细胞模型中的研究表明,该突变可抑制 APP 被 β 分泌酶的切割,从而减少 β-淀粉样蛋白产生(Dahan et al,1994)。这些证据表明,导致家族性阿尔茨海默病的 APP 基因在散发性阿尔茨海默病当中也发挥重要作用。

(2)Apo E:Apo E 基因编码一种重要的载脂蛋白,它对于正常的脂质代谢至关重要。在外周,Apo E 蛋白主要由肝产生后释放进入血液(Dahan et al,1994);在中枢神经系统,胶质细胞产生 Apo E 蛋白(Dahan et al,1994),而神经元表达其受体(Beffert et al,2004)。Apo E 功能异常可以使血液中的乳糜微滴和极低密度脂蛋白的清除减弱,造成血液中胆固醇和甘油三酯升高(Puglielli et al,2003)。

目前已知,Apo E 是与散发型阿尔茨海默病关联性最好的遗传因素。Apo E 蛋白有 299 个氨基酸,在人群中有 3 种基因型,即 Apo E2(Cys112,Cys158)、Apo E3(Cys112,Arg158)和 Apo E4(Arg112,Arg158)(Ghebranious et al,2005)。正常人群大多为 Apo E3 携带者,而散发性阿尔茨海默病人群中有接近一半人携带 Apo E4 基因型。因此 Apo E4 显著增加了散发性阿尔茨海默病的风险,而 Apo E2 则对阿尔茨海默病有保护作用(Farrer et al,1997)。大量细胞和动物模型研究表明,Apo E 直接参与 β-淀粉样蛋白的清除,3 种基因型清除 β-淀粉样蛋白能力依次为:Apo E2 > Apo E3 > Apo E4(Jiang et al,2008)。此外,Apo E 还可影响 β-淀粉样蛋白的产生,并且与 β-淀粉样蛋白结合,影响 β-淀粉样蛋白的聚集(Evans et al,1995)。在人群中的研究也表明,Apo E 的基因型和大脑的 β-淀粉样蛋白水平存在很强的相关性(Castellano et al,2011)。除了参与 β-淀粉样蛋白的产生和清除,Apo E 还可影响神经元的发育、存活和损伤后的修复(Holtzman et al,2012)。与此同时,Apo E 功能异常将导致血脂升高,而高血脂是目前公认的阿尔茨海默病风险因素(Evans et al,2000;Kivipelto et al,2002)。

(3)MYC 盒依赖性结合蛋白 1:MYC 盒依赖性结合蛋白 1(myc box-dependent-interacting protein 1,BIN1)编码了一个可以和众多蛋白相互作用的接头蛋白(Tan et al,2013)。在肿瘤细胞中,BIN1 可以和 MYC 结合,起到抑癌基因的作用(Pineda-Lucena A et al,2005;Du Hardaway et al,2001)。在中枢神经系统中,BIN1 可以和发动蛋白、突触小泡磷酸酶、胞吞蛋白 E 和网格蛋白等结合,参与突触小泡的内吞(Micheva et al,1997;Picas et al,2014)。在肌肉组织中表达的 BIN1 参与了不依赖 caspase 的凋亡途径(Elliott et al,2000),它对心肌的发育也十分重要(Muller et al,2003;Toussaint et al,2011)。

全基因组关联分析研究显示 BIN1 与散发性阿尔茨海默病存在相关性(Hollingworth et al,2011;Seshadri et al,2010),而且这种相关性在中国汉族人群得到了证实(Li et al,2015;Wang et al,2016)。目前有直接的实验证据表明 BIN1 和 τ 在细胞和大脑中存在共定位和相互作用(Chapuis et al,2013;Sottejeau et al,2015),影响 τ 的组装,从而可能参与阿尔茨海默病的发生发展。

(4)凝聚素:凝聚素(clusterin,CLU)编码了一个分子伴侣,可以辅助分泌蛋白的折叠（Wyatt et al，2009）。CLU 通过参与细胞碎片的清除和细胞凋亡在神经系统退行性疾病（Wright et al，2014）、癌症（Koltai，2014）、炎症（Falgarone et al，2009）和衰老（Trougakos et al，2006）中发挥作用。全基因关联分析研究显示 CLU 与散发性阿尔茨海默病存在相关性（Lambert et al，2009；Harold et al，2009）。而在中国汉族人群中，CLU 是否与散发性阿尔茨海默病相关存在相反的报道（Lu et al，2014；Chen et al，2012）。目前有直接的实验证据表明 CLU 可以影响胶质细胞对 β－淀粉样蛋白的清除（Mulder et al，2014），同时神经元中 CLU 可以和 τ 结合（Zhou et al，2014），可能会影响阿尔茨海默病的发生发展。

（5）补体受体 1：补体受体 1（complement receptor type 1，CR1）编码了一个单次跨膜的糖蛋白，在红细胞、白细胞、肾小球足细胞和树突状细胞等表达（Liu D et al，2009）。CR1 参与了补体激活的过程（Liu et al，2009）。CR1 异常与胆囊癌（Maurya et al，2012）、肾小球肾炎（Soma et al，1995）、系统性红斑狼疮（Iida et al，1982）等有关。GWAS 研究显示，CR1 与散发性阿尔茨海默病存在相关性（Seshadri et al，2010；Lambert et al，2009）。这种相关性在中国汉族人群得到了证实（Chen et al，2012；Li et al，2015；Jin et al，2012），但是也有相反的报道（Li et al，2011）。目前有实验证据表明，在 CR1 敲除的小鼠大脑中，τ 的磷酸化水平显著降低（Killick et al，2013）。

（6）结合磷脂酰肌醇的网格蛋白组装蛋白：结合磷脂酰肌醇的网格蛋白组装蛋白（phosphatidylinositol binding clathrin assembly protein，PICALM），可以通过相互作用招募网格蛋白和接头蛋白复合物 2（adaptor protein complex 2，AP2）至细胞膜，从而影响 AP2 依赖的、网格蛋白介导的内吞。同时，PICALM 可以影响细胞的胆固醇代谢（Mercer et al，2015）。全基因关联分析研究显示 PICALM 与散发性阿尔茨海默病存在相关性（Harold et al，2009）。而在中国汉族人群中，PICALM 与散发性阿尔茨海默病的相关性存在相反的报道（Wang et al，2016；Chen et al，2012；Li et al，2011；Liu et al，2013；Jiang et al，2014；Yu et al，2011）。目前有直接的实验证据表明，PICALM 可以调节 APP 的内吞从而影响 β－淀粉样蛋白的产生（Xiao et al，2012）。同时，PICALM 可以影响血脑屏障对 β－淀粉样蛋白的清除（Zhao et al，2015）。此外，在阿尔茨海默病患者大脑中，PICALM 和 τ 存在共定位和相互作用（Ando et al，2013）。

（7）髓系细胞分化抗原 33：髓系细胞分化抗原 33（CD33）编码了单次跨膜的细胞表面受体，可结合唾液酸（Hernandez-Caselles et al，2006）。CD33 只在骨髓样细胞和少数淋巴样细胞表达（GarnAChe-Ottou et al，2005）。全基因关联分析研究显示 CD33 与散发性阿尔茨海默病存在相关性（Naj et al，2011）。这种相关性在中国汉族人群得到证实（Yuan et al，2012；Deng et al，2012；Li et al，2015）。在中枢神经系统，CD33 主要在小胶质细胞表达，可抑制小胶质细胞吞噬和清除大脑 β－淀粉样蛋白（Griciuc et al，2013；Bradshaw et al，2013）。

（8）CD2 相关蛋白：CD2 相关蛋白（CD2-associated protein，CD2AP）基因编码了一个支架蛋白。CD2AP 可通过自身的 SH3 结构域和 actin 结合，参与内吞和细胞分裂时 actin 的动态重组和膜成分的运输（Rouka et al，2015）。CD2AP 基因缺失会增加肾小球疾病的易感性（Rouka et al，2015；Brunskill et al，2015）。CD2AP 可通过加强细胞连接（Tang et al，2013）来维持大脑血脑屏障的完整（Kim et al，2013）。全基因关联分析研究显示 CD2AP 与散发性阿尔茨海默病存在相关性（Hollingworth et al，2011；Naj et al，2011）。目前有直接的实验证据表明，在细胞水平敲减 CD2AP 可以减少 APP 在细胞表面的分布而减少 β－淀粉样蛋白的产生（Cochran et al，2015）。

（9）ATP 结合盒亚家族 A 成员 7：ATP 结合盒亚家族 A 成员 7（ATP binding cassette subfamily A member 7，ABCA7）基因编码一个 ATP 结合盒转运体。ABCA7 在骨髓样—淋巴样组织中表达最高，如白细胞、胸腺、脾和骨髓。ABCA7 的功能研究较少，可能和免疫细胞的脂质代谢平衡有关（Kim et al，2005）。全基因关联分析研究显示 ABCA7 与散发性阿尔茨海默病存在相关性（Hollingworth et al，2011；Reitz et al，2013；Steinberg et al，2015）。这种相关性在中国汉族人群得到证实（Liu et al，2014）。目前有直接的实验证据表明，ABCA7 可抑制 β－淀粉样蛋白的产生，这可能是通过影响 APP 的内吞来实现（Satoh et al，2015）。同时，ABCA7 敲除的小鼠中，巨噬细胞吞噬 β－淀粉样蛋白的能力明显下降，提示 ABCA7 也可以影响 β－淀粉样蛋白的清除（Kim et al，2013）。

（10）人跨膜蛋白 4 结构域亚家族 A 成员 4E 和 6A：人跨膜蛋白 4 结构域亚家族 A 成员 4E（membrane-spanning 4-domains subfamily A member 4E，MS4A4E）和 MS4A6A 是同一家族的不同成员，编码了 4 次跨膜的膜蛋白。全基因关联分析研究表明 MS4A4E、MS4A6A 和散发性阿尔茨海默病存在相关性（Hollingworth et al，2011；Naj et al，2011）。这一结果在中国的汉族人群中也得到了证实（Wang et al，2016；Deng et al，2012）。但是由于 MS4A4E 和 MS4A6A 还没有功能方面的研究报道，因此其与阿尔茨海默病的生物学关联还无法建立。

2）风险基因与阿尔茨海默病的生物学关联：家族性阿尔茨海默病中 3 个基因的致病突变都直接影响 β－淀粉样蛋白的产生，同时老年斑的主要成分是 β－淀粉样蛋白。淀粉样级联假说（amyloid cascade hypothesis）据此认为，过量的 β－淀粉样蛋白具有神经毒性，可引起突触功能异常和神经元死亡，导致患者最终发展为痴呆（Selkoe，2002）。目前绝大部分的阿尔茨海默病动物模型和阿尔茨海默病新药开发都以淀粉样级联假说为基础。而对 90% 的散发性阿尔茨海默病患者，β－淀粉样蛋白在疾病发生和发展中的作用仍有不同的观点。对散发性阿尔茨海默病的风险基因进行基因本体（gene ontology，GO）分析后可见：首先，大部分的风险基因都影响 β－淀粉样蛋白的产生（APP、Apo E、CLU、PICALM、ABCA7 和 CD2AP）和清除（Apo E、CLU、ABCA7、CD33 和 PICALM）。值得注意的是，有 5 个风险基因（APP、Apo E、BIN1、PICALM 和 CD2AP）可影响内吞作用。由于 APP 被切割产生 β－淀粉样蛋白和 β－淀粉样蛋白被免疫细胞吞噬都依赖于内吞这一过程（Cirrito et al，2008），因此影响内吞的基因可能间接影响 β－淀粉样蛋白的产生和清除。这表明，众多看似分散和不相关的风险基因其实都有可能影响 β－淀粉样蛋白的产生或清除。这清晰地表明 β－淀粉样蛋白在散发性阿尔茨海默病的发病过程中有十分关键的作用，所以基于家族性阿尔茨海默病的疾病模型和进而开发的药物对于散发性阿尔茨海默病也可能是有效的。

其次，GO 分析显示 5 个风险基因（Apo E、CLU、CR1、BIN1 和 PICALM）可影响 τ。这说明 τ 的异常在散发性阿尔茨海默病的发病过程中也发挥重要作用，这与阿尔茨海默病的病理表现一致。此外，这 5 个风险基因还影响神经元死亡，而其中 3 个风险基因（Apo E、

APP 和 PICALM）还影响神经突起的形成，这与阿尔茨海默病患者大脑出现大量突触丢失和神经元死亡一致。同时，有 3 个风险基因（Apo E、CLU 和 ABCA7）影响脂质代谢。这与高血脂是公认的阿尔茨海默病高危因素相一致。

最后，有个别风险基因参与了固有免疫（APP、CLU 和 CR1）、细胞增殖（BIN1、CD33 和 PICALM）、凝血和血小板激活（APP、CLU 和 Apo E）、泛素 – 蛋白酶体系统（CLU、CD2AP）、NO 合成（CLU、Apo E）、补体激活（CLU，CR1）和细胞黏附（APP、CD33）。这些风险基因提示，散发性阿尔茨海默病的发病比家族性阿尔茨海默病更加复杂，众多作用较微弱的遗传因素叠加在一起可能会显著增加阿尔茨海默病的风险。

3）对药物开发的指导意义：目前治疗阿尔茨海默病的药物临床试验多以失败告终，说明阿尔茨海默病的发病机制研究还不够深入。由于药物开发的成本高昂和时间漫长，对于药物靶点的选择应该有确实充分的证据支持。通过上述对散发性阿尔茨海默病的风险基因进行 GO 分析可以看到，目前来自阿尔茨海默病遗传学研究的证据支持在以下 3 个方面进行阿尔茨海默病药物开发。①抑制 β – 淀粉样蛋白的产生。研究显示通过抗体封闭 APP 上面 β 分泌酶的切割位点（Rakover et al，2007），或直接用抗 β 分泌酶的抗体（Chang et al，2007），都可在阿尔茨海默病小鼠模型中减少 β – 淀粉样蛋白产生。此外，通过调控 γ 分泌酶也可以抑制 β – 淀粉样蛋白的产生（Kukar et al，2008）。②清除已有的 β – 淀粉样蛋白。可通过主动免疫（β – 淀粉样蛋白的片段作为疫苗）或被动免疫（注射抗 β – 淀粉样蛋白的抗体）的方式激活机体自身清除 β – 淀粉样蛋白的机制（Lemere et al，2010）。③保护并重建突触和神经元。可通过神经营养因子，如神经生长因子（Tuszynski et al，2005）和拮抗神经元死亡（Maruyama et al，2003）的方法来减弱 β – 淀粉样蛋白的毒性作用。④正如癌症往往需要手术 – 放疗 – 化疗综合治疗才能获得较好的效果一样，阿尔茨海默病可能也需要抑制 – 清除 – 保护的综合治疗才能获得较好的治疗效果。此外，在阿尔茨海默病晚期由于神经元已大量死亡，此时可能任何治疗都回天乏力。只有做到早发现早治疗，才能获得最佳的治疗效果。

三、细胞遗传学方法

细胞遗传学方法是染色体技术和人类性染色质（X 染色质和 Y 染色质）的研究结果可广泛应用于染色体异常疾病的诊断、性别鉴定、产前诊断和遗传咨询等。

阿尔茨海默病分为早发性、晚发性、家族性（FAD）和散发性（SAD），FAD 属常染色体显性遗传，具有遗传异质性。目前已知与阿尔茨海默病有关的基因有 4 个，分别位于第 21、19、14 和 1 号染色体上，2%~3% 的早发性 FAD 由 21 号染色体上的 β – 淀粉样前体蛋白（APP）基因突变所致，70%~80% 的早发性 AFD 与 14 号染色体上的早老素 –1（Presenlin–1，PS–1）的基因突变有关，这些病例的发病年龄通常在 40~50 岁，是一类最严重的阿尔茨海默病；少部分 FAD 由 1 号染色体上的早老素 –2（Presenlin–2，PS–2）基因突变所致，这些病例发病年龄多在 50~60 岁。

四、生物化学方法

抽提、分离、纯化和测定等都是分子遗传学中的常用方法。在对生物大分子和细胞的超微结构的研究中还经常应用电子显微镜技术。对于分子遗传学研究特别有用的技术是顺序分析、分子杂交和重组 DNA 技术。详见本章第四节。

五、体细胞遗传学方法（朱孝颖，1984）

（一）体细胞遗传学的特点和进展

遗传学的传统研究方法是在亲裔之间观察遗传性状的传递规律。人的长生命周期限制了人类遗传学的发展。正是利用了细菌与病毒世代短暂、生长迅速、群体庞大等特点，原核生物遗传学才在 20 世纪 50 年代得到了迅速的发展。动物、植物细胞体外培养技术的建立，可用体细胞来进行高等真核生物的遗传学研究，这就是体细胞遗传学（somatic cell genetics）。

1. 方法学的进展

细胞遗传学的进展，使我们能够通过核型分析识别各个染色体，以显带技术来鉴定染色体的各个片段；其次是“复印克隆法”（plating cloning method）等原先用于微生物的方法被应用于真核体细胞的研究；其三是应用物理、化学因子诱导体细胞突变而产生众多的遗传学变化；其四是体细胞融合技术的建立，人类第 1 次打破了生物的种间屏障，不仅人与人的细胞可以融合，人与鼠、动物与植物的细胞都能融合；其五是以染色体转移、DNA 分子转化、质粒或纯 DNA 分子“显微注射”（microinjection）等手段来转移基因。遗传学的群体、个体、细胞、分子水平等各个层次的研究已趋于结合，而体细胞遗传学正是重要的中间环节。

2. 体外培养的体细胞表型及表达

体外培养的体细胞表型（cellular phenotype）的表达有 2 种情况：一是保持原来的功能性分化特征（retention of functional differentiation）。这些细胞仍能产生组织特异性产物。如体外培养的成纤维细胞能产生胶原，黑色素瘤细胞能产生黑色素，B 淋巴细胞能产生各种免疫球蛋白。一般情况下，在分化组织中已经关闭的基因，在体外培养时也不表达，如皮下脂肪细胞也有产生血红蛋白的基因，但不产生或只产生微量的血红蛋白。另一种情况是有的基因的关闭是可逆的，在一定的条件下能被诱导开放，称为特异性蛋白的诱导（induction of specific proteins）。

3. 体细胞的特殊标记

单靠分化细胞的固有表型是不够的，现在还有许多用于体细胞遗传学研究的遗传标记。一是形态学方面的标记，如生长特点与细胞质内含物（如黑色素瘤细胞质中的黑色素）；二是生化方面的标记，如 Leshc-Nyhan 综合征患者的细胞缺乏 HGPRT（次黄嘌呤鸟嘌呤磷酸核糖基转移酶）；三是血清学标记，如人白细胞抗原的类型；四是对物理、化学因子的敏感性，如着色性干皮病（XP）患者细胞对紫外线敏感。“天然”的标记数目还不能满足遗传学研究的需要，体细胞遗传学的一个重要方面便是以诱导与选择突变种为主的突变研究。

（二）突变研究

1. 突变体的诱导

突变体诱导的方法是首先将培养的细胞（野生型）群体以物理或化学的诱变剂诱变。为选择合适的剂量，可设对照组以测定细胞的死亡率。诱变的条件也要具体灵活掌握。发生突变的只有少量细胞，因此要加一种选择压力来杀死未突变的野生型细胞，如以 8- 氮鸟嘌呤来杀死 HGPRT⁺ 的野生型细胞而选出 HGPRT⁻ 的突变体，以 BdrUdr 来杀死 TK⁺ 的野生型而选出 TK⁻ 突变体。这两种方法的生化机制已经清楚。

2. 突变体的选择

把突变体从一个混合群体中选择出来的方法很多。第 1 种为“随机分离”（random isolation），从随机分离的单细胞长成的克隆中，挑选具杂种核型的克隆；第 2 种为“影印培养”（replica plating），将培养好的细胞群落以丝绒板“复印”到另一加有选择药物的平皿中，对此药物敏感的群落即被杀死，再到原培养皿中找出对应位置上的敏感性突变体；第 3 种为“群体分离”（mass isolation），即用选择药物将所有的野生型细胞全部杀死，只让突变体能够存活，如上述的 HGPRT⁻、TK⁻ 突变体的选择；第 4 种方法是“致死生长法”（lethal growth method），以选择丙氨酸缺陷型为例，在培养基中去掉丙氨酸而加入 BdrUdr，待细胞长到一定程度，以一定剂量的紫外线照射，野生型细胞能够自身合成丙氨酸而照样生长，但吸收了大量的 BdrUdr 从而对紫外线敏感而致死，而丙氨酸缺陷型却因不能合成丙氨酸而不能生长，也就未吸收 BrdUdr 而逃避了紫外线的损伤，结果能够存活而被选择出来；第 5 种方法是“无胸腺嘧啶致死法”（thymineless、death method），在培养基中去掉某种氨基酸的同时去掉胸腺嘧啶，野生型的细胞能正常合成蛋白质，但因为不能进行 DNA 合成而不能正常分裂，因而最终死亡，然后再拯救不能生长而幸存的突变体。以这些方法我们实验室选择出 100 多种突变体，其中有的还是“双重突变体”（double mutants）。

3. 突变的检测及其标准

（1）DNA 水平：通过限制性内切酶分析或序列分析及分子杂交，来检出核苷酸的改变。现在对真核基因的结构了解还不够，但不少基因及其产物的结构已清楚，如 HGPRT 的基因，长 35kb，有 5 个内含子（intron），HGPRT 为四聚体，每个分子长 217 个氨基酸，其序列也已知道。

（2）蛋白质水平：以单向或双向电泳等方法，根据电荷性质或其他差异检出氨基酸置换所造成的蛋白质结构的差异。

（3）细胞表型水平：如营养缺陷型，对细胞毒性物质的抗性，以及细胞膜特性的改变等。细胞表型的改变并不都是遗传性的，也有后生性的（epigenetic）。遗传性的改变也不仅仅是点突变，还可能是染色体局部缺失或整条染色体的丢失，也可能是染色体重排等原因引起的基因位置改变。

4. 鉴定体细胞的遗传性改变的标准

①随机发生；②表型稳定，即撤去选择剂后，仍能保持改变后的表型；③对诱变剂剂量的依赖性，即在一定范围内，剂量与突变频率成正比；④诱变剂的特异性，即一定的诱变剂只能导致一种方式的突变，如颠换、转换与移码突变，在哺乳动物中并不像细菌中那样高度特异；⑤条件致死（conditional lethality）；⑥等位基因内互补（interallelic complement）；⑦特异基因产物的生理生化或免疫学活性的改变，如热稳定性、pH、电泳特性、免疫反应特性等方面的改变；⑧基因产物的氨基酸序列的改变；⑨染色体的数目或结构的改变。当然，一种突变只要符合其中几条标准即可，尤其是⑦⑧⑨条。

5. 突变研究的材料

用于突变研究的细胞培养物主要有2类：①传代次数较少的原代培养物（low passage primary culture），如叙利亚仓鼠细胞、人皮肤成纤维细胞等；②已建立的非整倍体细胞系（established aneuploid cell lines），如CHO细胞、小鼠淋巴瘤细胞、以化学转化的人皮肤成纤维细胞等。这两类细胞都可以具有标记，前者如Lesch-Nyhan综合征患者的细胞培养物为$HGPRT^-$，后者则更多了，如BdrUdr等。体细胞的表现型表达涉及基因组中的基因拷贝的问题。位于常染色体上的结构基因都有2个拷贝。如果是显性突变，就容易识别，如果是隐性突变，情况就复杂一些，因为产生了杂合子。如隐性突变发生在X染色体上，男性则由XA变成Xa，女性则要考虑到其中1条染色体的赖昂效应（Lyon effect）。中国仓鼠细胞系是应用最为广泛的细胞系。在长期传代中，染色体的改变较大，虽染色体有所丢失，但大多数（95%）仍然保留。经化学鉴定保留了96%的DNA，从显带来看，丢失的比例也不到4%。但染色体易位却很多，一些基因的丢失或失活也可能与易位有关。在中国仓鼠中已发现100多个隐性突变体，称有效性或功能性的半合子（effective or functional hemizygote）。

（三）体细胞融合

细胞融合是体细胞遗传学的重要领域。虽然20世纪末就发现了一些肿瘤细胞的多核现象，但真正证明细胞在体外自发融合而形成细胞杂种的是Barski（1962）。不久，著名的遗传学大师Ephrussi与他的学生Sorieul证实Barski的结果。这时在日本仙台工作的冈田（Okada）发现紫外线灭活的仙台病毒可用于体外细胞融合。1964年，小儿科医生Little field把Szybalski在1962年设计的HAT（hypoxanthine，aminopterin，thymidine，次黄嘌呤、腺嘌呤、腺苷）培养基成功地用于选择杂种细胞。1974年，高国楠等又发现化学药剂PEG（polyethlene glycol，聚乙二醇）是理想的融合剂。在这一段时间，细胞融合研究得到了很快的发展。

细胞融合的机制尚未完全解决，尽管已提出了许多模型。仙台病毒的融合作用与细胞膜上对应受体有关，其融合过程涉及膜的破裂、重排、融合。这时融合后的同一细胞质中含有两种细胞核，称为异核体（heterokaryon），然后细胞核也融合，杂种细胞开始有丝分裂。

2种不同的细胞融合后，染色体能发生分离（segregation）、断裂（breakage）、交换（ex-change）、重组（recombination）等遗传学现象，就可用来研究不同基因组之间的关系，细胞质与细胞核之间的关系，以及真核基因表达的调节。

遗传性状在杂种细胞中表达有3种情况：①两种细胞的性状都能表达，一般来说，DNA与RNA合成是显性的；②其中一种表达，另一个不表达；③两种都不表达。这方面最好例子是鸡红细胞与HeLa细胞的融合。鸡红细胞核是没有功能的，不能进行有丝分裂，但与HeLa细胞融合就可观察到鸡红细胞核被诱导而开始DNA合成。

（四）基因定位

1. 基因定位的方法

（1）第1种方法是人-鼠杂种细胞中，人染色体优先丢失。据细胞克隆中某种酶的存在与否，并分析这一克隆的核型，就可将该酶的基因定位于某条染色体上，即“染色体在一基因在—酶在”，这是以细胞融合技术来进行基因定位的。

（2）第 2 种方法是根据两种酶的同时存在与否，判断这两种酶的基因是否在同一条染色体上。

（3）第 3 种方法是特定染色体的选择性保留（selective retention of specific chromosome）。如将小鼠的 $HGPRT^-$ 细胞与人细胞融合，杂种细胞在 HAT 培养液中长期培养，其余染色体都相继丢失，最后仅保留人的 X 染色体。同样，以小鼠 TK^- 突变体将 TK 基因定位于人 17 号染色体；以中国仓鼠 APRT 突变体，将 APRT 基因定位于人 16 号染色体。

（4）第 4 种方法是区域性基因定位（regional gene mapping）。以自发或人工诱发染色体断裂、易位的人体细胞与小鼠细胞融合。如已知某种酶存在于 X 染色体上，但不知道其确切位置，据核型分析，杂种的 X 染色体已经丢失，而这种酶依然存在，再仔细分析，发现 X 染色体的一个片段易位至一条常染色体，便可将该酶基因定位于 X 染色体的这一片段。人 X 染色体上的 HGPRT（Xq23~25）与 G6PD（Xq25~28）的基因最终定位于 X 染色体长臂末端，就是利用了多个具有不同长度的 X– 常染色体易位的细胞系。

此外，原位分子杂交也被用于基因定位。这一方法首先是制备基因克隆及其放射性标记的探针，其次是特殊处理中期染色体以使之膨大疏松，然后进行分子杂交，经过放射自显影，便可清楚地定位。rRNA 基因、组蛋白基因、珠蛋白基因就是以这一方法定位的。最近的进展是以这一方法确定了致癌基因在人染色体上的位置。

2. 基因定位的进展与意义

基因定位的进展远远超出人们的意料。1978 年第一次国际人类基因定位会议上仅初步确定了常染色体上的 64 个基因、X 染色体上的 88 个基因。到 1981 年的第六次会议，定位于常染色体上的基因已达 345 个，定位于 X 染色体上的有 116 个基因。

基因定位具有极其重要的意义。基因定位是研究人基因组结构的基础，也是探讨特定基因功能表达与抑制机制的关键。基因定位的进展，促进了哺乳动物线粒体遗传学的研究，增进了对于细胞生物学的认识。在原核基因组中，功能相关的基因，其位置也是邻近的，但通过基因定位发现哺乳动物并不是这样，与代谢有关的酶至少分布在 4 个染色体上，这将改变我们对于代谢调节的分子生物学的认识。基因定位加深了对遗传病的病理发生的认识。遗传学的重要现象——基因的剂量补偿（dosage compensation）也只有通过基因定位才能进一步阐明。病毒感受性基因的定位促进了病毒学的发展。致癌基因的定位是肿瘤研究近几年来重大进展之一。基因定位还有助于建立筛选具有致癌活性的药物与环境因子系统，还可望通过产前诊断来预防遗传病。

（五）基因转移

基因转移（gene transfer）是体细胞遗传学的另一重要研究领域。细胞融合是基因转移的重要手段。亲本细胞可以双方都是整体细胞，也可以一方为整个细胞，另一方为去核的细胞质，融合后的杂种细胞称细胞质杂种（cyotplasmichy）；还可一方为去质的细胞核（即小细胞 minicell），另一方为去核的细胞质。第 2 个手段是以微细胞介导的基因转移（microcell mediated gene transfer），可以转移部分基因组。第 3 个手段是以染色体介导的基因转移

(chromosome-mediated gene transfer)即分离有丝分裂中期的染色体，再使之为另一亲本细胞所吸收。第4个手段是以DNA介导的基因转移(DNA-rnediatec3 gene transfer)。HGPRT、TK、ARPT的基因都已成功地以这一方法转移到另一基因组。第5个手段是基因克隆的转移，可以用重组质粒进行基因转移，也可以直接进行“显微注射”。注射进小鼠胚泡(blostocyst)的基因能够在仔鼠身上表达并能遗传。

(六)体细胞遗传学方法在阿尔茨海默病中的应用

详见本章第三节。

六、免疫学方法

人类体细胞免疫学特性的研究是人类遗传学的重要内容。它为同种异体脏器的移植提供了理论基础，同时也可揭示它与某些遗传性疾病发生的关联，并为阐明免疫球蛋白的多样性来源问题开辟了新的途径。详见本章第三节。

七、双生儿法

通过双生儿之间的异、同对比，研究遗传和环境对个体表型的相对效应的方法。它是人类遗传学研究中的经典方法，为英国学者F.戈尔顿于1875年首创，在人类医学遗传学中占有特殊地位。双生儿有2种类型，即单合子双生儿和双合子双生儿。应用双生儿法必须首先准确地鉴别双生儿的类型，通常可采用移植法、胎膜法、相似法3种方法鉴别。如果判断为单合子双生儿则他们的遗传性即基因型完全相同，他们之间的差异是子宫内或出生后的不同环境因素影响的结果，因此，通过单合子双生儿的比较研究，可以估计出遗传与环境的相对效应。双合子双生儿具有不同的遗传性，将双合子双生儿置于相似环境中生长发育，可以研究不同基因型的表型效应。另外在相同环境条件下，通过比较单合子双生儿和双合子双生儿某性状发生的一致性，可以估计出遗传效应的大小。

第三节　细胞生物学研究方法

阿尔茨海默病是一种渐进性神经变性疾病，除不到1%为家族性遗传患者外，绝大多数为散发阿尔茨海默病患者，起病年龄超过65岁。散发阿尔茨海默病患者仅其发病年龄不同，但却有着共同的神经病理学特征，如脑组织萎缩、老年斑、神经元纤维变化等。另外对于阿尔茨海默病的诊断，目前主要还是依赖于临床对其症状的评估，因此寻找一些较规范的其他指标就很重要。由此，本节主要介绍研究阿尔茨海默病的相关病理、生化指标所采用的一些细胞生物学研究方法。

一、细胞形态、结构的观察方法

研究细胞及各组成部分的显微结构和亚显微结构，包括表现细胞生命现象的生物大分子结构的科学方法。

光学显微镜是把人眼所不能分辨的微小物体放大成像，以供人们提取微细结构信息的光学仪器。普通生物显微镜由3部分构成：① 照明系统，包括光源和聚光器；②光学放大系统，由物镜和目镜组成，是显微镜的主体，为了消除球差和色差，目镜和物镜都由复杂的透镜组构成；③ 机械装置，用于固定材料和观察方便。如用HE染色检查人脑及动物脑组织的病理改变观察细胞的数目多少，蔡振岭采用刚果红染色法和定量方法，对APP / PS1双转基因老年性痴呆小鼠脑内淀粉样斑块积聚进行了研究。

（一）荧光显微镜

细胞中有些物质，如叶绿素等，受紫外线照射后可发荧光；另有一些物质本身虽不能发荧光，但如果用荧光染料或荧光抗体染色后，经紫外线照射亦可发荧光，荧光显微镜就是对这类物质进行定性和定量研究的工具之一。荧光显微镜使用的是荧光共振能量转移（FRET）技术。

（1）荧光共振能量转移的产生背景：荧光成像技术在现代生命科学中是一种非常重要的实验研究手段。近年来生命科学领域出现了一种崭新技术：荧光共振能量转移（fluorescence resonance energy transfer，FRET），利用这种技术能够定时、定量、定位、无损伤检测活细胞内蛋白质－蛋白质间相互作用。而其中以GFP（green fluorescent protein）及其突变体的应用最为广泛。GFP是一个极好的体内的原位的可检测蛋白质－蛋白质间相互作用的报告分子。GFP近年来发展出了多种突变体，通过引入各种点突变使发光基团的激发光谱和发射光谱均发生变化而发出不同颜色的荧光，有YFP（yellow fluorescent protein）、CFP（cyan fluorescent protein）等。这些突变体使FRET方法用来研究活细胞内蛋白质－蛋白质间相互作用成为可能，是在体实时监测分子动态成像事件的开始，为研究者在生物学机制和细胞的生理功能方面提供了十分重要的信息。

（2）荧光共振能量转移的工作原理：荧光共振能量转移是指两个荧光发色基团在足够靠近时，当共体分子吸收一定频率的光子后被激发到更高的电子能态，在该电子回到基态前，通过偶极子相互作用，实现了能量向邻近的受体分子转移（即发生能量共振转移）。以GFP的2个突变体CFP（cyan fluorescent protein）、YFP（yellow fluorescent protein）为例：CFP的发射光谱与YFP的吸收光谱有相当的重叠，当它们足够接近时，用CFP的吸收波长激发，CFP的发色基团将会把能量高效率地共振转移至YFP的发色基团上，所以CFP的发色荧光将减弱或消失，主要发射将是YFP的荧光。2个发色基团之间的能量转换效率与它们之间的空间距离的6次方成反比，对空间位置的改变非常灵敏（Pollok et al，1999；Lakowicz et al，1991）。

（3）荧光共振能量转移的特点：随着生命科学研究的不断深入，对各种生命现象发生的机制，特别是对细胞内蛋白质－蛋白质间相互作用的研究变得尤为重要。而要想在这些方面的研究取得重大突破，技术进步又是必不可少的。一些传统的研究方法不断发展，为蛋白质－蛋白质间相互作用的研究提供了极为有利的条件，但同时这些研究手段也存在不少缺陷。如酵母双杂交、磷酸化抗体、免疫荧光、放射性标记等方法应用的前提都是要破碎细胞或对细胞造成损伤，无法做到在活细胞生理条件下实时的对细胞内蛋白质－蛋白质间相互作用进行动态研究。FRET技术的应用结合基因工程等技术正好弥补了这一缺陷，已被应用于检测酶活性变化，膜蛋白的研究，以及细胞内分子之间相互作用等领域的研究工作中（Gaits et al，2003；Takemoto et al，2003）。

（二）多光子显微镜

1. 多光子的激发特点

通常 1 个分子或者原子每次只能吸收 1 个光子，从基态跃迁到激发态。当光强足够强时，就会产生多光子跃迁，即 1 次可以吸收多个光子。以荧光物质的双光子吸收为例：荧光分子同时吸收 2 个相同频率的光子，被激发至高能级，经过 1 个弛豫过程后发生自发跃迁，辐射出一频率略小于 2 倍入射光频率的光子。由此可知：荧光分子的多光子激发需要的激光波长比单光子长。例如，双光激发需要的激光波长大约是单光子激发所需激光波长的 1 倍。因此多光子激发能够用红外或者近红外光代替紫外光作为激发光源；多光子激发只产生在焦点附近的一个极小区域中，从而实现“点成像”，具有固有的三维成像能力，这是多光子激发的一个基本特点。

2. 多光子显微镜的特点

（1）对生物样品的光损伤小：减少了焦点外的光学伤害和背景光强度，极大地降低了紫外光对生物体正常生理活动的破坏和影响，为活体观测和研究提供了有利条件。

（2）有效观测时间长：对于共聚焦显微镜，由于整个激光照射区域内的染料分子都会被激发，导致非焦点区域的染料过早漂白。而双光子激发只产生在焦点附近的一个极小区域中，从而大大减少了对非观测区荧光染料的破坏，使实验能够在保持生物体活性的前提下长时间进行。

（3）穿透深度深：生物体（细胞、组织等）一般都是高散射体，多光子成像将散射系数减弱，使大部分入射光强能到达样品焦平面，提高了穿透深度，有利于获取深层次组织的清晰荧光图像（Centonze et al，1998）。

（4）荧光收集率高：与共聚焦成像相比，双光子成像不需要光学滤波器，提高了荧光收集率。收集效率提高直接导致图像对比度提高。而共聚焦显微镜受到小孔限制，如果想提高收集效率，就需要扩大孔宽度，而这将导致分辨率下降，反之亦然。

（5）对探测光路的要求低：由于激发光与发射荧光的波长差值加大以及自发的三维滤波效果，多光子显微镜对光路收集系统的要求比共聚焦显微镜低得多，光学系统相对简单。

（6）适合多标记复合测量：许多染料荧光探针的多光子激发光谱要比单光子激发谱宽阔（Xu C et al，1996），这样，可以利用单一波长的激发光同时激发多种染料，从而得到同一生命现象中的不同信息，便于相互对照、补充。多光子荧光显微镜的空间分辨率达到了可见光共聚焦显微镜的分辨率（1μm），优于 MRI 或 PET 至少 2 个量级（Yang X et al，1998），能分辨单个细胞以及亚细胞结构，与计算机三维成像结合，使生物组织深层显微结构历历在目。

3. 多光子显微镜成像技术

按标记物不同分为 2 种方法。

（1） 麻醉实验鼠，行颅骨切开术，暴露硬脑膜。标准组织学探针如硫磺素 S、破磺素 T、噻嗪红 R 等，由于不能通过血脑屏障（BBB），但有特异性、敏感、非毒性以及皮层弥散稳定等特点。用它们的人造脑脊液（ACSF）溶液直接注入脑组织，等待一段时间（通常

20~30min），然后用ACSF（约200μL）直接冲洗脑组织。将实验鼠固定在显微镜台上，使显微镜（Olympus BX50）水浸物镜置于ACSF冲洗后的脑组织上。

（2）麻醉实验鼠，生物标记物如PIB等，由于PIB除了有以上探针的优点，并能透过BBB，被脑组织快速清除，所以可采用尾静脉注射PIB，将实验鼠固定在显微镜台上直接观察。荧光多光子激活采用模式锁定钛：蓝宝石激光产生的750nm的脉冲光，在380~450nm收集到发射荧光。一个Bio-Rad激光扫描多光子显微镜用来成像。传统放置的外部监测器收集从实质脑组织表层到几百微米深层的所有二维图像，然后用Voxblast软件处理这些二维图像，从而获得三维图像。

4. 多光子显微镜在研究阿尔茨海默病中的应用

2002年第8届阿尔茨海默病及相关疾病国际会议上，美国匹兹堡大学医学院放射学教授Mathis领导的研究小组，合成了一种Thioflavin T（ThT）的衍生物，它从ThT的杂环氮上去除甲基（-CH3）而获得，称为匹兹堡化合物（Mathis et al，2002）。与其他能特异标记β-淀粉样蛋白的化合物相比，它有其他化合物相同的优点。同时，它是从ThT苯并噻唑环上去除正电荷基团，从而产生更好的亲脂性、与β-淀粉样蛋白更高的亲和力以及脑组织摄取率高，而且脑组织中未与β-淀粉样蛋白沉积结合的PIB能很快被清除（Mathis et al，2002）。同年同一所医学院Klunk等还发现了一种刚果红（Congo Red）或柯胺（Chrysamine-G）的衍生物Methoxy-04，并对其成像进行了研究。这种化合物没有酸性基团，因此比其他分子更小，有更好的亲脂性。同时它有对β-淀粉样蛋白斑块很高的亲和力，能特异标记阿尔茨海默病脑组织中β-淀粉样蛋白斑块、NFTs和CAA，可采用静脉注射或腹腔注射2种方法进行在体标记（Klunk et al，2002）。

PIB的出现使阿尔茨海默病的早期诊断和评估治疗效果成为可能。美国麻省总医院的Bacskai等与匹兹堡医学院联合研究利用PIB内在荧光特性和多光子显微镜技术，进行阿尔茨海默病转基因鼠模型的活体成像。通过在尾静脉插入导管，定时注射PIB，这样包括时间在内四维成像可以实时监测PIB进入血管，穿过BBB，标记β-淀粉样蛋白沉积以及从脑组织中清除的整个动力学过程（Bacskai et al，2003）。Bacskai等还提出由于Thioflavin T很低的BBB穿透性，可用于在脑实质中β-淀粉样蛋白老年斑存在时选择性标记CAA（Bacskai et al，2003）。在实验中，他们用已知的与β-淀粉样蛋白特异结合的标记染料Thiazine red R可以标记CAA、老年斑和NFTs，激发后发出红色荧光和发出绿色荧光的PIB同时显在像阿尔茨海默病模型中，病理损害时可发现两者显像一一对应（Bacskai et al，2003）。这说明PIB对β-淀粉样蛋白沉积成像的特异性。

在早期的多光子成像研究中，多采用特异与β-淀粉样蛋白结合的Thioflavin S（ThS）。由于其不能穿过BBB，所以采用直接注入脑组织的方法。2001年Christie等人利用多光子显微镜观察Tg2576转基因鼠模型中ThS标记老年斑，发现随着时间推移老年斑大小没有明显变化。这个结果表明被标记的老年斑的演变过程，是一个斑块生长的动力反馈过程，即斑块从出现，然后逐渐成熟，最后达到稳态。同年该医院神经科Kimchi等（2001）用多光子显微镜进行PDAPP转基因鼠中CAA对血管影响的在体成像，采用Thioflavin S标记β-淀粉样蛋白沉积。实验结果表明血管的膨胀部位与β-淀粉样蛋白沉积有关，还提出最早出现的ThS标

记阳性的 β－淀粉样蛋白沉积出现在微血管分叉点处。

麻省总医院在 2001 和 2002 年研究中，提出了免疫治疗是抑制和去除转基因鼠中 β－淀粉样蛋白沉积有效方法。他们用 IgG1（10d5）和 IgG2b（3d6）2 种抗 β－淀粉样蛋白抗体直接供应于 18 个月的 Tg2576 和 20 个月的 PDAPP 转基因鼠。在多光子显微镜观察下，发现 3d 内 2 种转基因鼠模型中 50% 分散 β－淀粉样蛋白沉积被清除。这是由于抗 β－淀粉样蛋白抗体 Fc 片段介导的胶质细胞吞噬斑块的作用。同样在多光子显微镜下，被 FITC 标记的抗体 3d6F（ab'）2 段缺少抗体中 Fc 段，也能在 3d 内引起 45% 沉积被清除（Bascskai et al，2002）。这个结果说明除了 Fc 介导的噬斑块机制外，抗体 3d6F（ab'）2 片段能直接引起斑块的解聚和清除。

2001 年麻省总医院的 Mchellan 等试图通过研究阐明在活体阿尔茨海默病转基因鼠模型和类似在人体的阿尔茨海默病组织中 β－淀粉样蛋白沉积与自由基生成的直接关系。他们用 2 种荧光化合物 Amplex Red 和 H2DCF，这 2 种化合物只有在被氧化后才能发出荧光。在观察中，他们发现这 2 种荧光化合物与密集的 β－淀粉样蛋白斑块有关，而与分散 β－淀粉样蛋白斑块无关。β－淀粉样蛋白斑块用随后加入的 Thioflavin S 和被荧光标记的抗 β－淀粉样蛋白抗体标记显像。如果同时加入抗氧化剂 PBN，荧光探针的氧化过程将大大减少。这些结果表明活体阿尔茨海默病模型中和人阿尔茨海默病组织中的 β－淀粉样蛋白斑块产生自由基，从而引起斑块周围神经元及神经组织损害。PBN 抗氧化治疗极大地压制了高反应分子——自由基，从而对阿尔茨海默病治疗有一定实用价值（McLellan et al，2003）。

2003 年，仍在 MassAChusetts General Hospital，Amore 等人利用多光子显微镜观察分散 β－淀粉样蛋白斑块中或附近的神经元病理变化。β－淀粉样蛋白斑块用 Thioflavin S 或被标记的 10d5 标记，神经元病理生理变化用一种荧光右旋糖苷共轭物 Alexa Flour 标记，通过比较 β－淀粉样蛋白斑块邻近区域不同时段成像结果，发现 β－淀粉样蛋白斑块附近神经突形态学的破坏，包括营养不良的神经突立即包绕 β－淀粉样蛋白斑块以及大量神经突运动轨线的改变（D' Amore et al，2003）。并且还发现，在 ThS 标记阳性的 β－淀粉样蛋白斑块 50μm 范围内，差不多 50% 的被标记的神经元病理生理发生变化（Dumas et al，2004）。这一系列结果证明了在阿尔茨海默病中，ThS 标记阳性的 β－淀粉样蛋白斑块，对邻近范围的神经元有一定破坏作用。

（三）激光共聚焦扫描显微镜

1. 激光共聚焦扫描显微镜的原理

随着激光扫描测量图像技术、光电技术和计算机技术的发展，将其应用于显微领域，形成了一种新的显微镜——激光共聚焦扫描显微镜。其工作原理是当光聚焦于样品上，其聚焦点的断层面称为聚焦面（focus plane），聚焦点外的样品层，则称为非聚焦面（out-of focus plane），利用通过光学针孔光圈（pinhole）搜集来自样品聚焦面的激光所形成的影像，将非同一聚焦面的光排除于光学针孔圈外（如为撷取影像之黑色背景），所形成的影像被简单地称为共聚焦点（焦距）影像（con-focal image）。

2. 激光共聚焦扫描显微镜的特点

激光共聚焦扫描显微镜采用共聚焦扫描成像技术，使激光光源、被照物和探测器处在彼此共轭的位置，图像的分辨率得到了很大的提高；并通过改变聚焦深度，获得不同深度的扫描切片，通过计算机对不同层面的图像进行重组，获得三维立体图像。激光共聚焦扫描显微镜的出现，给传统的显微镜领域带来了革新，利用其高分辨率及层析技术，并利用计算机对细胞进行了三维立体成像，获得了大量在激光共聚焦扫描显微镜出现前获取不到的信息，为微观生命的探索研究开辟了新的途径。总之，激光共聚焦扫描显微镜系统是一种集激光、显微镜和计算机于一体的新型、高精显微镜，具有共焦成像分辨率高、能层析扫描、无须制作繁琐的电镜切片以及能观察样品的三维图像等优点。

3. 激光共聚焦扫描显微镜系统在生物、医学中的应用

激光共聚焦扫描显微镜系统在许多领域有着广泛的应用。目前，它已成为半导体、微电子器件的生产检测和生物学、医学研究诊断的重要工具。

（1）细胞内离子分析：对细胞形态学的动态变化，多种功能分子、离子在病理状态下的变化，应该也必须来自活细胞的观察。激光共聚焦扫描显微镜可以准确地测定细胞内 pH 值及 Ca^{2+}、K^{+}、Na^{+}、Mg^{2+} 的含量，其中以 Ca^{2+} 研究最多。Ca^{2+} 作为细胞内重要的第二信使，对它的研究是当今生命科学研究领域的一大热点。在激光共聚焦扫描显微镜出现之前，对 Ca^{2+} 的研究大都是通过死细胞进行的，所以无法对细胞内的 Ca^{2+} 信号进行动态观察，而 Ca^{2+} 信号的动态变化是反映细胞生理过程及生理变化的重要信息。激光共聚焦扫描显微镜技术从根本上解决了这个问题，利用激光共聚焦扫描显微镜观察活细胞 Ca^{2+} 动态变化可以并且已经获得了大量信息。梁克明等（2002）应用激光共聚焦扫描显微镜结合 Fluo3Am 染色技术观察九节龙皂苷对 Hela 细胞的抑制作用结果发现九节龙皂苷对体外培养的 Hela 细胞具有明显的抑制作用且诱导 Hela 细胞凋亡发生；张红英等（2000）研究发现，细胞凋亡时细胞内 Ca^{2+} 增加且维持在较高水平。由此可见，激光共聚焦扫描显微镜为细胞内离子浓度与细胞凋亡关系的研究提供了重要手段。

（2）病变细胞的研究：病变细胞与正常细胞的内部结构以及在外界刺激下的细胞反应是有差别的。如果能对某个生理过程进行特异性荧光标记，那么就可利用激光共聚焦扫描显微镜对其荧光信号进行检测，从而获得病变细胞与正常细胞的不同信息，供进一步研究。比如使绿色荧光蛋白（green fluorescence protein，GFP）基因整合到病毒基因，利用激光共聚焦扫描显微镜实时动态的探测 GFP 发出的荧光，就可以判断病毒侵染细胞的过程、侵染条件以及抑制条件。这就极利于及早发现病变迹象，以获得及时治疗。

（四）暗视野显微镜

聚光镜中央有挡光片，使照明光线不直接进入物镜，只允许被标本反射和衍射的光线进入物镜，因而视野的背景是黑的，物体的边缘是亮的。利用这种显微镜能见到小至 4~200nm 的微粒子，分辨率可比普通显微镜高 50 倍。

（五）相差显微镜

相差显微镜的基本原理是，把透过标本的可见光的光程差变成振幅差，从而提高了各种结构间的对比度，使各种结构变得清晰可见。光线透过标本后发生折射，偏离了原来的光路，同时被延迟了$\frac{1}{4}\lambda$（波长），如果再增加或减少 $\frac{1}{4}\lambda$，则光程差变为$\frac{1}{2}\lambda$，2 束光合轴后干涉加强，振幅增大或减下，提高反差。

在构造上，相差显微镜有不同于普通光学显微镜 2 个特殊之处：

（1）环形光阑（annular diaphragm）：位于光源与聚光器之间，作用是使透过聚光器的光线形成空心光锥，聚焦到标本上。

（2）相位板（annular phase plate）：在物镜中加了涂有氟化镁的相位板，可将直射光或衍射光的相位推迟$\frac{1}{4}\lambda$。分为 2 种：① A^+ 相板：将直射光推迟$\frac{1}{4}\lambda$，2 组光波合轴后光波相加，振幅加大，标本结构比周围介质更加变亮，形成亮反差（或称负反差）。② B^+ 相板：将衍射光推迟$\frac{1}{4}\lambda$，2 组光线合轴后光波相减，振幅变小，形成暗反差（或称正反差），结构比周围介质更加变暗。

（六）微分干涉显微镜

微分干涉显微镜利用的是偏振光，有 4 个特殊的光学组件：偏振器（polarizer）、 微分干涉显微镜棱镜、微分干涉显微镜 滑行器和检偏器（analyzer）。偏振器直接装在聚光系统的前面，使光线发生线性偏振。在聚光器中则安装了石英 Wollaston 棱镜，即微分干涉显微镜 棱镜，此棱镜可将一束光分解成偏振方向不同的 2 束光（x 和 y），二者成一小夹角。聚光器将 2 束光调整成与显微镜光轴平行的方向。最初 2 束光相位一致，在穿过标本相邻的区域后，由于标本的厚度和折射率不同，引起了 2 束光发生了光程差。在物镜的后焦面处安装了第 2 个 Wollaston 棱镜，即微分干涉显微镜滑行器，它把 2 束光波合并成一束。这时 2 束光的偏振面（x 和 y）仍然存在。最后光束穿过第 2 个偏振装置，即检偏器。在光束形成目镜微分干涉显微镜 影像之前，检偏器与偏光器的方向成直角。检偏器将 2 束垂直的光波组合成具有相同偏振面的 2 束光，从而使二者发生干涉。x 和 y 波的光程差决定着透光的多少。光程差值为 0 时，没有光穿过检偏器；光程差值等于波长一半时，穿过的光达到最大值。于是在灰色的背景上，标本结构呈现出亮暗差。为了使影像的反差达到最佳状态，可通过调节微分干涉显微镜滑行器的纵行微调来改变光程差，光程差可改变影像的亮度。调节微分干涉显微镜滑行器可使标本的细微结构呈现出正或负的投影形像，通常是一侧亮，而另一侧暗，这便造成了标本的人为三维立体感，类似大理石上的浮雕。

（七）偏光显微镜

用于检测具有双折射性的物质，如纤维丝、纺锤体、胶原、染色体等。和普通显微镜不同的是：其光源前有偏振片（起偏器），使进入显微镜的光线为偏振光，镜筒中有检偏器（1 个偏振方向与起偏器垂直的起偏器），这种显微镜的载物台是可以旋转的，当载物台上放入单折射的物质时，无论如何旋转载物台，由于 2 个偏振片是垂直的，显微镜里看不到光线，而放入双折射性物质时，由于光线通过这类物质时发生偏转，因此旋转载物台便能检测到这种物体。

（八）倒置显微镜

组成和普通显微镜一样，只不过物镜与照明系统颠倒，前者在载物台之下，后者在载物台之上，用于观察培养的活细胞，具有相差物镜。

（九）电子显微镜技术

电子显微镜与光学显微镜的成像原理基本一样，所不同的是前者用电子束作光源，用电磁场作透镜。另外，由于电子束的穿透力很弱，因此用于电镜的标本须制成厚度为 50nm 左右的超薄切片。电子显微镜的放大倍数最高可达近百万倍，由电子照明系统、电磁透镜成像系统、真空系统、记录系统、电源系统等 5 部分构成。

（1）负染技术：负染就是用重金属盐（如磷钨酸、醋酸双氧铀）对铺展在载网上的样品进行染色。吸去染料，样品干燥后，样品凹陷处铺了 1 薄层重金属盐，而凸出的地方则没有染料沉积，从而出现负染效果，分辨力可达 1.5nm 左右。

（2）冰冻蚀刻：亦称冰冻断裂。标本置于 –100℃ 的干冰或 –196℃ 的液氮中，进行冰冻。然后用冷刀骤然将标本断开，升温后，冰在真空条件下迅即升华，暴露出断面结构，称为蚀刻（etching）。蚀刻后，向断面以 45° 喷涂 1 层蒸气铂，再以 90° 喷涂 1 层碳，加强反差和强度。然后用次氯酸钠溶液消化样品，把碳和铂的膜剥下来，此膜即为复膜（ replica ）。复膜显示出了标本蚀刻面的形态，在电镜下得到的影像即代表标本中细胞断裂面处的结构。

（十）透射电子显微镜

1932 年 Ruska 发明了以电子束为光源的透射电子显微镜，电子束的波长要比可见光和紫外光短得多，并且电子束的波长与发射电子束的电压平方根成反比，也就是说电压越高波长越短。目前 透射电子显微镜的分辨力可达 0.2nm 。

姜远红等（2013）利用糖尿病模型的诱导药物链脲佐菌素，通过其侧脑室注射也同样能够诱导大鼠 AD 样病理变化，并研究通过投射电子显微镜观察链脲佐菌素侧脑室注射后大鼠海马神经元超微病理学改变。

（十一）扫描电镜

用来观察标本的表面结构，其工作原理是用一束极细的电子束扫描样品，在样品表面激发出次级电子，次级电子的多少与电子束入射角有关，也就是说与样品的表面结构有关，次级电子由探测体收集，并在那里被闪烁器转变为光信号，再经光电倍增管和放大器转变为电信号来控制荧光屏上电子束的强度，显示出与电子束同步的扫描图像。图像为立体形象，反映了标本的表面结构。为了使标本表面发射出次级电子，标本在固定、脱水后，要喷涂上 1 层重金属微粒，重金属在电子束的轰击下发出次级电子信号。目前扫描电镜的分辨力为 6~10nm ，人眼能够区别荧光屏上 2 个相距 0.2mm 的光点，则扫描电镜的最大有效放大倍率为 0.2mm/10nm=20000 倍 。

（十二）扫描隧道显微镜

由 Binnig 等 1981 年发明，根据量子力学原理中的隧道效应而设计。当原子尺度的针尖在不到 1nm 的高度上扫描样品时，此处电子云重叠，外加一电压（ 2mV~2V ），针尖与样品之间产生隧道效应而有电子逸出，形成隧道电流。电流强度和针尖与样品间的距离有函数关系，当探针沿物质表面按给定高度扫描时，因样品表面原子凹凸不平，使探针与物质表面间的距离不断发生改变，从而引起电流不断发生改变。将电流的这种改变图像化即可显示出原子水平的凹凸形态。扫描隧道显微镜的分辨率很高，横向为 0.1~0.2nm，纵向可达 0.001nm 。它的优点是 3 态（固态、液态和气态）物质均可进行观察，而普通电镜只能观察制作好的固体标本。

利用扫描隧道显微镜直接观察生物大分子，如 DNA、RNA 和蛋白质等分子的原子布阵和某些生物结构，如生物膜、细胞壁等的原子排列。

王志刚等（2002）利用扫描隧道显微镜（STM）和原子力显微镜（AFM）直接研究了 β-淀粉样蛋白（Aβ_{42}）在石墨（模拟生物膜中的疏水表面）表面的吸附以及凝聚体的精细结构。研究发现 Aβ_{42} 易吸附在石墨台阶等缺陷处，首先形成初纤维（中间体），再形成纤维，纤维之间可以交织在一起形成螺旋状结构。这些结果为研究 β-淀粉样蛋白的凝聚过程提供了重要线索。

二、细胞组分的研究

（一）细胞组分的分离方法

细胞组分是指细胞内部的亚细胞结构，如细胞核、线粒体、溶酶体、高尔基复合体和微粒体等亚细胞结构。人们可以像把细胞从组织中分离出来进行研究一样，把细胞组分从细胞中分离纯化出来，以研究它们各自特有的化学组成、代谢特点、酶活性和具体功能。尽管在 1 个世纪前就有人试图分离细胞器，但直到 20 世纪 40 年代有了超速离心机和细胞匀浆技术后，才真正建立了细胞器的分离技术。用这一技术可以获得相对纯净的各种细胞器甚至大分子颗粒。使用超速离心机是这一技术的关键，因此该技术称为细胞结构成分的离心分离技术。

1. 匀浆

要进行细胞结构成分的离心分离，需先破碎细胞，通常用渗透压休克、超声振荡或研磨等方法。破碎细胞的悬液称为匀浆，其中包含了核、线粒体、高尔基体、溶酶体、过氧化物体等多种膜包围的囊泡，还可以有内质网形成的囊泡 - 微粒体，它们各有特定的大小和密度，在同一离心场内的沉降速度也不相同，根据这一原理，常用不同介质和不同转速的离心法，将细胞内各种组分分级分离出来。

2. 离心分离技术的基本原理

将若干种比重不同的细小颗粒加入水中制成混悬液时，再将该混悬液静置时，比重大者即可先沉淀到底部，比重最小的颗粒将最后沉降下来。但当颗粒很小很小的时候，即使该物质的比重大于水，颗粒也很难沉降，这是由于水分子不停地不定向地运动，在颗粒较大时水分子的运动对颗粒沉降的影响可以忽略，而在颗粒极小时则水分子运动对沉降的影响就是不可忽略的因素了，要想加速液体悬浮颗粒的沉降，可以将该液体置于离心场中，使颗粒受较大的沉降作用力，克服液体分子无规则运动对沉降的影响，从而达到加速沉降的目的。

3. 离心机的分类

（1）普通离心机：转速在 5 000r/min 以下。

（2）高速离心机：转速在 5 000 ~ 25 000 r/min 之间，因离心时与空气摩擦产热很多，所以高速离心机有致冷装置。

（3）超速离心机：转速在 25 000r/min 以上，可高达 10 万 r/min，为了提高转速、降低产热，不但有致冷装置，而且离心室可密封真空。根据物质的沉降系数、质量、浮力因子等不同，应用强大的离心力（在 105g 以上）使物质分离、浓缩、提纯的方法称为超离心技术。

（4）差速离心：在密度均一的介质中由低速到高速逐级离心，用于分离不同大小的细胞和细胞器。匀浆后的样本先用低速使较大的颗粒沉淀，再用较高的转速，将浮在上清液中的颗粒沉淀下来，从而使各种细胞结构得以分离。由于样品中各种大小和密度不同的颗粒在离心开始时均匀分布在整个离心管中，所以每级离心得到的第一次沉淀必然不是纯的最重的颗粒，须经反复悬浮和离心加以纯化。在差速离心中细胞器沉降的顺序依次为：核、线粒体、溶酶体与过氧化物酶体、内质网与高尔基体，最后为核蛋白体。

（5）密度梯度离心：样品在密度梯度介质中进行离心，使密度不同的组分得以分离的一种区带分离方法。密度梯度系统是在溶剂中加入一定的梯度介质制成的。梯度介质应有足够大的溶解度，以形成所需的密度，不与分离组分反应，而且不会引起分离组分的凝聚、变性或失活，常用的有蔗糖、甘油等。使用最多的是蔗糖密度梯度系统，其梯度范围是：蔗糖浓度 5%~60%，密度 1.02~1.30 g/cm^3。

（二）细胞及其组分的显示鉴定技术

1. 细胞内核酸、蛋白质、酶、糖类与脂质等的显示方法

1）组织化学或细胞化学染色：利用染色剂可与细胞中所检测物质中的一些特殊基团特异性结合或发生反应而着色的原理，对某种成分进行定性或定位研究的技术。利用这种方法对细胞的各种成分几乎都能显示。如 DNA 与福尔根（feulgen）反应、希夫氏（schiffs'）试剂反应，生成紫红色多糖；高碘酸（PAS）、希夫试剂反应，生成紫红色脂肪滴；四氧化锇与脂肪酸反应，生成黑色苏丹黑。

2）酶化学：利用酶特异性催化作用，使某种化学底物产生颜色的变化，从而判断该酶在细胞中的分布和含量。如碱性和酸性磷酸酶的显色方法。

3）免疫细胞化学：根据免疫学原理，利用抗体同特定抗原专一结合，对抗原进行定位测定的技术。抗原主要为大分子或与大分子相结合的小分子；抗体则是由浆细胞针对特定的抗原分泌的 γ 球蛋白。如果将抗体结合上标记物，再与组织中的抗原发生反应，即可在光镜或电镜下显示出该抗原存在于组织中的部位。常用的标记物有荧光素和酶。荧光素标记的称为免疫荧光法，常用的萤光素有异硫氰酸荧光素、罗丹明等。酶标记的称为酶标免疫法，常用的酶有辣根过氧化物酶，酶与底物发生反应后形成不透明的沉积物，从而显示出抗原存在的部位。抗体与抗原的结合方法可分为直接法和间接法 2 种，直接法是将带有标记的抗体与抗原反应，显示出抗原存在的部位。而间接法则是在抗体抗原初级反应的基础上，再用带标记的次级抗体同初级抗体反应，从而使初级反应得到放大，显示增强。

（1）免疫荧光技术：将免疫学方法（抗原抗体特异性结合）与荧光标记技术相结合用来研究特异性蛋白抗原在细胞内分布的方法。

（2）免疫电镜技术：利用抗原抗体反应的原理，在超微结构水平上，更有效、精确地研究特异蛋白抗原的定位。标记物为免疫铁蛋白、免疫酶标及免疫胶体金技术。

2. 细胞内特异核酸的定位与定性

1）原位杂交技术：用标记的核酸探针通过分子杂交确定特殊核苷酸序列在染色体上或在细胞中的位置的方法。标记物为同位素，荧光物质（FISH 技术），化学发光物质，酶标显色等。探针类型为 DNA，RNA，蛋白质（DNA 与蛋白质的吸附技术）。

2）放射自显影技术：利用同位素技术研究生物大分子在细胞内的合成动态。利用放射性

同位素的电离辐射对乳胶（含 AgBr 或 AgCl ）的感光作用，对细胞内生物大分子进行定性、定位与半定量研究的一种细胞化学技术。

3）定量细胞化学分析技术：细胞中有一些成分具有特定的吸收光谱，核酸、蛋白质、细胞色素、维生素等都有自己特征性的吸收曲线。例如，核酸的吸收波长为 260nm ，而蛋白质的则为 280nm 。有的成分经组织化学染色后，对可见光有特定的吸收光谱。根据细胞成分所具有的这种特性，可利用显微分光光度计对某些成分进行定位、定性，甚至定量测定。

（1）显微分光光度测定技术：根据某些物质分子对光波进行选择性吸收的原理，在显微镜下对样品中的微细结构内的化学物质进行测定的技术，它可精确测定标本中的 1 个细胞、1 个核，甚至核仁内的核酸、酶和其他极微量物质的含量。

（2）流式细胞术：流式细胞术是对单个细胞进行快速定量分析与分选的一门技术。在分析或分选过程中，包在鞘液中的细胞通过高频振荡控制的喷嘴，形成包含单个细胞的液滴，在激光束的照射下，这些细胞发出散射光和荧光，经探测器检测，转换为电信号，送入计算机处理，输出统计结果，并可根据这些性质分选出高纯度的细胞亚群，分离纯度可达 99% 。包被细胞的液流称为鞘液，所用仪器称为流式细胞计。

3. 蛋白质检测的方法学

蛋白质是生理功能的执行者，是生命现象的直接体现者，如翻译后修饰、蛋白质间相互作用、蛋白质构象等问题，仍依赖于通过对蛋白质的研究来解决，而对蛋白质检测方法学的研究，将直接推动蛋白质组研究。

1）蛋白质的常规检测方法：蛋白质含量测定是生物化学研究中最常用、最基本的分析方法之一，常用的 4 种古老的经典方法包括定氮法、双缩脲法（Biuret 法）、Folin- 酚试剂法（Lowry 法）和紫外吸收法（许家喜，2009）。近 10 年，考马斯亮蓝法（Bradford 法）也被普遍使用（Candiano et al，2004）。其中，Bradford 法和 Lowry 法的灵敏度最高，比紫外吸收法灵敏 10 ～ 20 倍，比 Biuret 法灵敏 100 倍以上。定氮法虽然比较复杂，但较准确，以定氮法测定的蛋白质常被作为其他方法的标准蛋白质。

（1）凯氏（Kjeldahl）定氮法：Kjeldahl 在 1883 年发明了凯氏定氮法，该法是测定蛋白质最常用的方法，通过测定样品中的总氮含量再乘以相应的蛋白质系数而求出蛋白质含量。牛巍等利用此方法测定合格液态奶的蛋白氮，获得比较理想的结果（牛巍 等，2008）。该方法的缺点是耗时长，灵敏度低，样品中的含氮化合物会影响蛋白含量的测定。

（2）双缩脲法：双缩脲（$NH_3CONHCONH_3$）是 2 分子的脲经 180℃左右加热，放出 1 分子氨后得到的产物。在强碱性溶液中，双缩脲与硫酸铜形成紫色络合物，称为双缩脲反应。紫色络合物颜色的深浅与蛋白质浓度成正比，可用来测定蛋白质含量，测定范围为 1 ～ 10 mg 蛋白质。此法的优点是较快速，干扰物质少，不同的蛋白质产生颜色的深浅相近，主要的缺点是灵敏度差。因此，双缩脲法常用于需要快速，但并不需要十分精确的蛋白质测定。

（3）Folin- 酚试剂法：Lowry 在双缩脲试剂的基础上又增加了一种增强显色的试剂——磷钼酸和磷钨酸的混合液，它们被蛋白质中酪氨酸残基的酚羟基还原，产生深蓝色（钼蓝和钨蓝的混合物），以增加显色量，从而提高了检测蛋白质的灵敏度。该测定法的优点是灵敏度高，比双缩脲法灵敏得多，可检测的最低蛋白质量达 5μg，通常测定范围是 20 ～ 250μg。

缺点是费时，要精确控制操作时间。

（4）考马斯亮蓝法：考马斯亮蓝法是由 Bradford 于 1976 年建立的。该法根据染料考马斯亮蓝 G-250 在酸性溶液中与蛋白质中的碱性氨基酸（特别是精氨酸）及芳香族氨基酸残基相结合，使染料最大吸收峰的位置（λ_{max}）由 465 nm 变为 595 nm，溶液的颜色也由棕黑色变为蓝色的原理设计的（Bradford，1976）。在 595 nm 下测定的吸光度值与蛋白质浓度成正比。此方法的优点是灵敏度高，测定快速、简便，干扰物质少，主要缺点是用于不同蛋白质测定时有较大的偏差。

（5）紫外吸收法：蛋白质分子中的酪氨酸、苯丙氨酸和色氨酸残基使其在 280 nm 处具有紫外吸收，其吸光度与蛋白质含量成正比。此外，蛋白质溶液在 238 nm 的吸光度值与肽键含量成正比。利用一定波长下蛋白质溶液的吸光度值与蛋白质浓度的正比关系可以测定蛋白质含量。紫外吸收法简便、灵敏、快速，不消耗样品，测定后能回收。此法的特点是测定蛋白质含量的准确度较差、专一性差、干扰物质多，若样品中含有嘌呤、嘧啶及核酸等能吸收紫外光的物质，会出现较大的干扰。

（6）4- 喹琳甲酸法：该方法是 80 年代发展起来的新的吸光光度法（Smith et a1，1985），在碱性溶液中，蛋白质将 Cu（II）还原为 Cu（ I ），Cu（I）与 BCA 形成紫红色配合物，最大吸收峰由 400nm 移至 562nm 处，在一定条件下，配合物的吸光度与蛋白质的浓度成正比。该方法的灵敏度较高，检出限达到 0.5~10mg/mL，对不同蛋白质的测定值变化较小（周祖钊 等，1992），但受葡萄糖干扰较大，可用于脑脊液等样品中微量蛋白质的测定（陈鸿琪，2002）。

2）共振光散射技术：共振光散射（RLS）光谱法是 20 世纪 90 年代发展起来的一种分析测定新技术。该方法灵敏度高、操作简便、选择性较好，已引起了人们的广泛兴趣和关注。自从 Pastenack 等（1993）首次将共振光散射技术成功的应用到卟啉在 DNA 上聚集的研究开启了共振光散射光谱技术广阔应用前景大门。随着共振光散射技术在理论和分析方法上的日趋成熟，共振光散射技术广泛应用于蛋白质、核酸、药物、细胞、金属离子、非金属离子、纳米粒子和表面活性剂等的分析。

3）蛋白质的电化学检测方法（张爱 等，2011）：

（1）蛋白芯片技术：蛋白芯片技术是根据蛋白质 - 蛋白质相互作用规律而设计的高通量蛋白检测技术平台。其基本原理是将各种蛋白质有序地固定于载玻片等各种介质载体上成为检测的芯片，然后用标记特定荧光物质的抗体与芯片上的蛋白质相匹配结合，抗体上的荧光将指示对应的蛋白质及其表达数量。徐良基等（2005）利用微流控芯片分离检测了几种蛋白，结果较好，证实它是一种快速低成本的检测蛋白的方法。

（2）电化学免疫传感器：电化学免疫传感器是基于抗原抗体反应，可进行特异性的定量分析的自给式的集成器件，抗原、抗体是分子识别元件，且与电化学传感元件直接接触，并通过传感元件把某种化学物质浓度信号转变为相应的电信号（Daniel et al，2001）。谭芸（2009）利用金电极构建了检测血小板源生长因子（PDGF）的电化学免疫传感器，通过线性扫描伏安法（LSV）进行电化学信号的检测，实现了对 PDGF 的检测。国内外还有很多学者利用不同类型的电化学传感器，实现了对不同蛋白质的检测（唐点平 等，2004；Adanyi et al，2007；Owino et al，2007；Bakker et al，2006；Chen et al，2007）。

4）蛋白质的分子生物学检测方法：见本章第四节。

三、细胞体外操纵技术

（一）阿尔茨海默病的细胞模型

阿尔茨海默病的细胞模型是在体外进行诱导和建立，与阿尔茨海默病的动物模型相比较，具有可避免各种干扰因素，实验条件容易控制等优点。研究表明，建立阿尔茨海默病的细胞模型主要涉及神经细胞、神经嵴源细胞、神经胶质细胞、非神经细胞、基因工程细胞、杂交组织细胞6大类。但阿尔茨海默病发病机制和病变过程是复杂的，上述每一种细胞模型都仅在一定程度上或某些方面模拟了阿尔茨海默病的形态和生化改变。要寻找一种能够完全模拟阿尔茨海默病全部形态和生化改变的细胞模型极为困难，可根据各自需要选择相应的细胞模型，并对这些模型不断进行改进和完善。

1. 神经细胞

（1）原代培养的海马神经细胞：1977年Banker等首次进行了原代大鼠海马神经细胞的分散培养。此后原代神经细胞培养技术日臻完善，并被广泛应用。海马与学习记忆有关，也是发生衰老变化最早部位。阿尔茨海默病病理改变最严重的脑区之一是海马。因此选用原代培养的海马神经细胞作为研究阿尔茨海默病的细胞较为理想。但也存在以下缺陷：① 原代细胞培养难度大，周期长；② 培养系统不够稳定；③ 只能模拟出阿尔茨海默病的部分病理改变。

（2）原代培养的大脑皮质神经细胞：大脑皮质是人类高级中枢，是构成脑内复杂突触连接的关键脑区。早已明确，大脑额、顶、颞叶参与学习记忆活动。Loo等（1993）用培养的大脑皮质神经细胞以β－淀粉样蛋白诱导建立阿尔茨海默病细胞模型，证实了β－淀粉样蛋白可导致培养的大脑皮质神经细胞凋亡。何小华等（1998）用氰化钠诱导原代培养的大脑皮质神经细胞，建立阿尔茨海默病细胞模型，观察内源性神经细胞缺氧引起的损伤以及黄芪的保护作用。研究结果提示，培养的海马神经元对损伤因素较培养的大脑皮质神经细胞敏感，但皮质神经细胞比海马细胞容易分离和获取，二者出现的生物化学、组织病理学及形态学的改变基本相似。

（3）原代培养的小脑颗粒细胞：前人的研究结果证明，小脑是参与学习记忆脑区之一，因此小脑神经细胞也是进行阿尔茨海默病研究可取的细胞。缺点为细胞类型不是阿尔茨海默病受损最显著细胞，培养系统缺乏稳定性。

（4）NG108 15细胞系：NG108 15细胞系是小鼠成神经细胞瘤和大鼠神经胶质瘤的融合杂种系。在2种不同的培养条件下此细胞系可分别处于分裂生长状态和分化成熟状态。马小峰等（Galli et al，1998）用NG108 15细胞系，经培养诱导其分化10d后，加入$A\beta_{1\sim40}$，继续培养48h，建立阿尔茨海默病细胞模型。用此细胞系建立阿尔茨海默病模型，培养系统稳定性较好，又具有神经细胞特性，具有一定的代表性。形态学有无改变有待于进一步的研究。

2. 神经嵴源细胞

（1）上皮黑素细胞：皮肤内神经嵴源上皮黑素细胞，具有来源、形态、反应方式及许多分子信号与神经细胞相似的特点。Yaar 等（2002）发现用 β－淀粉样蛋白处理培养的人上皮黑素细胞后，黑素细胞像神经元一样出现凋亡，Bax 蛋白表达水平上调，与凋亡密切相关的 p75NGFR 高度表达。当 NGF 与 β－淀粉样蛋白同时加入上皮黑素细胞，可预防由 β－淀粉样蛋白诱导的黑素细胞凋亡，同时也降低了由 β－淀粉样蛋白诱导 Bax 蛋白表达水平的上调，这与前人的研究结果相吻合。这些研究结果表明，阿尔茨海默病患者神经元的凋亡是 β－淀粉样蛋白与 p 75NGFR 共同介导的，NGF 涉及了 β－淀粉样蛋白信号传导调节。因此，人类上皮黑素细胞可做为体外研究阿尔茨海默病发生机制有价值的细胞。

（2）PC12 细胞株：前面已提出原代培养神经细胞的缺点，为了克服这些缺点，许多学者早已在寻找一种具有神经细胞特性，又可传代的稳定的细胞株。1976 年 Greene 和 Tischler 成功建立了具有神经特性的 PC12 细胞株。PC12 是从移植的大鼠肾上腺嗜铬细胞瘤单克隆的细胞株。目前 PC12 细胞株是国际上基本公认在体外进行神经生物、神经化学及神经系统疾病研究理想的模型。

（3）P19 细胞株：P19 细胞是神经源性的小鼠胚胎癌细胞株，Hung 等（1992）在体外用视黄酸（RA）诱导其向神经元分化，P19 出现选择性的 APP695 表达增加，并伴随有神经细胞样的形态分化，正符合阿尔茨海默病特征性病理改变。将 RA 和抑制非神经元生长的阿糖胞苷类药物同时加入培养的 P19 细胞，就可选择性的诱导其向单纯的神经元分化。P19 细胞作为研究神经分化机制的模型，具有区别于其他细胞系的特点：①可在体外迅速大量扩增，多次传代且不丧失分化能力；②具有多向分化潜能，不同诱导条件下可定向分化成不同类型细胞；③可分阶段进行诱导分化，能将神经分化早期机制和参与突起延伸机制分开研究；④该细胞易于转染，且转染后仍能正常分化，适于进行细胞基因研究，通过转染正常或突变的目的基因，能够增强或抑制它们的表达水平，可用于研究这些基因在神经分化中的作用。

3. 神经胶质细胞

阿尔茨海默病的重要病理改变之一是含有 β－淀粉样蛋白的老年斑的形成。已有较多的报道提出神经胶质细胞在阿尔茨海默病等神经退行性疾病中起着不容忽视的作用，活化的小胶质细胞和反应性星形胶质细胞与阿尔茨海默病患者的老年斑有关（Itagaki et al，1989）。小胶质细胞常位于斑块的中心，而反应性星形胶质细胞通常围绕着老年斑，且突起伸入到斑的核心。所以根据活化的小胶质细胞和反应性星形胶质细胞与老年斑这一密切关系，推测 β－淀粉样蛋白的来源可能与这 2 种胶质细胞有关。为进一步研究 β－淀粉样蛋白与胶质细胞的关系，Joshi 等（1998）采用组织切片培养，用被诊断为阿尔茨海默病和非阿尔茨海默病人死后的脑组织恒冷箱切片做培养细胞支持底物，取新生 SD 大鼠的胶质细胞接种其上，共同培养 2~7d，然后用硫黄素染色定位老年斑，结果提示，同一张切片上小胶质细胞在老年斑区的密度明显高于非老年斑区。表明小胶质细胞对老年斑有高度亲和力，参与阿尔茨海默病老年斑的形成。神经胶质细胞与阿尔茨海默病发病机制有密切关系，因此适合用于阿尔茨海默病研究，而且此种细胞模型培养系统稳定，细胞可以传代培养，大大缩短了实验周期。魏桂荣等（2005）构建了一种高产量小胶质细胞体外纯化培养方法，此种方法与经典的 Mc-Carthy 培养方法相比，能明显缩短细胞培养周期，产量也能提高 3~10 倍。所不足点是不能完全代表神经元的变化情况。

4. 非神经细胞－淋巴细胞、成纤维细胞

以往认为阿尔茨海默病只是累及中枢神经系统的疾病，但越来越多的证据显示阿尔茨海默病患者中枢神经系统以外的许多组织也出现异常。这一发现使人们认识到阿尔茨海默病是多系统受损的疾病。所以非神经元的外周细胞，如淋巴细胞、成纤维细胞等也被广泛用来研究观察阿尔茨海默病有关的信号转导和胞膜流动性等。这一细胞模型最大优点是易获取、分离建立。

5. 杂交组织细胞

（1）畸胎瘤阿尔茨海默病杂交细胞株 NT2：阿尔茨海默病患者线粒体 DNA 突变导致细胞色素 C 氧化酶（COX）功能障碍，引起生物能量降低和活性氧产物增加，最终导致细胞凋亡。Swerelow 等（1997）采用 DNA 结合诱变剂溴化乙啶，选择性的耗尽人畸胎瘤细胞株内源性线粒体 DNA，然后与阿尔茨海默病患者血小板内的线粒体 DNA 杂交获取畸胎瘤阿尔茨海默病杂交细胞 NT2，做为阿尔茨海默病细胞模型。结果提示，此杂交的细胞株可用于研究阿尔茨海默病线粒体的电子转移链酶 COX 活性、静态或动态下钙平衡、自由基、β－淀粉样蛋白产生、沉积等变化。NT2 畸胎瘤阿尔茨海默病杂交细胞株，在细胞和亚细胞水平概括了阿尔茨海默病发病机制及病理组织学方面的特异性改变，为进一步研究阿尔茨海默病的病理学及治疗学提供了一个较好的体外模型。

（2）黑质神经细胞与成神经细胞瘤杂交细胞株 MES23.5： MES23.5 杂交细胞株是由大鼠胚胎中脑细胞与鼠 N18TG2 成神经细胞瘤细胞融合而成，其表现性状与黑质细胞类似。Le 等（1995）采用 $A\beta_{1\sim40}$ 诱导 MES23.5 杂交细胞株建立阿尔茨海默病细胞模型。此杂交细胞株为研究阿尔茨海默病凋亡机制提供良好的模型。

6. 基因工程细胞株

阿尔茨海默病是一种只发生在人类的神经退行性疾病，因此限制了其生物学方面的研究。随着生物医学遗传工程技术的发展，体外建立基因工程细胞已成为现实，20 世纪 80 年代初许多学者已经致力于转基因模型 COS21，CV21，PC12，Hs683，SK2N2SH，A172 细胞株，小鼠海马细胞株 HT22，杂交瘤细胞株 23DO6，C6 胶质细胞株。这一模型的缺点是技术难度大，花费高。

（1）SH-EP1-$\alpha_4\beta_2$ nAChR-APP695 细胞系：SH-EP1 细胞株是来源于神经母细胞瘤 SK-N-SH 细胞的细胞株，具有神经元的特征，是一种较为理想的神经元模型。这种细胞本身不表达烟碱受体，因此可以用来通过稳定转染的方法导入外源 $a_4\beta_2$ nAChR 基因，进行不受内源干扰的单纯的 $a_4\beta_2$ 亚型的烟碱受体功能研究。

脂质体介导基因导入法是真核细胞转染方法之一，是一种常用的简单而快速的基因导入方法。其原理是阳离子脂质体与 DNA 混合后，形成一种稳定的复合物，这种复合物可直接加到培养的细胞中，然后粘到细胞表面并与细胞膜融合，DNA 被释放到胞质中。这种温和的基因转移方法对细胞毒性较小，转移效率高，因而被广泛采用。

稳定转染是指外源基因整合在细胞基因组中，可长期表达外源基因的转染。分析目的基因的功能和表达需要 DNA 稳定转染至宿主细胞染色体。外源基因进入细胞后，部分能够通过细胞质进入细胞核内。根据细胞类型，至多 80% 的进入核内的外源 DNA 得到瞬时转录表达。

极少数情况下，进入细胞的外源DNA通过系列重组连接入细胞基因组，最终整合进细胞染色体。外源基因在细胞基因组中为随机整合，所以整合并不一定意味着表达，只有整合到表达区的基因才会表达，而且整合到不同的染色体区段的外源基因的表达量也是不同的。由于摄取、整合、表达外源基因是小概率事件，通常根据新表型筛选稳定转染体。一般情况下这种新表型由共转染的编码抗生素抗性基因提供。细菌Tn5转座子序列（neo抗性基因）携带的氨基糖苷磷酸转移酶可以将G418转变成无毒形式。G418是一种氨基糖苷类抗生素，其结构与新霉素、庆大霉素、卡那霉素相似，它通过影响80S核糖体功能而阻断蛋白质合成，对原核和真核等细胞都有毒性，包括细菌、酵母、植物和哺乳动物细胞，也包括原生动物和蠕虫，是稳定转染最常用的选择试剂。当neo基因被整合进真核细胞基因组合适的地方后，则能启动neo基因编码的序列转录为mRNA，从而获得抗性产物氨基糖苷磷酸转移酶的高效表达，使细胞获得新霉素抗性而能在含有G418的选择性培养基中生长。G418的这一选择特性，已在基因转移、基因敲除、抗性筛选以及转基因动物等方面得以广泛应用。

以Invitrogen公司的真核表达载体pCDNA3.1（-）为克隆载体，把人APP695基因克隆进pCDNA3.1（-），构建pCDNA3.1-APP695重组质粒；然后用脂质体Lipofectamine试剂将pCDNA3.1-APP695重组质粒转染进已稳定表达外源人$a_4\beta_2$nAChR基因的SH-EP 1-$a_4\beta_2$nAChR细胞。在适当浓度的G418加压筛选的作用下，外源人APP695基因得以在SH-EP 1-$a_4\beta_2$nAChR细胞稳定表达。通过用RT-PCR的方法，对各单细胞克隆株鉴定其APP695 mRNA和$a_4\beta_2$nAChRmRNA的表达，再通过用Western blotting的方法鉴定APP695蛋白的表达，从36株克隆株中挑出一株表达APP695蛋白和$a_4\beta_2$烟碱亚型受体的细胞株1C80用膜片钳鉴定1C8细胞膜上$a_4\beta_2$nAChR功能，发现$a_4\beta_2$nAChR具有功能活性，证实本实验成功建立了稳定共表达APP695基因和烟碱$a_4\beta_2$受体亚型基因的细胞模型SH-EP1- $A_4\beta_2$nAChR-APP695。

SH-EP 1- $A_4\beta_2$nAChR-APP695细胞模型的建立，为下一步在细胞水平观察$a_4\beta_2$烟碱受体亚型激动对APP和β-淀粉样蛋白水平的影响提供了基础，也为筛选烟碱亚型特异性抗阿尔茨海默病药物提供了可能。

（2）HEK293细胞系：真核表达载体peak12是专门为在哺乳动物细胞中获得高水平稳定或瞬时表达所设计，分别将包含有APP695wt与APP695sw的peak12质粒导入HEK293细胞中，希望能在真核细胞中获得APP基因的表达，以进一步观察重组蛋白的功能。

真核表达载体peakl2包含有嘌呤霉素抗性基因，可以利用嘌呤霉素进行抗性筛选以获得稳定表达重组蛋白的细胞。嘌呤霉素结构与氨基酰tRNA分子中腺苷相连接的氨基酸末端基因相似，因而它可作为氨基酰tRNA的类似物，从而取代一些氨基酰tRNA进入核糖体的A位与正在延伸的多肽链结合，当延长中的肽链转入此异常A位时，容易脱落，以肽基嘌呤霉素的形式从核糖核蛋白体上早期解离，终止肽链合成，从而抑制了蛋白质的合成，嘌呤霉素的这一特性，已在基因转移、基因敲除等方面得以广泛应用。

一些真核蛋白在原核宿主细胞中的表达不但行之有效，而且成本低廉。然而，许多在细菌中合成的真核蛋白或因折叠的方式不正确，或因折叠效率低下，导致表达活性很低。此外，要通过克隆基因产生名副其实的真核生物活性蛋白，往往要进行翻译后加工，如二硫键的形成、糖基化、磷酸化、寡聚体的形成或者由特异性蛋白酶进行的裂解等，而这些加工在原核细胞中却不能进行，如果需要表达具有生物学功能的膜蛋白或分泌性蛋白，就需要哺乳动物蛋白质的表达系统。这些系统可以分为2类：一类是转染DNA的瞬时表达体系或稳定表达系统，另一类是采用病毒载体的表达系统。哺乳动物细胞用作克隆基因的表达具有很多优点，如能识别和剪切外源基因中的内含子并将其加工为成熟的mRNA，能进行翻译后装配和加工修饰。而且哺乳动物细胞易被重组DNA质粒转染，具有遗传稳定性和可重复性。

HEK293细胞是从人胚肾细胞分化衍生出来的一类细胞，Shaw等发现其自身表达许多重要神经纤维的mRNA和蛋白质，而此种神经纤维仅仅见于神经元，提示HEK293细胞起源于神经元系统。由于HEK293细胞为哺乳动物细胞，保留了哺乳动物表达过程中的转录、翻译和翻译后修饰机制，并能够形成稳定表达系统。它对腺病毒及其他载体的扩增非常有效，对人类重组蛋白具有有效的糖基化作用，对于要保持蛋白的生物学活性、研究蛋白的生物学功能是不错的转染细胞。HEK293细胞生长速度快，倍增时间短，生物学性质稳定，易于转染，克隆形成率高，基因表达产物稳定，因此被广泛用于真核基因的表达。

核酸转导的方法有转染和感染，感染是指通过病毒介导，用基因组中携带有克隆目的片断的病毒来感染靶细胞，其步骤相对繁琐，时间较长，而且多用病毒还可能产生生物安全性问题，同时在敏感细胞系中病毒感染效率高，而在缺少病毒受体的细胞系中感染效率很低或者无感染。转染是指通过生化或者物理方法将目的基因导入真核细胞中，生化方法转染是目前采用的主要方法。生化方法中包括磷酸钙介导的转染、DEAE-葡聚糖介导的转染以及脂质体介导的转染。由于近年脂质体技术的发展，使得脂质体介导的转染成为目前主要的转染方法。脂质体是由脂质双分子层组成的、内部为水相的闭合囊泡结构，脂质体带正电，依靠静电作用结合到DNA的磷酸骨架以及带负电的细胞膜表面，其脂质体双分子层与细胞膜融合，脂质体水相中DNA进入细胞内部，细胞被转染。阳离子脂质体介导的转染方法因转染效率高、安全、细胞毒性小、无免疫原性、操作简单，成为最常用的转染方法。

稳定转染的目的是筛选出细胞克隆，使外源性蛋白表达持续存在，可以利用携带目的基因的重组质粒中存在的标记物基因，从转染细胞的背景中分离出稳定转染体。外源基因与宿主染色体之间的整合往往是随机的而且不是单拷贝的，表达量与整合数目、上游序列特性、特定部位的DNA立体结构等都相关。在稳定转染时，嘌呤霉素抗性基因和APP基因并非完全偶联，目的基因APP有可能丢失，因此获得具有嘌呤霉素抗性的细胞克隆株后，要进一步检测其是否有APP基因的表达。

（二）细胞融合与细胞杂交技术

通过培养和诱导，2个或多个细胞合并成1个双核或多核细胞的过程称为细胞融合或细胞杂交。诱导细胞融合的方法有3种：生物方法（病毒）、化学方法（聚乙二醇PEG）、物理方法（电击和激光）。

（三）单克隆抗体技术

正常淋巴细胞（如小鼠脾细胞）具有分泌抗体的能力，但不能在体外长期培养，瘤细胞（如骨髓瘤）可以在体外长期培养，但不分泌抗体。

（四）细胞拆合与细胞重组

1. 细胞拆合

“细胞质工程”又称“细胞拆合工程”，是通过物理或化学方法将细胞质与细胞核分开，再进行不同细胞间核质的重新组合，重建成新细胞。可用于研究细胞核与细胞质的关系的基础研究和育种工作。

2. 细胞重组

从活细胞中将细胞器及其组分分离出来，再在体外一定条件下将不同来源的细胞器及其组分重新组合，使之重新装配成为具有生物活性的细胞或细胞器的一种实验技术。

（五）显微操作技术

在高倍复式显微镜下，利用显微操作器（micromanipulator）进行细胞或早期胚胎操作的一种方法。显微操作器是用以控制显微注射针在显微镜视野内移动的机械装置。

四、转基因动物与克隆动物

（一）转基因动物

转基因动物是指以实验方法导入外源基因，在染色体组内稳定整合并能遗传给后代的一类动物。1981 年，第一次成功地将外源基因导入动物胚胎，创立了转基因动物技术。1982 年获得转基因小鼠。转入大鼠的生长激素基因，使小鼠体重为正常个体的 2 倍，因而被称为“超级小鼠”。此后相继培育成功了转基因兔、绵羊、猪、鱼、昆虫、牛、鸡、山羊、大鼠等转基因动物。

（二）克隆动物

动物克隆是一种通过核移植过程进行无性繁殖的技术。不经过有性生殖过程，而是通过核移植生产遗传结构与细胞核供体相同动物个体的技术，就叫做动物克隆。1963 年 Haldane 在题为“人类种族在未来 2 万年的生物可能性”的演讲上采用“克隆（clone）”的术语，发育早期的动物胚胎细胞或成年动物的体细胞，经显微手术移植到去掉细胞核的卵母细胞中之后，在适当的条件下，可以重新发育成正常胚胎。这种胚胎被移植到生殖周期相近的母体之中，可以发育成为正常动物个体。

五、免疫

（一）β－淀粉样蛋白相关免疫（Hardy et al，2002；Esler et al，2001）

尽管目前有许多种阿尔茨海默病治疗策略，但都难以改善疾病进展，仅仅能改善患者的部分症状而已。临床前期及早期临床试验结果显示 β－淀粉样蛋白主动免疫及被动免疫治疗方法有着巨大的潜力来战胜阿尔茨海默病。β－淀粉样蛋白主动免疫包括注射人工合成 β－淀粉样蛋白多肽、β－淀粉样蛋白片段接合载体蛋白和佐剂，然后刺激宿主产生细胞免疫和体液免疫反应以产生 β－淀粉样蛋白抗体。被动免疫即是 β－淀粉样蛋白特异性抗体直接注入宿主，直接激活宿主的免疫系统。

主动免疫及被动免疫治疗基本原理都是抗 β－淀粉样多肽抗体将 β－淀粉样多肽从脑中移除。已经有许多试验证明 β－淀粉样蛋白免疫治疗的有效性。其中将出生后 1 月的具有阿尔茨海默病病理改变的老鼠模型分成治疗组和对照组，分别给予 11 个月的抗 β－淀粉样蛋白抗体治疗和空白对照，当2组老鼠12月时，治疗组脑中 β－淀粉样沉积明显减少。

1. **主动免疫**

主动免疫是应用 β－淀粉样蛋白多肽疫苗，刺激机体发生免疫应答，产生抗 β－淀粉样蛋白抗体，促进 β－淀粉样蛋白清除。这种通过选择性激活针对 β－淀粉样蛋白的特异性免疫反应来改善阿尔茨海默病患者的免疫状态，减少 β－淀粉样蛋白沉积的形成，就有可能成为预防和治疗阿尔茨海默病的一种新措施。1999年Schenk等首次用针对 β－淀粉样蛋白的疫苗即AN－1792治疗过度表达 β－淀粉样蛋白的老鼠时，发现其有效性。然后再对转基因老鼠进行疫苗，发现其能降低大脑 β－淀粉样蛋白数量并改善认知功能（Morgan et al，2000；Janus et al，2000）。另外的研究是用积聚形式的 $A\beta_{1\sim42}$ 或者是用胰岛淀粉样多肽联合完全弗氏佐剂免疫恒河猴，前者产生了适度的AN抗体滴度，其血浆中增加了5%～10%的抗体滴度，但这些猴子大脑中的 β－淀粉样蛋白数量减少并没有统计学意义。

（1）β－淀粉样蛋白主动免疫药物临床应用：AN－1792疫苗用于临床试验，患者大脑中 β－淀粉样蛋白数量有所减少，然而Ⅱ期临床试验时部分患者却出现亚急性无菌性脑膜脑炎而终止（Orgogozo et al，2003），其中2例病例在尸检时确实发现 β－淀粉样蛋白和 τ 蛋白数量有所下降。然而，认知功能在总体研究人群中并没有显著差异性（Gilman et al，2005）。这些发现提示AN可能在阿尔茨海默病患者出现症状前很久就产生了，因此疫苗治疗可能应该在高危病人的早期进行。

目前进入临床试验的还有CAD－106疫苗，其能够降低动物中AN数量，且在早期人体试验中不发生脑膜脑炎（Winblad et al，2009）。另外一些疫苗如ACC－001，ACI－24，UB－311，V－950已经在早期临床研究之中，模拟 β－淀粉样蛋白部分结构的短肽分子也在研究之中（Schneeberger et al，2009）。

（2）主动免疫新途径：能够增加 β－淀粉样蛋白抗体滴度产生并且能增加主动免疫的安全性的新策略就是优化主动免疫治疗的给药途径。比如，已经有证据证明鼻内给予 β－淀粉样多肽，没有佐剂参与的情况下，导致了合适的 β－淀粉样蛋白抗体反应，且明显地减少了PDAPP老鼠大脑中 β－淀粉样蛋白水平。有学者发现当用短 β－淀粉样蛋白作为免疫原且在大肠杆菌不耐热肠毒素作为佐剂时，明显地增加了野生型老鼠及APP转基因老鼠的 β－淀粉样蛋白抗体的产生。并且能够诱导Th2细胞免疫和降低脑内 β－淀粉样蛋白，而不出现任何副作用。以前报道过在野生型老鼠中用 $A\beta_{1\sim15}$ 联合不耐热肠毒素导致Th2细胞免疫并产生适度抗体滴度。后来，Town及其同事证明经皮免疫时用 $A\beta_{1\sim42}$ 联合霍乱毒素佐剂时产生较高的抗体滴度，减少了脑内的 β－淀粉样蛋白，且增加了血液中 β－淀粉样蛋白滴度，然而却避免了T细胞渗入脑实质内和微出血现象。口服DNA疫苗是由一种携带 β－淀粉样蛋白－cDNA基因的腺相关病毒构成，在转基因老鼠2576实验时且没有佐剂的情况下导致了 $A\beta_{1\sim43}$ 和 $A\beta_{1\sim21}$ 的表达和分泌，从而导致抗 β－淀粉样蛋白抗体长期产生。对10个月大的转基因老鼠2576口服 β－淀粉样蛋白－cDNA基因的腺相关病毒疫苗后，从而阻止认知功能下降和减少了 β－淀粉样蛋白沉积、可溶性的 β－淀粉样蛋白单聚体及不溶性 β－淀粉样蛋白、小胶质细胞活化、突触缺失等。经皮免疫途径是通过皮肤朗格汉斯细胞递呈 β－淀粉样蛋白抗原，可能成为一种新的给药途径。

2. 被动免疫

β－淀粉样蛋白的另一种免疫方法是被动免疫法，需要在体外产生抗β－淀粉样蛋白单克隆抗体或者多克隆抗体，直接在体内外试验时应用抗β－淀粉样蛋白抗体，促进β－淀粉样蛋白清除。有研究认为，中枢神经系统β－淀粉样蛋白有沉积和溶解两种形式，并在脑脊液和血浆中动态平衡，帮助β－淀粉样蛋白从脑内向脑外转运，从而提示可能起到治疗作用（Fewer et al，2004；Frenkel et al，2003；胡金家 等，2005；Solomon et al，1997）。Solomon及其同事就发现在体外试验中抗β－淀粉样蛋白抗体能溶解聚集的β－淀粉样蛋白并能抑制积聚的β－淀粉样蛋白所修饰的神经细胞毒性。被动免疫研究时用到的抗体有针对β－淀粉样蛋白－N末端、β－淀粉样蛋白中间区域、β－淀粉样蛋白－C末端3种类型，这些抗体已经被用于研究具有阿尔茨海默病样病理改变的转基因老鼠中。Bard及其同事等（Bard et al，2000）给PDAPP转基因鼠腹膜内注射不同β－淀粉样蛋白抗原决定簇的单克隆抗体，这些抗体能进入中枢神经系统，并发现用氨基端抗体IgG2b A$\beta_{1\sim13}$和IgG 1 A$\beta_{3\sim7}$免疫的转基因鼠β－淀粉样蛋白沉积显著减少并向外周血转移，并提高认知功能，而用羧基端抗体Ⅰ gG1A$\beta_{33\sim42}$的没有效果。令人不解的是针对氨基端A$\beta_{1\sim12}$抗体并没有发现能清除中枢神经系统β－淀粉样蛋白沉积物，仍能逆转Tg2576老鼠的记忆功能，后来进一步研究发现针对β－淀粉样蛋白氨基末端的抗体几乎都可以促进斑块清除。在2004年，Wilcock及其同事进一步用羧基端抗体2286（A$\beta_{28\sim42}$）免疫Tg2576老鼠3个月后，提高了认知能力并减少了弥散型及紧密型β－淀粉样蛋白沉积，还发现短暂而明显的小胶质细胞活化（Bavd et al，2003）。以上试验说明无论氨基端还是羧基端抗体似乎都能进入血脑屏障，似乎也能促进β－淀粉样蛋白斑块清除。

直接注入β－淀粉样蛋白抗体可能是一项容易且相对安全的方式，而不诱发T1介导的自身免疫。静脉注射包括抗β－淀粉样蛋白抗体的人类混合免疫球蛋白，发现可以干预β－淀粉样蛋白的低聚反应及纤维化（Du et al，2003），还能保护神经元免受β－淀粉样蛋白的毒性，加快β－淀粉样蛋白从大脑中的清除，意味着IVIg方法治疗可能是一种新的被动免疫方法（Istrin et al，2006）。在一项小型研究中（Dodel et al，2004），IVIg方法减少脑脊液中β－淀粉样蛋白并且明显地增加了血液中β－淀粉样蛋白水平，说明混合抗体导致β－淀粉样蛋白从大脑向外周转移，免疫治疗的病人认知功能得到改善而没有副作用。抗β－淀粉样蛋白抗体在IVIg治疗病人的脑脊液中发现，预示着IVIg抗体能透过血脑屏障并影响β－淀粉样蛋白水平。一些临床试验（Foster et al，2009）已发现证据证明IVIg免疫治疗阿尔茨海默病病人有效，但这些试验仅仅在很少部分病人中进行。如今，大型III期IVIg临床试验在进行。

3. 基因免疫

基因免疫原理是用含有编码β－淀粉样蛋白基因的载体免疫转基因鼠，通过转基因鼠细胞表达β－淀粉样蛋白，诱导免疫应答，产生抗β－淀粉样蛋白抗体，促进β－淀粉样蛋白清除。β－淀粉样蛋白的DNA免疫方法可能是非常有潜力的，因为其产生疫苗简单、易修饰、不需要佐剂，免疫反应容易向Th2细胞方向调控。基因免疫从本质上来说却是一种主动免疫，但又具有自身的特殊性。最初，β－淀粉样蛋白－DNA疫苗由腺病毒或腺相关病毒载体编码。

目前研究者关注开发非病毒质粒载体，因为其可以大规模低成本生产并且没有被感染或转染风险。有或无佐剂的 A $\beta_{1\sim42}$–DNA 疫苗都提示能打破宿主免疫耐受及诱导 Th2 免疫反应调节，明显减少多种的转基因阿尔茨海默病样老鼠大脑中 β－淀粉样蛋白负荷和淀粉样血管病变（Dasilva et al，2009），Movsesyan 和他的同事目前研究出一种更短的 DNA 表位疫苗，这种疫苗含有 T 辅助性淋巴细胞表位（PADRE）、巨噬细胞趋化因子（MDC）、补体 C3（3C3d）在内的 A $\beta_{1\sim11}$ 的 3 次拷贝。Movsesyan 及同事（2008）用包含 3 次拷贝（A R 1–11 pMDC–3A β 1– 11–PADRE）再去免疫 3xTg– 阿尔茨海默病（编码突变 APP，PS1，τ 蛋白）老鼠，获得了较高的 β－淀粉样蛋白抗体滴度，β－淀粉样蛋白病理改变及胶质细胞活化减弱，认知功能恶化有所改善，未见微出血现象。进一步研究发现调节载体编码 β－淀粉样蛋白抗原决定簇的基因序列大量研究证明 β－淀粉样蛋白的 T 细胞抗原决定簇定位在 15~42，B 细胞抗原决定簇定位在 1~15 区域。所以编码 β－淀粉样蛋白的 B 细胞抗原决定簇的基因疫苗很可能刺激机体产生抗 β－淀粉样蛋白抗体同时避免不恰当的 T 细胞应答。但小肽段免疫原性弱，许多基因疫苗采用载体编码多次重复的 β－淀粉样蛋白部分抗原决定簇来增加免疫原性。

Okura 及同事(2006)用非病毒 β－淀粉样蛋白 –DNA 疫苗免疫 APP23 转基因老鼠，分成 β－淀粉样蛋白启动沉积前及启动后 2 组，即预防组和治疗组，被免疫的老鼠中预防组脑中 β－淀粉样蛋白负荷有所减少，而在 18 个月后，治疗组负荷降低大约 50 %（ Das et al，2003）。针对 β－淀粉样蛋白的神经炎性反应及 T 细胞反应在被免疫的转基因 APP23 和野生型老鼠中没有发现，甚至在长期免疫治疗后仍然没有发现。

（二）τ 蛋白免疫

目前，已经证明用磷酸化 τ 蛋白（Asuni et al，2007）包括磷酸化 PHF– 表位 Ser 396，Ser 404 主动免疫转基因老鼠 P301L 持续 2 到 5 个月后，能够阻断 τ 蛋白相关病理改变。选择特殊的磷酸化表位是因为其增加 τ 蛋白聚集和 PHFs 形成（Eidenmuller et al，2001）。组织和生化分析提示可以减少老鼠大脑中 τ 蛋白聚集并能提高认知能力。这项研究清晰地证明 τ 蛋白的主动免疫可以减少 τ 蛋白相关病理改变。

Chai 等（2011）首次运用 τ 蛋白抗体进行被动免疫具有 τ 蛋白病变的转基因老鼠，通过外周注射 2 种针对病理性的 τ 蛋白抗体，结果明显地减少了 τ 蛋白病变的生化标志。更进一步证实：对 τ 蛋白病变更为严重的 P301L 老鼠外周注射相同抗体，在生化分析和免疫组化定量上都能减少 τ 蛋白病变。对神经退变提供了直接证据。因此，被动免疫阻止细胞内 τ 蛋白病变聚集及症状恶化非常有效，尽管确切的机制仍然不清除。τ 蛋白免疫治疗可能成为治疗阿尔茨海默病及其他 τ 蛋白病变的有效方式。Boutajangout 等（2002）也报道用抗 τ 蛋白蛋白抗体对转基因老鼠进行被动免疫能减少 τ 蛋白相关病理改变和延缓疾病进展。

第四节　分子生物学研究方法

分子生物学是研究核酸、蛋白质等所有生物大分子的形态、结构特征及其重要性、规律性和相互关系的科学，是在分子水平上研究生命现象本质与规律的科学。其核心是遗传信息，也就是从DNA到RNA，再到蛋白质的信息传递的过程，称为遗传信息传递的“中心法则”。现代分子生物技术也可称之为生物工程，是以重组DNA技术和细胞融合技术为基础，利用生物体（或者生物组织、细胞及其组分）的特性和功能，设计构建具有预期性状的新物种或新品系，以及与工程原理相结合进行加工生产，为社会提供商品和服务的一个综合性技术体系。其内容包括基因工程、细胞工程、酶工程、发酵工程和蛋白质工程。

一、DNA重组技术（又称基因工程）

这是20世纪70年代初兴起的技术科学，目的是将不同的DNA片段（如某个基因或基因的一部分）按照人们的设计定向连接起来，在特定的受体细胞中与载体同时复制并得到表达，产生影响受体细胞的新的遗传性状。严格地说，DNA重组技术并不完全等于基因工程，因为后者还包括其他可能使生物细胞基因组结构得到改造的体系。DNA重组技术是核酸化学、蛋白质化学、酶工程及微生物学、遗传学、细胞学长期深入研究的结晶，而限制性内切酶、DNA连接酶及其他工具酶的发现与应用则是这一技术得以建立的关键，即核酸层次上的表达序列标签（ESTs）、基因表达序列分析（SAGB）、基因芯片技术等。

二、分子克隆技术

在分子水平上提供一种纯化和扩增特定DNA片段的方法。常含有目的基因，用体外重组方法将它们插入克隆载体，形成重组克隆载体，通过转化与转导的方式，引入适合的寄主体内得到复制与扩增，然后再从筛选的寄主细胞内分离提纯所需的克隆载体，可以得到插入DNA的许多拷贝，从而获得目的基因的扩增。

三、聚合酶链反应技术

聚合酶链反应技术诞生于1985年，它是根据生物体内DNA复制的某些特点而设计的在体外对待定DNA序列进行快速扩增的一项新技术。随着热稳定性Taq DNA聚合酶的应用和自动化热循环仪的设计成功，PCR技术的操作程序大大简化，并且很快在世界各国被广泛地应用于基因研究的各个领域。它对分子生物学及其相关学科的基础研究和诊断应用等方面正产生着革命性的影响。PCR技术具有特异、敏感、产率高、快速、简便、重复性好、易自动化等突出优点。能在一个试管内将所要研究的目的基因或某一DNA片段于数小时内扩增至10万乃至100万倍，使肉眼能直接观察和判断。

四、基因芯片技术

基因表达芯片或基因表达微阵列，是用于检测与分析基因表达情况，进而阐明基因功能、特性及状态的基因芯片，它能以大规模、高通量的方式进行成千上万个基因在各种生理状态下表达情况的研究。该技术已使我们能够获得大量不同来源组织细胞的基因表达谱及由特殊的刺激或治疗而导致的基因表达改变的信息。许多精神疾病显然与遗传因素有关，是基因易感性和环境共同作用的结果，找寻其易感基因和易感基因在染色体的准确定位是了解其发病机制和防治的关键。以往采用连锁分析方法难以确定其主要致病基因及遗传方式，因此研究者把目光从原先在 DNA 水平上鉴定基因结构缺陷，发展到在 RNA 水平上检测基因表达异常。

（一）基因芯片技术的基本原理

基因芯片是将许多预先设计好的寡核苷酸或基因（cDNA）片段作为探针，有序地、高密度地（点与点之间的距离一般小于 500μm）排列在玻璃、硅片或尼龙膜等载体上，制成 DNA 微阵列，将待测样品 DNA/RNA 通过 PCR/RT-PCR 扩增、体外转录等技术掺入荧光标记分子后，与位于芯片上的探针杂交，再通过激光共聚焦荧光扫描系统检测探针分子杂交信号强度，并配以计算机对荧光信号进行综合分析后，即可获得样品中大量基因序列及表达的信息（Fodor et al，1993）。

（二）基因芯片的制备方法

可分为原位合成法与预先合成点样法 2 种。

1. 原位合成法

在支持物表面原位合成寡核苷酸探针，采用的技术原理是在合成碱基单体的 5’羟基末端连上一个光敏保护基。其主要过程是：在固相支持物上偶联带有可感光保护基团 X 的羟基，汞光有选择地照射到固相支持物，去掉可感光保护基团 X，使羟基成为有功能的自由羟基，与加入的带 X 的核苷酸偶联，第 1 个反应物被嫁接到目标位置上。随着反应的重复，链不断地延伸，当所需的寡核苷酸链合成完后，对反应基板进行无遮板的汞光普照，去除所有 X，即可得到多方面的寡核苷酸阵列。这样，光照模式和反应物的加入顺序决定了合成产物的序列以及在基板上的位置。该法可以合成 30 个碱基左右，其优点在于精确性高，缺点是制造可感光保护剂价格较昂贵。该法由美国的 Affymetrix 公司首先开发采用，目前该公司已开发成功能同时检测 6500 个已知人类基因的 DNA 芯片（Pease et al，1994）。

2. 预先合成点样法

将预先合成好的探针用点样机连接到基片上，点样前需将基片表面修饰醛基、巯基、氨基或多聚赖氨酸等，通过共价交联等方式固定 DNA 分子到基片上；为了保证 cDNA 芯片检测的准确性，在制备 cDNA 芯片以前必须提高低表达基因 cDNA 的丰度，降低高表达基因 cDNA 的丰度。点样法的优点在于成本低、速度快，但缺点是构成方阵的寡核苷酸或 cDNA 片段需事先纯化。目前采用该法的公司最多，有英国的 Brax Genomics Limited 公司，美国的 Hyseq、Molecular Dynamics、Nanogen 等多家公司（Fodor et al，1991）。

（三）基因芯片技术步骤

基因芯片技术主要包括 4 个主要步骤：芯片制备、样品制备、杂交反应及信号检测和结果分析。根据样品来源、基因含量及检测方法和分析目的不同，采用的基因分离、扩增及标记方法也各异。为了获得基因的杂交信号必须对目的基因进行标记，目前采用的最普遍的是荧光标记方法。采用的荧光素种类更多，这可以满足不同来源样品的平行分析。用计算机控制的高分辨荧光扫描仪可获得结合于芯片上目的基因的荧光信号，通过计算机处理即可给出目的基因的结构或表达信息。杂交条件的选择与研究目的有关。多态性分析或者基因测序时，每个核苷酸或突变位点都必须检测出来。如果芯片仅用于检测基因表达，只需设计出针对基因中的特定区域的几套寡聚核苷酸即可。表达检测需要较长的杂交时间，更高的样品浓度和低温度，这有利于增加检测的特异性和低拷贝基因检测的灵敏度。突变检测需鉴别出单碱基错配，需要更高的杂交严谨性和更短的时间（Hacia et al，1996）。

（四）基因芯片技术在临床上的应用

自 1995 年 Stanford 大学的 Schena 和 Brown 等发表第 1 篇基因芯片文章以来，基因芯片已经成为研究基因表达模式与疾病之间关系的最强有力武器。对来源于不同个体（正常人与患者）、不同组织、不同发育阶段、不同分化阶段、不同病变、不同刺激（包括不同诱导、不同治疗阶段）下的细胞内的 mRNA 或反转录后产生的 cDNA 与表达谱基因芯片进行杂交，可以对这些基因表达的个体特异性、组织特异性、发育特异性、分化阶段特异性、病变特异性、刺激特异性进行综合的分析和判断，极大地加快了这些基因功能的确立，同时还能进一步研究基因与基因间的相互作用和关系。

1. 基因芯片在药物的研究与开发中的应用

基因芯片是研究药物作用机制潜在的强有力工具。利用基因芯片技术首先可以了解正常组织与疾病状态下组织基因谱的表达变化，并与组织学和生化变化联系起来，因为基因表达的上调或下调可能是病理生理学的原因或结果，引起疾病的多个基因产物可以都作为药物作用的目标，从而使表达异常的基因恢复正常表达，使表达异常减轻或消失。基因芯片药物筛选是指通过用药前后表达谱的变化找出靶基因及受靶基因调控的基因是否恢复到正常状态。如有 2 项研究分别报道了高密度微阵列芯片在检测药物对模式生物酵母基因表达影响中的应用。Gray 等（1998）报道通过测定药物使用前后 mRNA 水平的变化，分析了激酶抑制剂对酵母大规模基因组的影响。而 Marton 等（1998）报道了免疫抑制药物 FK506 的基因表达模式特征，与此相同的模式在携带 FK506 靶基因无效突变的酵母细胞中也能观察到，从而确定了一种基因功能通过遗传和药理作用消除后可导致基因表达的类似变化。Clarke 等（2002）用基因芯片研究了肠癌患者化疗前和治疗期间肿瘤基因表达情况，发现丝裂霉素 C 和 5- 氟尿嘧啶治疗均可使糖苷合成酶和尿嘧啶 -DNA 糖基酶的基因表达增加。该研究提示，这类研究既有助于阐明药物的作用机制，也有助于确定药物作用的靶基因，为新药研究提供线索。目前国外很多制药公司已开始前期工作，正在建立表达谱数据库，为药物筛选提供各种靶基因及分析手段。此外，基因芯片技术还可以用于治疗，例如，已开发出在 4 mm^2 的芯片上布满 400 根有药物的针，定时定量为病人进行药物注射。制作定时释放胰岛素治疗糖尿病的生物芯片微泵及可以置入心脏的芯片起搏器等。

2. 基因芯片在疾病相关的新基因的发现中的应用

寻找和疾病相关的基因可以从分子水平研究疾病的病因和发生机理。Wang 等（1998）在研究表鬼臼毒素吡喃葡糖苷诱导的细胞程序性死亡时，利用 DNA 芯片技术，制备了一次可检测 6591 种人细胞 mRNA 的寡聚核苷酸微阵列，检测到诱导后的细胞内有 62 种 mRNA 的量发生了变化。通过挑选 12 个与诱导作用有关的基因作进一步研究，发现了 2 个新的 p53 靶基因。Schena 等（1995）检测了 1046 种未知序列的人 cDNA 表达，用双色荧光标记进行热休克或佛波醇酯调控基因的表达分析，结果发现 3 个低表达的已知基因和 4 个低表达的新基因可能与佛波醇酯调控作用的信号传导途径有关。该法比传统检测法灵敏度高出 10 倍。

3. 基因芯片在微生物检测中的应用

近年来，DNA 芯片在微生物重要基因筛选监测，直接分析细菌基因组进行菌种鉴定与流行病学研究及基因表达中的应用有不少成功的报道。Troesh 等（1999）利用分枝杆菌 DNA 芯片杂交图像进行基因分型与菌种鉴定，对利福平抗药性基因进行了筛选检测，结果 27 种 70 株不同分枝杆菌中 26/27 及 15 株利福平抗药性 rpoB2 基因得到了正确鉴定。利用基因芯片技术对大量基因同时进行遗传检测，为细菌感染的诊断与治疗带来了新的前景。应用基因打靶技术产生多个 ORF 缺失突变株酵母，并在缺失 ORF 的身份标志谓之“分子条形码”（molecular barcodes），分子条形码可与 DNA 芯片探针杂交，便于筛选，此过程预示 DNA 芯片技术将应用于人类基因测序完成后未明 ORF 生物功能的研究，将对深刻认识生命现象及药物设计带来重大影响。目前，标准 DNA 芯片表达探针可以来源于人、鼠、酵母菌和其他有机体，应用相应的 DNA 芯片软件和仪器自动化控制，DNA 芯片技术能够大大节省时间和劳动力，减少操作错误。对研究疾病的发病机理，监控病人在治疗中的反应具有重要作用。1996 年 Affymetrix 公司和 Human Genome Science 公司宣布合作发展特定的细菌芯片探针序列。

4. 基因芯片在肿瘤的诊断及治疗中的应用

肿瘤的发生发展往往涉及较多基因的异常，对相关基因进行检测可以作为肿瘤诊断、预后的重要指标。目前抑癌基因 p53 的基因芯片检测技术已趋成熟，其商业化试剂将对多种肿瘤的诊断和分期起到重要作用。Derisi 等（1997）采用来自恶性肿瘤细胞系 UACC903 中的 1161 个 cDNA 克隆，制备成 cDNA 基因芯片。通过比较正常和肿瘤细胞的基因表达差异，发现在恶性肿瘤细胞中 p21 基因处于失活或关闭状态，但在逆转的细胞系中则呈现高的表达。Welford 等（1998）采用高通量筛选的微阵列芯片分析联用技术，研究初级肿瘤细胞组织中发生差异表达的基因。另外，Hacia 等（1996）利用基因芯片对 BBCA1 基因突变的进行筛查，获得理想结果，展示了基因芯片技术在肿瘤基因诊断中较好的应用前景。所有这些工作都提示基因芯片技术极有可能成为肿瘤基因大规模突变筛查的常规技术。目前基因芯片技术已应用于癌相关基因突变的快速检测。研究者（Chen et al，2001）已运用 DNA 基因芯片检测肿瘤细胞中 K-ras 基因的突变。具体方法是以硅片为基质构建 DNA 芯片，样品经 PCR 扩增和生物素标记扩大后与芯片杂交，使用藻红蛋白作为检测标记并通过荧光显微镜检测。由于可以利用基因芯片对某一细胞的基因表达情况进行一个全面的了解，所以基因芯片技术还可进一步应用于癌症的精确诊断及治疗，利用该技术可对包括白血病、淋巴瘤、皮肤黑色素瘤及乳腺癌等多种癌症的癌细胞亚群进行区分，还可利用它对治疗方案进行评估和新药药效评价，还能对癌症的发生、发展和转归进行预测（Shalon et al，1996）。基因芯片技术在癌症基因研究及临床治疗领域的应用将不但使我们能更快速可靠地对癌症进行诊断，对其发生的内在分子机理也将有更深入的了解，同时也将癌症治疗药物的开发提供极大帮助（Ermolaeva et al，1998）。

5. 基因芯片在研究阿尔茨海默病中的应用

阿尔茨海默病是一种老年性疾病，它的发生涉及了多种基因表达水平的改变，包含了极为复杂的分子机制。至今，我们对家族性阿尔茨海默病的相关基因已有相当了解，对散发性阿尔茨海默病相关基因的研究还任重而道远。阐明已知基因的作用与发现新的相关基因将是国际学术界的长期目标。随着人类基因组计划的实施及后基因组计划的启动，人类有希望破译阿尔茨海默病之谜。

尽管阿尔茨海默病的病因各异，但最终都可能是激活相似事件的联结，最终导致细胞功能不良、突触丧失和神经元死亡。大量研究证实，阿尔茨海默病中可见基因表达异常，如果能得到基因表达特点，就可以进一步研究阿尔茨海默病的病变的分子机制。但是，描述基因表达的特点涉及几十种上百种基因，用传统方法去分析没有实用价值。基因芯片的出现，为这一问题的解决带来了希望，大规模高通量的研究阿尔茨海默病基因表达谱成为当前研究的新突破点。

目前已有利用表达谱芯片研究阿尔茨海默病的报道。2001 年 Doyu 等利用基因芯片技术，研究阿尔茨海默病患者与认知功能正常的人的基因表达谱，他们在人类基因的芯片上发现了 70 条基因有差异表达。Christopher 等（2003）借助于表达谱芯片，构建了 $A\beta_{1-42}$ 诱导的转基因线虫阿尔茨海默病模型基因表达图谱，结果发现，67 种基因的表达水平上升，35 种下降，这些基因涉及代谢、凋亡、细胞黏附、信号传导、转录因子等有关的基因。Hsieh 等（2003）利用基因芯片研究了东莨菪碱处理的大鼠海马基因表达谱，除了已知的与胆碱能受体信号通路有关的相关基因有异常表达外，还有与凋亡、转录因子、细胞骨架、细胞增殖以及其他未知的基因表达异常。这些阿尔茨海默病疾病相关基因的研究将有助于阿尔茨海默病病理机制的探讨。由于所选的芯片类型不同，研究目的各异，还没有最终全面揭示阿尔茨海默病特征性基因变化的规律。

6. 基因芯片在研究阿尔茨海默病中的优势

阿尔茨海默病是多因素作用的复杂疾病，不能归于单一因素的变化，与阿尔茨海默病密切相关的基因有 APP、PS- 1、PS- 2 和 Apo E 基因，随着分子遗传学研究的深入，人们又发现其他一些基因如心血管危险因子（LRP、ACE 与 LPL）、炎症基因（IL-1、IL-2、TNF-A）等也与阿尔茨海默病相关，多个相关基因的危险等位基因和环境因素的综合作用可能促进阿尔茨海默病发生发展，因此对多个候选基因的综合分析，如基因芯片技术可以快速、高通量地鉴别和确认药物作用靶标，能像芯片一样同时平行观察成千上万条基因的表达变化情况。这不仅有助于揭示阿尔茨海默病发病的分子遗传学机制，也可避免某一地区对同样人群中某个基因大量的重复研究。既可筛选特定文库来发现药物作用的基因靶标，又可监测药物治疗过程中的基因表达变化来发现新靶标。而不是每次只选一两个基因位点的零散检测更有意义。

（五）基因芯片存在的问题

随着基因芯片在生物医学领域应用越来越广泛。基因芯片存在的问题也逐渐显现（Fathallah-Shaykh et al，2005）。影响其应用的最主要的问题是重复性和特异性较差。为检验其数据的真实性，目前常采用其他方法，如 Northern Blot、RT-PCR 等金标准方法来校验结果。然而由于芯片数据数量庞大，为了校验其结果，生物样本需求量反而增加，不仅费时而且花费较高。其次是基因芯片的标准化问题，目前国内外已经有许多从事 DNA 芯片研究的公司，每家公司的芯片制作流程，操作方法都各不相同，Tan 等对 Affynletrix、Amersham 和 Agilent3 个公司的芯片进行样本检测，结果发现不同公司的芯片对试验结果造成很大影响。随着芯片探针集成度增加，所得到的数据也呈现几何级的上升。如何利用这一庞大的数据库，从中提取出感兴趣的数据，并采用免疫组化、PCR 等常规分析方法加以论证，进一步深入研究其生理和病理意义或开发疾病专用芯片也是需要解决的问题。另外制作方法复杂、样品的处理和标记程序复杂、技术费用较高、需要昂贵的点样器、扫描仪等设备也使其应用受到限制。

五、蛋白质的分子生物学检测方法

（一）邻位连接技术（proximity ligation assay，PLA）

Fredriksson 等提出了邻位连接技术（2002），这是一种新的蛋白质体外分析方法。首先将不同的 DNA 单链分别与蛋白质识别分子相结合，形成所谓的 PLA 探针。经过类似酶联免疫吸附法（ELISA）中的温育过程，2 条含有不同 DNA 序列的 PLA 探针会同时结合到同一个待测蛋白质分子上。此时，2 条探针的 DNA 尾部便在空间上紧密靠近。在过量的互补连接序列和 DNA 连接酶的作用下，2 条探针 DNA 尾部的游离 5’ 端和 3’ 端与互补序列杂交并发生连接反应，形成一个环状的蛋白质－蛋白识别分子－单链 DNA 复合物。该复合物量的多少，完全取决于样品中待测蛋白质分子的量。采用定量实时荧光 PCR 对复合 物中的单链 DNA 部分扩增，对连接复合物进行定量，使对蛋白质的检测转变为对 DNA 的检测，实现了对痕量蛋白质的分析（Gustafsdottir et al，2005）。PLA 技术的提出，将对复杂蛋白质的检测转变为对 DNA 的检测，并凭借其检测灵敏度高、检测特异性强、样品损耗低、操作简单、检测设备常见等优势，在蛋白质含量检测、蛋白质间的相互作用、DNA 与蛋白质间的相互作用等诸多蛋白质组学相关领域已取得了很好的研究成果（李丹滢 等，2008）。

（二）核酸适体

核酸适体（aptamer）是经体外人工进化程序（SELEX）（Ellington et al，1990；Tuerk et al，1990）筛选得到的寡聚核苷酸片段。它是一种新型的分子识别元件，在蛋白质研究中显示出了良好的应用潜力（Numnuam et al，2008；Famulok et al，2007；郭秋平等，2008）。然而，核酸适体本身不具有显示信号的功能，须通过其他手段如荧光标记等产生信号。目前基于核酸适体对蛋白质的检测方法通常是直接在核酸适体上共价修饰荧光基团，利用它与靶分子结合时荧光信号的变化实现对靶分子的检测。修饰有荧光熄灭基团的核酸适体探针通过静电作用与阳离子荧光共轭聚合物结合，导致后者荧光熄灭。当加入靶蛋白后，核酸适体探针与其特异性结合，荧光熄灭基团与阳离子荧光共轭聚合物远离，聚合物荧光信号得以恢复。羊小海以核酸适体为识别分子，阳离子荧光共轭聚合物为报告分子，建立了一种蛋白质检测新方法（羊小海 等，2007；羊小海等，2009），采用该方法检测蛋白质时检测限低，检测线性范围广。郭秋平等（2008）设计合成了一种发夹型核酸适体，结合聚合酶反应建立了蛋白质荧光分析新方法，该法在未直接标记核酸适体的情况下，通过监测聚合反应进程来检测蛋白质的浓度。

（三）电泳法检测蛋白质

电泳法是指带电荷的供试品（蛋白质、核苷酸等）在惰性支持介质（如纸、醋酸纤维素、琼脂糖凝胶、聚丙烯酰胺凝胶等）中，在电场的作用下，向其对应的电极方向按各自的速度进行泳动，使组分分离成狭窄的区带，用适宜的检测方法记录其电泳区带图谱或计算其百分含量的方法。

1. 凝胶电泳在蛋白质检测中的应用

以淀粉胶、琼脂或琼脂糖凝胶、聚丙烯酰胺凝胶等作为支持介质的区带电泳法称为凝胶电泳，其中聚丙烯酰胺凝胶电泳（PAGE）被普遍用于分离蛋白质。Shapiro于1976年首次报道了SDS-PAGE系统，目前，SDS-PAGE已成为测定蛋白质亚基组成的最常用的生物学手段。SDS-PAGE中，各种蛋白的SDS/蛋白胶束的电荷量都是近似的，因而蛋白本身的电荷对蛋白胶束迁移率的影响可以忽视，各种蛋白的迁移率只和其亚基大小有关（郭尧君，1999）。1975年，O'Farrall等根据蛋白不同组分之间的等电点差异和分子量差异，建立了IEF/SDS-PAGE双向电泳。双向凝胶电泳是目前蛋白质组学中比较成熟的方法（Gorg et al，1998）。双向电泳是指第1向为等电聚焦（等电点信息），第2向为SDS-PAGE（分子量信息）。1次双向电泳可以分离几千甚至上万个蛋白，这是目前所有电泳技术中分辨率最高、信息量最多的技术。到目前为止，已有多位研究者采用双向电泳分离蛋白质，对蛋白质染色法进行比较和分析，以求获得满足蛋白质组研究所需的适宜的蛋白质检测法（Luche et al，2003）。非变性聚丙烯酰胺凝胶电泳（Native-PAGE）是在不加入SDS和巯基乙醇等变性剂的条件下，对保持活性的蛋白质进行聚丙烯酰胺凝胶电泳。未加SDS的天然聚丙烯酰胺凝胶电泳可以使生物大分子在电泳过程中保持其天然的形状和电荷，尤其是在电泳分离后仍能保持蛋白质和酶等生物大分子的生物活性，对于生物大分子的鉴定有重要意义。

2. 毛细管电泳在蛋白质分析中的应用

高效毛细管电泳（HPCE）是近年迅速发展起来的一种新型生物大分子分析及分离技术（Jorgeason et al，1988；Liu et al，2004），主要有毛细管区带电泳（CZE）、毛细管等速电泳（CIE）、毛细管等电聚焦（CIF）、毛细管凝胶电泳（CGE）及无胶筛分毛细管电泳（NGSCE）等多种模式。对于蛋白质分子量的测定，通常可采用毛细管凝胶电泳法，但该法中凝胶毛细管的制备比较困难，需要专门的灌胶技术。相比之下，NGSCE法具有向毛细管内注入筛分介质方便、易于冲洗、毛细管可反复使用，以及便于实现自动化等优点（赵京山 等，2005；张振中 等，2000；丁文静 等，2004）。刘勇等（2010）建立了肿瘤组织中正常组织和肿瘤组织蛋白混合物的毛细管电泳-激光诱导荧光检测（CE-LIF）方法，CE-LIF可用于蛋白质差异检测，时间短，效果较好，对活性蛋白质进行分析体现了其优点：可提供较强的动力-电压，及强动力下良好的温度稳定性。朱京妃（2009）综述了毛细管电泳的基本原理、分离模式及检测技术，着重探讨毛细管电泳在蛋白质和多肽检测中的应用，分析了毛细管电泳在检测蛋白质时存在的一些问题以及未来的发展，为毛细管电泳在蛋白质检测中的推广提供了思路。一维毛细管电泳由于其应用电压和分离柱长等限制，不能满足研究人员对复杂蛋白质样品分离分析的需要。刘和春等（2004）制备了一种新型的中空纤维接口，构建了毛细管等电聚焦/毛细管无胶筛分电泳二维蛋白质分离技术平台，从而实现了将二维电泳从平板转移到毛细管中。

（四）质谱法检测蛋白质

质谱法是目前被普遍使用的蛋白质鉴定手段，具有灵敏度高及可以提供样品分子的相对分子质量和丰富的结构信息的优点，可用于大规模高通量分离分析和检测，因而已成为蛋白质组学鉴定的最核心技术平台。CE-MS 成功地将毛细管电泳的分析时间短及分离效率高的特点与质量选择检测器（MS）能够提供分子量和结构信息的特点结合在了一起（Hopfganter，2002），为蛋白质组研究的发展提供了新的途径。由于当前蛋白质组研究中双向凝胶电泳仍然是分离蛋白质的主导技术，对双向胶上蛋白质点的鉴定，目前普遍认为采用辅助激光解吸电离－飞行时间（MALDI-TOF）质谱仪进行肽质谱指纹图（PMF）分析是合适的方法。同位素相对标记与绝对定量（iTRAQ）技术在蛋白质差异表达定量分析时，可以同时标记 8 个样品，一次实验实现对 8 个蛋白质的鉴定和定量（Picotti et al，2009；Addona et al，2009）。用 MALDI-TOF 或 ESI-MS/MS 对胶内酶解蛋白质的鉴定也已经被广泛证明是行之有效的，而现今几乎所有的质谱鉴定都是针对蛋白质酶解后的肽段。高通量、高效的分离技术和大规模、高效率、高准确性地鉴定一个组织或细胞乃至亚细胞中的全部蛋白质，以及利用稳定同位素标记方式与多维分离串联质谱实现大规模的蛋白质定量分析，也已经使得生物质谱成为实现这一目标的核心分析技术。目前，可直接利用基质辅助激光解吸电离－飞行时间质谱（MALDI-TOF-MS）、电喷雾四极杆飞行时间质谱（ESI-Q-TOF-MS）、电喷雾离子阱质谱（ESI-IT-MS）、傅里叶变换离子回旋共振质谱（FTI-CR-MS）等对蛋白和肽类物质进行序列分析（Unwin et al，2009）。

（五）传感器技术

随着科技发展，人们需要对被分析物进行快速、在线、痕量的分析和监测。传感器是一种信息获取与处理的装置。对物质成分传感的器件就是化学传感器，它是一种小型化的、能专一和可逆地对某种化学成分进行应答反应的器件，并能产生与该成分浓度成比例的可测信号。近年来，传感器技术领域有了很大的进展。

1. **生物传感器**（biological sensor）（**朱静**，2008）

生物传感器是在化学传感器的基础上发展起来的，最先问世的生物传感器是酶电极。

1）生物传感器发展阶段：①第 1 代生物传感器，由固定了生物成分的非活性基质膜（透析膜或反应膜）和电化学电极所组成。②第 2 代生物传感器，将生物成分直接吸附或共价结合到转换器的表面，而无需非活性的基质膜，测定时不必向样品中加入其他试剂。③第 3 代生物传感器，把生物成分直接固定在电子元件上，它们可以直接感知和放大界面物质的变化，从而把生物识别和信号的转换处理结合在一起。

2）生物传感器特点：作为直接或间接检测生物分子、生理或生化过程相关参数的新方法，由于具有灵敏度高、选择性好、响应快、操作简便、样品需要量少、可微型化、价格低廉等特点，已在生物医学、环境监测、食品医药工业等领域展现出十分广阔的应用前景。

3）生物传感器工作原理：当待测物质与生物敏感膜（含有能与目标物进行选择性作用的生物活性组分）接触时，生物活性组分与目标物之间相互作用产生生物学反应信息。换能器则能敏感捕捉反应信息，并将其表达为可检测的物理信号。产生的电化学、光学、热学、压电学等响应信号，其大小与分析物含量或浓度存在定量关系（许春向，1993），从而实现对待测物质的定量检测。

4）生物传感器的分类：生物传感器一般可以从以下 3 个角度来进行分类（王建龙 等，2000）。

（1）根据传感器输出信号的产生方式：生物亲和性生物传感器（Plowman et al，1996）。此类传感器利用免疫试剂对之间专一性识别或键合性质来对抗原、半抗原或抗体进行检测，它检测的是热力学平衡的结果。代谢性或催化性生物传感器（Bartlett et al，1997；Brahim et al，2001）。此类生物传感器利用固定到电极表面的酶的专一性和催化性，在接近中性和室温条件下对特定底物产生作用，直接检测酶催化产物的电化学信号或通过电子媒介获取响应信号，它检测的是整个反应动力学过程的总效应。

（2）根据生物传感器中生物分子识别元件上的敏感物质的属性：酶传感器（Notsu et al，2002）、微生物传感器（Karube et al，1995）、细胞传感器（许改霞 等，2002）、免疫传感器（Su et al，2001）、DNA 传感器（Patolsky et al，1999）等。

（3）根据生物传感器的信号获取方式：电化学生物传感器。按测量信号不同，电化学生物传感器又可分为电流型（Cass et al，1984）、电位型（Guibault et al，1970）和电导型（Sergeyeva et al，1998）。电流型酶传感器的原理是利用固定在电极表面上的酶对酶底物的催化氧化或还原，产生可在电极上还原或氧化的组分，获得电流信号（有时这一过程需要外加电子媒介）；电位型传感器是基于离子选择性电极原理而发展起来的，固定到电极表面酶对底物催化，产生离子型物质，能引起指示电极电位改变，电位变化关系遵循 Nernst 方程；电导型传感器利用酶催化底物反应，导致反应体系中离子种类及浓度的变化，从而引起溶液导电性的改变，以溶液电导率为响应信号。

光化学生物传感器：光化学生物传感器（Toppozada et al，1997）。此类传感器以光学信号变化量为测定信息，由于可利用的光学信号很多，包括光吸收、反射、散射、荧光、磷光、化学发光、表面等离子体共振等。

压电生物传感器：用压电晶体检测质量的依据是，压电晶体的振荡频率与其表面质量的变化有关，在一定的条件下，晶体的共振频率与吸附的物质呈线性关系。在压电晶体生物传感器内，晶体上涂有生物受体，后者与被分析物有选择性反应。这类传感器主要利用免疫和酶反应检测挥发物质（姚守拙，1997）。

热传导生物传感器：通过特殊的量热设备来测量由于化学和生物反应导致反应体系的热量变化，此变化值大小与分析物浓度相关（Xie et al，1995）。

5）根据生物传感器中生物组分的固定化方法：生物传感器由生物敏感元件和信号转换器 2 个主要部分组成。生物传感器的选择性主要取决于生物敏感材料，而灵敏度的高低则与信号转换器的类型、生物材料的固定化技术等有很大的关系。因此在生物传感器的构建中，其关键技术之一就是如何将生物分子稳定、高活性地固定到换能器表面。选择理想的固定方法应该满足以下几个条件：①固定后的生物识别分子仍能保持良好的活性；②生物膜与转换器须紧密接触且能适应多种测试环境；③固化层要有良好的稳定性与耐用性；④减少生物膜中生物组分的相互作用以保持其原有的高度选择性。

（1）物理或化学吸附法（Wang et al，1993；Wollenberger et al，1990；Topoglidis et al，

1998）：特点是方法简便、操作条件温和，不足之处是生物分子与固定表面结合力弱。由于转换器表面取向的不规则分布，因此使制得的生物传感器易于发生生物分子的泄漏或解脱，灵敏度低，重现性差。

（2）包埋法（Zhang et al，1996；Adeloju et al，2001；Yang et al，1997；Karalemas et al，2000；Zhou et al，2002）：操作条件比较温和，膜的孔径和形状可以随意控制，对生物组分活性的影响比较小，缺点就是需要控制很多实验因素。

（3）共价键固定法（Sacks et al，2000）：通过特殊键的形成而将生物分子固定化于固体表面，因而不易发生分子的泄漏，并且改善了分子在表面的定向、均匀分布状况。但生物分子易失活、操作复杂、耗时、成本高。

（4）交联法（Williams et al，1994；Riklin et al，1995）：通过多官能团试剂（如戊二醛），使吸附的生物分子以共价结合的方式结合至固体表面。该法的缺点主要是反应难以控制，形成的酶/蛋白质层蓬松、坚固性差，所需生物样品量多。随着膜技术的发展一些新型的成膜技术例如分子自组装技术（李清文 等，2000）、溶胶－凝胶技术（Wang J，1999）、纳米粒子修饰技术（Brown et al，1996；Das et al，2006）等也开始广泛应用于制备生物传感器。

2. 免疫传感器

免疫是生物体识别和清除抗原型异物的一种生理性反应。免疫分析是指利用抗原与抗体之间高特异性的反应（即免疫反应）实现对抗体、抗原或相关物质进行检测的分析方法。从本质上说，免疫分析法是一种形式特殊的试剂分析法，它的起点是抗体成为分析试剂。在免疫分析的发展和应用中，免疫分析所指的抗体已超出了抗体的原始意义，它泛指所有与待测分子特异结合的蛋白质分子，包括免疫球蛋白、受体和其他结合蛋白质。免疫分析在临床化学分析中占有极其重要的地位，有着广泛的应用。由于免疫分析的高特异性，因而能用于复杂样品如尿液、血液等的分析，且操作简单，所以免疫分析技术在临床实验室和化学分析实验室很受重视。

1）免疫分析法：基于抗原和抗体本身结合前后物理和化学性质的变化建立的免疫分析方法为非标记免疫分析，如压电免疫分析法等。但是，作为分析信号，这种物理和化学信号难以直接被检测，因此免疫反应中引入探针系统以实现检测，以探针信号的变化来间接地得到抗原抗体反应的信息，进行对抗原或抗体的分析。当然，引入探针在大多数情况下不可避免的带来了检测相对过量标记试剂的分离问题，因而标记免疫分析法又分为均相免疫分析和非均相免疫分析法。通常来讲，均相免疫分析虽然不需要分离，但往往灵敏度不高，非均相免疫分析法虽然需要分离手续，但可以极大地提高分析的灵敏度，降低检测限，适合于检测含量很低的分析物。目前，在这些方法中，非均相免疫分析法依然是免疫分析的主流（李宗元等）。标记技术中的标记物主要有放射性同位素（^{3}H，^{125}I）、酶（辣根过氧化物酶、碱性磷酸酯酶）和荧光素（异鲁米诺、鲁米诺、异硫氰酸荧光素、四甲基异硫氰酸罗丹明）3大类，此外还有化学发光剂（甲基丫啶酯）、金属离子（铁、锰、铬、铅、钴、镍和镧系元素 Eu^{3+}、Tb^{3+}、Sm^{3+}）。因此根据标记物和检测方法的不同，可将相应的免疫分析技术称为放射免疫分析、酶免疫分析、荧光免疫分析、发光免疫分析、金属免疫分析、电化学免疫分析等等。免疫分析技术由于存在分析时间长、分离分析操作繁琐及对分析操作技能要求高或所用仪器、试剂价格昂贵不便于分析系统的集成化、微型化，不能满足实际生物样品分析的在线、快速检测的要求。以免疫分析技术为基础而发展起来的免疫传感器的应用，大大地推动了免疫分析技术在医学、临床、生物、化学、环境、农业、工业等领域的应用和发展（Meusel et al，1995；Kreuzer et al，2001；Abdal et al，1998；Lopez et al，1998；Benkert et al，2000）。

2）免疫生物传感器分类：

（1）光免疫生物传感器（optical biosensors immunity）：光免疫生物传感器包括表面等离子体（SPR）、紫外、荧光、化学发光、拉曼散射、光声等免疫传感器；表面扫描免疫传感器，如原子力显微镜技术（AFM）（Engel et al，2000）；光免疫传感器具有很高的传输信息容量，检测安全，信号稳定等特点，但另一方面使用的仪器和药品价格昂贵。目前借助于化学发光的光纤免疫传感器已用于许多抗原和抗体的测定，如雌二醇、α－干扰素、总 Ig G 和抗流感病毒抗体。

（2）压电免疫生物传感器（piezoelectric immune biosensor）：压电晶体免疫传感器是最常见的一种质量测量式免疫传感器，1972 年 Shons 等人首先在石英晶体表面涂覆一层塑料薄膜以吸附蛋白质，成功制备了用于测定牛血清蛋白抗体的压电晶体免疫传感器，从而使压电现象用于免疫测试的想法成为现实。但是开始阶段该类传感器大多只限于气相测定，即晶片在样品缓冲液中与待测物反应后，还需取出干燥后才能测定频率变化，这样可使晶片起振较容易，避免非特异性吸附对结果的影响，取得较好的线性关系。但这增加了操作时间，且干燥过程中对蛋白质活性有损害，会缩短传感器的寿命。自从 1980 年，Konash 和 Bastianns（1980）首先实现了压电晶体在液相中的成功起振，压电液相生物传感技术得到了飞速的发展。姚守拙等（1997）发现溶液的电导也影响压电晶体的液相频率响应。他们通过考察压电晶体在 47 种纯有机溶液、水与有机混合溶液以及电解质溶液中的频率响应情况，提出了介电常数（εL）和电导 2 个参数对晶体振荡频率响应的作用，使液相压电传感经验方程式更趋完善。压电生物传感器的应用领域非常广泛，包括临床诊断、工业控制、食品和药物分析、环境保护以及生物技术等（Zhai J H et al，1997；Zhou et al，2000；He et al，2004）。1972 年，Shons 等最早将压电传感器和免疫反应结合起来，研制了第 1 个压电免疫传感器。从这以后，出现了大量关于压电免疫传感器的研究和应用。到目前为止，压电生物传感器已经被应用到临床诊断、工业控制、食品和药物分析、环境保护等众多领域，其检测的对象包括细菌（Plomer et al，1992；He et al，1994）、病毒（Carter et al，1995；Konig et al，1995；Rickert et al，1996）、蛋白质（Sakai et al，1995）等。

（3）表面等离子共振免疫生物传感器：表面等离子共振技术（SPR）是目前免疫传感器中适用范围最广的一种换能器。具体的做法是：在等离子体共振装置表面上修饰一层抗体，当抗原－抗体识别反应发生时等离子共振装置的折射率就会发生位移，位移的大小和位置与反应的特性有关。等离子体共振装置的主体可以是一块棱镜，也可以是一块镀了金属膜的透镜。用 SPR 技术进行免疫分析，可以识别抗原的种类，测定抗原的浓度，获得抗原－抗体结合的动力学常数。测定抗原－抗体亲和力的动力学常数，不仅可以研究结构和功能的关系，而且对选择不同抗体用于治疗、检测、诊断等都具有非常实用的价值。SPR 还可用于体积较大病毒的免疫研究和疾病诊断，SPR 免疫传感器已成功地运用到性激素球蛋白、梅毒和流感病毒的测定。

（4）电化学免疫生物传感器：电化学免疫传感器是一种将特异性抗原－抗体免疫结合信号转化为相应的电信号的检测换能装置。按照测量信号的不同，可以将其分为：电位型免疫传感器、电流型免疫传感器、电导型免疫传感器和电容型免疫传感器。

电位型免疫传感器，这种传感器是基于电位变化来进行免疫检测的（Ghindilis et al，1996；Ghindilis et al，1992；Santandrue et al，1998）。通常以离子选择电极、气敏电极作为基体电极，酶作为标记物用来催化底物的反应，使底物释放出离子或气体，待测抗原（或抗体）的浓度与酶催化产物在基体电极上的响应相关。

电流型免疫传感器，电流型传感器由于其具有很高的灵敏度，因此在电化学免疫传感器中占据着重要的地位（Santandreu et al，1998；Katz et al，1996）。该类传感器的原理主要有竞争法和夹心法 2 种，由于抗原抗体通常没有电化学活性，需要使用标记物标记的抗原抗体，从而能够把这种生物结合信号转化为电信号。

电导型免疫传感器，化学反应产生或消耗的离子，能使溶液的导电能力发生改变。Yagiuda(1996)用电导法测定了尿中的吗啡，解决了原来吗啡测量设备昂贵、费时、麻烦的问题。但电导法易受被测样品离子强度和缓冲液容积的影响，且难以克服非特异吸附。

电容型免疫传感器。是以测定界面电容变化作为分析和研究的手段（Betty et al，2004）。当电极插入溶液中，电极 / 溶液界面的行为近似为一平行板电容器，在给定的电势下其双层电容 C 表示：$C=\varepsilon \varepsilon_0 A/d$ ε 为平板电容器中介质的介电常数 ε 为真空介电常数，A 为平板的面积，d 为平板间距。在免疫分析中，当 ε、ε_0、A 视为恒定的前提下，由于在传感器界面上形成了抗原抗体复合物，相应的生物敏感膜厚度 d 值增大，导致被测定的膜电容下降，由此可以建立目标物的定量检测方法。

免疫传感器已逐步应用于临床检验、环境保护、食品和药物及农业分析等领域（Brummel et al，1997；Sanden et al，1998）。Yuan 等（2005）报道了一种无标记的检测日本脑炎疫苗的电流型免疫传感器。Aboul-Enein 等（1999）使用电流型免疫传感器测定人体中甲状腺激素的含量。Park 等（2000）报道了一种用于检测食品中沙门氏细菌的电流型免疫传感器。Guilbault 等（1992）制备了一种高灵敏度，快速自动分析的免疫传感器用于阿特拉津的测定，检测限达到 $1.1\mu g \cdot L^{-1}$。Zhou 等（2003）报道了一种基于萘酚膜修饰的电流型传感器，用于日本血吸虫的检测。

3）免疫传感器的应用及发展趋势：免疫检测技术对基础研究和临床诊断中蛋白质的检测和定量分析发挥了极大的作用，通常基于抗体的免疫分析系统被视为检测特定抗原的一种通用的和有力的工具，用来检测各种不同的分子和细胞分析物，同样也用于临床诊断（Gosling J P，1990）。然而，还有众多的分析物，它们在癌症、传染病和生物化学过程中都是非常重要的生物标记物，但是却因为在人体的体液中或组织中存在的浓度太低而无法用传统的免疫方法检测出来。为了突破这个限制，提高传统免疫分析方法的灵敏度，多种可供选择的方法被提出来，包括发展更强大的荧光染料和发光基体用于 ELISAs 分析，实现信号放大如酪胺沉积（Gijlswijk et al，1997）和金属银沉积（Chu et al，2005）。但是在试验中经常要求有更高的灵敏度和分析的特异性，特别是当分析被能获得的样品所限制，或是抗原的浓度相当低的时候（Cousino et al，1997）。免疫 –PCR（Sano et al，1992；Hendrickson et al，1995）和免疫 –RCA（Nam et al，2003）等技术作为可以替代 ELTSAs 的方法成为一个高灵敏度的平台用于提高抗体 – 抗原识别时的信号。

3. DNA **生物传感器**

1）基因与基因诊断：自 1953 年 Watson 和 Crick 发现生物遗传分子脱氧核糖核酸（DNA）的双螺旋结构，建立生物遗传基因的分子机理以来，有关 DNA 分子的识别、测序一直为人们所关注。基因控制着人类生命的生老病死过程，随着对基因与癌症及其他与基因相关病症的了解，在分子水平上检测易感物种及基因突变，对于疾病的治疗及预测也有着重要的意义，并可望实现对疾病的早期诊断乃至超前诊断。基因诊断是通过直接探查基因的存在状态或缺陷对疾病做出诊断的方法。基因诊断的探测目的物是 DNA 或 RNA（核糖核酸）。前者反映基因的存在状态，而后者反映了基因的表达状态。目前，基因诊断的方法学研究取得了很大进展，先后建立了限制性内切酶酶谱分析、核酸分子杂交、限制性片段长度多态性连锁分析、聚合酶链反应（PCR），以及近年发展起来的 DNA 传感器及 DNA 芯片技术等。传统的诊断方法是先发现疾病的表型，再把基因产物即蛋白质或其抗体氨基酸序列弄清楚，运用分子生物学技术分离该基因，并通过测序确定突变部位，这适合于已知突变与疾病的关系。对于生物特征不明疾病用此方法显然不行。自 20 世纪 90 年代启动人类基因组计划以来，这一领域目前已取得相当大的进展，DNA 传感器及 DNA 芯片被应用于 DNA 测序、突变检测、基因筛选、基因诊断以及几乎所有应用核酸杂交的领域（冯德荣，2003；汪尔康，1999）。

2）DNA 传感器的设计原理及分类：DNA 生物传感器主要由 2 部分组成，即分子识别器（DNA）和换能器。识别器主要用来感知样品中是否含有（或含有多少）待测物质，转换器则将识别器感知的信号转化为可以观察记录的信号（如电流的大小、频率变化、荧光和光吸收的强度等）。在待测物、识别器以及转换器之间由一些生物、化学、生化作用或物理作用过程彼此联系。其设计原理是在电极上固定一条含有十几到上千条核苷酸的单链 DNA（即 ss-DNA），通过 DNA 分子杂交，对另一条含有互补碱基序列的 DNA 进行识别，结合成双链 DNA（即 ds-DNA）。杂交反应在敏感元件上直接完成，换能器将杂交过程所产生的变化转化为电信号，根据杂交前后电信号的变化量，推断出被检测 DNA 的量。DNA 生物传感器不仅能测定 DNA 的浓度，还能识别部分碱基的排列顺序，可确定微生物的种属，这是一般生物传感器所不具备的特性，按换能器转换信号的不同可以将 DNA 生物传感器分为 DNA 光学传感器、DNA 压电传感器、DNA 电化学传感器等等。

（1）DNA 的光学传感器：目前主要有荧光光纤 DNA 传感器、表面增强拉曼基因 探针和表面等离子体共振 DNA 传感器 3 种。Abel 等（1996）研制了自动光学 DNA 传感器系统，其原理是用亲和素或链霉亲和素将生物素标记探针固定在光纤表面，利用石英光纤损耗场的荧光激发和检测，实现探针与荧光素标记互补链杂交的现场监测，灵敏度可达 132pmol。与荧光检测相比，表面增强拉曼检测具有更高的灵敏度。因此利用表面增强拉曼（SERS）试剂修饰制备的基因探针，可无需放大直接用于基因检测。Duncan 等（1997）报道了灵敏度达 0.8 pmol 的 SERS 基因探针。Isola 等（1998）将具有光谱选择性和高灵敏度的 SERS 技术与 PCR 技术结合，应用于 HIV-Gag 基因的检测。虽然 SERS 技术所需设备较昂贵、复杂，但基于其极小的光谱带宽（半峰宽 <1nm），可望实现在一个芯片上用多个 SERS 基因探针同时检测多个靶基因，而这是一般光学检测技术（如荧光检测的半峰宽 50 ~ 100nm）所难以做到的。表面等离子体共振（SPR）基因传感器基于 SPR 对传感器表面变化的敏感，无需杂交指示剂也不用对 DNA 标记，直接现场监测杂交过程。Peterlinz 等（1997）报道用两色 SPR 谱实现 DNA 杂交的非标记现场定量检测。Jordan（1997）报道将扫描 SPR 测量和显微 SPR 技术联用，用以表征金膜表面 DNA 杂交吸附的 SPR 信号。

（2）压电 DNA 传感器：压电基因传感器的研究是压电生物传感器应用的一个热点（Cavic et al，2002）。这方面的工作主要集中在用石英微量天平（QCM）研究 DNA 的杂交反应。Fawcett 等（1988）最先开始用压电传感器来检测 DNA 杂交反应，他们在传感器表面固定多聚肌苷酸（Poly I）和多聚腺苷酸（Poly A），分别检测多聚胞苷酸（Poly C）和多聚尿苷酸（Poly U）。以后的研究工作一般都采用特定碱基序列的 DNA 片断作为探针。Okahata 等（1999）用 27MHz 的 QCM 作核酸的杂交动力学研究，测定了相关的动力学常数。他们还检测了各种影响杂交反应的因素，包括：错配碱基的个数、核酸链的长度、杂交温度、溶液离子强度。Furtado 和 Thompson（1998）在传感器表面固定 25-mer 的核酸探针，分别与互补的核酸链、非互补的核酸链、单个碱基错配的核酸链进行杂交。实验表明传感器的响应能够区别互补和单个碱基错配的情况。Tombelli 等（2000）用硫醇 / 右旋糖苷修饰金表面，再结合链球菌抗生素，固定 23-mer 的核酸探针进行实验，也得到了同样的结论。Su 等（1995）的研究小组用 32P 作为标记，对杂交反应的结果进行检测。结果表明，由杂交反应产生的质量变化远远大于 Sauerbrey 公式估计的质量变化，这主要是由于杂交过程中边界性质的变化引起的。他们还用阻抗分析与流动注射分析结合的方法对杂交过程实时监测，研究 DNA 和 RNA 杂交的动力学（Su et al，1997）。为了提高压电 DNA 传感器的灵敏度，研究者设计了各种方法。Bardea 等（1999）用 3 种方法来放大信号：DNA 结合物上加 anti-DNA 抗体的方法、生物素 - 亲和素结合的方法、酶的方法，并用于检测 Tay-SAChs 基因变异。肽核酸 PNA 与 DNA 有完全相似的化学结构，也可以用作杂交探针（Wang，1998）。与 DNA 探针相比，PNA 探针具有杂交特异性好，时间短的特点。

（3）电化学 DNA 传感器：电化学 DNA 传感器一般由一个固定 DNA 片段的电极和用于检测的电活性杂交指示剂构成（赵元弟 等，1996）。其原理（图 17-6）是：在适当条件下，利用 2 条互补的 DNA 单链间的特异性相互作用，使电极表面上已知序列的 DNA 片段（ DNA 探针）与溶液中的待测序列 DNA（靶序列）发生杂交，通过杂交前后电活性指示剂的电化学响应的变化进行测定（孙伟 等，2004）。在电极表面的 DNA 双螺旋结构形成后，该传感器还可用于检测那些与 DNA 双链有着特殊亲和力的电活性小分子。

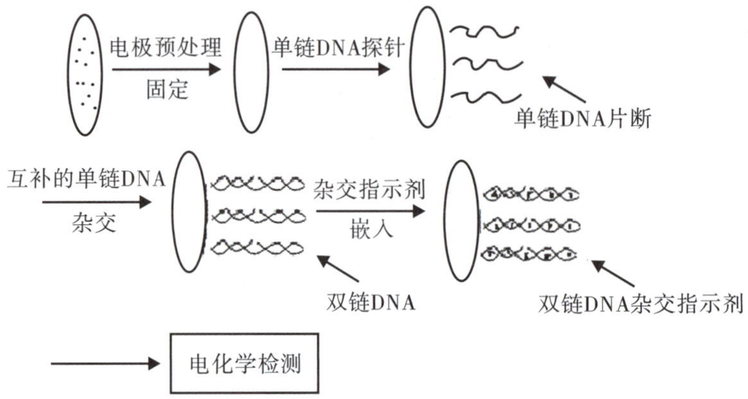

图 17-6　电化学 DNA 传感器

直接电化学法：DNA 中有的碱基具有电化学活性，可制备直接用电化学方法检测目标 DNA 的基因传感器，这样的方法比较简便。通常利用的碱基是鸟嘌呤，它较易发生电化学氧化反应。因 ds DNA 双螺旋结构外侧的脱氧核糖阻碍内侧碱基的电化学反应，所以鸟嘌呤的电化学氧化信号在杂交后明显下降（Souteyrand et al，1997），根据这个特点可设计出无标记（或无试剂）的电化学基因传感器（Korri-Youssoufi et al，1997），但是这种方法灵敏度较低。

电化学活性的杂交指示剂作为识别物：杂交指示剂是能够选择性区别 ds DNA、ss DNA 的一类物质，其与 ds DNA 结合后仍保持电化学活性。通过测定其氧化还原峰电流和峰电位可以识别和测定 DNA 分子。常用杂交指示剂有邻菲咯啉钴（Michael et al，1989）、联吡啶钴（Zhang et al，2001）、道诺霉素（Chu et al，1998）等。

在寡聚核苷酸上标记电化学活性的官能团作为识别元素：合成的带有电化学活性基团的寡聚核苷酸与电极表面的靶基因选择性地进行杂交反应，在电极表面形成带有电活性官能团的杂交分子，通过测定其电信号可以识别和测定 DNA。Xu 等（2001）用氨基二茂铁标记探针 DNA，壳聚糖吸附法固定探针，测定了 DNA 的杂交。Wang 等（2003）采用量子点标记 DNA，并用溶出伏安法检测，与普通伏安法相比，该法有很高的灵敏度，能获得有效的背景补偿，提高了序列检测能力，能方便地同时检测 3 种靶序列。

在 DNA 分子上标记酶作为识别元件：当标记了酶的 ss DNA 与电极表面的互补 ss DNA 发生杂交反应后，由于酶具有很强的催化功能，可以通过测定反应生成物的变化量间接测定 DNA。Lumley-Woodyear 等（1999）采用辣根过氧化物酶标志探针 DNA，通过测定具电化学活性的酶催化产物响应电流测定 DNA 杂交，这种方法将酶催化放大作用引入 DNA 测定，灵敏度大大提高。

3）DNA 传感器的应用及发展趋势：随着 DNA 结构和功能研究的不断深入，DNA 传感器已经在基因识别分析、生物过程研究、药物合成设计、DNA 损伤检测、环境检测、转基因食品监控等各个方面起到重要作用（Chiti et al，2001；陈新黔，2004）。它还具有实时、在线检测，活体分析等优点，必然有利于其应用范围的扩展。

（1）在基因序列检测中的应用：利用 DNA 电化学传感器，可以检测目标基因序列。Millan 等（1993）利用 18 个碱基的寡聚脱氧核苷酸探针选择性检测了囊性纤维变性基因

ΔF508 序列。Hashimoto 等（1994）利用一个含 20 个碱基的脱氧核苷酸固定在金电极表面制备的探针检测了单链 PUM623 的 Pat Ⅰ片断上的致癌基因 V-myc，检测下限可达 10~13mol/L。Wang 等（1996）通过 17 个碱基的肽核酸 PNA 探针检测了抑癌基因 P55 的突变位置，及对肺结核 DNA、人体免疫缺陷病毒 HIV 有关的短 DNA 序列的研究，取得了很好的结果。

（2）在基因损伤检测中的应用：化学物质、辐射等外界条件的作用对 DNA 的结构造成一定的损伤。基因损伤可以导致最基本的生命过程的紊乱，甚至导致复制过程中的突变和变异。孙星炎等（1998）利用道诺霉素为杂交指示剂，研究了不同的致突变因素如紫外光照射、超声波作用等对特定碱基序列 DNA 的损伤程度。

（3）在药物分析中的应用：许多药物（如抗癌药物、致癌剂等）和 DNA 之间存在着相互作用，DNA 传感器可用于 DNA 结合药物的检测和新型药物分子的设计。黄海珍等（2002）研究了一些抗癌药物与 DNA 的作用，结合电化学方法，为药物的体外筛选提供一种很好的方法。罗济文等（2002）研究了道诺霉素在 DNA 修饰石墨粉末微电极上的电化学行为并建立了测定人尿中痕量道诺霉素的方法。Oliveira-Brett 和 Silva 等（2002）研究了亚德里亚霉素对 DNA 传感器上 ds DNA 的损伤。其他的药物如卡铂、阿的平、硝基咪唑、吩噻类、维生素 B_2、米托蒽醌、盐酸阿霉素等药物与 DNA 传感器的作用都有报道（刘盛辉 等，1996；方禹之 等，1996；Wang et al，1996）。

（4）在环境监测中的应用利用：DNA 电化学传感器可以监测环境中的有机污染物和病原微生物（Kerman et al，2001）。Wang（2002）报道了灵敏测定肼类化合物和有毒芳胺类化合物的 DNA 电化学传感器，对肼类化合物的检出限可达 10^{-9}g/L 水平，对 2- 氨基萘、1- 氨基蒽等芳胺化合物的检出限达到 10^{-9}mol/L 的水平；还利用丝网印刷电极制造了测定大肠杆菌 DNA 序列的电化学传感器并应用于环境水样中大肠杆菌的测定（杜晓燕 等，2002）。

目前在 DNA 传感器的基础研究中，虽然较好地解决了可逆性和特异性识别的问题，但在传感器的响应时间和灵敏度方面却不尽如人意。如何在不损失或保证足够灵敏度的前提下缩短杂交时间是 DNA 传感器研究者们关注的问题。一方面可利用 PCR 等扩增技术来弥补 DNA 传感器灵敏度低的不足；另一方面采用新技术、新方法（如新的荧光检测技术）来提高灵敏度，缩短响应时间。激光荧光分析、时间分辨荧光分析以及共振能量转移荧光分析等技术已用于生物传感器的研究。

4）适体在生物传感器中的应用：生物传感器在快速检验中发挥着重要作用，它将分子识别与信号传导器相结合。应用抗体的免疫传感器已获得很大进步，但固化在传感器表面的抗体易衰减而失败。利用核苷酸间的严格的识别和亲和力而设计的人工合成寡核苷酸适体的出现，使抗原抗体反应发生新的革命性变化，它弥补了现有的抗体的不足。

适体是经过一种新的体外筛选技术 -SELEX（指数富集配体系统进化），从随机单链寡聚核苷酸文库中得到的能特异结合蛋白或其他小分子物质的单链寡聚核苷酸，可以是 RNA 也可以是 DNA，长度一般为 25~60 个核苷酸（田波 等，1999）。适配子与靶分子间的特异性识别，依赖于其单链分子形成的三维空间结构。寡核苷酸适配子可形成发夹、假结、凸 环、G- 四 联 体等三维空间结构，通过氢键、疏水堆积作用、范德华力等与靶分子紧密结合。有研究表明，适配子与靶分子的结合是相互诱导的适应性识别，当目标存在时，单链 DNA 或 RNA 发生适应性折叠，与靶分子相互识别（Mckie et al，2002）。

（1）适体技术在生物传感器中应用的优势：适配子具有靶分子广、特异性强、可体外人工合成等优点，应用于生物传感器可提高其灵敏度和准确性，降低其成本，使其更易操作并易于批量生产。

靶分子广：适体与靶分子之间的分子识别功能与抗体极为相似，但适体作用靶分子范围极广（包括毒素、免疫原性弱及不具有免疫原性的物质），如酶、生长因子、基因调节因子、细胞黏附分子、植物凝集素、完整的病毒颗粒、病原菌等，理论上，只要筛选的核苷酸库的容量足够大，就可通过 SELEX 技术筛选出针对任何靶分子的适体。因此，适体作为分子识别元件的生物传感器可在更多领域得以应用。

高亲和力：适体与靶分子间的亲和力（解离常数为 1×10^{-9}~1×10^{-12}M，1M=1mol/dm^3）常强于抗原抗体间的亲和力。随着体外筛选技术的发展，筛选出的适体与靶分子间有更高的亲和力。单链寡核苷酸只识别与其空间结构互补的目标分子，而适体经多次筛选获得，更保证了其强特异性，几乎可以完全避免非特异性结合。生物传感器的选择性取决于它的生物敏感元件，适体作为识别分子具有高特异性和高亲和力，适用于多种生物传感器。

体外筛选制备的优越性：适体由体外 SELEX 筛选获得，较单抗的筛选过程更为简单，筛选出的适体通过化学合成产生，纯度高、有极佳的准确性和重复性，几乎不存在制备的批间误差。适体这一优点有利于提高生物传感器的检测重复性。

分子量小：适体是一段 25~80 个碱基组成的寡核苷酸片段，分子量一般为 8~15kDa，分子量小，与目标分子结合空间位阻小。这有利于构建高密度阵列生物传感器。

稳定性好，可复性：相对于酶和抗体/抗原，适体不仅具有良好的稳定性，而且可反复变性、复性，进行重复利用。这有利于提高生物传感器的寿命和实现重复使用。

（2）基于适体技术的生物传感器的研究：最早利用核酸适体发展的传感器采用荧光分光光度计，以渐消失场激发荧光标记的抗凝血酶核酸识体，通过核酸识体捕获蛋白质前后荧光偏振的变化来检测凝血酶蛋白（Potyrailo et al，1998），其装置比较复杂。把荧光标记的抗凝血酶核酸识体固定在硅球上，然后将硅球嵌入光纤末端，可建立光纤微阵列传感器（Lee et al，2000）。1998 年 Kleinjung 等报道了检测 L- 腺苷的荧光适体传感器，他们通过生物素和亲和素特异结合作用把 RNA 适体固定到光纤表面，待测的 L- 腺苷与异硫氰酸荧光素标记的 L- 腺苷竞争固定在光纤表面的适体，通过荧光信号的变化可检测亚微摩尔浓度水平的 L- 腺苷。此外，由于电化学检测的简便、灵敏性，适体电化学传感器也得到了广泛的研究和应用。Zhang（2007）等以二茂铁为电化学活性物质，首次报道了基于表面临近分析方法检测血小板衍生增长因子的电化学适体传感器，该方法简单、灵敏，检测下限达到 1 pg/mL。研究人员还分别将抗 Ig E 的核酸识体和 Ig E 的单抗固定在晶振片上了制备石英晶振天平（QCM）传感器（Liss et al，2002），实验结果表明基于核酸识体的检测方式其线性范围优于单抗，再生能力也比单抗强。

六、蛋白质组学

（一）蛋白质组学简介（张金涛 等，2011）

随着人类基因组测序计划的完成，基因组学的研究重点从结构基因组学转向功能基因组学，基因的功能是通过其编码的蛋白质实现的。因此蛋白质组学逐渐成为一个主要的研究热点，蛋白质组学是对一个基因组或一种细胞、组织、器官所表达的全部蛋白质成分的分析。

（二）蛋白质组学的研究目的

功能基因组学时代，强调应用整体的高通量实验方法结合生物信息学阐明基因功能。基本策略则是从研究单一基因或蛋白上升到从系统角度一次研究所有基因或蛋白。我们从基因组序列无从得知基因表达的产物是否出现与何时出现，基因表达产物的浓度是多少，是否存在翻译后修饰及如何修饰。实质是不了解按照特定时间、空间进行的基因表达谱。获得基因表达信息是比 DNA 序列测定艰巨得多的任务，因为它是一个依赖于多因素的动态过程。国际上在核酸和蛋白质 2 个层次上发展了分析基因表达的新技术。即蛋白质层次上的双向电泳（2-DE）和测序质谱（MS）技术，也就是蛋白质组技术。因此，蛋白质组学是功能基因组学研究的重要支柱。蛋白组学分析可强有力地补充 DNA 测序及 RNA 表达的不足，蛋白质是生物体的效应分子，因而检测蛋白质比检测 DNA 及 RNA（生物信息分子）更能反映出机体在细胞水平的变化。

（三）蛋白质组学的优势

蛋白质组学对应于基因组学，并可回答基因组学不能解决的几个难题：基因组中的基因是否被转录、翻译及相应时相，基因产物表达量的变化，翻译后修饰，ORF（开放阅读框）的预测，基因敲除或基因表达的生物学效应，蛋白质的半衰期及在蛋白复合物中的定位，药物效应、细胞周期、发育、老化、各种应激反应及涉及多基因疾病的现象。

（四）蛋白质组学的技术平台

蛋白质组学技术可以被分成 2 大类：样品分离、定量技术和样品鉴定技术。

1. **双向电泳**（2-DE）（O’Farrell，1975）。

现已成为高分辨率、高重复性的蛋白质分离方法，经典的蛋白质组技术基于双向电泳，然后用质谱进行鉴定。复杂的蛋白质混合物加到固定 pH 梯度凝胶条内，在第一向根据蛋白质的等电点进行分离，随后固定 pH 梯度凝胶条转到第二向凝胶上，第二向电泳根据蛋白质的分子量来分离蛋白质。接下来即为显像和定量所分离的蛋白质。通常用考马斯亮蓝染色、银染色、荧光染色及放射标记。显像方式要同下一步进行的质谱相匹配，考虑到是否方便应用、灵敏度、定量、质谱匹配性、费用、毒性等，各种染色方法各有其优缺点。染色方法可将分离的蛋白质即刻染色，放射标记可得到蛋白质合成及降解的速率，也可联合应用这两种方法。显色后，2D 胶被消化、分析，即使有复杂的软件系统，图像分析仍然是蛋白质组研究中最费时费力的部分。但是，高质量地完成这一步是 2D 蛋白质定量中必不可缺的。事实上，这一步在多数情况下是获得阳性结果的唯一方式。

近年来，2DGE 技术进展很快，裂解缓冲液配方的改进增加了疏水性膜蛋白的溶解性，加上染色方法灵敏度的提高，使更多的蛋白可被显示在 2D 胶上。IPG 胶条的应用，使得第一相重复性极大地提高。联用几种窄范围 pH 胶条，将蛋白质组分为几个亚蛋白质组，每个亚细胞蛋白质组包括不同等电点范围的蛋白质。这种方法增加了可辨别的蛋白质点的数量，有效地提高了分辨率。随着 2DGE 重复性的极大提高，使不同实验室之间 2D 图谱的比较成为可能，

Celis 是最早建立了可供参考的 2D 数据库（http：//biobase.dl/cgi-bin/celis）的学者之一。如今，这种标准数据库在互联网上广泛存在，提供了多种器官、组织、细胞的 2D 数据库以及相关生物信息（http：//world-2dpage.expasy.org/swiss-2dpage/）。

2. 质谱分析技术

无论选择哪种蛋白质分离模式，选取的蛋白质必须被进一步鉴定。经典的鉴定方法是：把蛋白质电离离子转移到 PVDF 膜上，随后进行 N- 末端测序。然而，与当前质谱分析技术相比，这种 N- 末端测序方法缓慢、繁琐、灵敏度低。20 世纪 80 年代末 90 年代初，质谱技术开始应用于生物样品的测定，这种应用的前景主要得益于 2 种电离技术的发明：基质辅助激光解吸电离和电喷雾电离。这些方法使生物大分子的电离和检测成为可能，而且，ESI 技术可使层析系统和质谱仪辐联起来。20 世纪 90 年代中后期质谱技术在灵敏度、自动化程度和通量方面都有巨大改进。另一个同样重要的因素是软件的发展，这些软件可以利用原始的质谱数据检索蛋白质和 DNA 序列数据库，从而鉴定蛋白质。这些革新的优势体现在鉴定一种蛋白质只需几秒钟，而过去用 N- 末端测序鉴定一种蛋白质要花几天或几个月。

目前存在 2 种显著不同的生物质谱分析平台来鉴定蛋白质：基质辅助激光解吸电离飞行时间质谱和液相色谱 - 电喷雾离子化串联质谱分析。这 2 种质谱分析平台在鉴定蛋白质时是相互验证和相互补充的。

蛋白质组学可用来研究蛋白质与蛋白质之间的相互作用。一些生物技术公司也在使用酵母双杂交系统来研究蛋白质与蛋白质之间相互作用的网络。蛋白质复合体的免疫沉淀可被用来获得特定蛋白质，并用 LC-ESI-MS/MS 来鉴定。

（五）蛋白质组学在阿尔茨海默病学中的应用

蛋白质组学的出现，使我们又找到了一种研究阿尔茨海默病的有力工具。阿尔茨海默病的病因复杂，临床表现多样。蛋白质组技术的出现，使我们可以从蛋白质水平来深刻认识疾病的病理机制，通过比较疾病与正常组织的差异表达蛋白，我们可以寻找疾病的生物标记，即疾病相关蛋白。疾病相关蛋白对于老年神经疾病诊断、治疗和判断愈后均有重要意义。异常的蛋白质翻译后修饰所致蛋白质功能障碍在老年神经疾病发病机制中占有重要的地位。蛋白质组学能够从整体方面定量分析老年神经疾病蛋白质翻译后修饰的变化，为阐明阿尔茨海默病复杂的发病机制发挥不可替代的作用。

1. 以血液、脑脊液为研究对象的蛋白质组学

以脑脊液、血液为研究对象的蛋白质组学可在对患者不造成损伤的情况下，仍能获得关于疾病的信息，标本容易采集。由于脑脊液与脑组织细胞外液直接相通，脑脊液蛋白质组学研究可获得 AD 的信息（Davidsson et al，2005）。人类脑脊液的蛋白质组学研究已建立了 SWISS-2DPAGE 数据库。并已经检测到 AD 部分异常蛋白的表达，如 Apo E、τ 蛋白、可溶性淀粉样前体蛋白、乙酰胆碱酯酶等在 AD 时均有改变。Joungil 等发现 AD 患者的血液中，纤维蛋白原 γ 前体蛋白、α -1 抗胰蛋白酶前体蛋白发生氧化修饰。Davidsson 等（1999）研究了脑脊液的蛋白质组，并建立了脑脊液突触蛋白质表达谱，其中包括 Synaptotaymin 等。由于脑脊液中清蛋白和球蛋白量占 99% 以上，使样品中的低密度蛋白的检出较为困难，但随着蛋白质组学技术的不断进步，样品分级分离技术不断改进，滤除这部分干扰蛋白，使样品简单化，

将可能发现疾病的低密度蛋白、AD关键蛋白等。

2. 以脑组织为研究对象的蛋白质组学

凝胶电泳技术结合各种质谱技术已用于建立成年大鼠(Beranova et al，2002)、小鼠(Taoka et al，2000)的脑蛋白质组图谱。在野生型小鼠和转基因小鼠（异常的τ蛋白基因）的研究中，通过2－D E进行蛋白分离、电喷雾串联质谱技术鉴定，发现有34个蛋白质的表达水平差异至少达115倍。鉴定出的蛋白包括能量代谢蛋白、细胞骨架蛋白、信号转导蛋白和氧化应激反应蛋白。Schonberger等（2001）利用蛋白质组学比较了阿尔茨海默病患者与正常组的尸检脑标本后发现，阿尔茨海默病患者海马有76种蛋白质水平发生了变化，颞叶和内嗅皮质分别有62个、29个蛋白质水平发生了变化。而在相对保留的区域，如小脑、扣带回亦分别有34个、125个蛋白质水平发生了显著变化。Tsuji等（2002）鉴定阿尔茨海默病患者组织中发生变化的蛋白质，包括胶质纤维酸性蛋白（GFAP）等。Langen等（1999）鉴定了顶叶皮质双向电泳图谱中的180个蛋白质，包括突触蛋白、多种酶和酶复合物、热休克蛋白、脂质结合蛋白、生长因子、转录因子等，其中一些蛋白同阿尔茨海默病关系密切。现在首个顶叶皮质脑组织蛋白质组学图谱已经绘制完成。其中包含了与中枢神经系统疾病相关的180个蛋白质。比较蛋白质组学的方法已应用于阿尔茨海默病患者死后的脑组织与年龄相匹配的无痴呆对照组的研究中（Gauss et al，1999）。通过双向凝胶电泳进行样品分离，用N端分析法进行鉴定，在阿尔茨海默病脑组织和对照组中发现了37个蛋白质有显著差异，这些蛋白质的种类包括与糖代谢、脂质转运、应激反应，神经递质等有关的多种功能蛋白。其中许多蛋白，如晶体蛋白、超氧化物歧化酶（SOD）、三磷酸甘油脱氢酶和脱氢嘧啶相关蛋白等在既往的研究中，已证明与阿尔茨海默病的发病有关。在一项比较蛋白质组学的研究中，通过定量分析人类6个脑区蛋白质组的变化，发现在阿尔茨海默病患者的海马区、颞叶皮质区、小脑和扣带回皮质区及感觉皮质区分别有76个、62个、34个、125个和75个蛋白呈高度表达，进一步鉴定和验证不同脑区的不同表达蛋白，则有可能为阐明阿尔茨海默病的确切发病机制提供有益的线索。另外，阿尔茨海默病特异性病理改变NFT也见于正常老年人和其他神经变性疾病患者，只是在分布的区域和数量上有所差别（Fountoulakis et al，1999）。同样有NFT，为什么临床表现却不同，通过蛋白质组学研究阿尔茨海默病患者与正常老化者不同脑区的NFT神经元蛋白质组，将可能解决这一问题。Sagi等（2003）鉴定出HD与PD模型小鼠共有的疾病相关蛋白，并通过比较蛋白质组学研究，鉴定出了模型组与正常老化组小鼠有着共同的蛋白质改变。Sagi等的实验结果表明，神经变性疾病和正常老化可能是通过共同的细胞路径进行的。阿尔茨海默病病变范围较广，其特异性病理改变SPs存在于新皮质、海马、视丘、杏仁核、尾状核、豆状核、Meynert基底核及中脑等。NFT常见于海马和内嗅区皮质，但也可遍及整个大脑。研究如此广泛的脑区蛋白质组，其中的蛋白种类之多和工作量之大是难以估计的。但是双向电泳2质谱（2DE-MS）技术可一次性分离几千个甚至上万个蛋白点，2DE-MS技术中发展出的分子扫描技术，成功地将双向凝胶电泳与基质辅助激光解吸电离质谱飞行时间（MALDI-MS-TOF）整合在一起，进一步提高了蛋白质分离和鉴定的速度。随着蛋白质组学方法技术的进步，目前已经可以进行亚细胞结构的蛋白质组学研究（Sagi，2003），包括线粒体、溶酶体、高尔基体等。这些细胞器在维持细胞正常生理功方面起着重要作用。据估计，线粒体中约有1000种不同的多肽，而线粒体功能障碍与阿尔茨海默病等许多疾病有关（Hazeki et al，2000）。亚细胞结构的蛋白质组可能包含大量的涉及阿尔茨海默病病理机制的关键蛋白（Kayed et al，2003）。

3. 磷酸化修饰的蛋白质组学

蛋白质通过翻译后修饰，如磷酸化、糖基化、甲基化产生大量新的蛋白质。一些翻译后修饰改变了蛋白质性状，往往与疾病的发生密切相关。磷酸化是指某些结构／功能蛋白中特定氨基酸基团，如丝氨酸、苏氨酸、酪氨酸等在外环境的刺激下，经激酶和磷酸酶的催化作用，发生加磷酸／脱磷酸反应，使蛋白活性和稳定性发生了变化，从而引起一系列生理或病理效应。阿尔茨海默病脑组织 τ、蛋白激酶 C（PKC）和丝裂原激活的蛋白激酶（MAPK）的磷酸化发生显著变化（Hensley et al，1999）。

4. 氧化修饰的蛋白质组学

研究氧化应激反应在老年神经病尤其是阿尔茨海默病的发病机制中起着重要作用（Selkoe et al，1999）。以往的研究结果证明，由于活性氧分子（ROS）的增多，阿尔茨海默病患者脑中氧化修饰蛋白质的数量显著高于正常对照组。提示由于氧化修饰所导致的蛋白质，尤其是发挥重要生理功能的蛋白质，如抗凋亡蛋白质、信号传导蛋白及细胞骨架蛋白功能降低，是阿尔茨海默病的病理机制之一。在阿尔茨海默病患者 β－淀粉样蛋白（β－淀粉样多肽）聚集增加活性氧分子（ROS）的产生，而 ROS 可进一步促进 β－淀粉样多肽的聚集，两者互为因果，形成恶性循环，共同导致了某些在细胞中发挥重要功能的蛋白质发生氧化损伤，进而引起神经元凋亡，出现阿尔茨海默病临床表现。Castegena 等（2002）发现，阿尔茨海默病患者脑组织中发生氧化修饰的蛋白质有二氢嘧啶酶相关蛋白质 2、Alpha－烯醇化酶、心脏休克同源蛋白 71、肌酸激酶、谷氨酰胺合成酶、泛素 C 端水解酶 L 等。Choi 等（2006）以阿尔茨海默病患者成纤维细胞为研究对象，鉴定出最易氧化的蛋白是 HSP60 及波形蛋白。波形蛋白是一种重要的骨架蛋白，凋亡早期可被 Caspase 酶切割。离体实验研究中，过量表达波形蛋白基因的细胞，可抵抗氧应激所致的细胞凋亡。即在阿尔茨海默病患者成纤维细胞，最易氧化的蛋白均为抗凋亡蛋白。他们 H_2O_2 处理神经细胞，观察 H_2O_2 诱导的氧化应激反应所攻击的主要靶点也是这两种蛋白，提示 H_2O_2 可能介导阿尔茨海默病毒性反应。氧化应激可直接致细胞损伤或改变细胞信号系统，如转录因子 NF-KB 同胞浆中抑制蛋白 IKS 紧密结合。氧化损伤时，IKS 被氧化，丧失其抑制功能，导致 NF-KB 被激活。因此鉴定氧化修饰蛋白质，对探讨氧化应激同细胞凋亡的关系及阿尔茨海默病的发病机制具有重要意义。

5. 有关阿尔茨海默病治疗的蛋白质组学研究

由于阿尔茨海默病发病机制至今尚未明确，阿尔茨海默病治疗一直是临床医师最棘手的问题。目前阿尔茨海默病治疗目标主要是改善症状，减少或阻止症状的进展。采用的治疗药物有胆碱能替代药物、脑细胞代谢激活药、脑循环促进药、钙离子拮抗药、神经营养因子、抗氧化剂等。新兴的疗法还包括使用抗感染药物，因这类药物可抑制小胶质细胞增生，干扰老年斑形成，延缓阿尔茨海默病进展，但因不良反应较多，还在进一步研究中。

6. 有关寻找阿尔茨海默病药物设计靶点的研究

寻找阿尔茨海默病的关键蛋白，将为抗阿尔茨海默病药的研制指明方向。功能基因组学的研究认为，人类每种疾病平均约与 10 种基因相关，而每种基因又可能与 3 ~10 种蛋白质有关。

故蛋白质组学的发展必将为治疗 AD 提供更加丰富的药物靶点（Mathisen et al，2003）。目前，阻止阿尔茨海默病淀粉样蛋白的积聚、溶解已经聚集的蛋白（Hazeki et al，2000）、阻止这些靶蛋白的乙酰化和甲酰化的治疗方法正在研究之中（Mattson，2003）。

7. 有关抗阿尔茨海默病疫苗的研制情况

阿尔茨海默病异常蛋白质的积聚，启发了人们研究抑制或清除这些异常蛋白在脑内积聚的方法。有研究（Blanker，2000）结果表明，将疫苗接种在转基因（表达突变的 APP 基因）小鼠阿尔茨海默病模型上，能清除已经存在的老年斑，又可逆转认知功能障碍。Kayed 等（2003）认为，神经变性疾病是由于小分子毒性物质引起细胞损伤，应用特异性抗体在阿尔茨海默病动物模型上，可有效阻止淀粉样蛋白的积聚和神经元功能的缺失，但是在人体的试验仍在探索之中。

总之，蛋白质组学可寻找疾病相关蛋白，帮助我们深入理解疾病发病机制、诊断疾病及判断预后。疾病相关蛋白亦可作为药物靶蛋白，为新药开发提供新的靶标，在老年神经病学领域具有广阔的应用前景。

七、蛋白质芯片技术及应用

蛋白质组研究目的是要分离鉴定构成蛋白质组的全套蛋白质并揭示蛋白质之间的相互关系，这种在全蛋白质组规模上大量蛋白质表达和相互关系的研究同样需要高通量的分析手段，因此蛋白质芯片技术在高密度微孔板技术和 DNA 微阵列技术的基础上应运而生（Walter et al，2000）。蛋白质芯片的应用不仅对基础分子生物学研究产生重要影响（Borrebaeck，2000），而且在医学诊断、疗效分析、药物筛选及药物机理的研究中具有重要应用价值。

（一）蛋白质芯片的探针蛋白

蛋白质芯片是将各种蛋白质点样到固体基质表面形成阵列，高通量检测样品中目标蛋白质分子的一种技术，因此蛋白质芯片上探针蛋白的种类多少、特异性强弱、灵敏度高低是影响蛋白质芯片发展的关键因素。多抗和单抗是目前最广泛使用的探针蛋白（Huang，2001；Sizel et al，1998；Arenkov et al，2000），除此而外，重组单链抗体、抗原、c DNA 克隆表达的蛋白质（Lueking et al，1999；Bussow et al，1998；MacBeath et al，2000）、酶、受体（Uetz et al，2000）、酶底物蛋白（Zhu et al，2000）、转录因子、激活蛋白、辅激活蛋白等都可以作为探针蛋白质制备蛋白质芯片。生产足够种类和数量的探针蛋白对蛋白质芯片制备和应用非常重要。高通量分离或合成高亲和性和高特异性的探针蛋白将是今后蛋白质芯片发展的重中之重。噬菌体展示单链抗体、重组抗体、多肽合成、亲和标签融合蛋白和小分子配体的生产将对解决这一问题发挥重要作用（Kodadek，2001）。

（二）蛋白质芯片的制备及检测

蛋白质芯片的制备首先需要选择适当的固相介质做芯片载体，载体的选择对蛋白质芯片的大规模制备、检测、保活等非常重要。目前已用于制作蛋白质芯片的固相介质主要有各种化学膜、聚丙烯酰胺凝胶、微孔板和玻片 4 种。此外金膜也可以做蛋白质芯片载体（Jones et al，1998）。制作蛋白质芯片的化学膜有尼龙膜、硝酸纤维素膜、聚苯乙烯膜和聚偏二氟乙烯膜。化学膜的优点在于不需要做点样前的复杂表面处理，就可以进行点样，但容易造成较高的背景，降低检测的灵敏性。聚丙烯酰胺凝胶作为蛋白质芯片载体时提供了多孔的贮水环境，有利于保持芯片上蛋白质的生化活性，但杂交后除去反应液较困难。96 孔微孔板和 100~1000nL 体积的微凹井平板是微孔板型蛋白质芯片的良好载体，这种微凹井蛋白质芯片上探针蛋白间分隔良好，交叉污染程度极低，而且探针蛋白质处在水相，有利于蛋白质芯片的保活，因此特别适合进行生化分析；这种技术非常灵敏，每次分析只需要极微量的蛋白质样品（Zhu et al，2001）。微孔板型蛋白质芯片已经成功地用于在全基因组水平上进行蛋白质相互作用的高通量筛选。玻片是制作蛋白质芯片的最佳载体，这不但可以提高点阵密度体现芯片化模式分析的高通量优势，还有利于充分利用基因芯片已经发展成熟的点样和检测设备，提高操作的自动化水平和检测及分析的效率。以玻片做蛋白质芯片载体时最重要的是玻片表面的修饰。目前用于玻片修饰的化学基团主要有醛基、牛血清蛋白（BSA）（Mooney et al，1996）和多聚赖氨酸（Haab et al，2000）。BSA 修饰的玻片更加有利于蛋白质芯片上蛋白质活性的保持。玻片化蛋白质芯片是蛋白质芯片制作技术的重大改进，也成为今后蛋白质芯片发展的主要方向。

在选定适当的载体并进行表面处理后，需要将探针蛋白质溶液转移到载体上，以便探针蛋白与玻片表面的化学基团发生化学反应而使蛋白质最终连接到玻片上成为蛋白质芯片。目前转移蛋白质的方法基本分 3 种：①手工点样制备低密度蛋白质阵列；②阵列针头点样制备蛋白质芯片，这种方法操作中将蛋白质吸附在针头上，通过针头与固相介质的接触将蛋白质点到介质表面形成阵列；③用喷墨打印头将蛋白质样品喷点到固相介质上形成阵列。其中后两者以机器精确控制，能够高效率制备较高密度的蛋白质芯片，是今后制作高密度蛋白质芯片的主要方法。

蛋白质芯片与样品中靶蛋白或其他靶分子杂交反应后要采用相应的仪器检测反应结果，目前采用原子力显微镜、磷光成像仪、光密度仪、质谱仪和激光共聚焦扫描系统等仪器进行蛋白质芯片的检测。质谱仪可采用表面增强激光解析离子化 - 飞行时间质谱技术（SELDI-TOF-MS）检测 ProteinchipTM 阵列（Senior，1999）。原子力显微镜法（AFM）因具有极强的空间分辨能力特性（Binning G et al，1986）而用来观察芯片上蛋白质与靶分子结合后空间形状的变化，以此判断芯片上探针蛋白与样品中靶分子的相互作用（Wadu-Mesthrige et al，2001）。其优点在于检测时不需要对靶蛋白进行化学标记，避免标记对蛋白质结构可能造成的影响。磷光成像仪用于检测放射性同位素标记靶蛋白的蛋白质芯片，在研究蛋白激酶与芯片上底物蛋白质的相互作用时非常有利。光密度仪可以检测蛋白质芯片与放射性同位素或化学发光系统标记的靶蛋白反应的结果。激光共聚焦扫描系统已经被广泛用来检测 DNA 芯片杂交结果，在荧光标记的 DNA 杂交检测中非常有效；同样这一系统可以检测荧光标记靶蛋白与蛋白质芯片的杂交结果，这样可充分利用已经发展成熟的 DNA 微阵列检测系统，因而成为蛋白质芯片检测方法的发展方向。各种检测手段获得的蛋白质芯片信息用相应的计算机软件进行分析，可确定靶蛋白的分子量、表达量、种类、数量、相互关系、表达谱等。

（三）蛋白质芯片的应用

1. 蛋白质芯片在分子生物学及生物化学基础研究中的应用

（1）在蛋白质水平上检测基因的表达：由于基因转录产物 mRNA 数量并不能准确反映基因的翻译产物蛋白质的质与量，因此在蛋白质水平上检测基因的表达对于了解基因的功能非常重要。蛋白质芯片技术产生前，蛋白质双向电泳技术是蛋白质组规模上进行蛋白质表达研究的唯一方法，但这种技术操作繁琐而且难以快速检测样品中成百上千种蛋白质的表达变化，而且难以检测分子量小于 7000 的蛋白质分子。蛋白质芯片的特异性、灵敏性和高通量特点在检测基因表达终产物蛋白质谱的构成及变化中将发挥不可替代的作用。SELDI 蛋白芯片技术提供了一种快速进行基因表达产物蛋白质的检测手段，依此可了解正常和疾病状态或细胞在不同调节状态下蛋白质的表达谱，寻找与疾病或某种生理状态密切相关的标志蛋白质分子和标志蛋白质分子表达谱构成的表型指纹，因而 SELDI 蛋白芯片技术对蛋白质表达图式的分析提供了一个在蛋白质水平上检测基因表达的理想平台（Fung et al，2001）：SELDI 蛋白芯片技术与 LCM 技术相结合可以高效快捷地获得特定细胞中明确的蛋白质表达图式（Paweletz，1999；Howard et al，2000）。SELDI 蛋白芯片对蛋白质表达的检测非常灵敏，可以检测到 attomole（10~18）的蛋白质含量（Strauss，1998），而且在 LCM 中 25~250 个细胞的裂解物就可以产生可重复的蛋白质指纹（Paweletz et al，2000）。此外蛋白质芯片对鉴定 cDNA 克隆表达产物非常有效，如 Lueking 等将 92 种人 cDNA 克隆表达的细胞裂解物直接点样在 PVDF 膜上制成蛋白质芯片，再用相应的单克隆抗体进行检测，发现这种蛋白质芯片在检测蛋白质表达时特异性强、灵敏度高，能够检测到表达量为 250mmol 或 10pg 的靶蛋白；再如 Bussow 等用 9212 和 27648 个 His_6 融合人胎儿脑 cDNA 克隆文库高密度点样到 PVDF 膜上制成阵列，在 IPTG 的诱导下表达 His_6 融合蛋白，然后用 RGS-His 单克隆抗体杂交，检测到 20% 的阳性克隆。这种方法可用于确定不同组织和发育时期的蛋白质产物，而且可以快速将阵列上表达的蛋白质与其 cDNA 克隆文库中的基因 DNA 信息联系起来。

（2）高通量筛选抗原 / 抗体相互作用：抗原抗体的特异性识别和结合是目前蛋白质芯片检测利用最广泛的生物分子相互作用，单克隆抗体是蛋白质芯片检测中使用最广泛的生物分子。运用蛋白质芯片可以研究不同抗原 / 抗体的特异性作用，而且对于检测样品中极微量的抗原 / 抗体分子作用非常有利。Silzel 等将 4 种亚型的人 Ig G 喷点到聚苯乙烯膜上形成阵列，再用鼠抗人 IgG 多抗检测芯片时，发现这种蛋白质芯片需要极微量的抗体样品（1ng）就可以特异性地进行抗原抗体免疫分析；Haab 等将 115 个抗体 / 抗原点样到多聚赖氨酸覆盖的玻片上构成蛋白质阵列，用对应的 115 种抗原 / 抗体的荧光标记混合物与蛋白质芯片杂交，研究抗原 / 抗体结合的特异性、蛋白质芯片对样品中目标蛋白的定量能力和检测的灵敏度，结果表明有些抗原 / 抗体能够检测到绝对浓度低于 1ng/mL 的对应配体，这对于测量病人血液中的许多临床上重要的蛋白质来说已经足够灵敏。此外蛋白质芯片还有可能成为筛选重组抗体文库（Bulyk et al，2001）和噬菌重组单链抗体文库的首选工具，如 DeWildt 等将 8488 个噬菌重组单链抗体（sc Fvs）文库点样到覆盖在培养基上的硝酸纤维素膜上制成抗体阵列，用来筛选与特定抗原（如 BSA）或复杂细胞（如 Hela）裂解物特异反应的抗体克隆，发现在一次杂交中就可以检测到 49 个克隆能与 BSA 发生结合反应。

（3）蛋白质 / 蛋白质相互作用分析：酵母双杂交系统是近年来基因组规模上研究蛋白质相互作用的主要方法，但存在体内操作、假阳性、假阴性和外源蛋白质正确折叠、修饰等局限（Uetz et al，2000；Flores et al，1999；Ito et al，2001）。蛋白质芯片技术不依靠任何生物有机体而在体外直接检测目标蛋白质，实验条件可随意控制，同时实验步骤自动化程度高，一次分析的蛋白质数量巨大，因而成为目前除酵母双杂交系统外进行大规模研究蛋白质相互作用的主要方法。Mac Beath 等将蛋白 G、p50 和 FKBP- 纳巴霉素结合结构域 3 种探针蛋白点样到醛基玻片上制成蛋白质芯片，然后分别用 Ig G、IκBα 和 FKBP12 三种分析蛋白与芯片杂交，结果反映芯片探针蛋白能够与分析蛋白特异性结合，而且在 FKBP- 纳巴霉素结合结构域与 Cy5-FKBP12 的反应中只有小分子纳巴霉素存在时才能发生特异性结合。实验还表明在含有唯一一个 FRB 的 10799 个蛋白 G 点阵中，Cy5-FKBP12 能够非常特异地检测到这个 FRB 点的存在，说明蛋白质芯片是研究蛋白质相互作用的理想平台。Uetz 等将近 6000 种含有 Ga14 转录激活结构域和酵母 ORF 融合基因的酵母转化子点样到固体培养基上，通过培养表达融合蛋白形成蛋白质阵列，再用 119 个含有 Ga14 DNA 结合结构域融合基因的酵母转化子与蛋白质阵列杂交，依据选择性培养基上相关报告基因的表达筛选出 281 个不同的蛋白质相互作用；与文库筛选法相比较，发现阵列筛选中每个探针蛋白能够检测到更多的阳性作用，而且阵列筛选法能够检测到引起报告基因表达量很低的蛋白质相互作用；这一实验首次将蛋白质芯片的高通量检测概念运用于全基因组规模上蛋白质之间相互作用的研究。

（4）酶 / 底物作用分析：研究表明蛋白质芯片可作为高通量筛选酶 - 底物作用的良好平台。Zhu 等将 17 种底物蛋白质连接到 PDMS 铸成的微井内壁上形成蛋白质芯片，用 119 种 GST 融合酵母蛋白激酶在 33pγ-ATP 存在的条件下与底物蛋白质芯片作用，研究酶与底物蛋白的反应，不仅发现许多新的酶作用活性，而且发现大部分蛋白激酶能够将酪氨酸磷酸化，这些酪氨酸磷酸化酶在靠近催化区域都具有共同的氨基酸残基。研究还表明这种底物蛋白质芯片用于酶 - 底物作用分析时，在信噪比、灵敏性和酶用量方面都比常规 384 微孔板优越。Mac Beath 等将 Kemptide、I-2 和 Elk1 三种底物蛋白点样到玻片上制成蛋白质芯片，分别用 PKA、CKII 和 Erk2 三种蛋白激酶与芯片杂交，结果表明芯片蛋白底物能够非常特异地被蛋白激酶磷酸化。

（5）蛋白质 / 核酸作用分析：蛋白质与核酸的相互作用在基因的转录调控中发挥重要作用，最常用的研究方法是凝胶迁移实验（Ito et al，1999），但这种方法难以高通量筛选顺式作用元件和反式作用因子的相互作用；另外一种能够高通量研究 DNA 结合蛋白的芯片 - 双链 DNA 芯片目前还处于探索阶段（Bulyk et al，1999），因此对于蛋白质与 DNA 的相互作用还没有一种高通量的研究方法。Ge 等研究了运用蛋白质芯片检测蛋白质与核酸相互作用的可行性，他们将包括通用转录因子、激活蛋白和辅激活蛋白的 48 种纯化蛋白质点样在硝酸纤维素膜制成通用蛋白质阵列，用腺病毒主要晚期启动子 64bp 双链 DNA 片段、腺病毒主要晚期启动子 64bp 负链单链 DNA 和 SV40 早期前体 m RNA 杂交，结果证明蛋白质芯片上的所有蛋白质都能够不同程度地特异性识别和结合双链和单链寡核苷酸片段，并且结合双链 DNA 和单链 DNA 的总体模式基本相同，说明大多数 DNA 结合蛋白能够既能和双链 DNA 结合，也能够和单链 DNA 结合。蛋白质阵列与 RNA 的作用研究表明，蛋白质阵列能够成功地分析 RNA 与蛋白质间的识别性结合。因此蛋白质芯片有望成为一种进行高通量蛋白质与 DNA 或 RNA 作用筛选的有效方法。

（6）蛋白质 / 小分子作用分析：Ge 等将包括通用转录因子、激活蛋白和辅激活蛋白的 48 种纯化蛋白质点样在硝酸纤维素膜制成通用蛋白质阵列，用 ^{125}I 标记的三碘甲状腺原氨酸（T3）杂交来研究小分子化学配体与阵列蛋白质间的相互作用，结果表明在 48 个蛋白质中只有重组甲状腺激素受体与 ^{125}I–T3 特异性结合。Mac Beath 等将抗地高辛、链霉亲和素和免疫抑制 FK506 结合蛋白 12 这 3 种蛋白受体点样到醛基玻片上制成蛋白质阵列，分别用地高辛、生物素和六氢吡啶酮胺这 3 种小分子与芯片杂交，结果表明芯片蛋白受体能够非常特异地结合小分子。这些研究说明运用蛋白质芯片可以高通量筛选蛋白质 – 配体结合反应，识别配体的作用蛋白和确定蛋白质的配体结合结构域。这种方法可推广到蛋白质与药物小分子相互作用的研究中，借助蛋白质芯片筛选新药靶标，对加速药物发现具有非常重要的意义。

（7）细胞因子分析：Huang 将抗 6 种不同细胞因子的抗体蛋白点样到 Hybond ECL 膜上形成阵列，用 6 种单个或混合的细胞因子杂交阵列，结果表明各种细胞因子能够和阵列上对应的抗体特异性结合。这一实验证明运用蛋白质芯片筛选细胞因子是可行的，从而可以发现各种细胞因子在细胞内识别和结合的蛋白质，研究细胞因子的作用靶点和作用途径。

2. 蛋白芯片在临床诊断和药物开发上的应用

（1）蛋白芯片在疾病诊断和疗效判定：基因芯片和蛋白质芯片在不同层次上对基因表达的高通量分析给医学疾病诊断、疗效判定及新药筛选带来了前所未有的巨大影响（Cunningham，2000）。蛋白芯片技术的应用不仅能够加速发现新的疾病标志分子和发展特定标记分析，而且依据同时对多种标志蛋白的表达监测，可以获得表型指纹，运用表型指纹诊断疾病比单一标志物更加可靠。通过发现疾病生物标志和建立蛋白质表型指纹，可以进行疾病的早期诊断、监测疾病的进程和分析治疗的效果。同样，生物标志和蛋白质表型指纹的确立对新药靶标筛选和药物医疗效果及作用机理的研究非常有用。目前这项技术已经用于老年性痴呆、前列腺癌、卵巢癌的研究。Ciphergen Biosystems 公司利用蛋白芯片技术检测健康和前列腺患者的血清样品，3d 内发现 6 种潜在的前列腺癌的生物标志。由于蛋白芯片技术表面的探针分子与检测蛋白结合的特异性高、亲和力强、杂交后的洗涤条件严格控制，使得蛋白芯片技术对目标蛋白的检测受样品中其他杂物的影响较小，因而对样品的要求较低，可以减少样品的检测前处理，除运用细胞裂解物做检测外，还可以直接用血样、尿样等进行检测。

（2）药物筛选和药物机理研究：阵列模式的基因表达检测有望解决药物靶标鉴定和主导候选药物的优化问题。DNA 芯片和蛋白质芯片从不同基因表达层次对基因表达的检测不仅能确定不同基因的生化功能，而且能揭示基因在表达调节、生化功能等方面的相互联系，从而为药物开发提供了良好的靶标。蛋白质芯片在蛋白质组规模上对健康和疾病组织蛋白质表达谱的检测，可以筛选出那些与疾病的发生发展密切相关的蛋白质，这些蛋白质不仅将成为疾病诊断和预后分析的重要标志，而且用这些蛋白质构筑芯片，对众多候选药物进行筛选，可以直接筛选出与这些蛋白质作用的药物，将大大推进药物的开发。另外，通过蛋白质芯片检测药物作用后的蛋白质表达谱变化，可以对药物的药效和毒性作出判断，研究药物的作用机理。Kodadek 认为由大量阵列化的蛋白质结合分子如抗体、多肽、核酸、配体和小分子构成的蛋白质检测芯片，能够在蛋白质水平上分析基因表达谱和蛋白质的化学状态，因此蛋白质检测芯片一旦实用化，有可能成为21世纪医学诊断的支柱，存在巨大的潜在市场。

3. 蛋白质芯片存在的问题

（1）探针蛋白的生产：蛋白质芯片是将各种蛋白质点样到固体基质表面形成阵列而高通量检测样品中目标蛋白质分子的一种技术，因此蛋白质芯片上探针蛋白的种类多少、特异性强弱、灵敏度高低将是影响蛋白质芯片发展的关键因素。探针蛋白质的种类数量不足已经成为蛋白质芯片发展的限速环节。由于抗体是最广泛使用的探针蛋白，因此目前已经着力发展的噬菌体抗体库技术和重组抗体库技术将在探针蛋白的生产中发挥重要作用。利用96微孔板和高亲和力标签融合蛋白的自动化蛋白质生产也能够提供更多的探针蛋白。

（2）靶蛋白的标记、探针蛋白的固定及蛋白质芯片的活性：目前探针蛋白的标记方法较多，但荧光标记是发展的方向，另外亲和标签对表达文库融合蛋白的标记也是良好的标记方法；但各种标记方法都有可能影响靶蛋白的结构和性质，因此还应发展对目标蛋白不进行任何标记的蛋白质芯片检测技术。目前用于蛋白质芯片制备的固相介质如化学膜、凝胶和玻片都存在一些缺点。蛋白质在固相基质表面的固定往往会造成其解折叠，从而失去生物活性。比较而言，在玻片表面建立BSA层再将蛋白质结合到BSA层上有利于蛋白质保活、结合、反应和降低背景，因此利用BSA固定蛋白质较好。另外通过基因融合将蛋白质连接到亲和标签上形成融合蛋白，如His_6-融合蛋白、GST-融合蛋白（Martzen et al，1999）等，再借助亲和标签与固相介质上特异受体结合而固定蛋白质也是一种值得发展的方法，但由于这些蛋白质氨基端融合亲和标签时有时会损伤蛋白质的定位、修饰、折叠、结合或催化功能，还需要探讨在蛋白质的羧基端融合亲和标签的方法（Grayhack et al，2001）。此外蛋白质芯片的保活、杂交体系的稳定性等还影响蛋白质芯片的应用。

第五节　其他与阿尔茨海默病研究有关的技术

一、实验动物学习记忆的行为学方法研究及其应用（万朋 等，2015）

学习和记忆是脑的高级功能，是各种认知功能形成的基础，而阿尔茨海默病患者的学习记忆能力都有所下降。随着科技的发展，为了进一步了解学习记忆的机制，不断涌现出各种先进的实验技术和方法。本节将重点探讨目前常用的生物机能学实验仪器相关的行为记忆研究实验方法及其应用，对部分行为学仪器及使用方法作一简要的介绍。

（一）开场活动实验箱

可用于评价抑郁模型、黑质损伤、下丘脑垂体肾上腺轴的研究、中医的电针疗法研究等。开场活动实验箱是由长62.5cm、宽74cm、高51cm的黑色不透明塑料板长方体构成，其中一侧板上有2个透明带，下面的用于小鼠的行为学观察，上面的用于大鼠的行为学观察，在这一侧面外配有反光镜。区域中央区顶部装有2个灯管，上面配有视频监测系统，可以通过摄像头观察动物的活动情况。实验通常设定单次总时间，系统默认为300s，实验人员可自行设定，实验的数据采集时间应大于等于3s。本仪器能精确定量，在设定的时间内自动监测动物活动，对动物的自发活动进行二维测定，能定量测定药物对中枢神经系统的兴奋与镇静作用、对新环境的适应能力、评估动物的运动能力、焦虑前后及给药前后行为学变化，广泛应用于药物、药理学、生物生理学、行为生物学等的研究中（Stout et al，1994）。

（二）Y 迷宫实验

主要应用于动物的辨别性学习、工作记忆及参考记忆的测试（Dellu et al，2000）。Y 迷宫由 3 个完全相同的臂组成：臂长 30cm、臂宽 6cm、臂高 15cm。每个臂尽头有食物提供装置，同时每个臂的末端安有光信号，每个臂的下面由电栅作为地板，刺激方式为程控随机模式，刺激电压通常在 24~180V 之间。实验时根据分析动物取食的策略，即进入各臂的次数、时间、正确次数、错误次数路线等参数，可以反映出实验动物的空间记忆能力。本仪器广泛用于行为学和认知实验中测试动物的空间记忆能力，可以全自动探测动物指定的时间内，动物主动逃避和被动逃避次数（Mansour et al，2003）。该仪器可用于学习记忆、阿尔茨海默、智力与衰老、新药开发 / 筛选 / 评价的研究，广泛应用在药理学、毒理学、预防医学、神经生物学、动物心理学及行为生物学等多个学科及计算机辅助教学等领域，是开展行为学研究尤其是学习与记忆研究的经典实验。

（三）T 迷宫实验

通过食物诱导实验方式进行动物学习记忆的实验（Damato et al，1958）。T 迷宫与 Y 迷宫非常相似，也是由 3 个臂组成，分别为：选择臂（臂长 26.6cm、臂宽 7.6cm、臂高 15cm）、起始臂（臂长 36.4cm、臂宽 7.6 cm、臂高 15cm）和准备区（臂长 9.8cm、臂宽 7.6cm、臂高 15cm），每个臂尽头有食物提供装置，直径 2cm，深度 1.2cm。但与 Y 迷宫的主要区别是 T 迷宫未提供奖惩条件，完全利用动物探索的天性，因此能最大可能地减少影响实验结果的混杂因素。T 迷宫通过食物诱导进行动物学习记忆实验，采用视觉相关的分析方法对动物的行为进行分析，获得动物根据诱导后的行为数据（Andrade et al，2001），是研究行为学、认知实验、学习记忆、药理学、毒性作用等较好的实验方法。

（四）高架十字迷宫

利用动物对新奇环境的探究性和对高悬敞开臂的恐惧形成矛盾冲突行为，来考察动物的焦虑状态。高架十字迷宫是由两条相对开放臂（臂长 30cm、臂宽 6cm、臂高 15cm）和两条相对闭合臂（臂长 30cm、臂宽 6cm、臂高 0.6cm）及中央区（6cm × 6cm）连接而成，高架十字迷宫高架高度为 50cm。啮齿类动物由于嗜暗性会倾向于在闭臂中活动，但出于好奇心和探究性又会在开臂中活动，在面对新奇刺激时，动物同时产生探究的冲动与恐惧，这就造成了探究与回避的冲突行为，从而产生焦虑心理。而抗抑郁药物能明显增加进入开臂的次数与时间（Pellow et al，1987）。高架十字迷宫广泛应用于新药研发、药理学、毒理学、预防医学、神经生物医学、动物心理学及行为生物学等多个学科的科学研究领域，是开展行为学研究尤其是焦虑抑郁研究的经典实验。

（五）高架零迷宫

高架零迷宫是在高架十字迷宫的基础上发展而来的装置，它结合了传统和革新的行为学检测方式用于焦虑分析（Bell et al，2014）。高架零迷宫是一个高架的环形平台，平台上相对称地设置了 2 处围栏和 2 处开放区，其跑道宽度为 6cm、外直径为 45cm、内直径为 33cm、高架高度为 50cm。高架零迷宫的这种设计方式消除了传统高架十字迷宫的平台区，不用计算动物在平台上的时间，相对而言，可以让动物处于不间断的探索中。本仪器用于测量动物的焦虑程度，即动物在闭臂停留时间与开臂停留时间的比值；同时系统还可以测量进入各区域的次数、停留时间以及探头次数等重要的行为数据。高架零迷宫是研究实验动物抗焦虑、致焦虑药物药理的重要实验手段。

（六）水迷路实验箱

水迷路实验分析系统是一种强迫实验动物（ 大鼠、小鼠）游泳，学习寻找隐藏在水中平台的一种实验。水迷路实验箱是由高级医用有机板制作而成，外形尺寸长为 80cm、宽为 60cm、高为 22.5 cm，迷路路径宽度为 7.6cm，终点台阶高度为 9cm。水迷路实验箱实现了水迷路学习记忆自动探测法，可自动测定小鼠在水迷宫中进入盲区的错误次数和达到终点所需时间。经实验证明，小鼠连续训练 4 d，80% 的动物可学会辨别反映，在短时间内可抵达终点。如药物引起记忆障碍，则到达终点所需时间明显延长，错误次数增多。水迷路实验分析系统主要用于测试实验动物对空间位置感和方向感（空间定位）的学习记忆能力，被广泛应用于学习记忆、阿尔茨海默病、海马研究、智力与衰老、新药研发、药理学、神经生物学等研究领域，在世界上已经得到广泛认可，是研究学习记忆的经典实验。

（七）八臂迷宫

八臂迷宫用来检测药物或大脑受损状态下学习和记忆方面的表现，它由 8 个完全相同的臂组成，这些臂从一个中央平台放射出来，所以又被称为放射迷宫（radial maze）（ Meck et al，2013）。八臂迷宫实验箱是由高级医用有机板制作而成，外形尺寸： 各臂长度为 30cm、宽度为 6cm、高度为 15cm，喂食槽直径为 2cm、深度为 1.2cm。实验时根据分析动物取食的策略即进入每臂的次数、时间、正确次数、错误次数、路线等参数，可以反映出实验动物的空间记忆能力。相对而言，八臂迷宫操作简便、可行，而且运用计算机视觉分析原理，自动侦测完成时间、工作臂记忆错误次数、参考臂记忆错误次数，现已被广泛用于学习记忆认知实验功能评价。

（八）Morris 水迷宫

Morris 水迷宫是英国心理学家 Morris 于 20 世纪 80 年（1981）代初设计，并应用于脑学习记忆机制研究的一种实验手段，在阿尔茨海默病（AD）研究中的应用非常普遍。Morris 水迷宫实验装置为一个盛满水的圆形水池，其直径大鼠为 1.2~2m、小鼠为 0.8~1.6m，水池分成 4 个象限，在其中 1 个象限的液面下隐藏着 1 个直径为 8~12cm 的平台，平台距离液面 1~2cm，实验时水温一般控制在 24℃左右。Morris 水迷宫实验主要分为定位航行实验（place navigation）和空间探索实验（spatial probe）2 个阶段。本仪器主要根据实时跟踪大小鼠运动轨迹，可以统计分析实验动物在 4 个象限内、中、外环经过的路径和时间，6 个时段有效率，朝向角，平均运动速度，经过虚拟平台次数，虚拟平台停留的时间等参数来分析动物的学习记忆能力。自从 Morris 水迷宫发明以来，被广泛应用于学习记忆、阿尔茨海默病、海马研究、智力与衰老、新药研发、药理学、毒理学、预防医学、神经生物学、动物心理学等多个学科的科学研究中。

（九）巴恩斯迷宫

巴恩斯迷宫（Barnes Maze）是由美国学者 Barnes 1979 年发明的用于检测动物空间记忆能

力的装置。巴恩斯迷宫是由特制医用有机板制成的一个圆形平台，可旋转，直径为 75 cm。平台周边有 18 个等距离圆洞，分别用于大鼠和小鼠；洞的直径分别为 10 cm 和 5 cm。其中 1 个洞（称为目标洞）与 1 个暗箱（即目标箱）相连。为了防止实验动物从迷宫中逃离，平台距离地面至少应该在 50cm 以上。Barnes 迷宫实验系统利用啮齿类动物避光喜暗且爱探究的特性而建立，动物获得的记忆强化是从 1 个光亮、敞开的平台上面，逃往位于平台下面的 1 个黑暗、狭小的箱里，该箱称为目标箱，动物通过训练学习并记忆目标箱的位置。该模型不需要食物剥夺和足底刺击，对动物的应激性刺激较小；实验对动物的体力要求很小，能减少因年龄因素所致的体力下降对实验结果的影响；实验需要的时间较少；能更好地防止其他因素来影响实验。因此，在记忆研究中较为常用，尤其适用于与应激相关的记忆研究，以及基因敲除小鼠的行为表型研究。

（十）跳台实验（赵海峰 等，2004）

实验时先将大、小鼠放入反应箱内（台上、台下）适应环境 3min，然后将其放在铜栅上，立即通以 36V 的交流电，观察大、小鼠受到电击跳回平台以及再次跳至铜栅上的情况。如此训练 5min，记录每只大、小鼠受电击的次数或称错误次数（EN1），以此作为学习成绩。24h 后和 5d 后分别进行重复测验，将大、小鼠置于平台上，记录各鼠第 1 次跳下平台的时间，即停留潜伏期（step-down latency，SDL）和各鼠 3min 内的错误次数（EN1），以此作为记忆成绩。停止实验 5d 后再进行 1 次重复实验，记录上述指标，作为记忆消退阶段的成绩。

（十一）穿梭箱实验（Suresh et al，2008；Zhao et al，2009）

实验时将大、小鼠放入穿梭箱内任何一侧，10s 后开始出现蜂鸣音，持续 5s，蜂鸣音后给予电刺激（100V，0.2mA，50Hz，AC），持续 10s。连续训练 4d，每天 10 次。记录以下指标：电击时间，即动物被电击的累计时间；电击次数，即在 10 个循环中大、小鼠被电击到的次数。

二、阿尔茨海默病患者量表

阿尔茨海默病是由于神经功能障碍而产生的获得性或持续性智能障碍综合征，主要表现为日常生活能力受损、行为和/或精神状态异常以及认知功能受损。神经科量表对于阿尔茨海默病的诊断具有重要的价值，根据 3 大检索系统 PubMed、Medline 和 Psych Info 的最新检索词，专门用于阿尔茨海默病检测的各类量表总数目目前达 40 种之多，远远超过其他神经疾病的量表数量，Medline 检索发现与量表有关的文献占整个阿尔茨海默病研究文献量的 8%（曹诗红，2010；王刚 等，2007；杨秀塔，2002；朱晓敏，2011）。这一方面与阿尔茨海默病的临床表现和症状较为复杂以及受重视程度有关，另一方面也与目前抗阿尔茨海默病药物临床试验的广泛开展相关。由于已有的阿尔茨海默病量表几乎都是等级序列性量表，因此前面所提出的量表定义按照“针对神经科疾病临床表现和症状”对阿尔茨海默病量表进行分类，主要有：

（一）针对单一症状的阿尔茨海默病量表

最早以 MMSE 为代表的阿尔茨海默病量表通常以检测某一症状为目的，题项相对简单，检测时间相对较短，易于操作。按照阿尔茨海默病的病程和发展特点主要是可能出现日常生活能力降低、精神行为异常、认知能力下降 3 大主症（ABC），针对其中单一症状检测的量表可依次分为3类。

1. 认知功能检测量表

包括简易精神状态检查表（MMSE）、由Blessed痴呆量表衍生出的简短定向－记忆－集中检测量表（SOMCT）和Blessed信息－记忆－集中测试量表（BIMCT）、阿尔茨海默病评价量表－认知分量表（ADAS-Cog）、Mattis痴呆评价量表（MDRS）、严重损害量表组等（Kawas et al，1995；Pyo et al，2006；Miller et al，2006）。

2. 精神/行为检测量表

包括阿尔茨海默病行为病理学量表（BEHAVE-AD）、建立阿尔茨海默病登记制度协会制定的阿尔茨海默病行为学量表（CERAD-BRSD）、神经精神症状量表（NPI）、Cohen-Mansfield激惹调查量表（CMAI）、Cornell痴呆抑郁量表（CSDD）、阿尔茨海默病评估量表－非认知分量表（ADASNocog）、简易精神评估量表（BPRS）等（Suh et al，2006；Pinto et al，2006；Perrault et al，2000；Nagels et al，2006；Alexopoulos et al，1988）。

3. 功能检测量表

包括日常生活活动能力量表（ADL）/工具性日常生活活动能力量表（IADL）、功能分期评估量表（FAST）、痴呆残疾评估量表（DADS）、阿尔茨海默病协作研究－日常生活活动能力调查量表（ADCS-ADLI）、日常运动自我维持量表（PSMS）、进展性病情恶化量表（PDS）、痴呆日常生活活动能力减退访问量表（IDDD）、快速残疾评估量表-2（Craig et al，2005；Matsuda et al，2005；Mok et al，2005；Bohm et al，1998）。

（二）针对疾病整体表现的阿尔茨海默病量表

1. 疾病严重程度的整体评估量表

包括临床阿尔茨海默病评估量表（CDR）、整体病情恶化程度量表（GDS）、Sandoz老年病临床评估量表（SCAG）、分层阿尔茨海默病评估量表（HDS）（Linn et al，1982；Oremus et al，2000）。

2. 疾病病情变化的整体评估量表

包括临床医师对病情变化整体印象量表（CGIC）、美国食品与药品监督委员会临床医师基于病情整体改变的访问量表（CIBIC）、临床医师基于CIBIC改变的访问量表（CIBIC-Plus）等（Knopman et al，1994；Joffres et al，2000）。

（三）阿尔茨海默病量表的应用特点和局限性

借助于阿尔茨海默病量表，临床上可以对阿尔茨海默病进行诊断及鉴别诊断，以区分不同性质阿尔茨海默病以及与其他出现类似症状的神经科疾病相鉴别；同时针对疾病整体表现的阿尔茨海默病量表通常还可以作为病情进展速度和严重程度的指标。然而，量表并不是万能的“法宝”，需要指出的是，量表自身并不足以诊断阿尔茨海默病，必须结合患者病史、临床资料和相关的辅助检查。此外，不同量表的信度和效度还参差不齐，针对同一症状、不同量表的敏感性和特异性不尽相同，从同一大类量表中选择何种量表用于临床研究还需结合量表的自身特点和临床工作的迫切需要。对于不同人种，量表的应用还需要经过“本土化”的过程，目前几乎所有的量表都是源于欧美国家，量表的初始设计是基于其特有的社会和人群心理特点，某些题项并不适合中国人群。因此在使用前需要根据本国具体国情对其进行适当的修正，以期达到预期理想的效果。目前除了常用的 MMSE、ADL/IADL、BDS、DADS 等已有中国版的量表外，大多数量表尚未达到本土化，这就需要我们在临床研究中一边使用，一边发现缺陷，及时更正，逐渐优化，使之更加适合对中国人群的检测，并向编制原创性量表的方向努力。

三、阿尔茨海默病在脑电图方面的研究（王文娣，2015）

（一）脑电图与阿尔茨海默病

Berger 在 1929 年首次发现阿尔茨海默病患者脑电图异常后，脑电图一直作为诊断疾病的一个重要辅助工具。研究发现，阿尔茨海默病患者脑电图特征性表现为基本节律减慢，脑电信号复杂性降低和脑电同步性下降（Jeong，2004）。这些异常改变认为与大脑皮层神经元死亡、轴突变性和胆碱能神经元缺乏引起皮层区功能断裂相关（Jeong，2004）。

正常成年人清醒闭眼状态下，脑电图通常在枕区出现 α 节律，这个生理节律是由丘脑神经元同步活动引起，在 8~13Hz 频率范围内，它与脑功能状态及发育水平有关，与智力、人格及个性无关。随着人的正常老化，枕部 α 节律随年龄增长而随之变慢，这可能与基底前脑胆碱能神经元功能下降相关（Sarter，1998）。这也是阿尔茨海默病患者 α 节律变慢的原因之一。β 节律是正常成人清醒脑电图的另一主要成分，与感觉系统、运动系统、注意力和认知具有较强的功能相关性。

阿尔茨海默病患者 EEG 呈现出低频率 θ 波（4~7Hz）及 δ 波（2~4Hz）活动增加，高频率 α 波（8~13Hz）及 β 波（12~30Hz）活动减少（Babiloni et al，2004），这种特征性改变一般出现在阿尔茨海默病晚期阶段。在病程早期阶段临床症状较轻时脑电图可正常，或表现为枕区 α 节律减慢，调节不良，或有 α 泛化现象，以后枕部节律进一步减慢甚至没有 α 节律，出现弥漫性低 - 中等波幅不规则 θ 活动，随着认知功能的下降，弥漫性不规则 δ 活动增多，可有广泛性慢波活动暴发，特别在额、颞区明显。少数病人可有左右侧慢波的不对称。

定量脑电图功率谱分析使用快速傅里叶转换等方法，将脑电波幅随时间的变化转化为脑电功率随时间的变化，可以直接观察 α、β、θ、δ 频段脑波的分布及其变化情况。脑电图异常程度与疾病严重程度相关，轻度疾病患者主要表现为 β 功率下降，θ 功率增加；重度疾病患者主要表现为 α 功率下降，δ 功率增加（Coben et al，1985）。α/θ 比率可作为鉴别正常人和阿尔茨海默病患者的一个良好指标，≥ 33 认为脑电图正常，＜ 33 认为很可能为阿尔茨海默病（Schmidt et al，2013）。阿尔茨海默病患者中，（θ+δ）/（α+β）值与 MMSE 评分呈负相关，提示患者 MMSE 得分越低、疾病程度越严重，其 EEG 的慢节律改变程度就越明显。

脑电信号复杂度的研究是基于非线性理论基础上对脑电信息的进一步揭示，越来越广泛应用于疾病、癫痫、精神障碍性疾病等领域。复杂度可用于研究不同生理状态下的脑功能特点，可有效地反映大脑在生理、病理和不同药物作用下的变化特征，有利于各种大脑活动之间的比较。不同程度认知功能状态下及大脑不同区域脑电复杂度变化不同。轻度认知功能障碍患者主要表现为颞区、额区、顶区复杂度异常，而阿尔茨海默病患者出现全脑复杂度异常，且额区、颞区尤为明显。阿尔茨海默病患者脑电信号复杂度随着病情加重以及认知功能的下降而逐渐降低（Garn et al，2014）。在过去 10 年中，多尺度熵（multiscale entropy，MSE）

复杂性分析方法的开发，被证明是有效量化生物信号复杂性的工具。研究发现，阿尔茨海默病患者表现出短时间尺度上的MSE复杂性降低和在长时间尺度上的MSE复杂性增加，且颞顶枕电极MSE复杂性与认知功能显著相关（Yang et al，2013）。基于MSE的脑电复杂分析为评估阿尔茨海默病患者认知功能提供了简便和经济有效方法。

脑电同步性是指两大脑半球相应区域或同半球的各区内脑电活动的出现或消失在时间上完全一致。不同频带的同步振荡与特定认知功能相关：θ 频带功率增加与工作记忆功能相关，α 频带功率降低与语义记忆功能相关，而 γ 频带与感知复杂信息相关。脑电图同步似然分析是一种新型脑电分析方法，测量2个时间序列的统计学内部相关性，能全面评估不同程度的认知功能状况。同步似然指数取值于0和1之间，0表示完全无关，1表示完全同步，取值越大表示同步化程度越高。阿尔茨海默病患者高 α 频带（10~12Hz）和 β 频带（12~30Hz）脑电同步似然指数显著下降；MCI患者在低 α 频带（8~10Hz）同步似然指数显著增高（Pijnenburg et al，2004）。

相关性在EEG频谱分析上用来定量化地测定相应位点大脑皮质区域之间的连接程度。脑电信号之间相关性越高，表明同步性和信息传递越好，皮质联络越强。随着认知功能的减退，阿尔茨海默病患者半球间相关性随之下降。Babiloni等研究发现，Fz-Pz和F4-P4电极间 α1 频段（8~10.5Hz）及F4-P4电极间 δ 频段同步化可能性正常人大于MCI大于阿尔茨海默病（Babiloni et al，2006）。Lizio等（2011）研究发现阿尔茨海默病患者 α 节律的相关性明显下降，认为与Apo E基因风险增加有关，也可能与胆碱能神经传递受损相关。

（二）脑电图和Apo E基因

Apo E基因是阿尔茨海默病最常见的遗传危险因素。研究表明，生命早期阶段就会受到Apo E ε4等位基因的影响。通过对19~21岁的健康年轻人进行功能连接性分析，研究Apo E ε4等位基因对区域神经元活动和神经元间的相互作用的影响，结果提示Apo E ε4等位基因携带者右侧大脑网络连接强度降低（Lee et al，2012）。阿尔茨海默病患者中Apo E ε4等位基因携带者皮质-皮层间的功能连接选择性降低，表现为双侧颞顶叶、右侧额颞叶和左侧顶枕叶 α 节律相关性降低（Jelic et al，1997）。与非携带者相比，携带Apo E ε4等位基因的阿尔茨海默病患者，α 功率降低和 α 频带相关性下降（Ponomareva et al，2008），同时左下顶叶和颞枕皮质 α1 活动减少（Tsolaki et al，2014）。与Apo E ε2和Apo E ε3等位基因携带者相比，携带Apo E ε4等位基因的阿尔茨海默病患者 θ 功率增高，β 功率降低（Lehtovirta et al，1996）；而3年后随访，EEG以 δ 功率增高，α 功率降低为主要特征性表现（Lehtovirta et al，2000）。

（三）脑电图与MCI

轻度认知障碍（mild cognitive impairment，MCI）于1999年被美国著名精神科专家Petersen正式命名，指以记忆损害为主，但总体认知功能和日常能力正常，未达到疾病程度，被认为是一种介于正常老化和疾病的中间状态。根据是否存在记忆障碍将MCI分为遗忘型MCI（amnestic mild cognitive impairment，aMCI）和非遗忘型MCI（nonamnestic mild cognitive impairment，naMCI）。每年约有7%~20%的MCI患者转变为阿尔茨海默病（Larrieu et al，2002）。不同类型的MCI进展为不同类型的疾病，aMCI更容易发展为阿尔茨海默病，而

naMCI 进展成路易体疾病或额颞叶疾病的风险较高。MCI 作为 阿尔茨海默病 的高危人群，正确评估并及时检出 MCI 对预防和早期治疗阿尔茨海默病有重要意义。脑电图可以用于评估 MCI 预后，其发现轻度脑功能异常的敏感性为 69%~84%。在一项 25 个月的跟踪研究中，结果提示最初脑电图异常的 MCI 患者发展为 阿尔茨海默病，而脑电图正常的未发展为 阿尔茨海默病（Huang et al，2000）。θ/γ 和 α3/α2 比值可以作为 MCI 患者的预后标志物，θ/γ 比率升高提示与发展为阿尔茨海默病或非阿尔茨海默病均相关，而 α3/α2 比率升高只与发展为阿尔茨海默病相关。A 功率升高提示发展为阿尔茨海默病 的可能性较大。MCI 患者在顶叶、枕叶及边缘系统呈现出低频率 α 波（8~10.5Hz）活动（Babiloni et al，2006）。与 α1 和 α2 相对功率下降不同，MCI 患者 α3 相对功率增高（Moretti et al，2007）。α3/α2 比率增高与颞叶皮质萎缩和灌注不足相关；MCI 患者 α3/α2 比率越高，发展为 阿尔茨海默病 的风险增加。

（四）脑电图在阿尔茨海默病鉴别诊断中的价值

尽管 EEG 在诊断各种疾病所致认知功能障碍方面缺乏特异性，但在鉴别诊断方面有其重要价值。目前，EEG 作为区分阿尔茨海默病与其他疾病症或能导致疾病的有效工具已被广泛应用于临床研究。

脑电图用于鉴别阿尔茨海默病和血管性疾病的诊断价值仍存在争议，一些研究未发现两者 EEG 存在差异。有文献报道，血管性疾病与阿尔茨海默病相比，局部脑电图异常发生率高且枕部 α 活动保留更多（Sloan et al，1993）。

路易体疾病是以波动性认知功能障碍、帕金森综合征和视幻觉为临床特点，以路易小体（Lewy body）为病理特征的神经系统变性疾病，是仅次于阿尔茨海默病的第二位常见疾病，约占 20%（Aarsland et al，2008）。波动性认知功能障碍可以通过 δ 活动和脑电平均功率的变化来反映大脑皮层的激活（Petit et al，2004）。诊断指南中规定脑电图颞叶慢波和短暂性尖波活动作为支持诊断（Bonanni et al，2005）。与 阿尔茨海默病患者相比，路易体疾病患者额-颞-中央区 θ 及 δ 频带人脑半球间相关性增加（Roks et al，2008）。有研究发现，与 阿尔茨海默病 相比，路易体疾病背景节律更慢、慢波活动更广泛、阵发性慢波活动更多、局灶性异常、尖波活动更多；其中出现额区间歇性节律性 δ 波的比率在路易体疾病占 17.2%，阿尔茨海默病占 1.8%。颞叶阵发性慢波活动与短暂性意识丧失显著相关。

额颞叶疾病脑电图未出现明显的慢波活动增加和快波活动减少，这表明额颞叶疾病与阿尔茨海默病呈现出不同的脑电图改变，脑电图可用于两者的鉴别诊断（Lindau et al，2003）。额颞叶疾病与阿尔茨海默病比较，脑电图快波活动未发现明显差异。与阿尔茨海默病相比，δ 功率降低；与正常人相比，θ 功率增加（Caso et al，2012）。

雅各布病（Creutzfeldt-Jakob disease，CJD）是由朊蛋白（PrP）所致 中枢神经变性疾病。周期性同步放电是其脑电图特征性表现，发病早期脑电图表现为背景节律解体，进行性慢波活动增多，多为广泛性慢波异常；随着病情的进展，慢波背景上出现周期性同步放电；随后，周期性同步放电逐渐消失，慢波背景更加严重。由于周期性同步放电间距较短且一般在病程中晚期才会出现，因此脑电图不能作为有效的早期诊断方法。早期需要结合临床表现、实验室及影像学检查与阿尔茨海默病、路易体疾病、额颞叶疾病相鉴别，确诊需要脑组织病理学检查。

四、神经影像学检查

（一）结构影像学

用于排除其他潜在疾病和发现阿尔茨海默病的特异性影像学表现。头 CT（薄层扫描）和 MRI（冠状位）检查，可显示脑皮质萎缩明显，特别是海马及内侧颞叶，支持阿尔茨海默病的临床诊断。与 CT 相比，MRI 对检测皮质下血管改变（例如关键部位梗死）和提示有特殊疾病（如多发性硬化、进行性核上性麻痹、多系统萎缩、皮质基底节变性、朊蛋白病、额颞叶痴呆等）的改变更敏感。

（二）正电子发射断层显像

目前临床上阿尔茨海默病的诊断主要依据临床症状并结合各种神经心理学的量表进行判断，神经影像学检查可为阿尔茨海默病的诊断提供重要的佐证，但其确诊依赖于尸体解剖或脑组织活检，因此研究在活体内进行早期、无创伤的阿尔茨海默病显像剂及量化分析技术显得尤为重要，对于及时采取干预治疗、提高病人生存质量具有重要意义。

正电子发射断层显像作为分子影像学技术之一，可从分子学水平反映病变特点，能够无创性探测放射性核素在机体内的分布及其在人体生理生化、代谢及受体、基因表达等方面。其显像剂的研究是核医学领域研究的热点，在国外其显像剂研制作为药物工业来开发，如近年 GE、PhilliPs 公司花巨资进行并购行动，无疑是看好分子影像学在疾病诊断与药物开发研制方面的市场前景。其药物标记的核素为发射正电子核素如 ^{11}C、^{13}N、^{15}O，这些都是组成人体的重要基本元素，^{18}F 与 H 的性质相同，用它们作示踪检查合乎生理要求，能够从分子水平反映活体的生理生化变化，提供活体内的动态信息，不干扰人体组织代谢与内环境的平衡，其中 ^{18}F 半衰期 $T_{1/2}$=109min，较 ^{11}C（$T_{1/2}$=20.3min）、^{13}N（$T_{1/2}$=10min）、^{15}O（$T_{1/2}$=122s）长，故目前药物实验多选 ^{18}F 进行标记。PET 具有较高的空间分辨率与对比度，一般 PET 的系统分辨率在 4~6mm，micro PET 达 1mm 左右。

目前国内外阿尔茨海默病的 PET 显像剂研究主要有：①受体或递质显像剂：包括毒蕈碱型 AChR（如 ^{11}C-NMPB）、烟碱型 AChR（^{11}C-nicotine）、多巴胺受体系统（如 ^{11}C-NNC756、^{11}C-raclopride 等）、多巴胺转运蛋白（如 ^{18}F-FPBCIT，^{11}C-BCFT 等）及 5- 羟色胺（5-HT1A、5-HT2A 受体显像剂）等。② β－淀粉样蛋白特异性显像剂：目前认为 β－淀粉样蛋白为阿尔茨海默病老年斑的主要核心成分，可成为研究 AD PET 显像剂的重要生物学指标，具有一定的特异性。研制的药物主要包括：刚果红及其类似物、硫磺素 T 和 S 与其类似物、$β_{1\text{~}40}$ 肽放射性药物、抗 β－淀粉样蛋白肽单克隆抗体等，已取得了一定的成效，部分已有临床显像的报道。现在国内有些单位仿制这些放射性药物的研究，制备出 ^{18}F-FDDNP（张锦明等，2005）、^{18}F-MPPF（Wu et al，2003），并在自动合成工艺方面取得进展，尚未有自主知识产权的阿尔茨海默病分子显像剂方面的报道。

另外值得特别指出自 20 世纪 90 年代中期，小动物 PET（small animal PET，micro PET）问世，至今全球约安装超过 30 余台，国内已有几家 PET 中心正在引进，micro PET 的发展为分子影像学增添了新的技术平台，提供药代学、受体代谢动力学和报告基因显像的信息，对疾病的发病机理研究、新药发现和疗效评价及二次开发（包括结构改造、提高药效、减轻副反应）、基因治疗等方面有重要意义（吴春英 等，2003；Fowler et al，1999）。目前我国引进了 micro PET设备，如何加强其“上游”即人才、技术储备（包括靶向先导化合物、剂型选择、注射技术、定量技术、动物麻醉等）及“下游”（即具有我国自主知识产权的目标药物的选择和合作伙伴——企业或研究机构），尤为显得重要，这也是我国要建立 micro PET 技术平台，对药物进行创新性研究、开发的一个迫切和重要的任务。

五、中医阿尔茨海默病动物模型

用动物模型研究人类疾病，古已有之，《本草拾遗》中就记载了诸如六畜作为赤铜屑接骨作用观察的动物模型，用牛、马作为大豆药性寒温观察的动物模型等。但因受古代哲学思想的影响，中医动物模型的研究发展十分缓慢。近几十年，受现代医学和自然科学发展的影响，中医动物模型的研究也得到了较大发展。自从邝安堃研制了首例中医动物模型以来，目前国内外有关中医动物模型实验的证型已有百余种，覆盖面包括八纲、脏腑、气血津液、六经、卫气营血辨证等。

中医理论认为疾病是机体在致病因素作用下，因稳态破坏而出现的具有一定表象的病理过程的全称；证候是疾病过程中某一时相内，机体所呈现于外的综合的理论概括。所以中医动物模型包括疾病动物模型、证候动物模型和病证结合动物模型。

（一）中医动物模型研究的意义

动物模型研究在中医研究中具有重要意义，是生物学基础研究的重要条件，其优势和作用可以总结为以下主要方面。

1. 中介性

动物模型具有“中介”作用，使中医学理论研究能涉足于组织形态学、生物化学、分子生物学等多层次生物学研究领域。中医临床研究中，侧重对人体宏观特征的观察，无法全面得到人体各脏器的病理资料。通过建立相关证候的动物模型，便可在实验动物上获得相关证候的病生理学信息，包括了全身各器官变化、组织细胞、超微结构的变化，乃至分子生物学等方面的认识，从而能够深入地探讨证候生物学基础。

2. 可控性

在研制动物模型过程中，根据研究目的可以人为控制实验条件、影响因素，同时可以尝试运用多种学科、多种技术手段进行探索。研制中医动物模型，除用理化、生物等因素造模外，对模型的观察检测也可以从生理学、病理学、细胞学、分子生物学、免疫学等不同角度检测，在此基础上应用数理统计学、计算机等手段对相关数据进行深入挖掘，通过对模型指标与临床特征的比照，认识宏观表象的内在生理变化，从而扩展中医理论的内涵，促进中医现代化，因此，动物模型研制又具有可控性的特点。

3. 实用性

中医动物模型在研究中医病生理机制及新药开发等方面具有重要价值。中医传统研究源于临床，以人体为主要的载体和研究对象，理、法、方、药的一致性是中医学的重要特征。药物可以通过其作用的有效性验证中医学的某些病生理学机制；反之，好的中医模型也可以用来筛选疗效良好的中药。动物模型的研制与应用对于揭示中医病生理机制及药物筛选具有重要的实用意义。

总之，中医动物模型研究是中医理论研究的延伸，动物模型应用使中医学理论研究突破原有临床研究模式，从而深入到微观领域。因此，动物模型研究已经成为中医研究不可或缺的重要推动力量。

（二）气虚血瘀证动物模型（扈新刚，2007）

气虚血瘀证的理论渊源源于《内经》。《素问·阴阳应象大论》曰："年四十，而阴气自半也，起居衰矣；年六十，阴痿，气大衰，九窍不利，下虚上实，涕泣俱出矣。"《灵枢·营卫生会篇》云："年老之气血衰，其肌肉枯，气道涩。"充分说明，人在中年以后，随着年龄增长，长期受到七情六淫、劳倦、外伤以及各种疾病的影响，以致机体的真气开始逐渐虚衰，气血失调，进而日趋瘀滞，可以由气虚而致血瘀。杨凤云等（1999）认为老年人最突出的病理生理变化是人体脏腑器官的衰老和机体抵抗力的减弱及各种老年疾病的发生。气虚血瘀是阿尔茨海默病的病理基础，益气活血是延缓衰老和防治阿尔茨海默病的有效途径。

1. 气虚血瘀证动物模型研究现状

气虚血瘀证为临床常见证类，可见于临床诸多系统性疾病的不同病理阶段，尤其在老年心脑血管疾病中表现尤为突出。近年来随着证候规范化、客观化及血瘀证研究的深入开展，气虚血瘀生物学基础研究也越来越受到关注。在以往研究中，前人分别从血液流变学、血管调控物质、组织形态学改变等微观角度初步揭示了气虚血瘀证的生物学基础，而相关生物学指标的检测与动物模型的研究与应用密切相关（孟庆刚 等，2002）。目前，气虚血瘀证动物模型研制方法主要包含从病因入手模拟、现代病理机制模拟以及病证结合模拟等主要方面，分别从导致"气虚血瘀"发生的常见致病因素、微观病理变化、常见疾病等角度进行了模拟，而缺乏中医理论指导是其共同的缺点。

2. 气虚血瘀证动物模型的构建思路

在气虚血瘀证的动物模拟中，常用的模型动物有大鼠、小鼠、兔（罗尧岳，2004）等。其造模方法来说主要有从病因模拟、结合现代病理因素造模和病证结合模型等主要思路，每种方法均有其各自的特点，分别从以下方面进行总结。

1）从病因入手造模：

（1）研究思路：从病因入手的复制途径依据中医传统理论，模拟临床病证形成的原因，并将该病因施加于模型动物。病因可以是单因素、双因素，或者多因素。气虚血瘀证从中医的病因病机学角度入手，多以气虚为始动因素，首先造成气虚。中医理论认为"气为血之帅"，气虚无以推动血液运行，则可以停而为瘀。其理论依据及常用方法包括以下几个方面：

年老体虚："人过四十，阴气自半。"中年以后五脏渐衰，故选择中老年大鼠使之本身具有气虚衰弱之体质，而使之具有以肾虚为主的气虚证。

减少生气之源：通过使实验动物饮食失节达到时动物气虚的目的。通常采用饥饿、高脂饲养、饥饱失常等方法，长期慢性饮食失节可导致以脾胃气虚为主的全身性气虚表现。

增加正气消耗："劳则耗气。"采取强迫游泳、强迫跑步等方法造模，强迫大鼠长时间大运动量运动，使之过度疲劳可耗气伤精，造成以全身性气虚，劳累之后更加纳呆食差，导致生气乏源。

惊恐伤肾：采用对模型大鼠进行惊吓方法等，造成以肾气亏虚为主的气虚证。

（2）常用方法：

单因素造模：张红宇等（2003）选用 Wistar 大鼠。强迫大鼠游泳 14d，使大鼠处于高度应激状态，造成大鼠体力逐步减弱，模拟中医极度劳倦所致气虚证的发生而致气虚血瘀，并检测模型大鼠血液流变学指标变化。实验表明模型大鼠在全血黏度、血浆黏度、纤维蛋白原、红细胞压积、血沉均高于空白组。李勇等（2005）采用游泳劳损法复制气虚血瘀证大鼠动物模型。将模型大鼠放入水温为（43.0 ± 0.5）℃，水深为 35cm 的水槽中游泳，大鼠出现自然下沉时所经历的时间即为疲劳时间，每次 50% 的大鼠出现自然沉降时停止游泳，每天 1 次，在中午固定时间游泳，连续 14d 即可复制成气虚血瘀证大鼠动物模型。

多因素造模：庞树玲等（1997）采用饥饿、疲劳、寒凉综合因素作用于 Wistar 大鼠（16 月龄）造成气虚血瘀证模型。第 1 周，控制大鼠食入量（摄食正常量的 1/3）。第 2 周开始强迫大鼠在凉水（14~16℃）中游泳，待疲劳时捞出水面，每日 1 次，连续 3 周。观察动物一般情况（精神状态、肤色改变、鼠尾温度、行动情况等），同时检测免疫功能，血液流变学以及衰老相关指标。实验表明气虚血瘀模型大鼠出现了免疫功能减退，血液的低黏状态，自由基代谢紊乱，SOD 活性降低等病理改变。

（3）特点与优势：造模因素的选择主要根据中医学的发病学原理来考虑的，从证候产生的某一个或某几个病因出发，其症状、客观指标的产生复合中医证候的演化规律，因此就其模型产生机理而言与中医临床理论相吻合，其病理过程更加接近中医证候本质，故其实验结果与中医理论较易吻合，有利于揭示中医，“证”的实质，验证并探讨中医中药的疗效和机理，并使中医理论和治疗手段有可能出现新的突破。

（4）存在的不足：但从病因角度复制气虚血瘀动物模型也存在一定缺陷，主要包括以下方面。

模糊性：中医证候研究来源于临床，动物模型的研制应以反映临床“证候”本质为目的。临床上证候实质仍是一个未知数，其内涵和外延界限不清，具有一定的模糊性，导致中医临床研究中对证候的诊断与疗效评价尚存在许多实际困难，实验动物更是缺乏成功与否明确标准，导致实验动物能否反映原有证候的实质及动物模型是否成功难以界定，因此从病因角度复制证候的动物模型具有一定模糊性。

片面性：中医临床证候的产生往往是多因素的，即多种病因共同作用的结果，限于人们的认识水平，对于各种证候尚有许多未被揭示的病理因素和病理机理。由于不可能完全模拟证候的所有病因，因此从病因学说复制气虚血瘀模型就不可避免的带有各种的片面性。对于具体的证候而言，即使是改变某一个原因，其病理变化就可能存在差异，从现行所复制的气虚血瘀证动物模型看来，不同研制方法的模型间存在一定差异。

不稳定性：中医临床证候以症状为表征模式，由于天时、地利和人体质的不同，同一病因也可能会导致不同的证候产生，因此从病因角度造模，更容易受到各种因素的影响，而增加造模过程中的不稳定性。另外由于中医证候在不同人体会有不同具体表现形式，而病因造模不针对某一具体指标变化，因此相比疾病模型而言，证候动物模拟更容易出现各种不同的表现而影响模型的稳定性。

2）结合现代医学病理因素造模：

（1）研究思路：结合现代病理因素造模，主要是在病因造模的基础上结合血瘀证病理因素造模。血瘀证现代研究认为血液流变学改变为血瘀证重要特征之一（陈可冀 等，1999），因此结合病理因素制作动物模型多以血液流变学改变为目标和标志。此类造模往往在气虚病因的基础上复合造成血瘀病理改变的致病因素，或者首先造成血瘀病理改变再结合造成气虚。

（2）常用方法：常见的造成血瘀病理改变的方法包括：金惠铭等（1982）采用家兔静脉注射 10% 的高分子右旋糖酐（分子量大于 20 万）生理盐水溶液造成急性血瘀证。观察到眼球结膜微血流减慢，毛细血管通透性增高和血栓形成，血细胞聚集性增高等改变，高分子右旋糖酐产生的红细胞聚集导致组织的血流灌注明显减少，引起严重的组织缺氧是发生血瘀的原因。该模型的微循环障碍出现很快，注药过程中就已经发生，24~36h 达高峰。赵智强等（1988）采用大鼠注射凝血因子或凝血因子激活剂诱导急性血瘀证模型。静脉滴注凝血酶，同时皮下注射 6 氨基己酸，可迅速激活凝血系统，造成凝血因子、纤维蛋白原和血小板大量消耗，血浆血栓素 B_2（TXB2）、与 6- 酮 - 前列腺素 C（6-Keto-PGF1α）增高，病理检查可见多脏器微血栓形成。鲍军等（1986）给家兔静脉注射含有兔脑粉的 10% 高分子葡聚糖，注药后迅速因高凝状态而导致凝血因子及抗凝血因子的消耗，并很快继发纤溶变化；血气分析呈缺氧性变化。大体观察和病理学检查可见主要脏器如肺、肝、肾、心等瘀紫、出血和血栓形成，扫描电镜检查显示血小板有聚集、肿胀、崩解及破坏的过程。高明等（1990）增高血脂浓度，因血液黏稠可致血瘀证。家兔被长期喂饲以高胆固醇和猪油的饲料，出现纳差、便溏、少动、皮毛欠光泽等类气虚表现，同时血胆固醇和甘油三酯明显增高，血液黏稠，红细胞变形能力降低，滤过指数增高。主动脉内形成明显的粥样斑块，病理检查可见内膜平滑肌细胞增生，泡沫样细胞大量出现，胶原纤维排列紊乱等。这种血瘀与临床痰浊血瘀有相似之处。赖世隆等（1991）、王奇等（1993）采用多次反复静脉注射去甲肾上腺素（0.1g/L，2mL/kg，每日 1 次，连续 3 周）和间断静脉注射牛血清白蛋白（造型的第 1d、11d 各注射 1 次）的复合造模方法制备的家兔血瘀证模型，除了造成血液黏度增高，红细胞和血小板聚集性增加等血液流变学改变以及明显的微循环障碍外，还伴有红细胞免疫异常，TXB2 与 6-Keto-PGF1α 平衡失调等血液变化。这种血瘀证模型表现为慢性发展趋势。

（3）特点与优势：这类应用中西医结合综合因素研制的动物模型，既与中医理论的病因病机学说相联系，又与现代医学的某些疾病病理特点较相一致，有利于中西医结合理论研究的深入发展。其优点是吸取了中、西医在造模方面的成功经验，发挥了各自对某些病证产生的致病特色。此类模型复制的最大特点是有特异明确的病理效应，并依据其病理损害伴有症状、体征和理化指标等方面的变化，可较好地用指标、数据、组织切片等反映出来。其最大的优点是重现性好，可用于病理、治疗机制的研究；此种模型的优点是，模型的建立比较成熟，具有造型方法稳定，实验结果可靠，重复性好，与现代医学研究结果有可比性，尤其在中医新药药理研究中发挥了较大的作用。

（4）存在的不足：但是，由于中医学和西医学毕竟是分属于两种不同理论的医学体系，两者结合的切入点还发现的很少，二者之间联合作用的机制尚不明确，故而模型开展较少。这类造模方法是用西医的思路来探讨中医的理论，用西医的指标来作为中医的规范，使中医处于被研究被解释的状态，故与中医传统病因不符，使中医新药药理研究缺乏辨证施治的特色，且与临床药理难相一致，不利于中医证本质的研究。虽然也有学者用药物反证法来进行模型证属性的认定，但由于中药复方相对证型并非一一对应关系，故而这种认定是模糊的，不具特异性。换而言之，此类动物模型离中医证候模型的标准相去甚远，其发展趋势也并非向中医临床靠拢，所以此类模型不适用于中医学疾病机制的研究。

3）病证结合造模方法：

（1）研究思路：病证结合动物模型多是根据西医理论复制疾病模型，根据中医理论复制证候模型，再把两者结合起来，在中医病因病机的基础上又复合了现代医学疾病的造模方式。大多数模型是在西医疾病模型的基础上利用人为干预手段或施加因素如用西药处理，或采用物理、化学等方法使动物生活环境、条件改变（如进食量、温度、运动等）造成同时具备相应证候的模型。在病证结合模型中，其模型成立评价标准除了对动物宏观特征的观测外，还分别选取了血液流变学、炎性因子、组织损伤等微观指标进行评价。

（2）常用方法：此类模型是在西医疾病模型的基础上利用人为干预手段或施加因素如用西药处理，采用物理、化学等方法使动物生活环境、条件改变（如进食量、温度、运动等）造成同时具备相应证候的模型，常用模型如下。

外伤模型：李萍等（1998）选用24月龄Wistar大鼠，用自制取皮器切取皮肤，实验前4d，从尾静脉注射阿霉素（8mg/kg）。观察动物一般情况（倦怠、大便稀溏、毛发生长缓慢、体重减轻、白细胞下降等），伤口愈合延迟，并检测血栓素（TXB2），6-酮-前列腺素（6-Keto-PGF1α），两者比值变化明显。从宏观和微观2方面对模型大鼠进行评价，结果证实气虚血瘀慢性伤口模型造模成功。

心脏疾病模型：闫润红等（1999）采用饥饿+心得安+高分子右旋糖酐作用于青紫蓝家兔，造成“气虚血瘀”模型。实验40g/（只·d）给食，给予1~3d，并灌服心得安（20mg/kg），3d后有气虚表现。第4d开始静注10%高分子右旋糖酐（5mL/kg），每日2次，连续2d，造成气虚血瘀证模型。研究表明：气虚组全血黏度高、中、低切较空白组有增高趋势，气虚血瘀组全血黏度高、中、低切较空白组明显增高。曹雪滨等（1999）通过腹腔注射异丙肾上腺素及进行游泳刺激复制大鼠“气虚血瘀证”心肌缺血模型。

脑卒中后遗症“气虚血瘀”模型：王健等（1999）选用中老年大鼠，用饥饿、劳累、高脂饮食及结扎左侧颈总动脉制作缺血性中风气虚血瘀证动物模型。对一般情况、局部脑组织血流量、脑水肿、血液流变学、血浆TXB2、6-Keto-PGF1α含量的进行了观察。研究表明：模型组出现偏瘫症状，脑组织含水量显著提高，脑水肿明显，6-Keto-PGF1α含量下降，血流呈高度浓、黏、凝、聚状态。认为符合缺血性中风气虚血瘀证临床特点。赵辉等（2001）采用饥饿、寒湿、惊恐、高脂饮食各因素造成气虚血瘀证脑缺血动物模型。Wistar大鼠，每天给40g/kg体重饲料，强迫游泳（水温10℃左右），未游泳大鼠放置一旁任其倾听正在游泳大鼠挣扎叫声，并将特制脂肪乳按5mL/kg体重加入日常饮水中，连续10d。从第11d起，采用双侧颈总动脉阻断术，制作急性不全性脑缺血模型。观察血液流变学，血浆TXB2、6-Keto-PGF1α含量，血浆t-PA、PAI活性变化，血清IL-1β、IL-6含量变化，认为这一模型符合气虚血瘀证脑缺血临床特点。李净和王健（2003）选用SD大鼠，体重300 ~ 320g，采用饥饿、劳累、高脂饮食等多因素复合制作气虚血瘀证模型，然后用线拴法阻断大脑中动脉制作局灶性脑缺血再灌注模型。按正常饮食 60% 的量喂饲，分早 8：00、晚 8：00 2 次给予，使大鼠处于饥饿状态。每天在水温为（37 ± 0.5）℃，深 45cm 水桶中游泳，待下沉时捞出。每天给予脂肪乳按 10mL/kg 灌胃 1 次，连续 10d。对大鼠精神、毛发、大便、舌质、眼球、尾尖等进行评分，评定气虚血瘀程度，判断造模成功率。郭建队等（2005）用多因素复合法结合线栓法制作气虚血瘀证脑梗死动物模型的方法。并通过对宏观体征、神经病学评分、脑梗死灶体积、血清 SOD、MDA 变化的观察，对该模型的可靠性进行评价。方法选用 SD 大鼠，采用饥饿、疲劳、寒湿、惊恐、高脂饮食等多因素复合方法先复制气虚血瘀证动物模型，再用头端处理过的尼龙钓线，从颈外动脉插入颈内动脉，可逆性阻断大鼠一侧大脑中动脉。通过对一般体征和微观指标的观测，发现模型大鼠基本符合中医气虚血瘀证候特点和现代医学脑梗死的病理变化规律。朱传武等（2004）在研究中用开颅法制作了大鼠右侧大脑中动脉梗死模型，并且在半小时后实行了再灌注，使动物进入后遗症期，通过调节自制的随机电脉冲刺激仪的刺激强度和时间，频率波幅等，不断刺激大鼠，大鼠摄食减少，生化乏源，气血生成减少，气能行血，气虚则运血无力导致气虚血瘀；同时，血瘀生化乏源，加重气虚；恐则气下，惊则气乱，大鼠气机失调，气滞加重血瘀；劳则气耗，则致气虚；大鼠经过手术后败血残留体内，久则为瘀。通过上述多种因素，术后刺激组大鼠出现了诸多气虚血瘀的证型表现，而术后非刺激组大鼠则没有任何“气虚血瘀”证候表现。刘宁平和彭康（2005）用开颅法制作了大鼠右侧大脑中动脉梗死模型，模拟急性脑梗死，并在半小时后实行了再灌注，降低了动物在急性期的死亡率，使动物进入后遗症期，通过调节的电脉冲随机刺激仪的刺激强度和时间、频率、波幅等，连续随机刺激大鼠，使大鼠受刺激后奔跑，并处于惊恐状态之中，模拟“劳则气耗”“惊则气乱”等致病因素加剧损伤，大鼠摄食减少，生化乏源，气血生成减少，气能行血，气虚则运血无力导致气虚血瘀。徐亚林等（2004）采用激素加高脂饲料饲养，并且线栓法制造大鼠左大脑中动脉（MCA）闭塞的方法，构建局灶性脑缺血气虚血瘀证动物模型。通过对模型一般体征、耐疲劳时间、血黏度、神经缺损征以及梗死灶的观察，结果表明模型鼠出现中风症状、耐疲劳时间减少和血黏度升高，符合局灶性脑缺血气虚血瘀证的临床特点。

肾脏疾病模型：杨霓芝等（2001）选用低龄 SD 大鼠，采用抗 Thy-1 抗体制备大鼠系膜增生性肾炎模型，然后根据“气为血之帅”气虚则血瘀及过度劳倦有伤形体的理论，采用强迫游泳疲劳试验，连续 2 周，造成大鼠慢性肾炎“气虚血瘀证”模型，并观察动物一般情况以及血液流变学等指标变化。研究表明，模型组大鼠肾脏系膜区 IgG 沉积，系膜细胞与系膜基质增生，相关模型成立。

消化系统疾病模型：沈洪等（2001）选用 Wistar 大鼠，给予 5mg/mL 甲基硝基亚硝基胍（MNNG）溶液自由饮用，盐酸雷尼替丁胶囊 0.03g/kg 体重灌胃，每日 1 次。2d 喂足量食，1d 停食，使饥饱失常。连续 20 周，造成萎缩性胃炎气虚血瘀模型。观察红细胞免疫功能，TXB2、6-Keto-PGF1α 及比值，形态学变化。实验表明大鼠免疫功能降低，TXB2 升高、6-Keto-PGF1α 降低，两者比值变化更明显。

（3）特点与优势：这类模型的优点是，它吸取了中、西医在造模方面的成功经验，发挥了各自对某些病证产生的致病特色。应用中西结合综合因素研制的动物模型，既与中医理论相联系，又与现代医学的某些疾病较相一致，有利于中西医结合理论研究的深入发展。

（4）存在的不足：中医与西医是两个不同的医学体系，在思维方式和研究方法上存在着差异。西医临床在于辨病，病是对疾病发展过程的概括；而中医临床在于辨证，证是疾病发展过程中某一阶段的概括。一个西医疾病可有多个中医证候，而一个中医证候可见于多个西医疾病中，故寻找中医证候与西医疾病的结合点是其难点。首先，中西医两种模型结合在一起可能互相影响，互相掩盖，很难达到病与证都符合的动物模型要求，因此如何寻找病与证的结合点是模型研究中的难点。其次，在多因素造模基础上再造疾病模型制作病证结合动物模型，往往对造成实验动物难以承受过大的打击，死亡率高，实验的可行性差。再者，如果二者兼顾病与证均达到了所需的要求，可能会使动物体内的病理生理变化超出已有疾病的范围。另外，模型评价体系缺乏量化规范化的宏、微观诊断标准。

综上所述，在气虚血瘀动物模型研究诸多研究方法中，均有其优势和不足，缺乏中医理论的指导是其共同的突出问题，因此，如何研制复合中医理论的证候模型是目前亟待解决的问题。这就要求我们对相关研究方法进行充分研究，结合每种方法的特点取长补短，而确立一种气虚血瘀动物模型研究的评价方法是必不可缺的。

3. 存在的问题

一般而言，成功的模型建立必须满足 3 个条件：①模型与原型之间有相似关系。②模型能够代替原型。③对模型的研究，应该能够得出原型的信息。就中医证候动物模型而言，所谓原型就是指中医证候以及具有中医特色病证结合的病理反应。判断中医证候动物模型成功与否的依据或标准就是中医固有的理论及现代研究成熟的新理论。中医传统辨证的依据是症状、体征、脉象和舌象，而现代中医研究成果又使得中医证候的诊断标准包涵了一些实验室指标和特殊检查结果。因此，成功的中医证候模型应当在症状、体征（包括脉象、舌象等），实验室及特殊检查以及治疗反应等方面。目前在气虚血瘀证动物模型中存在问题主要体现为以下方面。

（1）缺乏中医理论指导：中医证候动物模型是中医临床证候的具体体现，它应该在中医理论体系的指导下，复合中医病因病机理论。只有在中医理论体系指导下对气虚血瘀证动物模型进行研究，才可以从根本上反映其证候本质。相反，仅从某一方面病理状态来模拟中医证候表象的造模方法，将无法反映气虚血瘀证的本质。

（2）照搬西医实验动物模型：现代医学中实验动物模型研究得到深入发展，为中医证候动物模型的研制提供了良好的借鉴，但是不加变革地将西医实验动物模型移植过来的做法是错误的。因为中西医理论来源两种不同的理论体系，其认识论和方法论存在着本质的差异，西医强调微观辨证，常通过特定的客观病理改变来探求疾病本质。而中医讲究宏观辨证，整体观念和辨证论治是其理论体系的核心，对于疾病主要是从病因病机以及证候特征上来诊断和防治。西医不同的疾病可能属于中医相同的证候，而西医相同的疾病在不同的发展阶段也可能属于中医不同的证候，因此西医的疾病模型并不能代替中医证候模型。

（3）指标检测缺乏重点：证候动物模型是人体中医证候的再现，由于中医证候本身的模糊性和笼统性，使得气虚血瘀证动物模型研究中，所采用的宏观观测指标往往带有较强的主观色彩；对微观观测指标检测更是分散而缺乏重点，导致研究不够深入。因此，参考气虚血瘀证临床诊断标准，使观测指标尽量的客观化、标准化，是气虚血瘀证动物模型研制中应注意的一个重要问题。

（4）缺乏有效的验证手段：相关动物模型研制成功后，对其正确性、可靠性进行检验将便于在实验中推广应用。临床收集病情资料是通过望、闻、问、切四诊合参，由于临床研究的验证方法无法移植到动物模型身上，故目前尚缺乏气虚血瘀证动物生理特性的有效的验证手段。

总之，由于以上原因的存在，导致了在气虚血瘀证生物学基础研究中，无法对动物造模方法、微观指标的客观性和科学性进行评价，从而影响了气虚血瘀动物模型的应用。

4. 研究展望

（1）加强临床研究：动物模型的研究应建立在大量的临床研究基础上，动物模型与临床相互印证、反馈。综合分析临床研究资料，深入“证”实质研究，尽快建立统一的、规范的中医证候标准，是中医证候动物模型标准化的前提条件。

（2）从病因入手造模：人体疾病是在内外环境、饮食、情志等诸因素作用下发生病理改变而出现的以某一脏腑组织病变为主的综合证候群。建立中医证候动物模型，首先必须分清临床上导致该证候出现的主次原因，根据中医发病规律优选纯化造模因素，同时要注意多元因素的层次时限性、动态性，尽可能使其中的不确定性降至最低程度，以此建立的动物证候模型才能尽量与中医的“证”靠拢。

（3）建立病证结合模型：病证结合，即辨病又辨证，取中、西医之所长。所以，建立以病统证、病证和参的病证结合模型是研究中医药比较理想的动物模型。对于病证结合模型的构建方法，仅仅采用西医病理模型简单叠加中医病因模型，其结果是否科学、有效，符合临床，值得怀疑。鉴于此，我们设想构建一个西医疾病模型之后，对其进行宏观、微观相结合的方法动态观察，采集症状、体征、实验室指标，进行综合、分析，然后归纳出，在某一阶段，疾病所属的中医证候。该方法的优点一方面是，实验条件相对可控，模型稳定性较好；另一方面，在整个造模过程中，体现了“证”的时相性，与“证”的本质相一致，也符合临床规律。

（4）建立模型评价标准：动物模型的研究目前最关键的问题是动物模型研究的规范化。理想的动物模型应是规范化的，能真正反映中医“证”的特点，且能够准确地重复再现。动物模型的规范化应包括造模动物、因素、标准及评价的规范几个方面。有专家已经在进行这方面的工作，如陈小野（1999）探讨了脾气虚证动物模型初步规范化的造模方法和思路。随着现代医学的发展，实验研究越来越受到人们的重视。动物模型的研究只有通过大量实验研究，借用现代先进技术和方法，逐步走向规范化，才能在中医药科研中发挥其应有的作用。动物模型的研究必将进入全面规范化的时期。

（三）肾阴虚证动物模型

中医认为，“肾为先天之本”。主要生理功能是“藏精，纳气，主水”。为一身阴阳之根本。中医的肾不同于解剖学上的肾，远远超出了西医肾脏的范畴，涉及的范围很广，是多系统和器官功能的综合表现，在人的生长、发育、壮盛和衰老的生命全过程中，肾的功能正常与否对人体的生命质量起着举足轻重的作用。肾虚证是一类常见的证候群，临床许多疾病都可出现肾虚症状。而相应的动物模型的制作及评价对于肾虚证的研究起着至关重要的作用。目前肾虚模型主要分为阴虚、阳虚型。

1. 肾阴虚证模型

肾阴虚证作为临床常见的证候，广泛见于中医学腰痛、水肿、消渴、遗精、耳鸣、耳聋、头痛，眩晕、虚劳等病中，亦常见于现代医学的糖尿病、急慢性肾炎、高血压病、结核病、骨质疏松症、甲状腺功能亢进等病中。

1）激素制作的动物模型：

（1）甲状腺激素类药物造的肾阴虚模型：这种模型主要是通过给实验动物大剂量的外源性的甲状腺激素类药物，使其形成外源性甲状腺素水平升高从而制作出模拟临床上甲状腺功能亢进型肾阴虚动物模型。所使用的甲状腺激素类药物主要有甲状腺片、左旋甲状腺素钠（T4）和三碘甲腺原氨酸（T3），造模时间一般 7~28d。傅万山等（2001）连续 3 周灌服甲状腺素 2.5mg/（kg・d），大鼠体重减轻，饮水量增多而尿量减少，鼠心率明显加快，痛阈值降低，血清中 Cu、Zn、T3、T4 的含量以及 Cu/Zn 显著升高。陈晓阳等（2010）使大鼠接受各种不同的应激及灌胃甲状腺素 2.5mg /（ kg・d）连续 21d 造成肾阴虚型抑郁症病证复合模型。许小强等（2007）连续 3 周灌服甲状腺素 15mg/kg 加肌肉注射利血平 0.1mg/kg，大鼠出现形体消瘦、体毛稀疏、烦躁、易出汗、体重下降，体温变化不明显（肛温），水迷宫潜伏期明显延长，血清 E2 及 E2 / T 显著升高，T 及 CORT 显著降低。海马中 Bax、τ［pS199/ 202］、τ［pS396］、τ［pT 231］显著升高，Bcl-2 及 Bcl-2/Bax 显著降低。且这种模型除构造了肾阴虚证模型外还弥补了前一种模型无法表达交感神经兴奋的不足，形成了甲亢和交感神经兴奋性增强模型，所以目前大多采用这种方法，应用最为广泛（王丹 等，2008）。

（2）肾上腺皮质激素造的肾阴虚模型：肾上腺皮素激素类造阴虚模型主要采用糖皮质激素，主要采用的有短效类（氢化可的松）、中效类（强的松龙）类。采用这类激素的思路是模拟临床上应用该激素所产生的副作用。刘旭光等（2002）采用 SD 大鼠，雄性，体质量 180~220g，于每日 17：00 按 5mg/100 g 体质量剂量灌胃给予氢化可的松，连续 4d，造成肾阴虚，大鼠的 ACTH 节律的振幅、中值有一定的下降趋势，而 CS 昼夜节律的振幅、中值有一定的升高趋势。刘蓬等（1999）采用雄性 Wistar 大鼠，体质量（180 ± 10）g，1.25 mg/d，肌注皮质酮，连续 6d。所制成的模型多表现为好动易怒，被毛凌乱，光泽差，尾色潮红，活动次数，饮水量增加，血浆 ACTH（促肾上腺皮质激素）、CORT（血清皮质醇）含量增高，胸腺指数下降，IL- 2（白细胞介素 -2）下降，IL- 6（白细胞介素 -6）升高。

本模型有以下几点需要注意：刘旭光等（2001）在造模时考虑到啮齿类动物生物特征，在每日 17：00 用药，这样的考虑是十分可取的；但是董兴刚等（2003）认为本模型短期（7 d）为肾阴虚，10 d 后属肾阳虚。这是由于肾上腺皮质激素可使促肾上腺皮质激素释放受抑制，而使类固醇激素分泌减少，所以出现一系列“耗竭”现象，晚期出现“阴损及阳”的转变。特别是突然停用，肾上腺轴的抑制状态立即暴露，出现一系列阳虚表现，所以对造模的时间要把握好。并且对于本法所制模型，其辨证尚有争议，有人认为激素应用期间为肾阳虚，因为此时肾上腺皮质轴受抑制；有人认为激素应用期间为肾阴虚，因为体内有大量外源性激素；也有人认为激素应用期为阴虚，停用后为阳虚。同时申维玺等（2009）研究激素在阴虚证的发生发展过程中时发现其常有一定的变化，研究表明激素不大可能是阴虚证本质，因为激素不符合阴虚证本质的标准，激素的作用不能很好地解释阴虚的全部证候和实验室指标变化；激素的作用方式和作用特点与阴虚证的发生规律相冲突；阴虚证时激素的改变大多是属于继发性改变；激素对于证候的调节和影响是间接的作用方式，从阴虚证日节律特征产生的分子机理可以看出这一点。所以虽然激素造模虽然用得较多，仍需要大量的考证。

2）手术的造模：

（1）原发性高血压阴虚证模型：该方法是用现代的技术造成动物原发性的高血压，而中医理论认为原发性高血压属于眩晕、头痛等范畴，其形成是一个长期的过程，病因复杂而非单一因素构成，大致包括先天体质、精神、饮食、劳欲等原因，病理因素则多以风、火、痰、癖、虚而论原发性高血压临床最常见证型为阴虚阳亢，其中阴虚为其根本，其理论来源为朱丹溪的“阳常有余，阴常不足”。徐晓红等（2001）将雌/雄 Wistar 雄性大鼠，体重为150~200g，戊巴比妥钠（40mg/ kg）腹腔注射麻醉，沿腹中线开腹，经腹膜后近主动脉侧分离左肾动脉，用 0.12mm 银夹狭窄左肾动脉，不触及右背，术后缝合腹腔并注射青霉素 10 万 U/只，常规饲养。待造模 1 周后，以尾动脉收缩压较术前升高 3kPa（2 216mmHg）以上，并超过 18kPa（135mmHg）者为模型复制成功（二肾一夹高血压）。认为其模型为“阴虚证”，用滋阴降水的中药治疗验证此造模成功。

（2）拟更年期阴虚内热症大鼠模型制备：更年期综合征多因妇女在绝经期前后由于雌激素水平波动或下降引起内分泌功能紊乱的一系列证候，中医辨证以阴虚内热最为常见。据更年期综合征阴虚内热症的临床特点，张丽萍等（2007）用 3% 水合氯醛腹腔注射麻醉大鼠，腹位固定，于最末肋骨下腋中线上距脊柱约 2 cm 处剪毛，切开皮肤和背肌，夹出一侧卵巢，分离脂肪，结扎卵巢下输卵管后切除一侧卵巢，术后第 5d、6d、7d、8d 逐只进行阴道涂片检查，以确定一侧卵巢摘除。造成拟更年期阴虚内热症大鼠模型。并用两地汤煎剂治疗验证此造模成功。

3）其他造模方法：

（1）温燥性中药造模：该造模方法根据中医阴阳水火属性迥异的特点，以辛温燥烈之阳药长期（30 d）服用，最终因“火灼津液，营阴暗耗”“阳盛则阴病”而造成阴虚模型。主要运用温燥性中药如附子、干姜、肉桂等。杨翠平等（2004）制附子、干姜、肉桂按 1∶1∶1 的比例制成 100%、50% 的水煎液，给小鼠灌服 30d，造成肾阴虚模型。模型表现为体重增长率、胸腺指数、脾脏指数明显降低；血浆中环磷酸酞营（cAMP）含量以及环磷酸酞普 / 环磷酸乌普（cAMP/cGMP）明显升高，血浆中超氧化物歧化酶（SOD）活力及肝匀浆中谷胱甘肽过氧化物酶（GSH- PX）活力显著降低，肝匀浆中丙二醛（MDA）含量显著升高。

此造模方法病理机制单纯，模型“内热”与“内燥”征象显著，体温升高却并不明显，比较符合阴虚证的临床特点，有研究使用价值。

（2）超负荷运动的造模：该造模方法的根据是《素问・举痛论》“劳则气耗”。但短暂的剧烈运动可导致一时性的气耗，而长期过度的劳作造成的则是真阴受损、精绝。汪泳涛等（2003）采用雄性 SD 大鼠，体质量 180~220g，游泳 6 周，每周 5d，每天 1 次，日游泳时间由 10min 逐日增加至第 5 周末 120min。水深 60cm，水温（30 ± 2）℃。造模后大鼠体重下降，血浆皮质酮增高，cAMP 下降，血清 SOD 下降，体温、血清 MDA、海马氨基酸兴奋性 / 抑制性有增高趋势，认为其模型为“阴虚内热证”，在病因上接近临床、无人为直接干预机体生理过程的阴虚内热证模型，有助于深入研究阴虚内热证的病理生理。但姜丽芳等（2009）认为此实验是采用渐进式增加运动强度，与中医所指的过劳全然不同；而且气属阳，主温煦，气不足失于温煦，也会引起阳虚的症状。

（3）长期激怒的造模：该造模方法的根据是《素问·阴阳应象大论》“暴怒伤阴”。认为“伤阴”即伤肝之阴血，“肝肾精血同源”，久则必伤肾阴，而致肝肾阴虚。樊蔚虹（2001）采用雄性 SD 大鼠，体质量 200~240g，从实验第 1d 起将大鼠双后肢束缚，成对倒吊于笼内或立式固定于网笼底盖上，以引起明显激怒，表现为粗叫、撕咬，首次激怒 20min，以后每隔 1d，增加 10 min。造模时间为 20 d。所制成的模型表现为体质量下降，体形瘦小，皮毛干枯无光泽，肛温增高，惊恐兴奋，cAMP 和血清 SOD 下降，血浆皮质酮、血清 MDA、海马氨基酸兴奋性/抑制性增高，认为其模型为肝肾阴虚证。激怒法造模接近于临床实际，符合中医七情致病特点，且避免了给药造成的急性损伤和中毒，并认为长期激怒法应是肝肾阴虚证实验研究的首选造模方法。但多数学者认为，激怒法造模属肝郁型。激怒法引起的是肝郁型还是肝肾阴虚型尚有争议。从中医的角度来讲引起肝肾阴虚的原因较多，如水不涵木、大病后期及素体阴虚等，所以不能说此法是肝肾阴虚证实验研究的首选造模方法。

（4）特殊环境的造模：中医理论认为：天人相应，机体阴阳随气候的变化而变化，在特殊的环境下也可以造成机体的阴阳失衡，导致虚证的产生。凌昌全等（2001）采用将大鼠置于人工气候室内（干球 40℃和湿球 32℃）进行热应激 3h 处理，所制成的模型表现为呼吸急促，呈昏睡状态，四肢伸展，耳爪尾等暴露部位潮红，大量流涎，肛温上升，认为其模型为热损伤阴虚证。

（5）番泻叶结合运动造模：主要运用多原因引起伤津耗液造模。易杰等（2002）采用雌/雄 SD 大鼠，体质量 180~220g，给番泻叶致泻，加以游泳，造模 1 月模型表现为体质量下降、易激惹咬斗、肛温升高、粪便干燥、背毛枯槁无光泽、进食量不均、饮水量多，认为其模型为脾阴虚证。

（6）运用饮食造模：该造模方法的根据是《内经》“夫盐之味咸，其气令器津泄”，“咸走血，血病无多食咸”，所以运用饮食偏嗜造模。宋建平等（1995）采用雌/雄 Wistar 大鼠各半，体质量 150~200g，饲以高盐饲（含食盐 9%），饮用水初为自来水，30d 后改为 0.19% 的水，共喂养 150d 所制成的模型表现为血压升高尿液中 VMA（3-甲基-4-羟杏仁酸）及 17-OH（17-羟皮质类固醇）含量增加认为其模型为高血压阴虚阳亢证。

（7）毒素造模：利用禁水禁食利尿脱水等方法造模。王秋（1995）在实验家兔禁水禁食 18h 后，由其耳缘静脉 2 次（间隔 1h）按 2. 5mL/kg 剂量注射入速尿；并在末次速尿注入 1h 后，以 0.5g/kg 剂量同法注入大肠杆菌所制成的模型表现为烦躁、呼吸急促、大便干燥、耳郭发红发热、舌红少津、体温升高等症状。认为其模型为“温病阴虚热盛证”。

中医理论认为阴的属性通水，阴是体内体液的总称。体液的绝对不足，失去滋养与补充（血液）功能是阴虚证的重要机制和临床症状产生的主要原因，该造模方法既减少水分摄入，又增加水分排出，使实验动物的体液绝对不足。其造模方法符合中医理论，所致实验动物的临床症状与阴虚证的表现十分相似。

4）肾阴虚动物模型的评价指标：

（1）肾阴虚的临床表现：中医理论的阴虚是指体内津液精血等阴液亏少而无以制阳，滋润、濡养等作用减退所表现的虚热证候。临床表现：形体消瘦，口燥咽干，潮热颧红，五心烦热，盗汗，小便短黄大便干结，舌红少津少苔，脉细数。常见心阴虚、肝阴虚、肺阴虚、肾阴虚、胃阴虚。肾阴虚伴有腰膝酸软、眩晕耳鸣、男子遗精、女子月经不调的表现。

模型的评价指标：对模型的评价主要依据肾阴虚的临床表现从以下几个方面进行评价：

（2）观察指标：王培源等（2006）每日肌注醋酸强的松龙注射液 50mg /kg，制作的肾阴虚豚鼠模型在 9~11d 肉眼观察多出现躁动、易惊、怕人、大便干结等症状，实验第 10d 模型组有 1 只动物出现肛门出血，这与一些阴虚火旺的病理体征相似。镜下观察，肾上腺轴、甲状腺轴处于亢进状态，如蔡定芳等（1999）制作的大鼠肾阴虚模型大鼠下丘脑室旁核（paraventricular，PVN）CRH 神经元、正中隆起（ median eminence，ME）CRH 神经纤维免疫组化染色变深，数目增多；垂体前叶 ACT H 分泌细胞免疫组化染色变深，细胞数目增多；肾上腺 HE 染色示髓质层明显缩小，皮质层与髓质层之比增加，皮质束状带细胞数量增多，细胞绝对体积无明显变化，核有所缩小，核内染色质疏松淡染，胞浆相对增加（核 / 质比缩小），血窦明显扩张充血。傅万山等（2001）连续 21d 灌服甲状腺素 2.5mg/（kg·d）制作的大鼠肾阴虚模型也出现了肾上腺皮质球状带细胞稍密集，厚度减少的症状。

（3）测量指标：傅万山等（2001）造的甲亢型肾阴虚大鼠模型发现大鼠的大鼠体重减轻，饮水量增多而尿量减少，心率明显加快，痛阈值降低，甲状腺重量减轻。史正刚等（2006）用肾上腺皮质激素造的肾阴虚幼龄大鼠的脾指数以及王秀荣等（2005）绷以糖皮质激素制备小鼠肾阴虚模型的体液免疫试验中半数溶血值，腹腔巨噬细胞吞噬功能试验中吞噬率、吞噬指数，T 淋巴细胞增殖试验中刺激指数等具有免疫功能提示作用的指标均出现了下降。

（4）生化指标：反映甲状腺轴、肾上腺轴、性腺轴功能的指标：桂常青等（1998）采用大剂量甲状腺素所致甲亢型阴虚证大鼠的血清 T3（三碘甲状腺原氨酸）、T4（四碘甲状腺原氨酸）浓度降低，而傅万山等（2001）用甲亢型肾阴虚模型大鼠的血清 T3（三碘甲状腺原氨酸）、T4（四碘甲状腺原氨酸）浓度显著升高提示肾阴虚大鼠模型甲状腺轴功能紊乱。陈晓阳等（2010）采用慢性不可预见性应激并灌胃甲状腺素加孤养法复制抑郁肾阴虚证大鼠的血浆促肾上腺皮质激素（ACTH）、皮质醇（CORT）含量增高显著说明肾上腺轴功能亢进。陈晓阳等（2007）甲状腺素合并应激抑郁模型所致的肾阴虚抑郁证大鼠血清 E2（雌二醇）、E2/T（睾酮）比值显著升高，提示性腺轴功能紊乱。

反映免疫系统的指标：史正刚等（2006）用肾上腺皮质激素造的肾阴虚幼龄大鼠的鼠血清白细胞介素 -2（IL-2）、白细胞介素 -6（IL-6）、免疫球蛋白 G（ IgG）含量均显著下降。提示免疫功能下降。

反映单胺类神经递质变化的指标：金培志等（2004）以激怒法制造的肝肾阴虚证的大鼠下丘脑中 NA、DA 及 DOPC. HVA 明显上升，5-HT 明显下降，提示递质间平衡关系失调。

反映自由基代谢的指标：吕爱平等（2001）制作的大鼠肾阴虚模型中脂质过氧化物（LPO）含量显著升高；谷胱甘肽过氧化物（GSH-Px）、心肌苷酶（DTD）、超氧化物歧化酶（SOD）这 3 种抗氧化物酶的活性的显著降低。提示机体的抗氧化能力下降。

微量元素的变化：中医证的形成是人体内阴阳失衡的结果。现代以微量元素作指标，发现肾阴虚证与微量元素间的关系十分密切。朱秀英（1999）发现肾阴虚患者铜含量明显高于正常对照组，锌/铜比值下降。桂常青等（1998）制作的甲亢型阴虚证大鼠的血清中的铜含量显著升高，锌/铜比值显著降低，与临床一致，并且其他人制作的肾阴虚模型中得到了相同的结论。

环苷酸核系统的变化：cAMP 和 eGMP 是分子生物学中，具有广泛调节功能的化学物质，两者间按一定比例结构协调一致。1975 年，Gollberg 提出生物控制的"阴阳学说"，认为环磷酸腺苷（cAMP）、环磷酸鸟苷（cGMP）是机体内 2 种对立的调节系统，可能是中医学理论的物质基础。这一假说的提出，引起我国学者的兴趣，不少人对 cAMP、cGMP 与中医阴阳的关系进行了大量研究，结果发现阴虚证 cAMP 有升高趋势，而 cGMP 有下降趋势，cAMP/cGMP 比值升高（罗益，2006）。例如刘蓬等（2001）利用糖皮质激素模拟豚鼠肾阴虚模型中动物血浆中 cAMP 以及 cAMP/cGMP 比值显著升高，并且很多文献中都得到了重复。

2. 肾阳虚证动物模型

肾阳虚证动物模型是建立最早的中医证候动物模型，到目前为止肾阳虚证动物模型的造模方法有很多，将该类模型分为病理模型和病因模型。

1）肾阳虚证病理模型

利用临床上已取得的肾阳虚证病理研究成果作为依据，通过激素负反馈、药物毒副作用、手术损伤等手段影响动物的肾上腺皮质轴、甲状腺轴、性腺轴功能的紊乱，同时其代谢器官、免疫系统也出现功能及病理的改变，这样的模型称为病理模型。

①药物造模：糖皮质激素：应用糖皮质激素造模是最常用的造模方法，主要原理是给动物大剂量肾上腺皮质激素、甲状腺激素、性腺激素，造成机体的负反馈，使体内激素水平紊乱可造成临床类阳虚病理现象。常用的糖皮质激素有氢化可的松、皮质酮、泼尼松、强的松、地塞米松等。20 世纪 60 年代初邝安堃教授采用 16~20g 雄性小白鼠，每日臀部肌肉注射醋酸皮质素，大剂量 0.5mg/（d·只），中剂量 0.25mg/（d·只）（用生理盐水配成不同浓度的混悬液 0.1mL）处理后，动物的体重显著下降并且出现明显的萎靡不振，竖毛，毛不光洁，拱背少动，反应迟钝，不规则的深迟呼吸，严重时爬行困难，类似肢体瘫痪，不能行动等类似肾阳虚的症状。并且在合用助阳药时，动物多不出现衰竭现象，或仅是轻度的虚弱，体重的减轻不甚明显，与未合用助阳药的动物显然有别（邝安堃等，1963）。大量的实验研究观察，皮质激素肾阳虚模型机体代谢水平和免疫功能均下降，并且存在广泛的器官病理损害以及中枢神经系统和植物神经系统功能的改变，这其中组织器官内环核苷酸和核酸的变化曾被作为最有效的指标而进行大量的检测。但是该模型在动物类型、造模时间、药物剂量、给药途径上未形成统一标准，所以造成的动物模型的症状表现程度有所不同。

氨基导眠能法：这种模型由邝氏首创，应用不广泛（陈小野 等，1999）。该方法的主要依据是氨基导眠能使类固醇激素合成受阻，造成垂体肾上腺皮质和垂体性腺轴功能减退，直接导致体内血浆皮质醇减少等变化，其症状与中医肾阳虚相似。蔡连香等（1998）采用每日上午定时插胃管投 6mg/ kg 氨基导眠能，连续 15d，动物表现体重减轻、体温下降，出现拱背弯起，毛发卷曲、稀疏而无光泽，摄食减少，对外界刺激反应迟钝，活动减少、萎靡不振等症状，同时血浆 β-EP 含量显著降低，卵巢功能低下。

甲状腺抑制药物：本方法主要是应用他巴唑、甲硫氧嘧啶、丙硫氧嘧啶等硫脲类药物来妨碍机体甲状腺激素的合成，从而导致机体垂体、甲状腺、肾上腺、性腺及内脏器官的实质病变和机能降低，并且造成免疫器官的功能损伤。是一类主要以模拟甲状腺功能低下为主的肾虚证模型。欧阳铁强等（2006）分为高剂量组灌喂 30mg/（kg·周）、中剂量组灌喂 20mg/（kg·周）、低剂量组灌喂 10mg/（kg·周），连续灌喂 15d，动物出现明显的体温下降，血清 T3、T4 下降，而对肾上腺轴和性腺轴的干扰不明显。卢德赵等（2007）采用喂饲丙硫氧嘧啶 40 mg/ kg，连续 20d，大鼠出现少食少饮，体质量减轻，反应迟钝，活动减少，拱背耸毛，毛色无光泽、易脱落，叫声低弱，大便溏稀等症状，梁汝圣等（2008）采用丙硫氧嘧啶 100 mg/kg 于每日 9：00 开始灌胃，连续灌胃给药 28d，动物出现体重增长缓慢，毛发无泽，弓背倦怠，体温降低，血清甲状腺素 T3、T4 显著降低，肾阳虚组大鼠血浆中 cAMP/ cGMP 比值较阴虚组下降。

嘌呤药物：本方法主要是通过高浓度的腺嘌呤代谢产物对肾脏及睾丸生殖细胞及间质细胞产生直接毒性作用，从而造成肾阳虚证。李蕊等（2010）用腺嘌呤低（每日 100mg/ kg）、中（每日 150mg/kg）、高（每日 200mg/kg）剂量，给予大鼠灌胃 30 d，结果发现腺嘌呤各剂量组睾酮、雌二醇显著降低，血尿素氮、血清肌酐水平显著升高，同时可致大鼠睾丸形态学改变，而且肾脏的损害程度较轻。该模型主要被认为是一种肾阳虚不孕症。

雷公藤多甙：雷公藤多甙系雷公藤的生物碱，可对睾丸组织引起损害，引起雄性动物血清睾酮、雌二醇下降，具有抗生育功能。方全等（2000）将雷公藤多甙片混悬液每天 1 次按 20mg/kg 灌服 12 周龄 SD 雄性大鼠，连续 30d，发现大鼠出现恶寒、蜷卧、精神萎靡、反应迟钝、体毛干枯脱落、少动等类似肾阳虚证的表现。同时伴有生精细胞脱落，精子畸形率增加，死精子过多的症状。该模型也被认为是一种肾阳虚不孕症。

性激素：该法模拟临床上老年人性激素水平改变趋势，即下丘脑 - 垂体 - 性腺轴功能衰退致性激素相对平衡破坏。该类模型在造模时对雄性动物应用雌激素，如肌注苯甲酸雌二醇、己烯雌酚等；对雌性动物应用雄激素，如肌注丙酸睾素、甲基睾素等（陈英华 等，2003）。范景等（2009）采用雄性 ICR 小鼠 0.1mL/10g 腹腔注射 0.4mg/mL 苯甲酸雌二醇大豆油稀释液，每日 1 次，连续 15d，结果发现小鼠皮毛汗湿竖立，精神萎靡，弓背萎缩，喜挤卧而不喜动，抓力减小和游泳时间缩短，睾丸指数和精囊腺指数明显减小，血清肌酐（Cr）、尿素（UR）水平升高。

羟基脲：该方法主要是造成了 DNA 的合成障碍，同时不同程度地损害了垂体 - 靶腺轴的功能。刘福春等（1984）研究后得出 7. 5mg/（d·只），经过 7~15d 给药发现小鼠体重下降，弓背蜷缩，活动迟缓，体毛枯疏，甚至成片状脱毛，尾巴发凉，眼睛睁不开，睾丸重量明显减轻，17 羟醇和 17 酮醇明显下降，DNA 合成受抑制。廖进民等（1994）研究发现动物喂养羟基脲后，体重减轻，内脏重量减轻，并且胫骨中段的密质骨变薄，骨髓腔扩大，提示羟基脲可以使动物出现肾虚表现以及骨质疏松症。

（2）手术造模：手术造模一般对动物的损伤较大，死亡率高，并且造成不可逆的病理损伤，不利于对该类模型进行药物反证。因此这类模型一般应用较少。

肾上腺切除法：该方法主要是通过手术造成肾上腺皮质功能低下的病理改变，包括肾上腺次全切除和双侧肾上腺全切。李炳如和宋远初（1984）切除肾上腺后发现卵巢重量下降，

卵巢对 ^{125}I-HCG（卵巢人绒毛膜促性腺激素）结合量明显减少。陈小野等（1999）通过肾上腺次全切建立的肾阳虚模型发现腹膜后脂肪和副肾及周围脂肪垫指数有降低趋势，胃及舌肥大细胞密度和短径有增加或增加趋势。但模型损伤太大，切断了下丘脑－垂体－肾上腺轴的反馈，同时也去除了肾上腺髓质，难以排除肾上腺其他功能衰竭带来的干扰，与临床肾阳虚证的实际情况差别太大，且死亡率较高，应用很少（陈英华 等，2003）。

甲状腺切除法：中医辨证甲减患者大多具有脾肾阳虚症状，因此切除动物甲状腺可以模拟甲状腺机能减退者体内的代谢普遍减慢，基础代谢率降低的肾阳虚动物模型。吴向东等（2002）研究发现大鼠甲状腺切除腹腔注射阿霉素后，动物左心室功能明显减退且甲状腺功能显著性低下，以及伴畏寒、蜷缩、呼吸微弱等，出现了非常类似人类心肾阳虚证的主要症状。卢德赵等（2008）研究发现大鼠甲状腺切除后，出现少食少饮、体重减轻、反应迟钝、活动减少、弓背耸毛、毛色无光泽、易脱落、大便稀溏等症状，糖类和脂类物质分解代谢受抑以及细胞内信号转导异常等症状。

去势法：该法用手术切除雄性动物双侧睾丸或雌性动物双侧卵巢，目的在于模拟中医肾虚精少、肾阳虚的病机（李媛，2015）。徐世杰等（1999）采用切除小鼠卵巢后，II 型胶原皮下注射以诱导关节炎（CIA），结果发现卵巢切除所致肾虚可使 CIA 的病变程度加重。然而去势手术创伤大并且该类模型单纯以去除内生殖器官后内分泌状况去模拟的临床性腺功能降低，所模拟的肾阳虚显然是片面的。

2）肾阳虚证病因动物模型：病因模型是以中医药传统理论为依据，运用传统病因病机学说中的致病因素来制造肾阳虚动物模型。该类模型通常将改变动物的生理心理状况、生活环境及给予过量中药等作为诱发因素，从而产生中医理论上成立的相关病证。但也有人认为该类模型是单纯的证候模型与临床表现差距较远，用其做一个药效评价模型具有一定的局限性，目前应用较少。

（1）“恐伤肾”模型：该类模型是 20 世纪 90 年代沈雁根据中医理论“恐伤肾”“恐惧而不解则伤精，精时自下”建立的。目前这类模型的造模手段有很多种，主要有惊吓，如猫吓鼠、人吓猫及爆竹吓狗等，这种情况下生殖腺的病理损伤是最显著的，同时具有血浆中分子物质含量升高、巯基含量下降的表现。此外王米渠等（1998）发现采用猫吓孕鼠（恐伤肾），得到子代先天肾虚模型，其恐吓翻身成功率低，肾气“作强”能力下降和活动范围的缩小在猫叫的刺激下动物的取食粒数下降。日本学者曾应用类似方法，培育出乙酸胆碱反应高的虚寒型和反应低的虚热型鼠（李广曦 等，2000）。此外类似的还有皮肤烧伤法、悬吊应激法等。该法利用长期恐惧刺激而引发精神－神经内分泌－效应器之间相互关系紊乱而导致结构功能与代谢上的病变。该类模型中医理论认为应该属于肾精虚损模型，至于能否因延长造模时间而发展为肾阳虚证还有待进一步探讨（沈雁 等，1991；包天桐，1998）。

（2）“劳倦过度，房事不节”模型：该模型是遵循中医疲劳—房劳以致肾虚的传统理论，利用啮齿类动物的 colldege 效应，使其频繁交配，同时配合强迫游泳或注射苯丙酸诺龙或配合恐伤肾造成肾（阳）虚证模型（陈英华 等，2003）。苏梅等（2011）采用“劳倦过度，房事不节”的方法复制大鼠肾阳虚模型，发现大鼠血清中的 T3、T4 水平显著降低，血清中的 SOD 活性显著减弱，MDA 含量显著升高，血清中的 E2 水平显著升高，T 水平显著降低，同时交配能力显著下降。然而该模型的症状，采用阴阳双补药，均可得到改善。所以对该模型的应用还需要进一步排除肾气或肾阴虚证。

（3）老年动物肾阳虚模型：

中医理论认为“肾藏精，精化气，肾精亏则肾气衰”，同时临床研究结果显示，老年人与肾阳虚病人在内分泌轴（主要是甲状腺与性腺轴）及免疫功能上具有相似的反馈调节能力异常，虽然自然衰老人不一定具有肾阳虚衰的表象，却具有肾阳虚的内涵，因此人们常常将自然衰老动物作为肾阳虚动物模型。刘同林（2005）经过研究发现SD大鼠比较适宜的肾阳虚模型的月龄期即26~28月龄，并且认为自然衰老的雄性大鼠具有肾阳虚证的内涵适宜作为肾阳虚动物模型来应用。

3）判定指标：

（1）症状诊断：中医症状的辨证归类是经过长期经验总结的成果，对于中医动物模型，症状诊断也是必不可少的，目前对于建立的肾阳虚的动物模型多会出现精神萎靡、倦怠少动、反应迟钝、毛枯不荣、蜷缩弓背、体重下降、体温降低等表现。但人与动物很难直接交流，而这种诊断主观性很强，不同的医生会有不同的诊断，并且人与动物本身也存在很大差异，这样界定起来就很困难。并且从所造的中医动物模型来看，虚证的症状表现都极为相似，缺乏特异性的症状表现，几种证候模型诊断标准重叠现象十分普遍（陈英华 等，2003）。

（2）客观指标：目前常用的肾阳虚的客观指标已经有很多，如腺体指数、免疫细胞的活性和转化率常被用来反映模型免疫功能的下降；肾上腺和甲状腺组织学病理改变，血清皮质醇、T3、rT3、T4、尿17-OH类固醇以及促甲状腺素TSH的含量的变化，常被用来反映下丘脑-垂体-靶腺轴的功能改变；血清性激素含量变化，血清促性腺激素LH、FSH含量变化以及生殖器官的组织学改变常被用来反映模型生殖功能的低下；血中微量元素铁、铜、锌含量异常，血肌苷、尿素氮升高，血SOD、LPO以及血浆中分子物质的含量变化来反映代谢功能的异常。cAMP、cGMP含量及比值改变，是目前比较常用的界定肾阳虚与肾阴虚的指标，多数研究结论认为阳虚时血浆cAMP水平降低，cGMP升高，cAMP/cGMP比值降低，而阴虚证模型cAMP有升高趋势，而cGMP有下降趋势，cAMP/cGMP比值升高。

3. 思考

中医药的现代化离不开动物实验研究。中医证候动物模型是以中医理论为指导，对人类疾病原型的某些特征进行模拟复制，创造出的具有人工疾病和证的实验动物，是有别于西医动物模型的独具一格的研究方法（曾茂贵 等，2007）。中医辨证施治的主要手段就是“望、闻、问、切”，但在动物实验中进行传统四诊不现实，只能通过仔细观察动物的外观行为及检测相应的生化指标收集资料（刘婷 等，2011）。中医证候动物模型的研制工作在近半个世纪的时间里，我国科研工作者共研制出了30余类100多种中医证候动物模型，取得了不小的成绩，但是综观已经研制出的中医证候动物模型，大部分难以确切揭示中医证候的实质，对中医研究缺乏有效的指导作用，探索的多而实用的少（赵宗江 等，2002），对于肾虚的研究也存在着很多问题，如常用的激素造模，赵宗江等（2002）认为这种模型不是在中医理论的指导下，而是采用化学药物造成动物的毒性反应或机械损伤出现的病理状态和中医的证候生拉硬套，这在人类是很难模拟出的证候。

并且肾虚动物模型的客观化指标的确定仍然还有很多工作去做，因为证是中医学的一个特有概念，是辨证论治的核心，是对疾病过程中所处一定阶段的病因、病位、病性以及病势等的病理概括，是对致病因素与机体反应性两方面的综合，是对疾病当前本质所作的结论（魏敏 等，2009）。陈小燕（2006）认为反映肾阴虚证的指标可以是整体的、系统的，也可以是器官水平的、细胞水平的、分子水平的、基因水平的；研究时应从整体上去把握住证的本质，微观指标与宏观指标相结合；不仅要运用单因素分析法，还应加强多指标联合作用的研究。以求从多学科、多层次、多角度来取得突破性的进展，并且在研究时应对不同病种的肾阴虚证采用相同的药物与剂量进行治疗，建立方、证、量、效关系来判断客观辨证的准确性。而且随着病情的进退或治疗的进展，指标应有相应的改善或是恢复正常。

所以对肾虚证的研究要以中医基本理论为指导，在遵循自身规律的前提下，充分利用现代科学技术从多系统、多层次、多角度、多学科进行研究，从而阐明中医理论的正确性、科学性，促进辨证的规范化、客观化和微观化（丁慧登 等，2008）。

（苗珍花　李　娟）

参考文献

[1] Aarsland D, Rongve A, Nore S P, et al. Frequency and case identification of dementia with Lewy bodies using the revised consensus criteria. Dement Geriatr Cogn Disord, 2008, 26（5）: 445–452.

[2] Abdel–Hamid I, Ivnitski D, Atanasov P, et al. Fast Amperometric Assay for E. coli O157: H7 Using Partially Immersed Immunoelectrodes. Electroanalysis, 1998, 10（11）: 758–763.

[3] Abel A P, Weller M G, Duveoeck G L, et al. Fiber–Optic Evanescent Wave Biosensor for the Detection of Oligonucleotides. Analytical Chemistry, 1996, 68（17）: 2905–2912.

[4] Aboul–Enein H Y, Stefan R I, Radu G L, et al. The construction of an amperometric immunosensor for the thyroid hormone L–T3. Analytical Letters, 1999, 32（4）: 447–455.

[5] Adanyi N, Levkovets I A, Rodriguez S, et al. Development of immunosensor based on OWLS technique for determining aflatoxin B1 and ochratoxin A. Biosensors Bioelectronics, 2007, 22（6）: 797–802.

[6] Addona T A, Abbatiello S E, Schilling B, et al. Multi–site assessment of the precision and reproducibility of multiple reaction monitoring–based measurements of proteins in plasma. Nat Biotechnol, 2009, 27（7）: 633–641.

[7] Adeloju S, Moline A N. Fabrication of ultra–thin polypyrrole–glucose oxidase film from supporting electrolyte–free monomer solution for potentiometric biosensing of glucose. Biosensors and Bioelectronics, 2001, 16（3）: 133–139.

[8] Agdeppa E D, KePe V, Liu J, et al. Binding Characteristic of radio fluorinated 6diakylamino–2–naphthylidene derivatives as positron emission tomography imaging probes for β–amyloid plaques in Alzheimer's disease. The Journal of Neuroseienee, 2001, 21（24）: RC189.

[9] Alexander D H, Novembre J, Lange K. Fast model–based estimation of ancestry in unrelated individuals. Genome Res, 2009, 19（9）: 1655–1664.

[10] Alexopoulos G S, Abrams R C, Young R C, et al. Cornell Scale for depression in dementia. Biol Psychiatry, 1988, 23（3）: 271–284.

[11] Ando K, Brion J P, Stygelbout V, et al. Clathrin adaptor CALM/PICALM is associated with neurofibrillary tangles and is cleaved in Alzheimer's brains. Acta Neuropathol, 2013, 125 (6) : 861–878.

[12] Andrade C, Alwarshetty M, Sudha S, et al. Effect of innate direction bias on T–maze learning in rats: implications for research. J Neurosci Methods, 2001, 110 (1/2) : 31–35.

[13] Aranzana M J, Kim S, Zhao K, et al. Genome–wide association mapping in Arabidopsis identifies previously known flowering time and pathogen resistance genes. PloS Genetics, 2005, 1 (5) : e60.

[14] Arenkov P. Protein microchips: use for immunoassay and enzymatic reactions. Anal Biochem, 2000, 278: 123.

[15] Asuni A A, Boutajangout A, Quartermain D, et al. Immunotherapy targeting pathological tau conformers in a tangle mouse model reduces brain pathology with associated functional improvements. J Neurosci, 2007, 27: 9115–9119.

[16] Aulchenko Y S, de Koning D J, Haley C. Genome wide rapid association using mixed model and regression: a fast and simple method for genome wide pedigree–based quantitative trait loci association analysis. Genetics, 2007, 177 (1) : 577–585.

[17] Babiloni C, Binetti G, Cassetta E, et al. Sources of cortical rhythms change as a Function of cognitive impairment in pathological aging: a multicenter study. Clinical Neurophysiology, 2006, 117 (2) : 252–268.

[18] Babiloni C, Binetti G, Cassetta E, et al. Mapping distributed sources of cortical in mild Alzheimer's disease. A multicentric EEG study. NeuroImage, 2004, 22 (1) : 57–67.

[19] Babiloni C, Ferri R, Binetti G, et al. Fronto–parietal coupling of brain rhythms in mild cognitive impairment: Amulticentric EEG study. Brain Research Bulletin, 2006, 69 (1) : 63–73.

[20] Bacskai B J, Hickey G A, Skoch J, et al. Four–dimensional multiphoton imaging of brain entry, amyloid binding, and clearance of an amyloid–beta ligand in transgenic mice. Proc Nati Acad Sci USA, 2003, 100(21): 12462–12467.

[21] Bakker E, Qin Y. Electrochemical sensors. Anal Chem, 2006, 78 (12) : 3965–3983.

[22] Banker G A, Cowan W M. Rat hippocampal neurons in dispersed cell culture. Brain Res, 1977, 126 (3) : 397–342.

[23] Bard F, Barbour R, Cannon C, et al. Epitope and isotype specificities of antibodies to beta–amyloid peptide for protection against Alzheimer's disease–like neuro– pathology. Proc Nati Acad Sci USA, 2003, 100 (4) : 2023–2028.

[24] Bard F, Cannon C, Barbour R, et al. Peripherally administered antibodies against amyloid beta–peptide enter the central nervous system and reduce pathology in a mouse model of Alzheimer disease. Nat Med, 2000, 6(8): 916–919.

[25] Bardea A, Dagan A, Willner I. Amplified electronic transduction of oligonucleotide interactions: novel routes for Tay–SAChs biosensors. Analytica Chimica Acta, 1999, 385 (1–3) : 33–43.

[26] Barnes C A. Memory deficits associated with senescence: a neurophysiological and behavioral study in therat. J Comp Physiol Psychol, 1979, 93 (1) : 74–104.

[27] Bartlett P N, Booth S, Caruana D J, et al. Modification of glucose oxidase by the covalent attAChment of a tetrathiafulvalent derivative. Analytical Chemistry, 1997, 69 (4) : 734–742.

[28] Bascskai B J, Kajdasz S T. Non-Fc-mediated mechanisms are involved in clearance of amyloid-beta in vivo by immunotherapy. J Neurosci, 2002, 22 (18) : 7873-7878.

[29] Beffert U, Stolt P C, Herz J. Functions of lipoprotein receptors in neurons. J Lipid Res, 2004, 45 (3) : 403-409.

[30] Bell K F, Cuello A C. Altered synaptic function in Alzheimer's disease. European Journal of Pharmacology, 2006, 545 (1) : 11-21.

[31] Benkert A, scheller F, Schöler et al. Development of a creatinine ELISA and an amperometric antibody-based creatine sensor with a detection limit in the nanomolar range. Anal Chem, 2000, 1, 72 (5) : 916-921.

[32] Beranova U S, Pabst M J, Russell T M, et al. Preliminary analysis of the mouse cerebellum proteome. Brain Res, 2002, 98 (1-2) : 135-140.

[33] Bergem A L, Engedal K, Kringlen E. The role of heredity in late-onset Alzheimer's disease and vascular dementia. A twin study. Arch Gen Psychiatry, 1997, 54 (3) : 264-270.

[34] Bertram L, Tanzi R E. Alzheimer's disease: one disorder, too many genes ? Hum Mol Genet, 2004, 13 (1) : R135-R141.

[35]Bertram L, Lill C M, Tanzi R E. The genetics of Alzheimer's disease: back to the future. Neuron, 2010, 68(2): 270-281.

[36] Bertram L, McQueen M B, Mullin K, et al. Systematic meta-analyses of Alzheimer disease genetic association studies: the AlzGene database. Nat Genet, 2007, 39 (1) : 17-23.

[37] Betty C A, Lal R, Sharma D K, et al. Macroporous silicon based capacitive affinity sensor-fabrication and electrochemical studies. Sensors and Actuators B, 2004, 97 (2-3) : 334-343.

[38] Binning G. Atomic force microscope. Phys Rev Lett, 1986, 56: 930.

[39] Blanker E E. Protein aggregation in Huntington's disease: Implications for therapy. Mol Med Today, 2000, 6 (10) : 387-391.

[40] Bohm P, Pena-Casanova J, Aguilar M, et al. Clinical validity and utility of the interview for deterioration of daily living in dementia for Spanish-speaking communities NORMACODEM Group. Int Psychogeriatr, 1998, 10 (3) : 261-270.

[41] Bonanni L, Thomas A, Onofrj M. Diagnosis and management of dementia with Lewy bodies: third report of the DLB Consortium. Neurology, 2005, 65 (12) : 1863-1872.

[42] Borrebaeck C A K. Bodies in diagnostics-from immunoassays to protein chips. Rev Immunol Today, 2000, 21: 379.

[43] Bradford M. A rapid and sensitive method for the quantitation of microgram quantities of protein utilizing the principle of protein-dye binding. Anal Biochem, 1976, 72: 248-254.

[44] Bradshaw E M, Chibnik L B, Keenan B T, et al. CD33 Alzheimer's disease locus: altered monocyte function and amyloid biology. Nat Neurosci, 2013, 16 (7) : 848-850.

[45] Brahima S, Narinesingha D, Guiseppi-Elieb A. Amperometric determination of cholesterol in serum using a biosensor of cholesterol oxidase contained within a polypyrrole-hydrogel membrane. Analytica Chimica Acta, 2001, 448 (1-2) : 27-36.

[46] Brem R B, Kruglyak L. The landscape of genetic complexity across 5, 700 gene expression traits in yeast. Proc Nati Acad Sci USA, 2005, 102 (5) : 1572–1577.

[47] Brown K R, Fox A P, Natan M J, et al. Morphology–dependent electrochemistry of cytochrome cat Au colloid–modified SnO_2 electrodes. Journal of the American Chemical Society, 1996, 118 (5) : 1154–1157.

[48] Brummel K E, Wright J, Eldefrawi M E. Fiber optic biosensor for cyclodiene insecticides. Journal of Agricultural and Food Chemistry, 1997, 45 (8) : 3292–3298.

[49] Brunskill E W, Potter S S. Pathogenic pathways are activated in each major cell type of the glomerulus in the Cd2ap mutant mouse model of focal segmental glomerulosclerosis. BMC Nephrol, 2015, 16: 1871.

[50] Bulyk M L. Exploring the DNA–binding specificities of zinc fingers with DNA microarrays. Proc Nati Acad Sci USA, 2001, 98: 7158.

[51] Bulyk M L. Quantifying DNA–protein interactions by double–stranded DNA arrays. Nature Biotechnol, 1999, 17: 573.

[52] Bussow K. A method for global proteinexpression and antibody screening on high–density filters of an arrayed cDNA library. Nucl Acids Res, 1998, 26 (21) : 5007–5008.

[53] Candiano G, Bruschi M, Musante L, et al. A very sensitive colloidal Coomassie G–250 staining for proteome analysis. Electrophoresis, 2004, 25: 1327–1333.

[54] Cao X, Südhof T C. A transcriptionally \ [correction of transcriptively\ ] active complex of APP with Fe65 and histone acetyltransferase Tip60. Science, 2001, 293 (5527) : 115–120.

[55] Carter R M, Mekalanos J J, Jacobs M B, et al. Quartz crystal microbalance detection of Vibrio cholerae 0139 serotype. J Immunol Methods, 1995, 187 (1) : 121–125.

[56] Caso F, Cursi M, Magnani G, et al. Quantitative EEG and LORETA: valuable tools in discerning FTD from AD? Neurobiology of Aging, 2012, 33 (10) : 2343–2356.

[57] Cass A E G, Davis G, Francis G D, et al. Ferrocene–mediated enzyme electrode for amperometric determination of glucose. Analytical Chemistry, 1984, 56 (4) : 667–671.

[58] Castegna A, Aksenov M, Thongboonkerd V, et al. Proteomic identification of oxidatively modified proteins in Alzheimer's disease brain. PartII: dihydropyrimidinase–related protein 2, alpha–enolase and heat shock cognate 71. J Neurochem, 2002, 82 (6) : 1524–1532.

[59] Castellano J M, Kim J, Stewart F R, et al. Human Apo E isoforms differentially regulate brain amyloid–beta peptide clearance. Sci TranslMed, 2011, 3 (89) : 8957.

[60] Catado A M, Peterhoff C M, Schmidt S D, et al. Presenilin mutations in familiar Alzheimer disease and transgenic mouse models accelerate neuronal lysosomal pathology. Journal of Neuropathology & Experimental Neurology, 2004, 63 (8) : 821–830.

[61] Cavic B A, Thompson M. Interfacial nucleic acid chemistry studied by acoustic shear wave propagation. Analytical Chimica Acta, 2002, 469 (1) : 101–113.

[62] Centonze V E, White J G. Multiphoton excitation provides optical sections from deeper within scattering specimens than confocal imaging. Biophys J, 1998, 75 (4) : 2015–2024.

[63] Chang W P, Downs D, Huang X P, et al. Amyloid–beta reduction by memapsin 2 (beta–secretase)

immunization. FASEBJ, 2007, 21（12）: 3184–3196.

[64] Chapuis J, Hansmannel F, Gistelinck M, et al. Increased expression of BIN1 mediates Alzheimer genetic risk by modulating aupathology. Mol Psychiatry, 2013, 18（11）: 1225–1234.

[65] Chen B, Cheng M, Hong D J, et al. Okadaic acid induced cyclin B1 expression and mitotic catastrophe in rat codex. Neuroscience Letters, 2006, 406（3）: 178–182.

[66] Chen J J, Peck K, Hong T M, et al. Global analysis of gene expression in invasion by a lung cancer model. Cancer Res, 2001, 61（13）: 5223–5230.

[67] Chen L H, Kao P Y, Fan Y H, et al. Polymorphisms of CR1, CLU and PICALM confer susceptibility of Alzheimer's disease in a southern Chinese population. Neurobiol Aging, 2012, 33（1）: 211.

[68] Chen Z P, Peng Z F, Luo Y, et al. Successively amplified electrochemical immunoassay based on biocatalytic deposition of silver nanoparticles and silver enhancement. Biosensors Bio-electronics, 2007, 23（4）: 485–491.

[69] Chiti G, Marrazza G, Mascini M. Electrochemical DNA biosensor for environmental monitoring. Analytica Chimica Acta, 2001, 427（2）: 155–164.

[70] Choi J, Sullards M C, Olzmann J A, et al. Oxidative damage of DJ–1 is linked to sporadic Parkinson and Alzheimer diseases. JBiol Chem, 2006, 281（16）: 10816–10824.

[71] Christie R H, Bacskai B J, Zipfel W R, et al. Growth arrest of individual senile plaques in a model of Alzheimer's disease observed by in vivo multiphoton microscopy. J Neurosci, 2001, 21（3）858–864.

[72] Chu X, Fu X, Chen K, et al. An electrochemical stripping metalloimmunoassay based on silver–enhanced gold nanoparticle label. Biosens Bioelectron, 2005, 20（9）: 1805–1812.

[73] Chu X, Shen G L, Jiang J H, et al. Voltammetric studies of the interaction of daunomycin anticancer drug with DNA and analytical applications. Analytica Chimica Acta, 1998, 373（1）: 29–38.

[74] Chui D H, Tanahashi H, Ozawa A K, et al. Transgenic mice with Alzheimer presenilin–1 mutations show accelerated neurodegeneration without amyloid plaque formation. Nature Medicine, 1999, 5: 560–564.

[75] Cirrito J R, Kang J E, Lee J, et al. Endocytosis is required for synaptic activity–dependent release of amyloid–beta in vivo.Neuron, 2008, 58（1）: 42–51.

[76] Citron M, Vigo–Pelfrey C, Teplow D B, et al. Excessive production of amyloid beta–protein by peripheral cells of symptomatic and presymptomatic patients carrying the Swedish familial Alzheimer's disease mutation. Proc Nati Acad Sci USA, 1994, 91（25）: 11993–11997.

[77] Clarke N J, Naylor S. Capillary isoelectric focusing–mass spectrometry: analysis of protein mixtures from human body fluids. Biomed Chromatogr, 2002, 16（4）: 287–297.

[78] Coben L A, Danziger W, Storandt M, et al. A longitudinal EEG study of mild senile Dementia of Alzheimer type: changes at 1 year and at 2.5 years. Electroencephalogr Clin Neurophysiol, 1985, 61（2）: 101–112.

[79] Cochran J N, Rush T, Buckingham S C, et al. The Alzheimer's disease risk factor CD2ap maintains blood–brain barrier integrity. Hum Mol Genet, 2015, 24（23）: 6667–6674.

[80] Cousino M A, Jarbawi T B, Halsall H B, et al. Pushing down the limits of detection: molecular needles in a haystack. Anal Chem, 1997, 69（17）: 544A–549A.

[81] Craig D , Mirakhur A, Hart D J, et al. A cross–sectional study of neuropsychiatric symptoms in 435 patients

with Alzheimer's disease. Am J GeriatrPsychiatry, 2005, 13（6）: 460–468.

[82] Cunningham M J. Genomics and proteomics: the new millennium of drug discovery and development. J Pharmacol Toxicol Methods, 2000, 44（1）: 291–300.

[83] D' Amore J D, Kajdasz S T, McLellan M E, et al. In vivo multiphoton imaging of a transgenic mouse model of Alzheimer disease reveals marked thioflavine S–associated alterations in neurite trajectories. J Neuropathol Exp Neurol, 2003, 62（2）: 137–145.

[84] Dahan S, Ahluwalia J P, Wong L, et al. Concentration of intracellular hepatic apolipoprotein E in Golgi apparatus saccular distensions and endosomes. J Cell Biol, 1994, 127（6Pt2）: 1859–1869.

[85] Damato M R, LAChman R, Kivy P. Secondary reinforcement as affected by reward schedule and the testing situation. J Comp Physiol Psychol, 1958, 51（6）: 737–741.

[86] Daniel R T, Klam T. Electroche, mical biosensors: Recommended definitions and classification. Biosensors Bioelectronics, 2001, 16（1–2）: 121–131.

[87] Das J, Aziz M A, Yang H. A nanocatalyst–based assay for proteins: DNA–free ultrasensitive electrochemical detection using catalytic reduction of p–nitrophenol by gold–nanoparticle labels. J Am Chem Soc, 2006, 128（50）: 16022–16023.

[88] Das P, Howard V, Loosbrock N, et al. Amyloid–beta immunization effectively reduces amyloid deposition in FcR gamma–/–knock–out mice. J Neurosci, 2003, 23（24）: 8532–8538.

[89] Dasilva K A, Brown M E, McLaurin J. Reduced oligomeric and vascular amyloid– beta following immunization of TgCRND8 mice with an Alzheimer's DNA vaccine. Vaccine, 2009, 27（9）: 1365–1376.

[90] Davidsson P, Sjögren M. The use of proteomics in biomarker discovery in neurodegenerative diseases. Dis Markers, 2005, 21（2）: 81–92.

[91] Davidsson P, Puchades M, Blennow K. Identification of synaptic vesicle, pre–and postsynaptic proteins in human cerebrospinalfluid using liquid–phase isoelectric focusing. Electrophoresis, 1999, 20（3）: 431–437.

[92] De lumley–Woodyear, Campbell C N, Heller A. Direct Enzyme–Amplified Electrical Recognition of a 30–Base Model Oligonucleotide. Am Chem Soc, 1996, 118（23）: 5504–5505.

[93] De wildt R M, Mundy C R, Gorick B D, et al. Antibody arrays for high–throughput screening of antibody–antigen interactions. Nat Biotechnol, 2000, 18（9）: 989–994.

[94] Dellu F, Contarino A, Simon H, et al. Genetic differences in response to novelty and spatial memory using a two–trial recognition task in mice. Neurobiol Learn Mem, 2000, 73（1）: 31–48.

[95] Deng Y L, Liu L H, Wang Y, et al. The prevalence of CD33 and MS4A6A variant in Chinese Han population with Alzheimer's disease. Hum Genet, 2012, 131（7）: 1245–1249.

[96] Derisi J L, Iyer V R, Brown P O, et al. Exploring the metabolic and genetic control of gene expression on a genomic scale. Science, 1997, 278（5338）: 680–686.

[97] Devlin B, Roeder K. Genomic control for association studies. Biometrics, 1999, 55（4）: 997–1004.

[98] Devlin B, Roeder K. Wasserman L. Genomic control, a new approACh to genetic–based association studies. Theor Popul Biol, 2001, 60（3）: 155–166.

[99] Dodel R C, Du Y, Depboylu C, et al. Intravenous immunoglobulins containing antibodies against beta–amyloid

for the treatment of Alzheimer's disease. J Neurol Neurosurg Psychiatry, 2004, 75 (10) : 1472–1474.

[100] Du Hadaway J B, Sakamuro D, Ewert D L, et al. Bin1 mediates apoptosis by c–Myc in transformed primary cells. CancerRes, 2001, 61 (7) : 3151–3156.

[101] Du Y, Wei X, Dodel R, et al. Human anti–beta–amyloid antibodies block beta–amyloid fibril formation and prevent beta–amyloid–induced neurotoxicity. Brain, 2003, 126 (Pt9) : 1935–1939.

[102] Duelli R, Schrock H, Kuschinsky W, et al. Intracerebroventricular injection of streptozotocin induces discrete local changes in cerebral glucose utilization in rats. International Journal of Developmental Neuroscience, 1994, 12 (8) : 737–743.

[103] Duff K, Eckman C, Zehr C, et al. Increased Amyloid–beta42 (43) in brains of mice expressing mutant presenilin 1. Nature, 1996, 383 (6602) : 710–713.

[104] Dumas D, Gaborit N, Grossin L, et al. Spectral and lifetime fluorescence imaging microscopies: New modalitiesof multiphoton microscopy applied to tissue or cell engineering. Biorheology, 2004, 41 (3–4) : 459–467.

[105] Duncan Graham D, Smith W E, Linacre A M T, et al. Selective Detection of Deoxyribonucleic Acid at Ultralow Concentrations by SERRS. Anal Chem, 1997, 69 (22) : 4703–4707.

[106] Eckman C B, Mehta N D, Crook R, et al. A new pathogenic mutation in the APP gene (I716V) increases the relative proportion of Abeta 42 (43) . Hum MolGenet, 1997, 6 (12) : 2087–2089.

[107] Eidenmuller J, Fath T, Maas T, et al. Phosphorylation–mimicking glutamate clusters in the proline rich region are sufficient to simulate the functional deficiencies of hyperphosphorylated tau protein. Biochem J, 2001, 357: 759–767.

[108] Ellington A D, Szostak J W.In vitro selection of RNA molecules that bind specific ligands. Nature, 1990, 346 (6287) : 818–822.

[109] Elliott K, Ge K, Du W, et al. The c–Myc–interacting adaptor protein Bin1 activates a caspase–independent cell death program. Oncogene, 2000, 19 (41) : 4669–4684.

[110] Ermolaeva O, Rastogi M, Pruitt K D, et al. Data management and analysis for gene expression arrays. Nat Genet, 1998, 20 (1) : 19–23.

[111] Ertekin–Taner N. Genetics of Alzheimer's disease in the pre–and post–GWAS era. Alzheimer's Res Ther, 2010, 2 (1) : 3.

[112] Esler W P, Wolfe M S. A portrait of Alzheimer secretases–new features and familiar faces. Science, 2001, 293 (5534) : 1449–1454.

[113] Evans K C, Berger E P, Cho C G, et al. Apolipoprotein E is a kinetic but not a thermodynamic inhibitor of amyloid formation: implications for the pathogenesis and treatment of Alzheimer's disease. Proc Nati Acad Sci USA, 1995, 92 (3) : 763–767.

[114] Evans R M, Emsley C L, Gao S, et al. Serum cholesterol, Apo E genotype, and the risk of Alzheimer's disease: a population–based study of African Americans. Neurology, 2000, 54 (1) : 240–242.

[115] Falgarone G, Chiocchia G. Chapter 8: Clusterin: A multifaceted protein at the crossroad of inflammation and autoimmunity. Adv Cancer Res, 2009, 104: 139–170.

[116] Famulok M, Hartig J S, Mayer G. Functional aptamers and aptazymes in biotechnology, diagnostics, and therapy. Chem Rev, 2007, 107 (9) : 3715–3743.

[117] Farrer L A, Cupples L A, Haines J L, et al. Effects of age, sex, and ethnicity on the association between apolipoprotein E genotype and Alzheimer disease. A meta–analysis. Apo E and Alzheimer's Disease Meta–Analysis Consortium. JAMA, 1997, 278 (16) : 1349–1356.

[118] Fathallah–Shaykh H M. Microarrays: applications and pitfalls. Arch Neurol, 2005, 62 (11) : 1669–1672.

[119] Fawcetta N C, Evansa J A, Chiena L C, et al. Nucleic Acid Hybridization Detected by Piezoelectric Resonance. Analytical Letters, 1988, 21 (7) : 1099–1114.

[120] Fewer I, Rovira M B, Guerra M L S, et al. Neuropathology and pathogenesis of encephalitis following amyloid–beta immunization in Alzheimer's disease. Brain Pathol, 2004, 14 (1) : 11–20.

[121] Filali M, Lalonde R, Theriault P, et al. Cognitiveand noncognitive behaviors in the triple transgenic mouse model of Alzheimer's disease expressing mutated APP, PS1, and Mapt (3xTg–AD) . Behavior & Brain Research, 2012, 234 (2) : 334–342.

[122] Flores A, Briand J F, Gadal O, et al. A protein–protein interaction map of yeast RNA polymerase III. Proc Nati Acad Sci USA, 1999, 96 (14) : 7815–7820.

[123] Fodor S P, Rava R P, Huang X C, et al. Multiplexed biochemical assays with biological chips. Nature, 1993,364 (6437) : 555–556.

[124] Fodor S P, Read J L, Pirrung M C, et al. Light–directed, spatially addressable parallel chemical synthesis. Science, 1991, 251 (4995) : 767–773.

[125] Foster J K, Verdile G, Bates K A, et al. Immunization in Alzheimer's disease: naive hope or realistic clinical potential? Mol Psychiatry, 2009, 14 (3) : 239–251.

[126] Fountoulakis M, Schuller E, Hardmeier R, et al. Rat brain proteins: two–dimensional protein database and variations in the expression level. Electrophoresis, 1999, 20 (18) : 3572–3579.

[127] Fowler J S, Vdkow N D, Wang G J, et al. PET and drug research and development. J Nucl Med, 1999, 40(7): 1154–11763.

[128] Frautschy S A, Baird A, Cole G M. Effect of injected Alzheimer β–amyloid cores in rat brain. PNAS, 1991, 88: 8362–8366.

[129] Frenkel D, FewAChter I, Van Leuven F, et al. Reduction of beta amyloid plaques in brain of transgenic mouse model of Alzheimer's disease by EFRH–phage immunization. Vaccine, 2003, 21 (11–12) : 1060–1065.

[130] Fung E T, Thulasiraman V, Weinberger S R, et al. Protein biochips for differential profiling. Curr Opin Biotechnol, 2001, 12 (1) : 65–69.

[131] Furtado L M, Thompson M. Hybridization of complementary strand and single–base mutated oligonucleotides detectedwith an on–line acoustic wave sensor. Analyst, 1998, 123 (10) : 1937–1945.

[132] Galli C, Piccini A, Ciotti M T, et al. Increased amyloidogenic secretion in cerebellar granule cells undergoing apoptosis. Proc Nati Acad Sci USA, 1998, 95 (3) : 1247–1252.

[133] Gandy S. The role of cerebral amyloid beta accumulation in common forms of Alzheimer's disease. J Clin

Invest, 2005, 115（5）: 1121–1129.

[134] Garn H, Waser M, Deistler M, et al. Quantitative EEG in Alzheimer's Disease: Cognitive State, Resting State and Association with Disease Severity. International Journal of Psychophysiology, 2014, 93（3）: 390–397.

[135] GarnAChe–Ottou F, Chaperot L, Biichle S, et al. Expression of the myeloid–associated marker CD33 is not an exclusive factor for leukemic plasmacytoid dendritic cells. Blood, 2005, 105（3）: 1256–1264.

[136] Gatz M, Reynolds C A, Fratiglioni L, et al. Role of genes and environments for explaining Alzheimer disease. Arch Gen Psychiatry, 2006, 63（2）: 168–174.

[137] Gauss C, Kalkum M, Löwe M, et al. Analysis of the mouse proteome.（I）Brain proteins: separation by two–dimensional electrophoresis and identification by mass spectrometry and genetic variation. Electrophoresis, 1999, 20（3）: 575–600.

[138] Ghebranious N, Ivacic L, Mallum J, et al. Detection of Apo EE2, E3 and E4 alleles using MALDI–TOF mass spectrometry and the homogeneous mass–extend technology. Nucleic AcidsRes, 2005, 33（17）: e149.

[139] Ghindilis A L, Atanasov P, Wilkins E. Potentiometric immunoelectrode for fast assay based on direct electron transfer catalyzed by peroxidase. Sensors and Actuators B: Chemical, 1996, 35（1–3）: 528–532.

[140] Ghindilis A L, Skorobogat'ko O V, Gavrilova V P, et al. A new approACh to the construction of potentiometric immunosensors. Biosens Bioelectron, 1992, 7（4）: 301–304.

[141] Gibson G. Hints of hidden heritability in GWAS. Nat Genet, 2010, 42（7）: 558–560.

[142] Gijlswijk R P, Zijlmans H J . Fluorochrome–labeled tyramides: use in immuno– cytochemistry and fluorescence in situ hybridization. Journal of Histochemistry and Cytochemistry, 1997, 45: 375–382.

[143] Gilman S, Koller M, Black R S, et al. Clinical effects of Abeta immunization（AN1792）in patients with AD in an interrupted trial. Neurology, 2005, 64（9）: 1553–1562.

[144] Goate A, Chartier–Harlin M C, Mullan M, et al. Segregation of a missense mutation in the amyloid precursor protein gene with familial Alzheimer's disease. Nature, 1991, 349（6311）: 704–706.

[145] Görg A, Boguth G, Obermaier C, et al. Two–dimensional electrophoresisof proteins in an immobilized pH 4–12 gradient. Electrophoresis, 1998, 19（8–9）: 1516–1519.

[146] Goring H H, Curran J E, Johnson M P, et al. Discovery of expression QTLs using large– scale transcriptional profiling in human lymphocytes. Nat Genet, 2007, 39（10）: 1208–1216.

[147] Gosling J P. A decade of development in immunoassay methodology. Clin Chem, 1990, 36（8 Pt 1）: 1408–1427.

[148] Gray N S, Wodicka L, Thunnissen A M, et al. Exploiting chemical libraries, structure, and genomics in the search for kinase inhibitors. Science, 1998, 281（5376）: 533–538.

[149] Grayhack E J, Phizicky E M. Genomic analysis of biochemical function. Curr Opin Chem Biol, 2001, 5（1）: 34–39.

[150] Greene L A, Tischler A S. Establishment of a noradrenergic clonal line of rat adrenal pheochromocytoma cells which respond to nerve growth factor. Proc Nati Acad Sci USA, 1976, 73（7）: 2424–2428.

[151] Griciuc A, Serrano–Pozo A, Parrado A R, et al. Alzheimer's disease risk gene CD33 inhibits microglial uptake of amyloid beta. Neuron, 2013, 78（4）: 631–633.

[152] Guilbault G G, Hock B, Schmid R. A piezoelectric immunobiosensor for atrazine in drinking water. Biosens Bioelectron, 1992, 7 (6) : 411–419.

[153] Gustafsdottir S M, Schallmeiner E, Fredriksson S, et al. Proximity ligation assays for sensitive and specific protein analyses. Anal Biochem, 2005, 345 (1) : 2–9.

[154] Haab B B, Dunham M J, Brown P O. Protein microarrays for highly parallel detection and quantitation of specific proteins and antibodies in complex solutions. Genome Biol, 2001, 2 (2) : RESEARCH0004.

[155] Hacia J G, Brody L C, Chee M S, et al. Detection of heterozygous mutations in BRCA1 using high density oligonucleotide arrays and two–colour fluorescence analysis. Nat Genet, 1996, 14 (4) : 441–437.

[156] Hardy J, Selkoe D J. The amyloid hypothesis of Alzheimer's disease: progress and problems on the road to therapeutics. Science, 2002, 297 (5580) : 353–356.

[157] Harold D, Abraham R, Hollingworth P, et al. Genome–wide association study identifies variants at CLU and PICALM associated with Alzheimer's disease. Nat Genet, 2009, 41 (10) : 1088–1093.

[158] Hashimoto K, Ito K, Ishimori Y. Sequence–Specific Gene Detection with a Gold Electrode Modified with DNA Probes and an Electrochemically Active Dye. Analytical Chemistry, 1994, 66 (21) : 3830–3833.

[159] Hazeki N, Tukamoto T, Goto J, et al. Formic acid dissolves aggregates of an N–terminal huntingtin fragment containing an expanded polyglutamine tract: applying to quantification of protein components of the aggregates. Biochem Biophys Res Commun, 2000, 277 (2) : 386–393.

[160] He F, Liu S. Detection of P.aeruginosa using nano–structured electrode–separated piezoelectric DNA biosensor. Talanta, 2004, 62 (2) : 271.

[161] He F, Zhu W. Rapid detection of Escherichia Coliform using a series electrode piezoelectric crystal sensor. Analytica Chimica Acta, 1994, 27 (4) : 655–669.

[162] Hendrickson E R, Truby T M, Joerger R D, et al. High sensitivity multianalyte immunoassay using covalent DNA–labeled antibodies and polymerase chain reaction. Nucleic Acids Research, 1995, 23 (3) : 522–529.

[163] Heneka M T, Kummer M P, Stutz A, et al. NLRP3 is activated in Alzheimer's disease and contributes to pathology in APP/PS1 mice. Nature, 2013, 493 (7434) : 674–678.

[164] Hensley K, Floyd R A, Zheng N Y, et al. p38 kinase is activated in the Alzheimer's disease brain. J Neurochem, 1999, 72 (5) : 2053–2058.

[165] Hernández–Caselles T, Martínez–Esparza M, Pérez–Oliva A B, et al. A study of CD33 (SIGLEC–3) antigen expression and function on activated human T and NK cells: two isoforms of CD33 are generated by alternative splicing. J Leukoc Biol, 2006, 79 (1) : 46–58.

[166] Hollingworth P, Harold D, Sims R, et al. Common variants atABCA7, MS4A6A /MS4A4E, EPHA1, CD33 and CD2AP are associated with Alzheimer's disease. Nat Genet, 2011, 43 (5) : 429–435.

[167] Holtzman D M, Herz J, Bu G. Apolipoprotein E and apolipoprotein E receptors: normal biology and roles in Alzheimer's disease. Cold Spring Harb Perspect Med, 2012, 2 (3) : a006312.

[168] Howard J C, Heinemann C, Thatcher B J, et al. Identification of collagen–binding proteins in Lactobacillus spp. with surface–enhanced laser desorption/ionization–time of flight Protein Chip technology. Appl Environ Microbiol, 2000, 66 (10) : 4396–4400.

[169] Hsieh M T, Hsieh C L, Lin L W, et al. Differential gene expression of scopolamine-treated rat hippocampus-application of cDNA microarray technology. Life Sci, 2003, 73 (8) : 1007-1016.

[170] Huang C, Wahlund L, Dierks T, et al. Discrimination of Alzheimer's disease and mild cognitive impairment by equivalent EEG sources : a cross-sectional and longitudinal study. Clin Neurophysiol, 2000, 111 (11) : 1961-1967.

[171] Huang R P. Detection of multiple proteins in an antibody-based protein microarray system. J Immunol Methods, 2001, 255 (1-2) : 1-13.

[172] Huang Y. Roles of apolipoprotein E4 (Apo E4) in the pathogenesis of Alzheimer's disease: lessons from Apo E mouse models. Biochemical Society Transactions, 2011, 39 (4) : 924-932.

[173] Hung A Y, Koo E H, Haass C, et al. Increased expression of β -amyloid precursor protein during neuronal differentiation is not accompanied by secretory cleavage. Proc Nati Acad Sci USA, 1992, 89 (20) : 9439-9443.

[174] Iida K, Mornaghi R, Nussenzweig V. Complement receptor (CR1) deficiency in erythrocytes from patients with systemic lupus erythematosus. J Exp Med, 1982, 155 (5) : 1427-1438.

[175] Ikeda T, Yamada M. Risk factors for Alzheimer's disease. Brain Nerve, 2010, 62 (7) : 679-690.

[176] Isola N R, Stokes D L, Vo-Dinh T. Surface-Enhanced Raman Gene Probe for HIV Detection. Anal Chem, 1998, 70 (7) : 1352-1356.

[177] Istrin G, Bosis E, Solomon B. Intravenous immunoglobulin enhances the clearance of fibrillar amyloid-beta peptide. J Neuosci Res, 2006, 84 (2) : 434-443.

[178] Ito E, Iwahashi Y, Yanagisawa Y, et al. Two short sequences have positive effects on the human p27Kip1 gene transcription. Gene, 1999, 228 (1-2) : 93-100.

[179] Ito T, Chiba T, Ozawa R, et al. A comprehensive two-hybrid analysis to explore the yeast protein interactome. Proc Nati Acad Sci USA, 2001, 98 (8) : 4569-4574.

[180] Jansen R C, Nap J P. Genetical genomics: the added value from segregation. Trends Genet, 2001, 17(7): 388-391.

[181] Janus C, Pearson J, McLaurin J, et al. A beta peptide immunization reduces behavioral impairment and plaques in a model of Alzheimer's disease. Nature, 2000, 408 (6815) : 979-982.

[182] Jelic V, Julin P, Shigeta M, et al. Apolipoprotein E epsilon4 allele decreases functional connectivity in Alzheimer's disease as measured by EEG coherence. J Neurol Neurosurg Psychiatry, 1997, 63 (1) : 59-65.

[183] Jeong J. EEG dynamics in patients with Alzheimer's disease. Clin Neurophysiol, 2004, 115 (7) : 1490-1505.

[184] Jiang Q, Lee C Y, Mandrekar S, et al. Apo E promotes the proteolytic degradation of A beta. Neuron, 2008, 58 (5) : 681-693.

[185] Jiang T, Yu J T, Tan M S, et al. Genetic variation in PICALM and Alzheimer's disease risk in Han Chinese. Neurobiol Aging, 2014, 35 (4) : e931-933.

[186] Jin C, Li W, Yuan J, et al. Association of the CR1 polymorphism with late-onset Alzheimer's disease in Chinese Han populations: a meta-analysis. Neurosci Lett, 2012, 527 (1) : 46-49.

[187] Joffres C, Graham J, Rockwood K. Qualitative analysis of the clinician interview-based impression of change

(Plus) : methodological issues and implications for clinical research. Int Psychogeriatr, 2000, 12 (3) : 403-413.

[188] Jones V W, Kenseth J R, Porter M D, et al. Microminiaturized immunoassays using atomic force microscopy and compositionally patterned antigen arrays. Anal Chem, 1998, 70 (7) : 1233-1241.

[189] Jonsson T, Atwal J K, Steinberg S, et al. A mutation in APP protects against Alzheimer's disease and age-related cognitive decline. Nature, 2012, 488 (7409) : 96-99.

[190] Jorgeason J W W, Rose D J, Kennedy R T. Nanoscale separation and biotechnology. Am Lab, 1988, 20 (4) : 32-41.

[191] Joshi S N, Crutcher KA. Rat microglia exhibit increased density on Alzheimer's plaques in vitro. Exp Neurol, 1998, 149 (1) : 42-50.

[192] Kang H M, Sul J H, Service S K, et al. Variance component model to account for sample structure in genome-wide association studies. Nat Genet, 2010, 42 (4) : 348-354.

[193] Kang H M, Zaitlen N A, Wade C M, et al. Efficient control of population structure in model organism association mapping. Genetics, 2008, 178 (3) : 1709-1723.

[194] Karalemas I D, Georgiou C A, Papastathopoulos D S. Construction of an l-lysine biosensor by immobilizing lysine oxidase on a gold-poly (o-phenylenediamine) electrode. Talanta, 2000, 53 (2) : 391-402.

[195] Karube Isao, Nomura Y, Arikawa Y. Biosensors for environmental control. TrAC Trends in Analytical Chemistry, 1995, 14 (7) : 295-9.

[196] Katz E, Wilner I. Amperometric amplification of antigen-antibody association at monolayer interfaces: design of immunsensor electrodes. Journal of Electroanalytical Chemistry, 1996, 418 (1-2) : 67-72.

[197] Kawas C, Karagiozis H, Resau L, et al. Reliability of the blessed telephone information-memory-concentration test. J Geriatr Psychiatry Neurol, 1995, 8 (4) : 238-242.

[198] Kayed R, Head E, Thompson J L, et al. Common structure of soluble amyloid oligomers implies common mechanism of pathogenesis. Science, 2003, 300 (5618) : 486-489.

[199] Kerman K, Meric B, Ozkan D, et al. Electrochemical DNA biosensor for the determination of benzo [a] pyrene-DNA adducts. Analytica Chimica Acta, 2001, 450 (1-2) : 45-52.

[200] Killick R, Hughes T R, Morgan B P, et al. Deletion of Crry, the murine ortholog of the sporadic Alzheimer's disease risk gene CR1, impacts tau phosphorylation and brain CFH. Neurosci Lett, 2013, 533: 96-99.

[201] Kim W S, Fitzgerald M L, Kang K, et al. Abca7 null mice retain normal macrophage phosphatidylcholine and cholesterol efflux activity despite alterations in adipose mass and serum cholesterol levels. J Biol Chem, 2005, 280 (5) : 3989-3995.

[202] Kim W S, Li H, Ruberu K, et al. Deletion of Abca7 increases cerebral amyloid-beta accumulation in the J20 mouse model of Alzheimer's disease. J Neurosci, 2013, 33 (10) : 4387-4394.

[203] Kimchi E Y, Kajdasz S, Bacskai B J, et al. Analysis of cerebral amyloid angiopathy in a transgenic mouse model of Alzheimer's disease using in vivo multiphoton microscopy. J Neuropathol Exp Neurol, 2001, 60 (3): 274-279.

[204] Kirst M, Myburg A A, De Leon J P, et al. Coordinated genetic regulation of growth and lignin revealed by

quantitative trait locus analysis of cDNA microarray data in an interspecific backcross of eucalyptus. Plant Physiol, 2004, 135（4）: 2368–2378.

[205] Kivipelto M, Helkala E L, Laakso M P, et al. Apolipoprotein E epsilon4 allele, elevated midlife total cholesterol level, and high midlife systolic blood pressure are independent risk factors for late-life Alzheimer disease. Ann Intern Med, 2002, 137（3）: 149–155.

[206] Kleinjung F, Klussman S, Erdmann V A, et al. High-affinity RNA asa recognition element in a biosensor. Analytical Chemistry, 1998, 70（2）: 328–331.

[207] Klunk W E, Bacskai B J, Mathis C A, et al. Imaging Abeta plaques in living transgenic mice with multiphoton microscopy and methoxy-X04, a systemically administered Congo red derivative. J Neuropathol Exp Neurol, 2002, 61（9）: 797–805.

[208] Klunk W E, Engler H, Nordberg A, et al. Imaging brain amyloid in Alzheimer's disease with Pittsburgh Compound-B. Annals of Neurology, 2004, 55（3）: 306–319.

[209] Knopman D S, Knapp M J, Gracon S I, et al. The Clinician Interview-Based Impression（CIBI）: a clinician's global change rating scale in Alzheimer's disease. Neurology, 1994, 44（12）: 2315–2321.

[210] Kodadek T. Protein microarrays: prospects and problems. Chem Biol, 2001, 8（2）: 105–315.

[211] Koltai T. Clusterin: a key player in cancer chemoresistance and its inhibition. Onco Targets Ther, 2014, 7: 447–456.

[212] Konash P L, Bastiaans G J. Piezoelectric crystals as detectors in liquid chromatography. Anal. Chem, 1980, 52（12）: 1929–1931.

[213] Konig B, Gratzel M. A piezoelectric immunosensor for hepatitis viruses. Analytica Chimica Acta, 1995, 309（1–3）: 19–25.

[214] Korri-Youssoufi H, Garnier F, Srivastava P, et al. Toward bioelectronics: specific DNA recognition based on an oligonucleotide-functionalized polypyrrole. Journal of American Chemistry Society, 1997, 119（31）: 7388–7389.

[215] Kowall N W, Beal M F, Busciglio J, et al. An in vivo model for the neurodegenerative effects of beta amyloid and protection by substance P. Proc Nati Acad Sci USA, 1991, 88（16）: 7235–7247.

[216] Kreuzer M P, O'sullivan C K, Pravda M, et al. Development of an immunosensor for the determination of allergy antibody（IgE）in blood samples. Analytica Chimica Acta, 2001, 442（1）: 45–53.

[217] Kukar T L, Ladd T B, Bann M A, et al. Substrate-targeting gamma-secretase modulators. Nature, 2008, 453（7197）: 925–929.

[218] Lambert J C, Heath S, Even G, et al. Genome-wide association study identifies variants at CLU and CR1 associated with Alzheimer's disease. Nat Genet, 2009, 41（10）: 1094–1099.

[219] Langen H, Berndt P, Röder D, et al. Two-dimensional map of human brain proteins. Electrophoresis, 1999, 20（4–5）: 907–916.

[220] Larrieu S, Letenneur L, Orgogozo J M, et al. Incidence and outcome of mild cognitive impairment in a population-based prospective cohort. Neurology, 2002, 59（10）: 1594–1599.

[221] Le W D, Colom L V, Xie W J, et al. Cell death induced by β-amyloid 1–40 in MES 23.5 hybrid clone: the role

of nitric oxide and NMDA-gated channel activation leading to apoptosis . Brain Res, 1995, 686（1）: 49–60.

[222] Lee J, Hong H, Im J, et al. The formation of PHF-1 and SMI-31 positive dystrophic neurites in rat hippocampus following acute injection of okadaic acid. Neuroscience Letters, 2000, 282（1–2）: 49–52.

[223] Lee M, Walt D R. A Fiber-Optic Microarray Biosensor Using Aptamers as Receptors. Analytical Biochemistry, 2000, 282（1）: 142–146.

[224] Lee T, Yu Y W Y, Hong C J, et al. The Influence of Apolipoprotein E Epsilon4 Polymorphism on qEEG Profiles in Healthy Young Females: Arresting EEG Study. Brain Topography, 2012, 25（4）: 431–442.

[225] Lehtovirta M , Partanen J, Könönen M, et al. Spectral analysis of EEG in Alzheimer's disease: relation to apolipoprotein E polymorphism. Neurobiol Aging, 1996, 17（4）: 523–536.

[226] Lehtovirta M, Partanen J, Kononen M, et al. Longitudinal quantitative EEG study of Alzheimer's disease: relation to apolipoprotein E polymorphism. Dement Geriatr Cogn Disord, 2000, 11（1）: 29–35.

[227] Lemere C A, Masliah E. Can Alzheimer's disease be prevented by amyloid-beta immunotherapy? Nat Rev Neurol, 2010, 6（2）: 108–119.

[228] Lewis J, McGowan E, Rockwood J, et al. Neurofibrillary tangles, amyotrophy and progressive motor disturbance in mice expressing mutant（P301L）tau protein. Nature Genetics, 2000, 25（4）: 402–405.

[229] Li H L, Shi S S, Guo Q H, et al. PICALM and CR1 variants are not associated with sporadic Alzheimer's disease in Chinese patients. J Alzheimer's Dis, 2011, 25（1）: 111–117.

[230] Li H L, Yang P, Liu Z J, et al. Common variants at Bin1 are associated with sporadic Alzheimer's disease in the Han Chinese population. Psychiatr Genet, 2015, 25（1）: 21–25.

[231] Li X, Shen N, Zhang S, et al. CD33 rs3865444 polymorphism contributes to Alzheimer's disease susceptibility in Chinese, European, and North American populations. Mol Neurobiol, 2015, 52（1）: 414–421.

[232] Li Y, Song D, Jiang Y, et al. CR1 rs3818361 Polymorphism Contributes to Alzheimer's Disease Susceptibility in Chinese Population. Mol Neurobiol, 2016, 53（6）: 4054–4059.

[233] Lindau M, Jelic V, Johansson S E, et al. Quantitative EEG Abnormalities and Cognitive Dysfunctions in Frontotemporal Dementia and Alzheimer's Disease. Dementia and Geriatric Cognitive Disorders, 2003, 15（2）: 106–114.

[234] Link C D, Taft A, Kapulkin V, et al. Gene expression analysis in a transgenic Caenorhabditis elegans Alzheimer's disease model. Neurobiol Aging, 2003, 24（3）: 397–413.

[235] Linn M W, Linn B S. The rapid disability rating scale-2. J Am Geriatr Soc. 1982, 30（6）: 378–382.

[236] Lippert C, Listgarten J, Liu Y, et al. FaST linear mixed models for genome-wide association studies. Nat Methods, 2011, 8（10）: 833–835.

[237] Liss M, Petersen B, Wolf H, et al. An Aptamer-Based Quartz Crystal Protein Bio- sensor. Analytical Chemistry, 2002, 74（17）: 4488–4495.

[238] Liu D, Niu Z X. The structure, genetic polymorphisms, expression andbiological functions of complement receptor type 1（CR1/CD35）. Immunopharmacol Immunotoxicol, 2009, 31（4）: 524–535.

[239] Liu G, Zhang L, Feng R, et al. Lack of association between PICALM rs3851179 poly- morphism and

Alzheimer's disease in Chinese population and Apo E epsilon4-negative subgroup. Neurobiol Aging, 2013, 34（4）: e9-e110.

[240] Liu H, Yang C, Liang Z, et al. Development of new capillary electrophoresis-based techniques for protein analysis. Se Pu, 2004, 22（4）: 377-381.

[241] Liu L H, Xu J, Deng Y L, et al. A complex association of ABCA7 genotypes with sporadic Alzheimer's disease in Chinese Han population. Alzheimer's Dis Assoc Disord, 2014, 28（2）: 141-144.

[242] Lizio R, Vecchio F, Frisoni G B, et al. Electroencephalographic Rhythms in Alzheimer's disease. International Journal of Alzheimer's Disease, 2011, 2011: 1-11.

[243] Loo D T, Copani A, Pike C J, et al. Apoptosis is induced by β-amyloid in cultured central nervous system neurons. Proc Nati Acad Sci USA, 1993, 90（17）: 7951-7955.

[244] López M A, Ortega F, Domínguez E, et al. Electrochemical immunosensor for the detection of atrazine. J Mol Recognit, 1998, 11（1-6）: 178-181.

[245] Lu S J, Li H L, Sun Y M, et al. Clusterin variants are not associated with southern Chinese patients with Alzheimer's disease. Neurobiol Aging, 2014, 35（11）: 2659-2661.

[247] Luche S, Santoni V, Rabilloud T. Evaluation of nonionic and zwitterionic detergentsas membrane protein solubilizers in two-dimensional electrophoresis. Proteomics, 2003, 3: 249-253.

[248] Lueking A, Horn M, Eickhoff H, et al. Protein microarrays for gene expression and antibody screening. Anal Biochem, 1999, 270（1）: 103-111.

[249] Lyon L A, Musick M D, Smith P C, et al. Surface plasm on resonance of colloidal Au-modified gold film. Sensors and Actuators B, 1999, 54（1）: 118-124.

[250] Macbeath G, Schreiber S L. Printing proteins as microarrays for high-throughput function determination. Science, 2000, 289（5485）: 1760-1763.

[251] Mansour A A, Babstock D M, Penney J H, et al. Novel objects in a holeboard probe the role of the locus coerulus in curiosity: Support for two modes of attention in the rat. Behav Neurosci, 2003, 117（3）: 621-631.

[252] Marton M J, DeRisi J L, Bennett H A, et al. Drug target validation and identification of secondary drug target effects using DNA microarrays. Nat Med, 1998, 4（11）: 1293-1301.

[253] Martzen M R, McCraith S M, Spinelli S L, et al. A biochemical genomics approACh for identifying genes by the activity of their products. Science, 1999, 286（5442）: 1153-1155.

[254] Maruyama W, Weinstock M, Youdim M B, et al. Anti-apoptotic action of anti-Alzheimer drug, TV3326 \[（N-propargyl）-（3R）-aminoindan-5-yl\]-ethyl methyl carbamate, a novel cholinesterase-monoamine oxidase inhibitor. Neurosci Lett, 2003, 341（3）: 233-236.

[255] Mathis C A, Bacskai B J, Kaydasz S T, et al. A lipophilic thioflavin-T derivative for positron emission tomography（PET）imaging of amyloid in brain. Bioorg Med Chem Lett, 2002, 12（3）: 295-298.

[256] Mathisen P M. Gene discovery and validation for neurodegenetative diseases. Drug Discov Today, 2003, 8（1）: 39-46.

[257] Matsuda O, Saito M. Functional competency and cognitive ability in mild Alzheimer's disease: relationship

between ADL assessed by a relative/ carer-rated scale and neuropsychological performance. Int Psychogeriatr, 2005, 17（2）: 275-288.

[258] Mattson M P. Methylation and acetylation in nervous system development and neurodegenerative disorders. Ageing Res Rev, 2003, 2（3）: 329-342.

[259] Maurya S K, Tewari M, Mishra R R, et al. Genetic aberrations in gallbladder cancer. Surg Oncol, 2012, 21（1）: 37-43.

[260] Mckhann G, DrAChman D, Folstein M, et al. Clinical diagnosis of Alzheimer's disease: report of the NINCDS-ADRDA Work Group under the auspices of Department of Health and Human Services Task Force on Alzheimer' s Disease. Neurology, 1984, 34（7）: 939-944.

[261] Mckie A, Samuel D, Cohen B, et al. Development of a quantitative immuno-PCR assay and its use to detect mumps-specific IgG in serum. J Immunol Methods, 2002, 261（1-2）: 167-175.

[262] Mclellan M E, Kajdasz S T, Hyman B T, et al. In vivo imaging of reactive oxygen species specifically associated with thioflavin S-positive amyloid plaques by multiphoton microscopy. J Neurosci, 2003, 23（6）: 2212-2217.

[263] Meck W H, Church R M, Olton D S. Hippocampus, time, and memory. Behav Neurosci, 2013, 127（5）: 655-668.

[264] Mercer J L, Argus J P, Crabtree D M, et al. Modulation of PICALM levels perturbs cellular cholesterol homeostasis. PLoS One, 2015, 10（6）: e0129776.

[265] Meusel M, Renneberg R, Spener F, et al. Development of a heterogeneous amperometric immunosensor for the determination of apolipoprotein E in serum. Biosens Bioelectron, 1995, 10（6-7）: 577-586.

[266] Michael T C, Marisol R, Allen J B. Voltammetric studies of the interaction of metal chelates with DNA-Tris-chelated complexes of cobalt（III）and iron（II）with 1, 10-phenanthroline and 2, 2' -bipyridine. Journal of American Chemistry Society, 1989, 111（24）: 8901-8911.

[267] Micheva K D, Kay B K, McPherson P S. Synaptojanin forms two separate complexes in the nerve terminal. Interactions with endophilin and amphiphysin. J Biol Chem, 1997, 272（43）: 27239-27245.

[268] Millan K M, Mikkelsen S R. Sequence-selective biosensor for DNA based on electroactive hybridization indicators. Anal Chem, 1993, 65（17）: 2317-2323.

[269] Miller J M, Pliskin N H. The clinical utility of the Matt is Dementia Rating Scale in assessing cognitive decline in Alzheimer's disease. Int J Neurosci, 2006, 116（5）: 613-627.

[270] Mok C C, Siu A M, Chan W C, et al. Functional disabilities profile of Chinese elderly people with Alzheimer's disease: a validation study on the Chinese version of the disability assessment for dementia. Dement Geriatr Cogn Disord, 2005, 20（2-3）: 112-119.

[271] Mooney J F, Hunt A J, McIntosh J R, et al. Patterning of functional antibodies and other proteins by photolithography of silane monolayers. Proc Nati Acad Sci USA, 1996, 93（22）: 12287-12291.

[272] Moretti D V, Miniussi C, Frisoni G B, et al. Hippocampal atrophy and EEG markers in subjects with mild cognitive impairment. Clinical Neurophysiology, 2007, 118（12）: 2716-2729.

[273] Morgan D, Diamond D M, Gottschall P E, et al. A beta peptide vaccination prevents memory loss in an animal

model of Alzheimer's disease. Nature, 2000, 408（6815）: 982–985.

[274] Morley M, Molony C M , Weber T M, et al. Genetic analysis of genome–wide variation in human gene expression. Nature, 2004, 430（7001）: 743–747.

[275] Morris R. Spatial localization does not require the presence of local cues. Learn Motiv, 1981, 12（2）: 239–260.

[276] Movsesyan N, Ghochikyan A, Mkrtickan M, et al. Reducing AD–like pathology in 3xTg–AD mouse model by DNA epitope vaccine a novel immunotherapeutic strategy. PLoS One, 2008, 3（s）: 2124.

[277] Mulder S D, Nielsen H M, Blankenstein M A, et al. Apolipoproteins E and J interfere with amyloid–beta uptake by primary human astrocytes and microglia invitro. Glia, 2014, 62（4）: 493–503.

[278] Muller A J, Baker J F, DuHadaway J B, et al. Targeted disruption of the murine Bin1/Amphiphysin Ⅱ gene does not disable endocytosis but results in embryonic cardiomyopathy with aberrant myofibril formation. Mol Cell Biol, 2003, 23（12）: 4295–4306.

[279] Nagels G, Engelborghs S, Vloeberghs E, et al. P4–176: Actigraphic measurement of agitated behavior in dementia. Int J Geriatr Psychiatry, 2006, 21（4）: 388–393.

[280] Naj A C, Jun G, Beecham G W, et al. Common variants at MS4A4/MS4A6E, CD2AP, CD33 and EPHA1 are associated with late–onset Alzheimer's disease. Nat Genet, 2011, 43（5）: 436–441.

[281] Nam J M, Thaxton C S, Mirkin C A. Nanoparticle–based biobar codes for the ultrasensitive detection of proteins. Science, 2003, 301（5641）: 1884–1886.

[282] Notsu H, Tatsuma T, Fujishima A. Tyrosinase–modified boron–doped diamond electrodes for the determination of phenol derivatives. Journal of Electroanalytical Chemistry, 2002, 523（1–2）: 86–92.

[283] Numnuam A, Chumbimuni–Torres K Y, Xiang Y, et al. Aptamer–based potentiometric measurements of proteins using ion–selective microelectrodes. Anal Chem, 2008, 80（3）: 707–712.

[284] O'Farrell P H. High resolution two–dimensional electrophoresis of proteins. J Biol Chem, 1975, 250（10）: 4007–4021.

[285] Okahata Y, Kawase M, Niikura K, et al. Kinetic Measurements of DNA Hybridization on an Oligonucleotide–Immobilized 27–MHz Quartz Crystal Microbalance. Anal Chem, 1998, 70（7）: 1288–1296.

[286] Okura Y, Miyakoshi A, Kohyama K, et al. Nonviral Abeta DNA vaccine therapy against Alzheimer's disease: long–term effects and safety. Proc Nati Acad Sci USA, 2006, 103（25）: 9619–9624.

[287] Oremus M, Perrault A, Demers L, et al. Review of outcome measurement instruments in Alzheimer's disease drug trials: psychometric properties of global scales. J Geriatr Psychiatry Neurol, 2000, 13（4）: 197– 205.

[288] Orgogozo J M, Gilman S, Dartigues J F, et al. Subacute meningoencephalitis in a subset of patients with AD after Abeta42 immunization. Neurology, 2003, 61（1）: 46–54.

[289] Owino J H, Ignaszak A, Al–Ahmed A, et al. Modelling of the impedimetric responses of an aflatoxin B（1）immunosensor prepared on an electrosynthetic polyaniline platform. Anal Bioanal Chem, 2007, 388（5–6）: 1069–1074.

[290] Park I S, Kim W Y, Kim N. Operational characteristics of an antibody– immobilized QCM system detecting Salmenlla spp. Biosensors and Bioelectronics, 2000, 15（3–4）: 167–172.

[291] Pasternack R F Bustamante C, Copings, et al. Porphyrin assemblies on DNA as studied by a resonance light-scattering technique, Journal of the American Chemical Society, 1993, 115: 5393-5399.

[292] Patolsky F, Katz E, Bardea A, et al. Enzyme-Linked Amplified Electrochemical Sensing of Oligonucleotide-DNA Interactions by Means of the Precipitation of an Insoluble Product and Using Impedance Spectroscopy. Langmuir, 1999, 15 (11) : 3703-3706.

[293] Patterson N, Price A L, Reich D. Population structure and eigenanalysis. PLoS Genet, 2006, 2 (12) : e190.

[294] Paweletz C P, Gillespie J W, Ornstein D R, et al. Rapid protein display profiling ofcancer progression directly from human tissue using a protein biochip. Drug Development Res, 2000, 49: 34-42.

[295] Paweletz C P, Ornstein D K, Gillespie J W, et al. A novel, proteomic approACh to monitor carcinogenic disease progression using surface enhanced desorption ionization spectroscopy of laser capture microdissection-derived cells from cancer tissue. Proc Amer Assoc Cancer Res, 1999, 40: 411.

[296] Pease A C, Solas D, Sullivan E J, et al. Light-generated oligonucleotide arrays for rapid DNA sequence analysis. Proc Nati Acad Sci USA, 1994, 91 (11) : 5022-5026.

[297] Pellow S, Johnston A L, File S E. Selective agonists and antagonists for 5-hydroxytryptamine receptor subtypes, and interactions with yohimbine and FG 7142 using the elevated plus-maze test in the rat. J Pharm Pharmacol, 1987, 39 (11) : 917-928.

[298] Perrault A, Oremus M, Demers L, et al. Review of outcome measurement instruments in Alzheimer's disease drug trials: psychometric properties of behavior and mood scales. J Geriatr Psychiatry Neurol, 2000, 13 (4) : 181-196.

[299] Peterlinz K A, Georgiadis R M, Heme T M, et al. Observation of Hybridization and Dehybridization of Thiol-Tethered DNA Using Two-Color Surface Plasmon Resonance Spectroscopy. Journal of American Chemistry Society, 1997, 119 (14) : 3401-3402.

[300] Petit D, Gagnon J, Fantini M L, et al. Sleep and quantitative EEG in neuro degenerative disorders. Journal of Psychosomatic Research, 2004, 56 (5) : 487-496.

[301] Picas L, Viaud J, Schauer K, et al. BIN1/M-Amphiphysin2 induces clustering of phosphoinositides to recruit its downstream partner dynamin. Nat Commun, 2014, 5: 5647.

[302] Picotti P, Bodenmiller B, Mueller L N, et al. Full dynamic range proteome analysis of S. cerevisiae by targeted proteomics. Cell, 2009, 138 (4) : 795-806.

[303] Piedade J A, Fernandes I R, Oliveira-Brett A M. Electrochemical sensing of DNA-adriamycin interactions. Bioelectrochemistry, 2002, 56 (1-2) : 81-83.

[304] Pijnenburg Y A, v d Made Y, van Cappellen van Walsum A M, et al. EEG synchronization likelihood in mild cognitive impairment and Alzheimer's disease during a working memory task. Clin Neurophysiol, 2004, 115 (6) : 1332-1339.

[305] Pineda-Lucena A, Ho C S, Mao D Y, et al. A structure-based model of the c-Myc/Bin1 protein interaction shows alternative splicing of Bin1 and c-Myc phosphorylation are key binding determinants. J Mol Biol, 2005, 351 (1) : 182-194.

[306] Pinto C, Seethalakshmi R. Behavioral andpsychological symptoms of dementia in an Indian population: comparison between Alzheimer's disease and vascular dementia. Int Psychogeriatr, 2006, 18 (1): 87–93.

[307] Plomer M, Guilbault G G, Hock B. Development of a piezoelectric Immunosensor for the detection of enterobacteria. Enzyme and Microbial Technology, 1992, 14 (3): 230–235.

[308] Plowman T E, Reichert W M, Peters C R, et al. Femtomolar sensitivity using a channel–etched thin film waveguide fluoroimmunosensor. Biosensors Bioelectronics, 1996, 11 (1–2): 149–160.

[309] Ponomareva N V, Korovaitseva G I, Rogaev E I. EEG alterations in non–demented individuals related to apolipoprotein E genotype and to risk of Alzheimer Disease. Neurobiology of Aging, 2008, 29 (6): 819–827.

[310] Potyrailo R A, Conrad R C, Ellington A D, et al. Adapting Selected Nucleic Acid Ligands (Aptamers) to Biosensors. Analytical Chemistry, 1998, 70 (16): 3419–3425.

[311] Price A L, Patterson N J, Plenge R M, et al. Principal components analysis corrects for stratification in genome–wide association studies. Nat Genet, 2006, 38 (8): 904–909.

[312] Price A L, Zaitlen N A, Reich D, et al. New approAChes to population stratification in genome–wide association studies. Nat Rev Genet, 2010, 11 (7): 459–463.

[313] Pritchard J K, Rosenberg N A. Use of unlinked genetic markers to detect population stratification in association studies. Am J Hum Genet, 1999, 65 (1): 220–228.

[314] Pritchard J K, Stephens M, Donnelly P. Inference of population structure using multilocus genotype data. Genetics, 2000, 155 (2): 945–959.

[315] Pritchard J K, Stephens M, Rosenberg N A, et al. Association mapping in structured populations. Am J Hum Genet, 2000, 67 (1): 170–181.

[316] Puglielli L, Tanzi R E, Kovacs D M. Alzheimer's disease: the cholesterol connection. Nat Neurosci, 2003, 6 (4): 345–351.

[317] Pyo G, Elble R J, Ala T, et al. The characteristics of patients with uncertain /mild cognitiveimpairment on the Alzheimer disease assessment scale cognitive subscale. Alzheimer Dis Assoc Disord, 2006, 20 (1): 16–22.

[318] Raiha I, Kaprio J, Koskenvuo M, et al. Alzheimer's disease in Finnish twins. Lancet, 1996, 347 (9001): 573–578.

[319] Rakover I, Arbel M, Solomon B. Immunotherapy against APP beta–secretase cleavage site improves cognitive function and reduces neuroinflammation in Tg2576 mice without a significant effect on brain A beta levels. Neurodegener Dis, 2007, 4 (5): 392–402.

[320] Reitz C, Brayne C, Mayeux R. Epidemiology of Alzheimer's disease. Nat Rev Neurol, 2011, 7 (3): 137–152.

[321] Reitz C, Jun G, Naj A, et al. Variants in the ATP–binding cassette transporter (ABCA7), apolipoprotein ζ4, and the risk of late–onset Alzheimer disease in African Americans. JAMA, 2013, 309 (14): 1483–1492.

[322] Rickert J, Weiss T, Kraas W. A new affinity biosensor: self–assembled thiols as selective monolayer coatings of quartz crystal microbalances. Biosensor and Bio– electronics, 1996, 11 (67): 591–598.

[323] Riklin A, Willner I. Glucose and acetylcholine sensing multiplayer enzyme electrode of controlled enzyme layer thickness. Analytical Chemistry, 1995, 67 (22): 4118–4126.

[324] Roks G, Korf E S C, van der Flier W M, et al. The use of EEG in the diagnosis of dementia with Lewy bodies. J Neurol Neurosurg Psychiatry, 2008, 79 (4): 377–380.

[325] Ronald J, Brem R B, Whittle J, et al. Local regulatory variation in Saccharomyces cerevisiae. PLoS Genet, 2005, 1 (2): e25.

[326] Rouka E, Simister P C, Janning M, et al. Differential recognition preferences of the threesrc homology 3 (SH3) domains from the adaptor CD2–associated protein (CD2AP) and direct association with Ras and Rab interactor 3 (RIN3). J Biol Chem, 2015, 290 (42): 25275–25292.

[327] Sacks V, Eshkenazi I, Neufeld T, et al. Immobilized parathion hydrolase: an amperometric sensor for parathion. Analytical Chemistry, 2000, 72 (9): 2055–2058.

[328] Sagi D, Zabel C. Proteomics in neurodegenerative disease. Neurochem, 2003, 85 (Suppl 2): 191, PS2–04.

[329] Sakai G, Saiki T, Uda T, et al. Selective and repeatable detection of human serum albumin by using piezoelectric immunosensor. Sensors and Actuators B, 1995, 24 (1–3): 134–137.

[330] Sanden B, Eng L H, Dalhammar G. An amperometric enzyme–linked immuosensor for Nitrobacter. Applied Microbiology and Biochemistry, 1998, 50 (6): 710–716.

[331] Sano T, Smith C L, Cantor C R. Immuno–PCR: very sensitive antigen detection by means of specific antibody–DNA conjugates. Science, 1992, 258 (5079): 120–122.

[332] Santandrue M, Sole S, Fabregas E, et al. Development of electrochemical immunosensing systems with renewable surfaces. Biosensors and Bioelectronics, 1998, 13 (1): 7–17.

[333] Sarter M, Bruno J P. Cortical acetylcholine, reality distortion, schizophrenia, and Lewy Body Dementia: too much or too little cortical acetylcholine? Brain Cogn, 1998, 38 (3): 297–316.

[334] Satoh K, Abe–Dohmae S, Yokoyama S, et al. ATP–binding cassette transporter A7 (ABCA7) loss of function alters Alzheimer amyloid processing. J Biol Chem, 2015, 290 (40): 24152–24165.

[335] Sax K. The Association of Size Differences with Seed–Coat Pattern and Pigmentation in PHASEOLUS VULGARIS. Genetics, 1923, 8 (6): 552–560.

[336] Schena M, Shalon D, Davis R W, et al. Quantitative monitoring of gene expression patterns with a complementary DNA microarray. Science, 1995, 270 (5235): 467–470.

[337] Schenk D, Barbour R, Dunn W, et al. Immunization with amyloid–beta attenuates Alzheimer–disease–like pathology in the PDAPP mouse. Nature, 1999, 400 (6740): 173–177.

[338] Schmidt M, Kanda P, Oliveira H, et al. Index of alpha/theta ratio of the electroencephalogram: A new marker for Alzheimer's disease. Frontiers in Aging Neuroscience, 2013, 5 (60): 1–6.

[339] Schneeberger A, Mandler M, Otawa O, et al. Development of AFFI–TOPE vaccines for Alzheimer's disease (AD) –from concept to clinical testing. J Nutr Health Aging, 2009, 13 (3): 264–267.

[340] Schonberger S J, Edga P F, Kydd R, et al. Proteomic analysis of the brain in Alzheimer's disease: Molecular phenotype of a complex disease process. Proteomics, 2001, 1 (12): 15191–15128.

[341] Selkoe D J. Translating cell biology into therapeutic advances in Alzheimer's disease. Nature, 1999, 399

(6738 Suppl) : A23-31.

[342] Selkoe D J. Alzheimer's disease is a synaptic failure. Science, 2002, 298 (5594) : 789-791.

[343] Senior K. Fingerprinting disease with protein chip arrays. Mol Med Today, 1999, 5 (8) : 326-327.

[344] Sergeyeva T A, Lavrik N V, RAChkov A E, et al. An approACh to conductometric immunosensor based on phthalocyanine thin film. Biosensors and Bioelectronics, 1998, 13 (6) : 359-369.

[345] Seshadri S, Fitzpatrick A L, Ikram M A, et al. Genome-wide analysis of genetic loci associated with Alzheimer disease. JAMA, 2010, 303 (18) : 1832-1840.

[346] Shalon D, Smith S J, Brown P O. A DNA microarray system for analyzing complex DNA samples using two-color fluorescent probe hybridization. Genome Res, 1996, 6 (7) : 639-645.

[347] Shi C, Uzarowska A, Ouzunova M, et al. Identification of candidate genes associated with cell wall digestibility and eQTL (expression quantitative trait loci) analysis in a Flint x Flint maize recombinant inbred line population. BMC Genomics, 2007usal associations between gene expression and disease. Nat Genet, 2005, 37 (7) : 8-22.

[348] Shons A, Dorman F, Najarian J J. Immunoassay with coated piezoelectric crystal. Journal of Biomedial Materials Research, 1972, 6 (1) : 565-610.

[349] Silzel J W, Cercek B, Dodson C, et al. Mass-sensing, multianalyte microarray immunoassay with imaging detection. Clin Chem, 1998, 44 (9) : 2036-2043.

[350] Sloan E P, Fenton G W. EEG power spectra and cognitive change in geriatric Psychiatry: a longitudinal study. Electroencephalogr Clin Neurophysiol, 1993, 86 (6) : 361-387.

[351] Smith P K, Krohn R I, Hermanson G T, et al. Measurement of protein using bicinchoninic acid. Anal Biochem, 1985, 150 (1) : 76-85.

[352] Solomon B, Koppel R, Frankel D, et al. Disaggregation of Alzheimer beta-amyloid by site-directed mAb. Proc Nati Acad Sci USA, 1997, 94 (8) . 4109.

[353] Solroniew M V, Pearson R C. Degene relation of cholinergic neuron in the basal nuclear following bainic or N-methyl-D-aspirlic acid application to the cerebral cortex in the rat. Protein Research, 1985, 339 (1) : 186-189.

[354] Soma J, Saito T, Seino J, et al. Participation of CR1 (CD35) , CR3 (CD11b/CD18) and CR4 (CD11c/CD18) in membranoproliferative glomerulonephritis type I. Clin Exp Immunol, 1995, 100 (2) : 269-276.

[355] Sottejeau Y, Bretteville A, Cantrelle F X, et al. Tau phosphorylation regulates the interaction between BIN1's SH3 domain and Tau's proline-rich domain. Acta Neuropathol Commun, 2015, 3: 58.

[356] Souteyrand E, Cloarec J P, Martin J R, et al. Direct detection of the hybridization of synthetic homo-oligomer DNA sequences by field effect. Journal of Physical Chemistry B, 1997, 101 (15) : 2980-2985.

[357] Steinberg S, Stefansson H, Jonsson T, et al. Loss-of-function variants in ABCA7 confer risk of Alzheimer's disease. Nat Genet, 2015, 47 (5) : 445-447.

[358] Stout J C, Weiss J M. An animal model for measuring behavioral responses to anxiogenic and anxiolytic manipulations. Pharmacol Biochem Behav, 1994, 47 (3) : 459-465.

[359] Strauss E. New ways to probe the molecules of life. Science, 1998, 282 (5393) : 1406-1407.

[360] Su H, Chong S, Thompson M. Kinetics of hybridization of interfacial RNA homopolymer studied by thickness-shear mode acoustic wave sensor. Biosensors and Bioelectronics, 1997, 12 (3) : 161-173.

[361] Su H, Kallury K M R, Thompson M, et al. Interfacial nucleic acid hybridization studied by random primer 32p labeling and liquid-phase acoustic network analysis. Analytical Chemistry, 1994, 66 (6) : 769-777.

[362] Su H, Thompson M. Network analysis: acoustic energy transmission detection of polynucleotide hybridization at the sensor-liquid interface. Biosensors and Bio- electronics, 1995, 10 (3-4) : 329-340.

[363] Su X D, Li S F. Serological detection of helicobacter lyloei infection using sandwiched and enzymatically amplified piezoelectric biosensor. Analytica Chimica Acta, 2001, 429 (1) : 27-36.

[364] Suh G H, Kang C J. Validation of the Severe Impairment Battery for patients with Alzheimer's disease in Korea. Int J Geriatr Psychiatry, 2006, 21 (7) : 626-632.

[365] Suresh R, Ramesh A R T. Effect of diagnostic ultrasound during the fetal period on learning and memory in mice. Ann Anat, 2008, 190 (1) : 37-45.

[366] Svishcheva G R, Axenovich T I, Belonogova N M, et al. Rapid variance components-based method for whole-genome association analysis. Nat Genet, 2012, 44 (10) : 1166-1170.

[367] Swerdlow R H, Parks J K, Cassarino D S, et al. Cybrids in Alzheimer's disease: a cellular model of the disease? Neurology, 1997, 49 (4) : 918-925.

[368] Takeda T, Hosokawa M, Higuchi K. Senescence-accelerated mouse (SAM) : a novel murine model of senescence. Experimental Gerontology, 1997, 32 (1-2) : 105-109.

[369] Tan M S, Yu J T, Tan L. Bridging integrator 1 (BIN1) : form, function, and Alzheimer's disease. Trends Mol Med, 2013, 19 (10) : 594-603.

[370] Tang V W, Brieher W M. FSGS3/CD2AP is a barbed-end capping protein that stabilizes actin and strengthens adherens junctions. J Cell Biol, 2013, 203 (5) : 815-833.

[371] Taoka M, Wakamiya A, Nakayama H, et al. Protein profiling of rat cerebella during development. Electrophoresis, 2000, 21 (9) : 1872-1879.

[372] Teo Y Y. Common statistical issues ingenome-wide association studies: a review on power, data quality control, genotype calling and population structure. Curr Opin Lipidol, 2008, 19 (2) : 133-143.

[373] Thinakaran G, Koo E H. Amyloid precursor protein trafficking, processing, and function. J Biol Chem, 2008, 283 (44) : 29615-29619.

[374] Topoglidis E, Cass A E, Gilardi G, et al. Protein Adsorption on Nanocrystalline TiO_2Films: An Immobilization Strategy for Bioanalytical Devices. Anal Chem, 1998, 70 (23) : 5111-5113.

[375] Toppozada A R, Wright J, Eldefrawi A T, et al. Evaluation of a fiber optic immunosensor for quantitating cocaine in coca leaf extracts. Biosensors and Bioelectronics, 1997, 12 (2) : 113-124.

[376] Torry J C. Critically attained threshold of cerebral hypoperfusion: can it cause Alzheimer's disease. Annals of New York Academy of Sciences, 2000, 903: 424-436.

[377] Toussaint A, Cowling B S, Hnia K, et al. Defects in amphiphysin 2 (BIN1) and triads in several forms of centronuclear myopathies. Acta Neuropathol, 2011, 121 (2) : 253-266.

[378] Troesch A, Nguyen H, Miyada C G, et al. Mycobacterium species identification and rifampin resistance

testing with high-density DNA probe arrays. J Clin Microbiol, 1999, 37（1）: 49–55.

[379] Trougakos I P, Gonos E S. Regulation of clusterin/apolipoproteinJ, a functional homologue to the small heat shock proteins, by oxidative stress in ageing and age- related diseases. Free Radic Res, 2006, 40（12）: 1324–1334.

[380] Tsolaki A, Kazis D, Kompatsiaris I, et al. Electroencephalogram and Alzheimer's disease: Clinical and Research ApproAChes. International Journal of Alzheimer's Disease, 2014, 2014: 1–10.

[381] Tsuji T, Shiozaki A, Kohno R, et al. Proteomic profiling and neurodegeneration in Alzheimer's disease. Neurochem Res, 2002, 27（10）: 1245–1253.

[382] Tuerk C, Gold L. Systematic evolution of ligands by exponential enrichment: RNA ligands to bacteriophage T4 DNA polymerase. Science, 1990, 249（4968）: 505–510.

[383] Tuszynski M H, Thal L, Pay M, et al. A phase 1 clinical trial of nerve growth factor gene therapy for Alzheimer's disease. Nat Med, 2005, 11（5）: 551–555.

[384] Uetz P, Hughes R E. Systematic and large-scale two-hybrid screens. Curr Opin Microbiol, 2000, 3（3）: 303–308.

[385] Uetz P, Giot L, Cagney G, et al. A comprehensive analysis of protein-protein interactions in Saccharomyces cerevisiae. Nature, 2000, 403（6770）: 623–627.

[386] Unwin R D, Griffiths J R, Whetton A D. A sensitive mass spectrometric method for hypothesis-driven detection of peptide post-translational modifications: multiple reaction monitoring initiated detection and sequencing（MIDAS）. Nat Protoc, 2009, 4（6）: 870–877.

[387] Wadu-Mesthrige K, Amro N A, Garno J C, et al. Fabrication of nanometer-sized protein patterns using atomic force microscopy and selective immobilization. Biophys J, 2001, 80（4）: 1891–1899.

[388] Walter G, Büssow K, Cahill D, et al. Protein arrays for gene expression and molecular interaction screening. Curr Opin Microbiol, 2000, 3（3）: 298–302.

[389] Wang D G, Fan J B, Siao C J, et al. Large-scale identification, mapping, and genotyping of single-nucleotide polymorphisms in the human genome. Science, 1998, 280（5366）: 1077–1082.

[390] Wang H Z, Bi R, Hu Q X, et al. Validating GWAS-identified risk loci for Alzheimer's disease in Han Chinese populations. Mol Neurobiol, 2016, 53（1）: 379–390.

[391] Wang J, Lin Y H. On-line organic-phase enzyme detector. Analytica Chimica Acta, 1993, 271（1）: 53–58.

[392] Wang J, Chicharro M, Rivas G, et al. DNA Biosensor for the Detection of Hydrazines. Analytical Chemistry, 1996, 68（13）: 2251–2254.

[393] Wang J, Liu G D, Merkoc A. Electrochemical coding technology for simultaneous detection of multiple DNA targets. Journal of American Chemistry society, 2003, 125（11）: 3214–3215.

[394] Wang J, Palecek E, Nielsen P E, et al. Peptide Nucleic Acid Probes for Sequence-Specific DNA Biosensors. J Am Chem Soc, 1996, 118（33）: 7667–7670.

[395] Wang J, Rivas G, Luo D, et al. DNA-Modified Electrode for the Detection of Aromatic Amines. Anal Chem, 1996, 68（24）: 4365–4369.

[396] Wang J. Sol-gel materials for electrochemical biosensors. Analytica Chimica Acta,1999, 399 (1-2): 21-27.

[397] Wang J. DNA biosensors based on peptide nucleic acid (RNA) recognition layers. Biosensors and Bioelectronics, 1998, 13 (7-8): 757-762.

[398] Wekford S M, Gregg J, Chem E, et al. Detection of differentially expressed genes in primary tumor tissues using representational differences analysis coupled to microarray hybridization. Nucleic Acids Res, 1998, 26 (12): 3059-3065.

[399] Wengenack T M, Whelan S, Curran G L, et al. Quantitative histological analysis of amyloid deposition in Alzheimer's double transgenic mouse brain. Neuroscience, 2000, 101 (4): 939-944.

[400] William S A, Blanch H W. Covalent immobilization of protein monolayers for biosensor applications. Biosensors and Bioelectronics, 1994, 9 (2): 159-167.

[401] Williams R W. Expression genetics and the phenotype revolution. Mamm Genome, 2006, 17 (6): 496-502.

[402] Winblad B G, Minthon L, Floesser A, et al. Results of the first-in-man study with the active Abeta immunotherapy CAD 106 in Alzheimer patients. Alzheimer Dement, 2009, 5 (4 suppl 1): 113-114.

[403] Wollenberger U, Bogdanovskayn V, Bobrin S, et al. Enzyme electrodes using bio-elec-trocatalytic reduction of hydrogen peroxide. Analytical Letters, 1990, 23 (10): 1795-1808.

[404] Wright M C, Mi R, Connor E, et al. Novel roles for osteopontin and clusterin in peripheral motor and sensory axon regeneration. J Neurosci, 2014, 34 (5): 1689-1700.

[405] Wu C Y, Lin X T, Lu C X, et al. Preparation and animal studies of 18 F-MPPF as serotonin imaging agent. Labeled comp radiopham, 2003, 46: 5377.

[406] Wyatt A, Yerbury J, Poon S, et al. Chapter 6: The chaperone action of clusterin and its putative role in quality control of extracellular protein folding. Adv Cancer Res, 2009, 104: 89-114.

[407] Xiang C, Chen Y. cDNA microarray technology and its application. Biotechnology Advances, 2001, 18 (1): 35-46.

[408] Xiao Q, Gil S C, Yan P, et al. Role of phosphatidylinositol clathrin assembly lymphoid- myeloid leukemia (PICALM) in intracellular amyloid precursor protein (APP) processing and amyloid plaque pathogenesis. J Biol Chem, 2012, 287 (25): 21279-21289.

[409] Xie B, Mecklenburg M, Danielsson B, et al. Development of an integrated thermal biosensor for the simultaneous determination of multiple analytes.Analyst, 1995, 120 (1): 155-160.

[410] Xu C, Cai H, He P, et al. Electrochemical detection of sequence-specific DNA using a DNA probe labeled with aminoferrocene and chitosan modified electrode immobilized with ssDNA. Analyst, 2001, 126 (1): 62-65.

[411] Xu C, Zipfel W, Shear J B, et al. Multiphoton fluorescence excitation: new spectral windows for biological nonlinear microscopy. Proc Nati Acad Sci USA, 1996, 93 (20): 10763-10768.

[412] Yaar M, Zhai S, Fine R E, et al. Amyloid beta trimers as well as of the 75-k Da neurotrophin receptor and activates receptor signaling. J Biol Chem, 2002, 277 (10): 7720-7725.

[413] Yagiuda K, Hemmi A, Ito S. Development of a conductivity-based immunosensor for sensitive detection of

methamphetamine (stimulant drug) in human urine. Bio- sensors and Bioelectronics, 1996, 11 (8) : 703-707.

[414] Yang A C, Wang S, Lai K, et al. Cognitive and neuropsychiatric correlates of EEG dynamic complexity in patients with Alzheimer's disease. Progress in Neuro-Psycho- pharmacology and Biological Psychiatry, 2013, 47: 52-61.

[415] Yang J, Lee S H, Goddard M E, et al. GCTA: a tool for genome-wide complex trait analysis. Am J Hum Genet, 2011, 88 (1) : 76-82.

[416] Yang J, Manolio T A, Pasquale L R, et al. Genome partitioning of genetic variation for complex traits using common SNPs. Nat Genet, 2011, 43 (6) : 519-525.

[417] Yang J, Zaitlen N A, Goddard M E, et al. Advantages and pitfalls in the application of mixed-model association methods. Nat Genet, 2014, 46 (2) : 100-106.

[418] Yang X, Renken R, Hyder F, et al. Dynamic mapping at the laminar level of odor-elicited responses in rat olfactory bulb by functional MRI. Proc Nati Acad Sci USA, 1998, 95: 7715-7720.

[419] Yang Y, Mu S. Bioelectrochemical responses of the polyaniline horseradish peroxidase electrodes. Journal of Electroanalytical Chemistry, 1997, 432 (1-2) : 71-78.

[420] Yu J, Pressoir G, Briggs W H, et al. A unified mixed-model method for association mapping that accounts for multiple levels of relatedness. Nat Genet, 2006, 38 (2) : 203-208.

[421] Yu J T, Song J H, Ma T, et al. Genetic association of PICALM polymorphisms with Alzheimer's disease in Han Chinese. J Neurol Sci, 2011, 300 (1/2) : 78-80.

[422] Yuan Q, Chu C, Jia J. Association studies of 19 candidate SNPs with sporadic Alzheimer's disease in the North Chinese Han population. Neurol Sci, 2012: 33 (5) : 1021-1028.

[423] Yuan R, Zhang L Y, Li Q F, et al. A label-free amperometric immunosenor based on multi-layer assembly of polymerized o-phenylenediamine and gold nanoparticles for determination of Japanese B encephalitis vaccine. Analytica Chimica Acta, 2005, 531 (1) : 1-5.

[424] Zeuuini E, Morris A. Analysis of complex disease association studies: a practical guide. Academic Press, 2010.

[425] Zhai J H, Cui H, Yang R. DNA Based Biosensors. Biotechnology Advances, 1997, 15 (1) : 43-58.

[426] Zhang G J, Zhou Y K, Yuan J W, et al. A chemiluminescence fiber-optic biosensor for detection of DNA hybridization. Analytical Letters, 1999, 32 (14) : 2725-2736.

[427] Zhang Q L, Liu J G, Chao H, et al. DNA-binding and photocleavage studies of cobalt (III) polypyridyl complexes. J Inorg Biochem, 2001, 83 (1) : 49-55.

[428] Zhang Y L, Huang Y, Jiang J H, et al. Electrochemical Aptasensor Based on Proximity-Dependent Surface Hybridization Assay for Single-Step, Reusable, Sensitive Protein Detection. Journal of the American Chemical Society, 2007, 129 (50) : 11548-11549.

[429] Zhang Z, Ersoz E, Lai C Q, et al. Mixed linear model approACh adapted for genome-wide association studies. Nat Genet, 2010, 42 (4) : 355-360.

[430] Zhang Z E, Liu H Y, Deng J Q. A glucose biosensor based on immobilization of glucose oxidase in

electropolymerized o-aminophenol film on platinized glassy carbon electrode. Analytical Chemistry, 1996, 68（9）: 1632-1838.

[431] Zhao H, Li Q, Zhang Z, et al. Long-term ginsenoside consumption prevents memory loss in aged SAMP8 mice by decreasing oxidative stress and up-regulating the plasticity-related proteins in hippocampus. Brain Res, 2009, 1256: 111-122.

[432] Zhao Z, Sagare A P, Ma Q, et al. Central role for PICALM inamyloid-beta blood-brain barrier transcytosis and clearance. Nat Neurosci, 2015, 18（7）: 978-987.

[433] Zhou A, Xie Q, Li P, et al. Piezoelectric crystal impedance analysis for investigating the modification processes of protein, cross-linker, and DNA on gold surface. Applied Surface Science, 2000, 158（1-2）: 141-146.

[434] Zhou L, Rusling J F. Detection of Chemically Induced DNA Damage in Layered Films by Catalytic Square Wave Voltammetry Using. Anal Chem, 2001, 73（20）: 4780-4786.

[435] Zhou L P, Estavillo C, Rusling J F. Toxicity Screening by Electrochemical Detection of DNA Damage by Metabolites Generated In Situ in Ultrathin DNA- Enzyme Films. Journal of the American Chemical Society, 2003, 125（5）: 1431-1436.

[436] Zhou X, Stephens M. Ucnome-wide efficient mixed-model analysis for association studies. Nat Genet, 2012, 44（7）: 821-824.

[437] Zhou Y, Hayashi I, Wong J, et al. Intracellular clusterin interacts with brain isoforms of the bridging integrator 1 and with themicrotubule-associated protein Tau in Alzheimer's disease. PLoS One, 2014, 9(7): e103187.

[438] Zhou Y M, Hu S Q, Cao Z X, et al. An amperometric immunosensor based on an electrochemically pretreated carbon-paraffin electrode for complement Ⅲ（C3）assay. Biosensors and Bioelectronics, 2002, 18（4）: 465-471.

[439] Zhou Y M, Wu Z Y, Shen G L, et al. An amperometric immunosensor based on Nafion-modified electrode for the determination of Schistasoma japonicum anti- body. Sensors and Actuators, 2003, 89（3）: 292-298.

[440] Zhu H, Snyder M. Protein arrays and microarrays. Current Opinion in Chemical Biology, 2001, 5（1）: 40-45.

[441] Zhu H, Klemic J F, Chang S, et al. Analysis of yeast protein kinases using protein chips. Nat Genet, 2000, 26（3）: 283-289.

[442] 包天桐．应激致“肾虚”动物模型介绍．医药学报，1998, 33（9）: 7-17.

[443] 鲍军，洪允祥，楼建国，等．家兔急性血瘀模型研究．中西医结合杂志，1986, 6（6）: 357-359.

[444] 曹诗红．老年痴呆早期精神状态和神经心理测评．中国现代医生，2010, 48（32）: 117-120.

[445] 曹雪滨，李培建，黄河玲．兔气虚血瘀型心力衰竭模型的建立．实验动物科学与管理，1999, 16（3）: 9-12.

[446] 曾茂贵，郑沁魏．中药药理研究中证候动物模型的选择和应用．福建中医药，2007, 38（3）: 60-62.

[447] 陈鸿琪．蛋白质定量分析的进展．理化检验：化学分册，2000, 36（7）: 333.

[448] 陈可冀，史载祥，贾海忠．实用血瘀证学．北京：人民卫生出版社，1999: 17-18.

[449] 陈小野 . 中医证候动物模型制备方法概论 . 上海实验动物科学 , 1999, 19（3）: 191–193.

[450] 陈新黔 . DNA 传感器研究进展及应用前景 . 中华肝脏病杂志 , 2004, 12（9）: 576.

[451] 陈颖 , 汪旭升 , 许玲莉 , 等 . 基因表达数量性状定位的研究进展 . 生命科学 , 2009, 21（1）: 38–42.

[452] 东红 , 江开达 . 精神分裂症的全基因关联分析研究 . 上海精神医学 , 2011, 5（23）: 261–264.

[453] 丁慧登 , 沃兴德 . 肾阴虚证的现代研究进展 . 现代生物医学展 , 2008, 8（1）: 161–164.

[454] 文静 , 许旭 , 梁宏 , 等 . 基于纤维素衍生物的毛细管无胶筛分电泳及其应用 . 分析科学学报 , 2004, 20（2）: 204–207.

[455] 董兴刚 , 张庆怡 , 陈以平 . 肾阳虚证的研究进展 . 中西医结合肾病杂志 , 2003, 4（5）: 299–300.

[456] 董永海 , 毛向群 , 刘磊 , 等 . 中国老年期痴呆患病率 Meta 分析 . 中国公共卫生 , 2014, 30（4）: 512–515.

[457] 窦超 . 人类双特异性磷酸酶 18 功能研究和 ACT-17A/T 多态性与阿尔茨海默病易感性 Meta 分析 . 上海 : 复旦大学 , 2010.

[458] 杜晓燕 , 陈文华 , 常东 . 电化学 DNA 传感器及其在环境和医学检验中的应用 . 传感技术学报 , 2002, 12（4）: 347–352.

[459] 樊蔚虹 . 长期激怒法造模 . 中国中医基础医学杂志 , 2001, 7（9）: 68– 69.

[460] 方全 , 蒋学洲 , 夏卫平 , 等 . 康宁口服液治疗雷公藤多甙所致肾虚不育症大鼠的睾丸形态学研究 . 上海中医药大学学报 , 2000, 14（4）: 50–53.

[461] 方禹之 , 刘盛辉 , 何品刚 . 用盐酸阿霉素作为嵌入剂石墨电极伏安法识别测定 DNA 片段 . 高等学校化学学报 , 1996, 17（8）: 1222–1224.

[463] 傅万山 , 丁伯平 , 杨解人 . 六味地黄丸对甲亢型肾阴虚大鼠滋阴作用的研究 . 中国实验方剂学杂志 , 2001, 7（5）: 16–18.

[464] 高明 , 崔尚志 , 周群 . 家兔实验性动脉粥样硬化气虚血瘀模型的建立 . 辽宁中医杂志 , 1990（1）: 39–41.

[465] 高至胜 . 阿尔采末性痴呆早期症状的对照研究 . 湖南医学 , 1994, 11（2）: 87–88.

[466] 桂常青 , 黄志力 , 宋建国 . 全龟胶囊对甲亢型肾阴虚大鼠的滋阴作用 . 中药药理与临床 , 1998, 14（3）: 33–35.

[467] 桂香 , 李衍飞 , 王文鑫 , 等 . DNA 电化学传感器的研究进展 . 聊城大学学报（自然科学版）, 2007, 20（2）: 48–53.

[468] 郭建队 , 杨秀清 , 陈梅 . 气虚血瘀证脑梗死动物模型的制作 . 现代中医药 , 2005（3）: 1–3.

[469] 郭秋平 , 羊小海 , 王柯敏 , 等 . 基于聚合酶反应和发夹型核酸适体的蛋白质荧光检测新方法 . 高等学校化学学报 , 2008, 29（1）: 37–40.

[470] 郭尧君 . 蛋白质电泳实验技术 . 北京 : 科学出版社 , 1999: 64–208.

[471] 郝兴杰 , 胡林 , 张淑君 . 基因组关联分析方法的研究进展 . 畜牧兽医学报 , 2016, 47（2）: 213–217.

[472] 何小华 , 李承晏 , 余绍祖 . 黄芪的抗神经细胞缺氧损伤作用 . 中华神经科杂志 , 1998, 4（3）: 204–206.

[473] 胡金家 , 李国营 , 汪华侨 , 等 . β – 淀粉样蛋白 42 及其亚单位疫苗预防接种对 APPSWE 转基因小鼠学习记忆能力的保护作用 . 中国临床康复 , 2005, 9（ 13）: 185–187.

[474] 扈新刚 . 气虚血瘀大鼠模型表证及生物学基础相关研究 . 北京：北京中医药大学 , 2007.

[475] 黄海珍，杨秀荣．脱氧核糖核酸电分析化学研究进展．分析化学，2002, 30（4）: 491-497.

[476] 姜丽芳，贺伟平，李少华．阴虚证动物模型的造模方法与思路评述．山东中医药大学学报，2009, 33(1): 15-18.

[477] 姜远红，高充．链脲佐菌素诱导的大鼠海马神经元超微结构变化．山西医科大学学报，2013，44（3）: 178-180.

[478] 金惠铭，陈达信，阎友珍，等．静脉注射高分子右旋糖酐复制家兔忽性微循环障碍模型的实验研究．中国急救医学，1982, 2（3）: 37-41.

[479] 金培志，岳广欣．肝肾阴虚证大鼠下丘脑单胺类神经递质的变化及中药对其调节作．中国中医药信息杂志，2004, 11（9）: 768-769.

[480] 邝安堃，吴裕，丁霆，等．某些助阳药对于大剂量皮质素所致耗现象的影响．中华内科杂志，1963（2）: 113.

[481] 赖世隆，王奇，潭芬来，等．"血瘀证"动物模型的实验研究．中药药理与临床药理，1991, 2（2）: 32-36.

[482] 雷婷，马亚娜，聂宏伟，等．中国现阶段老年期痴呆患病率的 Meta 分析．现代预防医学，2012, 39（4）: 809-811, 814.

[483] 李炳如，佘运初．补肾补脾中药对大鼠甲状腺、肾上腺切除后卵巢功能减退的补偿治疗作用．中西医结合杂志，1984, 4（4）: 227-229.

[484] 李丹滢，周国华．邻位连接技术：一种新的高灵敏度蛋白质检测技术．中国生物化学与分子生物学报，2008, 24（4）: 383-389.

[485] 李广曦．肾阳虚证动物模型的造模方法及其相关指标回顾．中国中医基础医学杂志，2000, 6（4）: 46-54.

[486] 李净，王健．益气活血法改善气虚血瘀证局灶性脑缺血再灌注模型鼠生物学特征的有效性评价．中国中医基础医学杂志，2003, 9（4）: 22-26.

[487] 李萍，杨丽彩，徐宝婴，等．气虚血瘀大鼠慢性伤口模型的研究——阿霉素对大鼠伤口的影响．中国中医基础医学杂志，1998, 4（6）: 57-59.

[488] 李强明，减贵勇，杨明，等．一个阿尔茨海默病大家系报告．中风与神经疾病杂志，2013, 30（3）: 253-256.

[489] 李清文，王义明，罗国安．溶胶凝胶技术在生物传感器中的应用．化学通报，2006, 3（5）: 14-18.

[490] 李蕊，刘曼丽，田心，等．不同剂量腺嘌呤诱导肾阳虚不育大鼠模型实验研究．安徽中医学院学报，2010, 29（2）: 41-44.

[491] 李勇，夏翠英，吕明安．胃萎汤对气虚血瘀证大鼠血液流变学指标的影响．安徽中医学院学报，2005, 24（1）: 22-24.

[492] 李宗元，常文保．生化分析．北京：高等教育出版社，200371-144.

[493] 梁汝圣，徐宗佩．大鼠肾阴阳虚模型建立方法．吉林中医药，2008, 28（9）: 685-687.

[494] 廖进民，吴铁，李青南，等．羟基脲制造"阳虚"大鼠代谢变化的实验研究．广东解破学通报，1994, 16（1）: 24-28.

[495] 凌昌全，李敏，朱德增，等．阴阳虚证与糖皮质激素受体关系的临床与实验研究．浙江中西医结合杂志，

2001, 11（9）: 532–523.
[496] 刘福春，张家庆，李菊仙，等. 羟基脲制造“阳虚”动物模型的研究. 吉林中医药，1984（5）: 31–33.
[497] 刘和春，杨春，张维冰，等. 毛细管等电聚焦–毛细管区带电泳二维蛋白质分离平台的构建及其性能. 高等学校化学学报，2004, 25（8）: 1451–1453.
[498] 刘宁平，彭康. 脑卒中后遗症“气虚血瘀”模型大鼠运动功能与神经元突触的变化. 中国临床康复，2005, 9（5）: 117–119.
[499] 刘蓬，邱宝珊，王培源，等. 肾阴虚对豚鼠听力的影响及补肾中药的拮抗作用. 中国中西医结合耳鼻咽喉科杂志，2001, 9（2）: 59–63.
[500] 刘蓬，邱宝珊，王世贞，等. 强的松豚鼠肾虚模型的听力观察. 广州中医药大学学报，1999, 16（1）: 124.
[501] 刘盛辉，何品刚，方禹之. 单链脱氧核糖核酸在石墨电极表面固定化的研究. 分析化学，1996, 24（2）: 130–134.
[502] 刘婷，侯连兵. 中医药动物模型制备依据与方法的研究概况. 药学专论，2011, 20（8）: 19–21.
[503] 刘同林. 自然衰老 DS 大鼠肾阳虚模型的研究. 广州中医药大学，2005: 1–53.
[504] 刘旭光，宋开源，刘雨星，等. 阴虚、阳虚模型大鼠体温昼夜节律参数差异的研究. 中国中医基础医学杂志，2001, 7（1）: 212.
[505] 刘旭光，宋开源，余曙光. 阴虚阳虚大鼠促肾上腺皮质激素及皮质酮昼夜节律的差异研究. 四川中医，2002, 20（1）: 6–8.
[506] 刘颖. 应用遗传基因组学手段初步构建阿尔茨海默病相关基因表达调控网络. 南通大学，2009.
[507] 刘勇，王荣，贾正平，等. 肺癌组织蛋白质混合物检测方法学研究. 分析化学，2010, 38（9）: 1287–1292.
[508] 龙元先，唐雨萌，唐利军. 中国阿尔茨海默病主要影响因素的 Meta 分析. 中国预防医学杂志，2013, 14（1）: 59–63.
[509] 卢德赵，沃兴德，李毅，等. 温补肾阳药对丙基硫氧嘧啶引起肾阳虚大鼠肝线粒体蛋白质组的影响. 中华中医药杂志，2007, 22（2）: 102–107.
[510] 卢德赵，沃兴德，沃立科，等. 甲状腺切除的肾阳虚大鼠肝线粒体蛋白质组的研究. 中医药学报，2008, 36（4）: 11–15.
[511] 罗济文，张敏. 抗癌药物的电化学研究（Ⅱ）道诺霉素在 DNA 修饰石墨粉末微电极上的电化学行为及分析应用. 分析科学学报，2002, 18（1）: 1–5.
[512] 罗尧岳. 气虚血瘀证动物模型的研究述评. 湖南中医学院学报，2004, 24（5）: 57–58.
[513] 罗益. 甲状腺激素制作 DS 雄性大鼠肾阴虚动物模型的研究，2006, 5.
[514] 吕爱平，李德新，易杰，等. 脾肾阴虚证模型大鼠自由基损伤的比较研究. 中医药学刊，2001, 19（6）: 556–557.
[515] 孟庆刚，郭书文. 气虚血瘀证客观化研究述评. 中国中医药信息杂志，2002, 9（2）: 72–73.
[516] 牛巍，侯彩云，祝晓芳，等. 三氯乙酸沉淀法与硫酸铜沉淀法在液态奶蛋白质检测中适用性研究. 中国乳品工业，2008, 36（9）: 59–61.
[517] 欧阳轶强，邹移海，张薇，等. 对大鼠他巴唑肾阳虚证动物模型下丘脑–垂体–靶腺轴几项指标的考察.

中医药学刊，2006, 24（9）: 1658–1660.

[518] 庞树玲，高金亮．中年大鼠气虚血瘀证的模拟及其机理探讨．天津中医学院学报，1997, 16（3）: 28–30.

[519] 任晓蕾，张海英，李玉珍．石杉碱甲治疗轻、中度阿尔茨海默病有效性和安全性的 Meta 分析．中国药房，2010, 21（10）: 909–913.

[520] 申维玺，刘晓燕，刘玉梅，等．用现代医学理论阐明阴虚证的本质和发病学机理．医学与哲学，2005, 26（11）: 68–69.

[521] 沈洪，单兆伟，陆为民，等．胃舒胶囊治疗萎缩性胃炎癌前病变气虚血瘀证临床与实验研究．中医杂志，2001, 42（3）: 539–542.

[522] 沈雁．恐伤肾的实验研究．中国医药学报，1991, 6（1）: 13.

[523] 史正刚，于霞，张士卿．知柏地黄丸对肾上腺皮质激素致肾阴虚幼龄大鼠免疫功能的影响．中国实验方剂学杂志，2006, 12（1）: 62–64.

[524] 宋建平，秦俊莲，谢世平，等．一种阴虚阳亢高血压模型的探索．中国中医基础医学杂志，1995, 1（3）: 42–43.

[525] 宋丽红．K- 均值聚类的 Matlab 仿真设计．实验技术与管理（EXPERIMENTAL TECHNOLOGY AND MAN AGEMENT），2010, 27（10）: 101–103.

[526] 宋雪梅，李兵．蚁群算法及其应用．河北理工学院学报，2005, 28（1）: 42–45.

[527] 宋瑜，徐勇，聂宏伟，等．中国人群老年性痴呆干预效果的 Meta 分析．中国老年学杂志，2012, 32（17）: 3653–3655.

[528] 苏梅，崔涛，吴德松，等．扶正固本胶囊对"劳倦过度，房室不节"肾阳虚模型大鼠的影响．中国药房，2011, 22（19）: 1754–1756.

[529] 孙伟，焦奎，王振永，等．DNA 电化学传感器的设计和应用．理化检验，化学分册，2004, 40（12）: 742–745.

[530] 孙星炎，徐春，刘盛辉．DNA 电化学传感器在 DNA 损伤研究中的应用．高等学校化学学报，1998, 19(9): 1393–1396.

[531] 谭芸．电化学免疫传感器用于黄曲霉毒素和蛋白质检测的研究．湖南：湖南大学，2009.

[532] 唐点平，袁若，柴雅琴，等．纳米金修饰玻碳电极固载抗体电位型白喉类毒素免疫传感器的研究．化学学报，2004, 62（20）: 2062–2066.

[533] 田波，李传昭，孙仑泉，等．分子进化工程．北京：科学出版社，1999: 1–5.

[534] 万朋，高俊涛，刘志洋，等．部分学习记忆的行为学方法研究及其应用．吉林医药学院学报，2015, 36（1）: 57–60.

[535] 汪尔康．21 世纪的分析化学．北京：科学出版社，1999: 248–265.

[536] 汪泳涛，张伟荣，宋红普，等．长期超负荷游泳运动建立阴虚内热证动物模型的研．中医药学刊，2003, 21（7）: 1115–1142.

[537] 王丹，田付华．肾阴虚证研究概况．辽宁中医药大学学报，2008, 10（4）: 33–35.

[538] 王刚，陈生弟．老年期痴呆量表的分类及应用．中国现代神经疾病杂志，2007, 7（5）: 438.

[539] 王华丽，于欣．中国阿尔茨海默病的流行病学现状．中华全科医师杂志，2006, 5（6）: 358–360.

[540] 王建龙，张悦，施汉昌，等. 生物传感器在环境污染监测中的应用研究. 生物技术通报，2000, 3: 13–18.

[541] 王健，胡建鹏. 缺血性中风气虚血瘀证动物模型的初步研究. 安徽中医学院学报，1999, 18（2）: 46.

[542] 王利利，纳鑫，朱小南，等. τ/APP/PS1 三转基因小鼠模型的建立及生物学特征. 中国应用生理学杂志，2012, 28（4）: 294–297.

[543] 王米渠，林乔，刘绍唐，等. 先天肾虚证造模种鼠子代行为的遗传实验研究. 中医杂志，1998, 39（9）: 560–562.

[544] 王培源，刘蓬，黄燕晓. 肾阴虚豚鼠模型的建立及对内耳形态学影响的实验研究. 辽宁中医药大学学报，2006, 8（4）: 135–136.

[545] 王奇，郑忠，梁伟雄，等. 兔血瘀证模型的组织形态学观察. 中国中西医结合杂志（基础理论研究特辑），1993: 306–308.

[546] 王秋. 家兔温病阴虚热盛证动物模型. 辽宁中医杂志，1995, 22（9）: 427–409.

[547] 王书明，刘玉兰，王家映. 蚁群算法. 工程地球物理学报，2009, 6（2）: 131–136.

[548] 王文娣. 阿尔茨海默病患者认知功能及脑电图相关性研究. 吉林：吉林大学，2015.

[549] 王秀荣，张永红，王秀英，等. 六味地黄汤对糖皮质激素肾阴虚模型免疫功能的影响. 河北医科大学学报，2005, 2（6）: 451–452.

[550] 王志刚，万立骏，周纯青，等. 粉样蛋白在石墨表面吸附及凝聚结构的 STM 和 AFM 研究. 科学通报，2002, 47（1）: 908–911.

[551] 魏桂荣，张敏，董继华，等. 构建一种高产量小胶质细胞体外纯化培养的方法. 中国临床康复，2005, 9（21）: 208–210.

[552] 魏敏，孙晓敏，赵晓山，等. 肾阴虚症的研究进展. 辽宁中医杂志，2009, 36（2）: 316–317.

[553] 文怡川，邵瑛，赖新生. 针刺痴呆模型大鼠随机对照实验的 Meta 分析. 中国中医基础医学杂志，2009, 15（6）: 463–465.

[554] 吴春英，林祥通. 小动物微型正电子发射断层技术在新药研发中的应用. 上海医学，2003, 26: 614–616.

[555] 吴向东，邓继红. 大鼠心肾阳虚证动物模型实验研究. 基层中药杂，2002, 16（6）: 21–23.

[556] 徐良基，贾春平，金庆辉，等. 基于微流控芯片的一种蛋白检测方法. 功能材料与器件学报，2005, 11（1）: 117–121.

[557] 徐世杰，吕爱平，王安民，等. 卵巢切除所致肾虚对免疫性关节炎小鼠血清骨钙素和肿瘤坏死因子的影响. 中国中西医结合杂志，1999, 19（1）: 34–36.

[558] 徐文祯，高励. 早发家族 Alzheimer 型痴呆（一个家系报道）. 华西医学，1995, 10（1）: 55–56.

[559] 徐晓红，董昌武，廖圣宝. 滋水降火饮治疗原发性高血压阴虚证的实验研究. 安徽中医学院学报，2001, 20（6）: 37–40.

[560] 徐亚林，李承晏，王鹏. 局灶性脑缺血气虚血瘀证动物模型的构建. 湖北中医学院学报，2004, 6（3）: 16–17.

[561] 许春向. 生物传感器及其应用. 北京：科学出版社，1993: 4–6.

[562] 许改霞，吴一聪，李蓉，等. 细胞传感器的研究进展. 科学通报，2002, 47（15）: 1126–1132.

[563] 许家喜. 蛋白质的检测方法与乳制品中蛋白含量测定. 大学化学，2009, 24（1）: 66–69.

[564] 许小强，黄敬耀，罗荣，等. 二精丸有效部位对肾阴虚模型大鼠学习记忆障碍的影响及其分子机制. 中

草药，2007, 38（4）: 564–569.

［565］闫润红，王世民，闫志芳．不同剂量的补阳还五汤对“气虚血瘀”家兔血黏度的影响．中药药理与临床，1999, 15（1）: 7–9.

［566］羊小海，王胜锋，王柯敏，等．基于阳离子荧光共轭聚合物和核酸适体探针的蛋白质检测新方法．高等学校化学学报，2009.

［567］羊小海，王蕾，王柯敏，等．基于接近效应聚合反应与核酸适体的蛋白质检测新方法．科学通报，2007, 52（20）: 2363–2366.

［568］杨翠平．温热药造小鼠阴虚模型的建立及其对小鼠抗氧化作用的影响．四川中医，2004, 10（11）: 14–15.

［569］杨凤云，丛英．老年呆病从气虚血瘀论治．吉林中医药，1999, 19（1）: 1.

［570］杨霓芝，包昆，王立新，等．通脉口服液对大鼠慢性肾炎“气虚血瘀证”模型的组织形态学变化．中国中医药信息杂志，2001, 8（3）: 31–33.

［571］杨秀塔．老年痴呆早期神经心理测验评估．护理学杂志，2002, 17（5）: 329–331.

［572］姚守拙．压电化学与生物传感．长沙：湖南师范大学出版社，1997, 1–4: 393–396.

［573］易杰，李德新．脾阴虚大鼠脾、肝组织蛋白激酶 C 活性变化的实验研究．中医药学刊，2002, 20（3）: 328–729.

［574］张爱，王荣，梅谢华，等．蛋白质检测的方法学研究概述．生物技术通讯，2011, 22（1）: 130–134.

［575］张红宇，高菊珍，张晓华．补阳还五汤对气虚血瘀证大鼠血液流变学的影响．云南中医学院学报，2003, 3（3）: 10–11.

［576］张金涛，贾建平．蛋白质组学在阿尔茨海默病中应用的研究进展．人民军医：认知障碍及相关疾病专刊，2011: 49–53.

［577］张锦明，郭喆，田嘉禾，等．自动化合成，18F–FDDNP 及其生物学分布．中华核医学杂志，2005, 25: 140–141.

［578］张丽萍，杜彩霞．两地汤煎剂对拟更年期阴虚内热大鼠模型的影响．中医研究，2007, 20（8）: 25–26.

［579］张雁明，邢国芳，刘美桃．等全基因组关联分析：基因组学研究的机遇与挑战．生物技术通报，2013, 1（6）: 1–6.

［580］张玉芳．AD 相关基因 Soat 1, Ptgs2 的 eQTL 定位和遗传调控网络分析．南通大学，2012.

［581］张玉琦，徐文炜，程灶火，等．阿尔茨海默病的遗传流行病学研究．现代预防医学，2013, 40（8）: 1401–1417.

［582］张振中，吴逸明，蒋红丽，等．无胶筛分毛细管电泳在蛋白质分离中的应用．河南医科大学学报，2000, 35（3）: 230–232.

［583］赵海峰，李学敏，肖荣．核桃提取物对改善小鼠学习和记忆作用的实验研究．山西医科大学学报，2004, 35（1）: 20–22.

［584］赵辉，亚健，李净，等．多因素复合制作气虚血瘀证脑缺血动物模型体会．河南中医，2001, 21（4）: 18–20.

［585］赵京山，温进坤，韩梅．无胶筛分毛细管电泳检测微量蛋白质方法的建立与评价．河北医科大学学报，2005, 26（2）: 127–128.

[586] 赵元弟，庞代文，王宗礼，等．电化学脱氧核糖核酸传感器．分析化学，1996, 24（3）：364–368.

[587] 赵智强，曹一鸣，许长照，等．凉血化瘀方对家兔DIC高凝期的作用观察．中西医结合杂志，1988, 8(4)：218–220.

[588] 赵宗江，张新雪，牛建昭．中医证候动物模型存在的问题与对策．中国中医药信息杂志，2002, 9（6）：5–6.

[589] 郑越．防治阿尔茨海默病药物筛选组合基因靶标的初步研究．中国人民解放军军事医学科学院，2007.

[590] 周祖钊，朱文雅，彭小玲，等．BCA法测定微量蛋白质的初步评价．临床检验杂志，1992, 10（3）：134–135.

[591] 朱传武，彭康，许文学．中风后遗症气虚血瘀大鼠模型能量代谢的研究．中医药学刊，2004, 22（4）：602–604.

[592] 朱京妃，夏明．毛细管电泳技术在多肽和蛋白质检测中的应用．农产品加工，2009（6）：54–56.

[593] 朱静，高灵敏．生物传感器的研究与应用，2008.

[594] 朱晓敏．痴呆量表在认知功能障碍临床诊断中的应用．中国民康医学，2011, 22: 2762–2763.

[595] 朱孝颖．体细胞遗传学简介．南京铁道医学院学报，1984, 3（1）：115–118.

[596] 朱秀英．何树庄，钟智慧，等．六味地黄冲剂对肾阴虚小鼠血浆中cAMP、E_2、T、Zn^{++}、Cu^{++}含量的影响．中国中药杂志，1993, 18（8）：503.

[597] 朱亚珍，朱虹光．D-半乳糖致衰老动物模型的建立及其检测方法．复旦学报（医学版），2007, 34（4）：617–619.

第十八章
抗阿尔茨海默病药物研究的新策略

内容提要

目前临床上使用的药物只能减缓阿尔茨海默病患者认知功能的减退速度，无法从根本上阻止病势发展，对重度患者缺乏有效治疗方法。阿尔茨海默病的复杂发病机制网络是导致目前针对单一靶点或机制的药物难取得理想效果的重要原因，药物阻断其中任何一个单一靶点或单一信号通路，都有可能会有其他靶点和途径代偿其在病理过程中所扮演的角色。因此，采用多靶点干预的策略控制阿尔茨海默病的发生可能是缓解症状新的有效方法。此外，突触可塑性长时程增强受损可能和阿尔茨海默病患者的认知功能损伤症状密切相关。针对阿尔茨海默病相关神经环路的突触可塑性损伤进行药物干预，以期恢复相应的突触生物学功能，或者通过增强患者尚未损伤的突触可塑性的功能，从而代偿阿尔茨海默病引起的认知障碍，可能也是未来药物治疗阿尔茨海默病的重要途径。

目　录

第一节　阿尔茨海默病新药研究进展

开发临床有效的阿尔茨海默病治疗药物是当前老年医学亟待解决的重要问题。目前临床使用的大部分阿尔茨海默病治疗药物都属于胆碱酯酶抑制剂类药物（Acetylcholinesterase inhibitors，AchEIs）。这类药物通过抑制乙酰胆碱酯酶和丁酰胆碱酯酶，减少体内酯酶对乙酰胆碱的降解，增加乙酰胆碱含量。AchEIs已经成为目前临床缓解阿尔茨海默病认知功能损伤症状最有效的药物[1-2]。第一个临床用于阿尔茨海默病的AchEIs类药物是他克林。Adrian Albert[3]等在寻找新型杀菌剂的研究中，发现吖啶类化合物他克林有较好的透过血脑屏障能力，并显著抑制脑内胆碱酯酶的活性。1984年他克林进入临床研究，1993年被辉瑞公司开发成为首个美国FDA批准的阿尔茨海默病治疗药物。但随后发现他克林有严重的肝毒性，严重制约了它的临床应用[4]。目前，他克林在多国都已停用或撤市。1996年，同样由Pfizer公司开发的多奈哌齐（安理申）获FDA批准治疗轻中度阿尔茨海默病，该药对中枢神经系统的乙酰胆碱酯酶有高度选择性，主要作用于皮质和海马脑区，还可减缓阿尔茨海默病患者海马萎缩和神经细胞凋亡[5]。2000年，Novartis公司开发的药物利斯的明（艾斯能）获美国FDA批准，用于轻中度阿尔茨海默病和晚期重度患者的治疗。2001年，Johnson & Johnson公司从石蒜科植物雪花莲中提取的生物碱加兰他敏获准用于阿尔茨海默病治疗。这类药物中还有来自于中药千层塔的石杉碱甲，目前也已经在国内临床使用。2003年，Forest公司的美金刚获准用于中重度阿尔茨海默病治疗，和其他药物不同，该药为NMDA受体（N-methyl- D-aspartic acid receptor）的拮抗剂，体内外研究均表明可降低谷氨酸盐诱导的兴奋性细胞毒性，预防阿尔茨海默病患者神经变性[6]。这5种获得FDA批准的临床治疗阿尔茨海默病的药物都是针对阿尔茨海默病病变中某一变化因素进行对症治疗，而且只能减缓阿尔茨海默病患者认知功能减退速度，无法从根本上阻止病势发展，也无法恢复被损伤的认知功能，对重度患者缺乏有效治疗。最常用的AChEI类，长期服药还会带来耐受性和不良反应。随着全球老龄化的加剧，开发更有效的阿尔茨海默病治疗药物无疑成为医药界急需解决的问题。

近十几年国际各大制药公司都投入了巨大的人力和物力，研究和开发有效治疗阿尔茨海默病的新药。但很可惜，几乎所有的药物都没能通过临床试验。多数的在研药物都是针对阿尔茨海默病病人大脑中异常堆积的β淀粉样蛋白进行干预。这类药物大体上分为两类。一类是以抗体为主的生物技术药物，旨在通过免疫学反应，清除脑内已经产生的β淀粉样蛋白，包括：辉瑞公司和强生公司联合研发的Bapinezumab，罗氏制药公司研发的Gantenerumab，礼来公司研发的Solanezumab等，这类药物虽然有些在小样本的临床实验中表现出减少患者脑中淀粉样蛋白积累、减缓智力下降的作用，但在大样本的临床实验中基本都以失败而告终[7-8]；另一类是小分子化学药物，如默沙东公司的MK-8931（β-分泌酶抑制剂），百时美施贵宝公司的Avagacestat（γ-分泌酶抑制剂），礼来公司的LY-2886721（β-分泌酶抑制剂）等，这类药物通过抑制产生β淀粉样蛋白的各种关键酶等，发挥清除β淀粉样蛋白的作用，这类药大多有较好的临床前实验动物研究结果，但Ⅱ期或Ⅲ期临床试验都因疗效不佳或严重不良反应而失败。

治疗阿尔茨海默病的新药开发遇到的困难，其原因大体包括以下几个因素：①迄今为止，关于阿尔茨海默病的基础研究并未阐明其关键的病理机制及靶点，例如，目前大部分在研药

物都是针对 β 淀粉样蛋白堆积进行药物干预，但 β 淀粉样蛋白堆积和阿尔茨海默病相关临床症状之间的确切因果关系，还缺乏非常可靠的证据，目前临床试验宣告失败的很多药物，都在体内表现出了良好的清除 β 淀粉样蛋白的作用，但临床症状并未获得相应的改善；由于机制和靶点的不明确，无法找到有效的靶点进行有针对性的合理药物筛选；②无论是通过阻断胆碱功能还是通过诱导过量 β 淀粉样蛋白积累建立的实验动物模型，都很难完全模拟临床疾病的症状和病理特征，实验动物模型和阿尔茨海默病临床症状之间存在有较大鸿沟；③抗阿尔茨海默病药物的临床试验评价难度较大，例如，在选取病人的过程中，缺乏早期敏感的诊断方法，所选的病人大多数病程过重，难以逆转病情；通过量表测试的方法评价智力水平，难以区分老年痴呆症的智力紊乱与其他类型的智力紊乱等；这些都会为临床实验得出正确的结论造成大的干扰；④阿尔茨海默病的复杂发病机制网络导致目前开发的针对单一靶点或机制的药物难以取得理想效果。目前的基础研究认为，在痴呆的发生和发展中，Aβ 样淀粉肽聚集、τ 蛋白过度磷酸化导致的神经纤维缠结、金属离子紊乱（如 Cu^{2+}、Fe^{3+}、Zn^{2+}、Mg^{2+}）、炎症、氧化应激、线粒体功能异常、脂代谢障碍等[9-17]，共同参与了阿尔茨海默病病程中的进行性神经元死亡，尤其是胆碱能神经元和基底前脑突触丢失，最终导致认知障碍。这种复杂的分子致病机制为实现有效的治疗手段带来了巨大的挑战。

第二节　基于多靶点策略的阿尔茨海默病新药研究

随着系统生物学的不断发展，人们发现复杂疾病（如阿尔茨海默病等）并不是由单一靶点所介导，而是由整个疾病机制网络所共同调控。这种复杂的疾病机制网络往往包含有较多的上下游节点蛋白和多条独立又相互影响的病理途径。药物阻断其中任何一个单一靶点或单一信号通路，都有可能会有其他靶点和途径代偿其在病理过程中所扮演的角色，因此都难阻断最终病理变化的产生。基于疾病的网络药理学（Network pharmacology）理论，“一病一靶、一药一靶”的传统模式不是治疗阿尔茨海默病等复杂疾病的有效策略，而针对诱发疾病的多个靶点同时干预，在不同的信号传导通路或者相同通路上下游的不同靶点来阻止疾病的发生，从而调控整个疾病机制网络的多靶点药物有望成为治疗阿尔茨海默病更优的策略[18-19]。在抗肿瘤药理学领域，多靶点药物已经广泛应用，如索拉菲尼等药物就可抑制 VEGFR、PDGFR、RAF/MEK/ERK 等多条信号通路，实现既抑制肿瘤血管形成又能直接抑制肿瘤增殖的双重抗肿瘤机制。事实上，有些临床上用于阿尔茨海默病治疗的成熟药物，已经具有了多靶点药物的特征。例如加兰他敏不仅具有抑制乙酰胆碱酯酶的作用，还能够上调乙酰胆碱的释放[20]。多奈哌齐不仅是乙酰胆碱酯酶抑制剂，还具有 NMDA 受体拮抗剂的潜能，具有潜在的保护神经元的作用[21-22]。这些多靶点药物的特性可能也是这些药物能够在临床上脱颖而出、成为治疗轻中度阿尔茨海默病临床用药的重要原因。阿尔茨海默病作为一类多因异质性疾病，任何一种针对单一机制的治疗可能都无法达到满意的效果。因此，采用多靶点干预的策略控制阿尔茨海默病的发生可能是缓解症状最有效的方法，同时也是抗阿尔茨海默病药物发现新趋势所在。

要获得作用于多个靶点药理活性的抗阿尔茨海默病药物治疗效果，目前临床上最常用的方法是采用“鸡尾酒”式的联合用药方式。联合用药能降低 AChEIs 的给药剂量、避免不良反应，同时，还可从其他机制上有针对性的治疗不同亚型的痴呆症状，如降低Aβ积累、拮抗NMDAR、抗氧化、增强糖代谢和改善血供等。有不少研究指向了AChEI与美金刚、其他益智药或神经保护药联合使用。例如多项临床调查[23,24]显示，多奈哌齐与美金刚联用具有良好的耐受性和疗效。联合用药最大的问题是不同药物的药代动力学特征相差较远，难以在同一时间窗协同达到各自的有效浓度。此外，药物相互作用也会限制联合用药的临床应用。由于阿尔茨海默病的治疗往往意味着长期用药和终身用药，药物经济学也是联合用药需要考虑的问题。因此，开发兼具神经保护活性、改善认知功能并逆转阿尔茨海默病相关病理变化的多靶点配体分子(multi-target- directed ligands，MTDLs)，获得作用于多个靶点的多靶点创新药物，对于阿尔茨海默病的治疗具有重大的意义。

MTDLs的基本设计策略是将2种或多种不同药效团以化学手段拼合，从而作用于某种疾病相关的多个靶点，产生1种以上药理活性，是基于提高疗效和（或）改善安全性的总体目标而进行的合理药物设计。其原则上，每个药效团都必须保留对特定靶位点的作用，又不影响其他基团对相应靶点的作用，这样所得的新化合物可以实现多种药理效能，从而有效减慢或阻断阿尔茨海默病等神经退行性病变的发展。这种“一药多靶”的设计策略已得到药物研发界的广泛认同和关注。尝试应用MTDLs开发神经退行性疾病候选药物已有较多报道[18-19, 25]。具体到阿尔茨海默病的治疗上，虽然AChEI抑制剂只能缓解阿尔茨海默病患者症状，但由于只有AChEIs类药物已经在临床使用多年，具有机制明确、临床应用安全有效等优势，增强胆碱能神经功能药物依然是阿尔茨海默病治疗一个比较活跃的研究领域，目前AChEIs被大多数实验室和公司作为首选先导物来设计MTDLs。这些MTDLs以“AChEIs^{+}”的形式，设计策略一般采用拼合原理，保留对胆碱酯酶的抑制活性，对已知的AChEI结构改造、连接上新的基团，赋予除胆碱酯酶抑制之外的生物学效能[26]，如与Aβ原纤维外周阴离子位点的直接作用等。如果能设计出能兼顾阿尔茨海默病几种关键机制、实现同时起效的新化学实体，那么阿尔茨海默病的治疗可能获得重大进展。药物研发者在这种思路的指导下，以经典ACEI类药物结构为基础，增加1个或多个与之病理现象相关的新靶点，使之实现协同作用，达到更佳疗效。由于他克林的结构比较简单，合成路线易于实现，合成原料也易进行化学改造，以他克林为先导化合物的MTDLs研究一直在抗阿尔茨海默病多靶点药物的研发中扮演了重要的角色。此外，以其他抗阿尔茨海默病药物如利斯的明、多奈哌齐等为先导化合物MTDLs研究也取得了快速的进展。

目前以经典的AChEI药物为先导结构、处于临床前或临床开发阶段的多靶点药物化合物，按药理活性分类主要包括以下几类：

1. 在乙酰胆碱酯酶抑制剂基础上，增加了拮抗Aβ淀粉样蛋白聚集效果的多靶点药物

由于Aβ聚集是目前研究最热、报道最多的阿尔茨海默病病理机制假说，也是各大制药公司研发抗阿尔茨海默病新药最重要的靶点之一，但到目前为止，直接针对Aβ淀粉样蛋白聚集的多数在研新药都因为其对症状的改善效果不佳而难以进入临床使用。乙酰胆碱酯酶抑制剂对临床轻中度阿尔茨海默病患者的认知障碍症状具有明显的改善作用。因此，将乙酰胆碱酯酶抑制剂和Aβ淀粉样蛋白拮抗两种药理学特性融合的多靶点药物目前得到了最广泛的关注。有意思的是，在阿尔茨海默病患者中，乙酰胆碱酯酶常常跟Aβ淀粉样蛋白出现共分布共定位，且能形成复合物，胆碱酯酶的生化改变可增加Aβ蛋白的毒性[27]。乙酰胆碱酯酶的表面阴离子结合位点是其和Aβ发生相互作用、促进Aβ沉积与聚集关键结构基础，而其中心催化活性位点是其发挥降解神经递质乙酰胆碱的重要基础。因此，设计能够同时与胆碱酯酶的中心催化活性位点和表面阴离子结合位点发生作用的多靶点药物，可能达到“双管齐下”的效果。如Pang等报道的Bis-Tacrine衍生物[28]，Carles Galdeano等报道的石杉碱甲-他克林杂化物[29]等。

2. 在乙酰胆碱酯酶抑制剂基础上，增加了抑制单胺氧化酶效果的多靶点药物

单胺氧化酶的活性被发现和多种神经退行性疾病密切相关。由于阿尔茨海默病患者大脑单胺氧化酶活性是正常人的3倍以上[30]，而单胺氧化酶不仅会降解单胺类神经递质，还会在氧化胺类物质过程中会产生大量的羟自由基，促进Aβ 聚集。近年，有报道认为阿尔茨海默病过程中单胺氧化酶活性的异常升高，会引起抑制性神经递质 γ-氨基丁酸的生成和过度释放，最后抑制突触传导和学习记忆形成过程中的正常信息流[31]。由于临床已有司来吉兰等单胺氧化酶抑制剂用于治疗帕金森病，将这些药物和经典的胆碱酯酶抑制剂连接而成的多靶点药物近年来取得了快速的发展。其中以色列亚伯拉罕制药有限公司开发的拉多替吉（Lostigil）是把胆碱酯酶抑制剂利凡斯的明和单胺氧化酶抑制剂雷沙吉兰各自的部分结构连接而成[32]、开发得到的新型AChE-MAO-B双位点抑制剂[33]，其作为多功能的抗阿尔茨海默病药物已通过FDA 批准进入Ⅱ期临床试验。这类药物具有较大的研发前景，尤其对于治疗帕金森症伴随痴呆或痴呆伴随抑郁症具有重大意义。

3. 在乙酰胆碱酯酶抑制剂基础上，增加了阻断NMDA受体效果的多靶点药物

谷氨酸引起的兴奋性毒性可能在重度阿尔茨海默病的神经元退行性变性过程中起着重要作用。谷氨酸盐过度兴奋造成神经元损伤主要由NMDA受体介导的，NMDA受体可能是阻断神经变性的潜在靶点。但是，完全拮抗NMDA受体会影响突触间正常信号传导，产生严重的副作用。美金刚是近年来FDA批准的一种用于治疗中重度阿尔茨海默病的NMDA受体部分拮抗剂，它通过部分阻断NMDA受体，抑制谷氨酸的兴奋毒性，改善阿尔茨海默病患者的认知能力和社交障碍。临床上美金刚作单用或与AChEIs（如多奈哌齐和加兰他敏）合用［34］，治疗重度阿尔茨海默病患者。尽管有动物实验研究表明，与多奈哌齐合用，NMDA受体阻断剂美金刚表现出很强的神经毒性[35]，但是临床研究显示美金刚与AChEIs合用安全，且比单独用AChEIs更具治疗效果[36]。说明部分阻断NMDA受体和抑制胆碱酯酶具有协同治疗阿尔茨海默病的效果。因此，可利用MTDLs策略将它们的结构拼合而成新的多靶点药物。这一方面研究最多的是把经典降血压药卡维地洛的结构和他克林等胆碱酯酶抑制剂结构拼合连接[37]，因为卡维地洛成药性较好，有轻度阻断NMDA受体的活性[38]。

4. 在乙酰胆碱酯酶抑制剂基础上，增加了神经保护剂效果的多靶点药物

多种病理因素都参与了阿尔茨海默病过程中神经元的退行性病变，如活性氧、钙超载、炎症、金属离子等。利用MTDLs策略，在经典的乙酰胆碱酯酶抑制剂基础上，增加针对其中一项或几项病理因素的神经保护活性。如在他克林结构基础上引入金属螯合小分子或基团，如去铁胺、8-羟基喹啉衍生物等结构[39-40]；把二氢吡啶骨架和他克林的三环结构拼合而成的tacripyrines类化合物，可同步实现AChE抑制和L-型钙通道阻滞作用[41]；通过将硫辛酸或N-乙酰半胱氨酸的片段与ACEIs类药物的片段进行连接，得到具有抗氧化效应的含巯基的胆碱酯酶抑制剂[42-43]等。

MTDLs“一药多靶”的设计理念在抗阿尔茨海默病药物设计上得到了广泛关注，为抗阿尔茨海默病创新药物的研制提供了更广阔的思路和前景。目前，大部分的抗阿尔茨海默病多靶点药物都是以他克林或双他克林为母体，增加额外的生物学活性。随着高等生物 AChE 晶体结构的解析完成和计算机辅助技术的日益完善，对酶活性空腔结构的深入分析，可以在尽可能不影响其抑制胆碱酯酶效果的前提下，为其增加新的药理活性、提高疗效、降低毒副作用。但是，多靶点抗阿尔茨海默病药物的研究也带来了一些新的问题，比如：多个作用靶点是否意味着更多的药物不良反应？多靶点作用是否具有协同性，是否会影响彼此原本的作用机理？拼合原理得到的新化合物，分子量变大，那么其类药性是否会降低，毒性是否会增加，是否会给后期体内活性研究中药代动力学方面的研究带来困难？此外，开发新的多靶点化合物，和联合使用已知靶点的现有药物，两者相比，其医药经济学哪个更加合理？这些问题也为研究人员提出了新的挑战。

值得注意的是，开发多靶点多环节的抗阿尔茨海默病治疗药物，除了通过 MTDLs 的研究策略外，还应该注意对天然药物宝库的化合物进行筛选和深度开发。事实上，在为数不多的临床所用抗阿尔茨海默病药物里，至少有两种是来源于天然植物的化合物：加兰他敏和石杉碱甲。目前，已有大量实验研究发现，来自天然植物的多种化合物，如白藜芦醇、姜黄素、陈皮素、二苯乙烯苷以及多种生物碱类化合物等，都表现出了对阿尔茨海默病多条发病机制的抑制作用[44-50]，包括：抑制胆碱酯酶活性、清除 Aβ 淀粉样蛋白、清除氧自由基、抑制炎症、上调神经营养因子的表达或功能、通过增强突触可塑性改善认知等。这些化合物大多数都具有一种以上的药理学活性，虽然它们的确切作用靶点还有待进一步的验证，其多种药理学活性之间的关系，也有待进一步的阐明，但通过天然药理学的研究发现植物特别是中草药里兼有抑制胆碱酯酶和神经保护活性、且毒性较低的成分，并开发成创新药物，可能为阿尔茨海默病的药物治疗开辟新的途径。

第三节　基于突触可塑性调控策略的促智药研究

阿尔茨海默病临床治疗的核心问题是如何有效改善患者的学习认知功能。改善认知功能有 2 个思路：一种是针对疾病引起认知功能下降的关键病理机制，有针对性的清除或逆转；另一种是直接调节认知功能本身，通过增加患者尚存的认知能力进行功能性的代偿。如何直接调节患者的认知功能呢？ 1949 年加拿大著名心理学家 Hebb 从细胞生物学的角度提出关于学习记忆的 Hebb 假说[51]。这一假说认为：生命体对特定刺激的“记忆”可能是由被刺激作用到的一群细胞（细胞集群）共同完成，当刺激作用时，细胞集合内部的彼此联系使细胞都会发生一些相应的改变或应答。突触是神经细胞间形成的特殊连接结构，突触间传递的效率可能会被条件性、调节性的增强，刺激程度的加深会引起细胞集群内相互联系的加强，因此，使用频繁的突触联系会变更紧密，出现类似“用进废退”的变化。1973 年 Bliss 和 Lomo 发现给予家兔海马区穿通纤维通路高频刺激，会引发该纤维和齿状回颗粒细胞之间基础突触传递的显著上调[52]。这一现象在随后的几十年里被大量的实验发现相继证实[53-54]。突触传递效率在某些因素的作用下出现不同程度的持续性上调或下调，称为突触可塑性。其主要表现形式包括长时程增强（long-term potentiation，LTP）和长时程抑制（long-term depression，LTD）等。其中，LTP 表现为突触传递强度的持续稳定增强，其诱发和维持需要突触前突触后机制的共同参与，具有对外界刺激起感应、并进行相应有效编码的特质，目前被认为是解释长时程记忆存储的合理模式，也是学习认知功能的细胞生物学基础。

突触可塑性是特定刺激条件下神经细胞间联系增强或弱化的表现形式，它需要“细胞集群”之间的协同作用。这里的“细胞集群”至少包括三个部分：构成突触结构的突触前纤维成分、突触后纤维成分以及紧密包围在突触结构周围的星形胶质细胞[55]。它们之间的协同作用包括：当突触前刺激引起神经递质释放增加，通过神经－胶质细胞的对话机制会引起邻近星形胶质细胞释放胶质源性神经调质，它们共同作用在突触后成分上，进而引起突触后纤维成分对同样量神经递质反应性的变化。以海马脑区的 LTP 为例：从内侧嗅回到海马结构间存在着三突触回路，包括：始自内嗅区皮层神经元轴突形成的前穿质纤维、止于齿状回颗粒细胞轴突的第一突触联系；齿状回颗粒细胞形成的苔状纤维与海马 CA3 锥体细胞形成的第二突触联系；海马 CA3 区锥体细胞轴突 Schaffer 侧支与 CA1 区锥体细胞发生的第三突触联系。高频刺激其中任何一条联系通路的突触前成分，都会引起突触前神经细胞去极化，引发谷氨酸类兴奋性神经递质释放；谷氨酸类神经递质会作用于突触后的 AMPA 受体，引起 AMPA 受体的大量激活，引起细胞膜的去极化，当去极化到一定程度时，对突触后神经细胞上 NMDA 受体具有阻滞作用的镁离子可被移除；同时，谷氨酸类神经递质会作用于星形胶质细胞上，引起星形胶质细胞释放 D- 丝氨酸等神经调质，和突触前释放的谷氨酸一起激活 NMDA 受体。此时突触后对谷氨酸递质进行反应的膜成分中不仅有 AMPA 受体，而且还有激活的 NMDA 受体，因此对同样量神经递质的反应性会增加。这些变化会进一步使得突触后钙离子内流增强，引发一系列信号通路激活和生化反应发生，最终导致突触后膜接受和放大神经递质信号的组成成分（如受体的表达及磷酸化修饰、离子通道的功能等）发生变化，引起突触间传递效率的长时程增加[56-58]，电生理记录上反映为 excitatory postsynaptic potential（EPSP）或 excitatory postsynaptic current（EPSC）幅度增加。大量证据显示，增强或易化 LTP 产生可增强实验动物的学习记忆能力[59-60]。因此突触可塑性特别是 LTP，可看成是学习记忆的细胞生物学基础，也是近几十年来学习记忆研究方面进展最快、成果最大的领域。

作为学习认知功能的细胞基础，病理条件下 LTP 的损伤可能和多种认知障碍性疾病学习记忆损伤等症状密切相关。例如，大量实验研究表明，老龄实验动物会表现出海马脑区 LTP 的可逆性损伤，这和年龄相关记忆功能障碍的发生可能有关[61-63]。在阿尔茨海默病的病理模型中，LTP 的损伤和认知功能的损伤密切相关。早在 1997 年，Nalbantoglu J 等就发现，过表达淀粉样前蛋白基因的阿尔茨海默病遗传模型鼠会表现出海马脑区的 LTP 损伤[64]。此后，在其他实验室的阿尔茨海默病遗传模型小鼠身上也发现了类似的 LTP 损伤现象[65]。Chen QS 等发现，Abeta 淀粉样蛋白片段孵育脑片，可损伤大鼠海马脑区 Schaffer collateral -CA1 投射的 LTP[66]。2002 年 Walsh DM 等又发现，通过脑区注射人源性 Abeta 淀粉样蛋白聚合物，会引起实验动物海马脑区的 LTP 损伤[67]。2008 年 Shankar GM 等报道，从阿尔茨海默病患者脑组织中直接分离得到的淀粉样蛋白寡聚物会损伤实验动物海马脑区的 LTP[68]。同年，Battaglia F 等通过成对关联刺激实验发现，在阿尔茨海默病患者的皮层脑区出现有可塑性损伤[69]。其他一些被认为和阿尔茨海默病密切相关的病理因素，如 Tau 蛋白过度磷酸化、活性氧、炎症因子等，都被发现会损伤海马等脑区的 LTP[70-71]。迄今为止，引发阿尔茨海默病相关 LTP 损伤的关键分子机制尚不明晰。由于记忆力丧失和认知功能减退是阿尔茨海默病最主要的临床症状，通过恢复相关脑区的 LTP 损伤、改善患者的学习认知功能，可能是未来治疗阿尔茨海默病的治疗学新策略。恢复阿尔茨海默病过程中相关脑区的突触可塑性损伤有两种思路：一是针对引起阿尔茨海默病突触可塑性损伤的病理因素，进行对因治疗，通过清除病理因素、恢复脑区的突触可塑性。如 2005 年 Klyubin I 等通过针对 Abeta 淀粉样蛋白的抗体进行免疫治疗，在实验动物模型身上恢复了淀粉样蛋白引起的海马脑区 LTP 损伤[72-73]。二是通过调控影响可塑性形成的各个关键环节、直接增强海马等脑区的 LTP，进行对症治疗，部分恢复或代偿病理条件下的突触功能。相对于第一种思路，第二种思路可能更容易观察到临床症状的快速改善。

操纵或调控学习记忆是当代脑科学研究最引人注目的课题之一。近年来美国和欧洲相继启动“脑计划”，由人脑来探究人脑，通过对人自身认识世界能力的调节和开拓，必将对人类社会的进步产生意义深远的影响，同时对阿尔茨海默症等认知障碍性疾病的治疗也有重大的医学价值。海马脑区和学习记忆功能的关系十分密切。近 30 年来以海马脑区 LTP 作为模型进行的研究，已经在突触可塑性的药物调控方面取得一系列重要进展。药物或化合物通过不同作用环节、调控海马 LTP，增强学习记忆，为促智药开发提供了巨大的空间。根据海马脑区 LTP 的形成机制，对 LTP 的药理学调控可分为 3 类：调节突触前机制、调节突触间隙的神经递质水平、调节突触后机制。作用于上述环节的药理学策略在治疗认知障碍性疾病中可能都具有广阔的前景：

1. 调节突触前机制的药理学策略

突触前膜兴奋性神经递质的大量释放是 LTP 产生的前提条件。高频刺激引起突触前膜的去极化是导致电压依赖性钙通道开放、钙离子内流和突触囊泡分泌的关键机制。突触前各种离子通道是突触前膜兴奋性的主要调控者。来自突触后的穿梭信使如一氧化氮和花生四烯酸等则对谷氨酸递质的释放有重要的反馈性调节作用。影响以上环节的药物都可通过突触前机制增强 LTP。

突触前膜的去极化主要受膜电位的影响，而膜电位受到电压依赖性钠通道和钾通道的共同调控。可兴奋细胞动作电位变化的离子动力学早已证明，钠通道开放使动作电位去极化，随之钾通道开放使细胞复极化。在中枢神经系统，海马神经元的突触前膜存有多种钾离子通道，调节神经递质的释放、神经细胞兴奋性和突触可塑性。阻断钾通道对于 LTP 中突触前膜的去极化过程有促进作用[74-75]。用非选择性的钾离子通道阻断剂 4-AP 可易化、诱发 LTP[74]。选择性的 KCa 通道阻断剂 apamin 也可易化 LTP 并改善学习记忆[75]。事实上，大量基础和临床的研究都发现阿尔茨海默病病程中伴有钾通道功能的异常改变[76-77]。阻断钾通道的复极化过程，会延长动作电位时程，增加突触前 Ca^{2+} 内流和神经递质释放。中枢性钾通道阻滞剂可能未来成为改善阿尔茨海默病认知损伤的候选药物。此外，2002 年，Mellor J 等报道突触前超极化激活的阳离子通道参与 LTP 的形成和维持[78]。而 Ih 通道被发现和阿尔茨海默病发生发展可能也有关系[79]。因此，Ih 通道激活剂未来也可能用于调控阿尔茨海默症相关的突触功能损伤。

在 LTP 的形成过程中，来自突触后的穿梭信使是对突触前递质释放非常关键的调节因素。穿梭信使通过正反馈的调节作用，使得突触前保持连续释放足够的神经递质。一氧化氮是突触联系中最重要的穿梭信使小分子之一。当突触后 Ca^{2+} 内流激活 nNOS 时，一氧化氮合成增加，通过逆向弥散穿过突触间隙，激活突触前神经元，进一步影响神经递质的释放[80]。使用一氧化氮供体药物 S-nitroso-N-acetylpenicillamine 或 sodium nitroprusside 在一定程度增强学习记忆能力，易化海马 LTP 诱发[81-82]。而 NOS 抑制剂 N-Nitroarginine 或 7-nitroindazole[83]则抑制海马 LTP 的诱发。最近有研究发现，arachidonic acid （花生四烯酸）是在一氧化氮之外一种新的突触后产生的穿梭信使，可通过调节突触前的钾离子通道从而增加兴奋性氨基酸的释放来易化海马 CA1 区 LTP 的产生[84]。由于花生四烯酸途径可以通过多种药理学手段进行调节，这就为调控突触前机制增强 LTP、治疗阿尔茨海默病提供了新的思路。

2. 调节突触间隙递质水平的药理学策略

谷氨酸从突触前释放到突触间隙后，其功能的发挥受到两个因素的影响：一是突触间隙中和谷氨酸协同作用的共激活分子（co-agonist），如 D- 丝氨酸、甘氨酸等；二是谷氨酸递质在突触间隙的实际浓度。

谷氨酸要作用在突触后的 NMDA 受体上，需要一些共激活分子协同作用。其中最主要的是 D- 丝氨酸和甘氨酸[85]。突触内的 NMDA 受体激活更加依赖于谷氨酸和 D- 丝氨酸的协同作用[86]。D- 丝氨酸是一种由星形胶质细胞或神经元分泌产生的神经调质物质。它是内源性调节 NMDA 受体重要的共激活分子，可通过直接作用于 NMDA 受体“glycine-binding”位点增加 NMDA 受体活性，从而增加小鼠的 LTP[87]。使用其特异性的氧化降解酶 D-amino acid oxidase 孵育脑片可以完全取消 NMDA 依赖的 LTP[88]。由于 D- 丝氨酸是由星形胶质细胞分泌产生，说明对胶质细胞功能的药物调控可能成为治疗学习记忆损伤新的思路。有意思的是，在衰老大鼠的海马组织中，D- 丝氨酸的合成显著减少，使用 D- 丝氨酸孵育脑片可以逆转衰老引起的 LTP 损伤[89-90]。D- 丝氨酸水平的改变可能也和阿尔茨海默病的病理进程相关[91]。药理学调节 D- 丝氨酸的合成有以下途径：一是调节其生成和降解的关键酶，如丝氨酸消旋酶、D- 丝氨酸的氧化降解酶 D-amino acid oxidase 等；二是使用选择性的类似物如 D- 环丝氨酸等来模拟 D- 丝氨酸的功能；三是通过影响转运体调节突触间隙 D- 丝氨酸的浓度。这些策略都有可能为调控 LTP、治疗相关认知功能障碍提供新思路。

谷氨酸从突触前释放到突触间隙后，突触间隙谷氨酸浓度的调控主要受到谷氨酸转运体的影响。谷氨酸转运体主要存在于星形胶质细胞和突触囊泡上。在星形胶质细胞上表达的转运体为 Glial glutamate transporter 1(GLT-1)，在突触囊泡上表达的转运体为 Vesicular glutamate transporter (VGLUT1)。它们的功能在 LTP 的诱发和维持中也有着重要的作用[92-93]。通过药理学方法影响它们的功能可能也会为调控 LTP、治疗阿尔茨海默病提供新的方向。

3. 调节突触后机制的药理学策略

谷氨酸作用到突触后膜的 AMPA 受体（α-amino-3-hydroxy-5-methyl-4-isoxazole propionate receptor），会通过去极化引起 NMDA 受体激活，并引起突触后下游信号通路的活化和即早基因表达。这一过程是强直后增强得到长时程维持的关键，其涉及的环节包括：NMDA 受体激活、突触后级联信号通路激活和细胞核内即早基因的表达。

NMDA 受体的激活主要是由突触后去极化引起的。生理情况下，镁离子起到阻断 NMDA 受体的作用。当突触后去极化使得动作电位达到一定程度，会移除阻滞 NMDA 受体激活的镁离子。NMDA 受体的受到各种翻译后修饰的调节，如针对 NMDA 受体胞外结构域半胱氨酸残基的氧化还原调节，可显著影响 NMDA 受体的活性，表现为 NMDA 受体电流的变化[94-95]。

使用巯基氧化剂 DTNB 等可减弱 NMDA 受体电流、抑制 NMDA 受体依赖的海马 CA1 区 LTP，而使用巯基还原剂如 DTT 等则可显著增强 NMDA 受体电流、增强 NMDA 受体依赖的海马 CA1 区 LTP[96-98]。针对海马区 NMDA 受体胞外半胱氨酸巯基的还原调节，可能为海马突触可塑性的调节提供一种更为精细的调节方式。有研究发现，组胺可直接作用于 NMDA 受体 NR2B 亚单位的多胺结合位点，增强离体脑片上 LTP 的诱导和海马 NMDA 受体介导的突触传递[99-101]。这种作用是由组胺和NMDA受体的直接相互作用产生，不依赖于已知的各类型组胺受体。因此，调控组胺的合成、释放或使用组胺的结构类似物，可能成为调节 LTP 的新策略。

NMDA 受体激活后，最重要的下游信号效应是胞外钙内流，进而引起钙离子浓度增加。钙离子作为重要的第二信使，可以激活一系列下游信号分子，此外，突触后其他胞内第二信使如 cAMP 等浓度也会升高，进而激活 PKA 等下游信号。LTP 的最终形成和维持依赖于突触后 AMPA 受体、NMDA 受体等分子数目的增加，这是由于 LTP 过程中突触后 CaMK Ⅱ、PKA 等信号通路的激活所引起核转录因子活化、启动记忆相关基因表达与蛋白合成的结果。这也是突触传递效率持续增强最核心的分子基础，尤其对 late LTP（持续 24 小时以上）至关重要。在这个过程中，最关键的核转录因子是 CREB（cAMP-response element binding protein），其 133 丝氨酸残基的磷酸化激活会引起其转录活性增加[102]。因此，调节蛋白激酶 PKA、CaMK Ⅱ蛋白激酶活性成为目前促智药研究开发另一个重要的研究方向。例如，研究发现 β 肾上腺素受体激动剂异丙肾上腺素 Iso 可诱发海马 CA1 区 LTP 的增强，该效应可以被 50 μM 的 NMDA 受体阻断剂 APV 和 PKA 抑制剂 H89、MAPK 抑制剂 PD98059 与 U0126 阻断[103]，提示 β 肾上腺素受体对于 LTP 的增强作用主要是通过 PKA 对靶蛋白的磷酸化实现的。D1 受体激动剂 SKF81297 可以通过 AC-cAMP-PKA 信号通路、持续增强海马区的 LTP[104]。姜黄素是一种对于老年痴呆症实验动物模型有治疗效果的天然药物，姜黄素的吡唑类衍生物 CNB-001 具有增强 CaMK Ⅱ活性和 CREB 转录活性的功能，可显著易化大鼠海马区 LTP 的诱发，同时伴 CaMK Ⅱ活性显著增强[105]。此外，近年来表观遗传学突飞猛进的发展为突触可塑性的药物调节提供了全新的视角和方向。突触后 AMPA 受体、NMDA 受体等关键蛋白的表达增加必然涉及其 DNA 和组蛋白之间相互作用的改变。组蛋白去乙酰化酶抑制剂可能是调控可塑性和学习记忆新的潜在药物[106-107]。

第四节　突触可塑性调控药物在阿尔茨海默病治疗中的应用展望

目前，FDA 批准用于阿尔茨海默病治疗的临床一线药物仅 5 种：他克林（tacrine）、多奈哌齐（donepezil）、利斯的明（rivastigmine）、加兰他敏（galantamine）和美金刚（memantine），前四个均属于 AChEIs，用于轻中度阿尔茨海默病，美金刚为 NMDAR 拮抗剂，用于中重度阿尔茨海默病。基底前脑胆碱能损伤导致的中枢胆碱能系统功能低下是阿尔茨海默病患者认知功能损伤的基础。事实上，中枢胆碱能系统也会参与调节哺乳动物的突触可塑性以及学习记忆过程。然而，乙酰胆碱对于突触可塑性的调节机制较为复杂，可能与影响突触前膜递质释放、抑制钾通道和引起膜兴奋性改变等多个机制相关。Tabata 等[108]发现 10 μM 的 M 受体阻断剂 scopolamine 和选择性的 M1 受体阻断剂 pirenzepine 可以显著抑制强直刺激诱导的海马区

LTP，而选择性的 M2 受体阻断剂 AF-DX116 则没有这种效果。使用来自于天然植物芍药根部的单萜苷类化合物 paeoniflorin（芍药苷）可以大部分逆转 M 受体阻断带来的 CA1 区 LTP 抑制[109]，提示该药可能用于胆碱神经元功能下降引起的学习记忆损伤的治疗。在 AchEIs 中，虽然经典的胆碱酯酶抑制药他克林不能增强海马区 LTP[110]，但有多种胆碱酯酶抑制药如多奈哌齐[111]、加兰他敏 (galantamine)[112] 等都可以增强强直刺激诱发的大鼠海马 CA1 或 CA3 区 LTP，提示某些治疗老年痴呆的一线药物，可能本身就具有促智的潜力。虽然烟碱受体在学习记忆方面扮演了重要的角色，但显然使用药物依赖性的烟草制品并不是增强记忆的理想选择。而一项新的临床流行病学调查研究表明，吸烟会显著增加阿尔茨海默病及多种痴呆的发病率[113]。因此，非药物依赖性的烟碱受体激动剂药物的研制吸引了很多药物化学家的研究。

除了临床一线使用的 AChEI 类药物外，有三类临床使用或正在临床实验的促智药有望在阿尔茨海默病的治疗中发挥相应的作用。它们是：靶点尚不明确的吡咯烷类促智药，以磷酸二酯酶为靶点的嘌呤类促智药，以 TrkB 受体为靶点的神经生长因子类促智药。以奈非西坦等为代表的吡咯烷类药物是一类已经在临床广泛使用的脑代谢改善剂，并发现其有明显的认知改善效果。研究表明吡咯烷类药物可以通过增强 CaMK Ⅱ 和 PKC 活性增强高频刺激诱发的 NMDA 受体依赖性海马 LTP[114]，也可易化脑内乙酰胆碱和 GABA 神经递质的突触传递[115-116]。但其改善智力的机制并未被充分研究阐明。这类药物对阿尔茨海默病模型的认知障碍有显著的改善效果[117]。

磷酸二酯酶是脑内分解第二信使 cAMP、cGMP 等的主要降解酶。抑制磷酸二酯酶可以升高 cAMP 的浓度，进而激活 PKA 等信号通路，磷酸化核转录因子 CREB，调控学习记忆功能。磷酸二酯酶 PDE IV 的抑制剂 Forskolin、Rolipram 可以增强海马区 LTP 的诱发，并将持续短时间的 early LTP 转化为 late LTP[118-119]。带有嘌呤结构的茶碱类化合物很多都具有磷酸二酯酶抑制活性，如茶碱和丙戊茶碱等，它们在 5-10 μM 的浓度下就可以引起海马突触传递效率的长时程增加[120-121]。目前，丙戊茶碱作为治疗认知障碍的候选药物已经进入临床研究阶段。

丝 / 苏氨酸蛋白激酶 - 丝裂原活化（MAPK）蛋白酶家族在信号从胞外向胞内的传递过程中起到了重要的作用，其家族包括：ERK1/2、JNK 和 MAPKp38 三类激酶。激活 ERK1/2 相关级联信号通路被认为是 LTP 产生过程所必需[122]。脑源性神经生长因子 BDNF 通过激活酪氨酸激酶家族 TrkB，进一步激活 ERK1/2 并活化 CREB，从而引起海马 CA1 区的 LTP[123-124]。有研究表明，BDNF 可减轻多种病理模型引起的突触可塑性损伤[125]。在未来阿尔茨海默病的治疗中，神经生长因子疗法可能会起到非常关键的作用。Pamela 等发现黄酮类天然产物 fisetin（漆树黄酮）可显著易化海马 CA1 区 LTP 的诱发，并增强小鼠对新事物的学习记忆能力[126]。这一效果和该化合物对 ERK 信号通路的激活作用密切相关，提示部分天然小分子可作为“neurohormetic phytochemicals” 激活 ERK 从而参与学习记忆的调节[127]。

中医药资源是我国新药开发研究重要的宝库。近 10 多年来，不断有报道发现来自中草药的天然成分可以改善实验动物海马脑区突触传递的 LTP。如中国协和医科大学药物研究所张均田教授的实验室研究发现，发现一种从大戟科植物一叶萩叶中提取的生物碱 securinine（一叶萩碱），其左旋体和右旋体均可拮抗 GABA 受体，提高中枢兴奋性，并显著增强 HFS 诱导的海马齿状回区的 LTP[128]。他们还发现，中药单体化合物 l- 黄皮酰胺[129]和人参皂苷 Rg1[130]可通过一氧化氮依赖的途径引起海马突触传递效率的长时程增强，而阻断一氧化氮合成酶的活性可抑制这种药物的效果。华中科技大学同济医学院陈建国教授的实验室研究发现，来自于中药何首乌中的成分二苯乙烯苷[49]、来自于中药黄芩的促智成分黄芩素[131]等，都可以通过激活突触后 ERK1/2 或 CaMK Ⅱ等相关级联信号通路，显著增强海马脑区的 LTP。这说明，通过深入挖掘我国中草药的宝贵资源，有望发现更多有效的促智药物成分，为阿尔茨海默病的治疗提供新的药物选择。

（吴鹏飞）

参考文献

[1] Birks J. Cholinesterase inhibitors for Alzheimer's disease. Cochrane Database Syst Rev. 2006(1): D5593.

[2] Melnikova I. Therapies for Alzheimer's disease. Nat Rev Drug Discov, 2007, 6(5): 341-342.

[3] Albert A. The chemical and biological properties of acridines. Sci Prog, 1949, 37(147): 418-434.

[4] Gracon S I, Knapp M J, Berghoff W G, et al. Safety of tacrine: clinical trials, treatment IND, and postmarketing experience. Alzheimer Dis Assoc Disord, 1998, 12(2): 93-101.

[5] Hashimoto M, Kazui H, Matsumoto K, et al. Does donepezil treatment slow the progression of hippocampal atrophy in patients with Alzheimer's disease? Am J Psychiatry, 2005, 162(4): 676-682.

[6] Sonkusare S K, Kaul C L, Ramarao P. Dementia of Alzheimer's disease and other neurodegenerative disorders--memantine, a new hope. Pharmacol Res, 2005, 51(1): 1-17.

[7] Salloway S, Sperling R, Fox NC, et al. Two phase 3 trials of bapineuzumab in mild-to-moderate Alzheimer's disease. N Engl J Med, 2014, 370(4):322-33.

[8] Doody RS, Thomas RG, Farlow M, et al. Phase 3 trials of solanezumab for mild-to-moderate Alzheimer's disease. N. Engl. J. Med, 2014, 370:311-21.

[9] Hardy J. A hundred years of Alzheimer's disease research. Neuron, 2006, 52(1): 3-13.

[10] Hardy J. The amyloid hypothesis for Alzheimer's disease: a critical reappraisal. J Neurochem, 2009, 110(4): 1129-1134.

[11] Gong C X, Iqbal K. Hyperphosphorylation of microtubule-associated protein tau: a promising therapeutic target for Alzheimer disease. Curr Med Chem, 2008, 15(23): 2321-2328.

[12] Kenche V B, Barnham K J. Alzheimer's disease & metals: therapeutic opportunities. Br J Pharmacol, 2011, 163(2): 211-219.

[13] Zatta P, Drago D, Bolognin S, et al. Alzheimer's disease, metal ions and metal homeostatic therapy [J]. Trends Pharmacol Sci, 2009, 30(7): 346-355.

[14] Pohanka M. Alzheimer s disease and oxidative stress: a review. Curr Med Chem, 2013, 21(3): 356-364.

[15] Yan M H, Wang X, Zhu X. Mitochondrial defects and oxidative stress in Alzheimer disease and Parkinson disease. Free Radic Biol Med, 2013, 62: 90-101.

[16] Kamer A R. Systemic inflammation and disease progression in Alzheimer disease. Neurology, 2010, 74(14): 1157, 1157-1158.

[17] Stefani M, Liguri G. Cholesterol in Alzheimer's disease: unresolved questions. Curr Alzheimer Res, 2009, 6(1): 15-29.

[18] Zhang H Y. One-compound-multiple-targets strategy to combat Alzheimer's disease. FEBS Lett, 2005, 579(24): 5260-5264.

[19] Cavalli A, Bolognesi M L, Minarini A, et al. Multi-target-directed ligands to combat neurodegenerative

diseases. J Med Chem, 2008, 51(3): 347-372.

[20] Huang L, Su T, Li X. Natural products as sources of new lead compounds for the treatment of Alzheimer's disease. Curr Top Med Chem, 2013, 13(15): 1864-1878.

[21] Takada Y, Yonezawa A, Kume T, Katsuki H, Kaneko S, Sugimoto H, Akaike A. Nicotinic acetylcholine receptor-mediated neuroprotection by donepezil against glutamate neurotoxicity in rat cortical neurons. J Pharmacol Exp Ther, 2003; 306(2):772-7.

[22] Akasofu S, Kimura M, Kosasa T, Ogura H, Sawada K. Protective effect of donepezil in primary-cultured rat cortical neurons exposed to N-methyl-d-aspartate (NMDA) toxicity. Eur J Pharmacol, 2006; 530(3):215-22.

[23] Yao C, Raoufinia A, Gold M, et al. Steady-state pharmacokinetics of galantamine are not affected by addition of memantine in healthy subjects. J Clin Pharmacol, 2005, 45(5): 519-528.

[24] Hartmann S, Mobius H J. Tolerability of memantine in combination with cholinesterase inhibitors in dementia therapy. Int Clin Psychopharmacol, 2003, 18(2): 81-85.

[25] Youdim M B, Buccafusco J J. Multi-functional drugs for various CNS targets in the treatment of neurodegenerative disorders. Trends Pharmacol Sci. 2005, 26(1): 27-35.

[26] Bolognesi M L, Minarini A, Rosini M, et al. From dual binding site acetylcholinesterase inhibitors to multi-target-directed ligands (MTDLs): a step forward in the treatment of Alzheimer's disease. Mini Rev Med Chem, 2008, 8(10): 960-967.

[27] Alvarez A, Opazo C, Alarcon R, et al. Acetylcholinesterase promotes the aggregation of amyloid-beta-peptide fragments by forming a complex with the growing fibrils. J Mol Biol, 1997, 272(3): 348-361.

[28] Pang Y P, Quiram P, Jelacic T, et al. Highly potent, selective, and low cost bis-tetrahydroaminacrine inhibitors of acetylcholinesterase. Steps toward novel drugs for treating Alzheimer's disease. J Biol Chem, 1996, 271(39): 23646-23649.

[29] Galdeano C, Viayna E, Sola I, et al. Huprine-tacrine heterodimers as anti-amyloidogenic compounds of potential interest against Alzheimer's and prion diseases. J Med Chem, 2012, 55(2): 661-669.

[30] P. Riederer, W. Danielczyk, E. Grü nblatt. Monoamine Oxidase-B Inhibition in Alzheimer's Disease, Neurotoxicology, 2004, 25: 271-277.

[31] M.B. Youdim, D. Edmonson, K.F. Tipton. The Therapeutic Potential of Monoamine Oxidase Inhibitors, Nat. Rev. Neurosci, 2006, 7:295-309.

[32] Sterling J, Herzig Y, Goren T, et al. Novel dual inhibitors of AChE and MAO derived from hydroxy aminoindan and phenethylamine as potential treatment for Alzheimer's disease. J Med Chem, 2002, 45(24): 5260-5279.

[33] Youdim M B, Amit T, Bar-Am O, et al. Implications of co-morbidity for etiology and treatment of neurodegenerative diseases with multifunctional neuroprotective-neurorescue drugs; ladostigil. Neurotox Res, 2006, 10(3-4): 181-192.

[34] Woodruff-Pak D S, Tobia M J, Jiao X, et al. Preclinical investigation of the functional effects of memantine and memantine combined with galantamine or donepezil. Neuropsychopharmacology, 2007, 32(6): 1284-1294.

[35] Creeley C E, Wozniak D F, Nardi A, et al. Donepezil markedly potentiates memantine neurotoxicity in the adult rat brain. Neurobiol Aging, 2008, 29(2): 153-167.

[36] Riepe M W, Ibach B, et al. Adding memantine to rivastigmine therapy in patients with mild-to-moderate alzheimer's disease: results of a 12-week, open-label pilot study. Prim Care Companion J Clin Psychiatry, 2006, 8(5): 258-263.

[37] M.Rosini, E.Simoni, M.HBartolini, A., et al. 7H7Melchiorre, Inhibition of acetylcholinesterase, beta-amyloid

aggregation, and NMDA receptors in Alzheimer's disease: a promising direction for the multi-target-directed ligands gold rush. 73J. Med. Chem, 2008, 51: 4381-4384.

[38] Lysko PG, Lysko KA, Webb CL, Feuerstein G. Neuroprotective effects of carvedilol, a new antihypertensive, at the N-methyl-D-aspartate receptor. Neurosci Lett, 1992, 148(1-2):34-8.

[39] Fernandez-Bachiller M I, Perez C, Gonzalez-Munoz G C, et al. Novel tacrine-8-hydroxyquinoline hybrids as multifunctional agents for the treatment of Alzheimer's disease, with neuroprotective, cholinergic, antioxidant, and copper-complexing properties. J Med Chem, 2010, 53(13): 4927-4937.

[40] Mao F, Huang L, Luo Z, et al. O-Hydroxyl- or o-amino benzylamine-tacrine hybrids: multifunctional biometals chelators, antioxidants, and inhibitors of cholinesterase activity and amyloid-beta aggregation. Bioorg Med Chem, 2012, 20(19): 5884-5892.

[41] Marco-Contelles J, Leon R, de Los R C, et al. Novel multipotent tacrine-dihydropyridine hybrids with improved acetylcholinesterase inhibitory and neuroprotective activities as potential drugs for the treatment of Alzheimer's disease. J Med Chem, 2006, 49(26): 7607-7610.

[42] M. Rosini, E. 6Simoni, M. 6Bartolini, A, et al. Melchiorre, Exploiting the lipoic acid structure in the search for novel multitarget ligands against Alzheimer's disease. Eur. J. Med. Chem, 2011,46: 5435-5442.

[43] Wang Y, Guan X L, Wu P F, et al. Multifunctional mercapto-tacrine derivatives for treatment of age-related neurodegenerative diseases. J Med Chem, 2012, 55(7): 3588-3592.

[44] Ma T, Tan MS, Yu JT, et al. Resveratrol as a therapeutic agent for Alzheimer's disease. Biomed Res Int, 2014, 2014:350516.

[45] Marambaud P, Zhao H, Davies P. Resveratrol promotes clearance of Alzheimer's disease amyloid-beta peptides. J Biol Chem, 2005, 280(45):37377-82.

[46] Brondino N, Re S, Boldrini A, et al. Curcumin as a therapeutic agent in dementia: a mini systematic review of human studies. ScientificWorldJournal, 2014, 2014:174282.

[47] Nakajima A, Aoyama Y, Shin EJ, et al. Nobiletin, a citrus flavonoid, improves cognitive impairment and reduces soluble Aβ levels in a triple transgenic mouse model of Alzheimer's disease (3XTg-AD). Behav Brain Res, 2015, 289:69-77.

[48] Zhang L, Xing Y, Ye CF, et al. Learning-memory deficit with aging in APP transgenic mice of Alzheimer's disease and intervention by using tetrahydroxystilbene glucoside. Behav Brain Res, 2006, 173(2):246-54.

[49] Wang T, Yang YJ, Wu PF, et al. Tetrahydroxystilbene glucoside, a plant-derived cognitive enhancer, promotes hippocampal synaptic plasticity. Eur J Pharmacol, 2011, 650(1): 206-14.

[50] Huang L, Su T, Li X. Natural products as sources of new lead compounds for the treatment of Alzheimer's disease. Curr Top Med Chem, 2013, 13(15):1864-78.

[51] Hebb. The Organization of Behavior, New York, 1949.

[52] Bliss TVP, Lomo T. Long-lasting potentiation of synaptic transmission in the dentate area of the anaesthetized rabbit following stimulation of the perforant path. J Physiol, 1973.

[53] Collingridge GL, Bliss TV.Memories of NMDA receptors and LTP. Trends Neurosci, 1995, 18:54-6.

[54] Bennett MR. The concept of long term potentiation of transmission at synapses. Prog Neurobiol, 2000, 60(2):109-37.

[55] Henneberger C, Papouin T, Oliet SH, et al. Long-term potentiation depends on release of D-serine from astrocytes. Nature, 2010, 463(7278):232-6.

[56] Blitzer R D, Iyengar R, Landau E M. Postsynaptic signaling networks: cellular cogwheels underlying long-

term plasticity. Biol Psychiatry, 2005, 57: 113–119.

[57] Shonesy BC, Jalan–Sakrikar N, Cavener VS, et al. CaMKII: a molecular substrate for synaptic plasticity and memory. Prog Mol Biol Transl Sci, 2014, 122:61–87.

[58] Huganir RL, Nicoll RA. AMPARs and synaptic plasticity: the last 25 years. Neuron, 2013, 80(3):704–17.

[59] Lynch M A. Long–term potentiation and memory. Physiol Rev, 2004, 84: 87–136.

[60] Tang Y P, Shimizu E, Dube G R, et al. Genetic enhancement of learning and memory in mice. Nature, 1999, 401: 63–69.

[61] deToledo–Morrell L, Geinisman Y, Morrell F. Age–dependent alterations in hippocampal synaptic plasticity: relation to memory disorders. Neurobiol Aging, 1988, 9(5–6):581–90.

[62] Bach ME, Barad M, Son H, et al. Age–related defects in spatial memory are correlated with defects in the late phase of hippocampal long–term potentiation in vitro and are attenuated by drugs that enhance the cAMP signaling pathway. Proc Natl Acad Sci U S A, 1999; 96(9):5280–5.

[63] Hori N, Hirotsu I, Davis PJ, et al. Long–term potentiation is lost in aged rats but preserved by calorie restriction.Neuroreport, 1992; 3(12):1085–8.

[64] Nalbantoglu J, Tirado–Santiago G, Lahsa?ni A, etc. Impaired learning and LTP in mice expressing the carboxy terminus of the Alzheimer amyloid precursor protein. Nature, 1997, 387(6632):500–5.

[65] Chapman PF, White GL, Jones MW,etc. Impaired synaptic plasticity and learning in aged amyloid precursor protein transgenic mice. Nat Neurosci, 1999, 2(3):271–6.

[66] Chen QS, Kagan BL, Hirakura Y, etc. Impairment of hippocampal long–term potentiation by Alzheimer amyloid beta–peptides. J Neurosci Res, 2000, 60(1):65–72.

[67] Walsh DM, Klyubin I, Fadeeva JV, etc. Naturally secreted oligomers of amyloid beta protein potently inhibit hippocampal long–term potentiation in vivo. Nature,2002, 416(6880): 535–9.

[68] Shankar GM, Li S, Mehta TH, etc. Amyloid–beta protein dimers isolated directly from Alzheimer's brains impair synaptic plasticity and memory. Nat Med, 2008, 14(8): 837–42.

[69] Battaglia F, Wang HY, Ghilardi MF, etc. Cortical plasticity in Alzheimer's disease in humans and rodents. Biol Psychiatry, 2007, 62(12):1405–12.

[70] Sydow A, Van der Jeugd A, Zheng F, etc. Tau–induced defects in synaptic plasticity, learning, and memory are reversible in transgenic mice after switching off the toxic Tau mutant. J Neurosci, 2011, 31(7):2511–25.

[71] Kamsler A, Segal M. Hydrogen peroxide modulation of synaptic plasticity. J Neurosci,2003,23(1):269–76.

[72] Yirmiya R, Goshen I. Immune modulation of learning, memory, neural plasticity and neurogenesis. Brain Behav Immun, 2011, 25(2):181–213.

[73] Klyubin I, Walsh DM, Lemere CA, etc. Amyloid beta protein immunotherapy neutralizes Abeta oligomers that disrupt synaptic plasticity in vivo. Nat Med, 2005,11(5):556–61.

[74] Lee W L, Anwyl R, Rowan M. 4–Aminopyridine–mediated increase in long–term potentiation in CA1 of the rat hippocampus. Neurosci Lett, 1986, 70: 106–109.

[75] Ris L, Capron B. Metaplastic effect of apamin on LTP and paired–pulse facilitation. Learn Mem, 2007, 14: 390–399.

[76] Zhang W, Jin H W, Wang X L. Effects of presenilins and β –amyloid precursor protein on the delayed rectifier potassium channels in the cultured rat hippocampal Neurons. Acta Pharmacol Sini, 2004, 25:181–1854.

[77] Rangaraju S, Gearing M, Jin LW, et al. Potassium channel Kv1.3 is highly expressed by microglia in human

Alzheimer's disease. J Alzheimers Dis, 2015, 44(3):797–808.

[78] Mellor J, Nicoll RA, Schmitz D. Mediation of hippocampal mossy fiber long–term potentiation by presynaptic Ih channels. Science, 2002, 295(5552):143–7.

[79] Eslamizade MJ, Saffarzadeh F, Mousavi SM, et al. Alterations in CA1 pyramidal neuronal intrinsic excitability mediated by Ih channel currents in a rat model of amyloid beta pathology. Neuroscience, 2015, 305:279–92.

[80] O'Dell T J, Huang P L, Dawson T M, et al. Endothelial NOS and the blockade of LTP by NOS inhibitors in mice lacking neuronal NOS. Science, 1994, 265: 542–546.

[81] Xu Y Z, Ruan DY, Wu Y, et al. Nitric oxide affects LTP in area CA1 and CA3 of hippocampus in low–level lead–exposed rat. Neurotoxicol Teratol, 1998, 20: 69–73.

[82] Fin C, da Cunha C, Bromberg E, et al. Experiments suggesting a role for nitric oxide in the hippocampus in memory processes. Neurobiol Learn Mem, 1995, 63: 113–115.

[83] Doyle C, Hölscher C, Rowan M J, et al. The selective neuronal NO synthase inhibitor 7–nitro–indazole blocks both long–term potentiation and depotentiation of field EPSPs in rat hippocampal CA1 in vivo. J Neurosci, 1996, 16: 418–424.

[84] Carta M, Lanore F, Rebola N, et al. Membrane lipids tune synaptic transmission by direct modulation of presynaptic potassium channels. Neuron, 2014, 81(4):787–99.

[85] Mothet JP, Parent AT, Wolosker H, et al. D–serine is an endogenous ligand for the glycine site of the N–methyl–D–aspartate receptor. Proc Natl Ac 阿尔茨海默病 Sci U S A, 2000, 97(9):4926–4931.

[86] Papouin T, Lad é p ê che L, Ruel J, et al. Synaptic and extrasynaptic NMDA receptors are gated by different endogenous coagonists. Cell, 2012,150(3):633–46.

[87] Yang Y, Ge W, Chen Y, et al. Contribution of astrocytes to hippocampal long–term potentiation through release of D–serine. Proc Natl Acad Sci U S A, 2003, 100(25):15194–15199.

[88] Wolosker H, Blackshaw S, Snyder SH, et al. Serine racemase: a glial enzyme synthesizing D–serine to regulate glutamate–N–methyl–D–aspartate neurotransmission. Proc Natl Acad Sci U S A , 1999, 96(23):13409–13414.

[89] Mothet JP, Rouaud E, Sinet PM, et al. A critical role for the glial–derived neuromodulator D–serine in the age–related deficits of cellular mechanisms of learning and memory. Aging Cell, 2006, 5(3):267–274.

[90] Turpin FR, Potier B, Dulong JR, et al. Reduced serine racemase expression contributes to age–related deficits in hippocampal cognitive function. Neurobiol Aging, 2011, 32(8):1495–1504.

[91] Madeira C, Lourenco MV, Vargas–Lopes C, et al. d–serine levels in Alzheimer's disease: implications for novel biomarker development. Transl Psychiatry, 2015, 5:e561.

[92] Balschun D, Moechars D, Callaerts–Vegh Z, et al. Vesicular glutamate transporter VGLUT1 has a role in hippocampal long–term potentiation and spatial reversal learning. Cereb Cortex, 2010, 20(3):684–93.

[93] Filosa A, Paixão S, Honsek SD, et al. Neuron–glia communication via EphA4/ephrin–A3 modulates LTP through glial glutamate transport. Nat Neurosci. 2009 , 12(10):1285–92.

[94] Omerovic A, Chen SJ, Leonard JP, et al. Subunit–specific redox modulation of NMDA receptors expressed in Xenopus oocytes. J Recept Signal Transduct Res. 1995,15(6):811–27.

[95] Köhr G, Eckardt S, L ü ddens H, et al. NMDA receptor channels:subunit–specific potentiation by reducing agents. Neuron. 1994, 12(5):1031–40.

[96] Lipton SA, Choi YB, Takahashi H, etc. Cysteine regulation of protein function––as exemplified by NMDA–

receptor modulation. Trends Neurosci. 2002, 25(9):474–80.

[97] Cai F, Wang F, Lin FK, etc. Redox modulation of long–term potentiation in the hippocampus via regulation of the glycogen synthase kinase–3beta pathway. Free Radic Biol Med. 2008, 45(7):964–70.

[98] Yang YJ, Wu PF, Long LH, etc. Reversal of aging–associated hippocampal synaptic plasticity deficits by reductants via regulation of thiol redox and NMDA receptor function. Aging Cell. 2010, 9 (5):709–21.

[99] Brown R E, Fedorov N B, Haas H L, et al. Histaminergic modulation of synaptic plasticity in area CA1 of rat hippocampal slices. Neuropharmacology, 1995, 34: 181–190.

[100] Vorobjev V S, Sharonova I N, Walsh I B, et al. Histamine potentiates N–methyl–D–aspartate responses in acutely isolated hippocampal neurons. Neuron, 1993, 11: 837–844.

[101] Sharonova I N, Vorobjev V S, Skrebitsky V, et al. Histamine and NMDA–receptors in the hippocampus: polyamines and intracellular binding site. Inflamm Res, 1996, 45 Suppl 1:S58–59.

[102] Waltereit R, Weller M. Signaling from cAMP/PKA to MAPK and synaptic plasticity. Mol Neurobiol, 2003, 27: 99–106.

[103] Lin Y W, Min M Y, Chiu TH, et al. Enhancement of associative long–term potentiation by activation of beta–adrenergic receptors at CA1 synapses in rat hippocampal slices. J Neurosci, 2003, 23: 4173–4181.

[104] Gurden H, Takita M, Jay T M. Essential role of D1 but not D2 receptors in the NMDA receptor–dependent long–term potentiation at hippocampal–prefrontal cortex synapses in vivo. J Neurosci, 2000, 20: RC106.

[105] Maher P, Akaishi T, Schubert D, et al. A pyrazole derivative of curcumin enhances memory. Neurobiol Aging, 2010, 31(4):706–9.56

[106] Alarc ó n JM, Malleret G, Touzani K, et al. Chromatin acetylation, memory, and LTP are impaired in CBP+/– mice: a model for the cognitive deficit in Rubinstein–Taybi syndrome and its amelioration. Neuron, 2004, 42(6):947–59.

[107] Hanson JE, La H, Plise E, et al. SAHA enhances synaptic function and plasticity in vitro but has limited brain availability in vivo and does not impact cognition. PLoS One, 2013, 8(7):e69964.

[108] McKay B E, Placzek A N, Dani J A. Regulation of synaptic transmission and plasticity by neuronal nicotinic acetylcholine receptors. Biochem Pharmacol, 2007, 74: 1120–1133.

[109] Tabata K, Matsumoto K, Watanabe H. Paeoniflorin, a major constituent of peony root, reverses muscarinic M1–receptor antagonist–induced suppression of long–term potentiation in the rat hippocampal slice. Jpn J Pharmacol, 2000, 83: 25–30.

[110] Wang Y, Guan XL, Wu PF, et al. Multifunctional mercapto–tacrine derivatives for treatment of age–related neurodegenerative diseases. J Med Chem, 2012, 55(7):3588–92.

[111] Donepezil in a narrow concentration range augments control and impaired by beta–amyloid peptide hippocampal LTP in NMDAR–independent manner. Cell Mol Neurobiol. 2012;32(2):219–26.

[112] Galantamine enhancement of long–term potentiation is mediated by calcium/ calmodulin– dependent protein kinase II and protein kinase C activation. Hippocampus. 2009 ;19(9):844–54.

[113] Peters R, Poulter R, Warner J, et al. Smoking, dementia and cognitive decline in the elderly, a systematic review. BMC Geriatr, 2008, 8:36.

[114] Moriguchi S, Shioda N, Han F, et al. CaM kinase II and protein kinase C activations mediate enhancement of long–term potentiation by nefiracetam in the rat hippocampal CA1 region. J Neurochem, 2008, 106: 1092–

103.

[115] Yoshii M, Watabe S, Sakurai T, et al. Cellular mechanisms underlying cognition-enhancing actions of nefiracetam (DM-9384). Behav Brain Res, 1997, 83(1-2):185-8.

[116] Nishizaki T, Matsuoka T, Nomura T, et al. A 'long-term-potentiation-like' facilitation of hippocampal synaptic transmission induced by the nootropic nefiracetam. Brain Res, 1999, 826(2):281-8.

[117] Yamada K, Nakayama S, Shiotani T, et al. Possible involvement of the activation of voltage-sensitive calcium channels in the ameliorating effects of nefiracetam on scopolamine-induced impairment of performance in a passive avoidance task. J Pharmacol Exp Ther, 1994, 270(3):881-92.

[118] Otmakhov N, Khibnik L, Otmakhova N, et al. Forskolin-induced LTP in the CA1 hippocampal region is NMDA receptor dependent. J Neurophysiol, 2004, 91: 1955-1962.

[119] Navakkode S, Sajikumar S, Frey J U. The Type IV-Specific Phosphodiesterase Inhibitor Rolipram and Its Effect on Hippocampal Long-Term Potentiation and Synaptic Tagging. J Neurosci, 2004, 24: 7740-7744.

[120] Yamada Y, Nakamura H. Propentofylline enhances the formation of long-term potentiation in guinea pig hippocampal slices. Neurosci Lett, 1994, 176: 189-192.

[121] Tanaka Y, Sakurai M, Goto M, et al. Effect of xanthine derivatives on hippocampal long-term potentiation. Brain Res, 1990, 522: 63-68.

[122] Giovannini M G. The role of the extracellular signal-regulated kinase pathway in memory encoding. Rev Neurosci, 2006, 17: 619-634.

[123] Ying S W, Futter M, Rosenblum K, et al. Brain-derived neurotrophic factor induces long-term potentiation in intact adult hippocampus: requirement for ERK activation coupled to CREB and upregulation of Arc synthesis. J Neurosci, 2002, 22: 1532-1540.

[124] Gooney M, Shaw K, Kelly A, et al. Long-term potentiation and spatial learning are associated with increased phosphorylation of TrkB and extracellular signal-regulated kinase (ERK) in the dentate gyrus: evidence for a role for brain-derived neurotrophic factor. Behav Neurosci, 2002, 116: 455-63.

[125] Radecki D T, Brown L M, Martinez J, et al. BDNF protects against stress-induced impairments in spatial learning and memory and LTP. Hippocampus, 2005, 15: 246-53.

[126] Maher P, Akaishi T, Abe K. Flavonoid fisetin promotes ERK-dependent long-term potentiation and enhances memory. PNAS, 2006, 103: 16568-16573.

[127] Mattson M P, Cheng A. Neurohormetic phytochemicals: low-dose toxins that induce adaptive neuronal stress responses. Trends Neurosci, 2006, 29: 632-639.

[128] Xu L, Zhang J T. Effect and mechanism of securinine on synaptic transmission in the dentate gyrus of anesthetized rats. Yao Xue Xue Bao, 2001, 36: 565-568.

[129] Doyle C, Hölscher C, Rowan M J, et al. The selective neuronal NO synthase inhibitor 7-nitro-indazole blocks both long-term potentiation and depotentiation of field EPSPs in rat hippocampal CA1 in vivo. J Neurosci, 1996, 16: 418-424.

[130] Wang X Y, Zhang J T. NO mediates ginsenoside Rg1-induced long-term potentiation in anesthetized rats. Acta Pharmacol Sin, 2001, 22: 1099-1102.

[131] Wang W, Wang F, Yang YJ, et al. The flavonoid baicalein promotes NMDA receptor-dependent long-term potentiation and enhances memory. Br J Pharmacol, 2011, 162(6):1364-79.

第十九章
表观遗传学与阿尔茨海默病

内容提要

表观遗传学是指DNA和组蛋白上的化学修饰，主要包括DNA甲基化、组蛋白甲基化、组蛋白乙酰化、microRNA等，这些修饰虽然不影响DNA的核苷酸序列，但却是调节基因表达和功能的重要机制。因此研究表观遗传的修饰在阿尔茨海默病的发生和发展过程中的变化及其相关分子机制，对于最终能够治疗或者预防阿尔茨海默病，都将开拓出一片全新的领域。

目　录

第一节　概述

一、表观遗传学最重要的特性是其可以作为环境刺激和基因表达之间的媒介

表观遗传学是研究在没有细胞核DNA序列改变的情况时，DNA序列包含的遗传信息以外的基因调控信息是如何传递到下一代的问题。表观遗传的现象有DNA甲基化、组蛋白修饰、染色质重塑、基因组印记、染色体失活、非编码RNA、休眠转座子激活等。组蛋白修饰又包括乙酰化、甲基化、巴豆酰化 、SUMO化、泛素化、磷酸化、羟基化和脯氨酸异构化等类型。

表观遗传学的修饰虽然不影响DNA的核苷酸序列，但却是调节基因表达和功能的重要机

制。例如DNA甲基化是在基因组CpG二核苷酸的胞嘧啶上共价结合1个甲基基团，而这种修饰通常都发生在基因的启动子区，结果使这一个基因的转录和表达被抑制。再比如组蛋白修饰虽然不是发生在DNA序列上的，但却发生在和DNA紧紧缠绕在一起的组蛋白上，通过变换修饰的位点和类型，调节组蛋白与DNA缠绕的状态，改变DNA和染色质的拓扑结构，调节基因的转录和表达。

表观遗传学最重要的特性是其可以作为环境和基因组之间的媒介。对于基因的遗传序列而言，突变的发生会受到多种因素的阻止，环境因素并不能自由地修改DNA序列。但对于表观遗传而言，所有的这些表观遗传修饰的变化都可以被各种环境因素激活，如应激性压力或环境中有毒物质的刺激，进而导致多种反应，包括基因转录或沉默。表观遗传学修饰也有固定的模式，例如组蛋白密码，这些模式和密码的形成本身就是环境刺激因素和基因表达调控之间相互作用并在进化过程中逐渐形成的。另一方面，表观遗传变化是动态和可逆的，它可以因环境因素的改变而改变。细胞的正常功能有赖于遗传基因和表观遗传修饰与环境刺激之间的和谐，而任何疾病本质上都是这三者之间的某一环节出现问题所致。

二、阿尔茨海默病是由遗传和表观遗传因素共同调节的疾病

阿尔茨海默病是一种以记忆减退、认知障碍以及人格改变等为临床特征，以大脑皮质和海马区域出现β-淀粉样多肽斑块（老年斑senile plaque）、τ蛋白神经元纤维缠结（neurofibrillary tangle）为病理特征的神经退行性疾病。

阿尔茨海默病的发病与年龄密切相关，65岁以前发病者称早发型阿尔茨海默病（EOAD），65岁以后发病者称迟发型（或晚发型）阿尔茨海默病（LOAD）。早发型阿尔茨海默病多为常染色体显性突变引起的，主要涉及APP、PSEN1或PSEN2这3个基因的突变。患者多是家族性的，人群很少，约占1%～5%，在他们中年的时候就会发病，发病与遗传因素相关。而迟发型的阿尔茨海默病总体而言，发病机制目前仍不清楚。涉及的易感基因有很多，如Apo E、PICALM、CLU、CR1、BIN1、CD2AP、EPHA1、MS4A4A、CD33和ABCA7等。但目前仅知道其中Apo E基因位点的变异，可以增加LOAD的风险并引起发病年龄的差异。

在阿尔茨海默病的研究中，表观遗传学扮演一个非常重要的角色。一系列神经退行性疾病，包括阿尔茨海默病、抑郁症、精神分裂症、神经胶质瘤、上瘾、Rett综合征、酒精依赖、自闭症、癫痫、多发性硬化症和压力等等，都是遗传因素和表观遗传学因素与环境因素之间共同作用的结果，因而基因层面的突变并不能解释所有问题。表观遗传层面的变化会对各种环境因素的刺激产生应答，并产生可逆的修饰改变，调节基因的表达使其适应环境的变化。而当表观遗传的环节出现错误时，就有可能使基因的表达不能适应环境，引起神经功能的障碍，尤其因为神经元不能分裂，各种小的表观遗传层面的功能障碍得以累积起来，最终导致无法逆转的神经元退行性病变。

三、晚发型的阿尔茨海默病比早发型的阿尔茨海默病受表观遗传调控的比例更大

表观遗传的影响可能对晚发型的阿尔茨海默病起到更为重要的作用。与单基因疾病相比，晚发型的阿尔茨海默病（LOAD）展示出很多非孟德尔异常，如家族性病例具有散发特性，同

卵双生子患病率一致性远低于100%，表现易感性性别差异和亲源效应（parent-of-origin），大脑染色质异常，叶酸和同型半胱氨酸水平和甲基化异常，易感基因的单等位基因（monoallelic）表达等，暗示着它可能有表观遗传致病的病因。

晚发型阿尔茨海默病（LOAD）的遗传学研究已经确定了10种能够增加LOAD发病风险的基因位点，分别为Apo E、PICALM、CLU、CR1、BIN1、CD2AP、EPHA1、MS4A4A、CD33以及ABCA7。其中Apo E基因位点的变异，即可以增加LOAD的风险，又可以引起发病年龄（AAO）的差异。其他的易感基因并没有发现与阿尔茨海默病明显相关的基因突变，因此相比遗传原因，表观遗传因素可能更适合晚发型阿尔茨海默病致病机制的解释。

最早也是最直接说明阿尔茨海默病与表观遗传机制有关的研究来源于对DNA甲基化的研究。阿尔茨海默病患者和正常对照大脑中DNA的CCGG位点的总甲基化百分比没有显著差异。通过对全基因组水平的甲基胞嘧啶（methylcytosine）的分布检测，研究甲基化模式的变化，明确发现阿尔茨海默病的DNA甲基化存在异常，阿尔茨海默病患者大脑中APP启动子维持着不正常的非甲基化状态。

2014年发表的一篇报告确定了Apo E的DNA甲基化异常与LOAD有关。作者对37位迟发性阿尔茨海默病（LOAD）受试者和44名健康对照（CT）的外周血单核细胞中分离出的DNA进行了全基因组水平的DNA甲基化的定量测量，发现LOAD样本中全基因组水平的DNA甲基化都有增加，并与认知功能障碍密切相关，与之相应的是DNMT1酶的表达水平很高。最有意义的一点是，Apo E ε 4等位基因的DNA甲基化水平在LOAD患者中维持在高水平，而另一个多态性位点Apo E ε 3在LOAD患者中也同样维持较高的DNA甲基化水平。

第二节　DNA甲基化与阿尔茨海默病

一、DNA甲基化的基本常识

DNA甲基化是指在甲基转移酶的催化下（DNMTs），DNA的CG两个核苷酸的胞嘧啶被选择性地添加甲基，形成5-甲基胞嘧啶。DNA甲基化主要形成5-甲基胞嘧啶（5-mC）和少量的N6-甲基嘌呤（N6-mA）及7-甲基鸟嘌呤（7-mG）。DNA甲基化发生在富含CpG区域的胞嘧啶5'位置，基因组中60%～90%的CpG都被甲基化，未甲基化的CpG成簇地组成CpG岛，位于结构基因启动子的核心序列和转录起始点附近。人类基因组大约有50267个CpG岛，28890个简单重复和低复杂序列被屏蔽，其余CpG岛则通过甲基化过程影响基因表达。

DNA甲基化是基因长期沉默的一种最重要的机制。基因启动子区内CpG位点的甲基化可以通过3种方式影响该基因转录活性：一是DNA序列甲基化直接阻碍转录因子的结合；二是通过甲基CpG结合蛋白与其他转录复合抑制因子相互作用，或招募组蛋白修饰酶改变染色质结构；三是DNA甲基化可引起基因组中相应区域染色质结构变化，使DNA失去限制性内切酶的切割位点，以及DNA酶的敏感位点，使染色质高度螺旋化，凝缩成团，失去转录活性。除调控基因的表达之外，DNA甲基化还有维持基因组遗传物质的稳定性、建立表观遗传模式以及参与细胞及胚胎的形态建成等生物学功能。

DNA甲基转移酶有2种：持续性DNA甲基转移酶DNMT1和从头甲基转移酶DNM T3a、

DNM T3b。前者作用于仅有一条链甲基化的 DNA 双链，也即半甲基化，可参与 DNA 复制双链中的新合成链的甲基化，而后者可甲基化 CpG，先使其半甲基化，然后全甲基化。除了 DNMTs 外，还有许多 CpG 结合结构域蛋白（methyl-CpG-binding domain protein）参与到 DNA 的甲基化修饰过程中，目前已知的甲基化结合蛋白主要有 MeCP1、MeCP2、MBD1 等，它们通过招募不同的酶类直接或间接抑制基因转录。

DNA 的去甲基化有被动和主动 2 种形式。DNA 的主动去甲基化最典型的例子是受精后父源基因组 DNA 所经历的大规模主动去甲基化过程。DNA 的主动去甲基化主要由 DNA 双加氧酶 TET（ten-eleven translocation）和胸腺嘧啶 DNA 糖基化酶（TDG）负责，经过 5- 羟甲基尿嘧啶（5-hmU）、5- 甲酰胞嘧啶（5-fC）和 5- 羧基胞嘧啶（5-caC）等中间步骤实现。

二、多种阿尔茨海默病相关基因有 DNA 甲基化的异常

目前已知的阿尔茨海默病相关基因主要包括：β - 淀粉样蛋白前体（APP）基因、早老素 1（PS1）和早老素 2（PS2）基因、载脂蛋白 E（Apo E）基因、β - 分泌酶（BACE）基因、sortilin 相关受体基因（sortilin-related receptor1 gene，SORL1）以及白介素 1α（IL-1α）和白介素 6（IL-6）基因等。其中，APP 基因、BACE 基因或 PS1 基因均存在可调控的 CpG 甲基化位点。

APP 基因启动子区域富含 GC，可以通过 DNA 甲基化方式调节其表达。在脑组织中，APP 启动子区上游 -500bp 中，发现在 -236 至 -101 区域有多处甲基化位点。在阿尔茨海默病患者的皮层和海马中，PS1、APP 和 τ 基因的 DNA 甲基化水平都有显著的改变。阿尔茨海默病患者的 APP 基因启动子区表现低甲基化，这一点与阿尔茨海默病患者中的 APP 蛋白过度表达相呼应。阿尔茨海默病患者尸检发现，大脑皮层 APP 基因完全去甲基化，但正常对照组则没有类似发现。DNA 甲基化还可以控制 BACE 和 PS1 表达，继而控制 β - 淀粉样多肽水平。阿尔茨海默病患者中 PS1 基因启动子区域也表现低甲基化，导致 PS1 的过量表达，从而促使 β - 淀粉样多肽的过度产生。

一方面甲基化和去甲基化对于 β - 淀粉样多肽在脑内的沉积有很大影响，另一方面 β - 淀粉样多肽又对于神经元细胞全基因组的 DNA 甲基化也产生显著的作用，这是一种恶性循环效应。例如 β - 淀粉样多肽可以减少 DNA 甲基化总体水平，增加脑啡肽酶（NEP）的 CpG 甲基化，并进一步抑制 NEP 的表达。NEP 是降解 β - 淀粉样多肽最主要的酶，阿尔茨海默病患者脑中 NEP 基因的表达下降已被大量实验证明。DNA 甲基化异常可导致维持 β - 淀粉样多肽生成和清除平衡的异常，引起 β - 淀粉样多肽聚集，而沉积的 β - 淀粉样多肽又能诱导基因的 DNA 甲基化修饰异常，从而形成恶性循环。用 β - 淀粉样多肽处理的小鼠大脑细胞中 NEP 基因甲基化水平增高，mRNA 和蛋白表达水平下降，NEP 的高甲基化，导致恶性循环的发生，这可能是 β - 淀粉样多肽不能有效清除的重要原因。

三、全基因组水平的扫描研究发现了新的阿尔茨海默病相关基因的甲基化异常

进一步的研究需要对全基因组水平的甲基化模式进行研究，这将有助于阿尔茨海默病的早期诊断和新治疗靶点的发现。

一项研究中使用了 708 例阿尔茨海默病患者的大脑样本，对其大脑的 DNA 的甲基化状态和甲基化模式进行了扫描研究。作者发现，在 415848 个 CpG 检测位点中，71 个位点的甲基化水平与阿尔茨海默病病理学特征显著相关，包括 ABCA7 和 BIN1 区域，它们中藏有已知的阿尔茨海默病易感性变体。在 117 个样本中验证了 11 个甲基化差异区域，并且在功能上对这些 CpG 和相关基因的 mRNA 表达改变进行了验证，确定了 6 个基因与已知的阿尔茨海默病易感基因网络有关，这 6 个基因是 ANK1、CDH23、DIP2A、RHBDF2、RPL13、SERPINF1 和 SERPINF2。这些分析表明，DNA 甲基化的变化可能在阿尔茨海默病发病的起始机制中发挥作用。

一项大型全基因组关联研究发现了与阿尔茨海默病相关的多个表观遗传异常位点。在 447 名符合阿尔茨海默病的病理诊断条件的参与者（60.4%）中，发现 SORL1、ABCA7、HLA-DRB5、SLC24A4 和 BIN1 基因在脑组织中的 DNA 甲基化与阿尔茨海默病病理有关。转换关联条件为 2 个特定阿尔茨海默病分子，即 β-淀粉样多肽负荷和 τ 蛋白缠结密度后，该相关性仍然成立，其中 SORL1 和 ABCA7 的 RNA 转录与 τ 蛋白纠结密度有关，而 BIN1 的表达与 β-淀粉样多肽负荷有关。

四、DNA 甲基化的遗传漂移现象与阿尔茨海默病

（一）遗传漂移和表观遗传漂移现象

遗传漂移（genetic drift）也称遗传漂变，是由于某种机会，某一等位基因频率的群体（尤其是在小群体）中出现世代传递的波动现象，也称为随机遗传漂变（random genetics drift）。漂移是指从基线逐渐远离，这种波动变化导致某些等位基因的消失，另一些等位基因的固定，从而改变了群体的遗传结构。

表观遗传漂移是表观基因多样性的一种表现，在老化细胞和组织中进行的全基因组研究已经发现，DNA 甲基化并非完全维持一成不变的模式，而是会随年龄而发生随机的改变。在特定位点上的高甲基化和低甲基化以某种相匹配的速率发生，并且会随年龄而呈现出渐进式的和线性的增加或减少，这种现象称为表观遗传漂移，反映了表现遗传标记并非一成不变的特性。DNA 甲基化和表观遗传的漂移现象主要来自于在细胞分裂的过程中出现的随机的表观遗传复制错误。

（二）晚发型的阿尔茨海默病（LOAD）中存在遗传漂移现象

晚发型的阿尔茨海默病常见于高于 65 岁的个体中。与单基因疾病相比，LOAD 展示出更多的非孟德尔遗传异常，这暗示着它可能有表观遗传致病的病因。在晚发性阿尔茨海默病患者的大脑和淋巴细胞样品进行的研究，确定了阿尔茨海默病相关的 DNA 甲基化存在表观遗传漂移现象和年龄效应。

在这项重要的研究中，作者在死后患者的大脑和淋巴细胞样品中，使用 MALDI-TOF 飞行质谱分析了 12 个潜在的阿尔茨海默病易感基因的 DNA 甲基化模式。通过计算每一个甲基化位点与对照间的欧氏距离，在 LOAD 患者的大脑中发现了明显的表观遗传漂移现象。在正常对照大脑中，一些基因显示甲基胞嘧啶二价分布随着年龄的增长而降低，脱甲基的趋势随着年龄的增长而进行性上升，而 LOAD 患者的大脑则显示了相反的变化模式，即脱甲基的趋势累进式减少，并伴有在 CpG 岛的 DNA 甲基化增加。 这种相反的变化模式表现最强的例子

是 MTHFR 和 Apo E 基因，Apo E 是 LOAD 的主要易感基因。平均而言，在 30 年的跨度上，在对照组大脑，MTHFR 和 Apo E 的甲基化水平减少了 10.6%，而阿尔茨海默病患者的甲基化水平则增加了 6.8%。在淋巴细胞中，尽管一些基因的表现相似，但总体趋势却不同，这种年龄相关的甲基化变化没有性别差异。

65 岁以上患这种疾病的风险每 5 年翻一番，超过 85 岁的老年人群中可能会达到一半。如果随机或环境累积的表观遗传损害确实影响疾病的发展，那么可以预见的是，表观遗传漂移现象将随着年龄而递增，称为年龄效应。年龄相关的表观遗传漂移也在患者的淋巴细胞中观察到，但是效果明显小于大脑组织。淋巴细胞中年龄效应最强的基因是编码 nicastrin 的 NCSTN，nicastrin 参与调节 γ-secretase 对淀粉样前体蛋白的剪切。由于神经细胞不能分裂，因此阿尔茨海默病中受影响的大脑神经组织可能会随着时间的推移而容易富集表观遗传突变。可以推测，处于不断更新中的细胞可以更有效地修复其表观遗传突变，淋巴细胞中就只有很少的年龄特异性的表观遗传漂移现象。

（三）CpG 甲基化模式有可能跨代遗传吗

为确保基因正确表达，表观遗传组成一些相互联系又相互独立的密码，包括 DNA 甲基化密码、组蛋白密码（组蛋白甲基化、乙酰基化、磷酸化等修饰机制）和共调节子密码（染色质重塑有关的共调节子），这些密码与 RNA 干涉机制协同调节基因组活性。传统观点认为，表观遗传修饰的表达模式在配子形成和受精过程中经历一个重新编程的过程，因此不可能跨代传递。

然而越来越多的证据表明，情况并非如此，基因组表观遗传标记在经历几代后仍能够被追踪。表观遗传跨代继承表型的出现，说明某些表观遗传标志可能逃脱了重编程。在受到早期环境应激的小鼠中，几个特定基因 DNA 甲基化模式的改变在 F2 代和 F3 代雄鼠精子中仍然存在。甲基化的 DNA 能够保持到受精后乃至整个早期胚胎中。目前认为参与基因组印记的甲基化 DNA 是表观遗传特征跨代传递的主要载体。

最常见的一种跨代遗传机制是发生在生殖细胞中。生殖系细胞暴露于环境因子中，使其表观基因组发生了改变，然后进行了多代传递。还有一种现象是程序化环境因子刺激作用于每一代，促进形成可以跨代继承的表型，类似于进化中的选择。例如母鼠对幼仔的舔舐和理毛，增加对幼仔的关爱似乎在幼鼠大脑建立表观遗传编程事件，促进子代雌鼠具有同样的母爱行为，这种母性行为以跨代继承方式在后代中传递。连续不断的环境刺激是传递这种跨代继承表型的必要条件。

在最近的一项研究中，提出了阿尔茨海默病的表观遗传变异能否跨代遗传的问题。作者对 478 名老年人（70~79 岁）进行了 6~10 年的随访研究，评估了常染色体中的 234811 个 CpG 岛区域的 DNA 甲基化模式的重复性，在 117 个家庭中（子女平均年龄 13 岁，父母平均年龄 46 岁）对甲基化的遗传性进行了对比研究。老年人中的 CpG 的重复性与在年轻人中的遗传性评估呈高度相关（0.68），高度遗传性的位点具有较强的潜在顺式遗传效应。发现有 37 个和 1687 个常染色体 CpG 岛分别与吸烟和性行为呈相关性，并且都有较高的重复性。性别相关的 CpG 岛也强烈富集高遗传性。研究结果表明，由于环境或遗传制约的结果，大量的 CpG 可以跨越整个基因组进行遗传，从而具有终生稳定的 DNA 甲基化变异模式。

五、DNMTs 与阿尔茨海默病

DNA 甲基转移酶（DNMTs）家族包括 DNMT1、DNMT2，DNMT3b 和 DNMT3a。DNMT3b 和 DNMT3a 负责新的从头甲基化，而 DNMT1 则主要进行半甲基化。所谓半甲基化是指 2 条 DNA 链中只有一条被甲基化，而另外一条不被甲基化，这种状态大多在 DNA 复制时为了区分模板链和新合成的子链而短期出现。蛋白质 UHRF1（也称为 NP95 和 ICBP90）通过 SET 和 RING 相关结构域识别半甲基化位点，并指示 DNMT1 到这些位点。

DNMTs 被认为对阿尔茨海默病和记忆功能非常重要。在年老的猴子大脑皮质中，DNMT1 和 DNMT3a 的蛋白质含量减少。DNMTs 调节 reelin 启动子区的甲基化，这是一种细胞外的糖蛋白，参与成人大脑记忆形成。在阿尔茨海默病患者内嗅皮层第 2 层的神经元中，DNA 甲基化和 DNMT1 表达都显著降低，而且甲基化减少主要发生在包含神经元缠结的部位。一项对 210 个老年受试者（108 名健康对照和 102 名阿尔茨海默病患者）进行的研究探讨了 DNMT1 和 DNMT3B 基因多态性与阿尔茨海默病之间的关联性。作者研究了 DNMT1 基因的 2 个多态性位点（rs2162560，rs759920）和 DNMT3B 基因的 3 个多态性位点（ rs998382，rs2424913，rs2424932），发现 DNMT3B 和 DNMT1 多态性与阿尔茨海默病相关。

DNMT1 和 DNMT3a 在学习记忆形成中的作用是不同的。联想性学习任务的经验主要受到 DNMT3a 的影响，而不是 DNMT1。在新生的分裂后神经元中，DNMT3a 对正常记忆形成和维护是必要的，DNMT1 不能取而代之。在小鼠前脑神经元中条件敲除 DNMT3a 基因，这些小鼠在莫里斯水迷宫实验中的表现很糟糕，这项测试反映的是海马的联想性学习和记忆能力，这些小鼠都有明显的突触可塑性的改变，而 DNMT1 基因敲除小鼠中则没有类似的现象。

在小鼠中已经证实了 DNMT3a 在海马的表达水平随年龄而增加，同时伴有 5- 甲基胞苷（5-MC）水平的增加。DNMT3a 基因表达的下降与年龄相关的记忆衰退有关，并可以通过恢复 DNMT3a 水平阻止记忆减退。小鼠皮层和海马 DNMT3a 的基因表达随着年龄降低，而过表达 DNMT3a 的小鼠的海马内整体的甲基化水平增加，记忆也相应地得到改善。在人类样本中的研究证实，DNMT3a 在所有年龄段的脑神经元中都表达。

六、甲基供体 S- 腺苷甲硫氨酸（SAM）与阿尔茨海默病

（一）S- 腺苷甲硫氨酸 SAM 和同型半胱氨酸 Hcy

S- 腺苷甲硫氨酸（S-adenosyl-L-methionine，SAM，S- 腺苷 -L- 蛋氨酸，又名腺苷甲硫氨酸），是甲硫氨酸（methionine，Met）的活性形式，由底物 L- 甲硫氨酸和 ATP 经 S- 腺苷甲硫氨酸合成酶（S-adenosyl-L-methionine synthetase，EC 2.5.1.6）酶促合成，在动植物体内广泛存在，是体内 100 多种不同的甲基转移酶催化反应的甲基供体。

甲硫氨酸在腺苷转移酶的催化下首先生成 S- 腺苷蛋氨酸 SAM，SAM 去甲基生成 S- 腺苷同型半胱氨酸 SAH，后者脱去腺苷生成同型半胱氨酸 Hcy。同型半胱氨酸（Hcy）又称高半胱氨酸，为体内蛋氨酸代谢的一个重要中间产物。Hcy 与胆固醇一起归为导致心脏病的独立致病因子。近年来大量研究证实，血浆中 Hcy 水平的升高是阿尔茨海默病的强风险因子。

（二）高半胱氨酸 Hcy 与阿尔茨海默病密切相关

对 1092 名平均年龄为 76 岁的志愿者进行的一项研究发现，高半胱氨酸 Hcy 血症是阿尔茨海默病一个重要的、独立的危险因素，血浆高半胱氨酸 Hcy 水平超过 14μmol/L，则使罹患

阿尔茨海默病的危险性加倍；血浆 Hcy 水平每升高 5 μmlo/L，罹患阿尔茨海默病的风险可以增加 40%。

阿尔茨海默病患者血中 β－淀粉样多肽水平随着 Hcy 浓度的升高而升高。Hcy 的巯基能与 β－淀粉样多肽精氨酸的胍基非共价结合，这种结合能够促进 β－淀粉样多肽的折叠，从而加速 β－淀粉样多肽的聚集和沉积。Hcy 可直接引起海马神经元的凋亡，并增强 β－淀粉样多肽对神经细胞的毒性。Hcy 能诱导早老素 1（presenilin 1，PS1）和 β－淀粉样多肽前体蛋白裂解酶 BACE1 的基因表达。

阿尔茨海默病患者的大脑内和脑脊液（CSF）中甲基供体 SAM 的水平较低，但也有研究表明阿尔茨海默病患者与健康受试者中脑脊液 SAM 的水平没有差别。甲基供体 SAM 的缺乏除了抑制 τ 蛋白的去磷酸化外，还可影响神经细胞获取嘌呤和胸腺嘧啶核苷，修补被氧化破坏的 DNA，使损伤的 DNA 不能被修复，触发细胞凋亡。而给予 SAM 能减少 Hcy 的神经毒性作用，也可以减少 BACE1、PS1 和 β－淀粉样多肽产生。SAH 是一种转甲基酶抑制剂，SAH 升高可以抑制体内许多甲基化酶活性，如苯基乙醇胺 -N- 甲基转移酶和儿茶酚 -O- 甲基转移酶等活性，从而抑制甲基化，如 DNA 的甲基化等，而重要底物的低甲基化可以导致神经细胞功能受损。

在阿尔茨海默病患者脑内，（磷酸酶 2A）PP2-A 的活性及基因表达比正常人明显降低，这一现象可能与高 Hcy 血症的低甲基化作用有关。PP2-A 能使 τ 蛋白脱磷酸化，PP2-A 需要形成 ABC 异三聚体才能发挥作用，而控制 ABC 异三聚体形成的甲基酯化反应需要 SAM 提供甲基。因此 SAM 或 SAM/SAH 降低可导致 PP2-A 的活性降低，从而使 τ 蛋白磷酸化。

（三）补充叶酸和维生素 B 是阿尔茨海默病治疗的手段之一

叶酸是 β 族维生素中的一种，深绿色的蔬菜、全麦以及水果中富含叶酸，但叶酸往往会在食品烹饪或加工的过程当中被破坏掉。而如果服用叶酸补充剂则可以让身体更容易地吸收叶酸。医学专家建议每天服用叶酸的量为 0.4mg。

叶酸的缺乏使细胞中 Hcy 水平增加，而 Hcy 则能通过增加 β－淀粉样多肽的形成间接使 τ 蛋白过度磷酸化，可以使磷酸化 τ 蛋白水平增加 66%，从而加重 τ 蛋白的堆积。而补充叶酸能抑制磷酸化 τ 蛋白的增加。在体研究发现，APP 过表达的转基因小鼠，饮食中缺乏叶酸、维生素 B_{12} 和维生素 B_6，则发生 PS1 、BACE 上调、β－淀粉样多肽沉淀增加以及认知功能缺陷。

摄入叶酸水平较高的人，患阿尔茨海默病的危险较低。一项对 965 位身体健康、平均年龄为 75 岁的老年人进行的为期 6 年的跟踪研究发现，192 位老年人在此期间患上了早期阿尔茨海默病，但那些服用叶酸较多的老年人患这种疾病的概率较低。

大剂量维生素 B 治疗（叶酸 0.8mg，维生素 B_6 20mg，维生素 B_{12} 0.5mg）对高 Hcy 水平（>11.06 μmol/L）阿尔茨海默病患者疗效明显，可减缓脑萎缩和认知能力减退，但对低 Hcy 水平者无明显效果。在一项 156 人的研究中证实，大剂量维生素 B 治疗可有效降低 Hcy 血症阿尔茨海默病患者血浆中 Hcy 水平，直接减缓大脑的萎缩，尤其是海马、齿、杏仁核等部位。另一项对 80 名轻度阿尔茨海默病患者的研究发现，Hcy 是导致轻度阿尔茨海默病患者认知能力和执行能力快速下降的独立危险因素。然而，另一项涵盖由轻到重病程的 340 名阿尔茨海默病患者，长达 3 年的干预性研究中发现，大剂量补充叶酸、维生素 B_6 及维生素 B_{12} 降低 Hcy 的治疗方案并不能减缓认知能力的下降，但发现维生素 B 可以有效改善轻度阿尔茨海默病患者的症状，对重度阿尔茨海默病无明显效果。

总体而言，高半胱氨酸 Hcy 和低叶酸状态都与阿尔茨海默病有关，但低维生素 B_{12} 作用并非如此。高半胱氨酸 Hcy 与信息处理缓慢有关，低叶酸状态则与糟糕的记忆功能有关，维生素 B_{12} 缺乏则与两者都相关，循环中维生素 B_{12} 水平低有可能加速整体的认知能力下降。关于维生素 B 和认知功能关系的文献自 2004 年以来已经大幅减少，有研究者指出很多相关的研究得出了不同的结论，高叶酸摄入量与维生素 B 补充和认知障碍之间的相关性的研究整体上并不一致。简单地认为每个人都将受益于补充更多的叶酸和维生素 B_{12}，或者所有认知功能都可以简单地用补充维生素 B 来改变，这种想法是天真的。实际上，过量的叶酸和维生素 B 摄入对记忆功能实际上是有害的。

七、5- 羟甲基胞嘧啶与阿尔茨海默病

（一）5- 羟甲基胞嘧啶（5hmC）

5- 羟甲基胞嘧啶 5-hydroxymethylcytosine（5hmC）是 5- 甲基胞嘧啶（5-methylcytosine，5mC）的羟基化形式。5hmC 是由 TET （ten-eleven translocation enzymes） 双加氧酶家族的酶通过氧化 5-mC 而产生的，被称为“第六种碱基”，是一种重要的表观遗传修饰。

TET 蛋白家族（ten-eleven-translocation protein） 包括 TET1、TET2 和 TET3，能将 5mC 修饰成 5hmC，这种修饰既能作用于完全甲基化的 DNA，又能作用于半甲基化的 DNA。所有的 TET 蛋白家族都含有 3 个 Fe^{2+} 结合位点和一个 α - 酮戊二酸结合位点，与 Fe^{2+} 结合后才可表现出蛋白的催化活性。TET1 还包括了 3 个核定位信号，而 TET2 和 TET3 都不存在细胞核定位信号序列。TET1 和 TET2 在小鼠胚胎干细胞内丰富表达，TET3 则低表达。

5hmC 在小鼠脑组织中有着丰富表达，尤其是皮质与脑干区域，其中 5hmC 在浦肯野细胞中约占总核苷酸的 0.6%，而在颗粒细胞中约占 0.2%，在肌肉、心肺中低于 0.2%，在肝、脾、肾、睾丸中甚至低于 0.1%，不同组织之间 5hmC 的表达量可以相差 10 倍以上。5hmC 在人脑组织高达 0.67%，肝、肾、结直肠组织相对高表达，约 0.38%~0.57%，而在肺相对低表达，约 0.14%，心、乳腺、胎盘组织内极低表达，约 0.05%~0.06%。 5hmC 的表达水平在胚胎发育的不同时期也不同，随着胚胎干细胞的分化，5hmC 表达水平逐渐下调，在诱导性多潜能干细胞产生期间又再次上调，说明 5hmC 在脑组织成熟及神经发育过程中可能起着重要作用。

（二）5hmC 的生物学作用及其机制

5hmC 在基因调控元件区具有独特的分布特点，目前的研究都支持 5hmC 与 5mC 均高度富集于基因内部，尤其是外显子区，然而只有 5hmC 在基因的 TSS、5’-UTR 区富集。5mC 虽然也能定位于 TSS 的上下游，但其主要富集于 TSS 3’端，并且在其他基因转录调控元件区如增强子、启动子等 5hmC 表达水平较 5mC 高，提示 5hmC 在调控基因转录中可能起着重要作用。

5hmC 是去甲基化过程的中间产物。5hmC 的存在可以干扰 DNMTs 介导的 CpG 二核苷酸中胞嘧啶的甲基化过程，从而导致被动去甲基化。5hmC 也是主动去甲基化通路中的一个重要的中间产物。TET 酶可以将 5hmC 转变成 5- 甲酰胞嘧啶 （5-formylcytosine，5fC） 和 5- 羧基胞嘧啶（5-carboxylcytosine，5caC），之后 5caC 会被胸腺嘧啶 DNA 糖基化酶（Thymine-DNA glycosylase，TDG） 识别并最终转变为胞嘧啶。

5mC 与基因表达抑制有关，既可以作为去甲基化过程的中间产物，也可以参与染色质变

构的调控，以及参与基因表达的关闭。5hmC 修饰可以强烈地抑制转录，也可以对转录仅有很小的效应。启动子中 5hmC 的存在可以阻止基本转录因子的结合，或募集转录抑制因子，但详细的作用机制仍不清楚。

5hmC 不能被甲基化 CpG 结合蛋白识别，如 MBD1、MBD2、MBD4 和 MECP2 等，但能招募组蛋白去乙酰化酶（histone deacetylases，HDAC），从而使基因处于转录活性状态。有人认为在胚胎干细胞中这些基因启动子区域的 5hmC 对基因转录可能具有负调控作用，也有人认为基因启动子区或外显子区富含 5hmC 与基因表达增加呈正相关，还有人认为 5hmC 对基因的转录调控作用取决于其在基因组中的位置，启动子区域的 5hmC 可能起着转录沉默的作用，而基因内部的 5hmC 与转录激活有关。5hmC 与基因转录活性之间的相关性是否存在直接的因果关系也还有待于进一步的验证。

（三）5hmC 与阿尔茨海默病

5hmC 在哺乳动物基因组中的总水平是 5mC 水平的约 10%，但在神经元中 5hmC 水平显著高于其他组织细胞。DNA 的 5mC 和 5hmC 水平都随着年龄而增加。5hmC 对神经退行性疾病，包括阿尔茨海默病（AD）、肌萎缩侧索硬化症（ALS）、脆性 X 相关的震颤 / 共济失调综合征（FXTAS）、弗里德共济失调（FRDA）、亨廷顿氏病（HD）和帕金森病（PD）等都有影响。

在阿尔茨海默病患者的额中回和颞中回发现 5mC 和 5hmC 的免疫组化水平均显著增加。另一项研究结果也表明，在阿尔茨海默病患者脑中伴随全基因组程度的甲基化增加，5hmC 的水平在阿尔茨海默病患者脑中也显著增加。采用双荧光免疫染色发现，在阿尔茨海默病的大脑中，5mC 和 5hmC 的水平在星形胶质细胞和小胶质细胞中较低，但在神经元中则升高。共定位研究表明，在相同的细胞核内，5mC 和 5hmC 大多不共存。与这一项研究结果相反的是，使用免疫荧光研究阿尔茨海默病患者脑组织的 5hmC 丰度，发现全脑水平的 5hmC 修饰减少，特别是在内嗅皮质和小脑中最低。

用三转基因小鼠阿尔茨海默病模型（3xTg-AD）进行的研究表明，5mC 和 5hmC 在不同年龄的小鼠中，不同脑区的分布水平有差异。在全基因组水平，5mC 标记随着年龄的增长而下降；而另一方面，5hmC 标记则在老年转基因阿尔茨海默病小鼠中有着显著和广泛的增长。

另一项非常有趣的研究发现是，5hmC 水平受到热量限制的调控，而热量限制（CR）和内源性抗氧化剂的上调被认为是可以减缓老化过程的重要因素。热量限制可以显著阻止海马齿状回的 5hmC 随着年龄增加的趋势。说明热量限制饮食可以通过 5hmC 机制影响衰老进程。

八、甲基 CpG 结合蛋白 2（MeCP2）与阿尔茨海默病

甲基化 CpG 结合蛋白家族是一类能够与甲基化 CpG 结合的蛋白因子，它们结合于基因启动子区高甲基化的 CpG 岛，引起该区域基因染色质结构改变，并阻碍转录因子的接近，最终导致基因沉默。主要的成员包括 MeCP1、 MeCP2。 MeCP2 突变会引起 Rett 综合征，这是一种终身的神经发育障碍，以学习障碍为标志，孤独症等神经异常和小儿脑病也与 MeCP2 的功能失调有关。 MeCP2 与 CpG 甲基化胞嘧啶二核苷酸结合，通过招募转录阻遏物或催化因子抑制或促进基因表达，如 cAMP 应答元件结合蛋白（CREB1）和组蛋白去乙酰化酶复合物等。MeCP2 水平被发现在灵长类动物身上随着年龄增长而减少。

MeCP2 参与记忆过程的一个重要机制是其对脑源性生长因子 BDNF 的调控。MeCP2 在静

息状态下与 HDAC 等共同结合于 BDNF 的启动子区阻碍其转录，当神经元被去极化活化时，MeCP2 从 BDNF 启动子区解除，BDNF 转录被激活，参与神经元活动的调节。BDNF 基因调控区 CpG 甲基化降低后，BDNF 在神经元内合成增多。

直接表明 MeCP2 参与阿尔茨海默病的证据很少，大多数都是间接的数据。如在患有唐氏综合征的 Ts65Dn 小鼠模型中发现，5-HT1A 受体和 MeCP2 上调，而此病患者最终会发展为阿尔茨海默病。在另一项铅中毒对阿尔茨海默病相关基因影响的研究中也发现了 DNMT1、DNMT3a 和 MeCP2 的显著降低。对 Rett 综合征的研究发现，MeCP2 的突变可以引起神经元中相关基因的表观遗传调节失控，引起这些基因中的 DNA 甲基化的差异。

第三节　组蛋白修饰与阿尔茨海默病

一、组蛋白乙酰化修饰与阿尔茨海默病

组蛋白修饰是指组蛋白在相关酶作用下发生甲基化、乙酰化、磷酸化、腺苷酸化、泛素化、ADP 核糖基化等修饰的过程。组蛋白乙酰化主要发生在 H3、H4 的 N 端赖氨酸位点，由组蛋白乙酰转移酶（histone acetyltransferase，HAT）和组蛋白去乙酰化酶（histone deacetylase，HDAC）协调进行。通常异染色质结构域组蛋白呈低乙酰化，常染色质结构域组蛋白呈高乙酰化。组蛋白的乙酰化有利于 DNA 与组蛋白八聚体的解离，核小体结构松弛，从而使各种转录因子和协同转录因子能与 DNA 结合位点特异性结合，激活基因的转录。

阿尔茨海默病与组蛋白修饰相关的最直接的证据来源于对 APP 基因敲除小鼠的研究。通过对野生型（$APP^{+/+}$）和 APP 基因敲除小鼠（$APP^{-/-}$）的比较研究，发现在额叶（PF）皮质中，APP 可以下调 4 个基因 EGR1、c-fos、BDNF 和 Arc 的表达，而这 4 个基因的下调都是由于相应基因的启动子区的组蛋白 H4 的乙酰化下降所致。对 EGR1 和 c-fos 启动子 H4 的乙酰化进行进一步扫描研究后还发现，H4K5 和 H4K12 的乙酰化在 $APP^{-/-}$ 小鼠中都增加了。APP 影响 EGR1 启动子的活性，是因为它减少了 CREB 的转录因子接近，而对 c-fos 的影响取决于它能招募到多少的 HDAC2 去乙酰化酶到该基因启动子区。

二、脱乙酰化酶 HDACs 与阿尔茨海默病

（一）脱乙酰化酶超家族（HDACs）

脱乙酰化酶超家族（HDACs）可分为 4 类：I 类包括 HDAC1~3、8；II 类包括 HDAC4~7、9、10；III 类包括 SIRT1~7，又称作 sirtuin；IV 类包括 HDAC11。此前 HDAC11 被归入 I 类。I 类和 II 类 HDACs 催化结构域含有与 Zn^{2+} 螯合的保守氨基酸残基（如 His）；Ⅲ类 HDACs 除具有与 Zn^{2+} 螯合的保守残基外，还有与氧化型尼克酰胺腺嘌呤二核苷酸（NAD^{+}）结合的保守结构。

III 类 HDACs 的功能与其他几类明显不同，主要是 sirtuin，包括 7 名成员 SIRT1-7，因此又把 I、II、IV 类称作非 sirtuin 类，其中 Sirt1 与 Sirt2 同源性最高。sirtuin 的功能主要是使一些基因沉默，所以被称作 silent information regulator（sirtuins）。sirtuin 是 NAD 依赖的组蛋白 / 非组蛋白去乙酰化酶，负责组蛋白和其他分子的去乙酰化作用。sirtuin 家族成员可以调节许

多重要的生物过程，如凋亡、脂肪和肌肉分化、能量消耗和糖原异生等。sirtuin 家族与多种信号通路如 p53、NF-κB、FoxO、PGC-1、mTOR 等密切相关，对衰老和长寿有重要意义。

组蛋白乙酰化的位点在核心组蛋白暴露在外的 Lys 残基的 ε 氨基上，去乙酰化修饰使组蛋白带正电荷，从而与带负电荷的 DNA 紧密结合，染色质呈致密卷曲的阻抑结构，不利于转录因子靠近并结合，从而抑制转录。许多蛋白复合物可与 HDACs 结合，调节 HDACs 的募集和在细胞内的定位，如蛋白复合物 Sin3、RbAp46/48、NuRD（NRD）、Mi2（一种 ATP 酶）和 CoREST 都能与 HDAC1/2 结合。不同的细胞中和 HDACs 结合的蛋白复合物各不相同，从而产生组蛋白乙酰化生物学功能的复杂性。

在正常生理状态下，HAT 与 HDACs 对组蛋白乙酰化作用的调控处于平衡状态，共同控制染色质各区域核心组蛋白的乙酰化程度。转录活动区域核心组蛋白的乙酰化密度高，而不活动区域乙酰化密度低。HAT 促使染色体的解聚，激活转录；而 HDACs 则封闭 DNA，进而抑制转录过程。细胞在发生转化的状态下，HDACs 的活性明显增强，使得原有的基因表达平衡状态被打破，导致一些影响细胞增殖和调控细胞周期的分子表达失衡，进而导致细胞恶变。

（二）HDAC2 是引起阿尔茨海默病患者的记忆和认知功能减退的重要原因之一

所有 HDACs 的基因都在成年啮齿动物的大脑中表达。阿尔茨海默病患者的海马中，HDAC2、HDAC1、HDAC3 、HDAC6 的表达都增加；HDAC1 可以通过 H3K9 的乙酰化和后续的 H3K9 三甲基化抑制即早基因，特别是核内 HDAC1 功能的丧失可以导致 DNA 损伤；虽然在非转基因鼠上的实验发现 HDAC1 与恐惧学习的消除有关，但在缺乏 HDAC1 的小鼠以及神经元和过表达 HDAC1 的小鼠中，都没有发现情景恐惧学习或记忆形成能力的障碍；在轴突损伤过程中，HDAC1 从细胞核导出到细胞质可以破坏线粒体运输，抑制 HDAC1 对恢复轴浆运输有益，但在阿尔茨海默病中的作用并不肯定。

HDAC2 和 HDAC1 具有 80% 的氨基酸同源性，经常组成基因表达复合物共同影响靶基因分化。小鼠在神经元发育过程中同时敲除 HDAC1 与 HDAC2，会导致严重的海马异常、小脑结构缺失、皮层神经元排列紊乱，在出生 7 d 后死亡。HDAC1 和 HDAC2 在体内神经元前体细胞分化成为成熟的神经元过程中起着重要作用，还可以调节突触形成，影响成熟神经元的突触传递。

HDAC2 在记忆功能中的角色和 HDAC1 是不同的。HDAC2 主要分布于与学习记忆力相关的海马 CA1、CA3、DG 区域，参与海马中记忆形成相关蛋白的表达，对学习和记忆的形成具有负调节作用，并影响神经突触可塑性和突触数量。HDAC2 过表达的小鼠与野生对照小鼠相比海马部位树突棘密度降低、突触减少，情景恐惧学习和空间记忆形成能力受损；而从发育早期阶段就敲除神经元中的 HDAC2，可以导致突触数量的增加，改善消除恐惧的能力，改善记忆功能和增加突触可塑性；这一点与 HDAC1 的功能正好相反。染色质免疫共沉淀实验进一步证实 HDAC2 参与突触可塑性相关基因和神经元活性基因的表达，主要包括 BDNF、EGR1、FOS、CPG15、CAMK IIA、CREB、CBP、NRXN3 及 NMDA 受体亚基等。HDAC2 对于成年鼠的齿状回新生神经元的生存也至关重要。

HDAC2 基因敲除小鼠的学习能力增强与海马 H4K12 乙酰化作用增加有关，但与 H3K14 乙酰化作用无关。H4K12 乙酰化所引起的基因组染色质的广泛变化可能与年龄相关的记忆障碍有关，记忆训练可以在年轻小鼠的海马中诱导各种组蛋白乙酰化作用的瞬态增加，但在老年动物 H4K12 乙酰化则没有此种反应。ChIP-Seq 结合转录组分析数据表明，H4K12 乙酰化对学习记忆相关基因的表达至关重要。

阿尔茨海默病患者脑组织中，海马 CA1 区及颞叶皮层区域的 HDAC2 表达增加。通过 RNAi 手段阻断 HDAC2 基因的表达，可以逆转海马神经元细胞的组蛋白乙酰化的下降趋势，减轻阿尔茨海默病引起的神经退行性病变，恢复神经元结构和突触可塑性，并减少神经变性相关的记忆损伤，改善记忆和认知功能。在 tg2576 转基因阿尔茨海默病小鼠模型中的研究显示，组蛋白 H4 乙酰化水平降低；在 CKp25 转基因阿尔茨海默病小鼠模型中的研究显示，海马 CA1 区域 HDAC2 的表达水平增加，往 CA1 区内注入 shHDAC2 抑制 HDAC2 表达，则可以对抗学习及记忆力减退；同样在 CK-p25 模型小鼠海马来源的培养神经元中，用导致阿尔茨海默病 的 H_2O_2 及 β-淀粉样多肽 2 种主要致病因素进行刺激，可导致 HDAC2 在蛋白水平及 mRNA 水平表达均增加。

HDAC2 抑制剂被认为对改善阿尔茨海默病患者的记忆和认知功能非常有潜力，但目前应用的 HDAC 抑制剂为广谱药物，缺乏特异性，限制了其应用。给老年小鼠海马内注射 HDAC 抑制剂 SAHA 能够部分恢复记忆功能，并促进 H4K12 乙酰化相关基因表达。应用 HDACis 如丁酸钠、丙戊酸钠等治疗 APPswe /PS1dE9 双转基因阿尔茨海默病模型小鼠 2 ~ 3 周，可以完全逆转这些转基因小鼠的空间记忆缺陷。HDAC 抑制剂处理后的转基因小鼠形成新的记忆力可以维持 2 周以上，记忆力改善与增加 H4 乙酰化相关。非选择的 HDAC 抑制药物不但可以改善记忆力，而且促进阿尔茨海默病疾病中突触可塑性相关蛋白的表达。

类似于 HDAC2，海马缺乏 HDAC3 的成年老鼠显示可以改善其对物体对象的识别记忆。HDAC8 选择性抑制剂可以改善大鼠的记忆功能。

（三）HDAC6 可能通过多种途径参与阿尔茨海默病病理过程

II 类 HDACs 包括 HDAC4、5、6、7、9、10。在 APPPS1-21 模型小鼠中 HDAC5 减少可以加速记忆力的下降。HDAC5 在轴突再生中也起着重要的作用，在轴突损伤中 HDAC5 转运出核允许神经再生基因的表达。HDAC6 在阿尔茨海默病患者脑组织中升高，与正常年轻人的大脑相比，HDAC6 蛋白质含量在阿尔茨海默病皮层增加了 52%，阿尔茨海默病的海马增加了 91%。降低 HDAC6 水平在老鼠可以逆转阿尔茨海默病小鼠模型的记忆损伤，然而 HDAC6 敲除小鼠并没有明显的记忆形成障碍表型。

HDAC6 除核组蛋白外还可以以其他非组蛋白作为底物，其中包括 τ 蛋白、微管蛋白、热休克蛋白 90 等。HDAC6 能够使这些底物脱去乙酰基并结合泛素以应对错误折叠，从而调节细胞保护性反应和蛋白聚集引起的细胞毒性积累。HDAC6 补偿蛋白质聚集反应的可能细胞机制有 3 种：一是通过与泛素化的错误折叠蛋白结合，二是参与自噬过程中聚集体形成（aggresome），三是诱导热休克蛋白表达。

HDAC6 能与泛素化 τ 蛋白结合从而影响 τ 蛋白的降解。HDAC6 的表达与 τ 负载呈正相关，而抑制 HDAC6 活性或表达减少则促进 τ 清除。在 β-淀粉样多肽处理的海马神经元以及在转基因阿尔茨海默病小鼠的大脑中（Tg6799 小鼠，它已被证明有 p-τ 的积累），HDAC6 活性上调。HDAC6 水平也被证明在阿尔茨海默病患者的大脑中升高。在阿尔茨海默病转基因小鼠模型中，敲除 HDAC6 可以恢复认知功能但不影响 β-淀粉样多肽斑块形成。

HDAC6- 介导 τ 蛋白的脱乙酰作用，促进 τ 蛋白聚集。在 HEK/τ（过表达人 τ 蛋白）细胞中观察到不溶性 τ 蛋白聚集，用蛋白酶体抑制剂处理细胞后不溶性 τ 蛋白增加，而在 HEK/τ 细胞中敲除了 HDAC6 后没发现非可溶性的 τ 蛋白聚集，但使用蛋白酶体抑制剂后发现不可溶性 τ 蛋白明显提高。最近的研究数据表明，HDAC6 调节 τ 的乙酰化作用核心是 KXGS 结构域（motifs）（含有 KIGS 和 KCGS 结构域），位于 τ 蛋白的微管结合区域中，在 τ 结合和稳定微管的能力中扮演着重要的角色。

HDAC6 还可能影响 τ 蛋白特异位点的磷酸化。τ 蛋白过度磷酸化导致微管不稳定和神经退行性变，此效应可被 HDAC6 敲除逆转。HEK 细胞中 HDAC6 可与 τ 蛋白相互作用，HDAC6 的 SE14 区域与 τ 蛋白的 RD 区域结合在一起，同时特异性地抑制 HDAC6 活性，使 α- 微管酰基化上升并且减少 τ 蛋白 T231 位点磷酸化。

发生在 τ 蛋白上的乙酰化和磷酸化之间存在竞争关系。用选择性 HDAC6 抑制剂急性处理老鼠可以阻断 τ 蛋白的磷酸化作用，同时还能促进乙酰化作用，2 种作用都与 τ 蛋白的 KXGS 位点有关。KXGS 位点被乙酰化后，τ 蛋白的聚合则减少。此外，阿尔茨海默病患者的 KXGS 位点是低乙酰化（hypoacetylated）和高磷酸化（hyperphosphorylated）的，在小鼠阿尔茨海默病模型（rTg4510）中也验证了这一点。以上结果表明，增加 τ 蛋白 KXGS 位点的乙酰化是一种很有前途的方法，用来减缓或防止 τ 蛋白病变的进展。

HDAC6 可以诱导 HSP70 和 HSP27 的表达。HDAC6 与多聚泛素化（polyubiquitinated）蛋白质的结合也能触发 HDAC6/HSP90 /HSF1 复合体的解离，这导致热休克转录因子 1（HSF1）的激活，然后诱导伴侣分子 HSP70 和 HSP27 的基因表达，发挥对细胞的保护作用。另一方面，HSP90 可与其他蛋白质一起参与 τ 累积，而 HDAC6 的减少或抑制则可以降低细胞中 τ 的累积。HSP40 和 HSP70 伴侣分子也可以直接阻止错误折叠蛋白质的形成。

HDAC6 能独立催化 α- 微管和微管聚合物的去乙酰化。α- 微管酰基化和微管稳定性下降被认为是阿尔茨海默病发病的早期特征，微管酰基化水平下降与神经纤维缠结相关。抑制 HDAC6 活性可以增加 α- 微管乙酰化水平。微管聚合促进蛋白（TPPP/P25）能通过抑制 HDAC6 活性，增强 α- 微管稳定性和阻止微管解聚，同时发现 TPPP/P25 能降低微管（+）极的生长速度，从而影响微管的动力。另外 HDAC6 能介导泛素化蛋白通过微管运输到聚集体区域。

GSK-3β 对 HDAC6 有调控作用。GSK-3β 作为 τ 蛋白主要磷酸激酶在淀粉样多肽和 τ 蛋白之间起了桥梁作用。给阿尔茨海默病小鼠注射组蛋白去乙酰化酶抑制剂 PBA 后，观察到 τ 蛋白磷酸化水平下降和非活性的 GSK-3β 增多，同时改善了阿尔茨海默病小鼠的学习和认知能力。在原代海马神经元细胞裂解液中抑制 GSK-3β 活性，发现 HDAC6 蛋白水平和活性同时下降，而当增强 GSK-3β 活性时 HDAC6 活性也明显提高。免疫沉淀实验发现 HDAC6 和 GSK-3β 在相同蛋白复合物中，并且 HDAC6 的 S22 位点是 GSK- 3β 的磷酸化位点。GSK-3β 对 HDAC6 的调控进一步完善了 β- 淀粉样多肽对 τ 蛋白磷酸化的通路。

微管依赖的线粒体胞内运输是由 HDAC6 的活性调节的，并且与 Akt-GSK3-β 信号通路有关。抑制 GSK3-β 增加微管乙酰化作用，同时改善线粒体运输。用 HDAC6 抑制剂 tubacin 处理海马神经元，能强力增加线粒体运动。将海马神经元细胞线粒体分离后，分别用 TSA、tubacin 处理后发现驱动蛋白 -1 总量均增加，抑制 HDAC6 导致微管蛋白更高的乙酰化水平，马达蛋白 kinesin-1 与微管蛋白的结合增强，促进了微管的运输和线粒体运动。使用非特异性抑制剂（TSA）同样增加微管酰基化和线粒体动力。

HDAC6 在神经元抵抗氧化应激中也起着重要的作用。HDAC6 参与 peroxiredoxin-1 和 peroxiredoxin-2 两种酶的脱乙酰化作用。HDAC6 特异性抑制剂 tubacin 可以提高细胞的抗氧化特性，通过作用于髓鞘相关的糖蛋白和硫酸软骨素蛋白多糖底物。这种抑制作用能够促进神经突起生长，TSA、scriptaid、丁酸钠和 tubacin 都显示有同样的效果。

（四）HDACs 抑制剂有望成为改善阿尔茨海默病认知功能的药物

众多 HDACs 抑制剂是治疗阿尔茨海默病的研究中最为活跃的部分。crebinostat 是一个广谱的 HDACs 抑制剂，可以抑制 HDACs 1、2、3 和 HDAC6，不仅促进组蛋白 H3K4 乙酰化，而且促进 CREB 靶基因 EGR1 的表达，促进 Bdnf 和 Grn （granulin）的表达，对小鼠的记忆力和认知功能有很大的改善和提高。

其他 HDACs 抑制剂还有很多，如 TSA、phenylbutyrate、丙戊酸钠、丁酸钠（sodiumbutyrate）或异羟肟酸（suberoylanilide hydroxamic acid，SAHA，Vorinostat）等。阿尔茨海默病小鼠模型中腹腔注射 HDAC 抑制剂丁酸钠 4 周，可以恢复其学习行为和突触可塑性，即使在开始出现严重的突触和神经损失后也可以有恢复作用。在 APP/PS1、Tg2576、APPPS1-21 等转基因鼠模型中，通过腹腔注射给以大部分 HDAC 抑制剂都可以改善其记忆功能，并在广泛的大脑区域增加组蛋白乙酰化修饰水平。

丙戊酸钠是用作抗惊厥、癫痫治疗和双向情感障碍的经典药物，是一种已知的 HDATs 抑制剂，也被提议用于癌症和阿尔茨海默病治疗。丙戊酸钠的作用较为广泛，可以抑制 GSK3β 磷酸化 τ 蛋白，在 PDAPP 转基因的阿尔茨海默病小鼠模型中可以降低 β-淀粉样多肽水平。然而，一项近 2 年的临床试验发现，中度阿尔茨海默病患者使用丙戊酸钠并没有改善认知功能或减缓记忆衰退，并且有很多不良反应如嗜睡、震颤和呼吸困难等等。

丁酸苯酯（phenylbutyrate）治疗后可以增强海马树突嵴的密度，减少 τ 磷酸化水平。丁酸苯酯还被发现在 APPswe 转基因的阿尔茨海默病小鼠中也可以改善记忆，降低 τ 蛋白被 GSK3β 的磷酸化。

异羟肟酸（SAHA）在野生型老鼠中促进海马的 LTP，但在 Tg2567 转基因的阿尔茨海默病小鼠模型中未能改善认知功能，作者的解释是 SAHA 腹腔注射后很难到达大脑。这可以解释为什么在同一小鼠模型丁酸苯酯（phenylbutyrate）可以改善记忆功能，而当用 SAHA 直接注入小鼠海马时，可以挽救年龄相关的记忆障碍的现象。然而，同样剂量的 SAHA 在 APP / PS1delta9 小鼠腹腔注射 3 周则有效，这些数据差异的原因目前还不清楚。

EVP-0334 是一个 EnVivo 公司开发的 HDATs 抑制剂，作为阿尔茨海默病治疗药，已经成功地完成了第一阶段的临床试验，正在等待进一步测试。

MS-275 （entinostat）是一个 HDAC1 选择性抑制剂，在 APPPS1-21 老鼠中可以改善筑巢行为，也可减少神经炎症反应和淀粉样斑块沉积。

二类 HDACs 抑制剂 W2 在 hAPP 转基因小鼠中可以降低 β-淀粉样多肽水平，减少 τ 蛋白在 Thr181 位的磷酸化，提高认知功能。另一项研究发现，在 3-xtg 转基因的阿尔茨海默病老鼠中给以一个新的二类 HDAC 抑制剂，4 周后可以降低 $A\beta_{40}$、$A\beta_{42}$ 和 Thr181 磷酸化的 τ 水平，改善记忆功能。

三、sirtuins 和阿尔茨海默病

（一）SIRT1 与阿尔茨海默病直接相关

sirtuins 蛋白通过消耗 NAD 除去赖氨酸上的乙酰基。SIRT1、2 和 3 有很强的脱乙酰化酶活性，而 SIRT4、5、6 则只有弱的脱乙酰化酶的活性。SIRT4、SIRT6 也显示 ADP 核糖化酶（ADP-ribosylase）活性，SIRT5 则有脱丙二酸单酰酶和去琥珀酰酶活性。不同的 sirtuins 位于细胞的不同区域中，包括核（SIRT1、6 和 7）、胞浆（SIRT2）和线粒体（SIRT3~5）。SIRT1 则在细胞质和细胞核之间穿梭。

在阿尔茨海默病患者大脑样本中的研究发现，SIRT1 在皮质中的 mRNA 和蛋白表达水平都显著减少，但在小脑则没有类似变化。另一组研究发现，SIRT1 只在阿尔茨海默病患者的皮质减少，而在轻度认知障碍的患者皮质中没有减少。SIRT1 的 mRNA 和蛋白质含量与 β- 淀粉样多肽和 τ 的积累呈负相关。

另一项研究在健康个体和阿尔茨海默病及轻度认知障碍（MCI）患者中评估了血清 sirtuin1（SIRT1）的浓度变化规律。血液样本包括 40 名阿尔茨海默病患者、9 名 MCI 患者、22 名年轻健康成人和 22 名健康老年人作为对照。血清中的 SIRT1 由表面等离子体共振（SPR）、免疫印迹和酶联免疫吸附测定（ELISA）等方法测定，结果发现，阿尔茨海默病患者的 SIRT1 浓度显著［（2.27 ± 0.46）ng / μl］低于 MCI［（3.64 ± 0.15）ng / μl］组和健康老年人［（4.82 ± 0.4）ng / μl］组，健康老年人血清 SIRT1 的浓度也明显低于年轻健康对照组［（8.16 ± 0.87）ng / μl］。

（二）sirtuins 蛋白以多种机制参与阿尔茨海默病病理学过程

阿尔茨海默病患者的大脑皮层 SIRT1 表达较低，这可能与相应的 τ 异常聚合有关。SIRT1 通过使 τ 脱去乙酰基从而减少 τ 积累，而 τ 乙酰化作用则有助于 τ 功能异常和聚合。抑制 SIRT1 会增加 τ 的水平和加剧磷酸化形式的 τ 积累。在细胞系和培养的大脑皮层的神经元中的研究也证明，SIRT1 可以使 τ 脱去乙酰基，降低 τ 的积累。

SIRT1 可以刺激 α-secretase 活性，防止 β- 淀粉样多肽积累。在原代培养的 Tg2576 神经元细胞和 CHO-APPswe 神经细胞中，SIRT1 表达促进 α-secretase 活性，减少 β- 淀粉样多肽裂解，对培养的神经元起保护作用。在稳定过表达 APPswe / PSEN1dE9 转基因的 N2A 细胞中，转染 SIRT1 可以减少 β- 淀粉样多肽和 ADAM10 蛋白质含量增加。在另一项研究中，SIRT1 可以通过抑制 NF-κB 炎症信号防止小胶质细胞依赖的 β- 淀粉样多肽细胞毒性。在 SIRT1 过表达小鼠或脑特异敲除 SIRT1 基因的小鼠与 APPswe 和 PSEN1dE9 基因敲除小鼠杂交的小鼠模型中，作者观察到过表达 SIRT1 可以减少小鼠大脑的 β- 淀粉状斑块，而敲除 SIRT1 则加剧大脑的 β- 淀粉状斑块形成。

近期的一项研究发现了 BACE1 启动子中的 SIRT1-PPARγ-PGC-1 之间的相互作用途径。作者发现在喂食高脂肪、高胆固醇饮食的 eNOS- 缺陷老鼠大脑中，β-secretase / BACE1 上调，PGC-1α 与 BACE1 存在相互抑制。适度禁食小鼠的大脑中 BACE1 转录则减少，伴随着 PGC-1 表达和活性升高。而 PGC-1 抑制 BACE1 的效果依赖于 PPARγ 的激活，很可能是通过 SIRT1- 介导的配体依赖的脱乙酰作用途径。在 BACE1 启动子中包含多个 PPAR-RXR 位点，在这些位点上，SIRT1-PPARγ-PGC-1 之间存在直接相互作用，而且这种相互作用可以

被禁食被增强。这是 SIRT1 参与的 BACE1 转录抑制的独特的非经典机制，可能涉及辅阻遏物 NCoR 的招募。

SIRT1 还可以通过抑制氧化应激反应参与神经元保护。早年的一项研究表明，原代培养的皮层神经元用浓度较低的 ionomycin 和 H_2O_2 处理，诱发 SIRT1 快速上调和 p25 产生。此外，原代神经元中增加 SIRT1 的水平可以保护由超氧化物歧化酶 1（SOD1G37R）突变所产生的神经毒性作用。在阿尔茨海默病患者血浆和淋巴细胞研究了氧化应激相关的 vitagenes 的作用，vitagenes 包括热休克蛋白（HSP）、硫氧还蛋白、sirtuin 和解偶联蛋白，发现淋巴细胞中的 SIRT-1 和 SIRT-2 含量比显著对照组升高，硫氧还蛋白的表达增加，而解偶联蛋白 UCP1 的表达减少。

（三）白藜芦醇与 SIRT 活化剂

红葡萄皮和葡萄酒中的天然产物白藜芦醇是一种天然多酚化合物，是 SIRT1 天然激活剂。早年的研究发现白藜芦醇有神经保护作用，在 p25 转基因小鼠 AD 模型中，白藜芦醇可以减少海马的神经退化，防止学习障碍，减少 SIRT1 底物 PGC-1alpha 和 p53 的乙酰化。一项临床 II 期研究表明，白藜芦醇对阿尔茨海默病患者的脑脊液（CSF）的 τ 和 β-淀粉样多肽水平，以及记忆和日常功能都有改善。有 2 个 SIRT 活化剂 SRT2104 和 SRT2379 正由葛兰素史克在 I 期临床开发试验中。最近的试验结果表明，SRT2104 可被人体良好耐受，适合进一步临床试验。另有 3 个比白藜芦醇作用强 1000 倍的 SIRT 活化剂 SRT1460、 SRT1720、SRT2183 也被筛选出来。在包括高脂诱导的肥胖老鼠、ob / ob 老鼠、Zucker fa / fa 老鼠在内的研究中，这些 SIRT 活化剂都能够维持体内葡萄糖的平衡。非选择性 SIRT 磷酸化抑制剂烟酰胺（nicotinamide，NAM）也可抑制 sirtuins 的催化活性。

（四）阿尔茨海默病是“吃”出来的吗

机体对热量限制（CR） 的自适应反应是由 SIRT1 介导的，因为 SIRT1- 缺陷鼠通常不能适应对热量的限制。 另一方面，SIRT1 过表达的转基因小鼠则可以模拟热量限制所观察到的生理反应，这些研究在 CR 和 SIRT1 之间建立了连接。 热量限制可以减少阿尔茨海默病鼠大脑中的 β-淀粉样多肽斑块，也同样可以减少松鼠猴的大脑皮层中的 β-淀粉样多肽斑块，此反应与 SIRT1 水平呈负相关。外源性 SIRT1 导致丝氨酸 / 苏氨酸 Rho 激酶 ROCK1 表达降低和 α-secretase 活性升高，ROCK1 则抑制 α-secretase 介导的 APP 裂解。

阿尔茨海默病是“吃”出来的吗？ 近日刊登在美国 PNAS 上的一项研究提出了这样一个有趣的问题。作者提出，一种被称为晚期糖基化终末产物（advanced glycation end products，AGEs）的化合物可能是 β-淀粉样多肽积累的一个原因。现代饮食包含过多的营养结合的 AGEs，如神经毒性甲基乙二醛衍生物（neurotoxic methyl-glyoxal derivatives，MG）。通过饮食获取 AGEs 可能会抑制 SIRT1，并最终导致阿尔茨海默病的形成。作者评估了野生型小鼠一生只喂 3 种饮食后出现代谢综合征的差异，低 AGE（MG-）组、AGE（MG+）组和正常（REG）喂养组。（MG+）喂养的老年小鼠和正常（REG）组中，出现了类似的代谢综合征，表现为加重脑 β-淀粉样多肽累积、AGE 累积增加、胶质细胞增生、认知缺陷，并伴随着 SIRT1、烟酰胺磷酸转移酶、AGE 受体 1 和 PPAR γ 的表达抑制。

在对 60 岁以上的健康人群的一项临床研究中，血液中 AGEs 水平高的个体，其血液中的 SIRT1 水平也低，并且在 9 个月的时间里出现了认知衰退和胰岛素抵抗。因此，在老年膳食和血清中的 AGEs 水平（MG）和对胰岛素的敏感性以及与 SIRT1 基因的表达水平呈负相关。AGEs 成为阿尔茨海默病和代谢综合征的风险因素。

（五）其他 sirtuin 蛋白与阿尔茨海默病

其他 sirtuin 蛋白在大脑也表达，SIRT2 还被作为药物靶标，治疗神经退行性疾病如帕金森病和亨廷顿氏病。在阿尔茨海默病患者中对 SIRT2 的 3 个单核苷酸多态性（SNPs）位点与阿尔茨海默病 之间的关联性进行的分析发现，SIRT2 rs10410544 T 和 Apo E ε 4 等位基因和阿尔茨海默病之间有相关性。SIRT3 在阿尔茨海默病中的作用仍不太清楚。 最近的一项研究表明，在培养的海马神经元中通过药物增加线粒体 ROS 可以增加 SIRT3 表达。 在过度表达含有 V717F 突变的 APP 的 PDAPPAD 小鼠模型中，SIRT3 mRNA 表达上调。 在这项研究中，SIRT3 的 mRNA 表达在颞叶皮层显著增加。

四、组蛋白乙酰转移酶（HATs）

HATs 酶较少被重视。哺乳动物中已知的 18 个 HAT 被再分为 GNAT 家族、MYST 家族、p300/CBP 家族和不属于这些家族的其他 HAT。GNAT 家族包括 Hat1、Gcn5、PCAF、Elp3、Hpa2 等；MYST 家族包括 Sas2、Sas3、Esa1、MOF、Tip60、MOZ、MORF、HBO1 等；p300 / CBP 主要包括 p300 和 CBP，由于 CBP 和 p300 等名称重名较多，因此 CBP 和 p300 等又常以 CBP /KAT3A、P300 / KAT3B、PCAF / KAT2B 等方式命名（KAT3A 和 KAT3B 分别是 CBP、P300 和 PCAF 的别名）。

CBP、p300 和 PCAF 研究最多。有 3 个 HATs 是研究最多并确定参与记忆形成过程调节的分子，它们是 CBP、p300 和 PCAF，它们可能代表比 HDACs 更加特异的用于阿尔茨海默病的表观遗传靶标。天然植物产品姜黄素具有 p300 / CBP-HATs 抑制剂活性，有可能用于阿尔茨海默病治疗。

CBP（CREB 结合蛋白）是参与染色质重构的调节因子，p300 是其同源蛋白，它们在 CREB 依赖的转录过程中是必不可少的。CBP /p300 是组蛋白乙酰转移酶，主要对启动子上结合的核小体内组蛋白进行乙酰化，而组蛋白的乙酰化可导致启动子区的染色质序列展开，使得启动子区的 DNA 能与大量的 RNA 聚合酶 II（RNA Pol II） 结合启动转录过程。p300 /CBP 还是一种转录辅激活因子，它能与多种转录因子相互作用，使转录因子被募集到启动子区域，促进转录起始复合物的形成。

PCAF 与 p300 /CBP 形成具有乙酰转移酶活性的复合物，既可以乙酰化游离的组蛋白，又可以乙酰化核小体组蛋白，主要作用位点在组蛋白 H3 上的第 14 位赖氨酸（H3K14）和 H4 上的第 8 位赖氨酸（H4K8）。PCAF 可以与 E1A 竞争性结合 p300/CBP，抑制细胞周期的进行，而 E1A 能阻碍 PCAF 和 p300 CBP 复合物的形成。除了组蛋白之外，PCAF 同样能作为乙酰转移酶乙酰化多种转录因子，包括 p53 和 MyoD，这些因子的乙酰化增加了它们与 DNA 的结合能力，从而增强了转录活性。小鼠缺乏 PCAF / KAT2B 等位基因之一时，可以改善 β-淀粉样多肽注入侧脑室引起的记忆障碍。

CREB-CBP 是 PS （presenilin）的靶基因。家族性阿尔茨海默病的致病基因早老蛋白（presenilin，PS） 可正向调节含 CRE 的相关基因的转录，其中某些基因与记忆形成和神经元存活有重要联系。 在 PS 基因条件性敲除（Psen cDKO） 小鼠大脑皮层中，CREB-CBP 目的基因表达显著下降，这与CBP协同因子的表达下降有重要关系，PS依赖的Notch通路活性下降导致CBP的表达下降。CREB-CBP依赖的基因表达可被PS负向调节，以及被家族性阿尔茨海默病的PS基因突变去阻遏。根据上述发现，CREB-CBP通路活性下降可能是PS基因突变导致阿尔茨海默病的发病机制之一。

CBP/KAT3A对阿尔茨海默病患者的记忆功能是必需的。在淀粉样蛋白沉积的小鼠模型中发现CBP/KAT3A的磷酸化水平下调，在这个模型中过表达CBP /KAT3A则可以改善记忆障碍。进一步研究发现，CBP/KAT3A和P300/KAT3B可以被野生型presenilin 1激活，但不能被阿尔茨海默病相关的presenilin 1突变体蛋白激活。CBP/KAT3A在学习中的作用可能取决于其诱导核受体4a1（Nr4a1）表达的能力，更加详细的基因组水平的转录网络分析认为，CBP与钙信号、转录和突触可塑性都有关系。另一项研究表明CBP/KAT3A并非对所有类型的记忆都是必需的，尤其是海马高度依赖的莫里斯水迷宫测试中，CBP/KAT3A似乎并非必不可少，但结果有待于进一步的研究。CBP在记忆中扮演重要的角色，CBP缺陷小鼠显示长期记忆形成受损，这一表现型可通过HDAC抑制因子的调控而改变。在3重转基因的阿尔茨海默病小鼠模型中，CBP在大脑内的诱导表达，可以恢复这些小鼠受损的记忆功能。在人类，CBP基因突变可导致Rubinstein-Taybi综合征，表现为精神发育迟滞。

BDNF是受CREB-CBP调控的目的基因，CREB-CBP有可能通过BDNF参与阿尔茨海默病的病理生理过程。c-FOS也是CREB的目的基因，c-FOS的水平在阿尔茨海默病患者脑内未降反升，可能与未损伤的神经元代偿性的作用有关。另有研究表明，cAMP /PKA/CREB通路还受到BACE1的调节，这种调节作用并不依赖于β-淀粉样多肽。BACE1转基因小鼠也有学习记忆能力的下降，BACE1通过与腺苷酸环化酶跨膜结构域的相互作用，使细胞cAMP水平、PKA活性、CREB磷酸化程度下降，与记忆和认知功能的障碍有关。

p300和SIRT1共同调节τ乙酰化和脱乙酰化。组蛋白乙酰转移酶p300参与τ乙酰化作用，而SIRT1参与τ脱乙酰化作用。用siRNA或小分子EX527抑制SIRT1可以增加τ的乙酰化作用，敲除鼠大脑的SIRT1则可增强乙酰化的τ和致病形式的磷酸化的τ水平积累。在阿尔茨海默病患者的大脑中，SIRT1水平降低与聚集的数量相关。SIRT1可以通过激活编码α-secretase的基因的转录减少β-淀粉样多肽产生，而SIRT1不足也可能加剧β-淀粉样多肽的积累，继而进一步增加τ乙酰化作用。

p300也可以直接乙酰化τ。因为少量的τ也可能出现在一些细胞的核内，所以p300也可能直接乙酰化τ。τ乙酰化的作用之一是抑制磷酸化的τ转化，相反，促进SIRT1对τ的脱乙酰作用则是消除磷酸化的τ。用siRNA或小分子C646抑制p300降低显著乙酰化的τ水平，C646比siRNA诱发更强烈的脱乙酰化效果。p300也许是因为C646也可以抑制CBP，CBP与p300乙酰转移酶结构域有90%同源性。因此C646抑制CBP和p300的作用比单独用siRNA抑制p300的效果强。

TIP60与Fe65和AICD共同作用调节多种基因转录。TIP60 / KAT5基因编码的蛋白质属于MYST组蛋白乙酰转移酶家族，与Fe65和AICD一起来调节多种基因的转录。β-淀粉样蛋白前体APP水解产生β-淀粉样多肽和APP胞内结构域AICD（APP intracellulardomain），AICD与Fe65结合后会进入细胞核，并与乙酰转移酶Tip60结合，形成一个具有转录活性的3体复合物，在细胞核内具有促进基因转录的作用。在过度表达AICD和Fe65的体系中发现，

AICD 可以调控包括 GSK3β、KAI1、脑啡肽酶（neprilysin）、BACE（β-分泌酶）和 APP 自身等多个蛋白的基因转录。APP 通过 Fe65 使 Tip60 聚集到细胞膜处，促使 CDKs 对 Tip60 进行磷酸化而将其激活，Fe65 和 Tip60 再一起形成复合物转到细胞核内，从而激活 Tip60 靶向基因的转录。

Fe65 是一种衔接蛋白，可以结合许多蛋白质，进入细胞核内起转录因子的作用，调控多个基因，例如与细胞运动有关的 Mena、mDab、Abl 等。Fe65 对于 AICD 的核转位是必要条件。Tip60 为分子量约 60KDA 的组蛋白乙酰转移酶（HTATIP），可受多种信号的控制进行染色体的重构（remodeling），包括 STAT-3、CREB 及 c-myc 等。在果蝇阿尔茨海默病模型中，TIP60 可以逆转 β-淀粉样蛋白诱导的神经毒性和轴突运输缺陷，并通过调节凋亡相关的基因表达促进轴突运输。此外，TIP60 在细胞对 DNA 损伤的反应中起着关键作用。也有证据表明，TIP60 介导微管乙酰化作用，与 HDAC6 作用相反。

五、组蛋白甲基化修饰与阿尔茨海默病

组蛋白甲基化也是可逆的动态反应。组蛋白 N 端的赖氨酸或精氨酸残基都可以被甲基化。赖氨酸残基存在单、双或三甲基化 3 种方式。H3K4、H3K36 和 H3K79 位点的甲基化与转录激活有关，而 H3K9、H3K20 及 H3K27 位点的甲基化则抑制基因表达。组蛋白甲基化反应由数种组蛋白甲基转移酶催化，其中 ESET、G9a 和 SUV39H1 是组蛋白 H3K9 甲基化的重要酶类，G9a 则催化 H3K9 和 H3K27 甲基化，MLL 催化 H3K4 甲基化，EZH2 催化 H3K27 甲基化。组蛋白甲基化也是可逆的动态反应，其相反的脱甲基化过程由组蛋白去甲基化酶催化，主要有 LSD1 和 JmjC 家族 2 类。LSD1 催化 H3K4 去甲基化。JmjC 家族有 JHDM2、JHDM3、JARID、JARID1B、JMJD3、JMJD6 等，JmjC 结构域是这一类组蛋白去甲基化酶的共同基序。

组蛋白甲基化酶是由转录因子募集到特异的启动子上。组蛋白甲基化酶与多种转录因子相互作用，起辅阻遏物或辅激活物的作用，共同调控基因的转录。转录抑制子 REST 的表达沉默是神经干细胞分化的起始必需步骤。REST 能够募集 2 个协同抑制因子（G9a 和 LSD1），从而影响启动子组蛋白甲基化。很多转录沉默复合体中都含有 G9a。例如，在螺旋-环-螺旋（bHLH）转录因子家族成员 SHARP1 介导的转录沉默中，SHARP1 可以导致 HDAC1 和 G9a 在 CCAAT/ 增强子结合蛋白 α［CCAAT/enhancer binding protein（C/EBP）α，C/EBPα］和 PPARγ2 启动子上的滞留并抑制这 2 个基因的表达，进而抑制前脂肪细胞的分化。G9a 与 GRIP1、CARM1 和 E1A 结合蛋白 p300（E1A binding proteinp300，P300）有协同作用，也可作为核受体的辅激活物。

组蛋白甲基化修饰与阿尔茨海默病的研究不多，但对于记忆和认知功能的研究很多。基于早期研究发现，组蛋白的甲基化与神经可塑性和记忆形成都密切相关，尤其是 H3K4 三甲基化（H3K4me3）的作用最为明确。谷氨酸受体启动子区的 H3K4、H3K27 和 H4K20 等多个位点，也有着与年龄相关的甲基化改变。在亨廷顿病患者的大脑皮质，H3K9 三甲基化程度显著提高，研究发现与 CBP 蛋白受损后 H3K9 甲基转移酶 ESET 的表达上调有关。此外，长期的抑郁会导致 BDNF 基因启动子区的 H32K27 持续双甲基化。

增加大脑 H3K4me3 水平可以导致认知障碍，在人类的大脑中 H3K4me3 与谷氨酸受体的表达相关。在条件恐惧训练的小鼠中，海马神经元的 H3K4me3 水平增加。小鼠缺乏 H3K4 甲

基转移酶 Mll1 / KMT2A 的一个等位基因即可以显示出记忆形成受损的表型。小鼠背侧海马齿状回神经元缺乏 KMT2B 也显示出记忆障碍和与学习相关基因的失调，而且 KMT2B 损失不仅使学习相关基因的启动子区 H3K4me3 减少，而且还减少了 H3K9 的乙酰化水平，而 H4K16 乙酰化作用和 H3K4me1 在相同的基因启动子区则不受影响，说明组蛋白的甲基化和组蛋白的乙酰化作用有着紧密的联系。另一个 H3K9 甲基转移酶是 SETDB1/KMT1E。增加小鼠前脑 SETDB1/KMT1E 的表达可以减少抑郁行为，其机制与 NMDA 受体 2 b 亚单位有关。

H3K9 甲基化与异染色质的形成和基因沉默有关。果蝇的研究中，失去 G9a / KMT1C 使记忆形成受损。H3K9 二甲基化酶 G9a / KMT1C 被发现在神经元整合中发挥关键作用，成年小鼠前脑缺乏 G9a / KMT1C 可以产生精神发育迟滞的表型。伏隔核脑区失去 G9a/KMT1C 可以增加可卡因诱导的神经可塑性，用药物抑制内嗅皮层的 G9a 则促进记忆功能，而相同的抑制剂在海马体则可以导致小鼠的记忆功能受损。

H3K9 甲基化的变化明显与 BDNF 下降相关联。APP/SP1/ τ 三重转基因小鼠模型（3xtg-AD）含有突变的 Ps1M146V/APP-Swe 和 tP301L 致病基因，是目前阿尔茨海默病病因学机制探讨中比较理想的模型。在 3 xtg-ad 转基因小鼠和培养的神经元中的一项工作说明了组蛋白甲基化与脑源性神经营养因子 BDNF 之间的相关性。衰老和阿尔茨海默病都有对应激压力的敏感性增加和相伴随的 BDNF 下降，从老年小鼠得到的神经元培养中可以重复这一现象，即使培养条件与年轻神经元没有区别，这与年龄相关的表观遗传学修饰差异有关。从 3xtg-AD 的小鼠模型培养的海马皮质神经元和来自非转基因小鼠的培养神经元进行了比较，特别是单细胞在整个寿命期间的乙酰化和甲基化水平，H3K9 甲基化在非转基因神经元中随着年龄的增加而增加，而在 3 xtg-AD 神经元中这一效应被进一步放大。无论是在非转基因和 3 xtg-AD 转基因神经元中，H3K9 甲基化的变化明显与 BDNF 下降相关联。

脱甲基化酶的研究较少。H3K9 脱甲基化酶 LSD1 / KDM1a 抑制剂注射可以影响小鼠的记忆形成能力。在人类女性中 H3K4 脱甲基化酶 JARID1C / KDM5C 突变与短期记忆缺失及精神发育迟滞有关。H3K9 脱甲基化酶 JMJD2A / KDM4A 被发现和 HDAC1 和蛋白磷酸酶 1（PP1）在一个复合体中，与记忆形成有关。总之，基于目前的数据表明，组蛋白的甲基化，以及甲基转移酶的活动和脱甲基化酶都在记忆形成中发挥作用，但仍有太多未知。

第四节　非编码 RNA、线粒体与阿尔茨海默病

一、非编码 RNA

非编码 RNA（Non-coding RNA）是指不编码蛋白质的 RNA。其中包括 rRNA、tRNA、snRNA、snoRNA 和 microRNA 等多种已知功能的 RNA，还包括未知功能的 RNA。这些 RNA 的共同特点是都能从基因组上转录而来，但是不翻译成蛋白，而是在 RNA 水平上能行使各自的生物学功能。非编码 RNA 从长度上可以分为 3 类：小于 50 nt，包括 microRNA、siRNA、piRNA；50 nt 到 500 nt，包括 rRNA、tRNA、snRNA、snoRNA、SLRNA、SRPRNA 等等；大于 500 nt，包括长的 mRNA-like 的非编码 RNA，长的不带 polyA 尾巴的非编码 RNA 等等。非编码 RNA 可以通过表观遗传机制影响基因表达，如影响 DNA 甲基化、组蛋白修饰、染色质

重塑等。

（一）microRNA（miRs）与阿尔茨海默病密切相关

microRNA（miRs）是一类 21~23 nt 的小 RNA，其前体大概是 70~100 nt 左右，形成标准的发夹结构，经过 dicer 酶加工后成为 21~23 nt 的单链 RNA。microRNA 不同于 siRNA（双链），但是和 siRNA 密切相关。microRNA 的作用机制是与 mRNA 互补，让 mRNA 沉默或者降解，但其机制区别于 siRNA 介导的 mRNA 降解。第 1 个被确认的 miRNA 是在线虫中首次发现的 lin-4 和 let-7。

在阿尔茨海默病中发现了各种 microRNA 的差异表达。使用微阵列技术分析阿尔茨海默病患者的血液样本，发现了 462 个 miRs 在阿尔茨海默病患者中有所增加，其中包括 miR34a 和 miR181b，而被发现下调的是 miR29b。 miR- 101 参与 APP 水平的负调节，在阿尔茨海默病患者的大脑皮层中表达减少。miR-20a、miR-17-5p 和 miR-106b 的减少亦与 APP 的增加趋势一致，特别是 miR-106b 由于其在脑组织内含量丰富，故 miR-106b 在阿尔茨海默病患者的大脑皮层中表达减少尤为明显。在 APP 基因中的 SNPs 现象与 miR16 和 miR101 等有关。

大规模筛查研究确认了 miRs 对淀粉样病变的影响。用 β-淀粉样多肽处理海马神经元导致 21 个 miRs 水平的改变。 横向比较模型鼠和人类大脑组织的数据，确定了 miR9、miR181c、let7i、miR30c、 miR148b 和 miR20 是与 β-淀粉样多肽相关的关键的 miRs。 另一项研究在 5 个不同的小鼠模型中都证实，miR146a 的表达升高与 β-淀粉样多肽沉积有关。在 β-淀粉样多肽治疗后的海马神经元中也发现了 miR146a 的下调，但在 APP 小鼠模型中却没有类似结果。

现在有大量的证据表明，miR29 在阿尔茨海默病患者脑组织中下调。 β 分泌酶 BACE1 是 miR29 的直接靶标，miR29 水平下降可以直接导致 BACE1 水平的升高，从而促进淀粉样病变发生。BACE1 上 miR29 结合位点的单核苷酸多态性（SNPs）与散发性阿尔茨海默病有关。

其他靶向 BACE1 的 miRs 还有 miR107 、miR298、miR328 也与阿尔茨海默病相关。对不同阶段阿尔茨海默病患者脑组织 RNA 进行分析，发现阿尔茨海默病疾病进程中 miR-107 表达不同程度地减少，BACE1 表达增加，病理改变相应出现。该研究分析证实 miR-107 可通过与靶基因 BACE1 3' UTR 区结合调控 BACE1 表达，进而影响阿尔茨海默病。体外细胞培养证实 miRNA-29a、-29b-1 作用于 BACE1 3' UTR 区，调节 BACE1 表达。

miRs 对于突触可塑性和记忆的巩固至关重要。 例如小鼠型中，miR124 通过对 CREB 分子的调节，控制 5-羟色胺诱导的突触可塑性和记忆形成。 在模型鼠大脑中，miR134 被发现可以控制 CREB 分子水平，而增加 miR134 可以导致记忆障碍。 在发育中的新皮层中，缺乏 DICER 蛋白的鼠出生后很快就致死。当 DICER 被从成年小鼠大脑的兴奋性前脑神经元中敲除后，动物最初表现出记忆形成能力和海马突触可塑性增强，但最终会发展为严重的神经退行性性变。

MiR34c 是学习所诱导增加的 miRs 之一。第 2 代测序和 microRNA 组学（microRNAome）的研究结果发现了学习记忆训练可以同时诱导一批 microRNA 的表达，这些学习所诱导增加的 miRs 很可能是用于对记忆形成相关基因的表达起刹车的作用，这对于神经元的内环境稳态是至关重要的。在小鼠海马中，MiR34c 是学习所诱导增加的 miRs 之一。小鼠海马中的 miR34c 慢性增加会损害记忆形成，而抑制 MiR34c 则可以增强学习和记忆能力。在阿尔茨海默病患者的海马和淀粉样蛋白沉积的模型鼠中也有类似的 miR34c 水平的升高。对 miR206 的研究也获得了类似的研究结果。在鼠的体内操纵 miR34c、miR128、miR182 或 miR132，发现对应激压力诱导的可塑性、恐惧条件学习能力、认知性学习具有至关重要的作用。

在小鼠淀粉样蛋白沉积模型中，皮质 miR34a 被发现上调。 miR34a 可以通过 BCL2 的表达调节 caspase 活动，参与阿尔茨海默病发病机制。 在小鼠淀粉样蛋白沉积模型中还发现，抑制 miR34 可以恢复记忆功能，并与 SIRT1 的调节有关。在人类的阿尔茨海默病大脑中，miR34a 与 TREM2 的下调有关，后者与偶发性阿尔茨海默病有关。但另一项研究发现，抑制 miR34a 可以导致 τ 表达升高，提示在这样一个背景下，提高而不是抑制 miR34a 才应该对阿尔茨海默病治疗有作用。 此外，上调 miR34a 可以延长果蝇的平均寿命，说明还需要更多的研究来充分理解 miR34a 在成年哺乳动物大脑中的复杂作用。

（二）血液和脑脊液 microRNA （miRs）可能成为阿尔茨海默病诊断指标

脑脊液 microRNA （miRs）可能成为阿尔茨海默病诊断指标。miRs 异常可以在阿尔茨海默病临床症状开始出现前约 20 年出现，与其他潜在生物学标志物如蛋白质或 mRNAs 相比，miRs 非常稳定。 因此，许多研究开始调查阿尔茨海默病患者和动物模型脑脊液（CSF）或血样中的 miRs 水平。 与年轻的动物相比，老年大鼠血清中的 miR34a 水平升高。早期使用 TaqMan PCR 方法研究了 miRs 在阿尔茨海默病患者和非精神病对照患者大脑和 CSF 中的表达，发现阿尔茨海默病患者脑组织的中 miR34a 和 29 a / b 的水平增加，在患者的脑脊液中没有发现 miR34 或 miR29a / b 水平的差距，大脑和脑脊液数据的整体相关性也很差。miR30 在 CSF 中增加而在海马组织中表达减少，miR125b 在大脑和 CSF 中都增加。

另一项研究调查了人类海马和 CSF 中的 8 个 miRs 的表达情况。miR16 、miR34c、miR107 、miR128a 和 miR146a 被发现在海马中的表达水平改变，这与以往的研究结果相吻合。脑脊液样本分析由于来源限制和血液污染而受到阻碍，但在阿尔茨海默病患者中发现的 miR146a 水平较低的报告仍然是可靠的。 另一项专门针对 let7-b 的研究发现，在阿尔茨海默病患者的 CSF 中 let7-b 增加。 这些数据表明，CSF 中 miRs 水平的变化是可以检测的，但需要改进方法。

最近的一项研究采用基于阵列检测的纳米字符串技术（array-based nano-string technology）研究阿尔茨海默病患者 CSF 中的 miRs 水平，发现 miR273 p 在阿尔茨海默病患者的 CSF 中降低，而在海马中的水平则升高。 使用第 2 代测序技术研究阿尔茨海默病患者 CSF 中的所有非编码 RNA 的组学研究方法也许是一种选择。

（三）其他非编码 RNAs

除了 micro RNAs，其他小、长非编码 RNAs（small and long non-coding RNAs）如 piRNAs 或 lincRNAs （long intergenic non-coding）已被确定与阿尔茨海默病有关。 piRNAs [PIWI-interacting （pi）RNAs] 最初被认为只存在于生殖细胞中，但现在发现在海兔模型中参与学习调节，可能是大脑中可塑性的重要调节机制，用以抵消 micro RNAs 的作用。Tsx 是一个长非编码 RNA，与生殖细胞功能有关，但在缺乏 Tsx 的老鼠中，显示短期记忆功能的增强。

LncRNA 是一类转录本长度超过 200 nt（核苷酸单位）的功能性 RNA 分子，它们缺乏编码蛋白的能力，以 RNA 形式在多种层面上调控基因的表达水平。目前发现的参与哺乳动物基因活动的 lncRNA 已有上千个，参与 X 染色体沉默、基因组印记、染色质修饰、转录激活、转录干扰、核内运输等多种重要调控过程，以多种模式保护蛋白编码基因。一般来说，lncRNA 主要从表观遗传学、转录调控及转录后调控等 3 个层面实现对基因表达的调控，或在编码蛋白基因的上游启动子区转录，干扰邻近蛋白编码基因的表达，或抑制 RNA 聚合酶Ⅱ，或介导染色质重构和组蛋白修饰而影响基因表达，或与编码蛋白基因的转录本形成互补双链，进而干扰 mRNA 的剪切等。

LncRNAs 也被观察到在阿尔茨海默病患者中有变化，lncRNAs 水平的增加可以影响 β-淀粉样多肽代谢。LncRNAs 的 SNPs 与大脑结构和认知功能有关，但与阿尔茨海默病的关系仍然知之甚少。例如非编码 RNA BC200 在阿尔茨海默病患者中增加，它可以调节树突蛋白质合成，而在正常的老年人中则是降低的。但早期的研究发现，在阿尔茨海默病患者的 Brodman 22 脑区中 BC200 表达是下调的。

BACE1-AS 是 BACE1 的一个长的非编码 RNA 的反义转录本，近来被发现在阿尔茨海默病患者的海马和皮层中上调。它转录自 BACE1ASβ 分泌酶编码基因 BACE1 的反义链。BACE1AS 可以改善 BACE1 的稳定性，防止 BACE1 mRNA 受核酸酶降解，从而诱导更多的 β-淀粉样蛋白累积，β-淀粉样蛋白累积又反过来促进 BACE1AS 的表达，形成正反馈循环，加速阿尔茨海默病的发展。当实验中加入特异性针对 BACE1AS 的 siRNA 后，发现 BACE1AS 的表达水平降低，β-淀粉样蛋白的表达水平也同时下降，提示 BACE1AS 是一个非常理想的治疗阿尔茨海默病的药物靶点。

二、线粒体表观遗传与阿尔茨海默病

线粒体 DNA 在阿尔茨海默病的发生发展中扮演重要角色。线粒体 DNA 决定线粒体功能和对活性氧簇（reactive oxygen species，ROS）等氧化应激信号的反应。大量研究证实，阿尔茨海默病患者及动物模型的细胞线粒体存在电子传递链损伤和线粒体 DNA 突变，神经元线粒体形态异常和变性，钙稳态破坏，生物能量合成缺陷。一些线粒体相关酶活性降低，线粒体结构和功能紊乱，进而 β-淀粉样多肽生成增多，与氧化应激、β-淀粉样多肽沉积等病理改变相互促进，在阿尔茨海默病的发生发展中扮演重要角色。

线粒体功能障碍发生在阿尔茨海默症的早期，无论是在受影响的脑组织中，或是在白细胞中，都可能通过增加氧化应激而促进神经变性的累积。线粒体缺乏 DNA 修饰，因此，很少注意到线粒体基因的表观遗传变化。最近的研究证明，线粒体基因组确实可以发生表观遗传修饰的改变，人们才开始注意线粒体表观遗传功能障碍可能发挥的作用。

线粒体 DNA 甲基化的水平较低。由于缺乏组蛋白，线粒体 DNA 分子以集群方式成为类核，拴系在线粒体膜上。基于早期在青蛙和 HeLa 细胞上的实验证据，一直以来，人们都认为线粒体缺乏 DNA 甲基化所需的机制。然而近来在线粒体 DNA 的主要 13 个基因中发现了 435 个 CpG 位点，这些 CpG 位点多聚集于多态性位点周围。线粒体基因组中有约 3 358 个多态性变异体，超过半数的 CpG 在线粒体基因组中的部位与多态性变体共定位。小鼠的线粒体 DNA 甲基化维持在非常低的水平（<5%），线粒体 DNA 甲基化的较低水平可能与线粒体 DNA 在类核中的结构安排和相关的类核蛋白有关。

线粒体 DNA 缺乏保护性组蛋白，这也是 mtDNA 突变比较常见的原因之一。但有证据表明，某些类型的组蛋白仍然可以定位于线粒体膜上，尽管这些组蛋白的水平比在细胞核中的水平要低得多。在核 DNA 中，组蛋白修饰对转录控制非常重要。在某些疾病中组蛋白修饰可以影响核编码的线粒体蛋白，弗里德共济失调（Friedreich ataxia）就是其中一个例子。这种疾病是由 FXN 基因转录沉默引起的，它编码的线粒体蛋白参与铁 - 硫簇（iron-sulphur clusters）的生物合成。FXN 基因转录沉默以三核苷酸扩张为其特点，从而导致密集压缩的异染色质的形成，组蛋白去乙酰化酶抑制剂有可能用于这种疾病的治疗。

近来发现，通过线粒体靶向的引导肽序列引导，DNA 甲基转移酶 1（DNMT1）可以移位到线粒体中，并结合到线粒体的基质内。线粒体内 DNMT1 的水平受到已知基因的调控，包括 NRF1 和 PGC1α 在内，它们能够调节线粒体的生物合成。DNMT1 通过对线粒体 DNA 胞嘧啶残基的甲基化，调控线粒体内基因的表达。

线粒体 DNA 甲基化可以对氧化应激应答。亚致死剂量的活性氧（ROS）（过氧化氢）诱导可以减少线粒体甲基化，而线粒体 DNA 甲基化的抑制则可能起到代偿线粒体 DNA 损伤的作用。在线粒体疾病中，ROS 增加可以下调核 - 线粒体基因，进一步增加呼吸链的活动，进而又产生更多活性氧，恶性循环最终导致生物能量衰竭。

线粒体对于核基因的表观遗传状态具有意义。最近的一项研究表明，细胞去除线粒体 DNA 后可以导致核基因组 DNA 甲基化的改变，重新给以线粒体 DNA 则可以逆转此变化，说明线粒体对于核基因的表观遗传的状态具有重要的决定意义。另一方面，核基因组 DNA 甲基化的改变，也可以通过迄今未知的途径介导下游线粒体 DNA 的致病性突变。核基因的组织特异性表达可能有助于线粒体疾病的组织选择性，而表观遗传标记变化可以有助于解释线粒体疾病的表型变异。

对比核内的非线粒体基因而言，核内的线粒体基因可能会更加积极地响应于线粒体表观遗传状态的变化。进一步分析甲基化在线粒体 DNA 的不同区域的变化和核线粒体基因的 DNA 甲基化的可能变化，对于深入了解线粒体疾病具有重要作用。

miRNA 参与了线粒体代谢的调节。尽管迄今为止没有证据直接证明线粒体功能紊乱可以直接影响 miRNA 的表达，但有越来越多的证据表明，miRNA 参与了线粒体代谢的调节。例如，miR-210 被假定为靶向于电子传递链和三羧酸循环，降低线粒体代谢；miR-30 可以调节线粒体分裂；另一些 miRNA（包括 miR-210 和 miR-128a）则可以直接激活 ROS 的产生；在大鼠中，发现有一批 miRNA 与线粒体相关联，这些 miRNA 参与细胞凋亡、细胞增殖和细胞分化调节。

DNA 甲基化和组蛋白修饰可以通过调节 miRNA 的表达间接影响线粒体表观遗传调控。例如，活性氧引起的核基因组中 DNA 甲基化模式的改变有可能改变 miRNA 的表达，而且这些表观遗传标记本身也受到另外一些 miRNA 的调节，如 miRNA 可以影响 DNA 甲基转移酶和组蛋白脱乙酰化酶的表达。

（扈启宽）

参考文献

［1］Adwan L. Zawia N H and Epigenetics: a novel therapeutic approACh for the treatment of Alzheimer's disease. Pharmacol Ther, 2013，139（1）：41-50.

［2］Al-Mahdawi S，Virmouni S A，Pook M A. The emerging role of 5-hydroxymethylcytosine in neurodegenerative diseases. Front Neurosci, 2014，8：397.

[3] Bahari-Javan S, Sananbenesi F, Fischer A. Histone-acetylation: a link between Alzheimer's disease and post-traumatic stress disorder? Front Neurosci, 2014, 8: 160.

[4] Banzhaf-Strathmann J, Claus R, Mü ckeO, et al. Promoter DNA methylation regulates progranulin expression and is altered in FTLD.Acta Neuropathol Commun,2013, 1（1）: 16.

[5] Bagyinszky E, Youn Y C, An S S, et al. The genetics of Alzheimer's disease. Clin Interv Aging, 2014, 9: 535-551.

[6] Bennett D A, Yu L, Yang J, et al. Epigenomics of Alzheimer's disease. Transl Res, 2015, 165（1）: 200-220.

[7] Bihaqi S W, Zawia N H. Alzheimer's disease biomarkers and epigenetic intermediates following exposure to Pb in vitro. Curr Alzheimer Res,2012, 9（5）: 555-562.

[8] Cadena-del-Castillo C, Valdes-Quezada C, Carmona-Aldana F, et al. Age-dependent increment of hydroxymethylation in the brain cortex in the triple-transgenic mouse model of Alzheimer's disease. J Alzheimer's Dis,2014, 41（3）: 845-854.

[9] Cai W, Uribarri J, Zhu L, et al. Oral glycotoxins are a modifiable cause of dementia and the metabolic syndrome in mice and humans. Proc Natl Acad Sci U S A, 2014, 111（13）: 4940-4945.

[10] Chaudhry M, Wang X, Bamne M N, et al. Genetic Variation in Imprinted Genes is Associated with Risk of Late-Onset Alzheimer's Disease. J Alzheimer's Dis, 2015, 44（3）: 989-994.

[11] Chinnery P F, Elliott H R, Hudson G, et al. Epigenetics, epidemiology and mitochondrial DNA diseases. Int J Epidemiol,2012, 41（1）: 177-187.

[12] Chiu S, Woodbury-Fariña M A, Shad M U, et al. The role of nutrient-based epigenetic changes in buffering against stress, aging, and Alzheimer's disease. Psychiatr Clin North Am,2014, 37（4）: 591-623.

[13] Chouliaras L, Van D L, Kenis G, et al. Age-related increase in levels of 5-hydroxymethylcytosine in mouse hippocampus is prevented by caloric restriction. Curr Alzheimer Res, 2012, 9（5）: 536-544.

[14] Condliffe D, Wong A, Troakes C, et al. Cross-region reduction in 5-hydroxymethylcytosine in Alzheimer's disease brain. Neurobiol Aging, 2014, 35（8）: 1850-1854.

[15] Cook C, Carlomagno Y, Gendron T F, et al. Acetylation of the KXGS motifs in τ is a critical determinant in modulation of τ aggregation and clearance. Hum Mol Genet,2014, 23（1）: 104-116.

[16] Cornelius C, Trovato Salinaro A, Scuto M, et al. Cellular stress response, sirtuins and UCP proteins in Alzheimer disease: role of vitagenes. Immun Ageing, 2013, 10（1）: 17-41.

[17] Devall M, Mill J, Lunnon K. The mitochondrial epigenome: a role in Alzheimer's disease? Epigenomics, 2014, 6（6）: 665-675.

[18] De Jager P L, Srivastava G, Lunnon K, et al. Alzheimer's disease: early alterations in brain DNA methylation at ANK1, BIN1, RHBDF2 and other loci. Nat Neurosci,2014, 17（9）: 1156-1163.

[19] Fischer A. Epigenetic memory: the Lamarckian brain. EMBO J, 2014,33（9）: 945-967.

[20] Fitzsimons C P, Van B E, Schouten M, et al. Epigenetic regulation of adult neural stem cells: implications for Alzheimer's disease. Mol Neurodegener, 2014, 9: 25.

[21] Franco R. Enhancing cognition before clinical symptoms of dementia. Front Syst Neurosci, 2014, 8: 240.

[22] Halaschek-Wiener J, Amirabbasi-Beik M, Monfared N, et al. Genetic variation in healthy oldest-old. PLoS One, 2009, 14; 4 (8): e6641.

[23] Hendrickx A, Pierrot N, Tasiaux B, et al. Epigenetic regulations of immediate early genes expression involved in memory formation by the amyloid precursor protein of Alzheimer disease. PLoS One, 2014, 9(6): e99467.

[24] Issa J P. Aging and epigenetic drift: a vicious cycle. J Clin Invest, 2014, 124 (1): 24-29.

[25] Kirilyuk A, Shimoji M, Catania J, et al. An intrinsically disordered region of the acetyltransferase p300 with similarity to prion-like domains plays a role in aggregation. PLoS One, 2012, 7 (11): e48243.

[26] Kubota T. Epigenome: what we learned from Rett syndrome, a neurological disease caused by mutation of a methyl-CpG binding protein. Rinsho Shinkeigaku,2013, 53 (11): 1339-1341.

[27] Kumar R, Chaterjee P, Sharma P K, et al. Sirtuin1: a promising serum protein marker for early detection of Alzheimer's disease. PLoS One, 2013, 8 (4): e61560.

[28] Lacobazzi V, Castegna A, Infantino V, et al. Mitochondrial DNA methylation as a next-generation biomarker and diagnostic tool. Mol Genet Metab,2013, 110 (1-2): 25-34.

[29] Lalla R, Donmez G. The role of sirtuins in Alzheimer's disease. Front Aging Neurosci,2013, 5: 16.

[30] Lashley T, Gami P, Valizadeh N, et al. Alterations in global DNA methylation and hydroxymethylation are not detected in Alzheimer's disease. Neuropathol Appl Neurobiol, 2015, 41 (4): 497-506

[31] Lunnon K, Mill J. Epigenetic studies in Alzheimer's disease: current findings, caveats, and considerations for future studies. Am J Med Genet B Neuropsychiatr Genet, 2013, 162B (8): 789-799.

[32] Lord J, Cruchaga C. The epigenetic landscape of Alzheimer's disease. Nat Neurosci, 2014, 17 (9): 1138-1140.

[33] Mendioroz Iriarte M, Pulido Fontes L, Méndez-López I. Neuroepigenetics: Desoxyribonucleid acid methylation in Alzheimer's disease and other dementias. Med Clin (Barc), 2015, 144 (10): 457-464.

[34] Minopoli G, Gargiulo A, Parisi S, et al.Fe65 matters: new light on an old molecule. IUBMB Life, 2012, 64 (12): 936-942.

[35] Min S W, Cho S H, Zhou Y, et al. Acetylation of τ inhibits its degradation and contributes to tauopathy. Neuron,2010, 67 (6): 953-966.

[36] Morris M S. The role of B vitamins in preventing and treating cognitive impairment and decline. Adv Nutr, 2012, 3 (6): 801-812.

[37] Narayan P J, Lill C, Faull R, et al. Increased acetyl and total histone levels in post-mortem Alzheimer's disease brain. Neurobiol Dis, 2014, 74C: 281-294.

[38] Nicolia V, Lucarelli M, Fuso A. Environment, epigenetics and neurodegeneration: Focus on nutrition in Alzheimer's disease. Exp Gerontol, 2015, 68: 8-12.

[39] Pezzi J C, Ens C M, Borba E M, et al. DNA methyltransferase haplotype is associated with Alzheimer's disease. Neurosci Lett, 2014, 579: 70-74.

[40] Rao J S, Keleshian V L, Klein S, et al. Epigenetic modifications in frontal cortex from Alzheimer's disease and bipolar disorder patients. Transl Psychiatry, 2012, 2: e132.

[41] Reynolds E H. Folic acid, ageing, depression, and dementia. BMJ, 2002, 324 (7352): 1512-1515.

[42] Rosales-Reynoso M A, Ochoa-Hernández A B, Juárez-Vázquez C I, et al. Epigenetic mechanisms in the development of memory and their involvement in certain neurological diseases. Neurologia, 2016, 31 (9) : 628-638.

[43] Santer F R, Höschele P P, Oh S J, et al. Inhibition of the acetyltransferases p300 and CBP reveals a targetable function for p300 in the survival and invasion pathways of prostate cancer cell lines. Mol Cancer Ther, 2011, 10 (9) : 1644-1655.

[44] Selenica M L, Benner L, Housley S B, et al. Histone deacetylase 6 inhibition improves memory and reduces total tau levels in a mouse model of tau deposition. Alzheimer's Res Ther, 2014, 6 (1) : 12.

[45] Sezgin Z, Dincer Y. Alzheimer's disease and epigenetic diet. Neurochem Int, 2014, 78: 105-116.

[46] Shah S, McRae A F, Marioni R E, et al. Genetic and environmental exposures constrain epigenetic drift over the human life course. Genome Res, 2014, 24 (11) : 1725-1733.

[47] Siegmund K D, Connor C M, Campan M, et al. DNA methylation in the human cerebral cortex is dynamically regulated throughout the life span and involves differentiated neurons. PLoS One, 2007, 2 (9) : e895.

[48] Simões-Pires C, Zwick V, Nurisso A, et al. HDAC6 as a target for neurodegenerative diseases: what makes it different from the other HDACs? Mol Neurodegener, 2013, 8: 7.

[49] Slomnicki L P, Leśniak W. A putative role of the Amyloid Precursor Protein Intracellular Domain (AICD) in transcription. Acta Neurobiol Exp (Wars) , 2008, 68 (2) : 219-228.

[50] Stagni F, Giacomini A, Guidi S, et al. Long-term effects of neonatal treatment with fluoxetine on cognitive performance in Ts65Dn mice. Neurobiol Dis, 2014, 74C: 204-218.

[51] Stante M, Minopoli G, Passaro F, et al. Fe65 is required for Tip60-directed histone H4 acetylation at DNA strand breaks. Proc Natl Acad Sci USA, 2009, 106 (13) : 5093-5098.

[52] Teschendorff A E, West J, Beck S. Age-associated epigenetic drift: implications, and a case of epigenetic thrift? Hum Mol Genet, 2013, 22 (R1) : R7-R15.

[53] Tong Z, Han C, Qiang M, et al. Age-related formaldehyde interferes with DNA methyltransferase function, causing memory loss in Alzheimer's disease. Neurobiol Aging, 2015, 36 (1) : 100-110.

[54] Wainaina M N, Chen Z, Zhong C. Environmental factors in the development and progression of late-onset Alzheimer's disease. Neurosci Bull, 2014, 30 (2) : 253-270.

[55] Walker M P, LaFerla F M, Oddo S S, et al. Reversible epigenetic histone modifications and Bdnf expression in neurons with aging and from a mouse model of Alzheimer's disease. Age (Dordr) , 2013, 35 (3) : 519-531.

[56] Wang R, Li J J, Diao S, et al. Metabolic stress modulates Alzheimer's β-secretase gene transcription via SIRT1-PPAR γ-PGC-1 in neurons. Cell Metab, 2013, 17 (5) : 685-694.

[57] Wang S C, Oelze B, Schumacher A. Age-specific epigenetic drift in late-onset Alzheimer's disease. PLoS One, 2008, 3 (7) : e2698.

[58] Yu L, Chibnik L B, Srivastava G P, et al. Association of Brain DNA Methylation in SORL1, ABCA7, HLA-DRB5, SLC24A4, and BIN1 With Pathological Diagnosis of Alzheimer Disease. JAMA Neurol,2015, 72 (1) : 15-24.

[59]宋承远，郭纪锋，唐北沙．表观遗传学在中枢神经系统退行性疾病中的研究进展．中国现代神经疾病杂志，2013, 13(7)555-560.

[60] 徐龙勇，陈德桂．组蛋白去甲基化酶研究进展．生命科学，2010,22(2): 109~114．

[61] 张燕霞，高可润，禹顺英.5-羟甲基胞嘧啶的研究进展.HEREDITAS（Beijing），2012，34（5）: 509-518.

[62] 宋海龙，郑焱，王晓民.CREB 信号通路在神经系统中的调控及功能．中国生物化学与分子生物学报，2013，29（9）: 797-804.

[63] 郭素芬，崔荣军，李志强.DNA 甲基化与非肿瘤性疾病的研究进展．医学综述，2009, 15（15）: 2270-2272.

[64] 马燕玲，王丽侠，程须珍.DNA 甲基化作用模式及生物学效应．中国农业科技导报，2010，12（5）: 10-16.

[65] 刘羽，秦川．HDAC2：阿尔茨海默病治疗靶点．中国实验动物学报，2012, 20（5）: 80-83.

[66] 岳春贤，张志．MicroRNA 和表观遗传学对阿尔茨海默病的研究现状．中华脑血管病杂志（电子版），2011,5(1): 49-55.

[67] 林娟玉，黄翔，韩爱东．p300/CBP 及其相关因子 PCAF 与转录调控．中国生物化学与分子生物学报，2009,25（10）: 877-882.

[68] 王运良，尹红蕾，李金凤．阿尔茨海默病的表观遗传学研究进展．中华脑科疾病与康复杂志（电子版），2013,3(1): 45-48.

[69] 马克学，马克世，席兴字．表观遗传跨代继承表型研究进展.Hereditas（Beijing），2014，36（5）: 476-484.

[70] 黄娜，孙晓东．高同型半胱氨酸血症与阿尔茨海默病及临床处理．实用糖尿病杂志，2014, 10（1）: 7-9.

[71] 汤荟冬，MaoXiaoou, JinKunlin. 三重转基因阿尔茨海默病动物模型的神经再生研究．神经病学与神经康复学杂志，2008, 5（2）: 102-105.

[72] 张广侠，李涛．神经系统中组蛋白修饰调控的研究进展．广东医学,2013 ,34 (2): 317-320.

[73] 唐吉平，邹伟，唐小卿．同型半胱氨酸与阿尔茨海默病的相关性研究．蛇志，2012,24(3): 290-292.

[74] 高原，惠宁，刘善荣．长链非编码 RNA 的研究进展．第二军医大学学报，2011,32(7): 790-794.

[75] 许可，姜招峰．组蛋白去乙酰化酶 6 与阿尔兹海默病．生命的化学,2011 ,31(5): 667-670.

第二十章
有关阿尔茨海默病治疗药物的研究进展

内容提要

随着人类社会的老龄化，阿尔茨海默病的发病率呈逐年攀升趋势，对阿尔茨海默病的治疗有着重要的医学意义和社会意义。目前常用的阿尔茨海默病治疗药物只是能够减轻症状，尚不能阻止或延缓疾病病程。本章将对最新的阿尔茨海默病酶抑制剂和增效剂的作用靶点提供深入的介绍，这些新的发现将为解决阿尔茨海默病药物治疗的困境以及尚未解决的相关疑团而铺平道路。

目　录

第一节　概论

阿尔茨海默病（AD），一种多因素的神经退行性疾病，是造成 85 岁以上年龄人群失能和老年人痴呆的主要原因（Larson et al，1992）。根据流行病学调查，估计 65 岁以上老年人阿尔茨海默病患病率约为 7%~10%，而 85 岁以上的患病率迅速升高至 50%~60%（Evans et al，1989；McKhann et al，1984），全球约有 3 500 万阿尔茨海默病患者。在欧洲，约有 730 万人患有痴呆症。由于预期寿命的增加，这个数字将在未来大幅增加，预计到 2050 年增加至 1 亿 1 400 万（Ferri et al，2005；Brodaty et al，2011；Berr et al，2005；Minati et al，2009）。

阿尔茨海默病是一种渐进性的，不知不觉之间加剧的认知功能缺陷，而在疾病的晚期变得什么都不能干。这些可怕的症状明显地妨碍了患者的生活质量，导致患者生活不能自理而要依赖他人的帮助，住院或者不可避免地死亡（Hughes et al，1982）。阿尔茨海默病的最常见的形式是晚发型阿尔茨海默病（late-onset AD，LOAD），大约占了所有阿尔茨海默病例的95%（Desai et al，2005）。虽然，罹患阿尔茨海默病的特殊原因并不清楚，但是在一期病变患者中（轻度）分析危险因子，如年龄、家族史这些因素，对发展成为痴呆是最重要的，对这一点仍然有许多值得商榷的地方（Aliev et al，2008）。然而，单纯提到危险因子并不是形成文献所报道那些阿尔茨海默病的原因。已经检测到一些病例，特别是那些早发型阿尔茨海默病（early-onset AD，EOAD），是一种作为常染色体显性遗传的家族性和遗传性疾病。家族性阿尔茨海默病的风险很显然是遗传性的，而且，已经发现有4个基因与阿尔茨海默病的病理学有关系：淀粉样前体蛋白（amyloid precursor protein，APP）、早老素1（preselinin 1，PSEN-1）、早老素2（preselinin 2，PSEN-2）和Apo E（apolipoprotein E，Apo E4）的 ε 等位基因（Wollmer ,2010；Frank et al，2005）。

在阿尔茨海默患者大脑中发现的经典的特征包括在与记忆相关部位的神经元的丢失，特别是胆碱能神经元，神经递质的耗竭（主要是乙酰胆碱，acetylcholine，ACh），以及突触功能异常（St George-Hyslop，2000）。在显微镜下观察，最常见的发现是异常的蛋白沉积，包括老年性神经炎性斑块（senile neuritic plaque，SNP）和神经纤维缠结（neurofibrillary tangles，NFT）（Goedert et al，2006）。老年斑是 β-淀粉样多肽不溶性聚集物在细胞外的沉积，而NFT则是出现在细胞内，由高度磷酸化的 τ 蛋白所形成的成对的螺旋纤维细丝所组成（Goedert et al，2006）。蛋白质的错误折叠和异常聚集在阿尔茨海默病的病理学方面都发挥着重要的作用，导致了不溶性的病理性结构的形成，从而引起神经元的变性和细胞的死亡（Sadqi et al，2002）。阿尔茨海默病的主要病源学特征是与增加的风险，疾病的发展和进展有关的病理刺激的多重性，通常被认为是疾病的一种假说。确实，迄今为止，这样的假说已经被提出来了，包括淀粉样蛋白假说（Goedert et al，2006）、胆碱酯酶假说（Craig et al，2011）、谷氨酸能假说（Bezprozvany et al，2008）、氧化应激假说（Stydom et al，2009）、金属离子假说（Bonda et al，2011）和炎症假说（Trepanier et al，2010）。

目前用胆碱酯酶抑制剂（AChELs）和N-甲基-D-天冬氨酸（NMDA）受体拮抗剂的治疗是分别基于胆碱能和谷氨酸能受体假说（Trepanier et al，2010）。目前的药物虽然在减轻阿尔茨海默病的症状上有作用，但还不能够制止疾病的进展，这就为正在进行的新的有效的抗阿尔茨海默病药物的研究提供了原动力（Schmitt et al，2004；Schmidt，2008）。于是，阿尔茨海默病的病理学特征的范围仍然在继续拓宽，并且产生了一系列颇有希望前景的治疗靶点。这些非经典的大分子靶点主要是一些参与体内关键生理和病理过程的酶，这些病理过程包括神经毒性和神经变性，诸如分泌酶、乙酰化酶和半胱氨酸天冬氨酸蛋白酶。

在本章，我们将对使用最先进技术来研发对阿尔茨海默病有治疗潜力的经典的和非经典的酶抑制剂和增效剂的靶点提供深入的介绍。这些新的方法促使在神经变性方面药物的发现，研发新的有效的治疗疾病的药物，目的在于改善阿尔茨海默患者的生活质量，并为解决这些困境以及尚未解决的阿尔茨海默病的疑团而铺平道路。

第二节　经典的酶作用靶点

一、乙酰胆碱酯酶

胆碱能的传递在大脑皮质的发育和大脑活动、脑血流量、睡眠-清醒周期、学习记忆和认知方面发挥着极为重要的作用（Rees et al，2003；Brimijion，1983）。乙酰胆碱在胃肠道，尿道和眼睛刺激平滑肌收缩，而且降低心率并舒张血管平滑肌，引起血管舒张。对胆碱能刺激和生理学反应取决于其所作用的突触后受体的类型，它也可能是毒蕈碱型受体（mAChR），也可能是烟碱型受体（nAChR）（Brodaty et al，2011；Rees et al，2003）。

乙酰胆碱酯酶（AChE，E.C.3.1.1.7）是一种丝氨酸蛋白酶，能水解神经递质乙酰胆碱（ACh）羧基侧的酯键来提供胆碱和乙酸（图 20–1），这在自主和躯体神经系统中的胆碱能神经递质传递过程中起着重要作用。乙酰胆碱酯酶主要在神经组织、神经肌接头、细胞质和红细胞中表达（Brimijoin，1983；Heller et al，1972；de Almeida et al，2010）。

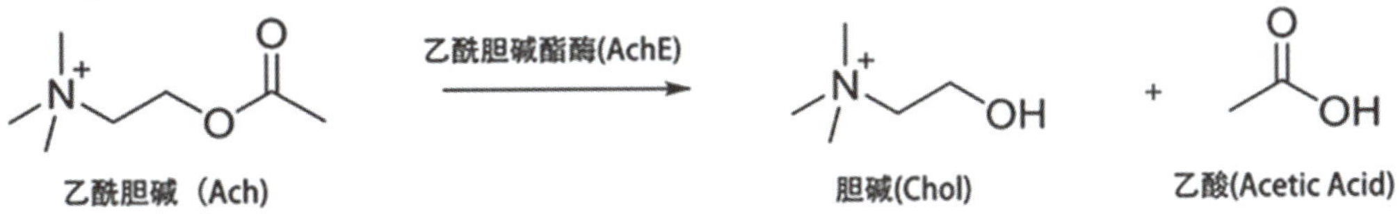

图 20–1 乙酰胆碱酯酶的催化活性

从结构上了解 AChE 是通过对一种叫做加利福尼亚电鳐（图 20–2）的生物的研究而得到的（Sussman et al，1991），该研究发现酶的活性位点（催化阴离子部位，CAS）位于一个深的狭长的谷底部位（图 20–3）。

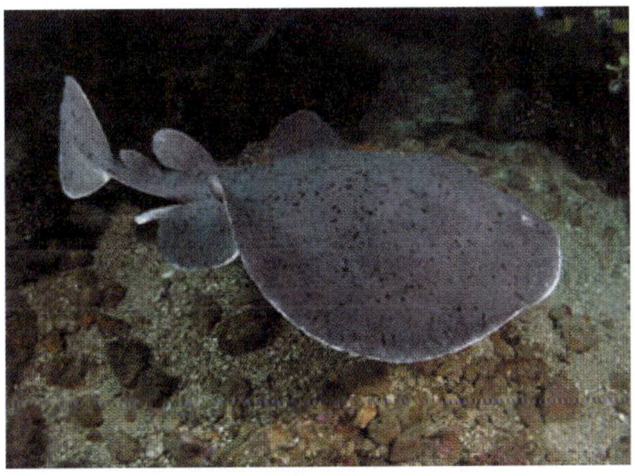

图 20–2 加利福尼亚电鳐（Torpedo–californica）

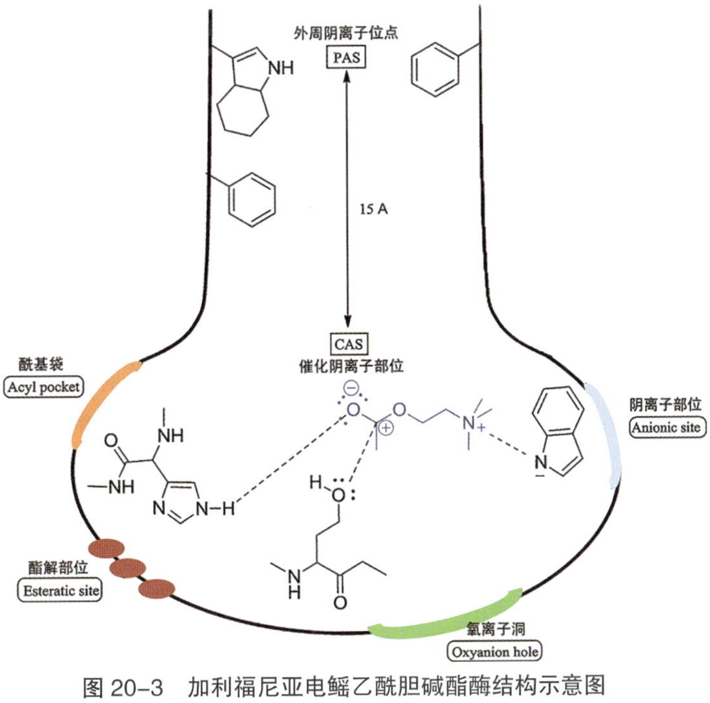

图 20–3 加利福尼亚电鳐乙酰胆碱酯酶结构示意图

其特点是有许多亚单位、阴离子位点、酰基袋，这些结构决定了底物的选择性。已知的另外一个重要的亚单位是外周阴离子位点（peripheral anionic site，PAS），位于距催化阴离子位点大约 15Å 的部位（Dvir et al，2010；Silman et al，2008）。乙酰胆碱酯酶的水解活性使乙酰胆碱失活，是终结乙酰胆碱作用的一个基本的生理学机制。

已经发现胆碱能神经元在阿尔茨海默病中经历了严重的变性型改变，导致了乙酰胆碱的耗竭和胆碱能神经功能低下，这就造成了阿尔茨海默病患者的记忆力损害和认知功能衰退（Chliebs et al，2006，2011）。所以使用乙酰胆碱酯酶抑制剂来恢复突触水平的乙酰胆碱浓度来治疗由胆碱能的失衡所引起的症状，代表了阿尔茨海默病药物治疗学方面的一个理性方法。此外，已经有研究发现胆碱酯酶是一种能与淀粉样多肽沉积物共定位的蛋白质，并能直接促进淀粉样多肽的组装和聚集成不溶性的斑块，这是阿尔茨海默病病理学方面的一个重要的生物化学里程碑（Inestrosa et al，1996；Rees et al，2003；Lane et al，2004）。这些乙酰胆碱酯酶的次要的非胆碱能功能是由酶活性中心的 PAS 来完成的。此外神经和非神经系统的胆碱能系统在调节大脑局部血流方面也起着重要的作用。这些发现会修改在阿尔茨海默病中过分简单的胆碱能假说，这个假说仅仅局限于症状的治疗而忽略了胆碱能理论作为疾病治疗制剂的潜在的可能性（Lane et al，2004）。胆碱酯酶主导着健康脑的功能，丁酰胆碱酯酶（BChE）在调控突触乙酰胆碱水平方面也扮演着一个小角色。这种情况在患有阿尔茨海默病的时候则完全被改变了，乙酰胆碱酯酶的活性保持不变，而丁酰胆碱酯酶的活性却持续性地增加（Greig et al，2002）。2 种酶的底物特异性、动力学和酶活性在不同的脑区域中是不同的。丁酰胆碱酯酶的抑制也曾被考虑作为一个有效的方法来恢复阿尔茨海默病患者的胆碱能功能（Lane et al，2004，2006），它在人体中调节胆碱能的转运方面的作用目前还不是十分清楚，而乙酰胆碱酯酶仍然是这个假说中的主要靶标。尽管如此，丁酰胆碱酯酶抑制剂分析仍然与乙酰胆碱酯酶抑制剂的研究平行进行，以期获得正在研究的化合物的选择参数。

（一） 乙酰胆碱酯酶抑制剂在治疗中的应用

乙酰胆碱酯酶抑制剂是用来治疗几种神经肌肉疾患，并用来作为治疗阿尔茨海默病的第 1 代药物。迄今为止，有 4 种药物作为乙酰胆碱酯酶抑制剂已经获得美国联邦食品药物管理局（FDA）的批准用来治疗阿尔茨海默病，它们是多奈哌齐（Donepezil；商品名安理申、Aricept®）、加兰他敏（Galantamine；商品名 Razadyne）、利斯的明（Rivastigmine；商品名艾斯能，Exelon®）和他克林（Tacrine；商品名益智胶囊，Cognex®）（见图 20-4）。这些处方药用来治疗与记忆、思维、语言、判断和其他与认知过程有关的症状。然而，由于耐受性差和不良的药理学作用，他克林目前已经退出了市场（Francis et al，1999）。总体来说，这些药物在药理学方面治疗痴呆是一个重要的进步，但是寻求新的更为有效的乙酰胆碱酯酶抑制剂来治疗阿尔茨海默病的探索仍然在不断地进行中，而且乙酰胆碱酯酶对阿尔茨海默病症状的改善仍然是一个高度切实可行的靶标（Wilkinson et al，2004）。

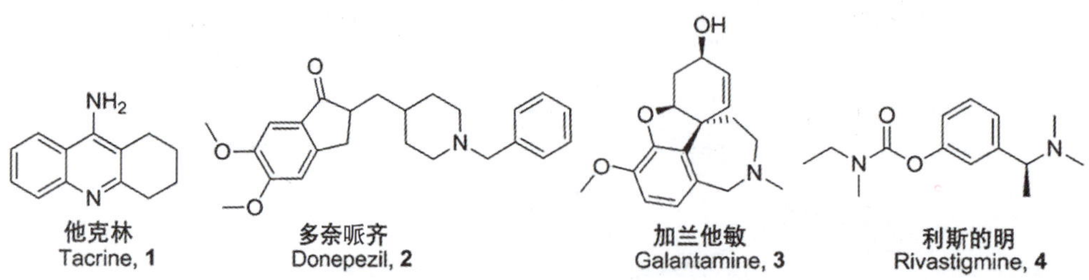

图 20-4 美国食品药品管理局批准的用来治疗阿尔茨海默病的乙酰胆碱酯酶抑制剂结构图

（二）新的胆碱酯酶抑制剂的研发

目前，追求新的化学实体作为具有增加亲和力和选择性的乙酰胆碱酯酶抑制剂，主要通过寻找具有胆碱酯酶抑制性质的含铅的天然化合物和（或）通过开发具有双重结合位点的抑制剂来实现，以便能与中枢的和外周的酶的位点相互作用。实际上，有些具有双重或多种目标指向的化合物，能够阻止不止 1 个阿尔茨海默病病理级联作用的特性，而且具有单个化学实体的化合物已经被研发了出来。对新的乙酰胆碱酯酶抑制剂的质疑可以分为 2 个主要范畴，关系到化合物的来源是天然研发的或是化学合成的。

1. 基于天然来源的胆碱酯酶抑制剂

在这个范畴里的主要化合物是存在于药用的生物碱类，其中一些在中国和印度作为另一类药来使用的。这些化合物包括石杉碱甲、石杉碱乙、黄连素和它的半合成衍生物。

表 20-1 石杉碱甲结构及性质示意图

结构	化合物	IC_{50} hAChE (nM)	hBChE (nM)	rAChE (nM)	rBChE (nM)	参考文献
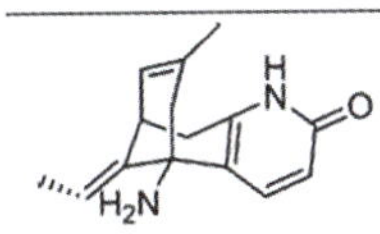	石杉碱甲(Huperzine A)	260	>10,000	n.d.	n.d.	Bai et al. (2000), Li et al. (2008) 和 Camps et al. (2000)

（1）石杉碱甲及其衍生物：石杉碱甲（Hup A）（表 20-1）是一种具有高度选择性的、可逆的并且高效的乙酰胆碱酯酶抑制剂，在中草药蛇足石杉中发现。与他克林和多奈哌齐相比较，石杉碱甲具有高度的生物利用性和高效性，但对丁酰丁酯酶的活性比较低（Bai et al，2000）。一般认为在药物选择上石杉碱甲在中国是用来治疗与记忆有关的疾病的（Mehta et al，2012）。石杉碱甲与认知能力、临床、行为和功能状态的强化有关，对于阿尔茨海默病患者没有明显的副作用。但是，考虑到使用其作为阿尔茨海默病的治疗，目前还没有确切的临床支持。石杉碱甲对阿尔茨海默病的治疗作用还需要严格的设计、随机化、多中心的、大量样本的临床试验来评估它的作用（Li et al，2008）。目前，石杉碱甲被大量地用来作为新的乙酰胆碱酯酶抑制剂的基本骨架结构。石杉碱甲的乙酰胆碱酯酶抑制作用可以通过具有额外的芳香环的亚胺衍生物的形成而得到改善，优选具有小的取代基，诸如甲氧基或齐亚诺基团（图 20-5）。结果表明，对人的乙酰胆碱酯酶的有效抑制浓度在纳摩尔范围内并对人丁酰胆碱酯酶没有抑制作用。苯环与催化阴离子区域有额外的相互作用，使得其衍生物（图 20-6）比其来源的石杉碱甲更具有活性（Yan yet al，2009）。

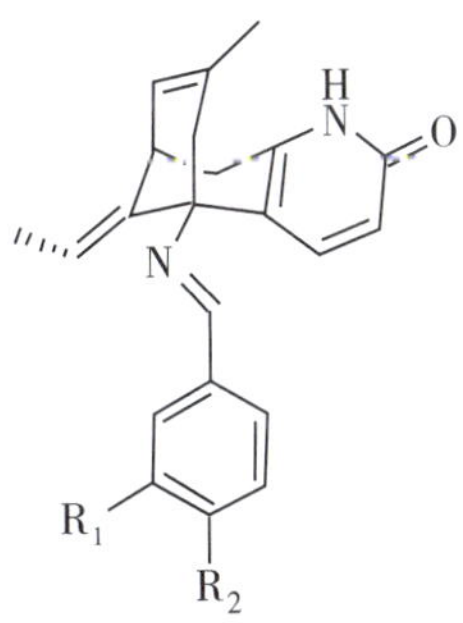

1.R1-OCH3；R2-OH

2.R1-H；R2-CN

图 20-5 石杉碱甲芳香环上侧基团取代物示意图

石杉碱衍生物（图 20-6）已经出现了一系列的具有创新意义的他克林－石杉碱甲混合物，这些混合物将具有令人兴奋的胆碱酯酶抑制剂功能，成为用来治疗阿尔茨海默病的强有力的药物。这些化合物最初通过组合石杉碱甲的药效团（碳双环亚结构）和他克林的 4 氨基喹啉亚结构经验的方式设计出来的（Camps et al，2000）。研究发现在 3 位引入卤族元素取代基非常有优势，导致其化合物的活性比他克林强 15 倍（图 20-6，石杉碱 Z）。用氯取代氟可以改善抑制活性，这说明可以产生比他克林高 1200 倍的亲和力。石杉碱 Y 和 X（图 20-6 中的化合物 2 和 3）是一个强有力的并且可逆转的乙酰胆碱酯酶抑制剂，因为其 C3 位带有氯元素。发现抑制作用具有很大的选择性，在对人丁酰胆碱酯酶具有低的活性的条件下，可以减轻潜在的外周的副作用。它们都是非常有效的并可以逆转的抑制剂，且能穿过血脑屏障（Camps，2000）。

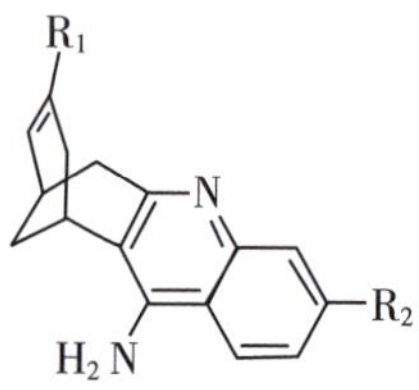

1.石杉碱Z R1-CH3；R2-F

2.石杉碱Y R1-CH3；R2-CI

3.石杉碱X R1-Ch2-CH3；R2-CI

图 20-6　石杉碱侧位基团取代示意图

（2）石杉碱乙及其衍生物：石杉碱乙（表 20-2）也是出现在蛇足石杉中的一种化合物。这种化合物是一种可逆转的并且有效的乙酰胆碱酯酶抑制剂，但是作用要比石杉碱甲弱一些。无论如何，石杉碱乙也被作为天然的模板用于研发更有效的乙酰胆碱酯酶抑制剂（Mehta et al，2012）。

表 20-2　石杉碱乙结构式及特性

结构	化合物	IC_{50} hAChE (nM)	hBChE (nM)	rAChE (nM)	rBChE (nM)	参考文献
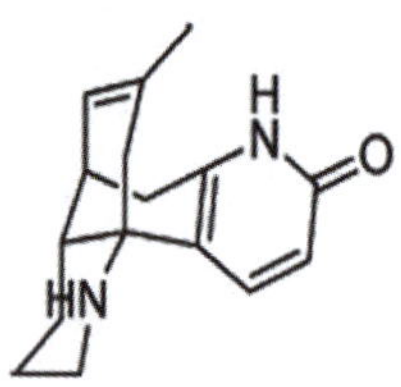	石杉碱乙(Huperzine B)	14300	214000	n.d	n.d	Shi et al, 2009

X- 射线结晶学研究数据已经表明，石杉碱乙的二级氨基胺对于与酶的适当的相互作用是必需的。基于这种发现，新的 16 种侧链基团被取代的石杉碱乙的衍生物已经被合理地设计出来了（表 20-3）（Shi et al，2009）。石杉碱乙的一半来自 16 位通过一个长链与喜欢与 PAS 位点 π－π 相互作用的末端芳香环连接。

表 20-3　石杉碱乙衍生物

结构	化合物		IC_{50} hAChE (nM)	hBChE (nM)	rAChE (nM)	rBChE (nM)	参考文献
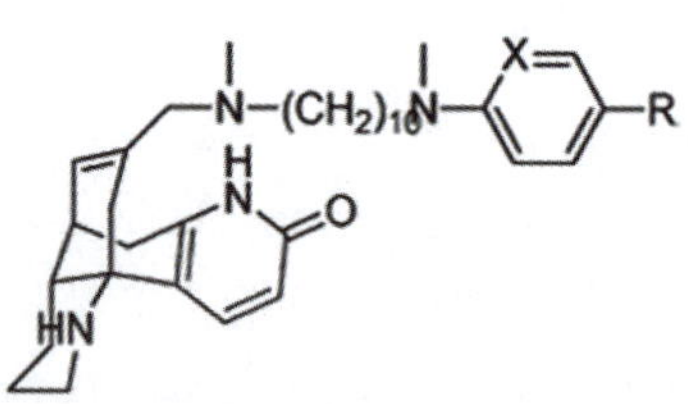	A	R-F	n.d.	n.d.	29.7	572	
		R-CH			10.5	137	
	B.	R-H					
		X-N					Shi et al, 2009

化合物 A 和 B（表 20-3）显示了具有可逆转性的抑制作用，分别比其所衍生的母体结构的活性强 481 和 1430 倍。此外石杉碱乙还具有神经保护作用，可以抵御由过氧化氢造成的损害（Shi et al，2009）。也有报道由 2 个石杉碱分子，通过链状 C-N 链上由二级亚胺基团连接在一起的双石杉碱乙衍生物（Feng et al，2005）（表 20-4）。最具活性的双石杉碱乙衍生物（表 20-4）显示出了对胆碱酯酶 3900 倍的抑制活性，并且在乙酰胆碱对丁酰胆碱的选择性方面要比所派生它们的母体高出 930 倍。通过氢键和疏水键的相互作用，双石杉碱乙通过与酶的中心位点底部和外周的位点同时存在相互作用，这就是它对乙酰胆碱酯酶的巨大的抑制性作用之所在（Feng et al，2005）。

表 20-4　双石杉碱乙结构及特性

结构	化合物	IC_{50} hAChE (nM)	hBChE (nM)	rAChE (nM)	rBChE (nM)	参考文献
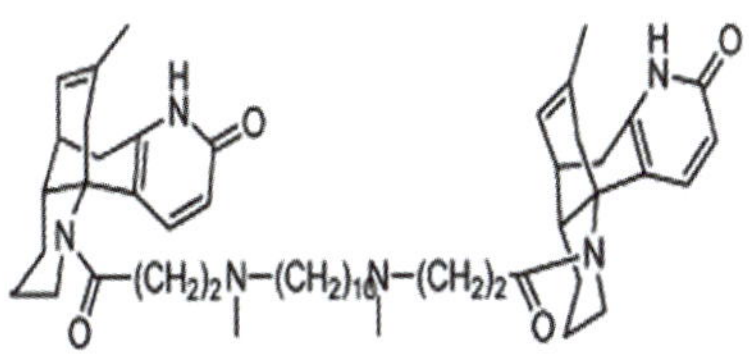	双石杉碱乙	n.d.	n.d.	4.93	54300	Feng et al, 2005

（3）黄连素及其衍生物：黄连素（表 20-5）是一种异喹啉类生物碱，出现在许多植物的根部、根茎、茎皮等部位，如白毛茛、黄连、刺檗、冬青叶小檗、印度小檗（Kulkarni et al，2010）。黄连素有许多生物学功能，从免疫调节、抗菌和抗糖尿病到抗癌。在系统方面，黄连素可以穿过血脑屏障而进入到中枢神经系统，它的作用不仅仅只是乙酰胆碱酯酶抑制剂（Kulkarni et al，2010；Imanshahidi et al，2008；Jung et al，2009），还可以作为神经保护剂，通过降低 NMDA 诱导的兴奋性毒性、中枢系统淀粉样多肽的堆积和炎症反应来实现对神经系

表 20-5　黄连素及其衍生物

结构	化合物	IC50 hAChE (nM)	hBChE (nM)	TcAChE (nM)	eqBChE (nM)	参考文献
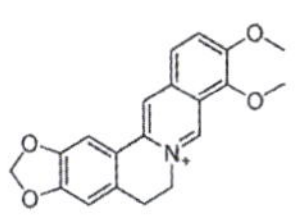	黄连素	n.d.	n.d.	374	18200	Kulkarni & Dhir,2010 Imanshahidi &Hosseninzadeh 2008 Jung et al 2009 Zhu et al 2006 Shi et al 2011
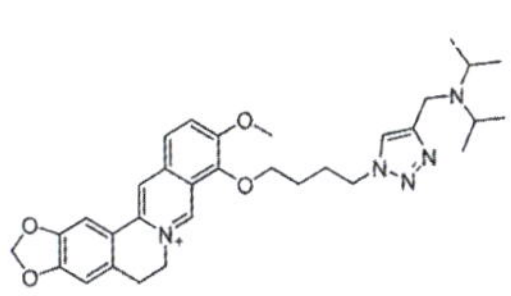	A	n.d.	n.d.	44	6210	Shi et al 2011
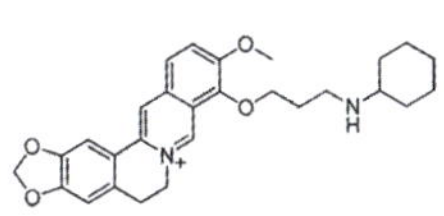	B	n.d.	n.d.	20	4710	Huang et al 2010

统的保护作用（Kulkarni et al，2010）。这个化合物主要结合在乙酰胆碱酯酶的PAS部位，这也解释了它与丁酰胆碱酯酶的作用较弱（丁酰胆碱酯酶没有外周位点）以及它的降低淀粉样多肽的特性。黄连素的盐酸盐（盐酸小檗碱）可以改善阿尔茨海默病大鼠模型的空间记忆（Zhu et al，2006），但是，迄今为止，还没有人类患者的临床证据。已经设计了含有三氮杂茂类的取代物的黄连素的衍生物用来改善黄连素与CAS的相互作用（Shi et al，2011）。

表20-5中化合物在三氮杂茂环的4位含有1个二异丙基胺的取代物，结果发现具有强的乙酰胆碱酯酶抑制剂活性，同时也有不错的抗淀粉样多肽聚集的活性。黄连素部分采用了与PAS的残基可以形成π-π堆积的定向，以及三氮杂茂部分位于CAS部位，显示了一个面对面的π-π堆积构象，而二异丙基胺部分形成了与CAS外的残基之间的疏水的相互作用（Shi et al，2011）。这种支链上的二级胺的易弯曲的大块结构促成了它的胆碱酯酶抑制作用。而化合物B也是一个9位取代的黄连素衍生物，带有一个环六胺基团，通过3个碳原子间隔连接到黄连素上，其活性要比其母体强18倍（Huang et al，2010）。与前面描述的三氮杂茂的衍生物相同，表20-5中的化合物B与PAS和CAS都发生作用，通过黄连素部分，酶分子的底部，通过阳离子π堆积与黄连素中的第4个氮原子与酶分子中的PAS发生作用；通过阳离子π与来自环六胺基团中的质子化的氮相互作用，从而作用于酶分子中的CAS（Huang et al，2010）。相互抑制淀粉样多肽聚集相关的数据尚未可用，但是，根据化合物与酶的PAS的强大的相互作用，可以期待化合物B能够减少淀粉样多肽的聚集。

2. 合成的胆碱酯酶抑制剂

在这一章节所讨论的绝大多数的化合物都是基于他克林的二聚体和混合体，构建这样的化合物来与酶分子的中心的和外周的位点相互作用。由于研发第一个他克林二聚体，寻找乙酰胆碱酯酶抑制剂能够同时结合到它的外周和催化位点已经成为一个非常活跃的研究领域。这些努力还延伸到对其他的骨架结构的研究，产生了新的化合物的巨大的多样化，不仅与乙酰胆碱酯酶的抑制作用有关，而且也与其他的与阿尔茨海默病有关的生物活动有关。这些活动的协同作用对预防和减缓神经的变性提供了一个有效的治疗策略，进而改善了认知功能。

（1）基于他克林结构的双结合抑制剂：双他克林［Bis（7）-tacrine］（表20-6）是第一个报道的具有双结合位点的胆碱酯酶抑制剂，由2个他克林分子通过1个乙烯链连接而组成。2个环的氮原子相隔18Å（18×10^{-10}m），允许每个他克林亚单位都能与酶分子中心和外周的位点相互作用，此外在乙烯链和酶的底部还有额外的疏水相互作用。相应的，已经证实在抑制大鼠脑乙酰胆碱酯酶活性方面，双他克林比他克林单体具有强1000倍的活性和10000倍的选择性（Pang et al，1996）。在临床前的实验中，在许多动物模型中，双他克林表现出对认知缺陷的改善具有低毒性和良好的效价（Li et al，2009a，2009b）。此外，这种化合物在体内和体外还表现出了明显的神经保护作用：它可以通过轻度阻滞NMDA受体和选择性的神经元的氧化物合酶（nNOS）来预防谷氨酸引起的神经毒性作用，并且减轻β-淀粉样多肽所引起的神经元的凋亡（Li et al，2009a，2009b）。

他克林-多奈哌齐混合物（表20-6，化合物A和B）是设计用来同时作用于乙酰胆碱酯酶活性的外周和中底部的结合位点（Camps et al，2008）。19位的乙烯基或者20位的异丙烯基连接多奈哌齐的5,6二甲氧基-2-(4-哌啶基甲基)-1-茚酮的茚酮部分到6-氯他克林单位。

后者可以通过芳香基团堆积，喹啉氮原子的氢键结合（这个在生理 pH 下可以质子化），并且 6-位氯原子与 CAS 的疏水袋相互作用，牢固地结合到 CAS 位点（Camps et al，2008）。就像在石杉碱中观察到的一样，当与其母体和 6- 位取代的化合物相比，6- 位的氯原子可以极大地增强抑制效能。连接物沿着酶的底部排列，其特点为与通过吡啶环形成的酶的相互作用，这个作用可以通过较长的异丙烯链而加强（表 20-5，化合物 B）。最后，茚酮环堆积到外周位点的芳香残基上，茚酮的羰基基团形成水介导的与其他的外周残基的接触（Kulkarni et al，2010）。联合起来，这个相互作用的网络提供了对人的乙酰胆碱酯酶的高效能的抑制剂，显示其 IC_{50} 值是在低于纳摩尔范围。此外，还发现化合物 A 和 B（表 20-6）还表现出了明显的抗 β- 淀粉样多肽聚集的活性，使得它成为一个极有前景的治疗阿尔茨海默病的制剂。其他的基于他克林的抑制剂也被研发出来，通过连接 6- 位氯他克林单位与适当长度的带有氨基甲酸基团的吲哚部分的链状连接而实现（Munoz-Ruiz et al，2005）。这些他克林 - 吲哚混合物（表 20-6，化合物 C 和 D）对人的乙酰胆碱酯酶具有极强的作用，显示其 IC_{50} 值在匹克摩尔范围内。与所观察到的其他的基于他克林的混合物相同，6- 位氯他克林部分可以稳固地堆积到 CAS，而吲哚部分则与外周的残基相互作用，但是在连接链上引入一个亚氨基基团则限制了这个相互作用的网络，并且偶联酶底部的许多残基和抑制剂的不同的结构单位，这样就可以解释在这些基团的位置上的药物效果是值得信赖的（Munoz-Ruiz et al，2005）。引人注目的是，无论乙酰胆碱酯酶存在或不存在，化合物 C 和 D（表 20-6）都可以抑制 β- 淀粉样多肽的聚集。

表 20-6 他克林二聚体及衍生物

结构（structure）	化合物（compounds）	IC_{50} hAChE (nM)	hBChE (nM)	*Ee*AChE (nM)	eqBChE (nM)	Aβ聚合抑制率（%）	参考文献
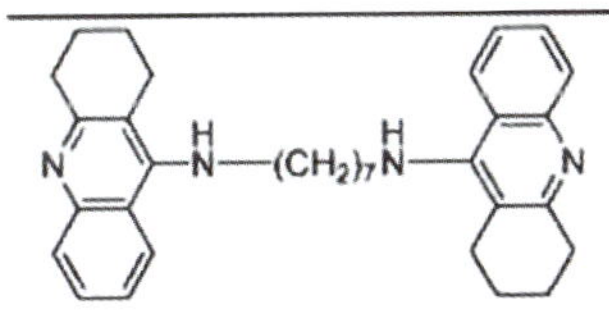	Bis-7-他克林	0.81	5.66	0.4	390	68	Pang et al (1996), Li et al (2009a,b) and Bolognesi et al (2010)
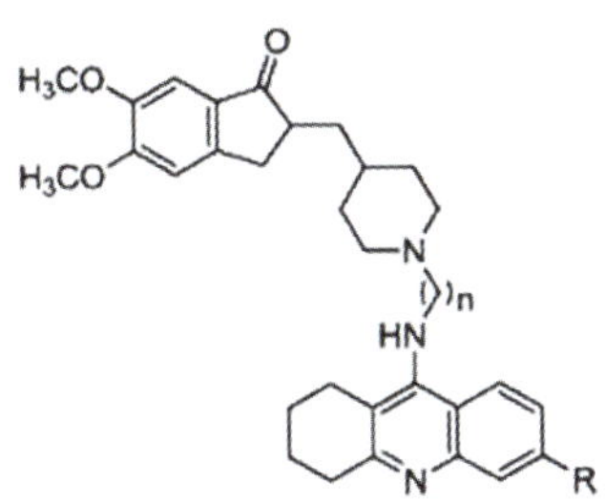	A. R-Cl n=2	0.67	1.36	n.d.	n.d.	46.1	Camps et l (2008)
	B. R-Cl n=2	0.27	66.3				
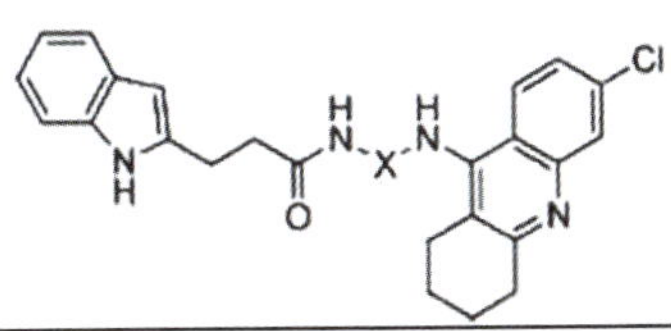	C. X-$(CH_2)_6$	0.07	2.9	n.d.	n.d.	49	Munoz-Ruiz et al (2005)
	D. X-$(CH_2)_7$	0.02	0.1				

综合起来看，这些特性为阿尔茨海默病提供了一个有趣的并且具有极好前景的疾病干预药物的药理学背景。在研他克林 - 石杉碱 Y 的混合物也获得了同样令人鼓舞的结果（表

20–7，化合物 E 和 F），它对人的乙酰胆碱酯酶有着非常强的抑制作用，其 IC_{50} 值在纳摩尔范围内（Galdeano et al，2012）。化合物 E 大致上和前面所提到的石杉碱 Y（图 20–7）有相同的效价，要比他克林强约 400 倍，而化合物 F 则比它的母体石杉碱 Y 和他克林的效价强 2~1000 倍。在这些化合物中，6– 氯他克林单位与酶的外周位点而非中心位点结合，而中心位点则由石杉碱 Y 部分来填充，长链则与酶的中底部相互作用。该种化合物都能穿过血脑屏障，并有抗 β – 淀粉样多肽聚集的作用。还有，5 μ M 的化合物 E 则可以抑制 β – 分泌酶，该酶与 β – 淀粉样多肽的合成有关。除此之外，化合物 E 和 F 还能抑制朊蛋白肽（PrP）的聚集，这也与中枢神经系统的病理有关。这些化合物是潜在的很有希望的疾病修饰性线索（Galdeano et al，2012）。另外的研究团队也设计出了具有明显的药理学活性的混合型药物（表 20–7，化合物 G），这个是他克林吡啶的例子，是他克林二氢吡啶的混合物，是作为多靶标指向阿尔茨海默病的药物而研发出来的（Marco–Contelles et al，2009）。化合物 G 结合了他克林的抗乙酰胆碱酯酶的特性和尼莫地平的 1 型 Ca^{2+} 离子通道拮抗剂的双重作用。钙离子拮抗剂具有重大的意义，由于钙离子的过载是触发导致细胞死亡过程的主要因素。还有，钙的功能失调可以增加 β – 淀粉样多肽的形成和 τ 蛋白的过度磷酸化。化合物 G 是一个选择性的高效的非竞争性乙酰胆碱酯酶抑制剂，它的 IC_{50} 值在纳摩尔范围内，主要通过 π 键堆积相互作用，氢键与 NH– 基团结合和 4– 甲氧苯基基团的堆集而结合到 PAS。此外化合物 G 也能穿过血脑屏障且具有明显的保护作用，可以抵抗钙过载和氧化应激造成的神经损伤。这些发现表明，他克林 – 二氢吡啶（tacripyrine）是一个非常有趣的新的化学物质，具有很强的治疗作用（Marco–Contelles et al，2009）。另一个多靶点定向药物的例子是化合物 H 和 I（表 20–7），是他克林分别和天然存在的抗氧化剂阿魏酸（ferulic acid）（Pi et al，2012）和二羟肉桂酸（caffeic acid）（Chao et al，2012）所形成的混合物。对电鳐的乙酰胆碱酯酶（torpedo californica – TcAChE）抑制作用的研究数据表明，化合物 H 的 IC_{50} 值在低的纳摩尔范围内，而化合物 I 则明显地显示较

表 20–7　他克林混合物

结构	化合物		IC50 hAChE (nM)	IC50 hBChE (nM)	IC50 TcAChE (nM)	IC50 eqBChE (nM)	Aβ聚合抑制率（%）	参考文献
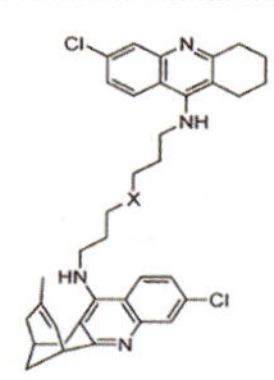	E	X=CH2	0.74	51.3	n.d.	n.d.	30.9	Galdeano et al 2012
	F	X=N-CH3	0.31	51.3			38.6	
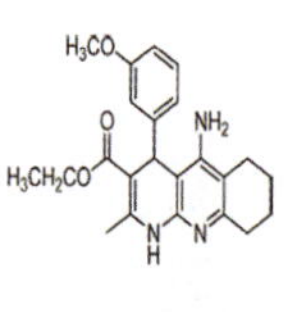	G			100	>10000	n.d.	34.9	Marco-Conteles et al 2009
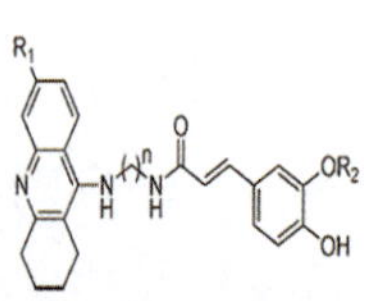	H	R1=H R2=OCH3 n=6	n.d.		4.4	6.7	50.27	Pi et al 2012
	I	R1=Cl R2=H n=3			300	29300		Chao et al 2012

低的药效。除了抑制 β－淀粉样多肽的聚集，化合物 H 能明显改善认知功能，并增加胆碱乙酰转移酶（CAT）和超氧物歧化酶的活性（Pi et al，2012），将这些必要的结构集合起来可以归结为一类对阿尔茨海默病具有潜在作用的多靶点定向药物。

（2）其他各种胆碱酯酶抑制剂：PMS777（表 20-8，化合物 J）是一个四氢呋喃衍生的乙酰胆碱酯酶抑制剂，具有抗血小板活化因子（anti-PAF）拮抗剂活性（Li et al，2007）。PAF 是一种作用很强的促炎症介导因子，可引起小胶质细胞的化学趋化作用并上调促炎性细胞因子的表达，所以能加速炎症引起的大脑损伤并进一步导致阿尔茨海默病的病理学改变（Li et al，2007，2009a，2009b）。一个单一的化合物既能抑制乙酰胆碱酯酶的活性，又能阻断 PAF- 诱导的炎性反应，可能会对单一作用药物提供治疗上的优势。三甲氧基苯基团负责抗 PAF 活性，而季铵离子能够与乙酰胆碱酯酶相互作用从而是抑制其活性。除此之外，PMS777 还抑制由 β－淀粉样多肽所导致的神经炎性反应和细胞凋亡（Li et al，2007，2009a，2009b），并且调节淀粉样蛋白代谢以降低中枢系统 β－淀粉样多肽的负荷（Yang et al，2009）。

BZYX（表 20-8，化合物 K）是一种由多奈哌齐－利凡斯的明的混合物，作为双结合位点的抑制剂而设计出来的，其特点是合并多奈哌齐的 5，6- 二甲氧基茚满 -1- 酮和利凡斯的明的二苄胺（Zhang et al，2009a，2009b）。BZYX 表现出了很高的抗乙酰胆碱酯酶活性，并且在体内认知功能的测试中表现了与多奈哌齐和利凡斯的明可以比拟的作用。此外，它还可以明显地改善由乙醇、亚硝酸钠、东莨菪碱和过氧化氢在啮齿类动物所引起的记忆障碍，展现了作为一种神经保护和认知增强剂的极大的潜力（Zhang et al，2009a，2009b）。综合起来，BZYX 归纳了对阿尔茨海默病治疗的一个很有潜力的候选药物的药理学概况。

表 20-8　其他合成的乙酰胆碱酯酶抑制剂

结构	化合物	IC_{50}				参考文献
		hAChE (nM)	hBChE (nM)	rAChE (nM)	rBChE (nM)	
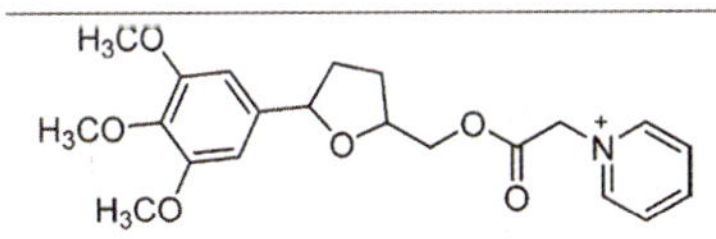	J, PMS777	n.d.	n.d.	2420	4730	Li et al. (2007, 2009a,b) and Yang et al. (2009)
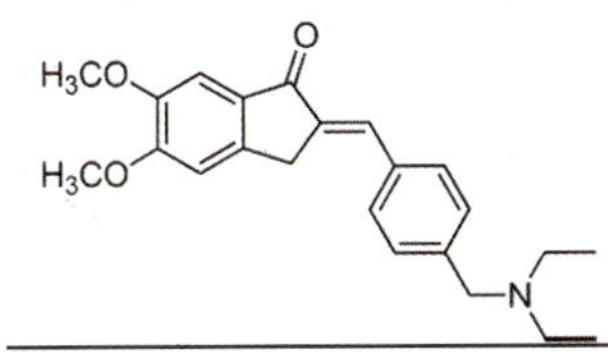	K, BZYX	n.d.	n.d.	58	235,000	Zhang et al. (2009a,b)

第三节　非经典靶标

一、　分泌酶（Secretases）

淀粉样前体蛋白的蛋白质水解过程的异常，可以导致具有神经毒性作用的产物，β－淀粉样多肽在脑内的增加和积累，在阿尔茨海默病中起着重要的作用，引起神经元的死亡和功能异常（Mattson，2004）。根据淀粉样蛋白假说，β－淀粉样多肽的寡聚体形式是阿尔茨海默病时神经元死亡的主要原因（Imbimbo，2008）。β－淀粉样多肽本质上是一种没有折叠的蛋白，而且可以错误折叠并组装成不同形式的聚合体，包括许多寡聚体种类，其中一些具有很强的神经毒性。β－淀粉样多肽在由跨膜蛋白淀粉样前体蛋白的蛋白水解过程中产生的（Boddapati et al，2011）。淀粉样前体蛋白是一种整合的膜蛋白，有 1 个单一的跨膜结构区，1 个较大的细胞外糖基化的 N－末端和 1 个较短的细胞内的 C－末端，它广泛表达，表达量受细胞的发育和生理状态所决定（Mattson，2004）。有 3 种主要的酶影响淀粉样前体蛋白的水解过程，它们是分泌酶 α、β 和 γ。淀粉样前体蛋白可通过非淀粉样途径（图 20–7，A），在那里，分泌酶首先裂解淀粉样前体蛋白，释放出可溶性的淀粉样前体蛋白多肽（sAPP）片段，较短的与膜结合的 C－末端片段（C83）（Boddapati et al，2011），C83 再进一步被 γ－分泌酶裂解，产生 1 个非毒性的 P3 和 C59 片段（Willem et al，2009）。在淀粉样加工通路中（图 20–7，B），APP 首先被 β－分泌酶（或者也叫 β 位 APP 裂解酶 1，BACE1）释放出 1 个大的可溶性片段叫 sAPP（Bodapati et al，2011），余下的由 99 个氨基酸组成的 C－末端片段（C99）进一步被 γ－分泌酶裂解在细胞内，产生 1 个 β－淀粉样多肽（$A\beta_{40/42}$）（Mattson，2004）。$A\beta_{40}$ 比较常见，但是 $A\beta_{42}$ 极易聚集而且在淀粉样斑块中大量富集（Mangialasche et al，2010）。

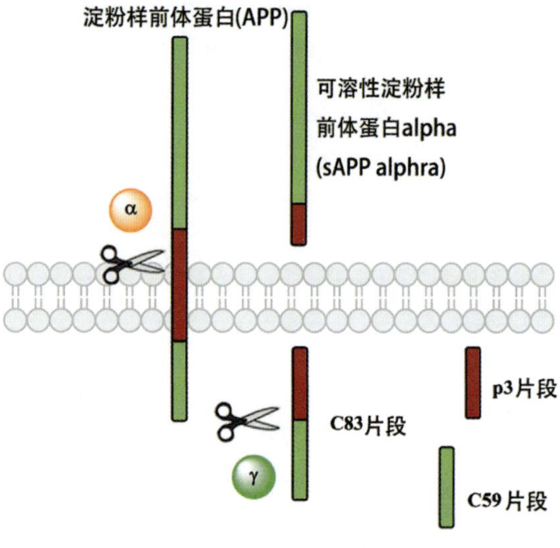

（A）非淀粉样蛋白通路

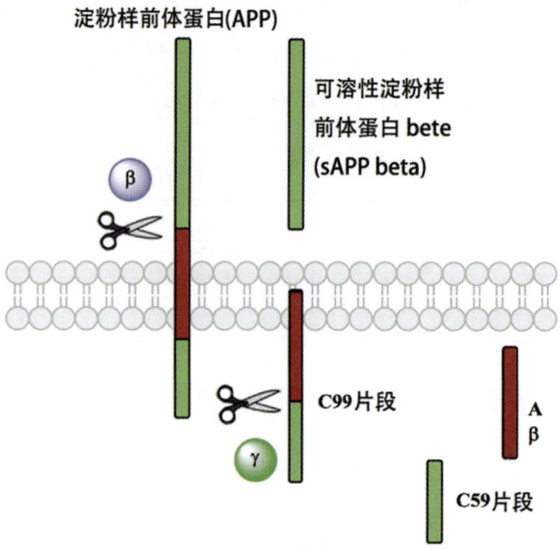

（B）淀粉样蛋白通路

图 20–7 图解 APP 分解通路

目前在阿尔茨海默病的药物研发方面主要集中在淀粉样蛋白假说上。由于分泌酶主要决定 β－淀粉样多肽的形成，通过抑制 BACE1 来限制 APP 的淀粉样加工通路，或者通过增加 α－分泌酶活性来促进非淀粉样加工途径是治疗阿尔茨海默病的一个极具前景的治疗策略。分泌酶的异构蛋白水解作用，可以导致易于聚集的 β－淀粉样多肽的形成，对阿尔海默病来说，也是一个极有趣的疾病干预的方法。

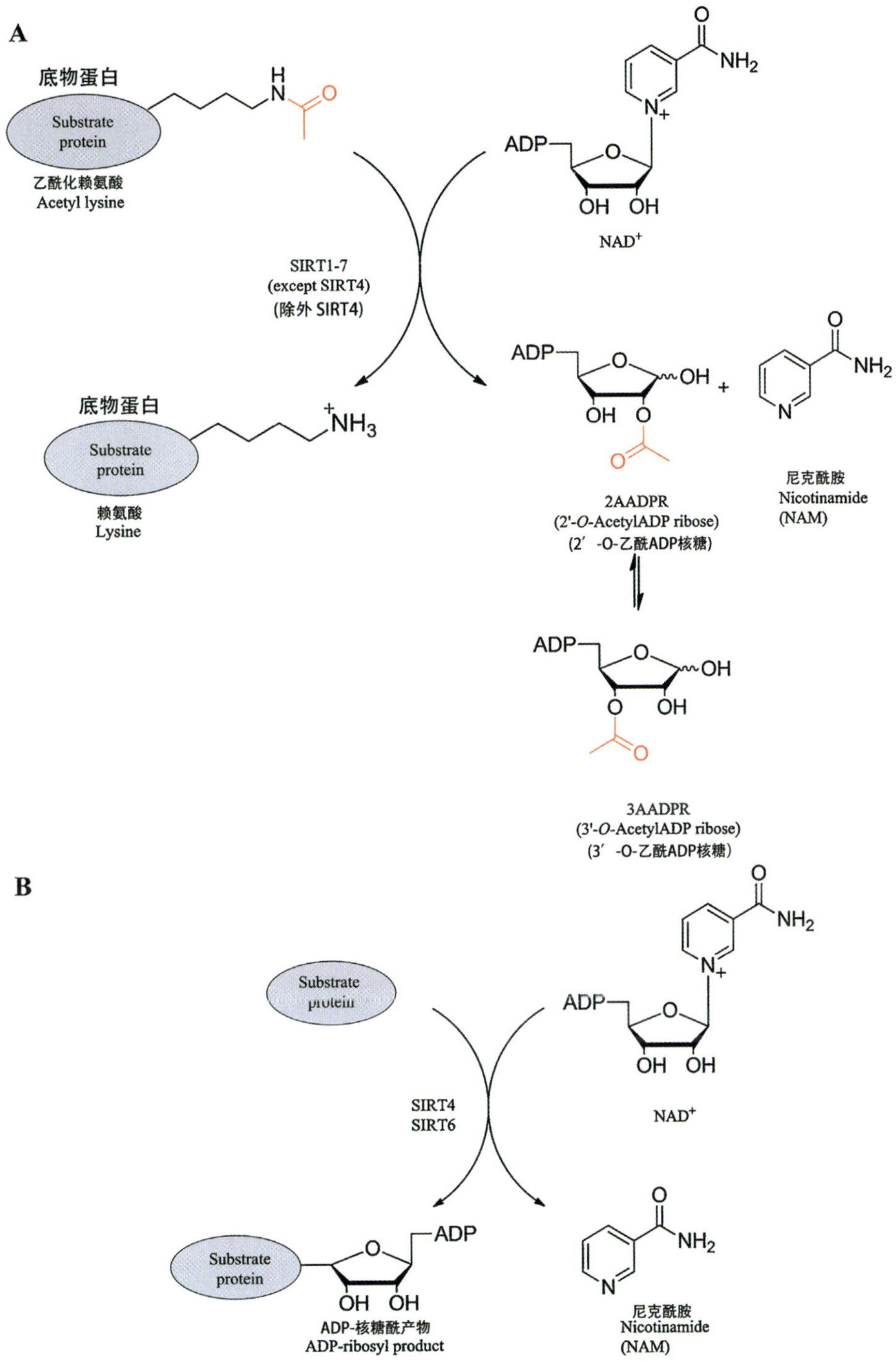

图 20-8 淀粉样前体蛋白代谢途径

（一）β-分泌酶（β-Secretase, BACE1）

1. 定义

BACE1（E.C. 3.4.23.46）是一个由 501 个氨基酸组成的蛋白质，是天冬氨酰蛋白酶家族的胃蛋白酶样家族的成员并且广泛表达，特别是在大脑和胰腺组织。在人的大脑组织提取物中发现高的 BACE1 酶活性，这与 β-淀粉样多肽的最高水平是在神经元中发现的证据是一致

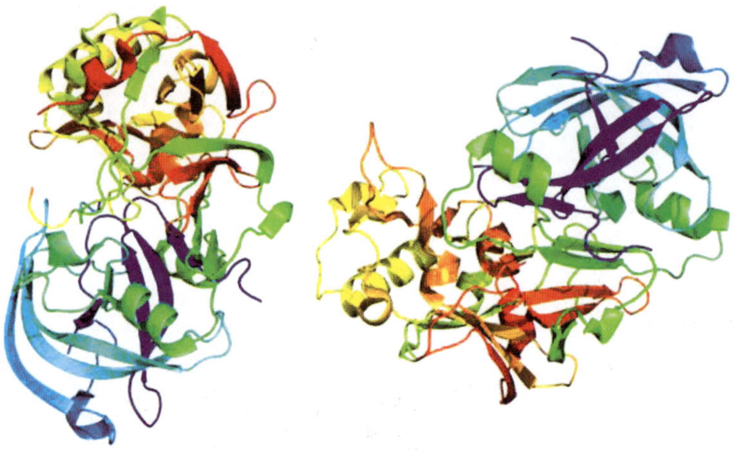

图 20-9　BACE1 蛋白的 3D 晶体结构

的（Willem et al，2009）。在神经元中，它被转运到轴突的膜表面并且主要位于突触前末梢。BACE1 是一型膜蛋白，在它的胞外区含有天冬氨酸蛋白酶极具特色的双活性位点模体（D-T/S-G-T/S）（Zhang et al，2009）。晶体结构（图 20- 9）（Ghosh et al，2008）可以判定活性位点是一个长的裂隙结构，用于底物的识别，含有 2 个位于肽键水解位点的催化的天冬氨酸残基。沿着活性位点的裂隙部位是侧链袋状结构，它与底物的氨基酸残基相互作用以便正确地定位于底物进行水解（Ghosh et al，2008）。BACE1 在酸性 pH 下有着最大的活性，就是说，在分泌通路的酸性的亚细胞部位，包括高尔基氏体和内涵体（Vassar，2002）。由于 BACE1 的水解作用是 β - 淀粉样蛋白形成过程中的限速步骤，所以该酶是抗淀粉样蛋白药物的有用的靶点（Stockley et al，2006）。由于此酶有许多底物（例如 Notch 受体）而且还有广泛的底物结合区域，所以研究 BACE1 抑制剂是一个不小的挑战。于是，用 BACE1 抑制剂完全阻断 BACE1 活性可能会引起不可预测的副作用（De Strooper et al，2010）。进一步说，靶向 BACE1 的药物必须能够穿过血脑屏障而在中枢神经系统内达到其治疗水平（Willem et al，2009；Mangialasche et al，2010）。由于 BACE1 介导的蛋白水解过程是一个细胞内的过程，在内涵体或者内质网的高尔基氏体内，抑制剂必须有良好的药物样吸收、分布、代谢和排出（ADME）特性，以便有效地进入到亚细胞膜内并且到达 β - 淀粉样多肽产生的地方（Ghosh et al，2008，2012）。

2. β - 分泌酶抑制剂

已经采取了许多方法去寻找有效的人 BACE1 抑制剂（Turner et al，2004）。已经发现了一个有效的抑制剂，OM99-2（见表 20-9，化合物 A）是一个多肽（Glu-Val-Asn-Leu-Ala-Ala-Glu-Phe），其中亮氨酸和丙氨酸之间的肽键（Leu-Ala）被一个等排性的羟乙基过渡态所代替（Ghosh et al，2008）。共结晶的抑制剂 / 分泌酶结构显示了在羟乙基过渡态类似物的 OH 和催化天冬氨酸之间有很强的氢键结合（Sathya et al，2012）。被羟甲基羰基的等排性取代可以形成一个过渡态的模拟，可以导致研发一种有效的 BACE1 抑制剂，KMI-429（体外的 IC_{50}=3.9nM）（表 20-9，化合物 B），无论在野生型的还是在转基因的小鼠中，它都可以减少 β - 淀粉样多肽的产生（Asai et al，2006）。GSK188909（表 20-9，化合物 C）是一个小分子非肽类化合物，是基于底物的设计开发出来的，显示其细胞的 IC_{50} 为 5nM。它表现出了超过其他天冬酰蛋白酶的极好的选择性，而且能减少小鼠脑组织中的 β - 淀粉样多肽的水平（Luo and Yan，2010; Hussain et al，2007）。一种口服的非常有效的基于 4- 苯氧基吡咯烷的 BACE1 抑制剂被研发出来（表 20-9，化合物 D），它对 BACE1 具有良好的选择性（Ki=0.7nM）和合适的药代和药效动力学特性（Luo et al，2010; Hussain et al，2007）。合并一种 3- 甲氧基苯甲醇的衍生物为 P2' - 配基提供了一种非常有效的抑制剂，GRL-8234，它的 Ki 值为 1.8nM（表 20-9，化合物 E）。GRL-8234 显示了很明显的细胞 BACE1 抑制活性，它的 IC_{50} 值为 1nM，在转基因小鼠模型中，它对脑脊液和血浆中的 β - 淀粉样多肽水平显示了令人鼓舞的效

表 20-9 BACE1 抑制剂化合物

结构	化合物	hBACE1 Ki (nM)	hBACE1 Cell free IC_{50} (nM)	hBACE1 Cellular IC_{50} (nM)	参考文献
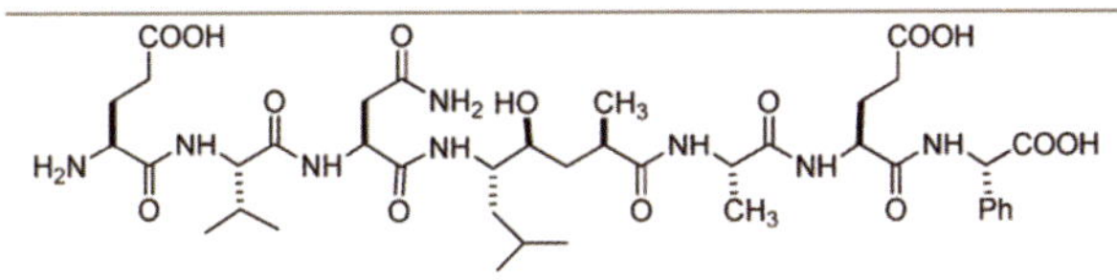	**A. OM99-2**	1.60	n.d.	n.d.	Ghosh et al. and Sathya et al. (2012)
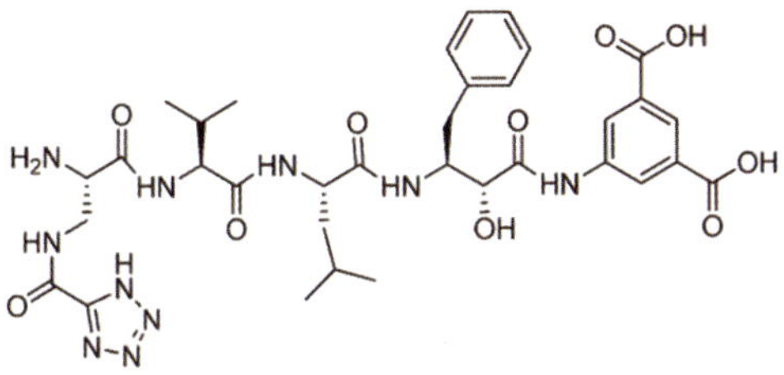	**B. KMI-429**	n.d.	3.90	n.d.	Asai et al. (2006) and Luo and Yan (2010)
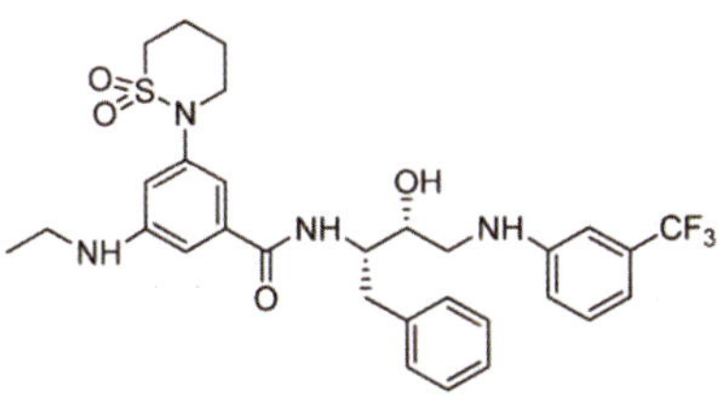	**C. GSK 188909**	n.d.	n.d.	5.00	Luo and Yan (2010) and Hussain et al. (2007)
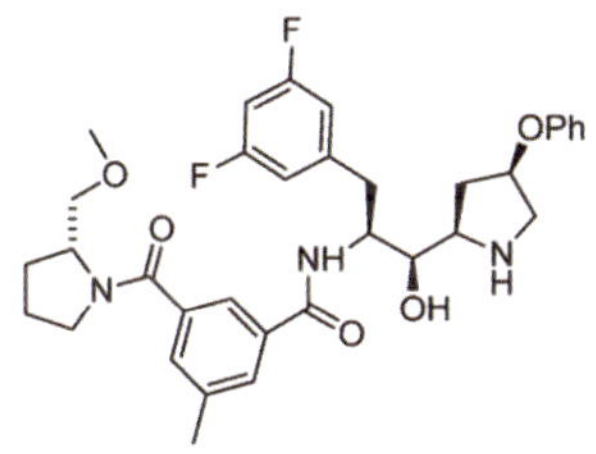	**D.**	0.70	n.d.	21	Luo and Yan (2010) and Iserloh et al. (2008)
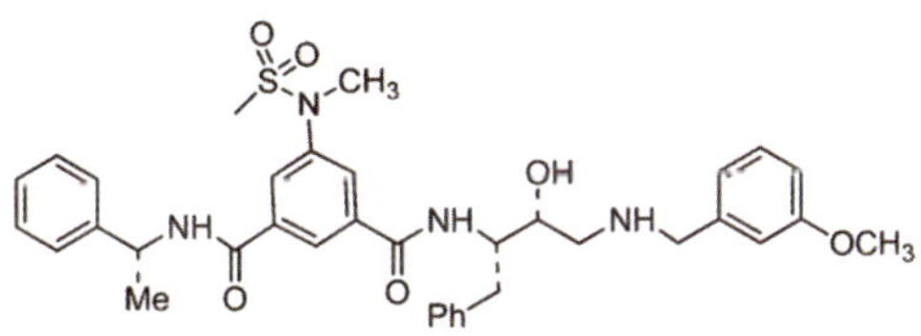	**E. GRL-8234**	1.80	n.d.	1.00	Chang et al. (2011)
结构不可用	**F. CTS-21166**	n.d.	n.d.	1.20~3.60	Mangialasche et al. (2010)

果（Chang et al，2011）。CTS-21166（表 20-9，化合物 F），它能降低大脑中超过 35% 的 β－淀粉样多肽水平和斑块中 40% 的 β－淀粉样多肽负荷，是唯一的通过临床一期试验的 β－分泌酶抑制剂。它具有良好耐受性，能有效地减少健康志愿者血浆中 β－淀粉样多肽的水平（Mangialasche et al，2010）。

（二）γ－分泌酶

1. 定义

γ－分泌酶是一个含有多个亚单位的天冬氨酰蛋白水解酶，能在淀粉样前体蛋白代谢的最后一步对其进行裂解而产生 β－淀粉样多肽（De Strooper et al，2010）。γ－分泌酶是一个蛋白复合物，由 PSEN-1 和 2、呆蛋白、前咽缺损表型 1（APH-1）和早老素增强子 -2 等蛋白组成。早老素 1 和 2 在本质上与淀粉样前体蛋白的淀粉样代谢通路有关，形成酶的催化亚基（Turner et al，2004）。另一方面，呆蛋白、APH-1 和早老素 2 看起来与复合物的成熟和稳定有关（De Strooper et al，2010），其催化机制与经典的天冬氨酰蛋白水解酶是相同的（Turner et al，2004）（图 20–10）。与 BACE1 抑制剂的研发一样，由于非淀粉样蛋白底物代谢的干扰，这将引起不需要的副作用（例如血液系统和胃肠道系统的毒性，皮肤反应和毛发变色等）。γ – 分泌酶抑制剂的研发同样颇具挑战性（Mangialasche et al，2010），就像在 BACE1 抑制剂中所观察到的一样，Notch 信号转导通路的介入是附带损伤的主要来源（Mangialasche et al，2010）。γ – 分泌酶复合物亚基的不同组成显示它可被不同程度的抑制，很可能导致有效地阻止 APP 的裂解，但是通过减少复合物的其他功能，其副作用也是可以接受的（De Strooper et al，2006）。

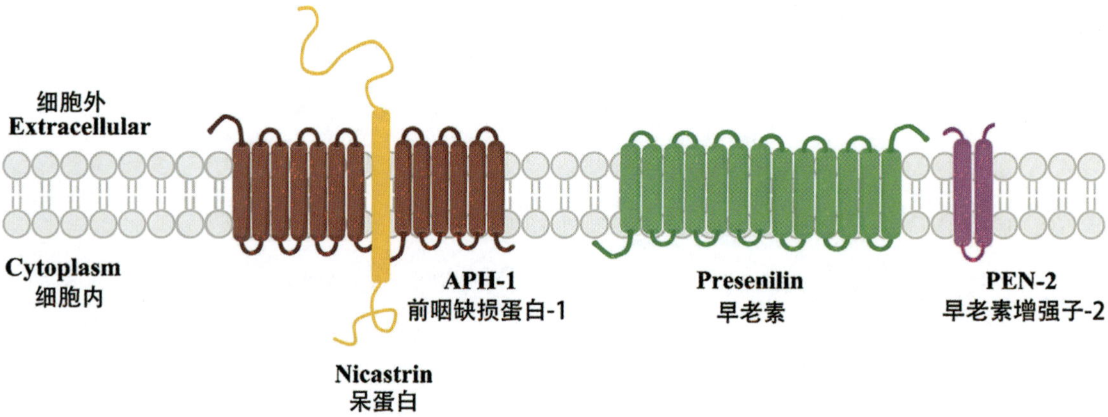

图 20–10　γ – 分泌酶复合物

2. γ – 分泌酶抑制剂

由于 γ 分泌酶本身与调控 β – 淀粉样多肽的形成有关，所以它也是阿尔茨海默病治疗中一个有效的靶标。虽然存在生物可利用性和大脑穿透性的问题，但与 γ – 分泌酶抑制有关的毒性作用仍然是这种药理学方法中的一个主要的障碍（De Strooper et al，2006）。DAPT（表 20–10，化合物 A）是第一个在体内测试过具有 γ – 分泌酶抑制活性的二肽化合物（Wolfe，2008; Dovey et al，2001）。这个化合物在细胞内抑制 β – 淀粉样多肽的产生（IC_{50}=115nM），但是实验发现需要较高的浓度来降低年轻转 APP 基因的小鼠脑中 β – 淀粉样多肽水平（Lanz et al，2003）。DAPT 也能抑制 Notch 信号转导通路（Wolfe，2008）。此外，它的药代动力学背景显示它的 t- 丁酰基团在酸性环境下极不稳定。为了克服药物代谢动力学上的限制，合成了一系列的基于 DAPT 的氨基咪唑：化合物 B（表 20–10）是一个极有前景的候选化合物，显示出极强的细胞活性以及明显地降低大脑和血浆中的 β – 淀粉样多肽（Brodney et al，2011）。LY–450139（或者 semagacestat，表 20–10，化合物 C）是一个非选择性 γ – 分泌酶抑制剂，它可抑制 APP 和 Notch 的裂解（APP IC_{50}=15nM，Notch EC_{50}=49nM）（Imbimbo et al，2008）。在 III 期试验中，该药物在对表达突变的 APPV717F 的转基因小鼠（PDA APP 小鼠）慢性研究中，对大脑斑块的沉积没有表现出明显的作用。在人的实验中，既没有见在脑脊液中 β – 淀粉样多肽水平有任何显著的减少，在服用安慰剂和服药组之间，认知和功能的测试也没有发现明显的区别（Imbimbo，2008；Mangialasche et al，2010）。对这个非选择性的 γ – 分泌酶抑制剂的主要担心是它与 Notch 有关的副作用（De Strooper et al，2006），包括胸腺萎缩和淋巴细胞减少。

为了克服上述的毒性作用，减少了 γ – 分泌酶抑制剂的 Notch 效应的第 2 代 γ – 分泌酶抑制剂应运而生（Portelius et al，2010）。BMS–708163（表 20–11，化合物 D）是一个有效的节制 Notch 作用的 γ – 分泌酶抑制剂，它显示了对 β – 淀粉样多肽（$A\beta_{40}$）的选择性要

表 20-10 γ-分泌酶抑制剂

结构	化合物	γ-Secretase Ki (nM)	γ-Secretase Cell free IC_{50} (nM)	γ-Secretase Cellular IC_{50} (nM)	参考文献
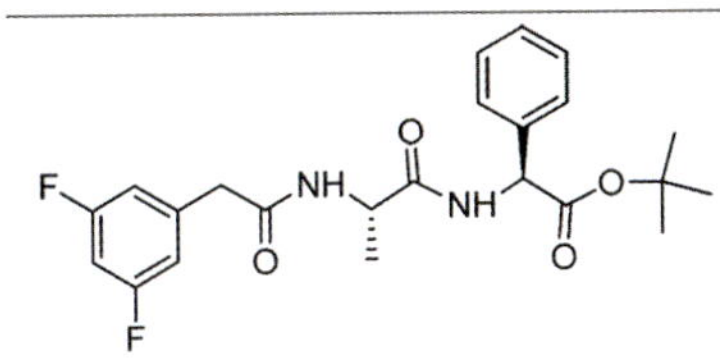	**A, DAPT**	1.60	n.d.	115	Wolfe (2008), Dovey et al. (2001) and Lanz et al. (2003)
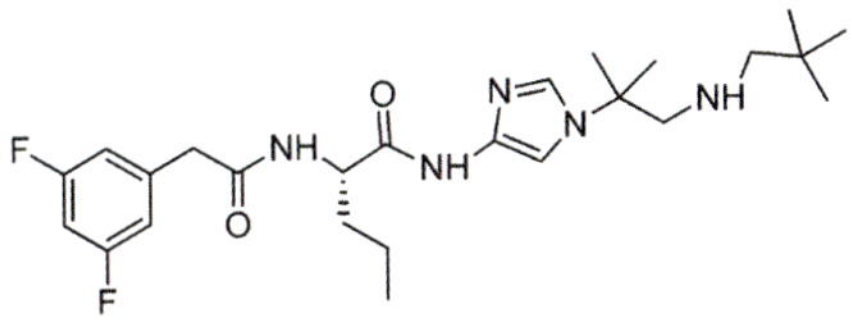	**B**	n.d.	1.10	0.40	Brodney et al. (2011)
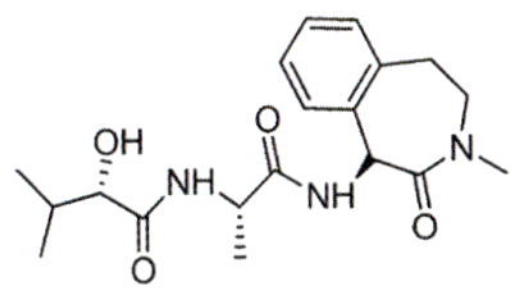	**C, LY-450139 or Semagacestat 司马西特**	n.d.	15	n.d.	Imbimbo (2008), Mangialasche et al. (2010) and De Strooper et al. (2010)

比对 Notch 裂解高出 193 倍（Aβ$_{40}$ IC_{50}=0.3nM，Notch EC_{50}=58nM）（Imbimbo, 2008）。结果表明，BMS-708163 能减少脑脊液中 Aβ$_{40}$ 的水平而不引起与 Notch 相关的副作用。在健康的年轻的受试者中，它具有良好的耐受性，并且剂量依赖性地降低脑脊液中 Aβ$_{40}$ 的水平，它的抑制作用的峰值大约是 55%（Mangialasche et al，2010；De Strooper et al，2010）。PF-3084014（表 20-11，化合物 E）是一个节制 Notch 效应的 γ-分泌酶抑制剂，对 APP 具有很高的选择性，看上去是一个有效的、非竞争性的、可以逆转的人 γ-分泌酶活性抑制剂（IC_{50}=6.2nM）（Imbimbo，2008）。在年轻的 Tg2576 转基因小鼠，PF-3084014 促进剂量依赖性血浆和脑脊中 β-淀粉样多肽浓度的降低（Mangialasche et al，2010）。PF-3084014 也做过人体试验，但是没有临床数据可用。GSI-953（begacestat）（表 20-11，化合物 F）

表 20-11 节制 Notch 作用的 γ-分泌酶抑制剂

结构	化合物	γ-Secretase Ki (nM)	γ-Secretase Cell free IC_{50} (nM)	Notch pathway EC_{50} (nM)	参考文献
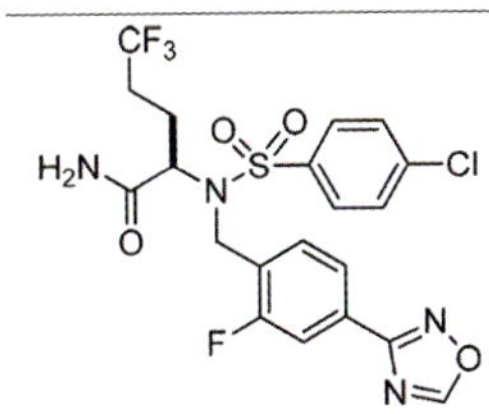	**D, BMS-708163**	n.d.	n.d.	58	Imbimbo (2008), Mangialasche et al. (2010) and De Strooper et al. (2010)
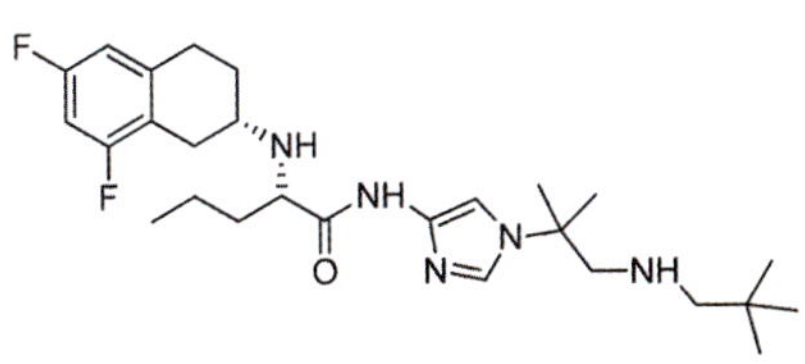	**E**	n.d.	6.20	n.d.	Imbimbo (2008)
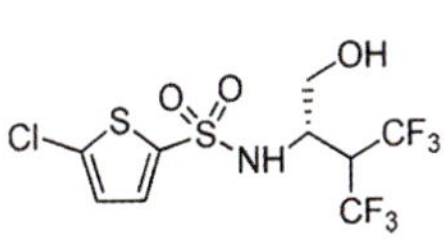	**F, GSI-953 or Begacestat**	15	8	n.d.	Imbimbo (2008)

是一个有效的 γ 分泌酶抑制剂，对 APP 的裂解的选择性要比 Notch 裂解高 15 倍。GSI-953 在细胞实验（Aβ_{42} IC_{50}=15nM）和无细胞实验（IC_{50}=8nM）中均可抑制 β-淀粉样多肽的产生。在 Tg2576 小鼠，高剂量的 GSI-953 可以减少小鼠脑组织、脑脊液和血浆中的 Aβ_{42} 水平。此外，还发现 GSI-953 能够逆转背景记忆缺陷（Imbimbo，2008）。Begacestat 在临床一期试验中显示了令人鼓舞的结果，目前正在就其对阿尔茨海默病的治疗进行评估（de Strooper et al，2010; Hopkins，2012）。

（三）α-分泌酶

α-分泌酶介导的 APP 蛋白降解通路是非淀粉样蛋白通路，且能阻止 β-淀粉样多肽的形成（Woodward，2012），它的活性是由一系列的膜结合蛋白酶所介导，属于 ADAM 家族成员（去整合素和金属蛋白酶）（De Strooper et al，2010）。ADAM-10、ADAM-17 和 ADAM-9 被认为是 α-分泌酶。所有的分泌酶都是一型整合型膜蛋白，并且在结构上具有多个结构域（Endres et al，2012；Hooper et al，2002）。每个 α-分泌酶在大脑中对催化活性的准确的分析牵连的程度还没有完全地揭示出来。在这个领域的新药研发工作受到了极大的障碍，因为缺乏选择性的 α-分泌酶抑制剂，以及经常观察到的由于切除 α-分泌酶编码基因所导致的致死性问题（De Strooper et al，2010）。一种促进 α-分泌酶活性的替代的和间接的方法可能是在于刺激一个或多个与这种调节有关的信号转导通路。上调 α-分泌酶活性可以减少 β-淀粉样多肽的形成和增加 sAPPα 的产生，这个具有潜在的神经保护作用（Mangialasche et al，2010）。从另一方面讲，长期地上调 α-分泌酶所介导的其他底物的裂解的后果仍然不是十分明确（De Strooper et al，2010）。结果是对 α-分泌酶增强剂的研发仍然是极富有创新意义，但目前仍然没有公开的替代品。

Etazolate 或者 EHT-0202（表 20-12，化合物 A）是一种能刺激神经元的 α-分泌酶活性，并且增加 sAPPα 的产生的化合物（Marcade et al，2008）。这个化合物目前正在轻度和中度的阿尔茨海默病患者中进行 II 期研究，显示了认知前的活性（Desire et al，2009）。Bryostatin-1（表 20-12，化合物 B）是一种大环内酯类化合物，它可以通过活化蛋白激酶 C（PKC）来刺激 α-分泌酶活性并促进 sAPPα 的分泌（Etcheberrigaray et al，2004）。Bryostatin-1 目前正处于临床 II 期研究中，在轻度和中度阿尔茨海默病患者中评估它的安全性。

表 20-12　α 分泌酶增强子

结构	化合物	参考文献
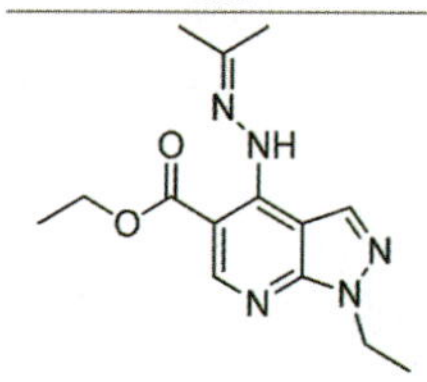	A, Etazolate 或 EHT-0202 乙酰腙吡唑啶	Marcade et al. (2008) and Desire et al. (2009)
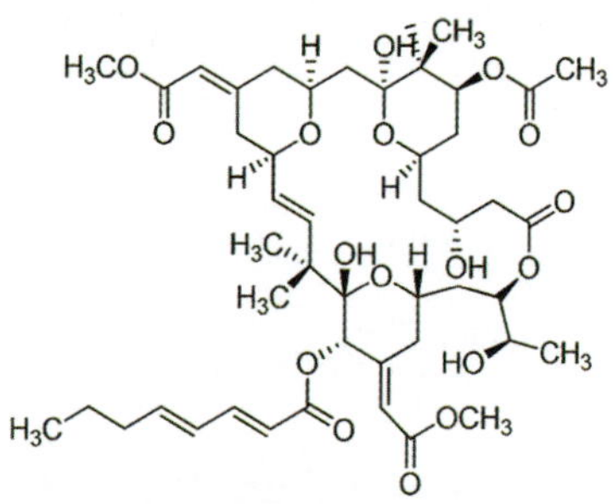	B, Bryostatin-1	Etcheberrigaray et al. (2004)
结构不可用	C, Exebryl-1	Snow et al. (2009)

Exebryl-1（表 20-12，化合物 C）调节 α-分泌酶活性和 β-分泌酶活性，在小鼠脑中可以引起 β-淀粉样多肽产量明显的降低和沉积，从而改善记忆功能（Snow et al，2009）。

二、 去乙酰化酶

1. 定义

组蛋白去乙酰化酶（sirtuins，SIRT）是一类烟酰胺腺嘌呤二核苷酸（NAD^+）依赖的蛋白去乙酰化酶家族。在从简单的细菌到复杂的哺乳动物等多种类型的生命体中，SIRT 都扮演着与健康、寿命相关的多种代谢途径的关键调节物角色。目前在人体内已有 7 种 SIRT（SIRT1-7）被发现，这些 SIRT 根据其高度保守的中央 NAD^+ 结合和催化域的不同而分类（Haigis and Sinclair，2010）。由于它们的底物特异性、不同的亚细胞定位和表达模式，每种 SIRT 都呈现出不同的生物活性特点（Haigis et al，2010）。除了 SIRT4，所有的 SIRT 都催化一类独特的去乙酰化反应。在这类反应中，NAD^+ 作为共同底物被消耗，得到去乙酰化的底物蛋白和 NAD^+ 的裂解产物——烟酰胺（NAM）和 2-O-acetylADP-ribose（2AADPR）（Haigis et al, 2010；Lavu et al，2008）。后者可以通过非酶促的乙酰基转移反应生成其异构体 3-O-acetylADP-ribose（3AADPR）（Lavu et al，2008）。此外，SIRT4 和 SIRT6 可以发挥 ADP-核糖基转移酶活性，使 NAD^+ 的 ADP-核糖基部分与底物蛋白结合，生成 ADP-核糖基化蛋白产物与烟酰胺。

从对酵母中的 SIRT 研究开始，对于这一酶家族的研究工作已经取得了明显进展。对于 SIRT 的生理功能及其在细胞周期调控、氧化应激抵抗、胰岛素分泌、线粒体能量代谢和炎症等疾病相关通路中的作用，我们已有越来越多的了解。研究发现，SIRT 与年龄相关的疾病有密切关系，如 II 型糖尿病、心血管疾病、癌症和神经退行性疾病等（Haigis et al，2010；Lavu et al，2008；Donmez，2012）。SIRT 的生物学功能主要与它们作用的底物类型有关，可分为 3 大类：转录调节、细胞凋亡调控和代谢调节（Sauvé et al，2006）。

在各种 SIRTs 中，SIRT2 在神经退行性疾病中扮演尤为重要的角色。SIRT2 不仅能使组蛋白去乙酰化，也能作用于胞质中的非组蛋白底物，如 β 微管蛋白、FOXO 1 和 p63 等（Haigis ct

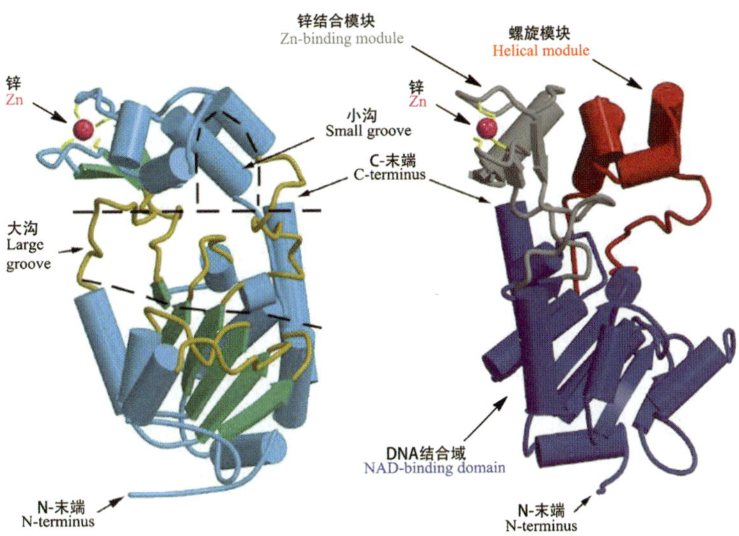

图 20-11 人 SIRT2 结构图（Finnin et al，2001）

表 20-13　SIRT2 抑制剂

结构	化合物	IC_{50} hSIRT2 (μM)	hSIRT1 (μM)	rSIRT2 (μM)	rSIRT1 (μM)	参考文献
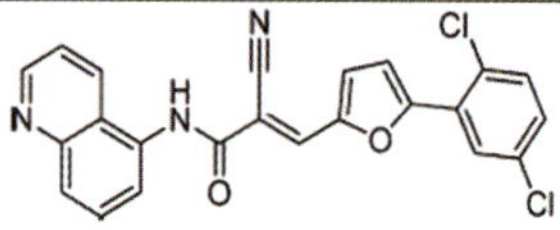	**A.** AGK2	3.5	>40.	n.d.	n.d.	Outeiro et al. (2007)
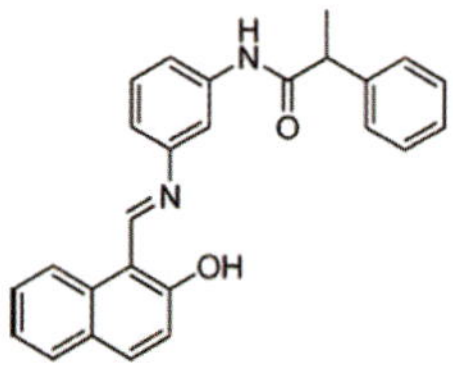	**B.** Salermide	25[a]	100[a]	n.d.	n.d.	Lara et al. (2009)
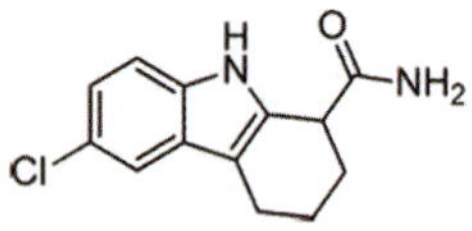	**C.** EX-527	19.6	0.098	n.d.	n.d.	Napper et al. (2005)
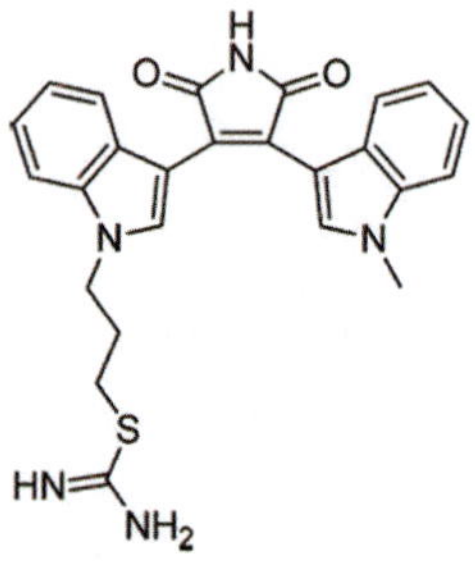	**D.** Ro 31-8220	0.8	3.5	n.d.	n.d.	Trapp et al. (2006)
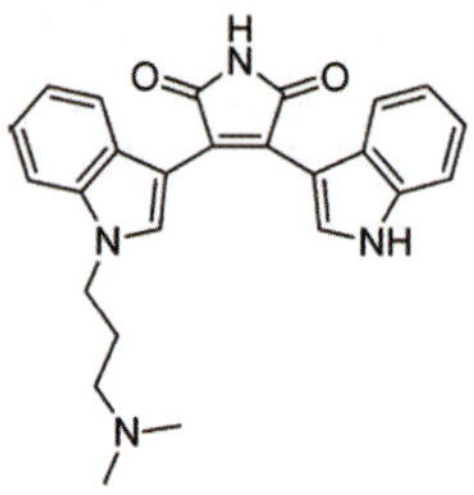	**E** GF 109203X	7.3	>50	n.d.	n.d.	
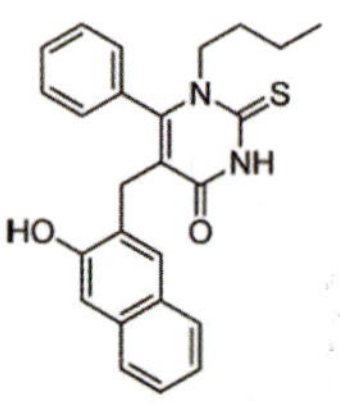	**F**	1.0	>200.	n.d	n.d.	Medda et al. (2009)

al，2010；Lavu et al，2008；Donmez，2012）。对阿尔茨海默病转基因小鼠进行的研究显示，抑制 SIRT2 可使乙酰化的 β-tubulin 增加，减少过度磷酸化的 τ 蛋白含量，使小鼠的认知能力恢复。此外，在帕金森病和亨廷顿病的体内和体外模型中，抑制 SIRT2 都能表现出神经保护作用（Suzuki et al，2012）。而且，在老化大脑中已经观察到 SIRT2 的积聚（Maxwell et al，2011）。

人类 SIRT2（hSIRT2）的催化核心的晶体结构（表 20-13）是由 323 个氨基酸组成的，存在一个 NAD 结合结构域和 1 个更小的由螺旋模块、锌结合模块和 1 个保守的大沟组成的结构域。与大沟交叉的位置有 1 个由疏水性残基连接的口袋（Finnin et al，2001）。

2. 去乙酰化酶 2（SIRT2）抑制剂

在人类的 SIRTs 中，到目前为止研究最多的是 SIRT1 和 SIRT2。尽管已取得明显进展，但对复杂人体组织器官中 SIRT 的生物学功能研究仍处于起步阶段。正在进行的研究还未能确定 SIRT 介导生物活性和一些疾病机制的具体途径；另外，对 SIRT2 与底物结合的晶体结构缺乏了解也限制了针对这一靶点的新药设计与筛选（Huhtiniemi et al，2011）。因此，对 SIRT 激动剂和抑制剂进行研究将有助于我们对 SIRT 在健康和疾病状态下的生物学作用有更多了解，将有助于阐明 SIRTs 与不同类型配体作用方式。有确凿证据表明，SIRT2 与神经退化和神经退行性疾病有密切联系，因此我们对人类 SIRT2 抑制剂进行综述介绍。

最广为人知的 SIRT2 抑制剂是 AGK2（见表 20-13，化合物 A），其 IC_{50} 值估计为 3.5 μM（Outeiro et al，2007），这一数值较先前报道的低选择性 SIRT2 抑制剂，如 salermide（Lara et al，2009）和 EX-527（Napper et al，2005）（表 20-13，化合物 B 和 C）等有明显增加。AGK2 在浓度超过 40 μM 时才对 SIRT1 和 SIRT3 表现出轻微的抑制作用，对 SIRT2 的选择性是上述二者的 15 倍以上。在帕金森病的细胞模型中，AGK 介导的 SIRT2 抑制可逆转 α-synuclein 的毒性并改变细胞内含物形态（Outiro et al，2007）。

化合物 D 和 E（表 20-13）是双（吲哚基）马来酰亚胺类化合物，作为与腺苷类似的 PKC-β 抑制剂被开发。由于三磷酸腺苷（ATP，PKC-β 的底物）和 NAD^+（SIRT 的共同底物）的结构有部分相同之处，即它们都含有腺苷的结构，有人推测 PKC-β 抑制剂可能具有 SIRT 抑制剂的活性。因此，研究者对这 2 种化合物的 SIRT 抑制能力进行了测试（Trapp et al，2006）。结果表明，它们确实是有效的 SIRT1 和 SIRT2 抑制剂。其中化合物 E 对 SIRT2 抑制作用更强，而化合物 D 对 SIRT2 表现出相对于 SIRT1 更好的选择性。另外，化合物 E 可以在体内抑制 SIRT2 并诱导微管蛋白的过度乙酰化。

Cambinol 衍生物是一类在临床前模型中显示抗肿瘤活性的 SIRT 抑制剂。研究发现新型的 N1-烷基取代 cambinol 衍生物（表 20-13，化合物 F）对 SIRT2 的抑制效力和选择性显著增加（Medda et al，2009）。化合物 F 的 N-丁基结构部分与 SIRT2 活性位点中的狭窄亲脂通道产生疏水性相互作用，这可以解释该化合物对 SIRT2 更高的选择性（与 SIRT1 相比）。基于细胞的测试结果与体外数据一致，表明化合物 F 能够增加乙酰化 β-微管蛋白的含量（Medda et al，2009）。

2-Anilinobenzamide 的类似物，如化合物 G 和 H（表 20-14），是有效和高选择性的 SIRT2 抑制剂，其 IC_{50} 值处在低微摩尔（化合物 G）和亚微摩尔范围（化合物 H）（Suzuki et al，2012）。初步的构效关系研究和分子建模表明，化合物 G 和 H 中的苯乙基是对于 SIRT2 产生高选择性的关键，同时该乙基系链对抑制效力具有重要作用。此外，在细胞中化合物 G 可以选择性地促进 β-微管蛋白乙酰化，证明它是一个有细胞活性的 SIRT2 选择性抑制剂（Suzuki et al，2012）。AK-7（表 20-14，化合物 I）是一个在体外表现出 SIRT2 选择性抑制活性的卤代苯甲酰胺衍生物（Taylor et al，2011）。AK-7 是一种有效的可渗透入脑的 SIRT2 抑制剂，它能下调原代纹状体神经元中胆固醇的生物合成，并降低总胆固醇水平。在体外培养的幼稚神经元细胞和野生型小鼠的脑切片中也观察到 AK-7 的这种作用。尽管化合物 I 在代谢性和稳定性方面有一些缺陷，但它还是被看作一个有开发潜力的药物先导化合物，用于治疗与胆固醇动态平衡失调相关的人类疾病，如神经退行性疾病，尤其是 AD。

另一个合理发现 SIRT2 抑制剂的策略由 Pesnot 等（2011）提出。这导致了一系列新颖的 8-芳香基取代 NAD 衍生物的开发，这些化合物对人类 SIRT2 有良好活性。由于结构中 4-氯取代基的存在，化合物 J 是这一类合成核苷酸中活性最强的（表 20-14）。虽然体内数据尚未获得，我们已经知道这些合成的核苷酸以反式构象与酶结合，类似于对 NAD^+ 共同底物所观察到的（Pesnot et al，2011）。这种构象的出现会干扰 NAD^+ 与 SIRT2 的结合，这可以解释

表 20-14　SIRT2 抑制剂

结构	化合物		IC_{50}				参考文献
			hSIRT2 (μM)	hSIRT1 (μM)	rSIRT2 (μM)	rSIRT1 (μM)	
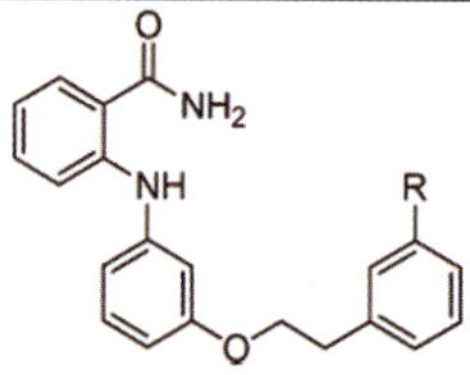	G	R-H	1.0	>100	n.d.	n.d.	Suzuki et al. (2012)
	H	R-F	0.57	>100			
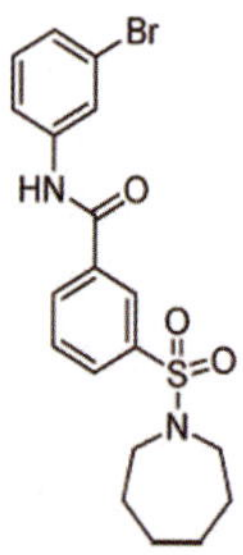	I, AK-7		15.5	n.d.	n.d.	n.d.	Taylor et al. (2011)
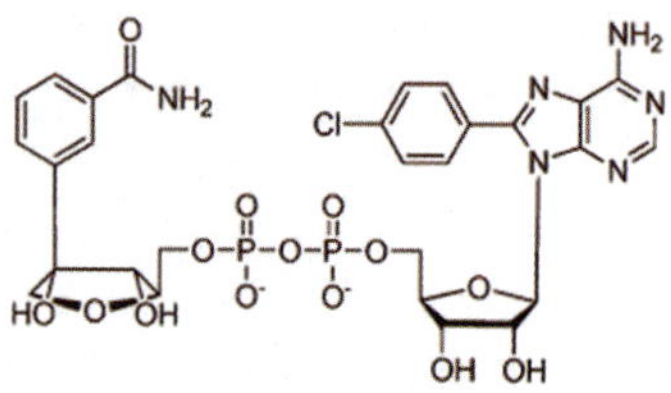	J		35	>50	n.d.	n.d.	Pesnot et al. (2011)
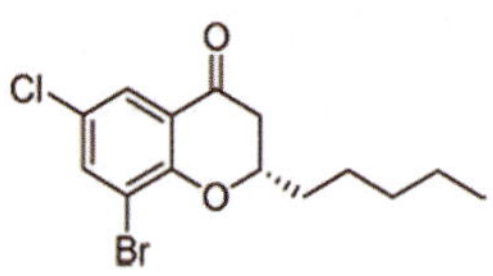	K		1.5	n.d.	n.d.	n.d.	Neugebauer et al. (2008)
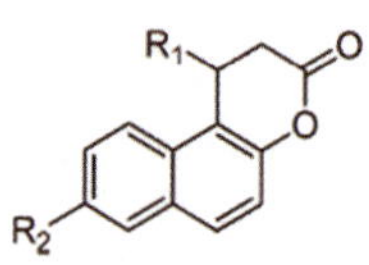	L, Splitomicin	R1-R2-H		*Not active*			Freitag et al. (2011) and Neugebauer et al. (2008)
	M	R1-4-MePh R2-Br			1.5	n.a.	
	N	R1-4-MePh R2-CH_3			1.5	n.a.	
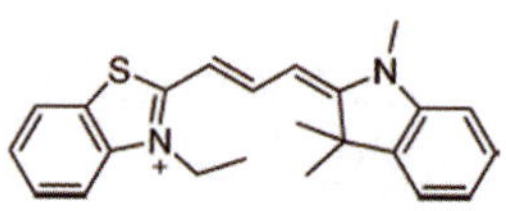	O, AC 93253		6	45.3	n.d.	n.d.	Zhang et al. (2009a,b)

它们的异构体的选择性，并为新型合成 NAD 类似物的合理开发提供指导。

色酮和苯并二氢吡喃骨架为新型 SIRT2 抑制剂的合理设计开发提供了有效的支持（Friden-Saxin et al，2012）。一系列色酮 / 苯并二氢吡喃衍生物在低微摩尔浓度即显示出 SIRT2 抑制活性。构效关系研究揭示色酮 / 苯并二氢吡喃类 SIRT2 抑制剂的重要结构特征：2 位上有 3~5 个碳的烷基侧链，6 位和 8 位上连有大的吸电子基团，以及含有 1 个真羰基；最后一点对于抑制剂与 SIRT2 催化位点之间的氢键结合必不可少（Friden-Saxin et al，2012）。化合物 K（表 20-14）是这类化合物中的代表，与化合物 K 的右旋对映体和外消旋混合物相比，化合物 K 的左旋对映体是一种更有效的抑制剂。

Splitomicin（表 20-14，化合物 L）是一种对酵母菌 SIRT2 有活性的内酯型抑制剂，但对人同型蛋白 hSIRT2 没有作用。作为内酯它容易发生水解开环，得到无活性的水解产物，其他类型的衍生物也已被合成（Freitag et al，2011）。Freitag 等对 splitomicin β - 芳基衍生物的研究导致一系列在低微摩尔浓度下有抑制活性的 SIRT2 抑制剂的发现，特别是含有 4- 甲基苯基的衍生物活性较强（表 20-14，化合物 M 和 N）（Neugebauer et al，2008）。但应该指出的是，在这一研究中体外筛选使用的是重组 SIRT2。虚拟筛选和分子对接研究证实，β - 苯基和它的取向对 SIRT2 抑制活性非常重要，表明这一类型的化合物可能通过非竞争性抑制机制发挥作用（Neugebauer et al，2008）。

AC93253（表 20-14，化合物 O）是一种有效的选择性 SIRT2 抑制剂，在低微摩尔浓度即表现出活性。它对 SIRT2 的抑制作用分别是对 SIRT1 作用的 7.5 倍和对 SIRT3 作用的 4 倍（Zhang et al，2009a，2009b）。AC93253 能够显著提高 β - 微管蛋白、p53 和组蛋白 H4 的乙酰化水平。这种化合物之前被发现是一种强效的维甲酸受体 α（RARα）激动剂，但它的结构并不像任何已知的 RARα 激动剂。因此，该化合物的 RARα 激动作用可能是由于它与其分子靶点 SIRT2 的相互作用，从而对下游基因表达产生影响而引起的（Zhang et al，2009a，2009b）。

三、半胱天冬酶（caspases）

1. 定义

除了与 β - 淀粉样多肽和 P- τ 蛋白毒性相关的神经变性途径，caspases 也是在阿尔茨海默病及其凋亡级联反应中造成细胞死亡的一个主要因素（Cavallucci et al，2011）。细胞凋亡是程序性的细胞死亡途径，在阿尔茨海默病中其特征性的形态变化和生化机制主要是由阿尔茨海默病患者脑内斑块中 β - 淀粉样多肽的缓慢积聚引起的。异常的细胞凋亡被发现与神经退行性疾病、缺血性损伤、自身免疫性疾病和多种类型的癌症有密切联系（Elmore，2007）。Caspases 是一个含有 14 个哺乳动物半胱氨酸残基的蛋白酶家族，可以分为启动 caspases 和执行 caspases 2 大类（Cavallucci et al，2011）。Caspases 凋亡级联反应首先是自动催化裂解引发的启动 caspases（caspase-8，-9，-10）的激活，而这又能导致执行 caspases（caspase-3，-6，-7）裂解并激活，最终引起细胞凋亡（图 20-12）。

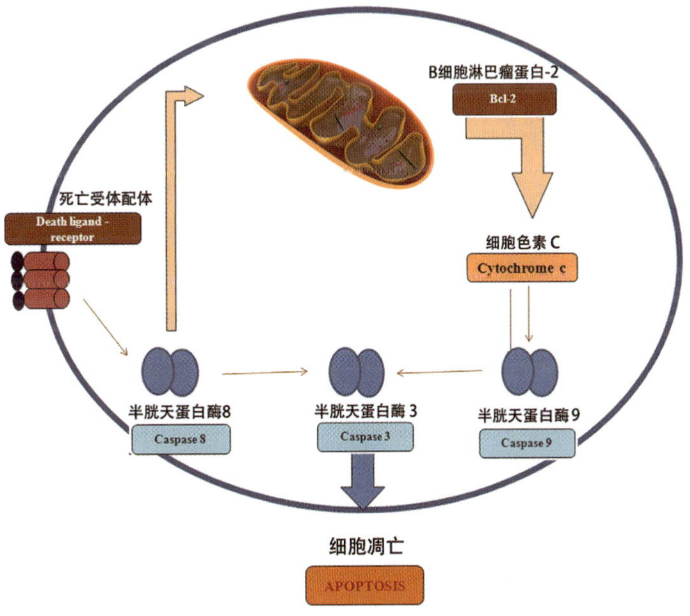

图 20-12　Caspase 活化和凋亡级联反应（Cavallucci et al，2011）

最近的研究已经证实，caspases 并不是只和阿尔茨海默病病理过程的终末期神经元死亡相关（Rohn et al，2009）。已有的报道显示，caspases 的激活和 τ 蛋白的裂解与神经纤维缠结（NFTs）的形成位置一致（Rohn et al，2002；Guo et al，2004；Gamblin et al，2003；Yin et al，2006；Ding et al，2006；Gastard et al，2003；Guillozet-Bongaarts et al，2005）。同时，涉及动物模型和阿尔茨海默病患者尸检的研究对执行 caspases 与阿尔茨海默病病程的发展有密切关联的假设也提供了证据。

由于迄今为止的研究结果显示 caspases 和凋亡调节因子 Bcl-2 在与阿尔茨海默病相关的病因学中扮演了重要角色，人们认为 caspase 抑制剂或能够上调大脑中 Bcl-2 表达的化合物是有潜力的阿尔茨海默病治疗药物开发目标。虽然 Bcl-2 激动剂的应用是一种新型的抗凋亡方法，但目前还没有关于 Bcl-2 选择性激动剂的报道（Rohn et al，2009）。

2. 半胱天冬酶抑制剂

目前 caspase 抑制剂已被用于对细胞凋亡进行抑制，如苄氧羰基缬氨酰－丙氨酰－天冬氨酰基［O- 甲基］氟甲基酮（Z-VAD-FMK）（表 20-15，化合物 A）。文献报道，使用 Z-VAD-FMK 对阿尔茨海默病转基因小鼠治疗能够延迟其发病并降低死亡率（Li et al，2000）。尽管 Z-VAD-FMK 在动物的凋亡模型中显示了良好的疗效，它的生物利用度以及其对特定 caspases 的选择性是它的主要缺点。

在此背景下，喹啉基－缬氨酰 -O- 甲基天冬氨酰－［-2，6- 二氟苯氧基］－甲基酮（Q-VD-OPh）（表 20-15，化合物 B）得到开发。事实上，Q-VD-OPh 抑制重组 caspases 的 IC_{50} 值在纳摩尔范围内（Mischak，2002）。另外，在 TgCRND8 转基因动物模型的研究中，Q-VD-OPh 显示出对 caspase-7 和 τ 蛋白病理变化的抑制作用（Rohn et al，2009），但对细胞外 β－淀粉样多肽沉积没有明显影响。此外，Q-VD-OPh 与 Z-VAD-FMK 相比具有明显的优势：更高的效力、更好的稳定性和细胞渗透性以及较低的毒性（Rohn et al，2009）。米诺环素（表 20-15，化合物 C）是一种高亲脂性的半合成四环素类似物，它能有效地透过血脑屏障（Kim and Suh，2009）。米诺环素可以抑制细胞色素 C 的释放，并阻止 caspase-3 的活化，从而表现出神经保护活性（Zhu et al，2002）。另有体外研究表明，米诺环素能够通过选择性地上调 Bcl-2 mRNA 和蛋白的表达而抑制肾上皮细胞凋亡的发生（Wang et al，2004）。米诺环素还被证明可以减缓 Tg2576 转基因小鼠以及脑内注射 $A\beta_{42}$ 大鼠的神经元死亡（Choi et al，2007）。而且，米诺环素良好的口服生物利用度和安全性已在阿尔茨海默病动物模型和人类受试者中得到证明。除此之外，它具有的抗凋亡和抗炎双重作用可能更加有利于阿尔茨海默病的治疗（Rohn et al，2009）。

表 20-15　Caspase 抑制剂

结构	化合物	IC_{50} (nM)	参考文献
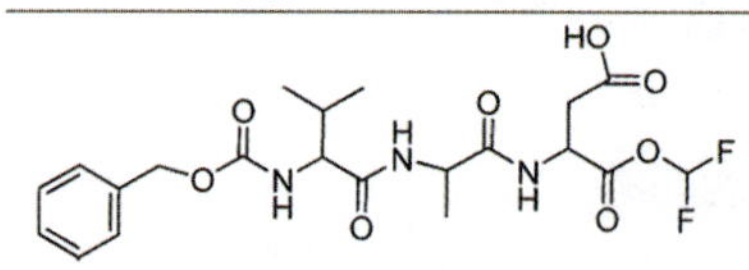	A, Z-VAD-FMK	-	Li et al. (2000)
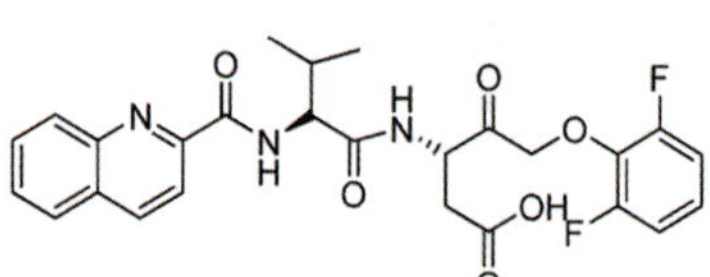	B, Q-VD-OPh	25–400	Mischak (2002)
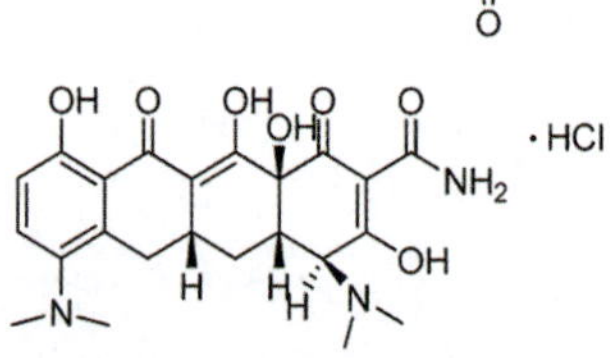	C, Minocycline	-	Kim and Suh (2009), Zhu et al. (2002), Wang et al. (2004) and Choi et al. (2007)

四、糖原合成酶激酶 -3（GSK-3）

1. 定义

糖原合成酶激酶 -3（GSK-3，EC 2.7.11.1）是 CMGC 激酶家族的一种丝氨酸 / 苏氨酸激酶，最初被描述为肝糖原合成和葡萄糖代谢的关键调节物（RoACh et al，2012），之后发现 GSK-3 也参与了 Wnt 信号通路的调控（levers et al，2012）。目前的研究表明，GSK-3 能作用于代谢蛋白（如细胞周期蛋白 D1，APP 和 presenilin）（Takahashi-Yanaga et al，2008；Phiel et al，2003；Koo et al，2004）、结构蛋白（如 τ 蛋白和其他微管相关蛋白）（Hernandez et al，2010；Hanger et al，1998；Mandelkow et al，1995）和转录因子（如 NF-κB，p53 和 Notch）（Sanchez et al，2003；Charvet et al，2011；Espinosa et al，2003；Foltz et al，2011）等多种底物。如此众多的作用底物使 GSK-3 在细胞主要生理过程，如细胞周期、发育、能量代谢以及细胞凋亡中都扮演了关键调节物的角色（Medina et al，2011）。哺乳动物体内的 GSK-3 有 2 种亚型：GSK-3α（在人体中由 483 个氨基酸残基组成，分子量 51 kDa）和 GSK-3β（在人体中由 433 个氨基酸残基组成，分子量 47 kDa），分别由同源基因 GSK-3α 与 GSK-3β 编码。2 种异构体的 ATP 结合区域呈现出高度的同源性（98%一致），但在 N 末端和 C 末端结构域存在显著差别（Medina et al，2011）。GSK-3α 和 β 在组织中广泛地表达，但某些组织中的表达显示出对亚型的偏好，如在神经组织中 GSK-3β 的表达量明显高于 α 型（Woodgett，1990）。此外，神经元还产生一种特殊的在催化结构域中插入 13 个氨基酸残基的剪接异构体，这种异构体被称为 GSK-3β2（Mukai et al，2002）。GSK-3β 的晶体结构含有特征性的 N 末端与 β-折叠股（25-138 残基）叠合的激酶双重区域和 C 末端的一个 α-螺旋结构域（残基 139-343），其中 ATP 结合区域即位于上述部位的界面内（图 20-13）（ter Haar et al，2001）。该激酶的其他主要结构特征包括 1 个铰链结构、1 个富含甘氨酸的环和 1 个起活化作用的环。

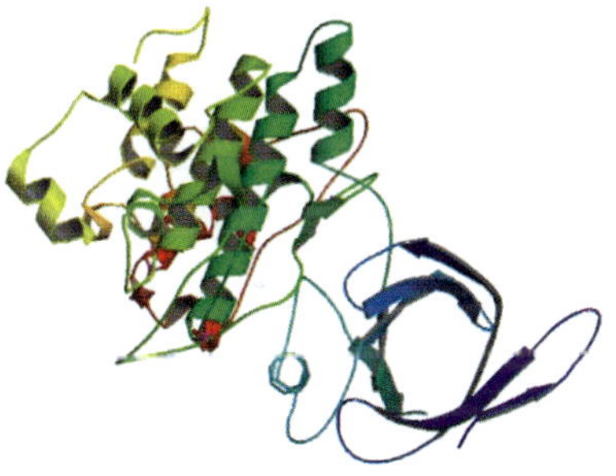

图 20-13　GSK-3β 结构

上述结构域和环的取向对 GSK-3 独特的需要预处理的底物催化机制提供了支持。在这一过程中，底物首先需要被一个进行预处理的激酶（如 CDK-5，酪蛋白激酶 I，PKC 或 PKA）对朝向 C 末端方向距 GSK-3 催化位点（丝氨酸或苏氨酸残基）4 个氨基酸残基的丝氨酸或苏氨酸残基进行磷酸化，之后该催化位点才能被 GSK-3 所催化（图 20-14）（Medina et al，2011；ter Haar et al，2001）。也就是说，绝大多数底物蛋白是先通过上述预处理激酶磷酸化在 S/TXXXS/T 序列中 P + 4 位（P 为催化位点）的丝氨酸 / 苏氨酸，之后 GSK-3 再催化 P 位置丝氨酸 / 苏氨酸残基的磷酸化。研究者推测，预先磷酸化的部分可以占据起活化作用的环附近的一个带正电的结合区域（含有 Arg96、Arg180 和 Lys205）。这有助于酶对底物的识别，同时提高催化过程的整体效率（ter Haar et al，2001）。

尽管如此，并不是所有的底物在 GSK-3 催化之前都经过预先磷酸化（如 axin、β-catenin 和 τ 蛋白等），这涉及其他磷酸化的机制。除了预先磷酸化 / 底物特异性机制，GSK-3 活性的调节依赖于复杂的组合机制，即与蛋白质复合物、亚细胞定位和蛋白裂解相关的特定丝氨酸或苏氨酸残基磷酸化（Medina et al，2011）。这些机制共同组成了复杂的 GSK-3 调控网络，并进一步影响到正常生理过程和包括癌症、肾脏疾病、神经退行性疾病和人类免疫缺陷病毒（HIV）相关痴呆等病理过程（Medina et al，2011）。由于其在相关人类疾病中广泛涉及，

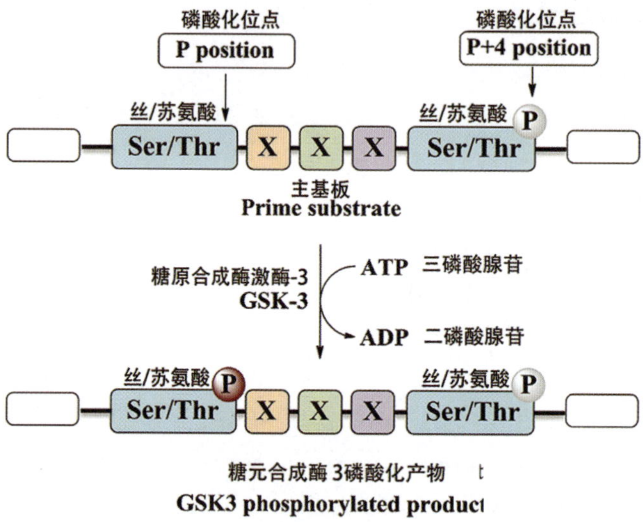

图 12-14 GSK-3 所识别的经典的磷酸化序列示意图

GSK-3 已作为一个潜在的药物作用靶点吸引了众多研究者的注意，是目前为药物开发而研究得最多的大分子之一（Amar et al，2011；Martinez et al，2002a，2002b；Gao et al，2012；Rayasam et al，2009）。

适当的GSK-3信号传递对神经元的发育和调控非常重要，如神经细胞的生成、迁移和分化，突触的形成和神经元的存活等（Medina et al，2011；Kim et al，2011；Kim et al，2009；Hur et al，2010）。GSK-3 相关信号通路的失调和 GSK-3 活性的异常与一些神经和精神疾病，特别是神经退行性疾病如阿尔茨海默病密切相关（Kaidanovich-Beilin et al，2011；Takashima，2006；Valvezan et al，2012）。GSK-3 基因敲除小鼠因在子宫内即会死亡而无法获得（Hoeflich et al，2000），而 GSK-3 过表达小鼠表现出明显的认知损伤和神经退行性改变（Sirerol-Piquer et al，2011）。相应的，对这种小鼠给予 GSK-3 抑制剂可以改善其在水迷宫测试中的表现，保护额叶皮层和海马的树突结构，并降低 τ 蛋白的磷酸化水平（Rockenstein et al，2007）。

事实上，GSK-3 在阿尔茨海默病的病理生理过程中处于中心地位。研究表明，GSK-3 对 τ 蛋白的过度磷酸化、阿尔茨海默病引发的学习记忆损伤、淀粉样斑块的形成、炎症反应和乙酰胆碱的缺乏等病理过程均具有显著影响（Hernandezet al，2010；Hanger et al，1998；Mandelkow et al，1995；Hooper et al，2008）。而且，GSK-3 的过度活化被发现与营养不良的轴突和神经纤维缠结共同出现在阿尔茨海默病患者的额叶皮层中，在发生缠结前期改变的神经元、阿尔茨海默病患者大脑海马区域以及阿尔茨海默病和轻度认知障碍患者外周血淋巴细胞也观察到了 GSK-3 的过度激活。这些发现引起了对 GSK-3 的特别关注，研究者认为该激酶很有希望用于开发新型的阿尔茨海默病治疗药物（Hooper et al，2008）。

2. GSK-3 抑制剂

GSK-3 抑制剂是新型疾病调节药物有开发价值的候选者。目前已有一些 GSK-3 抑制剂的文献报道，包括一价锂阳离子，不同结构的化合物如 thiadiazolidinediones（TDZDs）、paullones、maleimides、indirubines 等的衍生物家族，以及从海绵中得到的多种类型的天然生物碱（Martinez et al，2002a，2002b；Avila et al，2007；Bhat et al，2004）。

锂（Li^+，表 20-16，化合物 A）是一个经典的情绪稳定剂，作为一线用药广泛用于躁狂 - 抑郁症的治疗（Burgess et al，2001）。之后，锂被报道能够通过与镁竞争而成为 GSK-3 的

表 20–16 GSK–3β 抑制剂

结构	化合物		IC_{50} (nM) hGSK-3β	IC_{50} (nM) Other kinases	参考文献
Li^+	A.Lithium		Ki–1–2 mM	–	Klein and Melton (1996) and Stambolic et al. (1996)
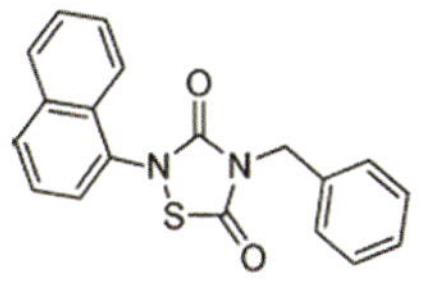	B.Tideglusib, NP-12 or NP031112		73.74% inhibition at 10 μM	29.50% inhibition of hGSK-3α at 10 μM	Sereno et al. (2009)
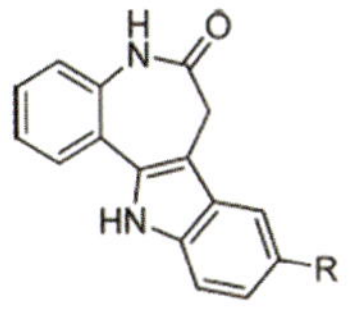	C. Alsterpaullone	R–NO_2	4	CDK1/cyclin B, 35 CDK2/cyclin A, 15 CDK5/p25, 40 CK1, >100,000	Leost et al. (2000)
	D. Kenpaullone	R–Br	23	CDK1/cyclin B, 400 CDK2/cyclin A, 680 CDK5/p25, 850	
	E. 9-Cyanopaullone	R–CN	10	CDK1/cyclin B, 35 CDK2/cyclin A, 15 CDK5/p25, 40	
	F. 9-chloropaullone	R–Cl	24	CDK1/cyclin B, 600 CDK5/p25, 800	
	G. 9-trifluoromethylpaullone	R–CF_3	30	CDK1/cyclin B, 400 CDK5/p25, 600	
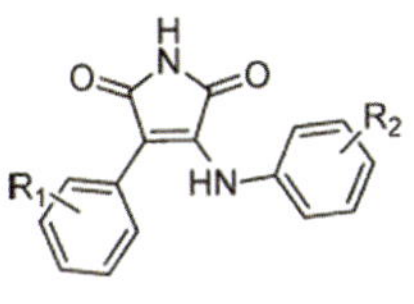	H. SB-415268	R1-2-NO2 R2-3-Cl-4-OH	78	No significant inhibition	Smith et al. (2001) and Martin et al. (2013)
	I	R1-3-NO2 R2-3,5-diCl-4-OH	20		
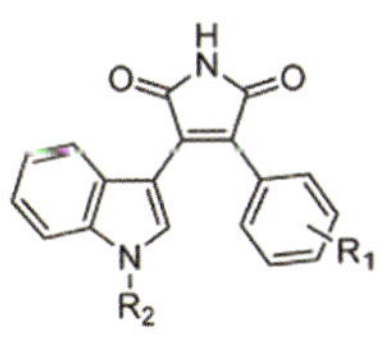	J. SB-216763	R1–2,4-diCl R2–Me	34	No significant inhibition	Martin et al. (2013)
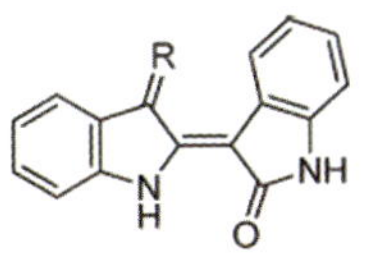	K. Indirubin	R–O	600	CDK1/cyclin B, 10,000 CDK5/p25, 5500	Leclerc et al. (2001)
	L. Indirubin-3′-oxime	R–NOH	22	CDK1/cyclin B, 180 CDK5/p25, 100	
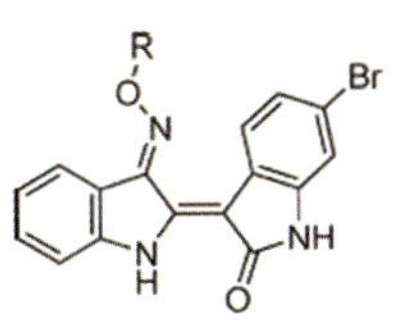	M. 6-BIO	R–H	5	CDK1, 320 CDK5, 10,000	Meijer et al. (2003)
	N. 6-BIDECO	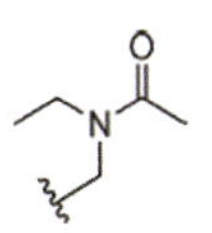	30	CDK1, >10,000 CDK5, 10,000	Vougogiannopoulou et al. (2008)

直接抑制剂，这一发现对其在许多生物早期形态发育中的显著影响提供了支持（Klein et al，1996；Stambolic et al，1996）。初步的体外测试给出了相对较高的 Ki 值（约 1~2 mM）（Klein et al，1996；Stambolic et al，1996），但可靠的体内证据表明，锂离子在血浆治疗浓度下对大脑 GSK–3 的生理活性具有显著的抑制作用（Gould et al，2004；Mendes et al，2009）。有趣的是，它对其他激酶没有明显的抑制作用（Klein et al，1996；Stambolic et al，1996）。此外，

锂离子能够诱导 Ser9 和 Ser21 的磷酸化，这分别导致了 GSK-3β 和 GSK-3α 的下调（Gould et al，2005；Chalecka-Franaszek et al，1999）。在良好的临床前数据支持下研究者对 Li^+ 开展了临床试验研究，以评估其对阿尔茨海默病患者的作用。在为期 10 周的单盲、安慰剂对照、多中心平行组临床研究中发现，Li^+ 可使阿尔茨海默病患者脑内神经源性营养因子（BDNF）显著增加，并明显提升患者的 ADAS-Cog 评分（Leyhe et al，2009），表明 Li^+ 可能具有神经保护作用。与之相似的是，在一项随机、双盲、安慰剂对照的 12 个月临床试验中，Li^+ 给药可使遗忘型轻度认知功能障碍患者脑脊液中的磷酸化 τ 蛋白含量明显下降（Forlenza et al，2011），提示其具有与临床相关的疾病调节机制。这与之前的病例对照研究结果一致（Nunes et al，2007），该研究发现应用锂离子治疗可使躁狂－抑郁症患者中阿尔茨海默病的发病率降低到正常人群的水平。一个更大规模的流行病学调查研究得出了同样的结果（Kessing et al，2008），并在后续的研究中得到进一步证实（Kessing et al，2010）。尽管如此，仍有一项为期 10 周的单盲、随机、安慰剂对照、多中心的临床研究结果显示，Li^+ 对轻度阿尔茨海默病患者没有明显治疗效果（Hampel et al，2009）。因此，仍需开展更多的流行病学调查和临床研究以明确 Li^+ 对阿尔茨海默病的确切疗效。

Tideglusib（NP-12/NP031112，表 20-16，化合物 B）是 TDZD 的衍生物，它是一种 ATP 非竞争性的 GSK-3β 不可逆抑制剂（Dominguez et al，2012）。其中 TDZD 结构骨架中的羰基与 Arg96 和 Lys205 形成氢键，N-芳基部分主要与 Tyr216 之间产生 π-π 堆积相互作用（Martinez et al，2002a，2002b）。临床前研究结果显示，tideglusib（口服及静注）对成年大鼠脑内细胞毒剂诱导的海马神经元损伤具有明显的保护作用，这一作用可能是通过激活核过氧化物酶体增殖物激活受体 γ（PPARγ）而实现的（Luna-Medina et al，2007）。此外，对 APPsw-tauvlw 转基因小鼠给予 tideglusib 能够下调脑内 τ 蛋白磷酸化水平，减少淀粉样蛋白沉积，对皮质和海马神经元起到保护作用，并提高其空间记忆能力（Sereno et al，2009）。令人鼓舞的临床前数据为 tideglusib 的临床研究奠定了坚实的理论基础，目前正在进行 IIb 期临床试验，用于阿尔茨海默病和进行性核上性麻痹（PSP）的治疗，后者是一种罕见的 τ 蛋白疾病。在临床试验中 tideglusib 在轻度至中度阿尔茨海默病患者中具有良好的耐受性，能够提升患者的认知得分，但由于样本数量少而无法获得统计学差异（del Ser et al，2013）。未来需要在更大规模的患者人群中开展临床试验观察 tideglusib 对阿尔茨海默病的临床疗效，以获得统计学上有显著差异的结果。

Paullones（表 20-16，化合物 C-G）是一类苯并氮杂酮衍生物，已经被发现是有效的 ATP 竞争性的 GSK-3β 抑制剂，其 IC_{50} 值处在低纳摩尔范围内。Alsterpaullone（表 20-16，化合物 C）在体内能够通过 GSK-3β 抑制阿尔茨海默病特异性位点 τ 蛋白的磷酸化，并在分离出的纹状体切片中通过 CDK5 抑制多巴胺和 cAMP 调节的磷酸蛋白 Mr 32 kDa（DARPP-32，多巴胺作用下游的纹状体蛋白）的磷酸化（Leost et al，2000）。Kenpaullone（表 20-16，化合物 D）能够增强人类神经祖细胞（NPC）的神经发生能力，而不改变细胞周期的退出或细胞存活率。因此它可以被用于诱导神经干细胞和祖细胞的分化（Lang et al，2011）。Kenpaullone 还被发现可以阻断线粒体损伤和随后发生的 caspase-9 和 caspase-3 的活化，从而抑制 1-甲基-4-苯基吡啶（$MPP^{(+)}$）-诱导的细胞死亡，由此表现出能够对抗 GSK-3β 介导的线粒体功能障碍和应激诱导的细胞死亡的神经保护作用（Petit-Paitel et al，2009）。在吲哚苯并氮杂酮骨架上 9 位引入卤素不仅有利于与水分子形成 1 个氢键，就像在 CDK2 与 ATP 结合物的晶体结构中观察到的那样，而且容易通过氢键与 Leu83 残基产生相互作用（Martinez et al，2002a，2002b）。事实上，9 位卤素取代的 paullones 具有更高的 GSK-3β 抑制活性（表 20-16，化合物 C-G）。与 CDK-5 的 Cys85 残基相比，本类 GSK-3 抑制剂更普遍地与 GSK-3 的 Val135 残基产生相互作用（Chen et al，2011），这可以解释它们对 GSK-3 更高的选择性。因此，研究者认为 paullones 是开发高选择性和有效的 GSK-3 抑制剂的可靠化合物来源。

马来酰亚胺类化合物（表 20-16，化合物 H-J）在高通量筛选实验中被发现是有效的 ATP 竞争性 GSK-3 抑制剂。其相关衍生物包括苯胺基马来酰亚胺（表 20-16，化合物 H 和 I）（Smith et al，2001），特别是 SB-415286（表 20-16，化合物 H）。SB-415286 是高选择性、有效和细胞渗透性强的 GSK-3 抑制剂，它能刺激肝糖原的合成并诱导 β-catenin 的表达（Coghlan et al，2000），这与 Wnt 信号通路的激活一致。此外，SB-415286 能够抑制磷酸肌醇（PI）激酶诱导的细胞凋亡、减少 τ 蛋白的过度磷酸化，从而对中枢及外周神经元起到保护作用（Cross et al ,2001）。有意思的是，在白血病细胞系 KG1a、K562 和 CMK 中 SB-415286（40 μM）可以抑制细胞生长并引起细胞凋亡（Mirlashari et al，2012）。这和在神经退行性疾病模型中观察到的结果完全不同，但在肿瘤学领域也引起了研究者的兴趣。当引入额外的氯取代基时，苯胺基马来酰亚胺的作用明显增强（表 20-16，化合物 I），表明结构中酚羟基的酸性增强可能导致与激酶活性位点更强的氢键相互作用，或是亲脂性增加能够使效力增强（Smith et al，2001 年）。定量构效关系（QSAR）研究（Akhtar et al，2012）表明，与 GSK-3 结合的亲和性的改善可以通过苯胺环的构象限制和在氨基 - 芳环上引入电负性和（或）疏水性取代基来实现。具有 GSK-3 抑制活性的马来酰亚胺衍生物的另一种类型是芳香基吲哚马来酰亚胺，如 SB-216763（表 20-16，化合物 J）。该化合物也是一种有效、高选择性和细胞渗透性强的 GSK-3 抑制剂，并表现出与苯胺基马来酰亚胺 SB-415286 类似的增强糖原合成和 β-catenin 蛋白表达作用（Coghlan et al，2000）。对预先用低聚态 β - 淀粉样多肽处理的小鼠静脉注射给予 SB-216763 能够逆转大部分与 β - 淀粉样多肽神经毒性相关的有害症状，但 SB-216763 本身也会引起轻度行为缺陷（Hu ct al，2009）。尽管如此，在离体培养的神经元中，SB-216763 可能通过激活神经保护相关信号通路发挥其神经保护作用（Cross et al，2001）。此外，SB-216763 是第一个被报道能够促进和小鼠胚胎细胞（MEFs）共培养的小鼠胚胎干细胞（mESCs）自我复制的 GSK-3 抑制剂（Kirby et al，2012）。综上所述，目前的研究结果表明，马来酰亚胺类化合物为新型、高效、高选择性的阿尔茨海默病候选药物研发提供了一个有希望的来源。

Indirubines（表 20-16 和表 20-17, 化合物 K-O）是在多种天然植物中存在的双吲哚类化合物。这类化合物中最广为人知的是靛玉红（表 20-16，化合物 K），它是中药“当归龙荟丸”中的主要活性成分之一，这一中药主要用于治疗白血病之类的慢性疾病。靛玉红不仅具有显著的抑制细胞增殖作用（Han，1988），而且是 CDKs（IC_{50} 值为 50~100 nM）和 GSK-3β（IC_{50} 值为 5~50 nM）的强效 ATP 竞争性抑制剂（Leclerc et al，2001）。然而，靛玉红的水溶性很差，导致吸收效果不佳和胃肠道的毒性反应（Martinez et al，2002a，2002b）。基于此，研究者对它的结构进行了改造，目前已有文献报道了一些具有更好溶解性和 GSK-3β 抑制活性的靛玉红衍生物，如靛玉红 -3′ - 单肟（表 20-16，化合物 L）。此化合物对 GSK-3β 的抑制作用比靛玉红更强，同时能够在体内和体外有效地通过 GSK-3β 抑制阿尔茨海默病特异性位点 τ 蛋白的磷酸化，通过 CDK5 抑制 DARPP-32 的磷酸化（Leclerc et al，2001）。在化合物 L（表 20-16）的 6 位碳上引入溴原子可以得到 6- 溴靛玉红 -3′ - 肟（6-BIO，表 20-16，化合物 M），

表 20-17　人 GSK-3β 抑制剂

结构	化合物		IC_{50} (nM)		参考文献
			hGSK-3β	Other kinases	
	O, 6-BIMYEO	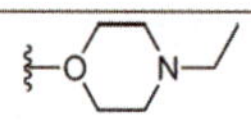	110	CDK1, 200 CK5, 900	
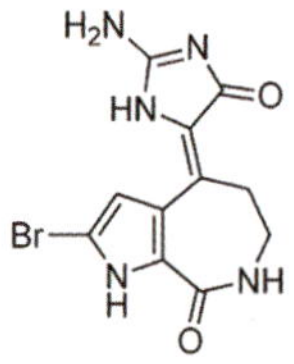	P, Hymenialdisine		100	CDK1/cyclin B, 220 CDK5/p25, 280 CK1, 350	Leost et al. (2000)
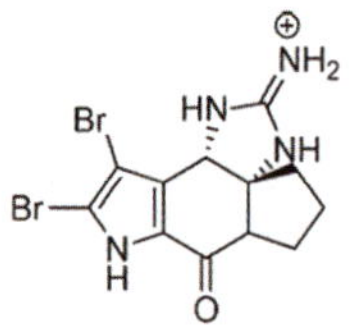	Q, Dibromocantharelline		3000	No inhibition	Zhang et al. (2011)
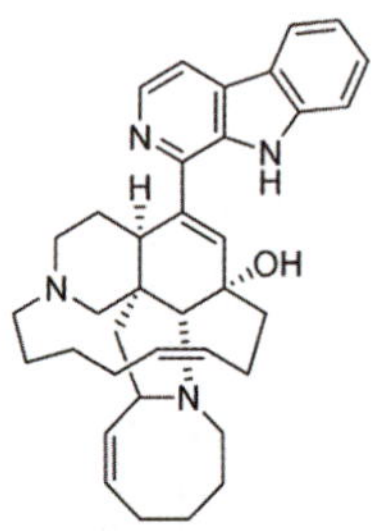	R, Manzamine A		10,200	CDK-5, 1500	Hamann et al. (2007)
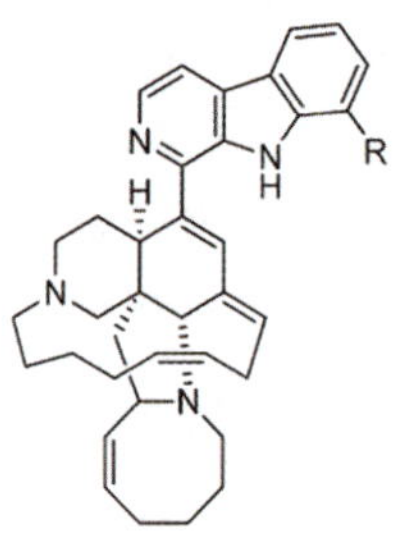	S,	R = H	5.4	n.a.	Hamann et al. (2007)
	T,	R = OCOMe	4.8	n.a.	

这是一个合成的细胞渗透性好的衍生物，在低纳摩尔浓度下即对 GSK-3β 具有显著抑制作用（Meijer et al，2003）。这个 6- 溴衍生物以平面型构象结合到酶的 ATP 结合位点内的一个窄的疏水口袋中。6-BIO 分别在 Tyr279 和 Tyr216 处抑制 GSK-3 α/β 的磷酸化，从而阻断了过激活形式的 GSK-3 的生成。此外，6-BIO 在 COS-1 和 SH-SY5Y 细胞中能够减少 β-catenin 和 τ 蛋白的磷酸化，并抑制非洲爪蟾胚胎中的拟 Wnt 信号通路（meijer et al，2003），但它有较强的细胞毒性（对 SH-SY5Y 细胞的 LD_{50} 值为 5 μM）。尽管如此，6-BIO 仍然是一个有价值的高选择性和强效的 GSK-3β 抑制剂模板，在其基础上开发了 6-BIDECO 和 6-BIMYEO（表 20-16、表 20-17，分别为化合物 N 和 O）等化合物。这些化合物保留了对药效至关重要的结构特征，即内酰胺氮羰基和杂环氮，它们可以与激酶活性位点形成关键性的氢键。而 6 位的溴化与化合物对 GSK-3β 的选择性密切相关（Vougogiannopoulou et al，2008）。6-BIDECO 和 6-BIMYEO 是无毒且水溶性好的 6-BIO 衍生物，它们具有很好的 GSK-3β 选择性抑制效果，能抑制 τ 蛋白磷酸化并减少 OKA（冈田酸）诱导的 SH-SY5Y 细胞（Vougogiannopoulou et al，2008）和原代培养神经元（Martin et al，2011）的凋亡。这一神经保护效果或许能在阿尔茨海默病和其他神经退行性疾病中起到治疗作用。但目前仍然缺乏关于化合物 N 和 O 在动

物模型体内安全性和有效性的数据。

海洋中的海绵（Porifera sp.）是一类富含具有药用开发潜力的生物活性成分的资源，已成为激酶抑制剂的天然来源之一（De Zoysa，2012；Johnson et al，2011）。

Hymenialdisine（表 20-17，化合物 P）是一个从海绵（如 *Axinellidce*、*Agelasidce*、*Halichondriidce*）中分离得到的溴吡咯类生物碱，这个天然化合物是一些激酶的 ATP 竞争性抑制剂，其中就包括 GSK-3β（Meijer et al，2000）。分子对接研究表明，化合物 P 通过吡咯和氮杂环庚烷酮与 Ile62、Val110、Leu188 和 Leu132 的疏水相互作用可以与激酶的 ATP 结合口袋很好地嵌合。吡咯和氮杂环庚烷酮中的氮原子和羰基还能与激酶铰链区 Asp133 和 Val 135 残基形成重要的氢键连接，这是 ATP 竞争性激酶抑制剂的共同特征之一。另外，咪唑啉酮结构中的氧原子和氮原子可以与极性残基 Lys85、Asn186 和 Asp200 之间产生静电相互作用（Zhang et al，2011）。研究表明 hymenialdisine 还能显著抑制另外一些重要的激酶，如 CDK 和 CK1；而且化合物 P 可以在体内抑制 τ 蛋白的磷酸化并表现出抗炎活性（Meijer et al，2000）。

另一种海绵代谢产物 dibromocantharelline（表 20-17，化合物 Q）显示出与化合物 P 相比较弱的 GSK-3β 抑制活性（IC_{50} = 3 μM），但它对相关激酶如 CDK1 和 CDK5 没有明显的抑制作用（Zhang et al，2011）。因此，化合物 Q 是效力较低但有选择性的 GSK-3β 抑制剂，已成为开发半合成的高效 GSK-3β 选择性抑制剂的一个天然模板。化合物 Q 的胍环与分子中的其他 3 个共面环形成 90° 夹角，可以更深地插入 GSK-3β 结合腔。这一特殊的结构特征是它与 CDKs 亲和力的原因（Zhang et al，2011）。

Manzamine 类的生物碱（表 20-17，化合物 R-T）是另一种对中枢神经系统疾病有治疗潜力的海洋来源化合物。Manzamines 是一类从印度洋和太平洋海绵中分离得到的复杂的 β-咔啉多环生物碱。Manzamine A（表 20-17，化合物 R）是 GSK-3β 的非竞争抑制剂，其 IC_{50} 值处在微摩尔范围内，它在低微摩尔范围内也能抑制 CDK-5（Hamann et al，2007）。研究表明，Manzamine A 可以减少人神经母细胞瘤细胞系（SH-SY5Y 细胞）中 τ 蛋白的过度磷酸化（Hamann et al，2007）。Manzamine A 的一些合成衍生物（表 20-17，化合物 S 和 T）在脂肪链上存在更多的构象限制，而这可以使它们对 GSK-3β 的抑制作用增强（Hamann et al，2007）。

五、阿尔茨海默病药物研发中的新理念

从胆碱能和淀粉样学说的早期人们就开始了为治疗阿尔茨海默病而寻找新的化合物。神经元调控的新机制的发现为新目标的发现铺平了道路，这也可能会导致更有效的药的出现，导致了机制象突触形成和自噬作用这样的分子级联事件可能会为发现具有疾病干预作用的新药提供新的理念。

（一）自体吞噬增强剂

自噬作用的机理是发生在溶酶体内的由酸性水解作用所介导的细胞成分自我分解的现象。起初被描述为一种有丝分裂的细胞对营养剥夺所做出的适应性反应，很快就发现这种细胞机制在平衡细胞生物合成和转变方面起着一种重要的作用，对细胞成分的再利用提供一种有效的办法（He et al，2009）。然而，与无处不在的蛋白酶体系一起，自噬作用是清除蛋白聚集和受损的细胞器的主要途径，防止有毒的成分在细胞内的堆积。虽然这个过程早在 1963 年就被描述过，但是直到最近人们才意识到妨碍自噬作用可能在人们的疾病过程中起着重要的作用。神经元对自噬作用的失调特别敏感，主要是由于有毒的残屑的堆积会引发神经元的功能障碍、死亡和神经变性（Banerjee et al，2010；Son et al，2012；Nixon，2013；Tan et al，

2014）。自噬作用被不同的信号因子所调控，包括beclin-1，一种与自噬体形成有关的自噬增强因子（Kang et al，2011）；还有哺乳动物雷帕霉素靶蛋白（mTOR），一种自噬作用的负调控因子（Kim et al，2011）。来自淀粉样前体蛋白转基因小鼠的研究报告发现，beclin-1的缺乏可导致β-淀粉样蛋白多肽的堆积，而beclin-1的过表达则可以减轻这种现象。

此外，阿尔茨海默病患者死后的大脑分析表明，belin-1的表达水平降低（Pickford et al,2008）。更进一步讲，阿尔茨海默病患者的mTOR水平和它的下游分子靶标则明显增加（Li et al，2005）并与β-淀粉样多肽和τ-蛋白的堆积成正相关（Caccamo et al，2010），并且伴有认知功能的衰退（Paccalin et al，2006）。相反在这种疾病的转基因小鼠模型中发现抑制mTOR可引起阿尔茨海默病的进展（Spilman et al，2010）。这些数据提示，通过加强自噬作用加速清除受损伤的细胞和蛋白可能会防止神经元的死亡，这在临床上的对治疗阿尔茨海默病是有利的。在这个意义上讲，利用自噬增强子可能会成为临床上治疗阿尔茨海默病的一个有效的手段。这个前提促进了寻找自噬作用的调控因子，并且几种作为自噬增强子小分子量的化合物已经被鉴定出来了（Sarkar et al，2008）。

（二）促进突触形成的小分子增强剂

雷帕霉素（sirolimus，表20-18，化合物A）是一种从吸水链霉素（streptomyces hygroscopicus）中分离出来的大环内酯抗生素，常常用于移植术后的免疫抑制剂。雷帕霉素通过对mTOR的抑制而成为一种自噬增强剂，通过稳定mTOR的功能复合物和抑制它激酶活性（Kim et al，2002）。一些证据表明，雷帕霉素可以增强聚集蛋白的自噬性降解，包括τ-蛋白和β-淀粉样多肽，从而发挥其神经保护作用（Berger et al，2006；Spilman et al，2010；Viscomi et al，2012；Yangand Chen，2014）。然而，由于它的很强的免疫抑制作用，考虑到长期使用它作为一种药物，还是值得慎重考虑的，它可能会产生明显的和潜在的并且极为危险的副作用，特别是对老年人群。Temsirolimus（CCI-779，表20-18，化合物B），是一种雷帕霉素的类似物和mTOR抑制剂，在2007年被用来治疗肾癌（Kwitkowski et al，2010），也发现在APP/PS小鼠腹腔给药（2 mg/kg）之后，能增强自噬清除β-样淀粉多肽和促进神经保护作用（Jiang et al，2014）。以前在对τ-蛋白病的果蝇研究模型也显示了同样的保护作用的结果（Berger et al，2006）。对小分子的雷帕霉素增强剂（SMERs）的筛选研究已经有效地鉴定了一些哺乳动物自噬作用的增强剂（表20-18，化合物C-D）（Sarkar et al，2007）。这些小分子的雷帕霉素增强剂包括不同的化学骨架，如嘧啶胺（SMER10，化合物C）、插烯酰胺（SMER18，化合物D）和溴代喹唑啉（SMER28，化合物E）。这些化合物可以诱导雷帕霉素依赖性的自噬作用并且减少头朝向细胞HD（head direction cell，HD cell）细胞和动物模型中突变体的聚集。最初的结构分析结果表明，化合物C分子上的嘧啶骨架结构和化合物D上的羟基集团对自噬活性的诱导是必要的（Sarkar et al，2007）。其他的五花八门的自噬诱导剂包括latrepirdine（Dimebon®，表20-18，化合物F）和卡马西平（carbamazepine）。Latrepirnide最初在俄罗斯是被当成一种非选择性的组胺药，已经在3月龄的TgCRND8小鼠中发现它可以诱导自噬作用，减少β-淀粉样多肽的沉积和防止行为衰退（Steele et al，2013）。这些观察结果与以前在酿酒酵母中所观察到的实验结果相符合（Bharadwaj et al，2012）。latrepirnide对β-淀粉样多肽的作用被认为是直接激活了细胞内的分解代谢途径。尽管如此，这个化合物在阿尔茨海默病和霍奇金病的临床III期试验中并没有效果（Bharadwaj et al，2013）。但是，最近的一项荟萃分析认为，虽然latrepirnide的实验结果失败了，但是它确实有改善认知功能分数的倾向（Cano-Cuenca et al，2014）。卡马西平（carbamazepine，表20-18，化合物G），连同其他的抗痉挛作用药物，已经表明有增强自噬作用的功效，可

表 20-18 自噬增强剂

结构	化合物	参考文献
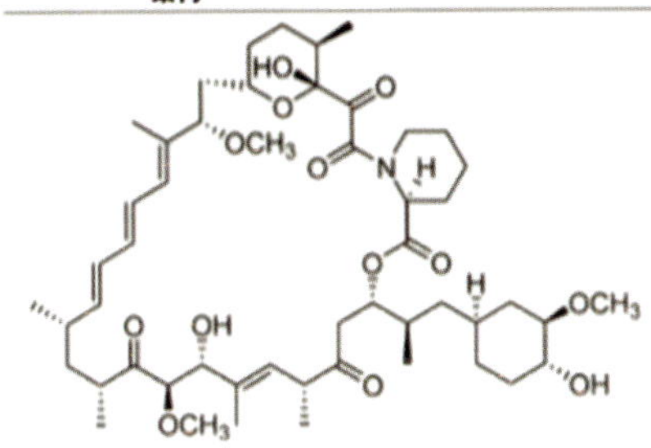	A, Rapamycin or Sirolimus	Berger et al. (2006), Spilman and Podlutskaya (2010), Viscomi and D'Amelio (2012) and Yang and Chen (2014)
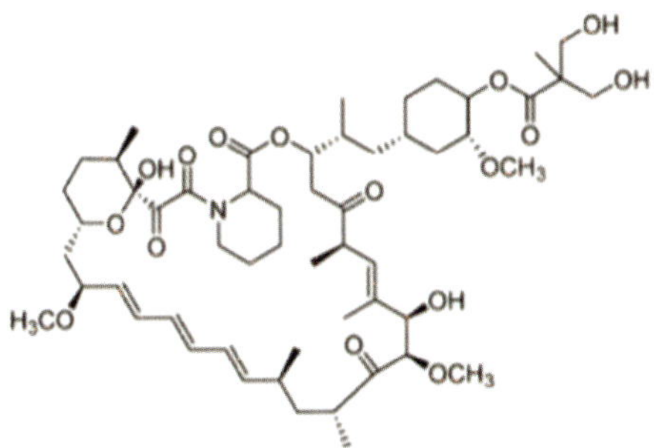	B, Temsirolimus or CCI-779	Berger et al. (2006) and Jiang et al. (2014)
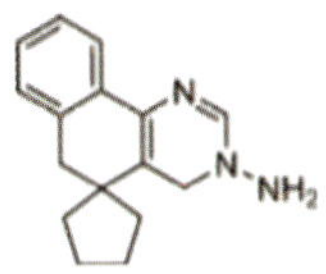	C, SMER10	Sarkar et al. (2007)
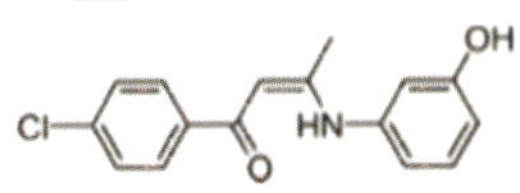	D, SMER18	
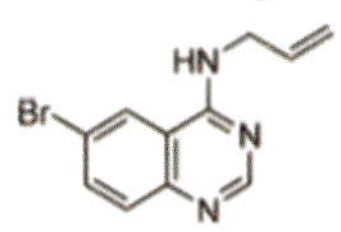	E, SMER28	
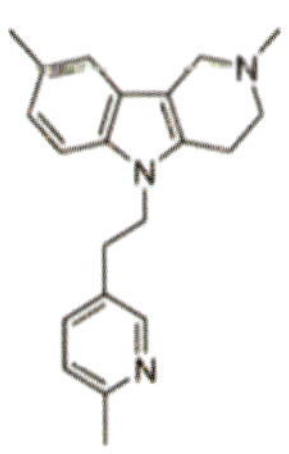	F, Latrepirdine or Dimebon®	Bharadwaj and Verdile (2012) and Steele (2013)
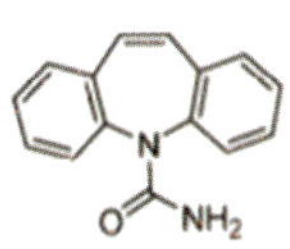	G, Carbamazepine	Li et al. (2013)

以在阿尔茨海默病的小鼠模型中解除 β-淀粉样多肽的负荷，并改善记忆力衰退 （Li et al，2013）。这些作用是mTOR依赖性的，通过降低肌醇和三磷酸肌醇（IP3）的水平来实现的（Sarkar et al，2005）。

（三）小分子突触形成作用增强剂

突触形成，其机制是在神经元之间形成功能性的突触，是一个复杂的过程，开始于胚胎时期并很好地延伸到出生后和成年，而对学习、认知和记忆起着非常重要的作用（Waites et al，2005）。突触是神经元之间接触的部位，在那里，神经递质从突触前神经元释放，通过电化学信号传导并活化突触后细胞的神经递质受体。突触的形成是一个动态过程，涉及突触前和突触后的细胞和一系列的因子、受体、信号传导过程和表面粘连分子。在这些过程中，像 neuroligins（NLGs）、neurexins（NRXs）和凝血栓蛋白（thrombospondin，TSP）这些蛋白分子直接促使了突触的形成（Xu et al，2010；Kwon et al，2012）。突触形成的异常可以引起许多脑部疾病，突触作用的缺失可能在认知功能缺失中起着重要的下游作用（Zoghbi，2003；Sudhof，2008）。对具有合成神经膜的前体和因子的保健品配方，像 Souvenaid® 对轻度阿尔茨海默病患者有很明显的认知功能的改善作用（Scheltens et al，2010；Kamphuis et al，2011），但对从轻度向中度发展的阿尔茨海默病患者并没有作用（Shah et al，2013）。这些结果说明，加强突触形成作用不仅对早期的阿尔茨海默病患者临床结果有好处，而且对新的治疗策略的研发也提供了新的理念。从这个意义上来讲，近来一种新的筛选小分子突触形成增强剂的突触微阵列技术已经被建立起来（Shi et al，2011b）。根据以前的研究报告，I 型组蛋白去乙酰化酶抑制剂可以促进突触的形成和成熟（Akhtar et al，2009；Guan et al，2009），Shi 等人（2011）筛查了一个新的小异羟肟酸库（表 20-19，化合物 H-M），去寻找组蛋白乙酰化酶抑制剂和它们对突触形成的作用。结果表明抑制 I 型组蛋白去乙酰化酶可以增强 NLG1 诱导的突触形成作用。初步的结构分析结果表明，在金属螯合部分（异羟肟酸，hydroxamic acid，CONHOH）和覆盖成分之间的亚甲基连接物影响其活性，由于每一对化合物（例如 H/I，J/K，n = 6）显现出有更强活性的趋势。化合物 L 和 M 的实验结果最好，二者都是 I 型组蛋白去乙酰化酶的选择性抑制剂。发现化合物 L（synapsinostat）是最有效的，在 1nM 即可促进突触形成，而化合物 M 仅在高浓度时表现出很强的促进突触形成作用的活性（10nM）。这些观察到的结果为研发选择性的组蛋白乙酰化酶抑制剂作为神经疾病的潜在的治疗策略提供了坚实的理论基础。近来可用的组蛋白乙酰化酶抑制剂（如 panobinostat）是泛乙酰化酶抑制剂，针对的靶标不是单一的去乙酰化酶蛋白，这个可以引起许多副作用（Shi et al，2011b）。研发有选择性的 I 型去乙酰化酶抑制剂可能会提供新一类的具有疾病修饰能力的诱导突触形成的药物。

表 20-19　突触形成作用的小分子增强剂

结构	化合物		IC$_{50}$ (nM) Class-I HDACs	IC$_{50}$ (nM) Class-II HDACs	参考文献
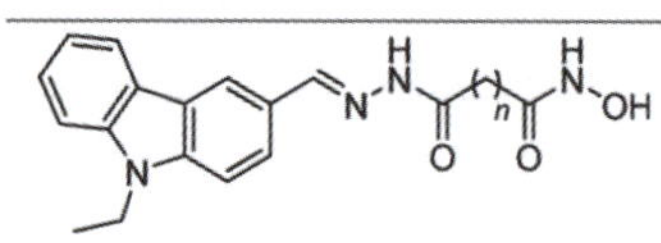	H,	n=4	HDAC1<2 HDAC2<2 HDAC3=4.4	HDAC6=47.11	Shi et al. (2011b)
	I,	n=6	HDAC1<2 HDAC2<2 HDAC3<2	HDAC6=3.98	
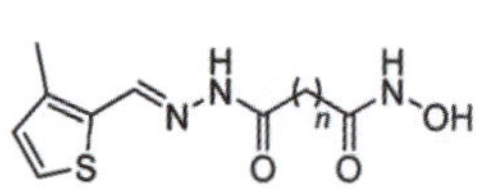	J,	n=4	HDAC1=20.4 HDAC2=20.9 HDAC3=94.8	HDAC6=104.60	
	K,	n=6	HDAC1=2.6 HDAC2=3.0 HDAC3=34.7	HDAC6=8.92	
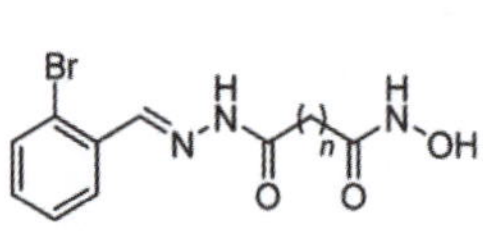	L, **Synapsynostat**	n=5	HDAC1=39.0 HDAC2=41.0 HDAC3=100	N.D.	
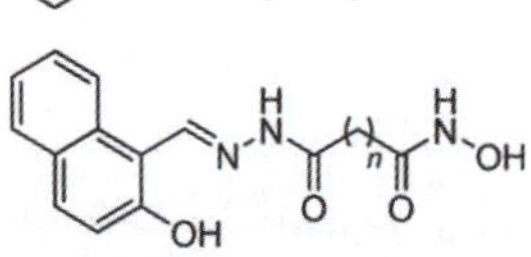	M,	n=5	HDAC1=11.0 HDAC2=13.4 HDAC3=17.9	N.D.	

第四节 终极目标

阿尔茨海默病是一种由多种因素引发的能够致残的神经退行性疾病。它损伤人的大脑，逐渐剥夺患者的基本认知功能，最终导致痴呆和独立生活能力的完全丧失。目前，阿尔茨海默病是引起老年人痴呆的最主要原因，而且在发达国家其患病率上升速度十分迅速。由于FDA批准用于阿尔茨海默病治疗的药物并不能有效控制疾病恶化，同时还有会减少患者对治疗配合程度的严重副作用，阿尔茨海默病的发病率和流行率不断升高就成为一个严重的问题。尽管仍然常被比作一个未解之谜，对阿尔茨海默病病理学和病因学的研究已发现，除了最初的胆碱能和淀粉样蛋白假说之外的一些疾病相关通路。在这些发现的基础上，研究者提出了一些神经退行性疾病药物开发领域的新观点，而且在过去的几十年中新的治疗方法也层出不穷。寻找双重结合的AChEI和新的酶抑制剂［如β－分泌酶、γ－分泌酶、caspase、sirtuins和糖原合酶激酶－3（GSK－3）等］已经成为研究者关注的热点。此外，随着对调节神经元动态平衡的复杂过程（如自噬和突触生成）的认识日益加深以及随之而来的药物作用新靶点的发现，可能使我们能够开发出更有效的和能控制疾病进程的药物。事实上，已有多种不同类型的化合物作为具有阿尔茨海默病治疗潜力的新化学实体（NCE）正在被广泛研究。在临床前实验中作用显著的一些酶抑制剂已被开发出来，其中的数种已在轻度至中度阿尔茨海默病患者中开展临床研究。然而，当前阿尔茨海默病药物的研发还远未能满足临床需要，寻找阿尔茨海默病新靶点和能控制疾病进程的有效药物仍然任重道远。

（李娟、崔建奇）

参考文献

［1］Akhtar M, Bharatam, P V. 3D－QSAR and molecular docking studies on 3－anilino－4－arylmaleimide derivatives as glycogen synthase kinase－3betainhibitors. Chem Biol Drug Des, 2012, 79（4）: 560－571.

［2］Akhtar M W, Raingo J. Histone deacetylases 1 and 2 form a developmental switch that controls excitatory synapse maturation and function. J Neurosci, 2009, 29（25）: 8288－8297.

［3］Aliev G, Obrenovich M E. Antioxidant therapy in Alzheimer's disease: theory and practice. Mini Rev Med Chem, 2008, 8（13）: 1395－1406.

［4］Amar S, Belmaker R H. The possible involvement of glycogen synthasekinase－3（GSK－3）in diabetes, cancer and central nervous system diseases. Curr Pharm Des, 2011, 17（22）: 2264－2277.

［5］Asai M, Hattori C. The novel beta－secretase inhibitor KMI－429 reduces amyloid beta peptide production in amyloid precursor protein transgenic and wild－type mice. J Neurochem, 2006, 96（2）: 533－540..

［6］Avila J, Hernandez F. GSK－3 inhibitors for Alzheimer's disease. Expert Rev Neurother, 2007, 7（11）: 1527－1533.

［7］Bai D L, Tang X C, Huperzine A. a potential therapeutic agent for treatment of Alzheimer's disease. Curr Med Chem, 2000, 7（3）: 355－374.

［8］Banerjee R, Beal M F. Autophagy in neurodegenerative disorders: pathogenic roles and therapeutic implications. Trends Neurosci, 2010, 33（12）: 541－549.

［9］Berger Z, Ravikumar B. Rapamycin alleviates toxicity of different aggregate－prone proteins. Hum Mol Genet, 2006, 15（3）: 433－442.

［10］Berr C, Wancata J. Prevalence of dementia in the elderly in Europe. Eur Neuropsychopharmacol, 2005, 15（4）: 463－471.

[11] Bezprozvanny I, Mattson M P. Neuronal calcium mishandling and the pathogenesis of Alzheimer's disease. Trends Neurosci, 2008, 31 (9): 454–463.

[12] Bharadwaj P R, Bates K A. Latrepirdine: molecular mechanisms underlying potential therapeutic roles in Alzheimer's and other neurodegenerative dis–eases. Transl Psychiatry, 2013, 3: e332.

[13] Bharadwaj P R, Verdile G. Latrepirdine (dimebon) enhances autophagy and reduces intracellular GFP-Abeta42 levels in yeast. J. Alzheimer's Dis, 2012, 32 (4): 949–967.

[14] Bhat R V, Budd Haeberlein S L. Glycogen synthase kinase 3: a drug target for CNS therapies. J Neurochem, 2004, 89 (6): 1313–1317.

[15] Boddapati S, Levites Y. Inhibiting beta–secretase activity in Alzheimer's disease cell models with single-chain antibodies specifically targeting APP. J Mol Biol, 2011, 405 (2): 436–447.

[16] Bolognesi M L, Bartolini M. Bis (7) –tacrine derivatives as multitarget–directed ligands: focus on anticholinesterase and antiamyloid activities. Chem Med Chem, 2010, 5 (8): 1215–1220.

[17] Bonda D J, Lee H G. Role of metal dyshomeostasis in Alzheimer's disease. Metallomics, 2011, 3 (3): 267–270.

[18] Brimijoin S. Molecular forms of acetylcholinesterase in brain, nerve and muscle: nature, localization and dynamics. Prog Neurobiol, 1983, 21 (4): 291–322.

[19] Brodaty H, Breteler M M. The world of dementia beyond 2020. J Am Geriatr Soc, 2011, 59 (5): 923–927.

[20] Brodney M A, Auperin D D. Diamideamino–imidazoles: a novel series of gamma–secretase inhibitors for the treatment of Alzheimer's disease. Bioorg Med Chem Lett, 2011, 21 (9): 2631–2636.

[21] Burgess S, Geddes J. Lithium for maintenance treatment of mood disorders. Cochrane Database Syst Rev, 2001: CD003013.

[22] Caccamo A, Majumder S. Molecular interplay between mammalian target of rapamycin (mTOR), amyloid-beta, and Tau: effects on cognitive impairments. J Biol Chem, 2010, 285 (17): 13107–13120.

[23] Camps P, El AChab R. New tacrine–huperzine A hybrids (huprines): highly potent tight–binding acetylcholinesterase inhibitors of interest for the treatment of Alzheimer's disease. J Med Chem, 2000, 43 (24): 4657–4666.

[24] Camps P, Formosa X. Novel donepezil–based inhibitors of acetyl– and butyryl cholinesterase and acetylcholinesterase–induced beta–amyloid aggregation. J Med Chem, 2008, 51 (12): 3588–3598.

[25] Cano–Cuenca N, Solis–Garcia del Pozo J E. Evidence for the efficacy of latrepirdine (Dimebon) treatment for improvement of cognitive function: a meta–analysis. J Alzheimer's Dis, 2014, 38 (1): 155–164.

[26] Cavallucci V, D'Amelio M. Matter of life and death: the pharmacological approAChes targeting apoptosis in brain diseases. Curr Pharm Des, 2011, 17 (3): 215–229.

[27] Chalecka–Franaszek E, Chuang D M. Lithium activates the serine/threonine kinase Akt–1 and suppresses glutamate–induced inhibition of Akt–1 activity in neurons. Proc Natl Acad Sci USA, 1999, 96 (15): 8745–8750.

[28] Chang W P, Huang X. Beta–secretase inhibitor GRL–8234 rescues age–related cognitive decline in APP transgenic mice. FASEB J, 2011, 25 (2): 775–784.

[29] Chao X, He X. Bioorg. Med Chem Lett, 2012, 22 (20): 6498–6502.

[30] Charvet C, Wissler M. Phosphorylation of Tip60 by GSK–3 determines the induction of PUMA and apoptosis by p53. Mol Cell,2011, 42 (5): 584–596.

[31] Chen Q, Cui W. Studying the mechanism that enables paullones to selectively inhibit glycogen synthase kinase

3 rather than cyclin-dependent kinase 5 by molecular dynamics simulations and free-energy calculations. J Mol Model, 2011, 17 (4): 795-803.

[32] Choi Y, Kim H S. Minocycline attenuates neuronal cell death and improves cognitive impairment in Alzheimer's disease models. Neuropsychopharmacology, 2007, 32 (11): 2393-2404.

[33] Clevers H, Nusse R. Wnt/beta-catenin signaling and disease. Cell, 2012, 149 (6): 1192-1205.

[34] Coghlan M P, Culbert A A. Selective small molecule inhibitors of glycogen synthase kinase-3 modulate glycogen metabolism and gene transcription. Chem Biol, 2000, 7 (10): 793-803.

[35] Craig L A, Hong N S. Revisiting the cholinergic hypothesis in the development of Alzheimer's disease. Neurosci Biobehav Rev, 2011, 35 (6): 1397-1409.

[36] Cross D A, Culbert A A. Selective small-molecule inhibitors of glycogen synthase kinase-3 activity protect primary neurones from death. J Neurochem, 2001, 77 (1): 94-102.

[37] De Almeida J P, Saldanha C. Nonneuronal cholinergic system in human erythrocytes: biological role and clinical relevance. J Membr Biol, 2010, 234 (3): 227-234.

[38] De Strooper B, Vassar R. The secretases: enzymes with therapeutic potential in Alzheimer disease. Nat Rev Neurol, 2010, 6 (2): 99-107.

[39] De Zoysa M. Medicinal benefits of marine invertebrates: sources for discovering natural drug candidates. Adv Food Nutr Res, 2012, 65: 153-169.

[40] Del Ser T, SteinwAChs K C. Treatment of Alzheimer's disease with the GSK-3 inhibitor tideglusib: a pilot study. J Alzheimers Dis, 2013, 33 (1): 205-215.

[41] Desire L, Marcade M. Clinical trials of EHT 0202, a neuroprotective and procognitive alpha-secretase stimulator for Alzheimer's disease. Alzheimer's Dement, 2009, 5 (4): 255-256.

[42] Ding H, Matthews T A. Site-specific phosphorylation and caspase cleavage differentially impact tau-microtubule interactions and tau aggregation. J Biol Chem, 2006, 281 (28): 19107-19114.

[43] Dominguez J M, Fuertes A. Evidence for irreversible inhibition of glycogen synthase kinase-3beta by tideglusib. J Biol Chem, 2012, 287 (2): 893-904.

[44] Donmez G. The neurobiology of sirtuins and their role in neurodegeneration. Trends Pharmacol Sci, 2012, 33 (9): 494-501.

[45] Dovey H F, John V. Functional gamma-secretase inhibitors reduce beta-amyloid peptide levels in brain. J Neurochem, 2001, 76 (1): 173-181.

[46] Dvir H, Silman I. Acetylcholinesterase: from 3D structure to function. Chem Biol Interact, 2010, 187 (1-3): 10-22.

[47] Elmore S. Apoptosis: a review of programmed cell death. Toxicol Pathol, 2007, 35 (4), 495-516.

[48] Endres K, Fahrenholz F. Regulation of alpha-secretase ADAM10 expression and activity. Exp Brain Res, 2012, 217 (3-4): 343-352.

[49] Espinosa L, Ingles-Esteve J. Phosphorylation by glycogen synthasekinase-3 beta down-regulates Notch activity, a link for Notch and Wnt pathways. J Biol Chem, 2003, 278 (34): 32227-32235.

[50] Etcheberrigaray R, Tan M. Therapeutic effects of PKC activators in Alzheimer's disease transgenic mice. Proc Natl Acad Sci USA, 2004, 101 (30): 11141-11146.

[51] Evans D A, Funkenstein H H. Prevalence of Alzheimer's disease in a community population of older persons. Higher than previously reported. J Am Med Assoc, 1989, 262 (18): 2551-2556.

[52] Feng S, Wang Z. Bis-huperzine B: highly potent and selective acetyl-cholinesterase inhibitors. J Med Chem,

2005, 48 (3): 655-657.

[53] Ferri C P, Prince M. Global prevalence of dementia: a Delphi consensus study. Lancet, 2005, 366 (9503): 2112-2117.

[54] Finnin M S, Donigian J R. Structure of the histone deacetylase SIRT2.Nat Struct Biol, 2001, 8 (7): 621-625.

[55] Foltz D R, Santiago M C. Glycogen synthase kinase-3beta modulates notch signaling and stability. Curr Biol, 2002, 12 (12): 1006-1011.

[56] Fonseca A C, Resende R. Cholesterol and statins in Alzheimer's disease: current controversies. Exp Neurol, 2010, 223 (2): 282-293.

[57] Forlenza O V, Diniz B S. Disease-modifying properties of long-term lithium treatment for amnestic mild cognitive impairment: randomised controlled trial. Br J Psychiatry, 2011, 198 (5): 351-356.

[58] Francis P T, Palmer A M. The cholinergic hypothesis of Alzheimer's disease: a review of progress. J Neurol Neurosurg Psychiatry, 1999, 66 (2): 137-147.

[59] Frank B, Gupta S. A review of antioxidants and Alzheimer's disease. Ann Clin Psychiatry, 2005, 17 (4): 269-286.

[60] Freitag M, Schemies J. Synthesis and biological activity of splitomicin analogs targetedat human NAD (+) -dependent histone deacetylases (sirtuins).Bioorg Med Chem, 2011, 19 (12): 3669-3677.

[61] Friden-Saxin M, Seifert T. Synthesis and evaluation of substitutedchroman-4-one and chromone derivatives as sirtuin 2-selective inhibitors. J Med Chem, 2012, 55 (16): 7104-7113.

[62] Galdeano C, Viayna E. Huprine-tacrine heterodimers as anti-amyloidogenic compounds of potential interest against Alzheimer's and prion diseases. J Med Chem, 2012, 55 (2): 661-669.

[63] Gamblin T C, Chen F. Caspase cleavage of tau: linking amyloid and neurofibrillary tangles in Alzheimer's disease. Proc Natl Acad Sci USA, 2003, 100 (17): 10032-10037.

[64] Gao C, Holscher C. GSK3: a key target for the development of novel treatments for type 2 diabetes mellitus and Alzheimer disease. Rev Neurosci, 2012, 23 (1): 1-11.

[65] Gastard M C, Troncoso J C. Caspase activation in the limbic cortex of subjects with early Alzheimer's disease. Ann Neurol, 2003, 54 (3): 393-398.

[66] Ghosh A K, Brindisi M. Developing beta-secretase inhibitors for treatment of Alzheimer's disease. J Neurochem, 2012, 120 (1): 71-83.

[67] Ghosh A K, Gemma S. β-Secretase as a therapeutic target for Alzheimer's disease. Neurotherapeutics, 2008, 5 (3): 399-408.

[68] Goedert M, Spillantini M G. A century of Alzheimer's disease. Science, 2006, 314 (5800): 777-781.

[69] Gould T D, Chen G. In vivo evidence in the brain for lithium inhibition of glycogen synthase kinase-3. Neuropsychopharmacology, 2004, 29 (1): 32-38.

[70] Gould T D, Manji H K. Glycogen synthase kinase-3: a putative molecular target for lithium mimetic drugs. Neuropsychopharmacology, 2005, 30 (7), 1223-1237.

[71] Greig N H, Lahiri D K. Butyryl cholinesterase: an important new target in Alzheimer's disease therapy. Int Psychogeriatr, 2002, 14 (1): 77-91.

[72] Guan J S, Haggarty S J. HDAC2 negatively regulates memory formation and synaptic plasticity. Nature, 2009, 459 (7243): 55-60.

[73] Guillozet-Bongaarts A L, Garcia-Sierra F. Tau truncation during neurofibrillary tangle evolution in

Alzheimer's disease. Neurobiol Aging, 2005, 26 （7）: 1015–1022.

[74] Guo H, Albrecht S. Active caspase–6 and caspase–6–cleaved tau in neuropil threads, neuritic plaques, and neurofibrillary tangles of Alzheimer's disease. Am J Pathol, 2004, 165 （2）: 523–531.

[75] Haigis M C, Sinclair D A. Mammalian sirtuins: biological insights and disease relevance. Annu Rev Pathol, 2010, 5: 253–295.

[76] Hamann M, Alonso D. Glycogen synthasekinase–3 （GSK–3） inhibitory activity and structure–activity relationship （SAR） studies of the manzamine alkaloids. Potential for Alzheimer's disease. J Nat Prod, 2007, 70 （9）: 1397–1405.

[77] Hampel H, Ewers M. Lithium trial in Alzheimer's disease: a randomized, single–blind, placebo–controlled, multicenter 10–week study. J Clin Psychiatry, 2009, 70 （6）, 922–931.

[78] Han J. Traditional Chinese medicine and the search for new antineoplastic drugs. J Ethnopharmacol, 1988, 24 （1）: 1–17.

[79] Hanger D P, Betts J C. New phosphorylation sites identified in hyperphosphorylated tau （paired helical filament–tau） from Alzheimer's dis–ease brain using nanoelectrospray mass spectrometry. J. Neurochem, 1998, 71 （6）: 2465–2476.

[80] He C, Klionsky D J. Regulation mechanisms and signaling pathways of autophagy. Annu Rev Genet, 2009, 43 （1）: 67–93.

[81] Heller M, Hanahan D J. Human erythrocyte membrane bound enzyme acetylcholinesterase. Biochim Biophys Acta, 1972, 255 （1）: 251–272.

[82] Hernandez F, Gomez de Barreda E. GSK3: a possible link between beta amyloid peptide and tau protein. Exp Neurol, 2010, 223 （2）: 322–325.

[83] Hoeflich K P, Luo J. Requirement for glycogen synthase kinase–3betain cell survival and NF–kappa B activation. Nature, 2000, 406 （6791）: 86–90.

[84] Hong L, Koelsch G. Structure of the protease domain of memapsin 2 （beta–secretase） complexed with inhibitor. Science,2000, 290 （5489）, 150–153.

[85] Hooper C, Killick R. The GSK3 hypothesis of Alzheimer's disease. J Neurochem, 2008, 104 （6）: 1433–1439.

[86] Hooper N M, Turner A J. The search for–secretase and its potential as a therapeutic approACh to Alzheimer's disease. Curr Med Chem, 2002, 9 （11）: 1107–1119.

[87] Hopkins C R. ACS chemical neuroscience molecule spotlight on begacestat （GSI–953）. Chem Neurosci, 2012, 3 （1）: 3–4.Hu S, Begum A N. 2009. GSK3 inhibitors show benefits in an Alzheimer's disease （AD） model of neurodegeneration but adverse effects in control animals. Neurobiol Dis, 2009, 33 （2）: 193–206.

[88] Huang L, Luo Z. Berberine derivatives, with substituted amino groups linked at the 9–position, as inhibitors of acetylcholinesterase/butyryl cholinesterase. Bioorg Med Chem Lett, 2010, 20 （22）: 6649–6652.

[89] Hughes C P, Berg L. A new clinical scale for the staging of dementia.Br J Psychiatry, 1982, 140: 566–572.

[90] Huhtiniemi T, Salo H S. Structure–based design of pseudopeptidic inhibitors for SIRT1 and SIRT2. J Med Chem, 2001, 54 （19）: 6456–6468.

[91] Hur E M, Zhou F Q. GSK–3 signaling in neural development. Nat Rev Neurosci, 2010, 11 （8）: 539–551.

[92] Hussain I, Hawkins J. Oral administration of a potent and selective non–peptidic BACE–1 inhibitor decreases beta–cleavage of amyloid precursor protein and amyloid–beta production in vivo. J Neurochem, 100 （3）: 802–809.

[93] Imanshahidi M, Hosseinzadeh H. Pharmacological and therapeutic effects of Berberis vulgaris and its active constituent, berberine. Phytother, Res, 2008, 22 (8) : 999–1012.

[94] Imbimbo B P. Alzheimer's disease: β -secretase inhibitors. Drug Discovery Today, 2008, 5 (3) : 169–175.

[95] Inestrosa N C, Alvarez A. Acetylcholinesterase accelerates assembly of amyloid beta–peptides into Alzheimer's fibrils: possible role of the peripheral site of the enzyme. Neuron, 2008, 16 (4) : 881–891.

[96] Iserloh U, Pan J. Discovery of an orally efficaceous 4–phenoxypyrrolidine–based BACE–1 inhibitor. Bioorg Med Chem Lett, 2008, 18 (1) : 418–422.

[97] Jiang T, Yu J T. Temsirolimus promotesautophagic clearance of amyloid–beta and provides protective effects in cellular and animal models of Alzheimer's disease. Pharmacol Res, 2014, 81: 54–63.

[98] Johnson T A, Sohn J. Natural product libraries to accelerate the high–throughput discovery of therapeutic leads. J Nat Prod, 2011, 74 (12) : 2545–2555.

[99] Jung H A, Min B S. Anti–Alzheimer and antioxidant activities of Coptidis Rhizoma alkaloids. Biol Pharm Bull, 2009, 32 (8) , 1433–1438.

[100] Kaidanovich–Beilin O, Woodgett J R. GSK–3: functional insights from cellbiology and animal models. Front Mol Neurosci, 2011, 4: 40.

[101] Kamphuis P J, Verhey F R. Efficacy of a medical food on cognition in Alzheimer's disease: results from secondary analyses of a randomized, con–trolled trial. J Nutr Health Aging, 2011, 15 (8) : 720–724.

[102] Kang R, Zeh H J. The Beclin 1 network regulates autophagy and apoptosis. Cell Death Differ, 2011, 18 (4) : 571–580.

[103] Kessing L V, Forman J L. Does lithium protect against dementia? Bipolar Disord, 2010, 12 (1) : 87–94.

[104] Kessing L V, Sondergard L. Lithium treatment and risk of dementia. Arch Gen Psychiatry, 2008, 65 (11) : 1331–1335.

[105] Kim H S, Suh Y H. Minocycline and neurodegenerative diseases. Behav Brain Res, 2009, 196 (2) : 168–179.

[106] Kim J, Kundu M. AMPK and mTOR regulate autophagy through direct phosphorylation of Ulk1. Nat Cell Biol, 2011, 13 (2) : 132–141.

[107] Kim W Y, Snider W D. Functions of GSK–3 signaling in development of the nervous system. Front Mol Neurosci, 2011, 4: 44.

[108] Kim W Y, Wang X. GSK–3 is a master regulator of neural progenitor homeostasis. Nat Neurosci, 2009, 12 (11): 1390–1397.

[109] Kim D H, Sarbassov D D. mTOR interacts with raptor to form a nutrient–sensitive complex that signals to the cell growth mAChinery. Cell, 2002, 110 (2) : 163–175.

[110] Kirby L A, Schott J T. Glycogen synthase kinase–3 (GSK–3) inhibitor, SB–216763, promotes pluripotency in mouse embryonic stem cells. PLoS ONE, 2012, 7 (6) : e39329.

[111] Klein P S, Melton D A. A molecular mechanism for the effect of lithium on development. Proc Natl Acad Sci USA, 1996, 93 (16) : 8455–8459.

[112] Koo E H, Kopan R. Potential role of presenilin–regulated signaling pathways in sporadic neurodegeneration. Nat Med, 2004, 10: 26–33.

[113] Kulkarni S K, Dhir A. Berberine: a plant alkaloid with therapeutic potential for central nervous system disorders. Phytother Res, 2010, 24 (3) : 317–324.

[114] Kwitkowski V E, Prowell T M. FDA approval summary: temsirolimusas treatment for advanced renal cell

carcinoma. Oncologist, 2010, 15 （4）: 428–435.

[115] Kwon H B, Kozorovitskiy Y. Neuroligin–1–dependent competition regulates cortical synaptogenesis and synapse number. Nat Neurosci, 2012, 15 （12）, 1667–1674.

[116] Lane R M, Kivipelto M. Acetylcholinesterase and its inhibition in Alzheimer's disease. Clin Neuropharmacol, 2004, 27 （3）: 141–149.

[117] Lane R M, Potkin S G. Targeting acetylcholinesterase and butyryl–cholinesterase in dementia. Int J Neuropsychopharmacol, 2005, 9 （1）: 101–124.

[118] Lange C, Mix E. Small molecule GSK–3 inhibitors increase neurogenesis of human neural progenitor cells. Neurosci Lett, 2011, 488 （1）: 36–40.

[119] Lanz T A, Himes C S. The gamma–secretase inhibitor N–\[N– (3, 5–difluorophenacetyl) –l–alanyl\]–S–phenylglycine t–butyl ester reduces A beta levels in vivo in plasma and cerebrospinal fluid in young (plaque–free) and aged (plaque–bearing) Tg2576 mice. J Pharmacol Exp Ther, 2003, 305 （3）: 864–871.

[120] Lara E, Mai A. Sirtuin inhibitor with a strong cancer–specific proapoptotic effect. Oncogene, 2009, 28 （6）: 781–791.

[121] Larson E B, Kukull W A. Cognitive impairment: dementia and Alzheimer's disease. Annu Rev Public Health, 1992, 13: 431–449.

[122] Lavu S, Boss O. Sirtuins – novel therapeutic targets to treat age–associated diseases. Nat Rev Drug Discov, 2002, 7 （10）: 841–853.

[123] Leclerc S, Garnier M. Indirubins inhibit glycogen synthase kinase–3 beta and CDK5/p25, two protein kinases involved in abnormal τ phosphorylation in Alzheimer's disease. A property common to most cyclin–dependent kinase inhibitors? J Biol Chem, 2001, 276 （1）: 251–260.

[124] Leost M, Schultz C. Paullones are potent inhibitors of glycogen synthase kinase–3 beta and cyclin–dependent kinase 5/p25. Eur J Biochem, 2000, 267 （19）: 5983–5994.

[125] Leyhe T, Eschweiler G W. Increase of BDNF serum concentration in lithium treated patients with early Alzheimer's disease. J Alzheimer's Dis, 2009, 16 (3): 649–656.

[126] Li J, Hu J. Protection of PMS777, a new AChE inhibitor with PAF antagonism, against amyloid–beta–induced neuronal apoptosis and neuro inflammation. Cell Mol Neurobiol, 2009, 29 （4）: 589–595.

[127] Li J, Huang H. Pharmacological profile of PMS777, a new AChE inhibitor with PAF antagonistic activity. Int J Neuropsychopharmacol, 2007, 10 （1）: 21–29.

[128] Li J, Wu H M. Huperzine A for Alzheimer's disease. Cochrane Database Syst Rev, 2008: CD005592.

[129] Li L, Zhang S. Autophagy enhancer carbamazepine alleviates memory deficits and cerebral amyloid–beta pathology in a mouse model of Alzheimer's disease. Curr Alzheimer Res, 2013, 10 （4）: 433–441.

[130] Li M, Ona V O. Functional role of caspase–1 and caspase–3 in an ALS transgenic mouse model. Science, 2000, 288 （5464）: 335–339.

[131] Li W, Mak M. Novel anti–Alzheimer's dimer Bis （7）–cognitin: cellular and molecular mechanisms of neuroprotection through multiple targets. Neurotherapeutics, 2009, 6 （1）: 187–201.

[132] Li X, Alafuzoff I. Levels of mTOR and its downstream targets 4E–BP1, eEF2, and eEF2 kinase in relationships with tau in Alzheimer's disease brain. FEBS J, 2005, 272 （16）: 4211–4220.

[133] Luna–Medina R, Cortes–Canteli M. NP031112, a thiadiazolidinone compound, prevents inflammation and neurodegeneration under excitotoxic conditions: potential therapeutic role in brain disorders. J Neurosci,

2007, 27 (21): 5766–5776.

[134] Luo X, Yan R. Inhibition of BACE1 for therapeutic use in Alzheimer's disease. Int J Clin Exp Pathol, 2010, 3 (6): 618–628.

[135] Mandelkow E M, Biernat J. Tau domains, phosphorylation, and inter-actions with microtubules. Neurobiol Aging, 1995, 16 (3): 355–362.

[136] Mangialasche F, Solomon A. Alzheimer's disease: clinical trials and drug development. Lancet Neurol, 2010, 9 (7): 702–716.

[137] Marcade M, Bourdin J. Etazolate, a neuroprotective drug linking GABA (A) receptor pharmacology to amyloid precursor protein processing. J Neurochem, 2008, 106 (1): 392–404.

[138] Marco-Contelles J, Leon R. Tacripyrines, the first tacrine-dihydropyridine hybrids, as multitarget-directed ligands for the treatment of Alzheimer's disease. J Med Chem, 2009, 52 (9): 2724–2732.

[139] Martin L, Latypova X. Tau protein kinases: involvement in Alzheimer's disease. Ageing Res. Rev, 2013, 12 (1): 289–309.

[140] Martin L, Magnaudeix A. The new indirubin derivative inhibitors of glycogen synthase kinase-3, 6-BIDECO and 6-BIMYEO, prevent tau phosphorylation and apoptosis induced by the inhibition of protein phosphatase-2A byokadaic acid in cultured neurons. J Neurosci Res, 2011, 89 (11): 1802–1811.

[141] Martinez A, Alonso M. First non-ATP competitive glycogen synthase kinase 3 beta (GSK-3beta) inhibitors: thiadiazolidinones (TDZD) as potential drugs for the treatment of Alzheimer's disease. J Med Chem, 2002, 45 (6): 1292–1299.

[142] Martinez A, Castro A. Glycogen synthase kinase-3 (GSK-3) inhibitors as new promising drugs for diabetes, neurodegeneration, cancer, and inflammation. Med Res Rev, 2002, 22 (4): 373–384.

[143] Mattson M P. Pathways towards and away from Alzheimer's disease. Nature, 2004, 430 (7000): 631–639.

[144] Maxwell M M, Tomkinson E M. The Sirtuin 2 microtubule deacetylase is an abundant neuronal protein that accumulates in the aging CNS. Hum Mol Genet, 2011, 20 (20): 3986–3996.

[145] McKhann G, DrAChman D. Clinical diagnosis of Alzheimer's disease: report of the NINCDS-ADRDA Work Group under the auspices of Department of Health and Human Services Task Force on Alzheimer's disease. Neurology, 1984, 34 (7): 939–944.

[146] Medda F, Russell R J. Novel cambinol analogs as sirtuin inhibitors: synthesis, biological evaluation, and rationalization of activity. J Med Chem, 2009, 52 (9): 2673–2682.

[147] Medina M, Wandosell F. Deconstructing GSK-3: the fine regulation of its activity. Int J Alzheimer's Dis, 2011: 479249.

[148] Meijer L, Skaltsounis A L. GSK-3-selective inhibitors derived from Tyrian purple indirubins. Chem Biol, 2003, 10 (12): 1255–1266.

[149] Meijer L, Thunnissen A M. Inhibition of cyclin-dependent kinases, GSK-3beta and CK1 by hymenialdisine, a marine sponge constituent. Chem Biol, 2000, 7 (1): 51–63.

[150] Mendes C T, Mury F B. Lithium reduces Gsk3b mRNA levels: implications for Alzheimer Disease. Eur Arch Psychiatry Clin Neurosci, 2009, 259 (1): 16–22.

[151] Minati L, Edginton T. Current concepts in Alzheimer's disease: a multidisciplinary review. Am J Alzheimer's Dis Other Demen, 2009, 24 (2): 95–121.

[152] Mirlashari M R, Randen I. Glycogen synthase kinase-3 (GSK-3) inhibition induces apoptosis in leukemic cells through mitochondria-dependent pathway. Leuk Res, 2012, 36 (4): 499–508.

[153] Mischak R. Apoptosis ICN/ESP Caspase inhibitors applications in vivo and in vitro. ICN Bioconcepts, 2002, 8: 1-5.Monczor M. Diagnosis and treatment of Alzheimer's disease. Curr Med Chem - Central Nervous Syst Agents, 2005, 5: 5-13.

[154] Mukai F, Ishiguro. Alternative splicing isoform of tau protein kinase I/glycogen synthase kinase 3beta. J Neurochem, 2002, 81 （5）: 1073-1083.

[155] Munoz-Ruiz P, Rubio L. Design, synthesis, and biological evaluation of dual binding site acetylcholinesterase inhibitors: new disease-modifying agents for Alzheimer's disease. J Med Chem, 2005, 48 （23）:7223-7233.

[156] Napper A D, Hixon J. Discovery of indoles as potent and selective inhibitors of the deacetylase SIRT1. J Med Chem, 2005, 48 （25）: 8045-8054.

[157] Neugebauer R C, Uchiechowska U. Structure-activity studies on splitomicin derivatives as sirtuin inhibitors and computational prediction of binding mode. J Med Chem, 2008, 51 （5）: 1203-1213.

[158] Nixon R A. The role of autophagy in neurodegenerative disease. Nat Med, 2013, 19（8）: 983-997.

[159] Nunes P V, Forlenza O V. Lithium and risk for Alzheimer's disease in elderly patients with bipolar disorder. Br J Psychiatry, 2007, 190: 359-360.

[160] Outeiro T F, Kontopoulos E. Sirtuin 2 inhibitors rescue alpha-synuclein-mediated toxicity in models of Parkinson's disease. Science, 2007, 317 （5837）: 516-519.

[161] Paccalin M, Pain-Barc S. Activated mTOR and PKR kinases in lymphocytes correlate with memory and cognitive decline in Alzheimer's disease. Dement Geriatr Cogn Disord, 2006, 22 （4）: 320-326.

[162] Pang Y P, Quiram P. Highly potent, selective, and low cost bis-tetrahydroaminacrine inhibitors of acetylcholinesterase. Steps toward novel drugs for treating Alzheimer's disease. J Biol Chem, 1996, 271（39）: 23646-23649.

[163] Pesnot T, Kempter J. Two-step synthesis of novel, bioactive derivatives of the ubiquitous cofactor nicotinamide adenine dinucleotide （NAD）. J Med Chem, wll, 2011, 54 （10）: 3492-3499.

[164] Petit-Paitel A, Brau F. Involvement of cytosolic and mitochondrial GSK-3 beta in mitochondrial dysfunction and neuronal cell death of MPTP/MPP-treated neurons. PLoS ONE, 2009, 4 （5）: e5491.

[165] Phiel C J, Wilson C A. GSK-3 alpha regulates production of Alzheimer's disease amyloid-beta peptides. Nature, 2003, 423 （6938）, 435-439.

[166] Pi R, Mao X. Tacrine-6-ferulic acid, a novel multifunctional dimer, inhibits amyloid-beta-mediated Alzheimer's disease-associated pathogenesis in vitro and in vivo. PLoS ONE, 2012, 7 （2）: e31921.

[167] Pickford F, Masliah E. The autophagy-related protein beclin 1 shows reduced expression in early Alzheimer disease and regulates amyloid beta accumulation in mice. J Clin Invest, 2008, 118 （6）: 2190-2199.

[168] Portelius E, Van B. Acute effect on the A beta isoform pattern in CSF in response to gamma-secretase modulator and inhibitor treatment in dogs. J Alzheimer's Dis, 2010, 21 （3）: 1005-1012.

[169] Pratico D. Oxidative stress hypothesis in Alzheimer's disease: a reappraisal. Trends Pharmacol. Sci. 2008, 29 （12）: 609-615.

[170] Rayasam G V, Tulasi V K. Glycogen synthase kinase-3: more than anamesake. Br J Pharmacol, 2009, 56（6）: 885-898.

[171] Rees T M, Brimijoin S. The role of acetylcholinesterase in the pathogenesis of Alzheimer's disease. Drugs Today, 2003, 39 （1）: 75-83.

[172] RoACh P J, Depaoli-RoACh A A. Glycogen and its metabolism: some new developments and old themes. Biochem. J, 2012, 441 （3）: 763-787.

[173] Rockenstein E, Torrance M. Neuroprotective effects of regulators of the glycogen synthase kinase-3 beta signaling pathway in a transgenic model of Alzheimer's disease are associated with reduced amyloid precursor protein phosphorylation. J Neurosci, 2007, 27 （8）: 1981-1991.

[174] Rohn T T, Head E. Caspases as therapeutic targets in Alzheimer's disease: is it time to cut to the chase? Int J Clin Exp Pathol, 2009, 2 （2）: 108-118.

[175] Rohn T T, Kokoulina P. Caspase activation in transgenic mice with Alzheimer-like pathology: results from a pilot study utilizing the caspase inhibitor, Q-VD-OPh. Int J Clin Exp Med, 2009, 2 （4）: 300-308.

[176] Rohn T T, Rissman R A. Caspasea activation in the Alzheimer's disease brain: tortuous and torturous. Drug News Perspect, 2002, 15 （9）: 549-557.

[177] Sadqi M, Hernandez F. Alpha-helix structure in Alzheimer's disease aggregates of tau-protein. Biochemistry, 2002, 41 （22）: 7150-7155.

[178] Sanchez J F, Sniderhan L F. Glycogen synthase kinase-3 beta-mediatedapoptosis of primary cortical astrocytes involves inhibition of nuclear factor kappa B signaling. Mol Cell Biol, 2003, 23 （13）: 4649-4662.

[179] Sarkar S, Rubinsztein D C. Small molecule enhancers of autophagy for neurodegenerative diseases. Mol Biosyst, 2008, 4 （9）: 895-901.

[180] Sarkar S, Floto R A. Lithium induces autophagy by inhibiting inositol monophosphatase. J Cell Biol, 2005, 170 （7）: 1101-1111.

[181] Sarkar S, Perlstein E O. Small molecules enhance autophagy and reduce toxicity in Huntington's disease models. Nat Chem Biol, 2007, 3 （6）: 331-338.

[182] Sathya M, Premkumar P. BACE1 in Alzheimer's disease. Clin Chim Acta, 2012, 414C: 171-178.

[183] Sauve A A, Wolberger C. The biochemistry of sirtuins. Annu Rev Biochem, 2006, 75: 435-465.

[184] Scheltens P, Kamphuis P J. Efficacy of a medical food in mild Alzheimer's disease: a randomized, controlled trial. Alzheimer's Dement, 2010, 6 （1）: 1-10, e11.

[185] Schliebs R, Arendt T. The significance of the cholinergic system in the brain during aging and in Alzheimer's disease. J Neural Transm, 2006, 113 （11）: 1625-1644.

[186] Schliebs R, Arendt T. The cholinergic system in aging and neuronal degeneration. Behav Brain Res, 2011, 221 （2）: 555-563.

[187] Schmidt R, Neff F. Therapy of Alzheimer's disease: current status and future development. Neuropsychiatrie, 2008, 22 （3）: 153-171.

[188] Schmitt B, Bernhardt T. Combination therapy in Alzheimer's disease: a review of current evidence. CNS drugs, 2004, 18 （13）: 827-844.

[189] Sereno L, Coma M. A novel GSK-3 beta inhibitor reduces Alzheimer's pathology and rescues neuronal loss in vivo. Neurobiol Dis, 2009, 35 （3）: 359-367.

[190] Shah R C, Kamphuis P J. The S-connect study: results from a randomized, controlled trial of Souvenaid in mild-to-moderate Alzheimer's disease. Alzheimer's Res. Ther, 2013, 5 （6）: 59.

[191] Shi A, Huang L. Synthesis, biological evaluation and molecular modeling of novel triazole-containing berberine derivatives as acetyl cholinesterase and beta-amyloid aggregation inhibitors. Bioorg Med Chem, 2011, 19 （7）: 2298-2305.

[192] Shi P, Scott M A. Synapse microarray identification of small molecules that enhance synaptogenesis. Nat Commun, 2011, 2: 510.

[193] Shi Y F, Zhang H Y. Novel 16-substituted bifunctional derivatives of huperzine B: multifunctional cholinesterase inhibitors. Acta Pharmacol Sin, 2009, 30（8）: 1195-1203.

[194] Silman I, Sussman J L. Acetylcholinesterase: how is structure related to function? Chem Biol Interact, 2009,

175: 3–10.

[195] Sirerol–Piquer M, Gomez–Ramos P. GSK–3 beta overexpression induces neuronal death and a depletion of the neurogenic niches in the dentate gyrus. Hippocampus, 2011, 21 （8）: 910–922.

[196] Smith D G, Buffet M. 3–Anilino–4–arylmaleimides: potent and selective inhibitors of glycogen synthase kinase–3 （GSK–3）. Bioorg Med Chem Lett, 2001, 11 （5）: 635–639.

[197] Snow A D, Cummings J. Exebryl–1: a novel small molecule currently in human clinical trials as a disease–modifying drug for the treatment of Alzheimer's disease. Alzheimer's Dement, 2009, 5 （4）: 418.

[198] Son J H, Shim J H. Neuronal autophagy and neurodegenerative dis–eases. Exp Mol Med, 2012, 44 （2）: 89–98.

[199] Spilman P. Podlutskaya Inhibition of mTOR by rapamycin abolishes cognitive deficits and reduces amyloid–beta levels in a mouse model of Alzheimer's disease. PLoS ONE, 2010, 5 （4）: e9979.

[200] St George–Hyslop P H. Piecing together Alzheimer's . Sci Am, 2000, 283 （6）: 76–83.

[201] Stambolic V, Ruel L. Lithium inhibits glycogen synthase kinase–3 activity and mimics wingless signaling in intact cells. Curr Biol, 1996, 6 （12）: 1664–1668.

[202] Steele J W, Gandy S. Latrepirdine, a potential Alzheimer therapeutic, regulates autophagy and neuropathology in an Alzheimer mouse model.Autophagy, 2013, 9 （4）: 617–618.

[203] Stockley J H, Ravid R. Altered beta–secretase enzyme kinetics and levels of both BACE1 and BACE2 in the Alzheimer's disease brain. FEBS Lett, 2006, 580: 6550–6560.

[204]Sudhof T C. Neuroligins and neurexins link synaptic function to cognitive disease. Nature, 2008, 455（7215）: 903–911.

[205] Sussman J L, Harel M. Atomic structure of acetylcholinesterase from Torpedo californica: a prototypic acetylcholine–binding protein. Science, 1991, 253（5022）: 872–879.

[206] Suzuki T, Khan M N. Design, synthesis, and biological activity of a novel series of human sirtuin–2–selective inhibitors. J Med Chem, 2012, 55 （12）: 5760–5773.

[207] Takahashi–Yanaga F, Sasaguri T. GSK–3 beta regulates cyclin D1 expression: a new target for chemotherapy. Cell Signal, 2008, 20 （4）: 581–589.

[208] Takashima A. GSK–3 is essential in the pathogenesis of Alzheimer's disease. J Alzheimer's Dis, 2006, 9: 309–317.

[209] Tan C C, Yu J T. Autophagy in aging and neurodegenerative diseases: implications for pathogenesis and therapy. Neurobiol Aging, 2014, 35 （5）: 941–957.

[210] Taylor D M, Balabadra U. A brain–permeable small molecule reduces neuronal cholesterol by inhibiting activity of sirtuin–2 deacetylase. ACS Chem Biol, 2010, 6 （6）: 540–546.

[211] ter Haar E, Coll J T. Structure of GSK3beta reveals a primed phosphorylation mechanism. Nat. Struct Biol, 2001, 8 （7）: 593–596.

[212] Trapp J, Jochum A. Adenosine mimetics as inhibitors of NAD+–dependent histone deacetylases, from kinase to sirtuin inhibition. J Med Chem, 2006, 49 （25）: 7307–7316.

[213] Trepanier C H, Milgram N W. Neuroinflammation in Alzheimer's disease: are NSAIDs and selective COX–2 inhibitors the next line of therapy? J Alzheimer's Dis, 2010, 21 （4）: 1089–1099.

[214] Turner A J, Fisk L. Targeting amyloid–degrading enzymes as therapeutic strategies in neurodegeneration. Ann N Y Acad Sci, 2004, 1035: 1–20.

[215] Valvezan A J, Klein P S. GSK–3 and Wnt signaling in neurogenesis and bipolar disorder. Front Mol Neurosci, 2012, 5: 1.

[216] Viscomi M T, D'Amelio M. Stimulation of autophagy by rapamycin protects neurons from remote degeneration after acute focal brain damage. Autophagy, 2012, 8 （2）: 222–235.

[217] Vougogiannopoulou K, Ferandin Y. Soluble 3', 6-substituted indirubins with enhanced selectivity toward glycogen synthase kinase-3 alter circadian period. J Med Chem, 2008, 51 (20): 6421-6431.

[218] Waites C L, Craig A M. Mechanisms of vertebrate synaptogenesis. Annu Rev Neurosci, 2005, 28: 251-274.

[219] Wang J, Wei Q. Minocycline up-regulates Bcl-2 and protects against cell death in mitochondria. J Biol Chem, 2004, 279 (19): 19948-19954.

[220] Wilkinson D G, Francis P T. Cholinesterase inhibitors used in the treatment of Alzheimer's disease: the relationship between pharmacological effects and clinical efficacy. Drugs Aging, 2004, 21 (7): 453-478.

[221] Willem M, Lammich S. Function, regulation and therapeutic properties of beta-secretase (BACE1). Semin Cell Dev Biol, 2004, 20 (2), 175-182.

[222] Wolfe M S. Inhibition and modulation of gamma-secretase for Alzheimer's disease. Neurotherapeutics, 2008, 5 (3): 391-398.

[223] Wollmer M A. Cholesterol-related genes in Alzheimer's disease. Biochim Biophys Acta, 2010, 1801 (8): 762-773.Woodgett J R. Molecular cloning and expression of glycogen synthase kinase-3/factor A. EMBO J, 1990, 9 (8): 2431-2438.

[224] Woodward M C. Drug treatments indevelopment for Alzheimer's disease. J Pharm Pract Res, 2012, 42 (1): 58-65.

[225] Xu J, Xiao N. Thrombospondin 1 accelerates synaptogenesis in hippocampal neurons through neuroligin 1. Nat Neurosci, 2010, 13 (1): 22-24.

[226] Yan J, Sun L. Rational design and synthesis of highly potent anti-acetylcholinesterase activity huperzine A derivatives. Bioorg Med Chem, 2009, 17 (19): 6937-6941.

[227] Yang H Q, Sun Z K. PMS777, a new cholinesterase inhibitor with anti-platelet activated factor activity, regulates amyloid precursor protein processing in vitro. Neurochem. Res, 2009, 34 (3): 528-535.

[228] Yang Y, Chen S. Stimulation of autophagy prevents amyloid-beta peptide-induced neuritic degeneration in PC12 cells. J Alzheimer's Dis, 2014, 8, http://dx.doi.org/10.3233/JAD-132270 (Epub ahead of print).

[229] Yin H, Kuret J. C-terminal truncation modulates both nucleation and extension phases of tau fibrillation. FEBS Lett, 2006, 580 (1): 211-215.

[230] Zhang J, Zhu D. BZYX, a novel acetylcholinesterase inhibitor, significantly improved chemicals-induced learning and memory impairments on rodents and protected PC12 cells from apoptosis induced by hydrogen peroxide. Eur J Pharmacol, 2008, 613 (1-3): 1-9.

[231] Zhang N, Zhong R. Structural features underlying selective inhibition ofGSK3beta by dibromocantharelline: implications for rational drug design. Chem Biol Drug Des, 2011, 77 (3): 199-205.

[232] Zhang Y, Au Q. Identification of a small molecule SIRT2 inhibitor with selective tumor cytotoxicity. Biochem Biophys Res Commun, 2009, 386 (4): 729-733.

[233] Zhu F, Qian C. Berberine chloride can ameliorate the spatial memory impairment and increase the expression of interleukin-1beta and inducible nitric oxide synthase in the rat model of Alzheimer's disease. Neuroscience, 2006, 7: 78.

[234] Zhu S, Stavrovskaya I G. Minocycline inhibits cytochrome c release and delays progression of amyotrophic lateral sclerosis in mice. Nature, 2002, 417 (6884): 74-78.

[235] Zoghbi H Y. Postnatal neurodevelopmental disorders: meeting at the synapse? Science, 2003, 302 (5646): 826-830.

第二十一章
阿尔茨海默病的前景与展望

内容提要

阿尔茨海默病从发现到如今已经100多年了，这100多年来人们在与阿尔茨海默病的斗争中做了不懈的努力，但是，迄今为止，我们仍然在希望与失望的薄暮中徘徊。路在前方，但仍然很遥远。

从首次发现阿尔茨海默病到现在已经过去了100年，但是直到发现该病的70年之后人们才认识到该病是引起痴呆的最常见的原因和“主要的杀手”（Katzman, 1976）。虽然科学家们在阿尔茨海默病的研究方面做了大量的工作，也取得了许多令人鼓舞的研究成果，但是绝大多数仅仅只是阿尔茨海默病所引起的生物学改变。至于究竟是什么原因引起阿尔茨海默病的产生，为什么它的病程进展要比其他疾病发展得快，如何去阻止它的发生和进展，甚至如何去减缓或停止它，仍然是个未解的谜。科学家们相信，早期检测可能是预防、延缓和治疗阿尔茨海默病的关键。过去的10年里见证了在阿尔茨海默病早期检查方面所做出的巨大的努力，与此同时在检测方法与技术方面，特别是与阿尔茨海默病有关的生物学标志物的研究方面取得了长足的进步。这些研究成果极大地促进了新的诊断标准的提出以及像“阿尔茨海病防治指南”这样一些文件的出版和发行。在所提出的标准里面，疾病在像记忆力损害这些症状的发生之前就已经开始了，而早期的标准则需要将记忆力损害和思维能力的衰退作为阿尔茨海默病的诊断标准，显然是不合理的。

2015年全球阿尔茨海默病报告给人们敲响了警钟，该报告用了长达88页的篇幅论述了痴呆对全球的冲击（the clobal impact of dementia），并从流行率(prevalence)、发病率(incidence)、花费（cost）和发展趋势（trends）4个方面做了详尽的描述。那么，我们所面临和阿尔茨海默病到底是一幅什么样的图景呢?

（1）2015年，全球约有990万例新发痴呆患者将被诊断——每3s就有1例。

（2）2015年全球患阿尔茨海默病总人数是4 600万人，相当于我国云南省2011年的人口总数，在世界上相当于以巴黎为中心的欧洲西北部城市群，包括巴黎、阿姆斯特丹、鹿特丹、海牙、安特卫普、布鲁塞尔、科隆等城市，地跨法国、荷兰、比利时、卢森堡、德国等国家（该区域人口达到10万以上的城市有40座）。到2050年，全球患有阿尔茨海默病的人数将从目前的4 600万人增加至1.315亿人。

（3）全球在阿尔茨海默病方面的花费在2010年是6 040亿美元，在2015年是8 179亿美元，涨幅为35.4%。这个数值占了全球总收入的（GDP）的1.09%，而在2011年时，这个数值是1.01%。

（4）全球在社会经济方面对痴呆的花费值大约相当于以下这些国家的国民经济总产值，印度尼西亚、荷兰和土耳其，也超过了一些大型公司的市场价值，如苹果(7 420亿美元)、谷歌(3 680亿美元)、埃克森石油公司(3 570亿美元)。预计到2018年会飙升至1万亿美元，到2030年会高达2万亿美元。

世界阿尔茨海默病2015年度报告的出炉提供了一些令人清醒的数据。88页的报告更新了全球痴呆的患病率、发病率、费用以及趋势的最新数据，并估计这些数字在未来将如何增长（作者指出，由于现有证据质量的改变，新报告中计算的患病率与2009年发布的“世界阿尔茨海默病报告”有所不同）。尽管随着公共卫生的改善，高收入国家特定年龄段痴呆的患病率可能会有所下降，但报告指出“目前支持这一观点的证据薄弱且尚无定论”。

毫无疑问，痴呆（包括阿尔茨海默病）是当今和未来人类所面临的最大的全球公共健康和社会保健挑战之一。在世界的很多地区，痴呆的诊断仍被认为是带来耻辱的，而患有痴呆的患者在社会上的地位也是孤立的。在低收入和中等收入国家，约94%的痴呆患者在家中接受照料。许多地区的健康和护理系统有限，或者无法为痴呆患者或其家庭提供支持。撰写报告前言的作者认为，痴呆应该是国际卫生的优先事项。全民痴呆计划是确保所有国家都有能力使痴呆患者迈向良好生活的第一步，同时也有助于减少未来几年的痴呆风险。“我们呼吁政府和每个社会群体都能发挥积极的作用，以帮助建立人们能够享受现在更好生活的世界，也有助于降低后代痴呆的风险。”

报告作者指出，全球痴呆行动计划需要明确的目标和成果。为痴呆患者提供更好的生活将会成为现实，但前提是政府和社会使之成为当务之急。阿尔茨海默病协会科学计划和推广主任Keith Fargo博士表示：“从这个新报告中可以清楚地看到，全球患有痴呆的人数在不断增长，尤其是在低收入和中等收入国家；全球痴呆新发病例的数量也在不断增加；而且世界各地照料痴呆患者的费用也越来越高。”“这样一来，阿尔茨海默病和其他类型的痴呆成为美国和世界各地家庭和经济的一个不断扩大的危机。在美国，联邦政府必须采取大胆的行动来应对阿尔茨海默病带来的个人和社会挑战。例如，我们应当增加联邦政府在阿尔茨海默病研究方面的投资，这是唯一能够阻止该疾病流行的途径。阿尔茨海默病协会呼吁国会通过增加研究基金继续致力于对抗阿尔茨海默病。”

他总结道，护理计划的途径必须得到改善。“一旦确诊，阿尔茨海默病健康结果、计划和教育方案（称为HOPE方案）将为阿尔茨海默病患者及其照料者提供医疗保险和全面护理计划服务。”

美国是全球经济最发达的国家之一，在阿尔茨海默病的研究方面一直处于世界领先地位，而且在阿尔茨海默病的防治方面也有自己的独到之处，这得益于它自己特有的医疗体系。美国阿尔茨海默病协会每年都会发布一个有关阿尔茨海默病的年度报告，详细地介绍了美国阿尔茨海病的一些情况，今年美国阿尔茨海默病协会发布的2015年阿尔茨海默病年度报告的题目叫做事实与数据（facts and figures）。这个也同样长达88页的报告分为6个主要部分来描述2015年美国阿尔茨海默病方面的现状和进展。报告指出，2015年美国患阿尔茨海默病的人数为530万，其中有510万人是65岁以上的，还有20万人，他们的发病年龄是65岁以下，属于年轻发作型的阿尔茨海默病患者（younger-onset Alzheimer's），1/9的65岁以上的老人患有阿尔茨海默病，1/3的85岁以上的老人患有阿尔茨海默病，而81%的阿尔茨海默病患者年龄在75岁以上。在2010年，新增的病例为45万4 000人，到2030年，这个数字将会增加到61万5 000人，增幅达35%，到2050年，估计将会增加到95万9 000人，将比2010年增加110%。从这个比率来看，到2025年，美国65岁以上的人群患有阿尔茨海默病的数字将会达到710万，比2015年的510万增加40%；而且，到2050年，65岁以上患有阿尔茨海默病的人数字将会达到1 380万，几乎是目前病例的3倍！这将刺激人们在预防和治疗阿尔茨海默病方面必须取得突破性的进展，才能应对如此重大的负担。

阿尔茨海默病给美国的经济和医疗保健系统带来了沉重的负担。2015年所有阿尔茨海默病患者和其他痴呆患者的总花费为2 260亿美元，医疗保险和公共医疗补助花费超过了1 530亿美元，占了总支出的68%，患者自掏腰包的花费约为440亿，占了大约总开支的19%。2014年，每个阿尔茨海默病患者和其他痴呆患者的来自所有来源的联邦医疗保险的福利中，为医疗护理和长期护理的支出是同年龄组的没有阿尔茨海默病的患者的3倍（百位阿尔茨海默患者为4万7 752美元，同年龄组其他患者为1万5 115美元）。

每年为阿尔茨海默病患者和其他的痴呆患者在医疗保健、长期护理和疗养院护理上的花费将从2015年的2 260亿美元增加到2050年的超过1万亿美元，这种巨大的增长将会使联邦政府在医疗保险和医疗补助方面增加5倍的开支，同时也使得个人增加近5倍的费用，无疑，将会对美国的社会经济和财政等方面造成巨大的负担。

英国前首相戴维·卡梅伦在不久前的全球痴呆后遗症大会上提到，“痴呆和癌症一样，是人类最大的敌人之一”。随后他宣布将展开目前世界上最大的痴呆人口学研究，未来10年痴呆的研究经费将增加近4倍。然而，他也指出了所面临的挑战：“目前我们还没有完全了解大脑是如何发生痴呆的……1998—2011年期间101种痴呆药物仅3种药物成功上市。”

1907年阿诺斯·阿尔茨海默诊治了收容院的一位51岁的名为Auguste Deter的女患者，报道为“关于大脑皮层的一种奇怪的疾病”。他指出该患者时间、地点定向力下降，“保留信息的能力严重受损”。阿尔茨海默病作为最为常见的一类痴呆疾病，自发现到现在的100多年来，目前依然面临上述挑战。

那么，要问的第一个问题是，关于阿尔茨海默病的病理机制，我们到底了解了多少？

当Deter去世后，阿尔茨海默通过尸检发现神经元中含有“神经纤维缠结”和“沉积在大脑皮层的特殊物质”——目前我们称之为神经元纤维缠结和淀粉样斑块，二者都是阿尔茨海默病的病理标志。此后，关于上述损伤如何侵犯大脑的研究进展很慢。在发现此病的70多年后，直到20世纪80年代，Katzman在一篇述评中总结到“阿尔茨海默病的病理和病因仍是一个未知的领域”。直到今天，关于阿尔茨海默病发病的病因存在3大假设。

最为流行的是淀粉样蛋白假说。该假说依据阿尔茨海默尸检所见的淀粉样斑块，这些细胞外斑块由β-分泌酶与γ-分泌酶分解淀粉样前体蛋白（APP）而产生的不可溶性β-淀粉样蛋白，是一种由40个氨基酸组成的多肽，β-淀粉样蛋白，在沉积细胞外沉积，从而形成不溶性斑块，这种多肽能毒害细胞、破坏神经传递、引起炎性反应和神经兴奋性毒性，从而造成神经细胞的死亡和突触传递障碍，并由此引发记忆和认知功能的改变，目前尚不清楚淀粉样蛋白究竟是造成阿尔茨海默病的病因，抑或是阿尔茨海默病所产生的结果。淀粉样前体蛋白是体内广泛存在的一种跨膜蛋白，与神经元的生长和发育以及突触形成有着密切的关系，淀粉样蛋白在脑脊液中循环，且在沉积为斑块前产生毒性可溶性寡聚体或聚集体。

淀粉样蛋白的作用来源于遗传的假设有明确证据。家族性或早发性阿尔茨海默病患者中有3个基因编码淀粉样蛋白级联环节：APP基因，其他基因为编码与γ-分泌酶相互作用蛋白的早老素基因。晚发性阿尔茨海默病最常见的基因为ε4等位基因Apo E，在脑内与脂质转运相关。尽管人群中仅15%的患者携带ε4基因，约2/3的阿尔茨海默病患者都是ε4携带者，通常认为该基因促进β-淀粉样多肽沉积为斑块。

由于APP基因在21染色体的过表达，唐氏综合征患者也是阿尔茨海默病的危险人群。相反的，预防β-分泌酶分解APP的保护性基因突变将使淀粉样蛋白产生下降，从而减少阿尔茨海默病的发生率。但是淀粉样蛋白与脑萎缩无明显性关系，且在早发阿尔茨海默病样神经退行性变患者中不易发现淀粉样蛋白。

阿尔茨海默病的另一个特征——神经元纤维缠结，由不可溶性纤维蛋白τ引起。τ稳定微管，从而进一步维持相互联系的神经元轴突的稳定。阿尔茨海默病患者中τ蛋白过度磷酸化。τ过磷酸化是第二个假设发病因素。过磷酸化τ可弱化轴突，使其与微管不能连接，也可形成蛋白肌丝，后期形成神经元纤维缠结。神经元纤维缠结与神经元丧失及认知状态的相关性较淀粉样斑块更为密切。

阿尔茨海默病的第3个也是最古老的假说是神经递质乙酰胆碱。阿尔茨海默病患者较无痴呆人群脑内乙酰胆碱含量较少。通常认为由于产生释放乙酰胆碱至皮层的基底核退行性病变所致。细胞层面，通常认为乙酰胆碱帮助完成长时程增强效应，一种可能用于储存记忆的改变神经连接的方式。

另一神经递质是在大脑皮层发现的与记忆和学习相关的谷氨酸，阿尔茨海默病患者脑内谷氨酸水平过高表达，提示存在N-甲基-D-天门冬氨酸（NMDA）受体的慢性激活，导致细胞内钙离子超负荷及由于兴奋毒性导致神经元死亡。

其次，在诊断方面，我们也遇到了无法解决的难题。

Deter的发病始于年轻时期，这个异常的发病年龄引起了阿尔茨海默的注意，然而半个世纪过去了，以阿尔茨海默名字命名的疾病属于早发性痴呆的一种罕见形式。直至20世纪80年代，人们才广泛认为阿尔茨海默病是老年性痴呆的最常见病因，且这种痴呆不是正常老化的一部分。

然而，做出诊断非常棘手，最广泛使用的诊断标准是1984版NINCDS-ADRDA标准（由美国国立神经病、语言交流障碍和卒中研究所-阿尔茨海默病痴呆及相关疾病学会制定的标准），指出仅能通过尸检或脑组织活检给出最可能的诊断。

早期识别和精确诊断是临床试验中经常面临的问题，在Ⅲ期临床试验阶段高达25%的参与者被误诊。老年痴呆患者脑组织异常类型多样，因此即使脑组织分析也不能给出精确诊断。一项研究发现，超半数的阿尔茨海默病患者很可能发生过梗死，其中1/4的患者在认知功能正常阶段，组织检查符合痴呆的病理诊断标准。老年人群中斑块和神经元纤维缠结常见，这些与临床症状无关。另外，脑血管病危险因素和相关疾病有引发阿尔茨海默病的可能。

临床上，正常老化与痴呆不同。但是年龄是痴呆唯一的但也是最重要的危险因素，90岁以上老人发生痴呆风险是60岁以上老人的25倍。一些学者认为正常老化过程中逐渐出现的认知功能下降和斑块及神经元纤维缠结，共同促进阿尔茨海默病的不断进展，其差别在于认知功能下降程度不同。可见采用明确的分界点诊断疾病有些武断，并且容易被社会环境所干扰。因此需要进一步研究正常老化的情况。

2011年发布了新的阿尔茨海默病的临床和研究标准，同时指出认知功能正常的人群也可出现阿尔茨海默病患者所特有的大脑异常改变，本版标准也包含了生物标志物及基因方面的最新研究进展。但是写作组认为没有一种生物标志物可以给出高度可能是该疾病的诊断。

在轻度认知功能障碍患者中或鉴别阿尔茨海默病和其他类型痴呆时，脑脊液中的淀粉样多肽、τ 蛋白和其他复合物联合分析预测阿尔茨海默病的敏感性 > 90%，特异性 > 80%。血液中淀粉样多肽和 τ 的浓度不是有效的预测因子，但是近期的一项研究提出，10 种脂质代谢产物（通过筛查上千种复合物质得出）预测是否发生轻度认知功能障碍或阿尔茨海默病的敏感性特异性均 > 90%。但是完成这些测验的患者仅 28 例发展为阿尔茨海默病，因此需要进一步更大的研究来证实。

2004 年，匹兹堡大学的研究团队发现一种放射性物质可与淀粉样多肽结合，该物质可通过正电子发射断层扫描（PET）捕获，这有可能成为一种阿尔茨海默病新的潜在成像。但是近期的一项系统综述指出，淀粉样蛋白的 PET 成像鉴别正常大脑与阿尔茨海默病时的敏感性和特异性为 85%，但是在鉴别可能发展为阿尔茨海默病的轻度认知功能障碍患者时的特异性仅为 56%。

该综述还指出磁共振成像可以发现阿尔茨海默病患者典型的特点为内颞叶及海马萎缩，与健康对照比较，其敏感性为 75%。无论如何，临床诊断仍是诊断疾病最精确的方法。

最近的研究结果显示，阿尔茨海默病在像记忆力丧失这些症状的发生之前就早已经开始了，而早期的标准则需要将记忆力丧失和思维能力的衰退作为阿尔茨海默病的诊断标准，显然是不合理的。美国 2015 年度阿尔茨海默病也就诊断标准做了相应的修订。

第 3 个面临的难题是关于治疗前景的问题，我们到底用什么来治疗阿尔茨海默病？

胆碱能假说产生了为数不多的治疗阿尔茨海默病的药物。抑制乙酰胆碱降解的抗胆碱酯酶药物是二战时期的一种神经毒性药物或农药。1986 年，发现他克林作为抗胆碱酯酶药物可以改善阿尔茨海默病患者的认知功能，但是却有很大的肝脏毒性。随后出现的第二代衍生物肝毒性较小。多奈哌齐、加兰他敏和卡巴拉汀可轻微改善阿尔茨海默病患者的认知功能、日常活动及长达 1 年的行为，被英国国家健康和临床研究所批准用于轻、中度阿尔茨海默病患者的治疗。

美金刚是一种 NMDA 型谷氨酸受体拮抗剂，通常被用于治疗糖尿病，可短期改善认知及其行为。美金刚是 NICE 批准的唯一一个非抗胆碱酯酶药物，只用于病情较为严重的患者。由于没有其他 NMDA 受体拮抗剂问世，美金刚是唯一阻断正常递质传递及谷氨酸受体慢性活动的药物。

2002 年英国批准美金刚用于治疗阿尔茨海默病，至今尚无其他新药获批。据报道，阿尔茨海默病患者中 5- 羟色胺神经元数量减少，单胺氧化酶抑制剂及选择性 5- 羟色胺再摄取抑制剂可以全面改善阿尔茨海默病患者的功能，但是该疗效部分由于上述药物的抗抑郁作用。还有一些针对潜在靶点的药物没有被充分研究，如组胺、γ – 氨基丁酸及腺苷。

过去，关于阿尔茨海默病研究最令人失望的可能是针对淀粉样多肽治疗的失败。首次给予淀粉样多肽主动免疫后，6% 的参与者出现脑膜脑炎，且后期分析显示出淀粉样蛋白疫苗无临床获益。随后发现淀粉样蛋白疫苗不影响其在脑脊液中的水平，不改善认知功能。淀粉样蛋白多肽单克隆抗体（solanezumab 和 bapineuzumab）的Ⅲ期临床试验由于没有达到预期结果，即未能改善认知功能，均宣告失败。

由于缺少令人信服的试验，破坏淀粉样蛋白产生的 γ – 分泌酶抑制剂（semagacestat 和 avagacestat）被禁止展开。γ – 分泌酶抑制剂 tramiprosate 被认为可以阻止淀粉样蛋白聚集，但是该药未显示出临床获益。新的 β – 分泌酶抑制剂正在研发中。

针对淀粉样蛋白的治疗均以失败告终，致使一些研究者质疑淀粉样蛋白假说。而支持者则认为应在发病更早期开始预防 β–淀粉样蛋白沉积。一项关于家族性疾病患者及其小孩的研究发现，β–淀粉样蛋白水平在其症状出现的 25 年前已经开始改变了。

由于 τ 蛋白过度磷酸化发生在细胞内，较淀粉样蛋白更难干预，因此较少引起人们的兴趣。改良亚甲基蓝似乎可以防止 τ 聚集形成神经元纤维缠结，作为一种潜在的治疗似乎很有希望完成Ⅱ期临床试验，进而展开Ⅲ期临床试验。阻止 τ 磷酸化或 τ 抗体的相关药物的临床试验正在展开。

由于缺乏有效的治疗，预防显得非常重要。最好的办法是保留患者职业和教育方面早期的认知功能。想要维持这种认知状态需要持续的智能刺激和社会参与，避免可识别的危险因素，包括肥胖、高血压、糖尿病、缺乏锻炼及不良饮食习惯。

阿尔茨海默最初报道病例结束时提到，当我们有能力从课本的重大疾病分类中识别出具体每一个疾病时，我们将逐渐走向另一个高度。不久前，德国研究人员发现罕见的早老素 1 基因的 DNA 突变引起早发性阿尔茨海默病，才使得人们最终理解了阿尔茨海默病。

目前阿尔兹海默病及其他痴呆类型的研究预算是每年 5 000 万英镑。这是癌症研究经费的 1/10，且每 100 万英镑用于健康和社会保健方面研究，其中有 13 万英镑用于研究癌症，仅 5 000 英镑用于研究阿尔茨海默病。在 G8 峰会时，戴维·卡梅伦提出 2025 年将痴呆研究经费加倍（到时普通竞选公民的年龄在 50 岁以上）。

Jeremy Hunt 补充到道：我们希望 2025 年时这些疾病可以治愈。这是一个非常大的抱负，就像如果我们不紧盯月球，又何谈登陆月球呢？

战胜斑块、神经元纤维缠结、脑萎缩较登月球更为困难，更难完成。

虽然战胜阿尔茨海病的道路漫长而又遥远，但是科学家们仍在上下求索，进行着不懈的努力，可以相信，随着科学技术的发展和进步，新的诊疗手段和方法不断地在问世，尤其是干细胞技术的出现和发展，那么人类彻底征服阿尔茨海病的日子并不遥远。我们除了对新技术和方法的探讨之外，最重要的是要对患有阿尔茨海默病的患者保持一份关爱之心，除了家庭的爱护，整个社会对这个群体的关怀也是十分重要的！

可以相信，曙光并不遥远，希望就在前面！

（崔建奇）

索 引

（一）首字为汉字的索引部分

A

B

C

D

E

F

G

H

J

K

L

M

N

O

P

Q

R

S

T

Y

（二）首字为字母、数字的索引部分